AF802271

THULCKE
LEHRBUCH FÜR MASSÖRE

LEHRBUCH FÜR MASSÖRE

Von

Dr. med. ERICH THULCKE

Facharzt für innere Krankheiten
ehem. Leiter der Staatl. anerk. Massageschule der Charité, Berlin

3., völlig neu bearbeitete Auflage

Mit 133 meist farbigen Abbildungen für den anatomischen
und 24 Tafeln mit Trickzeichnungen für den praktischen Teil

WALTER DE GRUYTER & CO.

vorm. G. J. Göschen'sche Verlagshandlung, J. Guttentag, Verlagsbuchhandlung,
Georg Reimer, Karl J. Trübner, Veit & Comp.

BERLIN 1967

©

Copyright 1967 by Walter de Gruyter & Co., vorm. G. J. Göschen'sche Verlagshandlung, J. Guttentag, Verlagsbuchhandlung, Georg Reimer, Karl J. Trübner, Veit & Comp., Berlin W 30 — Alle Rechte, auch die des auszugsweisen Abdrucks, der photomechanischen Wiedergabe, der Herstellung von Mikrofilmen und der Übersetzung, vorbehalten —
Printed in Germany — Druck: III/18/12 · 46-377/13769/7862/0 Archiv-Nr. 515461

Vorwort zur 3. Auflage

Während aus technischen Gründen die 2. Auflage sehr kurzfristig bearbeitet werden mußte, konnten jetzt Errata ausgemerzt werden. Für manchen Hinweis dabei bin ich meinen Kritikern dankbar.

Bei dem Kapitel über Herz- und Arterienerkrankungen waren einige Ergänzungen erforderlich. Hier wurde auch ein Absatz über die Plasmaeiweiße eingefügt. Auch bei den Hirnkrankheiten wurden Ergänzungen gegeben.

Bei der Besprechung der Haut sind einige wichtige Erkrankungen angeführt.

Umgestaltet wurde das Kapitel über die Infektionskrankheiten, wobei Unwichtiges gekürzt oder herausgenommen, dafür aber Ergänzungen nach dem heutigen Stande der Wissenschaft eingefügt wurden. Eine Erweiterung dabei erfuhr auch der Absatz über die Toxoplasmose.

Auch beim Kapitel über die Elektrotherapie konnte vieles als unwichtig fortfallen. Dabei wurde mehr Gewicht auf die Behandlung mit der Kurzwelle gelegt.

Die Abbildungen zu den Bewegungsübungen sind jetzt nicht mehr in dem Text anzutreffen, sondern als Tafeln zum Schluß beigefügt. Für den Leser ist hierbei der Vorteil entstanden, daß er nicht mehr umzublättern braucht, sondern beim Erarbeiten jedes Kapitels die dazu gehörenden Abbildungen, vor sich liegend, betrachten kann.

Die Frage, ob auch die speziellen Massagearten, wie Bindegewebs- und Segmentmassage, ausführlich beschrieben werden sollten, mußte ebenso verneint werden, wie eine erweiterte Ausführung über Elektrotherapie und Badebehandlung. Eine solche Ausweitung würde den Rahmen und die Aufgabenstellung dieses Buches überschreiten. Hier muß auf die Sonderliteratur zurückgegriffen werden.

Möge auch weiterhin dieses Buch für die Massöre eine Hilfe bei der Ausbildung sein und ihnen später in der Praxis als Nachschlagewerk dienen.

Denn *gute* Kenntnisse machen erst einen Massör zu einem *guten* Massör.

Berlin, Frühjahr 1967 ERICH THULCKE

Vorwort zur 1. Auflage

Je gründlicher ein Massör ausgebildet ist, um so weniger neigt er zu Kurpfuscherei. Je mehr er sieht und lernt, desto mehr erkennt er die Gefahren für die Patienten, wie für sich, wenn er ohne ärztliche Anordnung arbeitet.

KIRCHBERG

Dieses Buch ist aus dem Bedürfnis der Praxis entstanden. Bei den zahlreichen Kursen zur Ausbildung von Massören an einer staatlich anerkannten Massageschule und auch bei den Fortbildungskursen für Massöre wurde immer wieder der Wunsch vorgebracht, ein Lehrbuch über das ausgedehnte Material, welches in den Kursen geboten wurde, zu besitzen.

Und so ist dieses Buch für Massöre geschrieben. Einmal für die Schüler an den staatlich anerkannten Massageschulen als notwendiges Hilfsmittel des Unterrichts, zum anderen auch als Nachschlagewerk für die Massöre in der Praxis.

Es soll dabei kein Lehrbuch sein zum Erlernen der Massage; diese Aufgabe muß immer den praktischen Kursen vorbehalten bleiben.

Andererseits mußte besonders ausführlich jener Teil über den Aufbau und die Funktionen des menschlichen Körpers nebst der Krankheitslehre behandelt werden. Im Gegensatz zu den Lehrbüchern für Krankenpfleger und ärztliches Hilfspersonal wurde hier immer die spezielle Aufgabe im Auge behalten, alles das bevorzugt zu bringen, was der Massör bei der Ausführung seiner Aufgaben besonders benötigt. So wurde der Muskel- und Nervenlehre naturgemäß ein viel größerer Platz eingeräumt als es sonst in diesen Lehrbüchern üblich ist. Und hierzu war auch ein ausreichendes Bildmaterial nötig für das Verständnis und das bessere Einprägen des Vorgebrachten.

Deshalb bin ich Herrn Professor Dr. Dr. A. WALDEYER, Berlin, besonders dankbar, daß er mir eine große Anzahl der hier veröffentlichten anatomischen Bilder aus seinem Werke[1]) überließ.

Im praktischen Teil wurde auf eine Darstellung der typischen Massagegriffe im Bild verzichtet. Dagegen gelang es, durch Einführung von Trickzeichnungen die Darstellung einzelner Bewegungsübungen anschaulich zu gestalten. Im übrigen soll hier nur das in den Kursen Erlernte für das Gedächtnis festgehalten werden und nicht etwa soll der praktische Unterricht ersetzt werden.

[1]) A. WALDEYER, Anatomie des Menschen Band I, 3. Auflage 1956 und Band II, 1. Auflage 1950.

Bei der Abfassung dieses praktischen Teiles bin ich meiner Frau, langjährige Mitarbeiterin und Lehrerin in diesen Massagekursen, URSULA THULCKE geb. SCHOLZ, welche an der Ausarbeitung dieses Teiles hervorragenden Anteil hatte, zu großem Dank verpflichtet.

In diesem praktischen Teil ist der Aufbau der Massage und der Bewegungsübungen ausführlich beschrieben. Dagegen konnte die Anwendung der Massage und Gymnastik bei den einzelnen Krankheiten nur in kurzer Form gebracht werden, da sie über den Umfang der gestellten Aufgabe hinausgehen würde.

Andererseits jedoch wurde die elektrophysikalische Behandlung in jener Form, wie sie bei uns in einem Elektrokurs gelehrt wird, mit aufgenommen. Ist doch eine ausreichende Kenntnis auf diesem Gebiet für den Massör bei seiner täglichen Arbeit unbedingt notwendig. Für die Durchsicht des physikalischen Teiles bin ich Herrn Oberingenieur OBERHAUSER zu Dank verpflichtet.

Und so hoffe ich, daß dieses Buch, entstanden aus dem Wunsch der Massöre, ihnen bei der Ausbildung und weiteren Fortbildung eine gute Hilfe sein wird.

Berlin, im Herbst 1955 ERICH THULCKE

Vorwort zur 2. Auflage

Über die Aufgaben dieses Buches als Lehr- und Nachschlagewerk für Massöre ist dem Vorwort zur 1. Auflage nichts hinzuzufügen. Auch die Einteilung des Stoffes ist dieselbe geblieben. Aber im Inhalt konnten doch wesentliche Änderungen und Erweiterungen vorgenommen werden.

Zunächst wurde neu ein Kapitel über *Hydrotherapie* und *Balneologie* — ebenfalls nur zur Ergänzung des praktischen Unterrichtes — hinzugefügt.

Ebenso wurde in einem neuen Kapitel zur *Frage des kutiviszeralen Reflexes* Stellung genommen und seine Bedeutung für die Segmentbehandlung dargestellt mit allen ihren Abarten, wie unter anderen für die *Bindegewebsmassage* und die *chinesische Akupunktur.* Die *Beschreibung* der einzelnen *Krankheitsbilder* wurde in *einigen Abschnitten geändert* und dem neuesten Stand der Wissenschaft angepaßt. Besonders wurde — den erhöhten Anforderungen an Massöre und Krankengymnasten entsprechend — die *Beschreibung der inneren Erkrankungen weitgehend ergänzt,* so die *Lehre von den Krankheiten des Herzens, Magen-Darmkanales, Leber und Niere.*

Hinzugefügt wurde ein Abschnitt über die *extrapyramidalen Erkrankungen* bei dem Kapitel über das Nervensystem.

Völlig neu wurden die *rheumatischen Krankheiten* beschrieben und in wesentlichen Punkten ergänzt.

Die Bilder wurden insofern geändert, als — der vorliegenden Aufgabe entsprechend — die Darstellung der Muskeln mehr schematisch unter Betonung der für die Massage wichtigen und bei Fortlassung der hierfür weniger bedeutungsvollen gebracht wurde. Infolge dieser Beschränkung war es nun möglich, auch bei den *Bildern die lateinischen neben die deutschen Namen* zu setzen und damit einen oft geäußerten Wunsch der Massöre zu erfüllen.

Möge somit dieses Buch auch weiterhin gerade in seiner erweiterten Fassung den Massören eine Hilfe sein bei der Ausübung ihres so verantwortungsvollen Berufes und dadurch auch den ihren Händen vom Arzte anvertrauten Kranken dienen.

Berlin, Herbst 1960 ERICH THULCKE

Inhaltsübersicht

Allgemeiner Teil

Einführung

Zu einer Ausbildung in der Massage gehört nicht nur die Aneignung einzelner Massagegriffe. Die Beherrschung der Technik ist selbstverständlich Voraussetzung zur Ausübung der Massage. Keine andere physikalische Behandlung verzichtet so bewußt auf die Anwendung von Apparaten. Ihre eigene Hand allein ist das Werkzeug, mit ihr allein behandeln Sie den Patienten, wodurch Sie gerade in einen innigen Kontakt mit dem Behandelten kommen. Ihre eigene Hand also muß gepflegt und geschult werden. Ein gutes Einfühlungs- und Tastvermögen gehören dazu, um jede Veränderung der Muskulatur zu erfühlen. Nur eine gelenkige Hand wird die einzelnen Griffe geschmeidig und locker ausführen können, bis die Ausführung einer Massage so leicht und fließend erscheint, daß sie dem Patienten wohltut und eine Erleichterung bringt. Nur wie bei einem Klavierspieler kann die dauernde fleißige Übung hier zur Vollendung führen.

Die Beherrschung der Technik ist aber nur ein Teil Ihrer Ausbildung; denn keinesfalls genügt zur Ausübung der Massage nur die Aneignung einzelner Griffe. Ja, oft begegnet man der falschen Vorstellung, als wäre vielleicht für jede einzelne Krankheit ein besonderer Griff zu erlernen. Nein, die Massage ist eine auf einzelne Gewebe, aber auch eine auf den Gesamtorganismus wirkende allgemeine Reiztherapie. Und es ist entscheidend, genau die Organe kennenzulernen, bei welchen sie Anwendung findet. Auch die normale sowie die gestörte Funktion, d. h. die Erkrankungen, müssen Sie kennen; wie sollte man sonst wissen, wann die Massage von Nutzen, wann sie von Schaden ist.

Gewiß, der Arzt gibt Ihnen die Anweisung zur Massagebehandlung. Er legt die Patienten vertrauensvoll in Ihre Hände. Aber das Krankheitsbild kann sich ändern. Es gäbe verhängnisvolle Schäden, würden Sie nicht wissen, daß bei einer vielleicht inzwischen aufgetretenen Hautentzündung oder Krampfaderentzündung jede Massage zu unterbleiben hat. Derjenige Arzt, der im besonderen viel mit Gelenkerkrankungen zu tun hat, benötigt eine Heilperson, einen gut ausgebildeten Massör, ebenso, wie der Gynäkologe die Hebamme. Aber er muß sich darauf verlassen können, daß Sie die notwendigen Kenntnisse erworben haben.

Deshalb dürfen in den meisten Ländern nur solche Personen die Massage ausüben, welche nach Absolvierung eines Kurses an einer staatlich anerkannten Massageschule ihre Kenntnisse durch Ablegen des staatlichen Examens nachgewiesen haben.

Diese Ausbildung kann nicht gründlich genug sein. In Schweden dauert sie zwei Jahre; bei uns ist sie leider noch kurz, nur ein halbes Jahr. Um so mehr muß in der kurzen Zeit durch intensive Arbeit mit ganztägigem Unterricht der Nachteil der kurzen Zeit ausgeglichen werden.

Der Kopf muß also die Hand führen. Eine Fülle von Kenntnissen müssen Sie sich aneignen, um den Anforderungen des Berufes gerecht zu werden.

Außer den Kenntnissen aber erfordert der Heilberuf noch mehr: die ganze Persönlichkeit. Eine große sittliche Verantwortung, eine Selbstdisziplin erheischt dieser Beruf. Wer diesen moralischen Anforderungen sich nicht gewachsen fühlt, für den ist kein Platz in einem Beruf, welcher den kranken Mitmenschen Hilfe bringen soll.

Wir wollen jetzt gleich ohne jede lange Vorrede in die Beschreibung der einzelnen Organe des menschlichen Körpers eintreten. Nicht wahllos wollen wir dabei vorgehen. So werden wir sehen, daß die einzelnen Teile sich zu Systemen zusammenfinden. Wir werden zuerst das Stützsystem des menschlichen Körpers, seinen Knochenbau, kennenlernen. In dieses starre System der Knochen bringt die Muskulatur erst die Bewegung. Danach lernen wir jenes System kennen, welches die Nährflüssigkeit allen Geweben zuführt: den Blutkreislauf mit seinem Motor, dem Herzen, und wir werden weiter sehen, woher das Blut die zur Erhaltung des Lebens wichtigen Nahrungsstoffe bezieht: aus der Lunge in gasförmiger Form, aus den Verdauungsorganen als Nährflüssigkeit.

Und allem übergeordnet regelt schließlich das Nervensystem sämtliche Vorgänge im menschlichen Körper, diejenigen, welche uns unbewußt und auch die, welche unserem Willen unterworfen sind. Dabei müssen wir jene Organe mit beschreiben, welche die Sinneseindrücke von der Umwelt diesem zentralen Nervensystem vermitteln: Auge, Ohr, und auch das wichtige Organ: Haut, welches außer der Vermittlung der Tast- und Temperaturempfindung noch viele andere Funktionen ausübt, nicht nur uns einen Abschluß, einen Schutz, gegen die Außenwelt bietet.

Bei der anatomischen Beschreibung der einzelnen Organe werden wir aber nie ihre Funktion vergessen. Denn nicht den toten — den lebenden Organismus wollen wir in seinen Äußerungen verstehen lernen.

Schließlich muß uns auch die gestörte Funktion, die Krankheit, beschäftigen, soll es doch unsere Aufgabe sein, sie zu beheben. Und endlich könnten wir die Gestalt manches Organes oder seine Funktion nicht verstehen, auch manches für uns heute nicht mehr wichtige Organ in seiner Zweckbestimmung nicht begreifen, wenn wir nicht auch gelegentlich die lange Entwicklungsgeschichte des Menschen und die vergleichende Anatomie mit heranziehen würden.

Knochensystem

Rumpf

Wirbelsäule

Was Sie heute hier an diesem Skelett als feste Säule, als das Rückgrat des Menschen vor sich sehen, das finden wir im niederen Tierreich, beim Menschen aber nur im frühesten Stadium seines Lebens im Mutterleibe — seinem embryonalen Leben — als einfachen noch biegbaren Achsenstab vor, in der sogenannten Chorda dorsalis. Diese Säule ist nun im Laufe der Entwicklung zwar fest, jedoch nicht starr geworden. Durch die Aufteilung in einzelne Wirbel, welche durch Gelenke miteinander verbunden sind, wird sie zu der biegbaren **Wirbelsäule,** eingeteilt in *7 Hals-*, *12 Brust-* und *5 Lendenwirbel.* Nicht gerade wie ein Stock ist diese Wirbelsäule; sie weist vielmehr Krümmungen auf zur besseren Verteilung des Gewichtes beim aufrechten Gang des Menschen. Die Halswirbelsäule ist leicht nach vorn durchgebogen, während der Brustteil bogenförmig nach hinten ausladet, um die Schwere des Brustkorbes abzufangen, gleich wie der Paukenträger den Oberkörper stark nach hinten zurückwirft, sonst würde die Schwere des Instrumentes ihn nach vornüber fallen lassen. Der Lendenteil ist wieder wie der Halsteil nach vorn durchgebogen. Eine Krümmung mit dem Bogen — der Konvexität — nach vorn, bezeichnen wir als Lordose, eine solche mit dem Bogen nach hinten — der Konkavität nach vorn — als Kyphose. Somit unterscheiden wir eine Halslordose, Brustkyophose, Lendenlordose und Kreuzbeinkyphose. So bildet die die Wirbelsäule im ganzen eine S-förmige Linie.

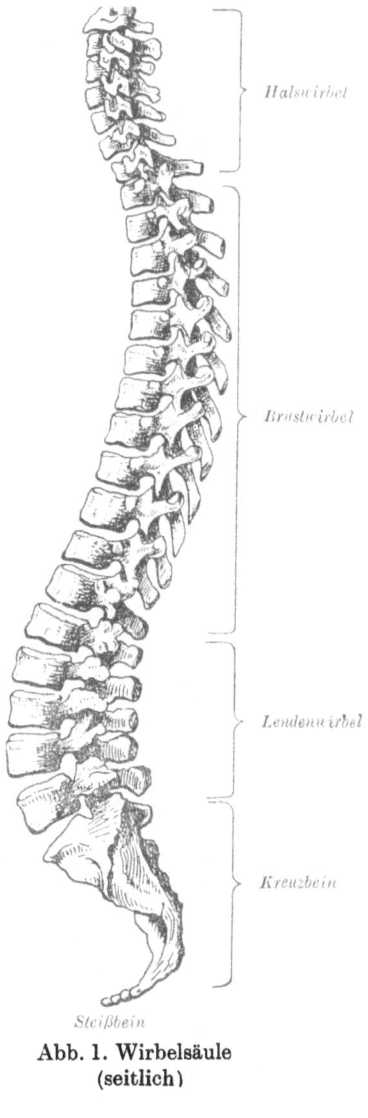

Abb. 1. Wirbelsäule (seitlich)

Doch betrachten wir nun einen einzelnen **Wirbel.** Einem Siegelring vergleichbar ist ein solcher Wirbel: vorn liegt der kompakte *Wirbelkörper.* Diese Körper aneinandergereiht, ergeben die feste, die Last tragende Säule. An der Hinterseite des Wirbelkörpers entspringen zwei Fortsätze, welche sich nach hinten zum *Wirbelbogen* schließen, das *Wirbelloch* umfassend. Dort, wo der Wirbelbogen an dem Körper ansetzt, zeigt er oben und unten einen

Einschnitt (Inzisur), der oben kleinerund unten tiefer ist. Beim Übereinanderliegen zweier solcher Einschnitte entsteht ein Loch, das *Zwischenwirbelloch* (Foramen intervertebrale), durch welches die Rückenmarksnerven aus dem Wirbelkanal, der durch das Übereinanderliegen der einzelnen Ringe gebildet ist, heraustreten. An diesem Bogen ragen nun Fortsätze nach den verschiedenen Richtungen heraus. Durch diese wird einmal die Gelenkverbindung erreicht zum nächst höheren und nächst tieferen Wirbel: das sind die *Gelenkfortsätze*, also 2 obere und 2 untere.

Zum zweiten dienen sie den Muskeln zum Ansatz. Der Muskel hat sich gleichsam hier den Knochen zum Halte- und Hebelarm geprägt, das sind die ***Muskelfortsätze.***

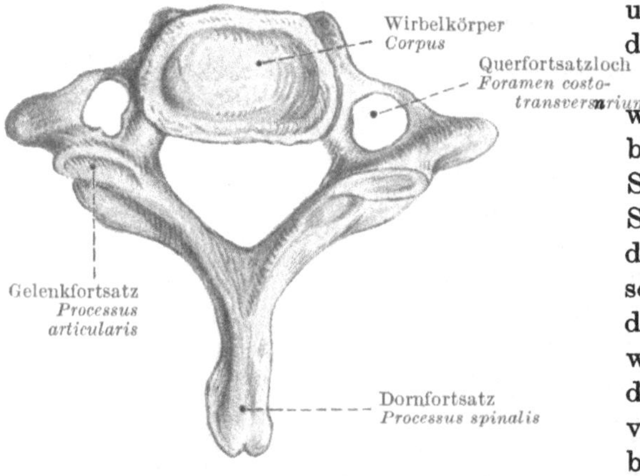

Abb. 2. Halswirbel

Nach dem Rücken zu können wir die *Dornfortsätze* fühlen und bei mageren Menschen auch sehen. Seitlich liegt je ein *Querfortsatz.* So fest greift hier der Muskel an, daß bei schwerer Muskelarbeit sogar durch den Zug desselben der Dornfortsatz abgebrochen werden kann. Wir sprechen bei diesem Krankheitsbild deshalb von Schipperkrankheit, weil sie besonders bei Menschen vorkommt, die ungewohnt solch schwere Arbeit verrichten.

In manchem unterscheiden sich die Wirbel der einzelnen Abschnitte voneinander. Bei dem **Halswirbel** ist der Dornfortsatz gespalten und der Querfortsatz weist ein Loch auf; durch diese Löcher in den Querfortsätzen der Halswirbelsäule zieht die Wirbelarterie zum Schädel.

Wir wollen aber nicht nur am Skelett die Wirbel kennenlernen, und darum merken

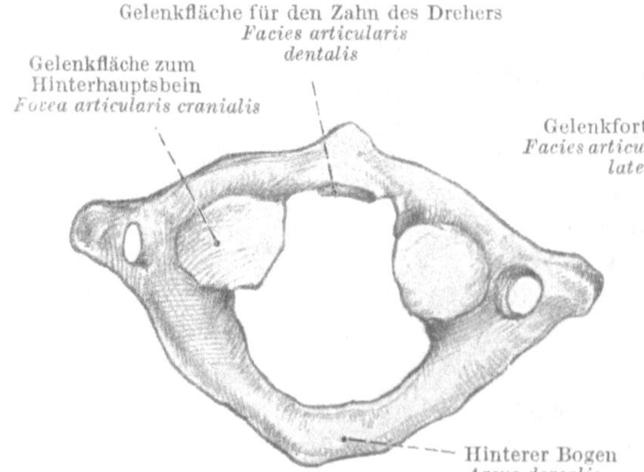

Abb. 3. I. Halswirbel (Atlas)

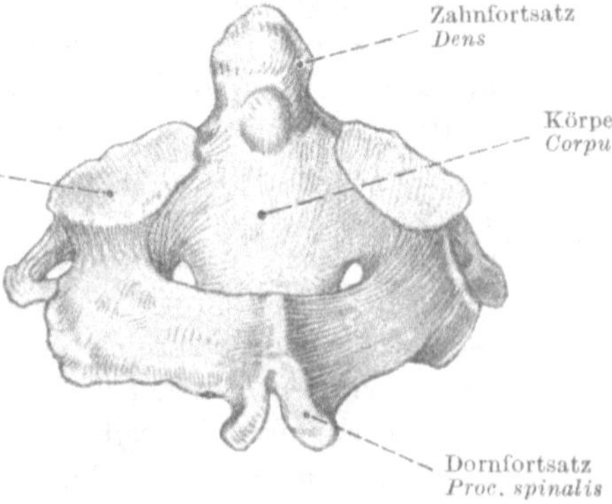

Abb. 4. II. Halswirbel (Dreher)

wir uns, daß wir beim Abtasten als ersten Dornfortsatz jenen des 7. Halswirbels fühlen können.

Die beiden obersten Halswirbel fallen aus dem Rahmen der übrigen Wirbel heraus. Sie sind ihrer Funktion entsprechend umgestaltet worden. Auf dem ersten Halswirbel, dem *Atlas*, ruht der Schädel. Er besitzt seitlich zwei große Gelenkflächen, welche mit den Höckern des Hinterhauptbeins ein Gelenk bilden, in welchem die Nickbewegungen ausgeführt werden. Dieser Atlas besitzt keinen Wirbelkörper, er

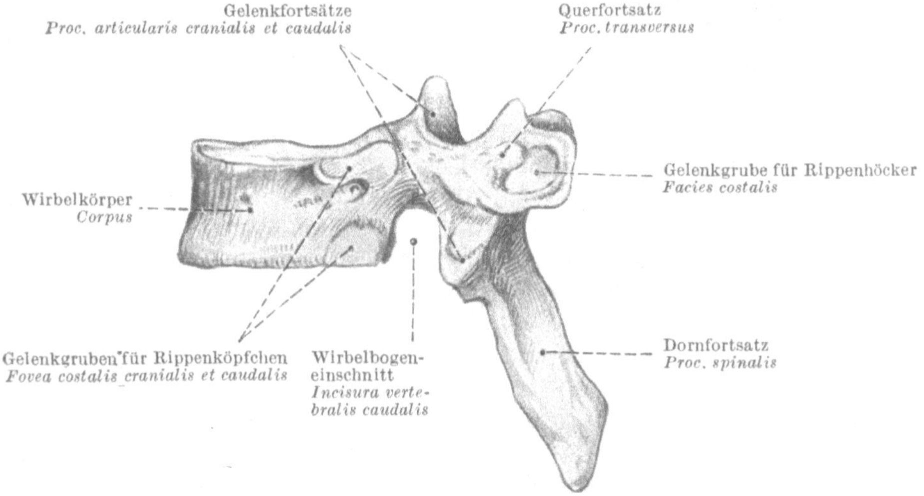

Abb. 5. Brustwirbel

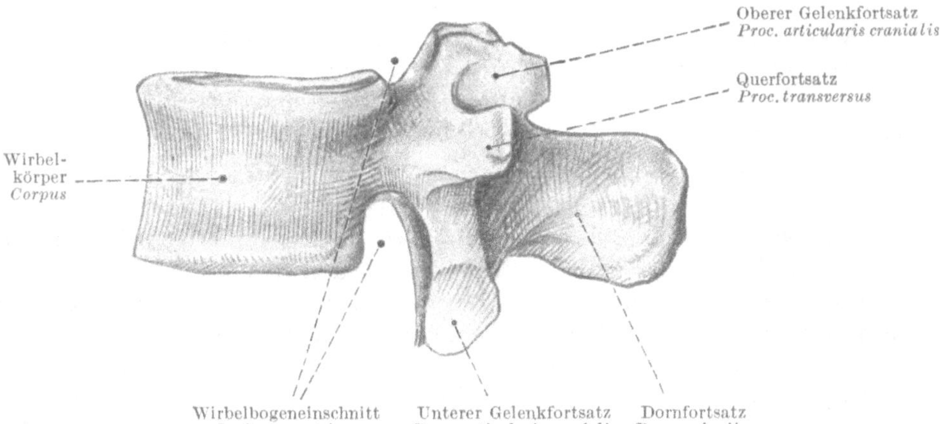

Abb. 6. Lendenwirbel

hat ihn gewissermaßen an den 2. Halswirbel, den *Dreher* (Epistropheus) abgegeben, wo er einen Zapfen bildet, um welchen der Kopf zusammen mit dem 1. Halswirbel seitlich gedreht werden kann. Mit einem Querband (Ligamentum transversarium) wird er am Atlas festgehalten. Wird es verletzt, gebrochen gleichsam, so tritt durch diesen „Genickbruch" eine Verletzung des hier liegenden verlängerten Markes auf, die den sofortigen Tod zur Folge hat.

Bei den *Brustwirbeln* verläuft der Dornfortsatz schräg nach unten, so daß sich die einzelnen dachziegelartig überdecken. Und zur Verbindung mit den Rippen ist hier auf jeder Seite an den Körpern der Wirbel noch eine Gelenkpfanne ausgebildet, welche die Verbindung mit den Rippenköpfchen herstellt.

Wie bei einem Turm oder einer Säule die untersten Schichten breiter sein müssen, da die ganze Last auf ihnen ruht, so sind auch bei der Wirbelsäule die Körper der *Lendenwirbel* größer und kräftiger gebaut als bei den übrigen Wirbeln. Der Dornfortsatz ist bei diesen Wirbeln gerade nach hinten gerichtet und breit.

Auch hier können wir uns wieder am Lebenden orientieren: verbinden wir die beiden Darmbeinkämme miteinander, so trifft diese Linie auf den Dornfortsatz des 4. Lendenwirbels.

Kreuzbein

Den unteren Teil der Wirbelsäule bildet ein dreieckiger Knochen, der eingekeilt im Beckenring die Last des Rumpfes auf die unteren Gliedmaßen überträgt. Dieses **Kreuzbein** (Os sacrum) besteht aus fünf zusammengeschmolzenen Wirbeln. In diesem Knochen setzt sich der Rückenmarkskanal in den Kreuzbeinkanal (*Canalis sacralis*) fort, der nach unten zu eine kleine Öffnung (*Hiatus sacralis*) als Ausgang des Sakralkanals aufweist. Sowohl die vordere wie die hintere Fläche zeigen auf jeder Seite vier Löcher, die *Kreuzbeinlöcher*, durch welche Nerven — auf der vorderen Seite die kräftigen Wurzeln des Nervus ischiadicus — austreten.

Sein oberer vorderer Rand ragt am meisten in das Becken hinein, und wird das *Vorgebirge* oder *Promontorium* genannt. Die Basis dieses dreieckigen Knochens bildet die Verbindung zu den Lendenwirbeln.

An diesem unteren Teil der Wirbelsäule treten auch öfter **Mißbildungen** in Erscheinung, die angeboren sind. Einmal kommt es vor, daß die Wirbelbögen sich nicht völlig schließen, sondern offen bleiben. Man spricht dann von einer zweigeteilten Wirbelsäule (*Spina bifida*). Zuweilen ist der V. Lendenwirbel schon mit dem Kreuzbein verwachsen (*sakralisierter V. Lumbalwirbel*) oder umgekehrt kann auch der I. Sakralwirbel nicht mit dem Kreuzbein zu einem Knochen verwachsen sein (*lumbalisierter I. Sakralwirbel*).

Steißbein

In einem kleinen Knochen, der durch die Verwachsung von 4 bis 5 Wirbeln entstanden ist, endet die Wirbelsäule im **Steißbein,** einem beim Menschen rudimentären Organ. Beim Fall auf das Gesäß kann es hier leicht zu einem Bruch des Steißbeins kommen, dem oft langdauernde Neuralgien folgen. Zuweilen läßt sich dieser Unfall nicht mehr nachweisen, und man spricht dann, wenn die neuralgischen Schmerzen im Vordergrund stehen, von einer *Coccygodynie*.

Wirbelverbindungen und Bänder der Wirbelsäule

Die einzelnen losen Wirbelkörper müssen nun zusammengehalten werden, damit aus den einzelnen Bausteinen das feste Gefüge des Rückgrates entsteht. Wir hatten schon gesehen, daß an jedem Wirbel Gelenkfortsätze vorhanden sind, von denen je zwei — ein oberer und ein unterer — ein Gelenk bilden. Wir sprechen hier klinisch von den *kleinen Wirbelgelenken*. Und es gibt eine Krankheit, bei welcher vorwiegend diese kleinen Wirbelgelenke entzündlich verändert sind. Oft sind sie die einzigen befallene Gelenke, wodurch eine völlige Versteifung der Wirbelsäule zustande kommt, zuweilen aber sind auch andere kleine Gelenke des Körpers rheumatisch befallen, so daß dann die Versteifung der Wirbelsäule nur eine Komplikation eines allgemeinen schweren Gelenkrheumatismus bildet. Diese Krankheit, bei welcher im Röntgenbild die Gelenkspalten dieser Gelenke nicht mehr darstellbar sind, die ganze Wirbelsäule vielmehr wie ein Bambusstab erscheint, bezeichnen wir als *Bechterewsche Erkrankung*.

Zwischen den einzelnen Wirbelkörpern finden wir andererseits eine *Knorpelscheibe* als Zwischenlage, welche außen einen bindegewebigen Faserring und in der Mitte einen gallertartigen Kern (*Nucleus pulposus*) als Rest des ursprünglich angelegten Achsenstabes aufweist, der gleichsam wie ein Wasserkissen wirkt. Da diese Zwischen-

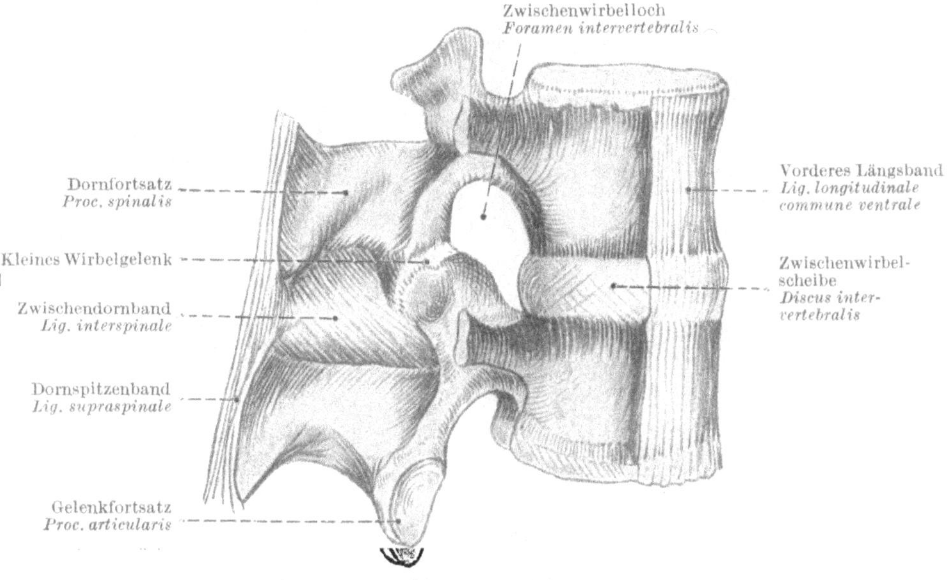

Abb. 7. Bänder der Wirbelsäule

wirbelscheiben elastisch sind, werden sie tagsüber durch den auf ihnen lastenden Druck infolge des aufrechten Ganges etwas zusammengedrückt. So ist tatsächlich der Mensch am Abend etwa 1 cm kleiner als am Morgen. Es gibt 23 solcher Zwischenwirbelscheiben.

Außerdem sind die Wirbel noch durch **Bänder** fest verspannt. Wir wollen nur die wichtigsten nennen:

Vorn vor den Wirbelkörpern spannt sich in der ganzen Länge ein *vorderes Längsband* aus, während hinter den Wirbelkörpern das *hintere Längsband*, also im Verlauf des Wirbelkanals, sich ebenfalls in der ganzen Ausdehnung der Wirbelsäule entlangzieht. Dieses hintere Längsband verhindert es auch, daß die Zwischenwirbelscheiben nach hinten vorrutschen können. Wenn nun dieses Längsband vielleicht rheumatisch geschädigt ist und ein solcher Mensch plötzlich schwere Arbeit in gebückter Stellung verrichtet, dann kann sich die Zwischenscheibe durch das Band vorschieben, einen kleinen Vorfall bilden, der nun auf die aus dem Rückenmark heraustretenden Nerven drückt. Hierbei tritt infolge dieses Druckes auf den Nerven eine Neuralgie auf. Also gerade beim Bücken kann ein solcher *Zwischenscheibenvorfall* (Prolaps) besonders auftreten, da ja dann die Wirbeldornen gespreizt sind. Am meisten finden wir diese Erscheinung an der Lendenwirbelsäule (IV. bis V. L.W.), und mancher Fall, der lange wegen einer Ischias in Behandlung war, konnte von seinen schweren Schmerzen durch eine operative Entfernung dieses Vorfalls befreit werden.

Eine Behandlung mit Massage oder andere nur auf den Ischiasschmerz gerichteten Behandlungsmethoden müssen hier natürlich erfolglos bleiben, solange nicht die Ursache, der Wirbelscheibenprolaps, behoben ist.

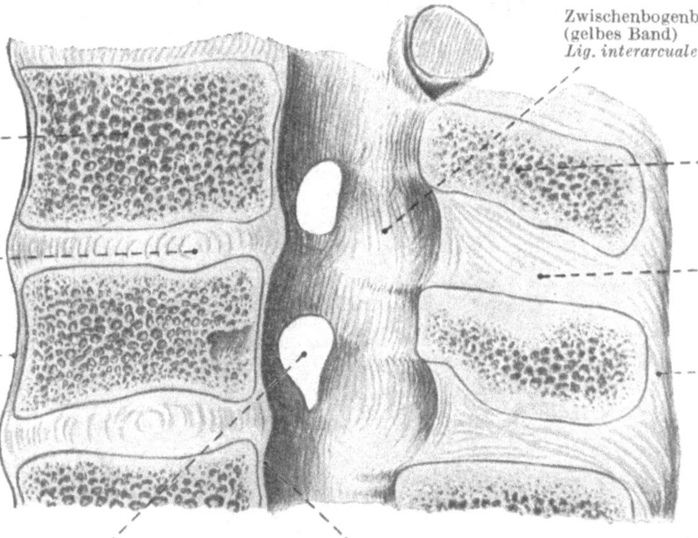

Abb. 8. Längsschnitt durch Wirbelsäule mit Bändern

Zwischen den einzelnen Wirbelbögen überbrückt ein anderes Band den Zwischenraum, so daß der Wirbelkanal von allen Seiten fest umschlossen ist, das *Zwischenbogenband,* welches wir seiner Farbe nach auch das *gelbe Band* nennen.

Wichtiger für uns aber ist ein Band, welches die Zwischenräume zwischen den einzelnen Dornfortsätzen ausfüllt, das *Zwischendornband.* Wie überhaupt die rheumatischen Erkrankungen bevorzugt in Bändern, Sehnen und Sehnenansätzen ihren Sitz haben, so wird auch dieses Band oft durch Rheuma befallen. Und wir finden dann bei einem Patienten, der wegen Rückenschmerzen zu uns kommt, gerade die Zwischenräume zwischen den einzelnen Dornfortsätzen druckschmerzhaft, während die Dorn fortsätze selbst auch nicht einmal auf Beklopfung mit Schmerzen reagieren. Dieses Krankheitsbild wird als *Tendinitis interspinosa* bezeichnet.

Schließlich verbindet noch ein Band die Spitzen aller Dornfortsätze miteinander, das *Dornspitzenband,* welches sich im Nackenteil zu dem breiten *Nackenband* verbreitert.

Rippen

Betrachten wir wieder unser Skelett, so fallen bei demselben im Brustteil besonders die Rippenbögen auf, so daß man im Volksmund beim Anblick eines Skelettes von einem Gerippe spricht.

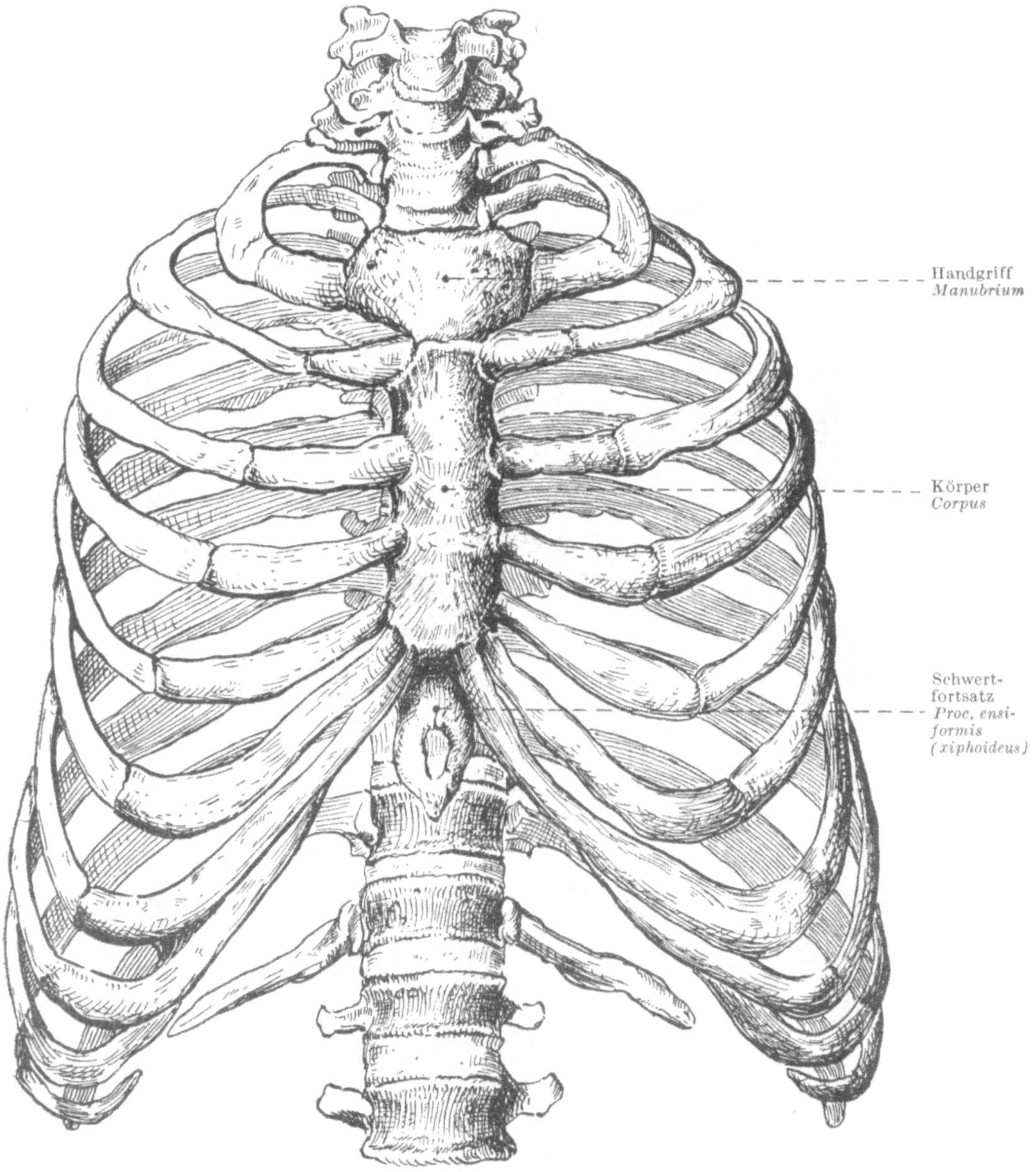

Abb. 9. Brustkorb (ventral)

Zwölf Paar Rippen besitzen wir. Wir sprechen von echten Rippen, wenn sie direkt vorn mit dem Brustbein verbunden sind, das sind die sieben ersten Rippen, während die nächsten drei Rippen zunächst sich vermittels eines gemeinsamen Knorpels, den Rippenbogen bildend, an das Brustbein ansetzen, während die letzten beiden Rippen meist frei enden. Wir sprechen bei diesen letzten fünf von falschen Rippen.

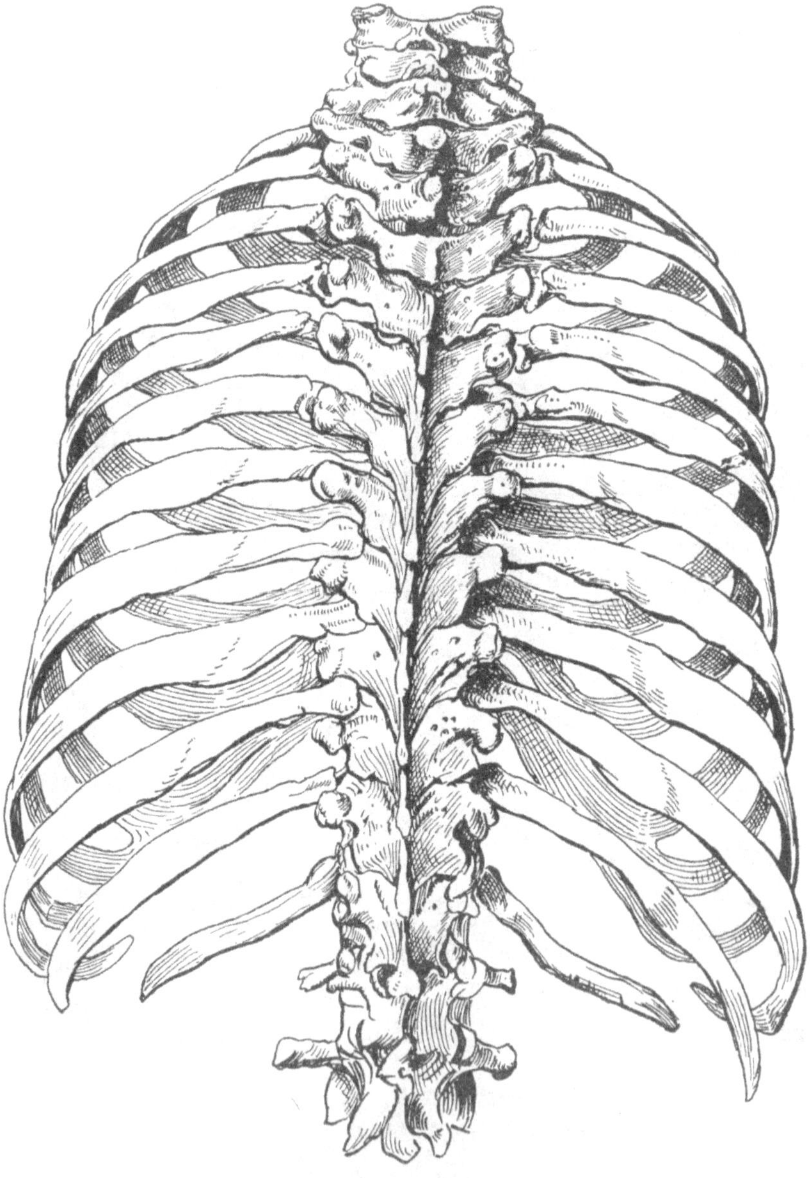

Abb. 10. Brustkorb (dorsal)

Die einzelne **Rippe** beginnt mit einem *Köpfchen*. Dieses stellt die Gelenkverbindung mit der Wirbelsäule her und liegt zwischen zwei Wirbeln, wozu am oberen und unteren seitlichen Teil des Wirbelkörpers eine kleine Grube vorhanden ist. Nur die erste und die beiden letzten Rippen sind allein mit dem entsprechenden Wirbel verbunden.

An das Köpfchen schließt sich ein kurzer *Hals* an, und bevor sich die Rippe nach vorn zu der großen Spange wölbt, erhebt sich nach hinten zu ein kleiner *Rippenhöcker*, der die zweite Gelenkverbindung einer Rippe bildet, nämlich mit dem Querfortsatz. In diesen beiden kleinen Gelenken werden bei tiefer Einatmung die Rippen gehoben. Und wenn bei jener vorher beschriebenen BECHTEREWschen Erkrankung auch diese

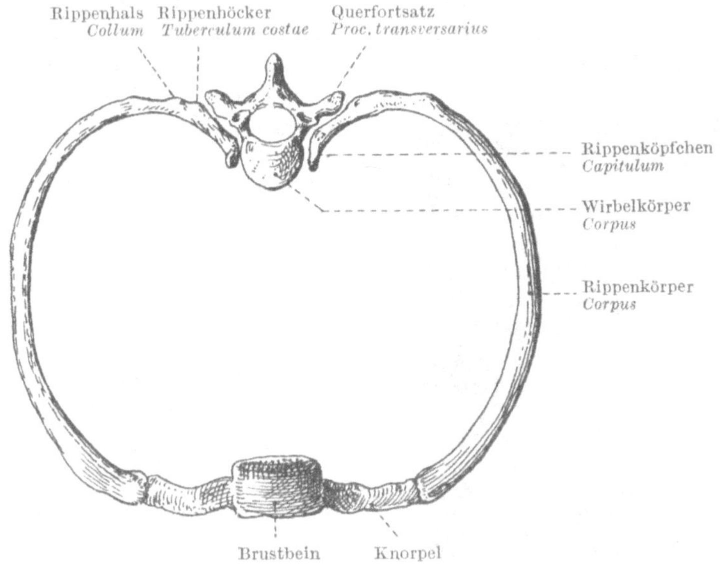

Abb. 11. Rippenspange mit ihren Verbindungen

Gelenke mit befallen sind, so ist bei diesen Patienten auch die Atmung behindert. Und nicht an der versteiften Wirbelsäule, sondern an der Atmungseinschränkung und der damit verbundenen Störung des Lungenkreislaufes gehen diese Patienten zugrunde.

Entlang des unteren Randes jeder Rippe läuft eine *Furche* für die Blutgefäße und Nerven. Die erste Rippe ist für uns deshalb noch wichtig, weil hier in einer Furche über sie die großen Blutgefäße und Nerven unterhalb des Schlüsselbeines zum Arm ziehen. An dieser Stelle werden wir später lernen, wie wir sie bei einer Verletzung abzudrücken haben.

Brustbein

Der Knochen, an welchem vorn die Rippen mittels Knorpel ansetzen, ist das **Brustbein** in seinen drei Teilen: dem *Handgriff*, *Körper* und *Schwertfortsatz*, den wir am Zusammenschluß der beiden Rippenbögen, dem Rippenwinkel fühlen. Dort, wo der Handgriff etwas winklig mit dem Körper des Brustbeines verbunden ist, fühlen wir eine kleine Leiste. Sie dient uns wieder zur Orientierung am Lebenden, da an dieser Stelle die zweite Rippe ansetzt.

Am Handgriff finden wir oben an seinem Rande einen Einschnitt, die *Drosselgrube* (Incisura jugularis) und seitlich zwei kleinere Einschnitte zur Verbindung mit dem Schlüsselbein.

Allgemeines über Knochen und Gelenke

Nachdem wir nun die knöchernen Bestandteile des Rumpfes kennengelernt haben, wollen wir vor der Beschreibung der Knochen der Gliedmaßen erst einmal die **Arten** der Knochen und seinen **Aufbau** kennenlernen.

Die Einteilung der Knochen ihrer äußeren Form nach ist weniger wichtig. Wir können da lange Knochen, *Röhrenknochen*, von *platten*, breiten unterscheiden, wie sie am Schädel und Becken vorkommen, oder wir finden *kurze* Knochen an Hand- und Fußwurzel, und schließlich solche, die jeder bestimmten Form entbehren, so daß wir sie als *unregelmäßig geformte* Knochen bezeichnen, so der Oberkieferknochen oder das später zu beschreibende Keilbein.

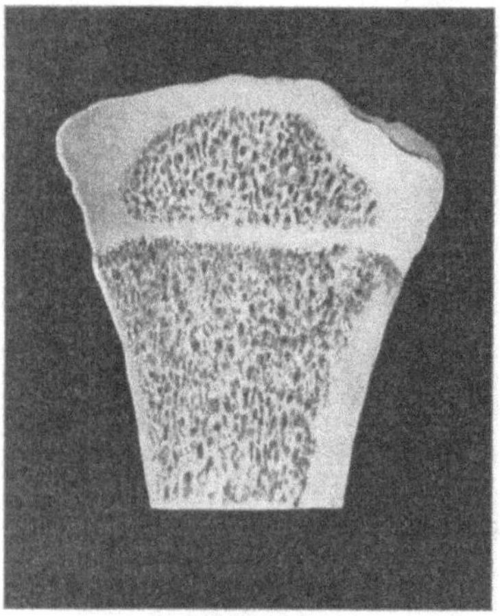

Abb. 12. Frontalschnitt durch Schienbein eines 6jährigen Knaben, zeigt die Epiphysenfuge

Wichtiger ist aber der **Aufbau** der Knochen. Ganz anders als hier am präparierten Skelett sieht der lebende Knochen aus. Ihn umgibt ein derbes Bindegewebe, die *Knochenhaut*. In diesem *Periost* laufen Nerven, die wir bei jedem Schlag auf den Knochen deutlich spüren, und Blutgefäße, welche zur Ernährung der Knochen dienen und von hier aus in feinen Kanälen den Knochen durchsetzen. Außerdem ist diese Knochenhaut die Bildungsstätte für neues Knochengewebe. Nicht nur daß hier der Knochen in der Breite wächst, sondern auch bei einem Bruch (Fraktur) des Knochens wird von hier aus neues Knochengewebe gebildet, welches wir *Kallus* nennen.

Sägen wir z. B. einen Röhrenknochen der Länge nach auf, so finden wir eine derbe, feste Rindenschicht, besonders im Mittelteil des Knochens, den wir als *Schaft* (Diaphyse) bezeichnen. Nach den Enden zu blättert sich gewissermaßen diese feste Rinde in ein mehr schwammartiges Gewebe mit Balkenstruktur auf, die wir deswegen *Substantia spongiosa* im Gegensatz zu der *Substantia compacta* der Rindenschicht nennen. Dabei verlaufen diese einzelnen Bälkchen nicht wahllos durcheinander, sondern sind vergleichbar den Strebepfeilern nach architektonischen Gesichtspunkten, den Zug- und Drucklinien entsprechend, angeordnet.

In der freien Höhlung des Knochens liegt das *Knochenmark*. Während beim Neugeborenen überall sich rotes Knochenmark vorfindet, enthält beim Erwachsenen die Markhöhle der langen Röhrenknochen das gelbe oder Fettmark, während in den kurzen Knochen, z.B. im Brustbein, sich das rote Knochenmark findet, die Bildungsstätte der roten Blutkörperchen. Von schwachen Menschen spricht der Volksmund daher auch: „Sie haben kein Mark in den Knochen."

In der Jugend wachsen die Knochen. Zum Teil gehen sie direkt aus Bindegewebe hervor, wie z. B. die Schädelknochen, man spricht hier von Bindegewebsknochen.

Die meisten Knochen aber werden erst aus Knorpel gebildet, wobei zuerst der Schaft entsteht. Nach und nach verknöchert aber auch das Gelenkende, die Epiphyse. Hier bleibt aber noch lange eine kleine Wachstumszone bestehen, die *Epiphysenlinie*. Von hier aus wächst der Knochen in die Länge. Nur oben am Gelenk bleibt immer eine Knorpelschicht übrig.

Erst etwa mit 15 Jahren verschwinden auch diese Epiphysenlinien, die wir also im Röntgenbild bei jungen Menschen noch deutlich sehen können. Ist das Längenwachstum in den Epiphysenlinien z. B. durch hormonale Einflüsse gestört, so haben wir einen Zwergwuchs vor uns, einen sogenannten *chondrodystrophischen Zwergwuchs*.

Knochenverbindungen

Wie können nun Knochen miteinander verbunden sein? Die festeren Verbindungen zwischen zwei Knochen nennen wir *Haften*. Noch verhältnismäßig lose ist eine solche Verbindung, wenn sich zwischen zwei Knochen ein Band ausspannt: die *Bandhaft*, wie wir sie zwischen den Unterarm- und Unterschenkelknochen finden. Fester schon ist die Verbindung, wenn ein *Knorpel* zwischen zwei Knochen sich einfügt (Knorpelhaft), diese Verbindung lernten wir schon bei den Rippen und bei den Wirbelkörpern kennen. Sind die Knochen ohne Zwischenglied fest miteinander verzahnt, so nennen wir das eine *Knochennaht*.

Die loseste Verbindung zwischen zwei Knochen stellt das **Gelenk** dar.

Welche Teile können wir an einem Gelenk unterscheiden? Zunächst einmal gehören zwei Knochen dazu, von welchen der eine als *Kopf* und der andere als *Pfanne* ausgebildet ist. Die Enden des Kopfes sind hierbei mit *Knorpel* überzogen. Das ganze Gelenk wird von einer *Kapsel* umspannt, die noch von *Bändern* verstärkt ist.

Zuweilen kann solch ein Band auch zwischen den beiden Knochenenden ausgespannt sein, z. B. im Kniegelenk.

Den Raum innerhalb der Kapsel nennen wir *Gelenkraum*. Besser sprechen wir von einem *Gelenkspalt*, da die Knochen durch den Luftdruck sehr eng aneinandergepreßt sind. Innen wird das Gelenk von einer feinen Haut, der *Gelenkinnenhaut* (Synovialmembran), ausgekleidet. Vorbuchtungen derselben bezeichnen wir als Überbeine (Ganglion). Wir werden später sehen, daß diese Haut eine nahe Beziehung zur Herzinnenhaut hat, so daß viele Krankheiten, welche sich auf der Gelenkinnenhaut abspielen, auch die Herzinnenhaut mit befallen (z. B. der Gelenkrheumatismus).

Schließlich findet sich noch im Gelenk eine *Gelenkschmiere* (Synovia), wodurch eine bessere Gleitfähigkeit der Gelenkflächen gegeben wird.

Bei starker Belastung des Gelenkes ist der Knorpelüberzug besonders einem Druck ausgesetzt. Kommt es hier zu einer Abnutzung desselben, so sprechen wir von einer *Arthrose*. Einer solchen Schädigung werden naturgemäß besonders solche Gelenke unterworfen sein, auf denen die Last des ganzen Körpers liegt. Wir finden deshalb aus statischen Gründen diese Arthrose als Abschleifkrankheit besonders in Knie und Hüfte, während die Schulter z. B. durch das Herabhängen des Armes keine starke Abnutzung des Knorpels bedingt. Nur bei übernatürlicher Beanspruchung eines Gelenkes, sei es durch übertriebenen Sport oder durch Schädigungen des Berufes, kann ebenso eine Arthrose entstehen.

So sieht man eine solche im Ellenbogengelenk bei Boxern auftreten oder bei Menschen, die einen Preßlufthammer bedienen.

Löst sich ein Stück eines Knorpels ab, so spricht man von einer *Gelenkmaus.* Hierbei kann es zu einer plötzlichen Bewegungseinschränkung eines Gelenkes durch Einklemmung kommen.

Auch an den kleinen Gelenken der Wirbelsäule, d. h. zwischen den Gelenkfortsätzen, können solch arthrotische Veränderungen auftreten; wir sprechen dann von einer *Spondylarthrose.*

Je nach ihrer Funktion oder nach dem Ausmaß der Bewegung, welche im einzelnen Gelenk möglich ist, können wir dieselben ebenfalls einteilen.

Ist diese Bewegung nur in einer Ebene möglich, wie bei einer Schranktür, dann sprechen wir vom *Scharniergelenk,* z. B. im Fingergelenk. Ist die Bewegung in zwei Ebenen möglich, dann handelt es sich um ein *Ei-* oder *Sattelgelenk.* Den Daumen z. B. kann ich in seinem Grundgelenk sowohl beugen und strecken, als auch nach beiden Seiten hin bewegen. Ist die Bewegung in allen Richtungen frei, so liegt ein *Kugelgelenk* vor, wie wir es in der Technik oft am Photoapparat finden, wo wir oben am Stativ eine „Pfanne" haben, die beweglich einen Kopf umgreift, so daß wir den Apparat in allen Richtungen drehen können. Dieses vielachsige Gelenk kommt beim Menschen besonders an der Hüfte und der Schulter vor, denn auch unseren Arm müssen wir in allen Richtungen bewegen können.

Untere Extremität

Nunmehr kehren wir zur Betrachtung des Skeletts zurück.

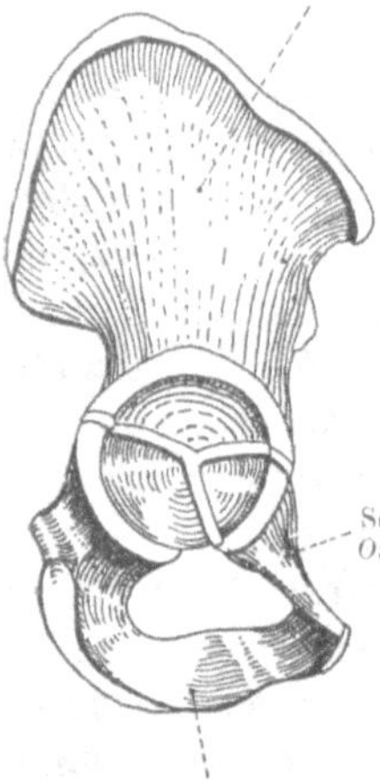

Abb. 13. Hüftbein eines Kindes mit Epiphysenlinien

Becken

Durch den ringförmigen Beckengürtel wird die Last des Rumpfes auf die untere Extremität, die beiden Beine, übertragen. Dieser Beckenring wird durch das schon früher besprochene *Kreuzbein* und die beiden *Hüftbeine* gebildet, in welche hinten das Kreuzbein keilförmig eingelassen ist, eine Gelenkverbindung mit dem Darmbein bildend. Während wir beim Skelett des Erwachsenen einen einheitlichen Knochen, das Hüftbein, vorfinden, und von einer Unterteilung in mehrere Knochen nichts mehr zu sehen ist, finden sich beim Kind hier drei getrennte Knochen vor: das *Darmbein* (Os ilium), *Sitzbein* (Os ischii) und *Schambein* (Os pubis), welche in der Gelenkpfanne zusammenstoßen, dort eine ypsilonförmige Knorpelfuge bildend. Wie eine Elchschaufel ragt oberhalb der Gelenkfläche die *Darmbeinschaufel* nach oben in einem Kamm, dem *Darmbeinkamm,* endigend. Auf ihm kann man oft drei Leisten erkennen als Ansatzstellen mehrerer Bauchmuskeln. Das spitze vordere Ende dieses Darmbeinkammes bezeichnen wir als *oberen vorderen Darmbeinstachel* (Spina ilica ventralis), etwas tiefer findet sich unter ihm der *untere vordere Darmbeinstachel.* Verfolgen wir den Darmbeinkamm nach hinten zu, so sind auch hier zwei Vorsprünge erkennbar: der *hintere obere* und der *hintere untere Darmbeinstachel.*

Bogenförmig liegt unterhalb der Pfanne das *Sitzbein.* Dort, wo der absteigende Ast des Bogens in den aufsteigenden übergeht, finden wir einen Höcker, den *Sitzbeinhöcker* (Tuber ischii). Oberhalb desselben, in Höhe der Gelenkpfanne, sieht man nach hinten zu den *Sitzbeinstachel* (Spina ischii). Durch diesen Stachel können wir zwei halbmondförmige Einschnitte erkennen, die *Incisura ischiadica major* und *minor.* Den

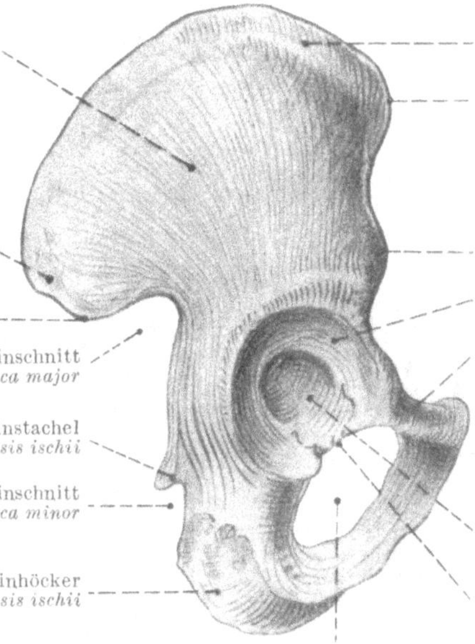

Abb. 14. Hüftbein

Bogen, welcher von der Hüftpfanne nach vorn liegt, bildet das *Schambein.* Man kann hier einen horizontalen und einen absteigenden Ast unterscheiden. Die beiden absteigenden Äste bilden den *Schambogen,* welcher beim Mann einen spitzeren Winkel bildet als bei der Frau. Vorn sind beide Schambeine durch eine Knorpelfuge, die *Schamfuge* (*Symphyse*), verbunden. Die beiden Bogen des Sitzbeins und des Schambeins umschließen beide ein Loch, welches durch eine Membran verstopft ist, das *verstopfte Loch* (Foramen obturatum).

Betrachten wir zum Schluß einmal das *Becken als Ganzes.* Wir können hier das *große* von dem *kleinen Becken* unterscheiden. Die Grenze zwischen beiden wird hinten durch das Vorgebirge (Promontorium) gebildet und verläuft seitlich in einer Linie, die entlang der Beckenwand zur Symphyse führt. Diese bogenförmige Linie bezeichnet man auch als *Linea arcuata.* Sie bildet den Eingang zum kleinen Becken. Durch Knochenveränderungen, z. B. bei einer Rachitis, kann dieser Eingang stark verengt werden, ja sogar Kartenherzform annehmen. Eine normale Geburt ist dann bei Frauen nicht mehr möglich, da der kindliche Kopf durch diesen verengten Beckeneingang nicht mehr durchtreten kann. Die Entbindung muß dann durch Kaiserschnitt erfolgen. Ja, die ersten Besiedler Grönlands im Mittelalter sind deshalb ausgestorben, weil die Frauen durch eine Beckenverengerung infolge einseitiger Ernährung nicht mehr gebärfähig waren. Liegt nur eine geringe Verengerung des Beckeneinganges vor, so kann durch eine Durchsägung der Symphyse (Symphysiotomie) eine geringe Er-

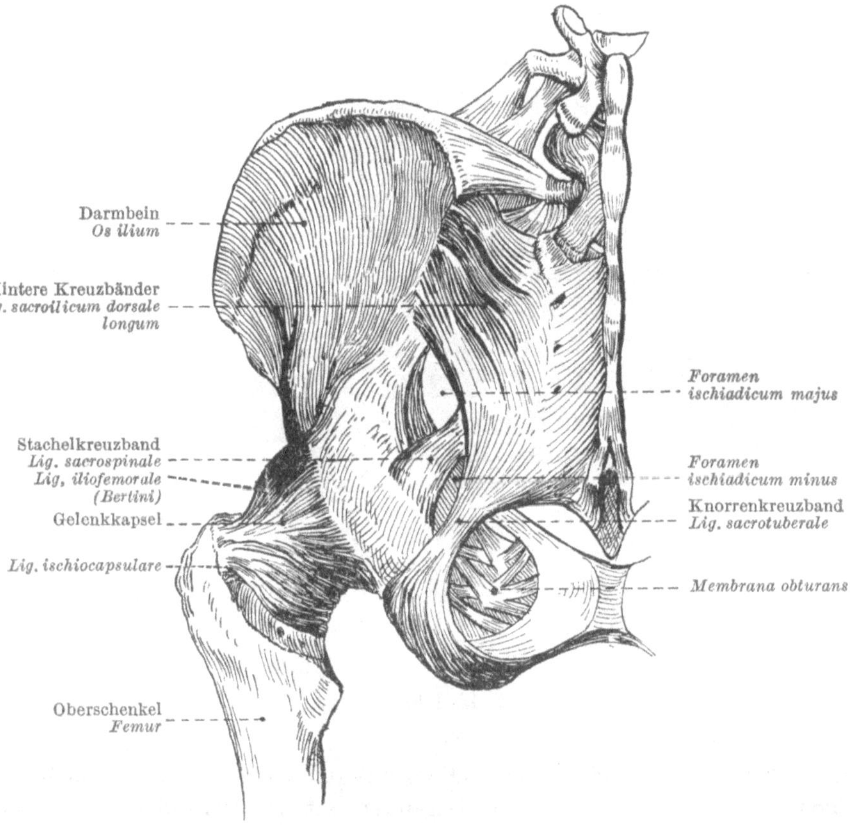

Abb. 15. Bänder der Hüfte

weiterung erreicht werden, so daß der kindliche Kopf noch durchtreten kann. Statt der Symphyse durchsägt man heute auch das Schambein (Pubotomie).

Am Lebenden können wir beim Becken uns vor allem nach dem vorderen oberen Darmbeinstachel richten, den wir stets fühlen, oft auch sehen können. Abzutasten ist außerdem beim Stehen der Sitzbeinhöcker und schließlich auch der ganze obere Darmbeinkamm.

Beim Stehen ist das ganze Becken nicht horizontal gestellt, sondern nach vorn geneigt.

Das Kreuzbein ist mit dem Darmbein durch das straffe *Ileosakralgelenk* (Kreuz-

Darmbein-Gelenk) verbunden. Außerdem sind hier noch Bänder zur Sicherung vorhanden. Während vorn sich nur schwache *Kreuzbeinbänder* vorfinden, sind hinten vor allen Dingen zwei starke Kreuzbeinbänder ausgespannt, die einmal vom Kreuzbein zum Sitzbeinknorren ziehen, das *Knorrenkreuzband* (Ligamentum sacro-tuberale) und

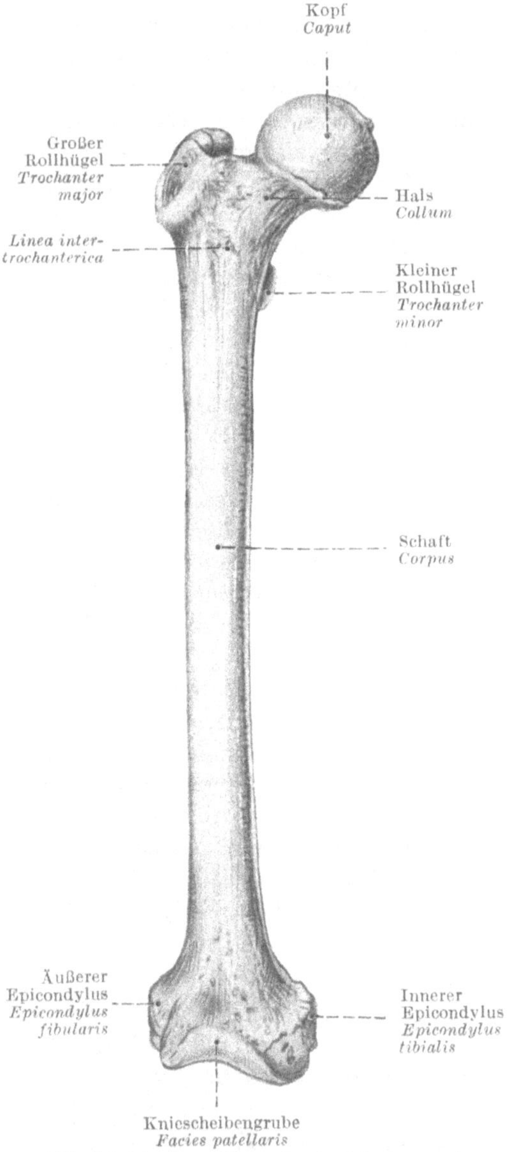

Abb. 16. Rechter Oberschenkel (von vorn)

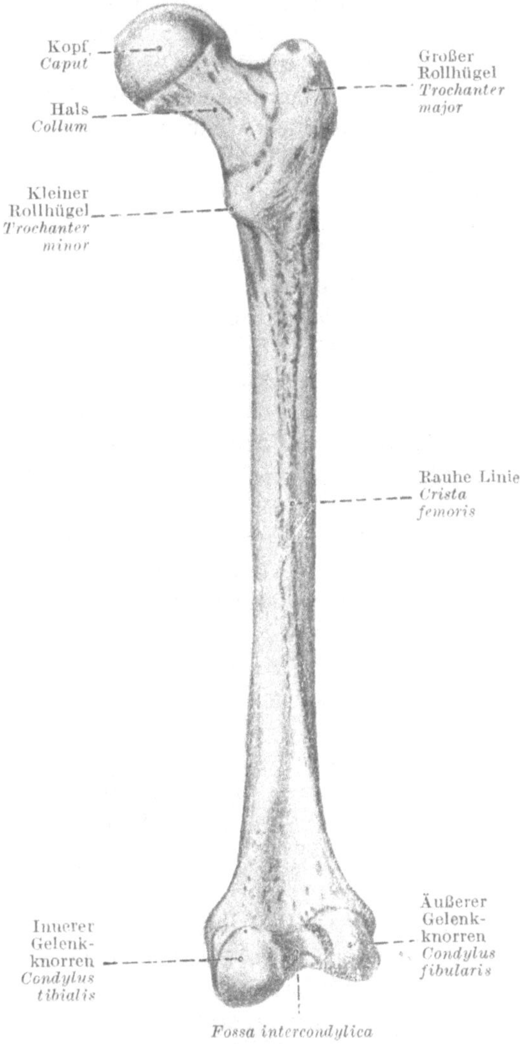

Abb. 17. Rechter Oberschenkel (von hinten)

sich andererseits vom Kreuzbein zum Sitzbeinstachel ausbreiten: das *Stachelkreuzband* (Ligamentum sacrospinale). Durch diese Bänder werden aus den halbmondförmigen Einschnitten zwei Löcher gebildet: das Foramen ischiadicum majus und Foramen ischiadicum minus.

Vorne spannt sich vom vorderen oberen Darmbeinstachel bis zu einem Höcker des horizontalen Schambeinastes in der Nähe der Symphyse (Tuberculum pubicum) das *Leistenband* aus.

Oberschenkel

Der *Oberschenkelknochen* ist der größte und längste Knochen unseres Körpers. Eine lange zylindrische Säule bildet den Schaft, während oben und unten als Endstück eine Anschwellung besteht. Da der Begriff oben und unten aber von der jeweiligen Lage des Körpers abhängig ist, müssen wir uns jetzt zwei andere Bezeichnungen merken; denjenigen Teil, welcher herznah ist, bezeichnen wir als *proximal*, das andere Ende, welches herzfern liegt, wird *distal* genannt. Die proximale Anschwellung des Schaftes bildet die Gelenkverbindung mit der Hüfte, den *Oberschenkelkopf*, eine rundliche, mit Knorpel überzogene Anschwellung. In seiner Mitte bemerken wir ein kleines Grübchen, in welchem ein *rundes Band* (Ligamentum teres) ansetzt. Hieran schließt sich der *Schenkelhals* an, welcher schräg nach aufwärts strebend die Verbindung zum Schaft darstellt. Er ist der schwächste Teil des Knochens, so daß besonders bei älteren Leuten die *Schenkelhalsbrüche* keine Seltenheit darstellen. Eine Steilstellung des Schenkelhalses bezeichnen wir als Coxa valga, während ein verkleinerter Halsschaftwinkel Coxa vara genannt wird. Dort, wo der Hals in den Schaft übergeht, findet sich ein mächtiger Knochenvorsprung: der *große Rollhügel*, welchen wir auch beim Lebenden deutlich abtasten können. Hier setzen wie am Hebel eine ganze Reihe von Muskeln an. Etwas tiefer, auf der Innenseite, finden wir den *kleinen Rollhügel*, an welchem nur ein Muskel befestigt ist. Durch eine Knochenleiste sind hinten die beiden Rollhügel miteinander verbunden, während vorne nur eine Linie (Linea intertrochanterica) zwischen beiden zu erkennen ist. Nach innen zu weist der große Rollhügel eine kleine Vertiefung auf (Fossa trochanterica).

Der *Schaft* des Oberschenkels, welcher eine leichte Krümmung aufweist, zeigt auf seiner Hinterseite eine Rauhigkeit, eine *Knochenleiste* (Crista femoris) als Ansatzstelle von großen Muskelmassen. Nach oben zu strebt diese Linie in zwei Schenkeln auseinander zum großen und kleinen Rollhügel verlaufend. In ihrem Verlauf zum großen Rollhügel verstärkt sie sich zu einer Rauhigkeit (der Tuberositas glutaea). Im unteren Teil des Oberschenkels liegt in dieser Linie ein größeres Loch zur Ernährung des Knochens (Foramen nutritium). Das untere Ende des Schaftes schwillt zu zwei großen *Knorren* (Condylen) an, denen eine kleine Erhebung aufgelagert ist: die *Epicondylen*.

Unterschenkel

Der Unterschenkel weist zwei Knochen auf: das starke, die Last des Körpers auf den Fuß übertragende *Schienbein* (Tibia) und das viel schwächer ausgebildete *Wadenbein* (Fibula). Der Schaft des Schienbeins ist beim Erwachsenen nicht rundlich, sondern wie ein Prisma dreiseitig, und weist somit drei Flächen und drei Kanten auf. Die vordere Fläche ist deutlich zu fühlen, da sie direkt unter der Haut liegt, woher auch die deutsche Bezeichnung für diesen Knochen entstanden sein soll (Schinbein. Denn das alte Wort Schin heißt Haut. Vgl. im Englischen: skin).

Das proximale aufgetriebene Ende des Schienbeins dient mit seinen *beiden Condylen*, welche oben zwei mit Knorpel überzogene Gelenkflächen tragen, der Verbindung mit dem Oberschenkelknochen. Zwischen beiden Gelenkknorren befindet sich in der Mitte eine Erhebung mit zwei kleinen Höckern: *Zwischenhöckervorsprung* (Eminentia intercondylica). Hier setzten die Kreuzbänder des Kniegelenkes an. Vorne finden wir unterhalb der Gelenkknorren eine starke rauhe Erhebung: die *Tuberositas tibiae.* Unterhalb des inneren Condylus findet sich auch eine kleine Ge-

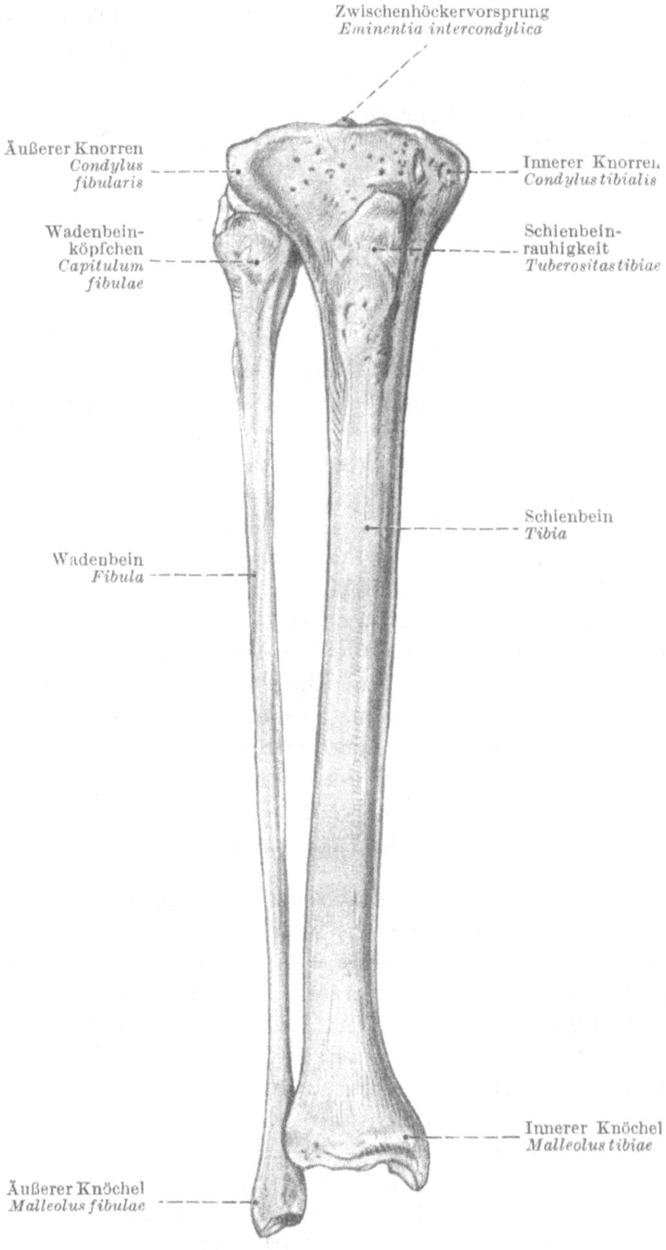

Abb. 18. Unterschenkelknochen (von vorn)

lenkfläche für das Wadenbeinköpfchen. Das Wadenbein ist also nicht gelenkig mit dem Oberschenkel verbunden. Die Auftreibung des distalen Endes des Schienbeins bildet den inneren Knöchel. Der äußere Knöchel dagegen wird von dem Wadenbein gebildet. Beide zusammen bilden somit eine Spange als Gelenkverbindung mit dem Fuß.

Der Körper des *Wadenbeins* bildet eine dünne Spange, die von der Wadenbeinmuskulatur umgeben ist. So wie wir am unteren Ende den äußeren Knöchel fühlen können, so ist auch proximal das *Köpfchen* des Wadenbeins gut tastbar. Daß dieses Köpfchen nicht das Kniegelenk bildet, sondern nur gelenkig mit dem Schienbein verbunden ist, wurde oben schon erwähnt.

Zwischen beiden Unterschenkelknochen liegt eine *Membran* (Membrana interossea) ausgespannt.

Fuß

Am Fuß unterscheiden wir *sieben Fußwurzelknochen, fünf Mittelfußknochen* und *je fünf Zehenknochen.*

Die *Fußwurzelknochen* sind unregelmäßig gestaltet, wobei die distale Reihe kleinere Knochen aufweist als die beiden großen Knochen der proximalen Reihe. Hier wird die Last des Körpers vom *Sprungbein* (Talus) übernommen, welches seinerseits auf dem größten Knochen des Fußes, dem *Fersenbein* (Calcaneus), ruht. Dieser Knochen reicht über die Achse des Fußes weit nach hinten, hier den *Fersenhöcker,* den Tuber calcanii, bildend. Gleichsam wie an einem kurzen Hebelarm setzt hier die starke Beugesehne des Fußes, die Achillessehne, an. Der Fersenbeinhöcker läuft in zwei kleine Vorsprünge aus, die zum Ansatz von Sehnen dienen und manchmal spornartig verlängert sein können: *Calcaneus-Sporn.* Das *Kahnbein* liegt vor dem Sprungbein am medialen Rande des Fußes, während das *Würfelbein* vor dem Fersenbein liegt am lateralen Rande des Fußes. Zwischen dem Kahnbein und den ersten drei Mittelfußknochen liegen die *drei Keilbeine.* Bei den *Mittelfußknochen* unterscheiden wir: *Basis,* den *Schaft* und das *Köpfchen.* Die *Zehen* bestehen — die Großzehe ausgenommen — aus drei Gliedern und haben ebenfalls eine Basis, einen Schaft und ein mehr rollenförmiges Köpfchen. Wir bezeichnen sie auch als Grund-, Mittel- und Nagelglied. Am Köpfchen des Metacarpus I finden wir plantar *zwei Sesambeine.* Ein kleiner Merkvers soll uns leichter die einzelnen Knochen in Erinnerung bringen:

Springe mit dem Fersenbein munter in den Kahn hinein. Keile gibt es eins, zwei, drei bei der Würfelei.

Aus einem Greiforgan, wie es die Hand darstellt, ist aus dem Fuß ein *Stützorgan* geworden. Mit dieser geänderten Funktion ist auch eine weitgehende Veränderung der einzelnen Bauteile eingetreten. Der Fuß ist rechtwinklig zur Fußachse gestellt, hat durch das Fersenbein eine Verlängerung nach hinten erfahren, die Bewegungsmöglichkeit, die Greiffunktionen der Finger ist dagegen bei den Zehen weitgehend zurückgegangen. Und schließlich ist ein elastisches *Fußgewölbe* ausgebildet, welches dem starken Belastungsdruck viel besser standhalten und ihn ausgleichend verteilen kann als eine ebene Fläche. Wir belasten dieses Gewölbe nicht gleichmäßig: Der Hauptdruck beim Stehen liegt auf dem Fersenbeinhöcker und dem Köpfchen des I. Mittelfußknochens. Das Gewölbe, aber auch die Belastung nimmt nach dem äußeren Fußrande zu ab. Der Druck, welchem dieses Fußgewölbe ausgesetzt ist, kann aber allein durch die Knochen nicht getragen werden. Starke Bänder an der Fußsohle, wie die Plantaraponeurose und das starke Sohlenband, spannen das Gewölbe wie die Sehne den Bogen. Von noch größerer Bedeutung für diese Verspannung des Gewölbes aber sind Muskeln, die wir später noch genauer kennenlernen werden. Gerade bei muskelschwachen Menschen und solchen, welche viel stehen müssen, läßt nun diese elastische Verspannung des Fußgewölbes nach, und es kommt zu einem Senkfuß. Und wir werden noch erfahren, wie gerade im Beginn eines solchen all unser Augenmerk auf

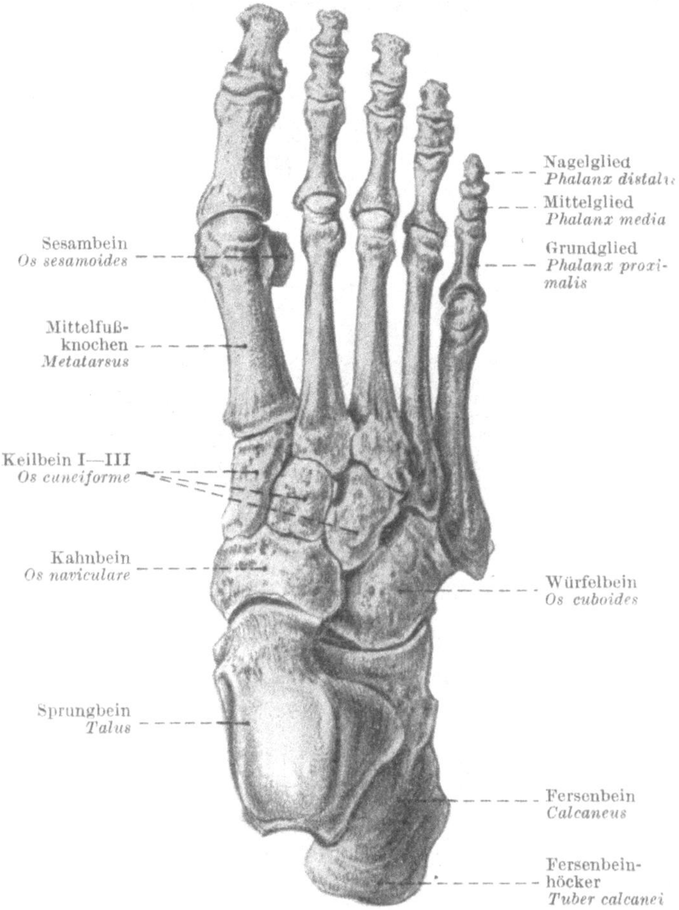

Abb. 19. Knochen des Fußes

eine Kräftigung dieser Muskulatur gerichtet sein muß. Sinkt das Gewölbe ein, so muß dabei eine Verbreiterung des Vorfußes eintreten: ein Spreizfuß. Auch knickt dabei das Fersenbein nach außen ab: der Knickfuß bildet sich. Wenn wir auch aus didaktischen Gründen diese einzelnen Deformierungen des Fußes gesondert benennen, so sind sie jedoch ein einheitlicher Vorgang bei der Senkung des Fußgewölbes.

Gelenke der unteren Extremität

Betrachten wir jetzt die einzelnen Gelenke der unteren Extremität, so werden wir auch hier aus der Funktion heraus verstehen, daß sie als die beweglichen Teile der tragenden Säule besonders gut gegen ein Abknicken gesichert sein müssen.

Die Pfanne des **Hüftgelenks** (Acetabulum = Essignäpfchen) wird von dem Körper, als dem dicksten Teil des Hüftbeins, gebildet. Sie weist eine starke Vertiefung auf, ist aber in der Mitte nur dünn, während halbmondförmig ein mit Knorpel überzogener Randwulst allein die Gelenkverbindung mit dem Oberschenkelkopf bildet. Nach unten ist dieser Randwulst also offen. Diesen Einschnitt bezeichnen wir als *Incisura acetabuli*. Bei richtiger Stellung des Beckens zeigt dieser Einschnitt senkrecht nach unten.

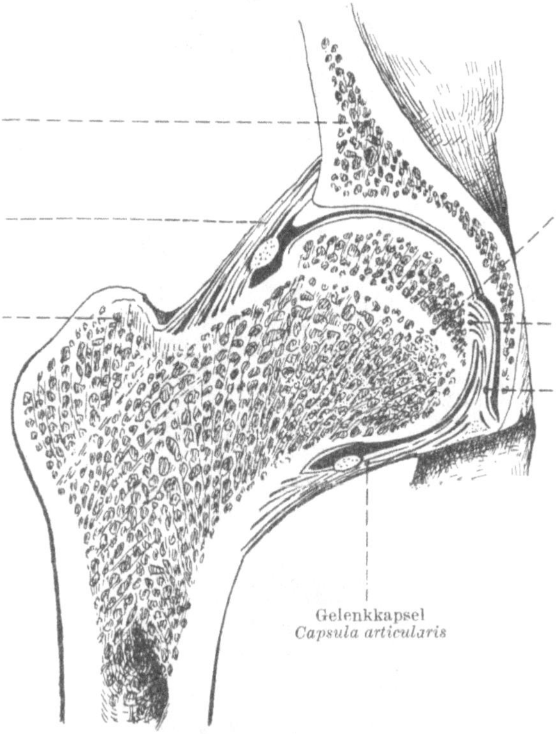

Abb. 20. Hüftgelenk im Durchschnitt (nach SPALTEHOLZ)

Schon durch die tiefe Pfanne ist die Bewegungsmöglichkeit der Hüfte nicht so frei wie jene der Schulter, wo wir nur eine flache Pfanne vorfinden. Diese Abart des Kugelgelenkes bezeichnen wir auch als *Nußgelenk*. Aber auch eine stärkere Bänderführung hemmt die Bewegungen im Gelenk und verhindert das Rückwärtskippen. Das starke *Ligamentum iliofemorale* (Bertini) zieht unterhalb des unteren Darmbeinstachels zu einer Linie zwischen großem und kleinem Rollhügel, der Linia intertrochanterica. Die Gelenkkapsel selbst ist auch durch Bänder verstärkt und reicht weiter als an der Schulter bis zum Schenkelhals. Auch im Gelenk selbst finden wir ein Band, das runde (*Ligamentum teres*), welches von der Grube der Pfanne (Fossa acetabuli) zum Grübchen (Fovea) des Oberschenkelkopfes zieht. Dieses Band hat aber keine Bedeutung in bezug auf die Haltefunktion, in ihm verläuft vielmehr eine Arterie zur Versorgung des Oberschenkelkopfes.

Nun zum **Kniegelenk.** Es ist ein einachsiges, ein *Scharniergelenk,* dessen Hauptfunktion die Beugung und Streckung des Unterschenkels darstellt, dabei ist die Beugung aktiv nur mit etwa 50 Grad, passiv bis 20 Grad möglich. Nur bei gebeugtem Knie kann auch eine geringe Wackelbewegung im Sinne einer Innen- und Außenrollung ausgeführt werden.

Vorne vor dem Kniegelenk liegt schützend als Sesambein in die große Strecksehne eingebettet die *Kniescheibe* (Patella). An der Rückseite des Kniegelenkes finden wir

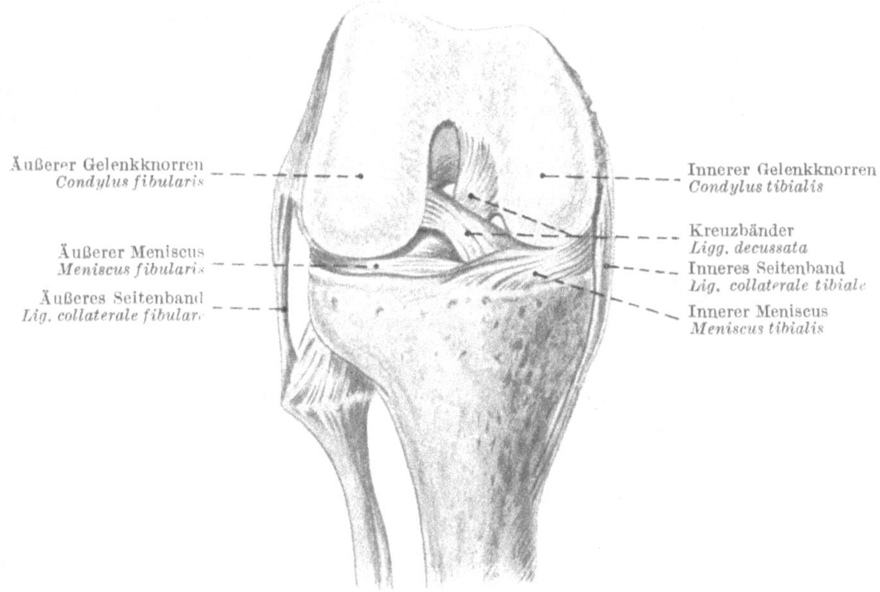

Abb. 21. Rechtes Kniegelenk geöffnet mit Kreuzbändern

im Röntgenbild zuweilen ein kleines Sesambein in den Beugesehnen, die sogenannte *Fabella.*

Die Gelenkknorren des Oberschenkels finden an der Tibia nur wenig ausgehöhlte Gelenkflächen vor, so daß knöchern dem Gelenk kein fester Halt gegeben ist. Zwei knorplige, halbmondförmige Zwischenscheiben sind deshalb in dieses Gelenk eingeschoben, die fehlende Paßform des Gelenkes ergänzend, zwei *Menisci.*

Außerdem finden wir an beiden Seiten zwei derbe *Seitenbänder* als inneres und äußeres Seitenband (Ligamentum laterale). Diese Bänder setzen am Oberschenkel etwas nach hinten von der Mittellinie an den Knorren an, so daß sie bei der Beugung lose, dagegen bei der Streckung fest gespannt sind und dabei gleichsam wie eine Schiene das Gelenk feststellen. Im Inneren, aber hinter dem Gelenkraum liegend, finden sich noch zwei *Kreuzbänder,* welche von der Eminentia intercondylica zu den Condylen laufen.

Das Kniegelenk ist das größte Gelenk des menschlichen Körpers, welches mit seiner oberen Ausbuchtung, dem *oberen Recessus,* sich nach oben noch über die Kniescheibe hinaus erstreckt, unter der großen Strecksehne liegend. Eine kleinere Ausbuchtung liegt nach hinten unter dem Kniekehlenmuskel (*Recessus posterior*).

Durch verschiedene Erkrankungen besonders infolge einer Rachitis kann es zu

Fehlstellungen im Kniegelenk kommen. Dabei bezeichnen wir eine X-Beinstellung als Genu valgum, ein sogenanntes Säbel- oder O-Bein als Genu varum. Kann das Kniegelenk nach vorne überstreckt werden, liegt ein Genu recurvatum vor.

Beim **Fuß** können wir zwei Gelenke unterscheiden: Das *obere Sprunggelenk* wird von den beiden Unterschenkelknochen gebildet, die mit ihren Knöcheln spangenartig das Sprungbein als Gelenkkopf umfassen. In diesem Scharniergelenk findet die Dorsal- und Plantarflexion des Fußes statt, also das Heben und Senken der Fußspitze.

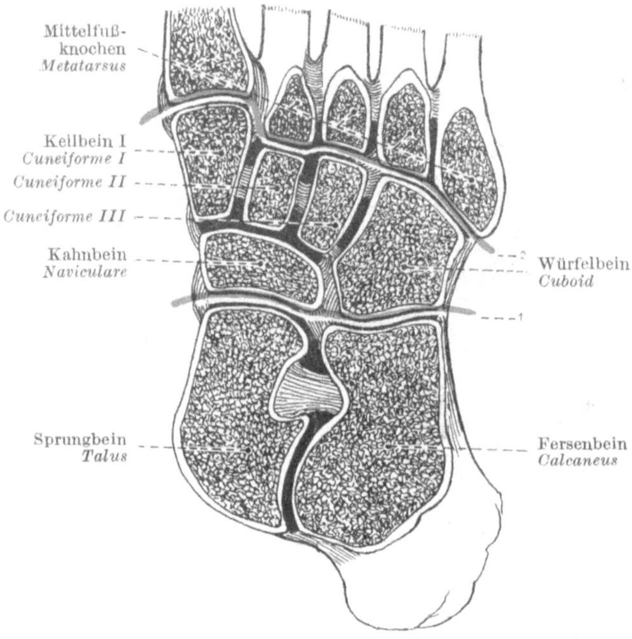

Abb. 22. Horizontalschnitt durch die Fußwurzel. (Gelenkspalten: schwarz; Ligamente: gestrichelt.) 1. CHOPARTsche Linie; 2. LISFRANCsche Linie. (Nach BROESIKE-MAIR)

Die Pronation und Supination, die sogenannte „Maulschellenbewegung", dagegen wird in dem *unteren Sprunggelenk* ausgeführt, welches funktionell ein Gelenk darstellt, im anatomischen Sinne aber aus zwei Teilen besteht: der Gelenkverbindung zwischen Sprungbein und Fersenbein und dem Gelenk zwischen Sprungbein und Kahnbein. Verspannt wird auch dieses Gelenk durch *Seitenbänder*, welche vom Wadenbein und innen vom Schienbein fächerförmig zu den Fußwurzelknochen ziehen.

Muß der Chirurg einen Fuß amputieren, so kann er den Gelenken folgend zwei Wege wählen: Er kann den Fuß entlang der Basis der Mittelfußknochen absetzen und nur in dieser Bedeutung — nicht im funktionellen Sinne — bezeichnen wir diese Gelenkreihe als LISFRANC*sches Gelenk*. Muß mehr von dem Fuße geopfert werden, so kann der Chirurg eine zweite Linie wählen: das CHOPART*sche Gelenk*, zwischen Sprung und Fersenbein auf der einen und dem Kahn- und Würfelbein auf der anderen Seite.

Die *Zehengrundgelenke* kann man als Kugelgelenke auffassen, während die Mittel- und Endglieder der Zehen Scharniergelenke sind.

Im übrigen haben die Zehen im Abrollen des Fußes eine große Bedeutung. Beim Verlust der Zehen oder auch schon ihrer Beweglichkeit ist das Gehen sehr erschwert.

Obere Extremität

Schulter

Die obere Extremität, der Arm des Menschen, verlangt freie Beweglichkeit. Und so ist auch schon das Schulterblatt nur durch das Schlüsselbein knöchern mit dem

Brustkorb, dem Brustbein, verbunden. Sonst halten nur Muskeln dieses Schulterblatt am Brustkorb fest, dadurch eine viel größere Bewegungsfreiheit bietend, als der starre Beckengürtel, der fest mit der Wirbelsäule verbunden, besser seiner Funktion des Tragens, der Belastung, dienen kann. Bei Tieren, bei denen die Greiffunktion der vorderen Extremität nicht ausgebildet ist, wie beim Pferd, fehlt auch das Schlüsselbein.

Als platter, dreieckiger Knochen liegt das **Schulterblatt** hinten dem Brustkorb auf. Während seine vordere, den Rippen aufliegende Fläche, glatt ist (*Fossa subscapularis*) ist die rückwärtige Fläche durch eine quer verlaufende Erhebung, die *Schultergräte*

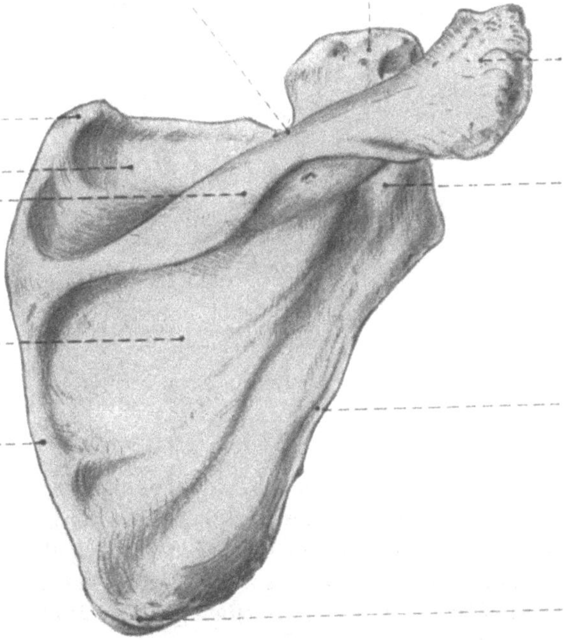

Abb. 23. Schulterblatt von hinten

(Spina scapulae) in eine *Ober-* und eine *Untergrätengrube* unterteilt. Nach außen läuft diese Schulterblattgräte in eine Erhöhung aus, den höchsten Teil, gleichsam das Dach des Schultergelenkes bildend, die *Schulterhöhe* (Acromion). Dieser dreieckige Knochen muß drei Ecken und drei Ränder haben. Der mediale Rand, den Wirbeldornen gegenüberliegend, ist der längste. Der obere Rand weist kurz vor seinem äußeren Ende einen Einschnitt auf, der durch ein Band überbrückt ist. Der laterale Rand zieht sich von unten schräg nach oben außen. Er zeigt Verdickungen zum Ansatz von Muskeln.

Der untere Winkel ist stumpf, der obere mehr spitz ausgebildet. Der nach außen zu liegende Winkel wird von der *Pfanne* gebildet, die nur flach ausgebildet ist. Hier finden wir nach vorne zeigend, einem gebogenen Finger gleichend, noch einen Fortsatz vor, den *Rabenschnabelfortsatz* (Processus coracoideus), welchen wir auch vorne durch die Haut fühlen können und welcher Muskeln zum Ansatz dient.

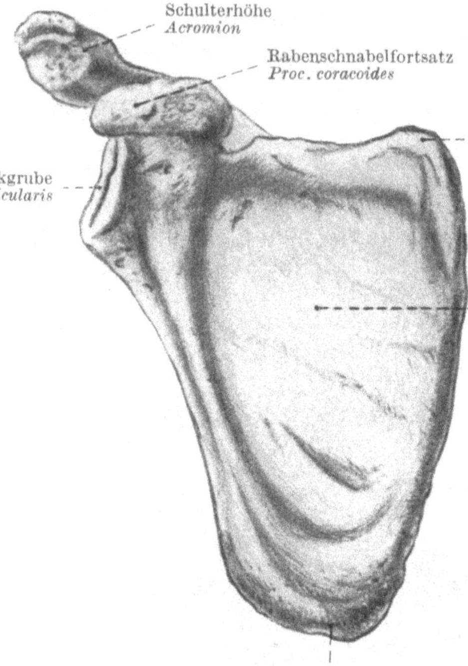

Abb. 24. Schulterblatt von vorn

Schlüsselbein (Clavicula)

Ein leicht S-förmig gebogener Knochen, das Schlüsselbein, liegt zwischen der Schulterblatthöhe und dem Handgriff des Brustbeins. Dieser Knochen ist leicht unter der Haut zu fühlen. Dort, wo er mit dem Brustbein ein Gelenk bildet, ist eine Knorpelscheibe (Diskus) eingeschoben. Die Grube, welche oberhalb des Schlüsselbeins zu sehen ist, bezeichnen wir als Oberschlüsselbeingrube, während die Unterschlüsselbeingrube darunter liegt.

Oberarm (Humerus)

Der Oberarmknochen ist wieder ein Röhrenknochen, dessen proximales Ende den *Oberarmkopf* bildet, an welchen sich aber nur ein kurzer gedrungener *Hals* anschließt, auf welchen gleich zwei Höcker folgen, nach der Seite zu liegt der *große Höcker*, mehr nach vorne zu der kleine (Tuberculum minus). Zwischen beiden befindet sich eine deutlich sichtbare *Rinne* (Sulcus intertubercularis).

Da am Oberarm der *anatomische Hals* im Gegensatz zum Oberschenkel wenig ausgebildet ist und so eine Fraktur hierin kaum vorkommt, unterscheiden die Chirurgen hier noch einen *chirurgischen Hals*, eine kranzförmige Linie unterhalb der Höcker, (Tubercula) weil ein Bruch meist hier seinen Sitz hat. Am Oberarmschaft finden wir seitwärts eine Rauhigkeit zum Ansatz des Deltamuskels.

Das verbreiterte distale Ende des Oberarmknochens bildet den *Gelenkknorren*, welcher nach beiden Seiten durch die *Epikondylen* überragt wird, wobei der mediale weiter vorspringt als der laterale. Beide sind gut durch die Haut zu fühlen. Da zwei Unterarmknochen vorhanden sind, ist dieser Gelenkknorren nicht einheitlich ausgebildet, sondern weist ein *Köpfchen* zur Verbindung mit der Speiche (Radius) und eine *Rolle* zur Verbindung mit der Elle (Ulna) auf. Um bei der Beugung und Strek-

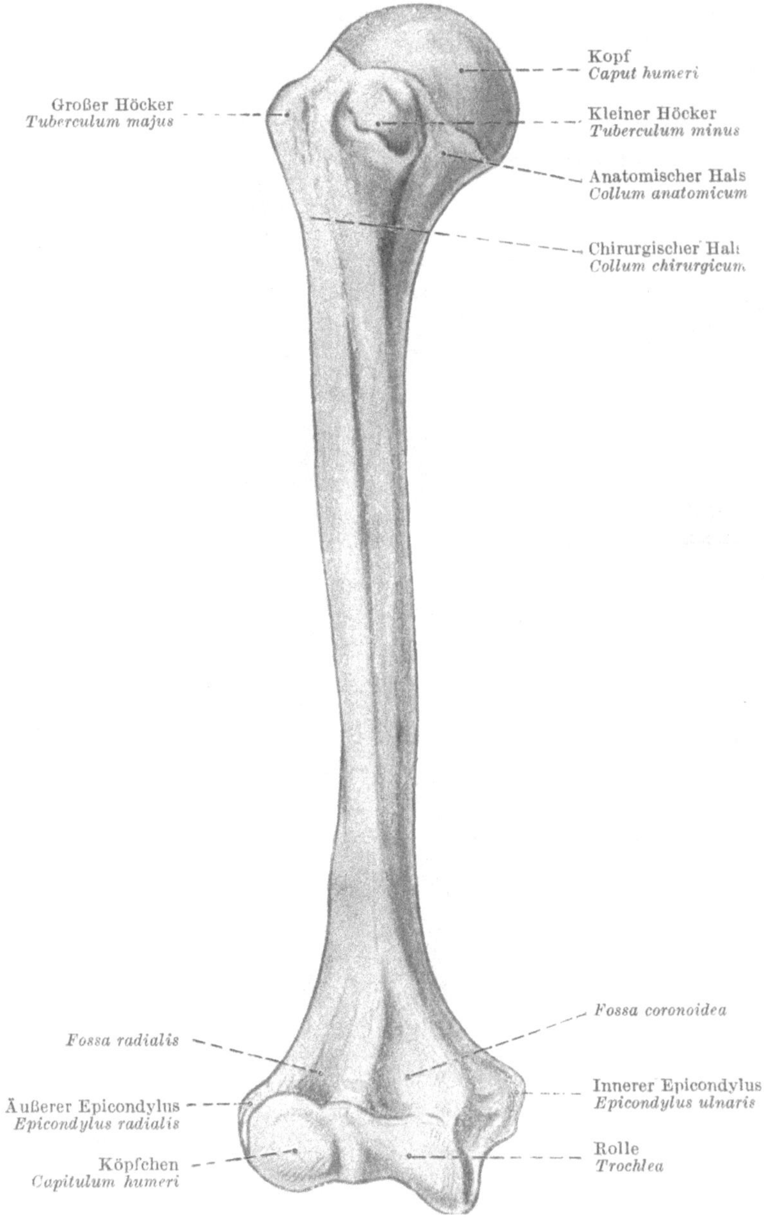

Abb. 25. Oberarmknochen (Humerus)

kung den Unterarmknochen Platz zu bieten, finden sich an der Vorderseite zwei Gruben, die *Fossa radialis* für die Speiche und die *Fossa coronoidea* für den Proc. coronoideus der Elle. Auf der Rückseite finden wir eine tiefere Grube zur Aufnahme des großen Ellenhakens.

Unterarm

Vor der Besprechung der Unterarmknochen müssen wir uns wieder zur Orientierung einige Begriffe merken.

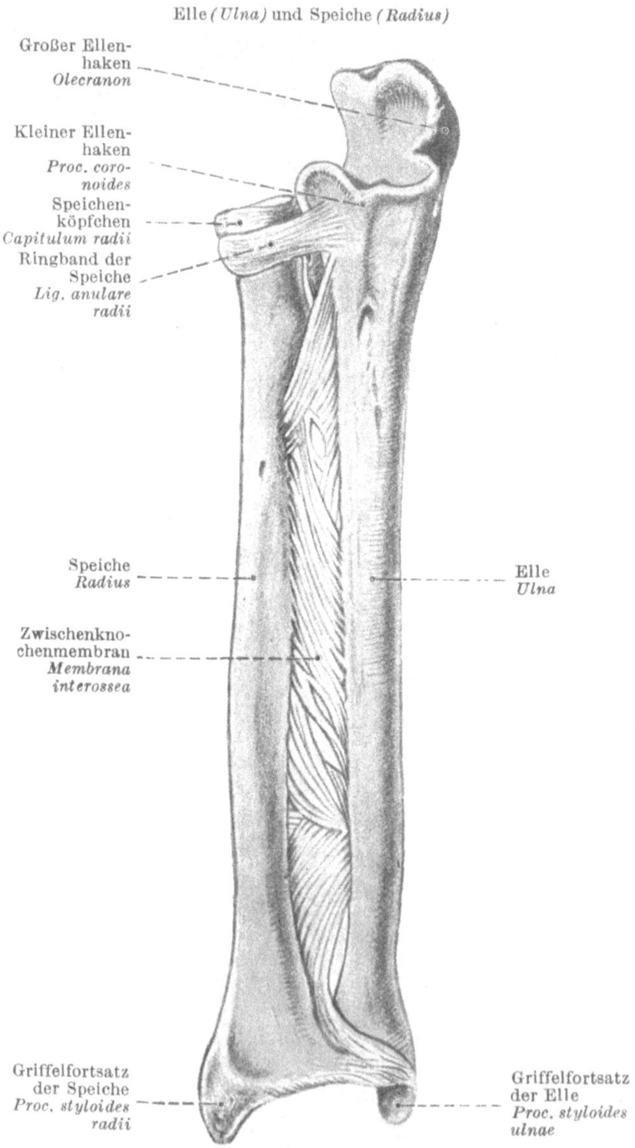

Abb. 26. Unterarmknochen (nach WALDEYER)

Unter *volar* verstehen wir *hohlhandwärts, dorsal* gleich *handrückenwärts* und *ventral* bedeutet *bauchwärts.*

Zwei Knochen finden wir am Unterarm: **Elle** (*Ulna*) und **Speiche** (Radius). Denken wir daran, daß der Schneider früher seine Stoffe dergestalt abmaß, daß er den Unterarm auf den Stoff legte und somit gleichsam die Elle als Längenmaß benutzte, so werden wir es nicht vergessen, daß die Elle an der Kleinfingerseite, die Speiche dagegen an der Daumenseite liegt. Hier ist in der Größe der Knochen nicht ein solcher Unterschied vorhanden, wie wir das am Unterschenkel bei Schien- und Wadenbein feststellen konnten. Nur übernimmt bei der Gelenkverbindung mit dem Oberarm die Elle die Führung, während die Verbindung mit den Handwurzelknochen vorwiegend der Speiche zukommt.

Hakenförmig umgreift die **Elle** mit ihrem großen *Ellenhaken* das distale Ende des Oberarmknochens, hier deutlich durch die Haut fühlbar und leicht einem Stoß ausgesetzt. Gegenüber dem großen Ellenhaken liegt volarwärts, die Zange noch vervollständigend, der *kleine Ellenhaken* oder *Kronenfortsatz.* Das untere dünnere Ende der Elle weist ein rundes *Köpfchen* auf mit einem kleinen seitlichen *Griffelfortsatz,* welcher bei einem Fall auf die Hand und einem dadurch entstandenen Speichenbruch leicht ebenfalls abbricht.

Die **Speiche** ist umgekehrt an ihrem proximalen Ende dünn ausgebildet und weist hier ein rundes *Köpfchen* auf, welches in der Mitte eine Eindellung zeigt zur Verbindung mit dem Gelenkköpfchen des Oberarmknochens und dessen Rand eine Gelenkverbindung mit der Elle bildet, so daß eine Bewegung zwischen den beiden Unterarmknochen stattfinden kann. Unterhalb des Köpfchens an dem Schaft sehen wir eine starke Rauhigkeit, die *Tuberositas radii,* welche dem starken zweiköpfigen Oberarmmuskel zum Ansatz dient.

Das distale Ende der Speiche ist breit ausladend und weist an der Außenseite ebenfalls einen kleinen *Griffelfortsatz* auf (Processus styloideus radii). Ein kleiner Einschnitt dient der Gelenkverbindung mit dem Köpfchen der Elle, so daß auch hier beide Unterarmknochen sich gegeneinander verschieben können. Zwischen beiden Knochen spannt sich eine *Zwischenmembran* aus (Membrana interossea).

Die Speiche steht in Gelenkverbindung mit der proximalen Reihe der Handwurzelknochen, während die Elle von diesem Knochen durch eine Knorpelscheibe getrennt ist.

Hand

Wir unterscheiden bei den acht unregelmäßig geformten *Handwurzelknochen* zwei Reihen: eine proximale und eine distale. Wenn wir bei der *distalen Reihe* anfangen, so liegt unterhalb des Daumen-Mittelgliedes das *große Vieleckbein* (Multangulum majus), ihm schließt sich das *kleine Vieleckbein* (Multangulum minus) und das *Kopfbein* (Os *capitatum*) an, während den Abschluß das *Hakenbein* (Os hamatum) bildet.

In der *proximalen Reihe* liegen — wieder von der Daumenseite angefangen — das *Kahnbein* (Os naviculare), *Mondbein* (Os lunatum), *Dreieckbein* (Os triquetrum) und *Erbsenbein* (Os pisiforme). Ein kleiner *Merkvers* läßt uns diese Knochen besser im Gedächtnis haften:

Vieleckig groß, vieleckig klein, der Kopf muß bei dem Haken sein.
Ein Schifflein fuhr im Mondenschein, dreieckig übers Erbsenbein.

Wenn uns auch heute bei der Betrachtung der menschlichen Hand diese Handwurzelknochen etwas durcheinandergewürfelt vorkommen, so können wir sie doch besser verstehen, wenn wir die entwicklungsgeschichtliche Entstehung kennenlernen und damit einen Einblick nehmen in einen gewissen *Bauplan*.

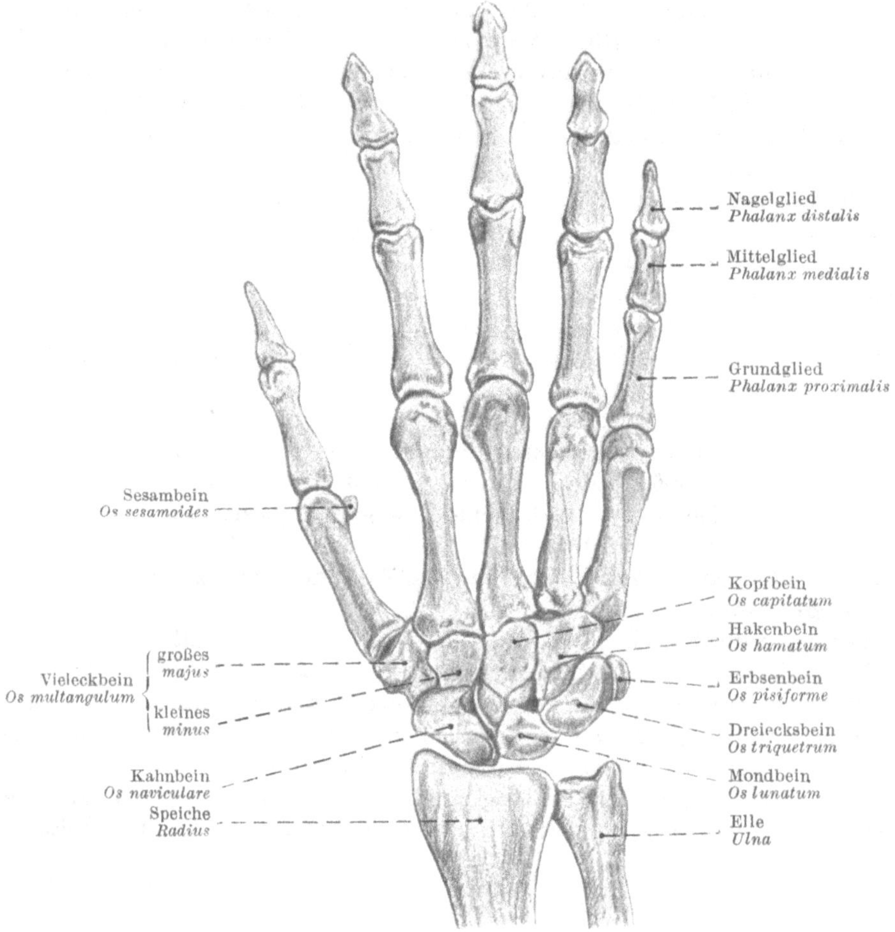

Abb. 27. Knochen der Hand (Dorsalseite) (umgezeichnet nach WALDEYER)

Wir finden dann in der proximalen Reihe je einen Knochen gegenüber dem Radius und der Ulna: das Radiale und das Ulnare, zwischen welchen eingeschoben in der Mitte das Intermedium liegt. Zwischen beiden Reihen in der Mitte liegen zentral ein bis vier Knochen, die sogenannten Centralia. Und in der distalen Reihe hatte jeder Mittelhandknochen einen ihm zugehörigen Handwurzelknochen, die Carpalia I bis V.

In der Entwicklung wurde nun beim Menschen das Radiale zum Kahnbein, das Intermedium zum Mondbein und das Ulnare zum Dreiecksbein. So verstehen wir die proximale Reihe, das Erbsenbein müssen wir dabei als ein Sesambein auffassen. Die Carpalia eins, zwei und drei wurden zum großen und kleinen Vieleckbein und zum Kopfbein, während das große Hakenbein aus zwei Carpalia, dem vierten und fünften, gebildet wurde. Die Centralia verschwanden im Laufe der Entwicklung, nur Reste vom Centrale sind wohl noch im Kahnbein aufgenommen.

Anschließend an die Handwurzelknochen finden wir genau wie beim Fuß fünf *Mittelhandknochen* mit je einem Köpfchen und einer Basis. Hieran schließen sich die

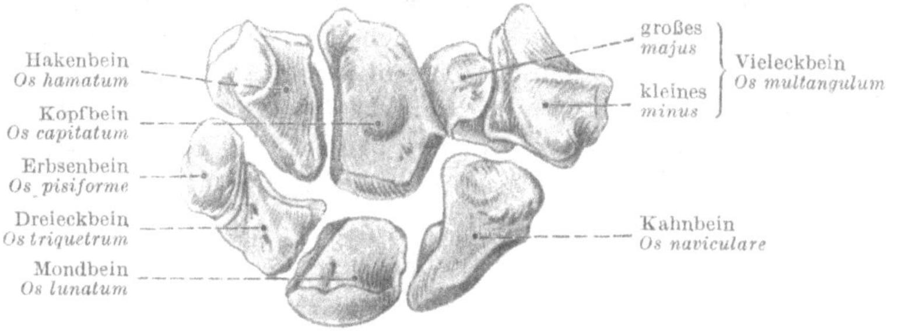

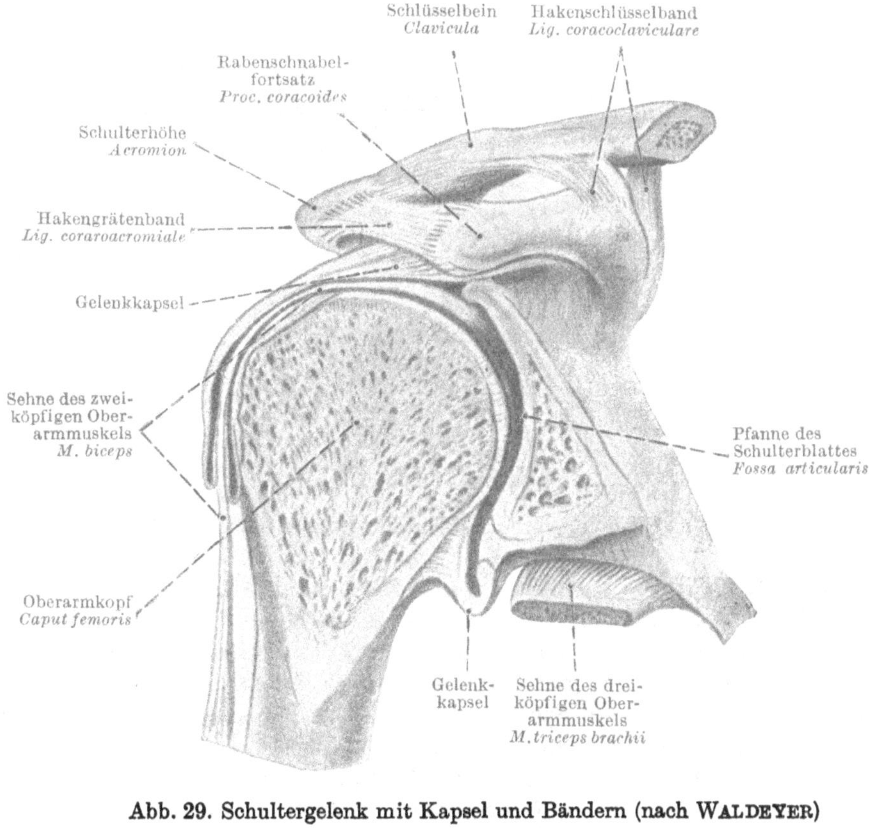

Abb. 29. Schultergelenk mit Kapsel und Bändern (nach WALDEYER)

Fingerknochen mit dem Grund-, Mittel- und Nagelglied. Nur der Daumen besteht aus zwei Knochen; das Mittelglied fehlt hier.

Gelenke der oberen Extremität

Nun noch einiges über die Gelenke der oberen Extremität.

Am **Schultergürtel** müssen wir drei Gelenke unterscheiden: das *eigentliche Schultergelenk* mit der Pfanne des Schulterblattes und dem Kopf des Oberarmknochens. Dieses Gelenk ist ein Kugelgelenk, welches eine große Bewegungsfreiheit ermöglicht. Das zweite Gelenk stellt die Gelenkverbindung zwischen Brustbein und Schlüsselbein (Sternoklavikular-Gelenk) dar, welches wir auch als das *innere Schlüsselbeingelenk* bezeichnen können, im Gegensatz zu dem dritten Gelenk, zwischen Schlüsselbein und Acromion, dem *äußeren Schlüsselbeingelenk* (Acromioklavikular-Gelenk).

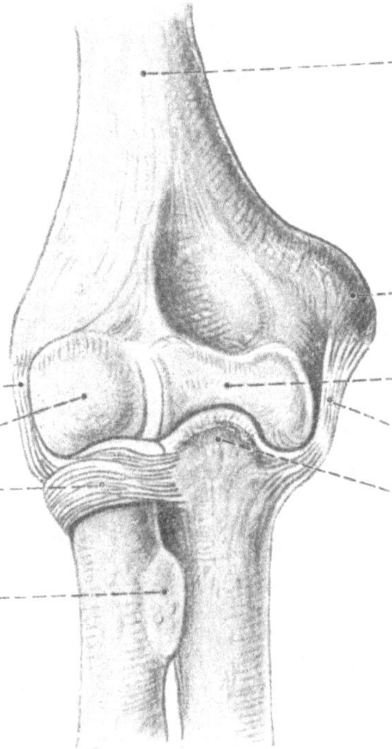

Abb. 30. Ellenbogengelenk von vorn mit Bändern (umgezeichnet nach WALDEYER)

Auch das *Ellenbogengelenk* besteht aus drei einzelnen Gelenkverbindungen: die beiden Verbindungen zwischen Oberarmknochen einerseits und Elle und Speiche andererseits bilden funktionell ein Gelenk, in welchem die Beugung und Streckung des Unterarms stattfindet. Es stellt ein *Scharniergelenk* dar. Zugleich kann aber in dem Gelenk zwischen Elle und Speiche die Bewegung der beiden Unterarmknochen gegeneinander im Sinne einer Supination und Pronation erfolgen.

Das **Handgelenk** ist ein Ei-Gelenk, welches Bewegungen in zwei Richtungen gestattet. Dabei bildet die Speiche die Gelenkpfanne und den Gelenkkopf die proximale Reihe der Handwurzelknochen.

Die einzelnen **Handwurzelknochen** sind durch straffe Gelenke verbunden, welche wenig Bewegungen gestatten.

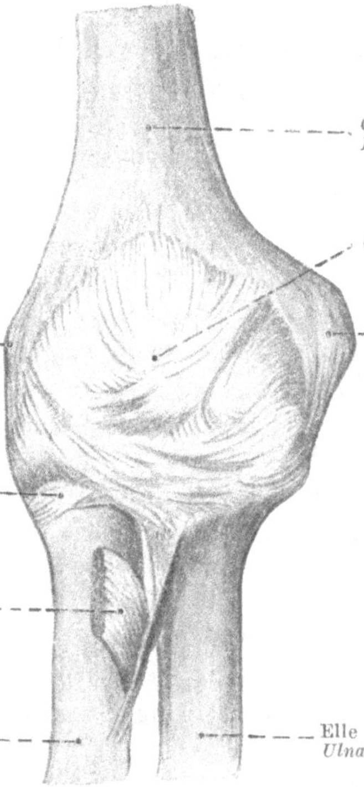

Abb. 31. Ellenbogen (Gelenkkapsel) (umgezeichnet nach Waldeyer)

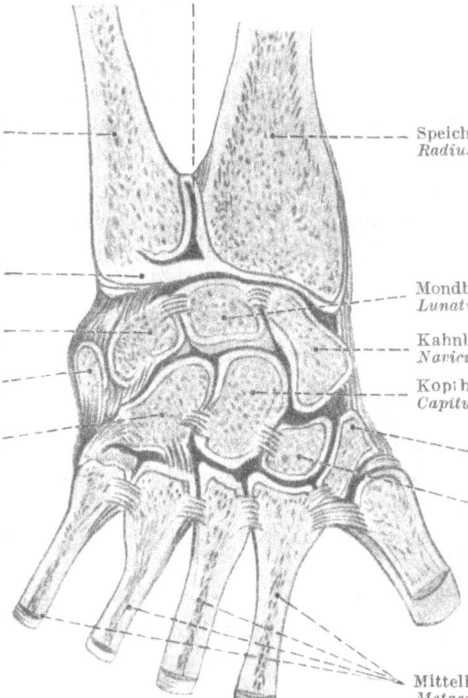

Abb. 32. Handwurzelknochen (Durchschnitt) (umgezeichnet nach Waldeyer)

Die **Fingergelenke** sind Scharniergelenke, welche nur in einer Richtung die Bewegungen freigeben in Form der Beugung und Streckung. Die Fingergrundgelenke stellen Kugelgelenke dar, nur das Daumengrundgelenk ist ein Sattelgelenk. Hierdurch wird die Greifbewegung, die Opposition des Daumens, ermöglicht, welche ihm seine überragende Stellung unter den Fingern verleiht.

Schädel

Oben auf der Wirbelsäule sitzt als Kugel in labilem Gleichgewicht der Schädel, gehalten durch Muskeln und Bänder. Beim Menschen nimmt den weitaus größten Teil der *Hirnschädel* ein, welcher das Gehirn einschließt und es in weitem Maße vor äußeren Schädigungen schützt. Dagegen tritt im Gegensatz zum Tier der *Gesichtsschädel* weit zurück, welcher nicht nur die Sehorgane, sondern den Anfangsteil der Verdauungs- und Atmungsorgane umfaßt. Sägen wir den Schädel in horizontaler Ebene auf, so erhalten wir die Hirnschale, das Schädeldach und können hineinblicken auf die **Schädelbasis,** welche die Grundplatte des Schädels bildet.

Schädelbasis

Hier bemerken wir drei Gruben. Am höchsten liegt vorne die *vordere Schädelgrube.* Gleichsam eine Stufe hinuntersteigend gelangen wir zur *mittleren Schädelgrube,* während nach hinten zu noch etwas mehr gesenkt, die **hintere Schädelgrube** liegt. Diese wollen wir zunächst betrachten.

Hier fällt uns ein großes Loch auf: das *Hinterhauptsloch.* Umgrenzt wird dieses Loch vom **Hinterhauptsbein,** dessen Körper nach vorne liegend in schräger Fläche ansteigt zur Verbindung mit dem Körper des Keilbeins, so die feste Mittelverstrebung der Schädelbasis bildend. Die *Hinterhauptsschuppe* steigt nach hinten und seitlich an, sich an der Bildung des Schädeldachs beteiligend. An dieser Innenfläche fällt uns nach hinten liegend in der Mitte ein Vorsprung auf: der *innere Hinterhauptshöcker.* Hier fließen die queren Blutleiter und der Längsblutleiter zusammen. Vier Felder entstehen dadurch: die oberen für die Hinterhauptslappen des Großhirns, auf den beiden unteren ruhen die beiden Hälften (Hemisphären) des Kleinhirns. Die queren Blutleiter verlaufen nun nach vorne in einem S-förmigen Bogen, hart am Felsenbeinrande wie ein Fluß am Abhang eines Gebirges und verlassen die Schädelhöhle durch das *Foramen jugulare,* weiterhin am Halse die Drosselvenen (Venae jugulares) bildend.

Betrachten wir diesen Teil nunmehr von der Unterseite aus, so finden wir hier dem inneren Höcker gegenüberliegend: den *äußeren Hinterhauptshöcker.* Von ihm ziehen beiderseits nach außen zwei *halbbogenförmige Linien.* Unter denselben findet sich das *rauhe Nackenfeld* (Planum nuchae), welches noch einmal durch die unteren halbbogenförmigen Linien unterteilt wird. Diese beiden Linien werden auch als die *obere* und *untere Nackenlinie* bezeichnet.

Vorne neben dem Hinterhauptsloch liegen auf beiden Seiten die *Gelenkhöcker:* Knopfstücke oder Kondylen, welche die Gelenkverbindung zum Atlas herstellen. Unter diesen Kondylen findet sich ein Kanal, durch welchen der 12. Gehirnnerv durchtritt: *Canalis hypoglossi.*

Weiter betrachten wir jetzt erst die **vordere Schädelgrube,** an deren Bildung vornehmlich ein Knochen beteiligt ist: das **Stirnbein** mit seiner horizontalen Platte.

Wir sehen hier verschiedene fingerförmige Eindrücke, die von den Windungen des Gehirnes herrühren.

In der Mitte zwischen den beiden Stirnbeinen sehen wir eine durchlöcherte Platte: die *horizontale Siebbeinplatte,* die in der Mitte eine Erhebung aufweist: den *Hahnenkamm.* Die Grenze zur mittleren Schädelgrube, gleichsam den Treppenabsatz bildend, legt sich hier der *kleine Keilbeinflügel* an das Stirnbein an.

Und so gelangen wir nun zur **mittleren Schädelgrube,** an deren vorderer Bildung besonders das Keilbein beteiligt ist. In der Mitte springt ein Längsbalken hervor, das ist der *Keilbeinkörper*, der sich nach hinten an den Körper des Hinterhauptsbeins

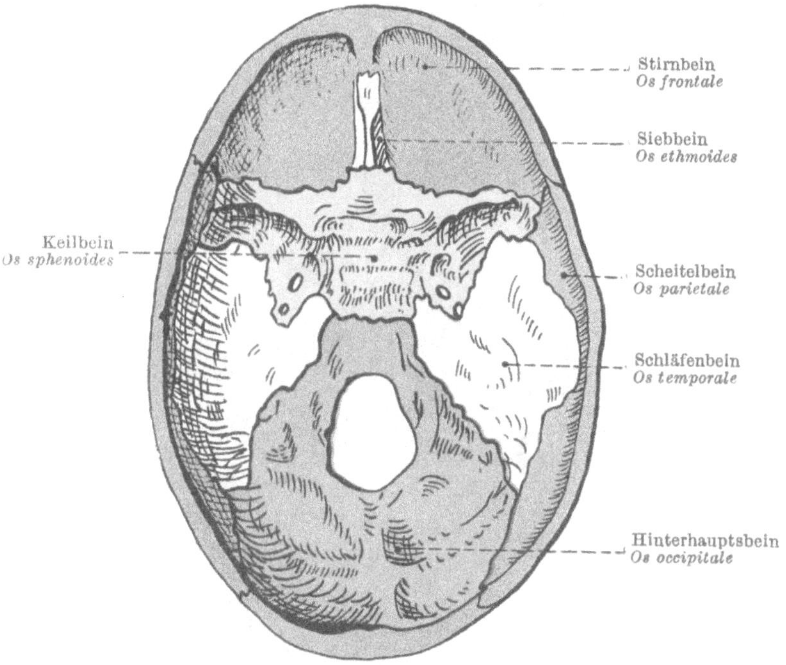

Abb. 33. Schädelbasis von innen (schematisch)

anschließt. Seiner Form nach ähnelt er einem Sattel: wir nennen ihn deshalb den *Türkensattel*, nach hinten zu von der *Sattellehne*, nach vorne zu von dem *Sattelknopf* begrenzt. Auf diesem Sattel ruht ein Anhangsgebilde des Gehirns: die *Hypophyse.* Der Keilbeinkörper ist nicht massiv. In ihm finden sich vielmehr Höhlen, die mit der Nase in Verbindung stehen. Es sind die ersten Nebenhöhlen der Nase, die wir kennenlernen. Von diesem Körper gehen nun seitlich, den Flügeln eines Schmetterlings vergleichbar, zwei Paar Flügel ab. Die vorderen kleinen, welche allerdings höher liegen, haben wir bereits kennengelernt. Die großen bilden einen Teil des Bodens der mittleren Schädelgrube und auch in Form einer Schuppe noch seitlich nach oben ziehend.

Ein paar Öffnungen fallen uns nun an diesem Teil der Schädelbasis auf, die wir uns deswegen merken wollen, weil hier zum Teil wichtige Gehirnnerven das Schädelinnere verlassen. Am Grunde des kleinen Keilbeinflügels finden wir auf beiden Seiten den *Sehnervenkanal* (Canalis opticus), während die Sehnervenkreuzung direkt vor dem Türkensattel in einer Furche liegt. Zwischen den kleinen und großen Keilbeinflügeln sehen wir eine spaltförmige Öffnung, die wir als *oberen Augenhöhlenspalt* bezeichnen. Drei Löcher finden sich im großen Keilbeinflügel neben dem Körper in einer Reihe hintereinander angeordnet. Nach vorne zu liegt der *runde Kanal* in horizontaler Richtung auf den Oberkiefer führend, er dient dem II. Ast des Trigeminus zum Durchtritt, während der III. Ast durch das nächste Loch, das *ovale Loch* senkrecht nach unten zum Unterkiefer führt. Das kleinste Loch, welches mehr nach hinten in einem dornförmigen Fortsatz des großen Flügels liegt, bezeichnen wir als das *dornförmige Loch.* Hier geht kein Nerv durch, sondern die mittlere Hirnhautarterie gelangt hier in das Schädelinnere.

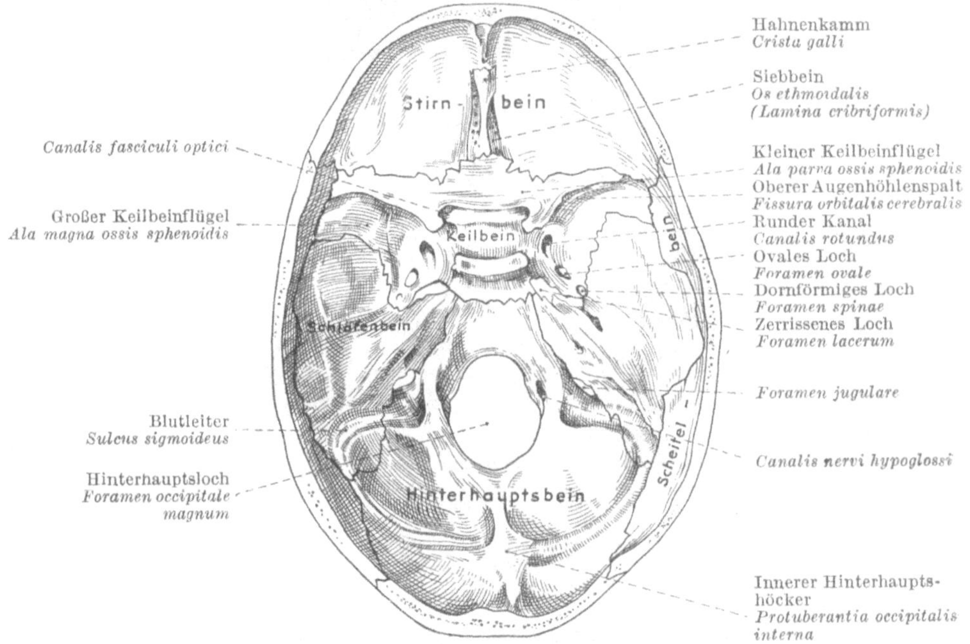

Abb. 34. Schädelbasis von innen (nach WALDEYER)

Wenn wir nun noch einmal den Schädel von seiner *Unterfläche* betrachten, so sehen wir hier zwei flügelartige Fortsätze, welche vom Körper des Keilbeins herrühren, dort, wo die großen Flügel ansetzen, senkrecht in zwei Platten nach unten streben. Das sind die *Gaumenflügelfortsätze* des Keilbeins.

Jetzt fehlt uns zum Abschluß der Grundplatte der Schädelbasis nur noch ein Knochen, das ist das **Schläfenbein.** Seine *Felsenbeinpyramide* bildet mit der starken Erhebung die Begrenzung zwischen der mittleren und der hinteren Schädelgrube. In dem nach hinten abfallenden Teil dieses Felsens liegt in der Mitte der *innere Gehörgang*. Die Spitze dieser Pyramide verbindet sich nicht knöchern mit dem Körper des Keilbeins, sondern läßt hier ein unregelmäßig gestaltetes Loch frei, welches durch ein Band verschlossen ist. So entsteht hier das *zerrissene Loch*, über welchem die

Kopfschlagader liegt, auf ihrem Wege an dem Türkensattel vorbei zum Gehirn aufsteigend.

Den letzten Teil des Bogens der mittleren Schädelgrube, die seitliche Wand, bildet die *Schuppe* des Schläfenbeins. Doch betrachten wir nun wieder die **Unterseite des**

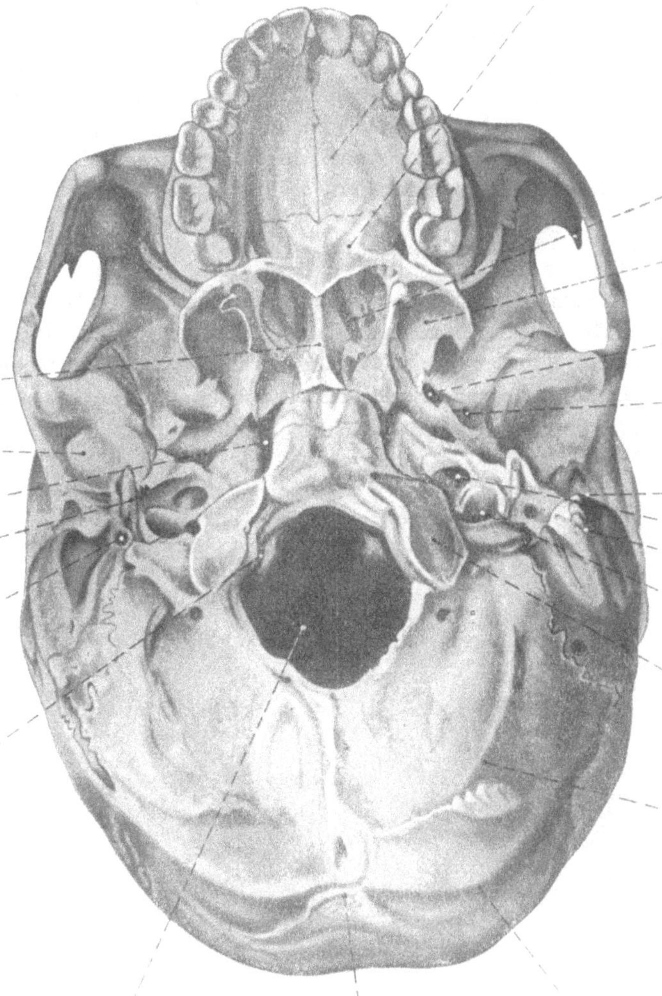

Abb. 35. Schädelbasis, von unten (nach WALDEYER)

Schädels. Wir bemerken hier, im Schläfenbeine liegend, den *äußeren Gehörgang.* Hinter ihm fällt uns eine starke Erhebung auf, ähnlich einer Brustwarze der Frau: der *Warzenfortsatz*, in welchem sich zahlreiche Hohlräume finden, die bei einer Mittelohrentzündung leicht vereitern und deshalb operativ eröffnet werden müssen. Dicht neben ihm liegt das innere Ohr im Felsenteil, das Gehör- und Gleichgewichtsorgan, welches erst später besprochen werden soll. Schräg nach innen vom Warzenfortsatz ragt wie der Mast einer Antenne und den Warzenfortsatz deutlich überragend der *Griffelfortsatz* aus der Schädelunterfläche hervor. Er dient als Ansatz für Muskeln und Bänder. Aber zwischen diesem Griffel- und dem Warzenfortsatz sehen wir eine kleine Öffnung, das *Griffelwarzenloch* (Foramen stylomastoideum). Es ist wichtig für uns, denn aus ihm tritt der Gesichtsnerv (Nervus facialis) aus dem Schädel heraus.

Dicht vor dem äußeren Gehörgang, dort wo das Schläfenbein einen Fortsatz zum Jochbein ausstreckt, liegt eine Grube, die Pfanne bildend für den Kopf des Unterkieferknochens. Hier fühlen wir auch deutlich beim Kauen die Bewegungen des *Kiefergelenkes.* Gehen wir noch etwas mehr zur Mitte und zur Spitze der Felsenpyramide zu, so finden wir hier eine große runde Öffnung, den Kanal, durch welchen die Kopfschlagader in den Schädel hineingeht: *Canalis caroticus.*

Schädeldach

Die Knochen der Schädelbasis haben wir nun kennengelernt. Mit ihren Schuppen bilden sie zugleich die Seitenwände des Schädels. Zwei viereckige Platten aber, die beiden **Scheitelbeine,** schließen nun das Schädeldach, so daß nunmehr der ganze Schädel geschlossen ist. Die einzelnen Schädelknochen sind fest miteinander durch **Nähte** verzahnt.

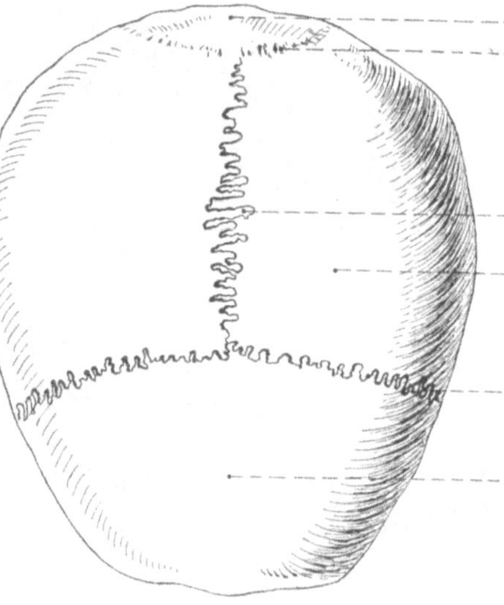

Abb. 36. Schädel von oben mit Nähten

Als *Kranznaht* bezeichnen wir die bogenförmige Verbindungslinie zwischen Stirn bein und Scheitelbeinen.

Die *Pfeilnaht* liegt in sagittaler Richtung zwischen den beiden Scheitelbeinen, während die *Hinterhauptsnaht,* welche diese beiden Scheitelbeine mit dem Hinterhauptsbein verbindet, einem griechischen λ (gleich Lambda) ähnlich sieht, und deswegen auch als Lambdanaht bezeichnet wird.

Die Schuppe des Schläfenbeines schiebt sich mehr wie eine Fischschuppe in das Scheitelbein. Wir bezeichnen daher diese Naht als *Schuppennaht*.

Selten nur sind die beiden Stirnbeine nicht zu einem einzigen Knochen verwachsen, sondern es bleibt zwischen beiden eine Naht erhalten, die sich dann in die Pfeilnaht fortsetzt und von der Kranznaht gekreuzt wird. Wir sprechen dann von einer *Kreuznaht*. Hervorragende Menschen besaßen eine solche, z. B. Immanuel Kant und Leonardo da Vinci.

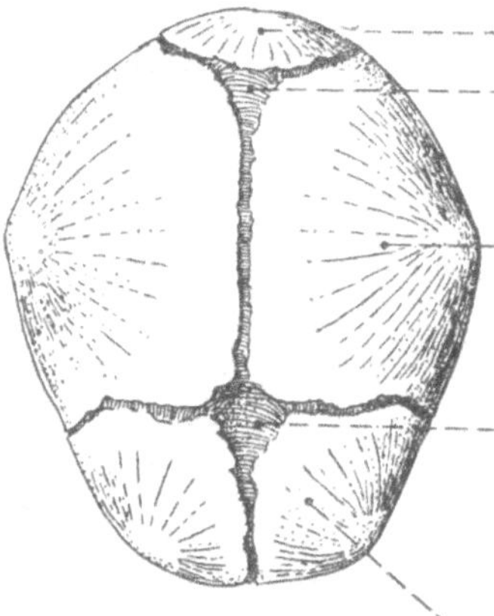

Abb. 37. Schädel eines Neugeborenen mit Fontanellen (nach WALDEYER)

Diese Nähte sind bei der Geburt noch nicht ausgebildet, vielmehr die Knochen noch durch Knorpel miteinander verbunden, so daß sich die Schädelknochen beim Geburtsakt übereinanderschieben können.

Die Winkel der Knochen des knöchernen Schädels bilden zwei Lücken: dort wo die Stirnnaht — beim Kinde noch vorhanden — zusammentrifft mit der Kranz- und Pfeilnaht, liegt die *große Fontanelle*, und wo die Pfeilnaht auf die Hinterhauptsnaht trifft: die *kleine Fontanelle*.

Gesichtsschädel

Nun kommen wir zu den Knochen des **Gesichtsschädels.**

Und wir wollen hier auch so vorgehen, daß wir zunächst die Teile besprechen, die uns bei der Betrachtung des Skeletts am meisten in die Augen fallen. Die Wölbung der Stirn wird durch die Schuppe des **Stirnbeins** gebildet, dessen horizontale Platte wir schon bei der Betrachtung der vorderen Schädelgrube kennengelernt haben. Der obere Rand der Augenhöhlen wird auch von ihr gebildet. Hier findet sich ein kleiner Einschnitt, oft auch als Loch ausgebildet zum Durchtritt des I. Astes des Nervus trigeminus, des Augenhöhlennerven. Zwischen beiden Augen bildet ein kleiner Fortsatz die Verbindung zur Nase. Hier, oberhalb der Augen liegt ein verschieden groß ausgebildeter Hohlraum: die Stirnhöhle. Wir lernen hiermit die zweite Nebenhöhle der Nase kennen.

Unterhalb der Augenhöhle, ihren Rand bildend, liegt der **Oberkieferknochen,** ein hohler, viereckiger Körper mit Fortsätzen, die zu den Nachbarknochen führen, so zur

Nase den *Nasenfortsatz* und den *Jochbeinfortsatz* zur Verbindung mit dem Jochbein. Schließlich steckt die Reihe der oberen Zähne in dem *Zahnfortsatz*. Unterhalb der Augenhöhle fällt uns hier noch eine Öffnung auf zum Durchtritt des II. Trigeminus-Astes, das *Unteraugenhöhlenloch* (Foramen infraorbitalis).

Der hervorstehendste Knochen am Gesicht und als Rassenmerkmal dadurch den verschiedenen Gesichtsausdruck prägend, das ist das **Jochbein** oder **Wangenbein,** das mit einem *Stirn-* und *Kieferfortsatz* mit den entsprechenden Knochen in Verbindung steht und besonders mit seinem *Schläfenfortsatz* zusammen mit dem Jochbeinfortsatz des Schläfenbeins den *Jochbogen* bildet.

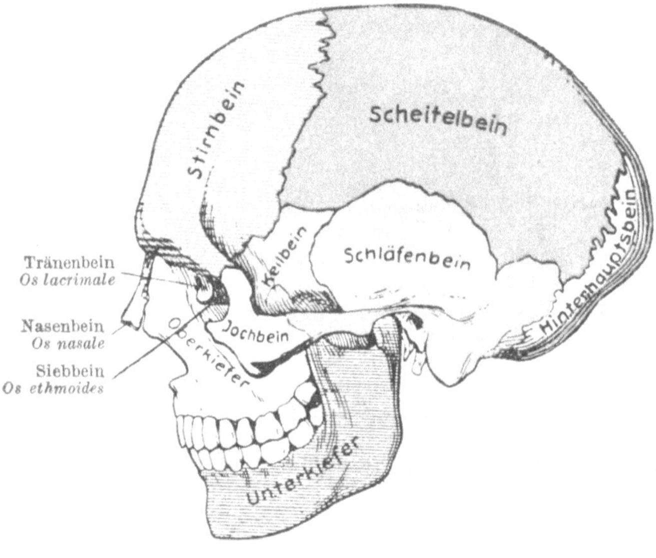

Abb. 38. Gesichtsschädel (nach WALDEYER)

Der Knochen, welcher die Gesichtsbildung nach unten abschließt, ist der **Unterkieferknochen.** Von einem horizontalen Teil, dem *Körper*, dessen mittlerer Abschnitt das Kinn umfaßt, biegen winkelförmig am *Unterkieferwinkel* die aufsteigenden Äste nach oben und spalten sich hier in zwei Fortsätze, den *Gelenkfortsatz* zur Bildung des Kiefergelenkes und den *Muskel-* oder *Kronenfortsatz*, an welchem Kaumuskeln ansetzen.

Vorne am Kinn bemerken wir noch das *Kinnloch* (Foramen mentale). Hier tritt der III. Ast des Trigeminus heraus, während er an der inneren Seite des vertikalen Astes durch das *Foramen mandibulare* in den Unterkiefer eintritt. An dieser Stelle unterbricht auch der Zahnarzt bei einer Extraktion die Empfindungsbahn des Nerven.

Zum Schluß wollen wir noch die drei Höhlen am Gesichtsschädel betrachten: die **Mundhöhle** wird nach oben knöchern begrenzt. Hier wird der harte Gaumen von dem Gaumenfortsatz des Oberkiefers gebildet, an welchen sich nach hinten anschließend und den Abschluß bildend das **Gaumenbein** anlegt.

Die **Nasenhöhle** wird durch die Nasenscheidewand in zwei getrennte Hohlräume geteilt. Die knöcherne Nasenscheidewand wird durch eine Platte gebildet, welche senkrecht zu der knöchernen durchlöcherten Siebbeinplatte steht und deren oberstes Ende der Hahnenkamm ist: der *senkrechten Platte des Siebbeins*. Diese Platte füllt aber nur die vordere Nasenscheidewand aus, während den hinteren Teil der Nasenscheidewand ein viereckiger Knochen, das **Pflugscharbein,** bildet. Außerdem bildet das Siebbein noch wabenförmige Hohlräume: die *Siebbeinzellen*, die wiederum Nebenhöhlen der Nase darstellen. Wir finden in jedem Nasengang noch drei *Muscheln*, von denen die beiden oberen auch vom Siebbein gebildet werden.

Den Naseneingang überbrücken knöchern die beiden **Nasenbeine**, die an den Nasenteil des Stirnbeins anschließen und zwischen den beiden Nasenteilen des Oberkiefers liegen.

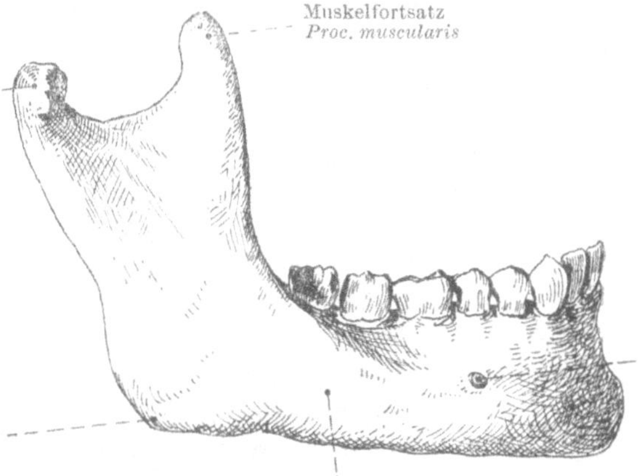

Abb. 39. Rechter Unterkiefer von außen

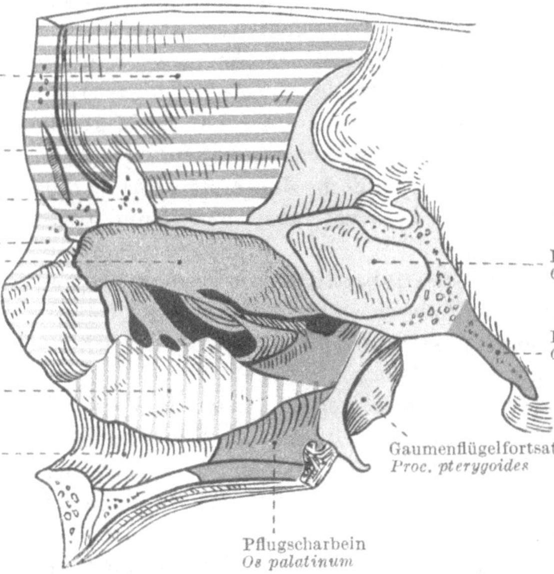

Abb. 40. Knöcherne Begrenzung des Nasenraumes (Schema) (nach WALDEYER umgezeichnet)

Nun noch die **Augenhöhle**, die trichterförmig gebildet ist. Wir können sie mit einer Tüte vergleichen. Am Grunde derselben, wenn wir die Spitze abreißen, finden wir den Sehnervenkanal, den wir schon bei der Besprechung der Schädelbasis kennengelernt haben und der vom kleinen Keilbeinflügel gebildet wird. Seitlich, um im Vergleich zu sprechen, als wenn diese Tür seitlich geplatzt ist, liegt der obere Augenhöhlenspalt zwischen dem kleinen und großen Keilbeinflügel.

Die obere Wand wird außerdem durch das Stirnbein gebildet und der Bogen vom Körper des Oberkiefers. An der inneren Wand finden wir noch das **Tränenbein,** einen kleinen Knochen, der zwischen dem Stirnbein, Oberkiefer und der papierdünnen Knochenwand der Siebbeinzellen liegt.

Ein Knochen wäre zum Abschluß noch zu erwähnen, welcher nicht in knöcherner Verbindung mit dem Gesichtsschädel steht: das **Zungenbein.** Es dient der Muskulatur zum Halt, die hier am Halse heraufziehend ansetzt, und von dort im rechten Winkel abbiegend, die Muskulatur des Mundbodens bildet.

Zelle und Gewebe

Nachdem wir nun das gesamte knöcherne Gerüst des Menschen kennengelernt haben, wollen wir jetzt etwas näher auf die kleinsten Bausteine eingehen, aus welchen der Organismus zusammengesetzt ist. Gewiß könnte man sagen, daß wir gleich zuerst am Anfang die Bausteine kennenlernen müssen, bevor wir zur Betrachtung des Knochengerüstes übergegangen sind. Aber einmal wird man so leichter in das medizinische Denken eingeführt werden können, leichter auch die notwendigen Begriffe, dazu noch die lateinischen Ausdrücke, verstehen können, wenn wir zum Anfang die *Betrachtung* und Anschauung stellen. Und dazu ist gerade das Knochensystem geeignet, weil wir hier nicht nur Namen lernen, sondern die benannten Gegenstände am Skelett betrachten können. Aber auch historisch gesehen sind wir so denselben Weg wie die Menschheit in der Geschichte der Medizin gegangen. Ein Einblick in die feineren Strukturen, in den Aufbau des Gewebes konnte erst dann genommen werden, als der Mensch gelernt hatte, Apparate zu bauen, die seine Sehschärfe hundertfältig vergrößern können. Erst als **Hooke** 1637 das Mikroskop erfunden hatte, war es möglich, den kleinsten Baustein des menschlichen Organismus, die Zelle, zu entdecken.

Wenn wir heute auch die chemische Zusammensetzung dieser kleinen Zellen kennen, so ist es doch unmöglich, nur aus chemischen Grundstoffen das zu bilden, was wir Leben nennen.

Es besteht vielmehr noch unbestritten die Erkenntnis von Virchow: eine Zelle kann nur aus einer anderen Zelle entstehen. Wie aus der toten Materie die lebende Zelle entstanden ist, entzieht sich unserer Kenntnis und wird vielleicht für unsere Forschung immer verborgen bleiben.

Die einzelne kleine **Zelle** ist durch eine *Zellhaut* begrenzt; ihren Inhalt, den *Zelleib,* nennen wir auch Protoplasma. In diesem wiederum findet sich ein Kern, der *Zellkern.* In den meisten Kernen finden sich noch ein oder auch mehrere *Kernkörperchen.*

Die *Form* der einzelnen Zelle ist ganz verschieden. Sie kann rund oder eckig, flach und niedrig oder mehr hoch und zylindrisch sein. Auch die *Größe* ist verschieden. Die größte Zelle des Körpers ist die Eizelle. Alle einzelnen *Funktionen,* die den Begriff des Lebens ausmachen, kann die Zelle erfüllen. Durch die Zellmembran findet ein Stoffwechselaustausch statt. Die Zelle kann sich bewegen, sie wächst, und schließlich kann sie sich auch fortpflanzen. Dabei tritt eine *Zellteilung* auf, wobei sich der Kern lockert, sich in einzelne Schleifen oder Stäbchen auflöst, die wir *Chromosomen* nennen. Die Zahl derselben ist für jede Tiergattung konstant. Der Mensch besitzt 48 Chromosomen, die wenigsten weist der Pferdespulwurm auf: nämlich nur zwei. Diese Chromosomen sind die Träger der Vererbung. Bei der Teilung nehmen die Chromosomen allmählich eine sternförmige Figur an, dann tritt je die Hälfte der Chromosomen an einen Pol, so daß jetzt der Kern in zwei gleiche Hälften geteilt ist. Auch der Zelleib schnürt sich ab, und aus einer Zelle sind zwei geworden. Aus solchen Zellen baut sich nun durch weitere Vermehrung der ganze Körper auf. Anfangs bilden diese Zellen einen Zellhaufen, maulbeerartig, so daß er als *Maulbeere* oder Morula bezeichnet wird.

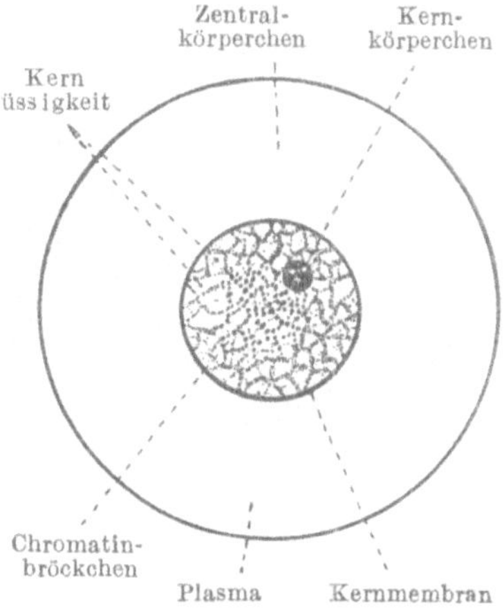

Abb. 41. Zelle

Nun entsteht in diesem Zellhaufen innen ein Hohlraum, so daß wir eine Blase vor uns haben, *Blastula*, deren Außenwand aus einer einfachen Reihe von Zellen gebildet wird. Allmählich stülpt sich nun ein Teil nach innen hinein ein, so, als würden wir einen Gummiball an einer Seite mit der Faust eindrücken, so daß nun zwei Zellagen aneinanderliegen: ein *äußeres Keimblatt* (Ektoderm) und ein *inneres* (Entoderm) und eine Öffnung, ein *Ur-Mund*, entsteht. Dieses Stadium bezeichnen wir als *Becherlarve* oder Gastrula. Aus dem inneren Keimblatt

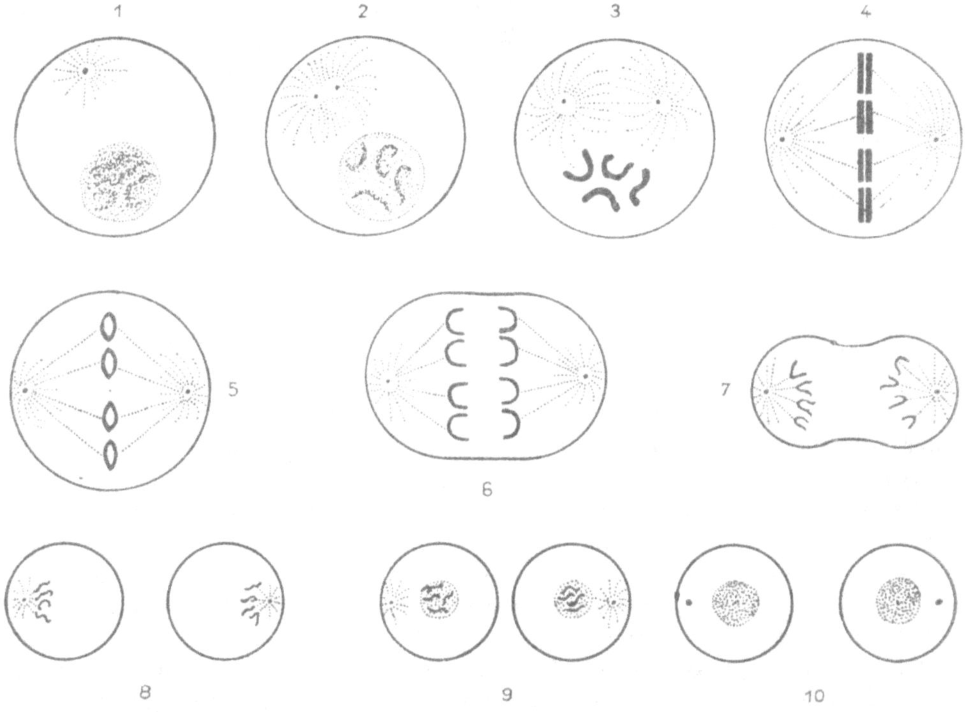

Abb. 42. Zellteilung

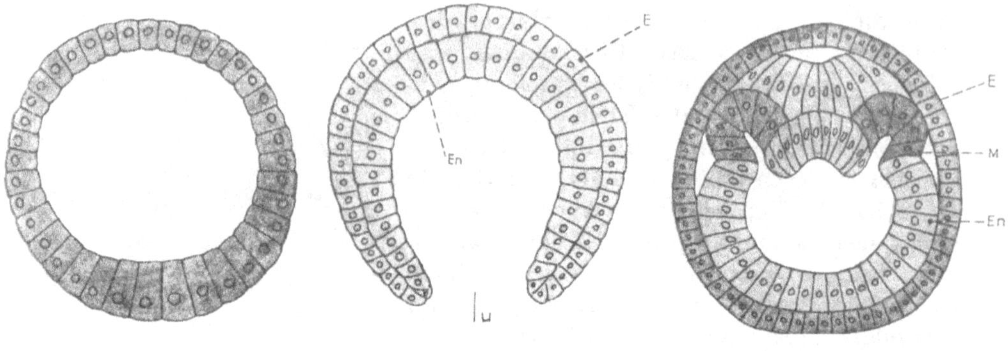

bildet sich später noch das *mittlere Keimblatt* (Mesoderm), und aus diesen drei Keimblättern entstehen die einzelnen Organsysteme.

Schließen sich Zellen von gleicher Bauart zu einer gemeinsamen Funktion zusammen, so sprechen wir von einem **Gewebe.**

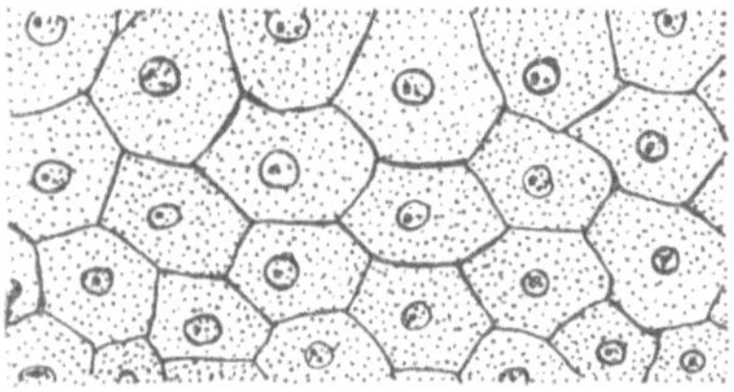

Vier Arten von Geweben können wir unterscheiden: Das *Epithelgewebe* bildet den Oberflächenabschluß des Körpers; auch sind die inneren Hohlräume damit ausgekleidet. Die Form der Epithelzellen ist verschieden: zylindrisch, kubisch; es kann einschichtig vorkommen, besonders in den inneren Hohlräumen,

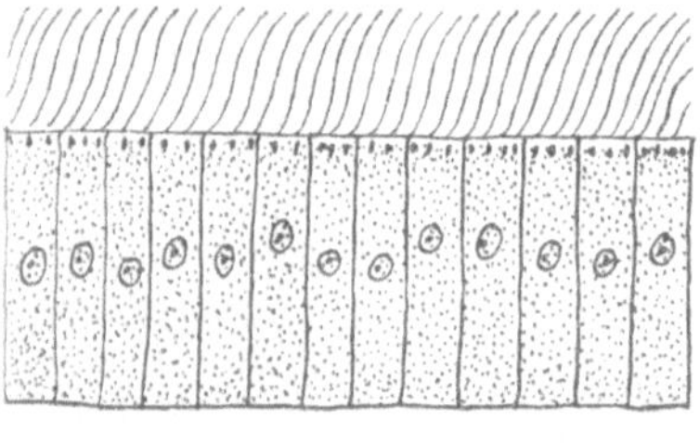

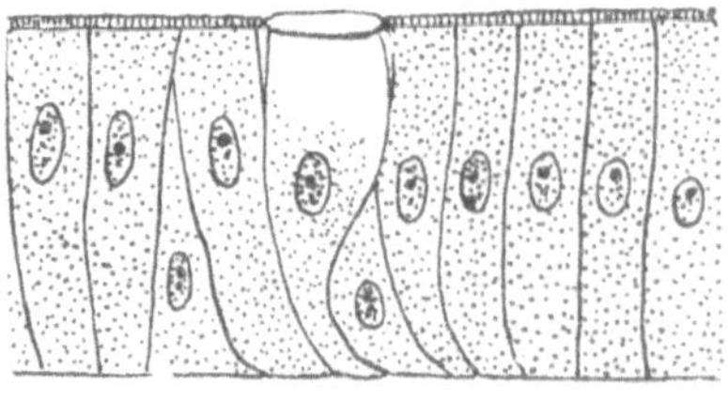

oder mehrschichtig, wie an der Haut. Auch gibt es Epithelzellen, welche kleine Härchen haben wie das *Flimmerepithel,* welches sich z. B. in den Luftwegen findet.

Als zweites Gewebe finden wir weit verbreitet das *Stützgewebe,* von welchem wir wieder mehrere Unterabteilungen unterscheiden müssen. Das härteste ist das *Knochengewebe.* Bei diesem und den übrigen Arten des Stützgewebes ist es nicht so sehr die einzelne Zelle, die für dieses Gewebe von Bedeutung ist, sondern die Zwischen- oder Kittsubstanz, welche ja dem Knochen die Festigkeit verleiht.

Hier geben anorganische Erden, besonders Kalksalze, dem Knochen die Festigkeit. Nicht ganz so fest ist das zweite Stützgewebe: der *Knorpel,* dessen Bedeutung als Bindeglied zwischen zwei Knochen wir bereits kennengelernt haben, wie wir ebenso schon von den einzelnen Formen und dem Aufbau des Knochens gesprochen haben. Eine große Bedeutung hat außerdem noch das *Bindegewebe*, bei welchem wir das *straffe Bindegewebe*, die Sehnen und Sehnenausbreitungen, antreffen und das *lockere Bindegewebe*, welches alle Hohlräume des Körpers ausfüllt, die einzelnen Muskeln umschließt und auf welches gerade bei der Besprechung der Muskulatur noch einmal zurückgegriffen werden muß.

Schließlich gehört zu diesem Stützgewebe besonders in entwicklungsgeschichtlicher Hinsicht, weil es aus demselben Keimblatt entstanden ist, noch das *Fettgewebe*.

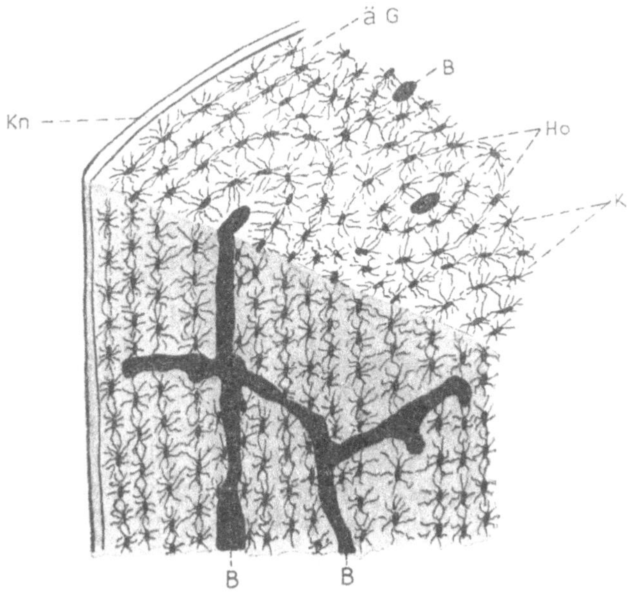

Abb. 48. Knochengewebe. Stück vom Röhrenknochen

Kn = Knochenhaut. äG = äußere Grundlamellen. Ho = konzentrisch um einen Blutgefäßkanal B herum angeordnete Lamellen. K = Knochenzellen

Während und bei dem Stützgewebe vor allen Dingen die Zwischen- oder Kittsubstanz interessierte, liegt die Bedeutung bei den beiden zum Schluß zu besprechenden Geweben gerade in der Tätigkeit der einzelnen Zelle.

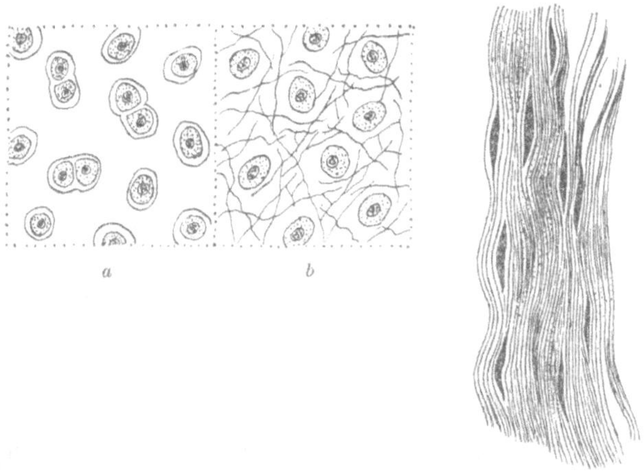

Das *Nervengewebe* besteht aus einzelnen Nervenzellen, die durch ihre Größe ausgezeichnet sind und besondere kleine Protoplasmafortsätze (Dendriten) und einen großen Fortsatz, den Neuriten (Achsenzylinder) bilden, der sich schließlich in die Nervenfasern fortsetzt. Unter einem Neuron versteht man die Nervenzelle samt ihren Fortsätzen. Von einer solchen Nervenzelle können die Impulse zur Bewegung der Muskeln ausgehen, auch sind solche Zellen befähigt, Reize, die von der Peripherie ihr zugeleitet sind, aufzunehmen, und damit in unser Bewußtsein treten zu lassen. Wir unterscheiden nackte Nervenfasern, welche einer Hülle entbehren, von solchen, welche entweder eine marklose Nervenscheide oder eine Markscheide (Myelin) besitzen. Während die marklosen Nervenfasern grau erscheinen (graue Nervenfasern), haben die markhaltigen eine weiße Farbe, weshalb sie auch als weiße Nervenfasern bezeichnet werden.

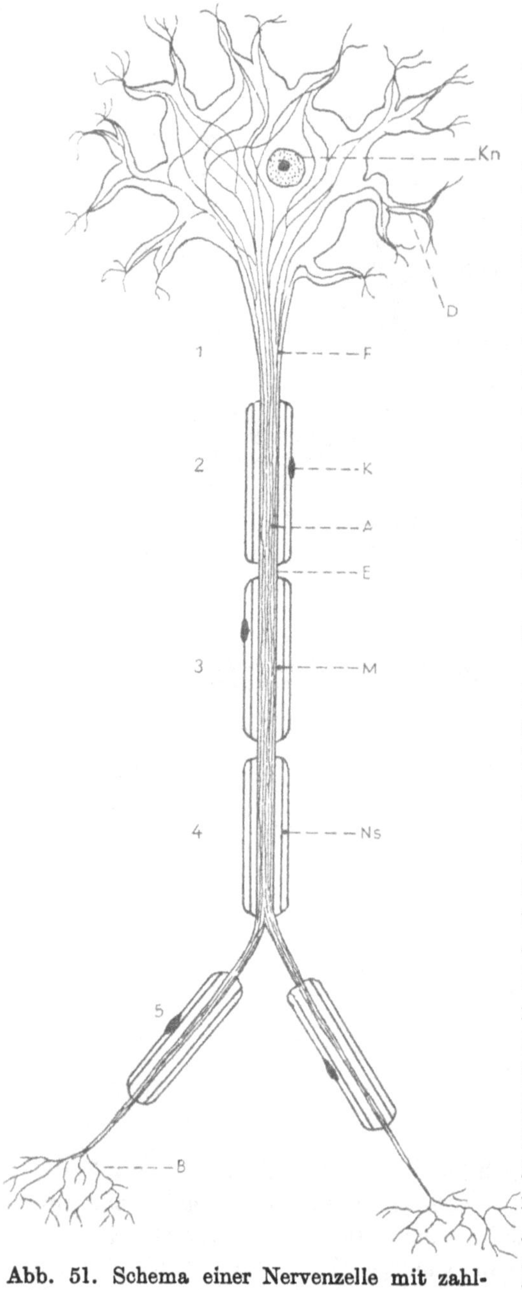

Abb. 51. Schema einer Nervenzelle mit zahlreichen verästelten kürzeren Nervenfasern (Dendriten *D*) und einer langen Nervenfaser (Neurit)

A = Achsenzylinder aus Nervenfibrillen (F).
M = Mark. Ns = Nervenscheide
K = deren Kerne. B = Endbäumchen
Kn = Kern der Nervenzelle. E = Einschnürung
1 = nackter Teil der Nervenfaser
2 = Nerverfaserteil mit Markscheide
3-5 = Teile mit Mark und Nervenscheide

Das Stützgewebe des Nervensystems (bindegewebig) wird Nervenkitt (Neuroglia) genannt.

Etwas genauer soll jetzt auf das *Muskelgewebe* eingegangen werden. Wir unterscheiden drei Arten von Muskelzellen. Einmal die *glatte Muskelzelle* mit spindelförmigem Bau, welche wir in den Organen vorfinden, die unserem Willen nicht unterworfen sind. So im Verdauungskanal, der Blase und den Luftwegen. Die andere Muskelfaser, welche das Fleisch der Muskeln bildet, die unserem Willen unterworfen sind, besteht aus abwechselnd hellen und dunklen Gliedern und wird deshalb als *quergestreifte Muskulatur* bezeichnet.

Die dritte Art Muskelfaser findet sich im Herzmuskel.

Während, wie wir schon sahen, das Nervensystem die Aufgabe hatte, Reize zu vermitteln, hat der Muskel die Eigenschaft der *Kontraktion*. Die einzelne Muskelfaser, welche aus mehreren Muskelzellen sich zusammensetzt, ist einem Schlauch vergleichbar mit einem weichen Inhalt, dem *Sarkoplasma*, und einer Wand, dem *Sarkolemm*. In dem Sarkoplasma finden wir einzelne Körnchen aus Nährstoffen, die bei reichlichem Vorkommen die Faser trüber erscheinen lassen, was wir besonders bei jenen Muskeln finden, welche größere Arbeit leisten. Wir kennen ja auch beim Tier helle und dunkle Muskulatur. Zusammengehalten werden die einzelnen Muskeln durch das *Bindegewebe*. Auch mehrere Muskeln können von einer solchen Hülle umfaßt werden. Wir sprechen hier von *Muskelbinden*. Auch kann das Bindegewebe in Form eines Schlauches den Muskeln einen Halt geben. Bei der Bewegung der einzelnen Muskeln findet auch in diesem Bindegewebe ein Gleiten, ein Verschieben statt, so daß die gute Bewegungsmöglichkeit der Muskulatur ein gesundes, gleitfähiges Bindegewebe als Voraussetzung hat. Wir kennen Krankheiten, wo die Bewegungsfähigkeit von einem ganzen Gelenk herabgesetzt, ja völlig aufgehoben sein kann, nur durch eine Erkrankung des Bindegewebes, ohne daß das eigentliche Gelenk dabei erkrankt zu sein braucht. Vornehmlich an der Schulter ist uns eine solche Erkrankung bekannt, die nicht im Schultergelenk, sondern in dem es umgebenden Bindegewebe liegt. Wir werden später bei den rheumatischen Erkrankungen eingehend über diese *Periarthritis humeralis* sprechen müssen. Aber auch manche sogenannte „Steifigkeit der Glieder" beruht nicht auf einer Steifheit der Gelenke, sondern darauf, daß dieses Bindegewebe, unelastisch geworden, der gleitenden Bewegung einen Widerstand entgegensetzt. Jung und elastisch bleibt der, dessen Bindegewebe elastisch geblieben ist. Es kann auch vorkommen, daß dieses Bindegewebe, diese Muskelbinde, die ja erst den weichen Muskel zusammenhält, bei Überanstrengung des Muskels einen Riß erhält. Dann quillt der Muskel aus diesem gerissenen Bindegewebe wie aus einem Loch heraus. Wir sprechen hier von einem *Muskelbruch*, bei welchem eine Massage das Leiden nicht beheben kann; nur dadurch kann es behoben werden, daß wir diese Muskelbinde wieder zusammennähen. Die Zusammenziehung, die *Kontraktion*, bewirkt also der Muskel, dessen starke Mitte wir den *Muskelbauch* nennen.

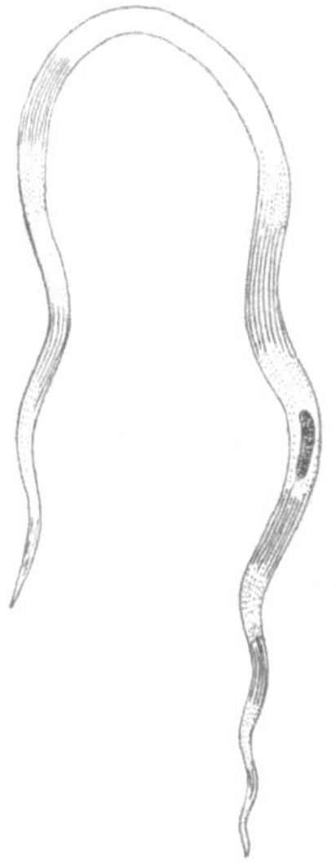

Abb. 52. Glatte Muskelfaser

Übertragen aber wird diese Kraft auf die Knochen durch starke Haltetaue, kräftige bindegewebige *Sehnen*. Diese Sehnen sind nicht starr, sondern etwas elastisch. Ihre Fasern liegen in kleinen quer verlaufenden Wellen, so daß sie bei der Kontraktion der Muskeln und dem Zug des Muskels erst etwas gedehnt werden, etwa in 4% ihrer Länge nachgeben, bis sie die Kraft des Muskels auf den Knochen in eine Bewegung umsetzen. Dadurch werden diese Bewegungen elastischer gestaltet und gehen nicht ruckartig vor sich. Wenn wir einen schweren Wagen durch ein Pferd anziehen lassen, dann übertragen wir die Kraft des Pferdes nicht durch starre Riemen oder Seile, sondern schieben eine elastische Drahtspirale dazwischen, weil dadurch das Anziehen des Wagens für das Pferd erleichtert wird.

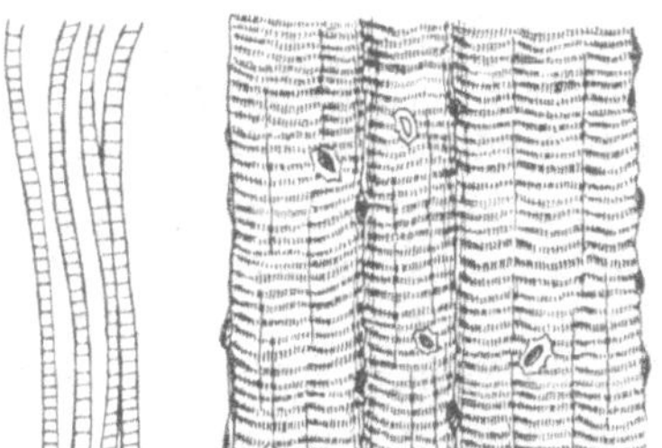

Abb. 53. Quergestreifte Muskelfaser

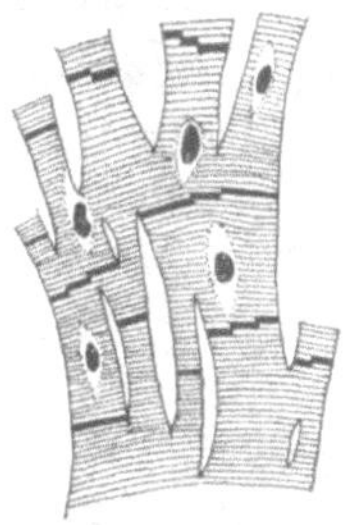

Abb. 54. Herzmuskelfasern

Die *Form* des Muskels kann eine verschiedene sein. Wir kennen platte Muskeln oder lange Muskeln, genau wie auch die Länge der Sehne verschieden sein kann. Doch ist diese Einteilung nicht so wichtig, wie die Einteilung nach der Funktion. Diese *Funktion*, bei welcher sich die Muskeln einmal unterstützen können (*Synergisten*), oder bei der sie als Gegenspieler auftreten (*Antagonisten*), dieses Zusammenspiel also ergibt erst die ausgeglichene Bewegung. Verhältnismäßig einfach ist dieses Spiel, wenn wir es mit einem einachsigen Gelenk, einem Scharniergelenk, zu tun haben. Hier wird die eine Muskelgruppe als *Beuger* auftreten, die andere als *Strecker*. Aber auch die Beugebewegung wird nicht nur von den Beugern ausgeführt, sondern die Gegenspieler, die Strecker, greifen bremsend in diese Bewegung mit ein, sonst würde eine Beugung beispielsweise nur ruckartig und nicht auch langsam elastisch möglich sein.

Schwieriger liegen die Verhältnisse bei einem vielachsigen, einem Kugelgelenk. Nehmen wir als Beispiel das Hüftgelenk. Hier haben wir außer der Beugung und Streckung noch die Bewegung des *Anziehens* (Adduktion), des *Abziehens* (Abduktion), der *Außen-* und der *Innendrehung* (Rotation).

Wenn auch die Grundlage unserer Betrachtung also immer die genaue Kenntnis des einzelnen Muskels sein muß, so dürfen wir nicht verkennen, daß bei einem Bewegungsspiel nicht immer nur einzelne Muskeln in Bewegung gesetzt werden, sondern Teile seiner Fasern wieder mit Faserbündeln eines anderen Muskels zusammenspielen. Das erst ergibt das Fließende unserer Bewegungen, die abgerissen und eckig, wie die Figuren bei einem Marionettentheater sein würden, wollten auch hier wir nur einzelne Muskeln arbeiten lassen. Die Funktion der einzelnen Muskeln, die wir aber kennen müssen, ergibt sich für uns ohne weiteres aus der Lage, d. h. dem Ursprung und dem Ansatz an den einzelnen Knochen und zum zweiten aus ihrer Lage zu der Achse des Gelenkes. Auf diese Punkte werden wir bei den einzelnen Muskeln besonderes Gewicht legen.

Ein Muskel, welcher keine Arbeit leistet, verkümmert wie jedes Organ, das zur Ruhe verurteilt ist. Ein solcher Muskel wird *atrophisch*. Wir bezeichnen dies als *Inaktivitätsatrophie*. Umgekehrt: ein Muskel, der erhöhte Leistungen vollbringt, nimmt an Umfang zu, er wird *hypertrophisch*.

Aber auch dann, wenn der Muskel nicht arbeitet, befindet er sich doch in einer gewissen Spannung, einer *Ruhespannung*, die wir *Tonus* nennen. Schon die ganze Haltung eines Menschen wird von dieser Spannung, diesem Tonus bedingt. Auch die seelische Verfassung kann Rückwirkung auf diesen Tonus haben. Wir sprechen von einer schlaffen Haltung, während wir andererseits gespannt uns in straffer Haltung befinden: wir sind angespannt. Dieser Tonus spielt gerade bei jener Muskulatur eine Rolle, die durch ihre dauernde Spannung anderen Organen als Halt dient. So ist der Unterkiefer durch den Tonus der Kaumuskulatur immer an den Oberkiefer gepreßt. Läßt dieser Tonus z. B. beim Schlaf nach, sinkt der Unterkiefer herunter.

Zum Schluß müssen wir noch ein wichtiges Organ der Muskulatur erwähnen; so sind die Sehnen oft von *Sehnenscheiden* umgeben, die mit einer Flüssigkeit angefüllt sind, wodurch die Bewegung der Sehnen elastisch gestaltet wird. Dort aber, wo eine Sehne über einen Knochen gleitet, bildet sich oft gleichsam als Polster ein *Schleimbeutel* aus.

Treten verschiedene Gewebe zu einer Einheit mit bestimmten Verrichtungen und Aufgaben zusammen, so sprechen wir von **Organen.**

Verschiedene Organe werden zu gleicher Aufgabe und Arbeitsleistung in **Organsystemen** zusammengeschaltet.

Muskelsystem

Untere Extremität

Hüfte und Oberschenkel

Wenn wir nunmehr zur Beschreibung der einzelnen Muskeln übergehen, so wollen wir nicht rein mechanisch die Namen auswendig lernen, sondern wollen von der Funktion ausgehen, die wir uns am besten bei der Betrachtung der Ursprungs- und Ansatzstellen am Skelett klarmachen können. Als Ursprung bezeichnen wir dabei die Stelle, wo der Muskel am unbeweglichen Teil des Skelettes seinen Ursprung nimmt — bei den Extremitäten also proximal liegend, während der Ansatz der Muskeln sich am beweglichen Teil — bei den Extremitäten distal — befindet.

Wir beginnen zuerst mit der Beschreibung der kräftigen Gesäß- und Oberschenkelmuskulatur, welche eine wesentliche Rolle bei dem aufrechten Gang des Menschen spielt.

Wenn wir die Hüfte *beugen*, so kann das nur ein Muskel bewirken, welcher seinen Ursprung oberhalb des Hüftgelenkes, schon vom Becken aus, und seinen Ansatz am Oberschenkelknochen nehmen muß.

Wenn dieser Muskel die Beugung ausführt, muß er auch vorn vor der Drehachse des Hüftgelenkes, welche durch die Mitte des Oberschenkelkopfes geht, liegen.

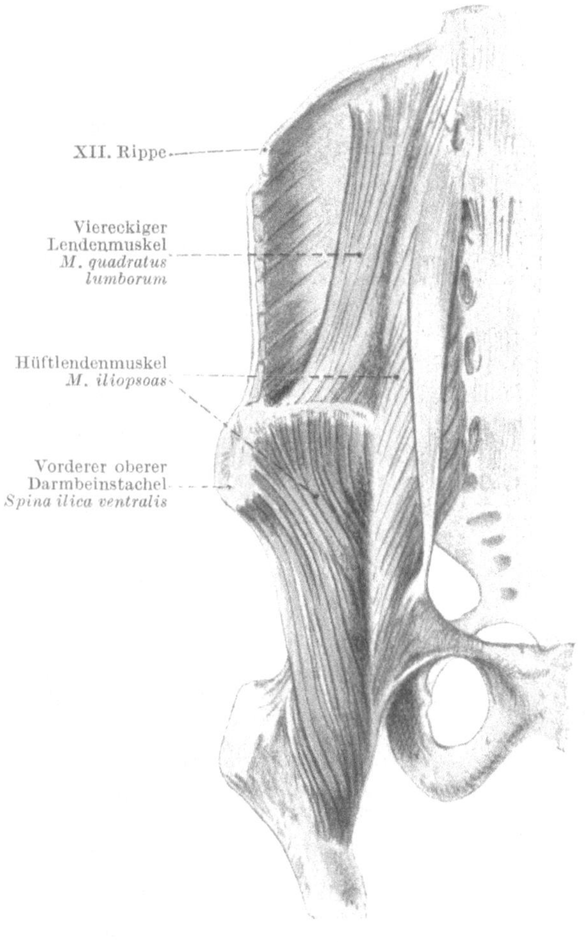

Abb. 55. Hüftlendenmuskel M. iliopsoas. Viereckiger Lendenmuskel M. quadratus lumborum

Überhaupt prägen wir uns die Funktion der Muskeln am besten ein, wenn wir ein breites Gummiband von der Ursprungs- bis zur Ansatzstelle am Skelett uns ausbreiten.

Dieser Beugemuskel also entspringt von den *Körpern und Querfortsätzen des 12. Brust-* und den *vier oberen Lendenwirbeln.*

Von der inneren Fläche des Darmbeins stößt zu seiner Sehne noch ein zweites Muskelpaket. Und diese gemeinsame Sehne läuft über den Schambeinast unter dem Leistenband und befestigt sich am kleinen Rollhügel.

Er wird als **Hüftlendenmuskel** (*Iliopsoas*) bezeichnet.

Betrachten wir nun im Anschluß hieran die Vorderseite des Oberschenkels, so finden wir hier ein dickes Muskelpaket: den **vierköpfigen Oberschenkelmuskel** (*Quadriceps*).

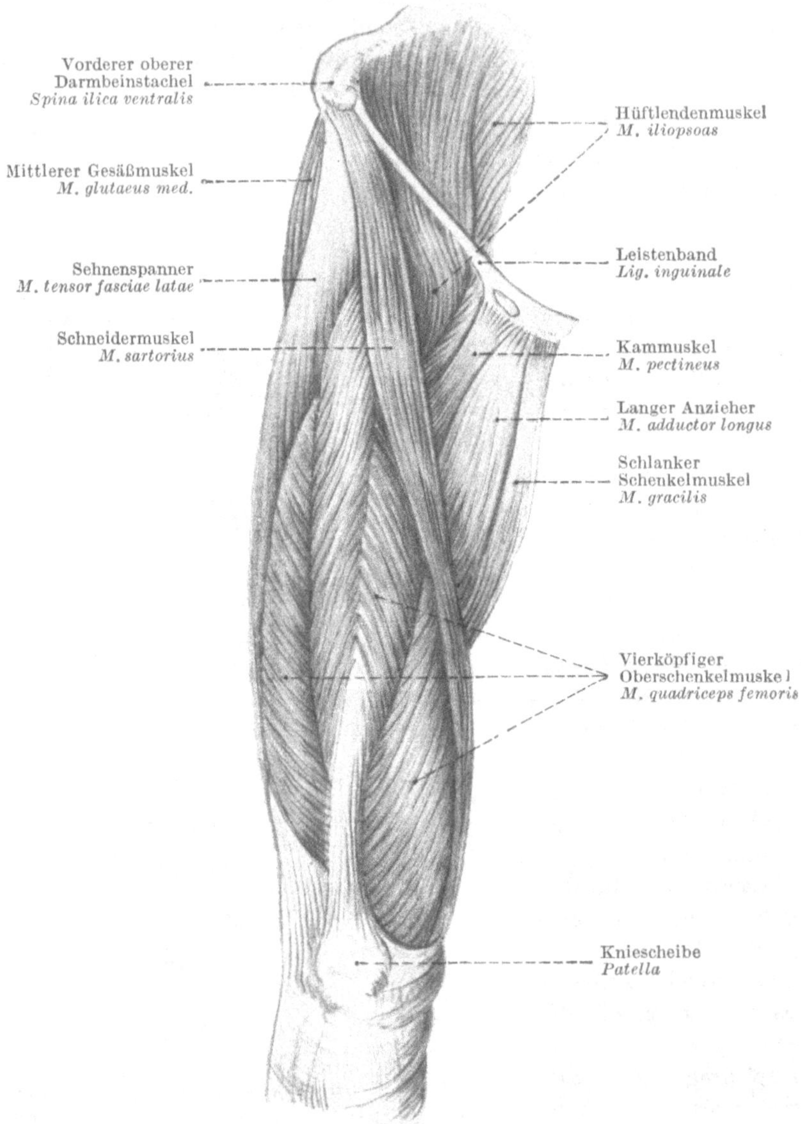

Abb. 56. Oberschenkelmuskulatur (Vorderseite)

Sein langer Kopf, der vorn in der Mitte liegt, kommt auch noch vom Becken, vom *unteren vorderen Darmbeinstachel* mit einem Zipfel, und mit dem zweiten vom *oberen Pfannenrand*. Seitlich von ihm liegt ein äußerer und innerer Bauch und unter ihm, direkt auf dem Knochen, der vierte Kopf.

Alle vier Köpfe gehen in eine derbe Sehne, das Kniescheibenband, über, welche an der *Rauhigkeit des Schienbeins* ansetzt. In seine Ansatzsehne ist, gleichsam wie ein Sesambein, die Kniescheibe eingeschlossen. Wenn wir uns nach diesen Ansatzstellen und der Lage des Muskels wieder seine Funktion überlegen, so muß er bei seiner Kontraktion eine Streckung des Unterschenkels verursachen. Da aber sein langer Kopf noch an der Hüfte ansetzt, ist er ein zweigelenkiger Muskel, der somit auch auf das Hüftgelenk eine Funktion ausübt, hier im Sinne einer Beugung.

Vorn am Oberschenkel, schräg über den soeben besprochenen Muskel, zieht ein schlanker Muskel, welcher zweigelenkig vom *vorderen oberen Darmbeinstachel* bis zur *inneren Schienbeinfläche* zieht, wo er kurz unterhalb des Kniegelenkes ansetzt. Er bewirkt somit eine Beugung am Hüft- und Kniegelenk; am letzteren verbunden mit einer Innenrollung.

Dieser schlanke und längste Muskel des Körpers, **der Schneidermuskel** (*M. sartorius*) liegt eingeschlossen in einer Faszienlage wie in einem Kanal.

Alle diese Muskeln mit der gleichen Beugefunktion werden von dem gleichen *Nervus femoralis,* dem **Schenkelnerv,** versorgt.

Adduktoren-Gruppe

Diejenigen Muskeln, welche das Anziehen des Oberschenkels nach der Mitte zu bewirken, müssen naturgemäß an der Innenseite des Oberschenkels liegen. Hier haben wir eine Muskelgruppe, die vom *Schambein*, der *Symphyse* und dem absteigenden *Sitzbeinast* halbkreisförmig von dem inneren Halbbogen um das verstopfte Loch entspringt. Von hier ziehen sie schräg nach innen an den Oberschenkelknochen. Für unsere Zwecke ist es nicht erforderlich, die einzelnen Muskeln kennenzulernen, die sich hier reihenförmig aneinanderschließen. Nur jenen schlanken Muskel, welcher ganz zu oberst diese Gruppe abschließt, müssen wir uns merken, da er bis zum Unterschenkel reicht und dort an der *Innenseite des Schienbeins* hinter der Ansatzstelle des Schneidermuskels sich anheftet. Es ist der **schlanke Muskel,** oder *M. gracilis.*

Diese Adduktoren-Gruppe ist übrigens auch dadurch ausgezeichnet, daß durch einen Schlitz, den Adduktoren-Schlitz, die Oberschenkelarterie durchtritt und somit auf die Hinterseite des Oberschenkels gelangt.

Der versorgende Nerv dieser Gruppe ist der *Nervus obturatorius,* der **Hüftlochnerv,** welcher, durch das Hüftloch kommend, direkt auf diese Gruppe zustrebt.

Praktisch hat diese Adduktorengruppe für uns noch eine wichtige Bedeutung. Bei manchen Erkrankungen des Hüftgelenkes, z. B. einer Arthrose, befindet sich die Adduktorengruppe in einem Krampfzustande. Wollen wir bei solch einer Krankheit den Oberschenkel abduzieren, so fühlen wir an der Innenseite nach dem Becken zu die Muskulatur stark kontrahiert. Dieser Krampfzustand bedeutet eine Behinderung der Bewegung im Hüftgelenk. Diese Muskeln dürfen also nicht noch durch Massage gekräftigt werden. Im Gegenteil: von orthopädischer Seite wird hier sogar der zugehörige Nerv, der Hüftlochnerv, durchschnitten, um diesen Krampfzustand zu beheben. Derselbe Erfolg kann auch durch Novocain-Injektionen in die kontrahierte Muskulatur erzielt werden.

Ein Muskel, der den Oberschenkel nach hinten streckt, oder, was dasselbe ist, bei feststehendem Fuß aufrichtend auf das Becken wirkt, ein Muskel also, welcher ein

Gegenspieler des Hüftlendenmuskels ist, muß hinten am Gesäß, hinter der Drehachse des Gelenkes liegen. Und hier finden wir nun einen großen Muskel, welcher das

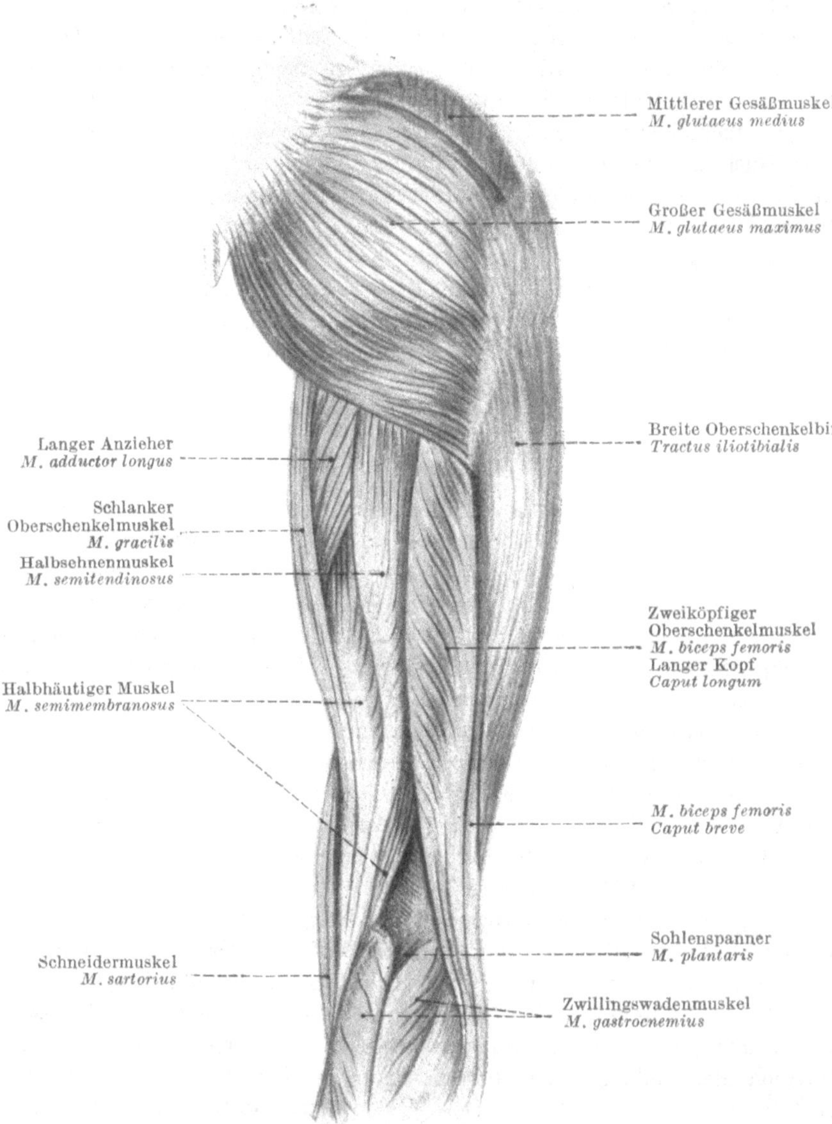

Abb. 57. Oberschenkelmuskulatur. Hinterseite

ganze Gesäß einnimmt und die Hüfte von hinten her bedeckt. Er läuft schräg, seinen Ursprung nehmend von dem hinteren Teil des *Darmbeinkammes*, dem *Kreuzbein*, auch noch vom *Steißbein*, zum Oberschenkel, wo er unterhalb des *großen Rollhügels* ansetzt, wo seine Fasern noch in das breite Sehnenband, die *Oberschenkelbinde* (Fascia lata), einstrahlen. Seine Hauptfunktion ist also die Streckung des Oberschenkels, wenngleich ein Teil seiner Fasern, je nach ihrer Stellung zur Achse des Gelenkes, noch bei anderen Bewegungen mithilft. Dieser Muskel ist der **große Gesäßmuskel** (*Glutaeus maximus*).

Als einziger Streckmuskel hat er auch allein einen Nerven für sich, den **unteren Gesäßnerven** (*N. glutaeus inferior*).

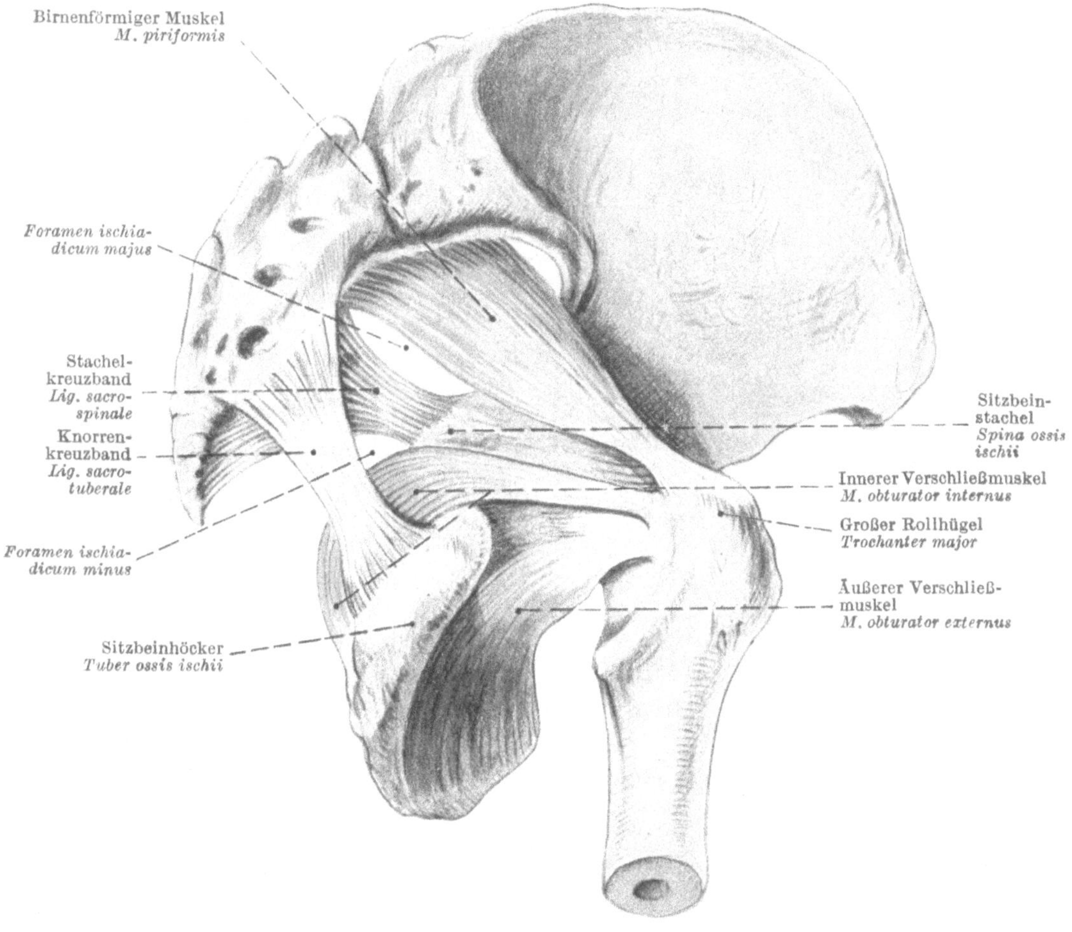

Abb. 58. Birnenförmiger Muskel. Innerer und äußerer Verschlußmuskel. M. piriformis, M. obturatorius internus et externus (nach SPALTEHOLZ)

Unter diesem Muskel finden sich zwei kleinere Gesäßmuskeln, der *Glutaeus medius* und — *minimus* **(mittlerer** und **kleiner Gesäßmuskel)**, welche von der Außenfläche der Darmbeinschaufeln mehr in senkrechtem Faserverlauf sich an dem *großen Rollhügel* anheften.

Diese Muskeln bewirken einmal die *Abduktion*, das Abziehen des Oberschenkels und zum zweiten die *Einwärtsrollung*, die Innenrotation des Oberschenkels. Auch diese werden durch einen Gesäßnerven innerviert: den **oberen Gesäßnerv** (*N. glutaeus superior*).

An den mittleren Gesäßmuskel schließt sich nach außen und vorne ein Muskel an, welcher vom *vorderen oberen Darmbeinstachel* entspringt und in die *Oberschenkelbinde* einstrahlt. Dieser Muskel ist fast ein Teil oder eine Abspaltung des mittleren Gesäßmuskels, er wird auch von demselben Nerven versorgt. Da er etwas vor der Drehachse liegt, hilft er den Oberschenkel mit heben, rotiert ihn wie die mittlere Gesäß-

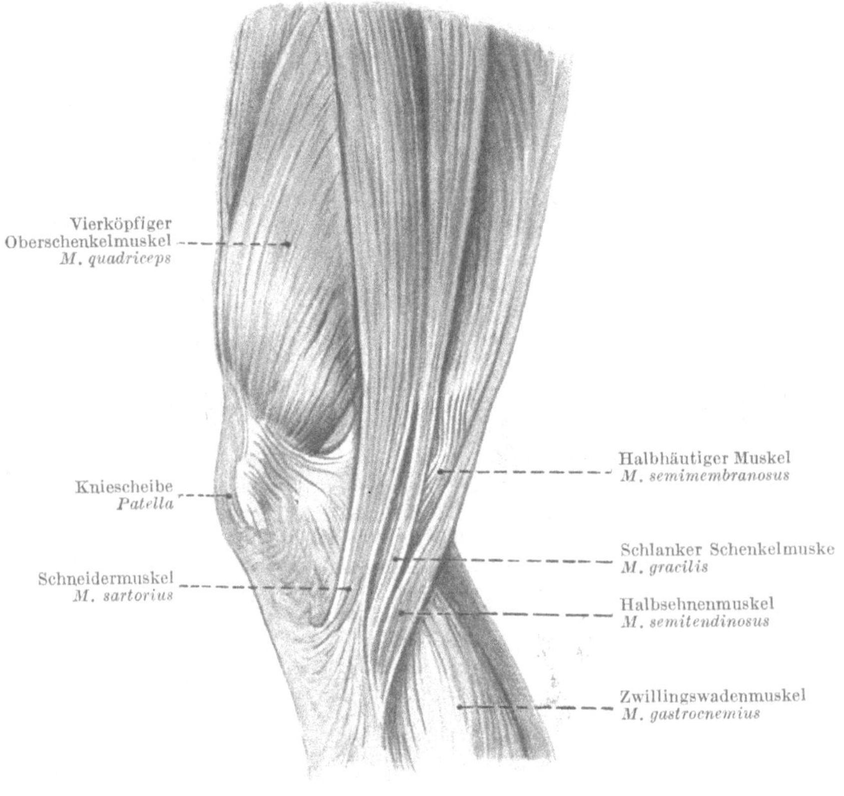

Abb. 59. Ansatz der Oberschenkelmuskeln an der Innenseite des Kniegelenkes (nach SPALTEHOLZ)

muskulatur auch noch etwas nach innen: der **Spanner der Oberschenkelbinde** (*M. tensor fasciae latae*).

Wir haben jetzt bei der Hüfte also die Muskeln kennengelernt, welche die Beugung, die Streckung, das Anziehen, das Abziehen und die Einwärtsrollung bewirken.

Als letzte Funktion bleibt uns jetzt noch die *Außenrotation* übrig.

Zu diesem Zwecke streben mehrere parallel verlaufende Muskeln vom unteren Beckenabschnitt und vom Kreuzbein in mehr horizontaler Richtung auf den großen Rollhügel zu, so daß sie ihn bei ihrer Kontraktion nach außen rotieren.

Zu oberst finden wir, sich an den mittleren Gesäßmuskel anlegend, den **birnen-**

förmigen Muskel (*M. piriformis*), welcher von der *konkaven Fläche des Kreuzbeins* — also noch im kleinen Becken liegend — entspringt.

Unter diesem Muskel finden wir drei Muskeln, welche wir als einen *dreiköpfigen Rotator* auffassen können.

Einmal gehen hier die **Zwillingsmuskeln** (*Mm. gemelli*) vom *Sitzbeinstachel* und vom *Sitzbeinhöcker* zum *großen Rollhügel.* Zwischen diesen beiden Muskeln schlingt sich von der Innenfläche des verstopften Loches — vom kleinen Becken heraus — um den Sitzbeinstachel, die Sehne des inneren **Verschlußmuskels** (*M. obturator inter-*

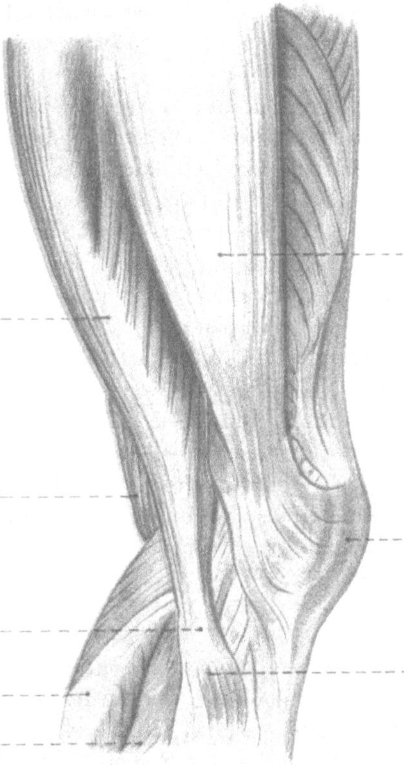

Abb. 60. Ansatz der Oberschenkelmuskeln an der Außenseite des Kniegelenkes (nach SPALTEHOLZ)

nus). Den Abschluß bildet ein viereckiger Muskel, der *Quadratus femoris*, der **vierseitige Schenkelmuskel,** welcher vom *Sitzbeinhöcker* horizontal herüber zum Oberschenkel läuft und sich unterhalb des *großen Rollhügels* ansetzt.

Alle diese Muskeln werden vom *Nervus ischiadicus*, oder **Hüftnerv,** versorgt.

Nun bleibt mir noch ein Muskel zu besprechen übrig, welcher an der Außenseite des *verstopften Loches* entspringt, und zwar auch an der Hinterseite des Oberschenkelknochens an den *großen Rollhügel* verläuft, dessen Muskelbauch aber schon an die Adduktoren angrenzt. So wirkt dieser Muskel außer als Außenrotator noch als Adduktor; er wird deshalb auch vom *Nervus obturatorius*, dem **Hüftlochnerv,** versorgt. Er ist der **äußere Verschlußmuskel** (*M. obturator externus*).

Bei der Betrachtung des Oberschenkels hatten wir die Muskulatur der Vorderseite schon beschrieben. Sie diente vor allem der Streckung des Unterschenkels. Legen wir den Patienten nun auf den Bauch, so finden wir an der Hinterseite des Oberschenkels eine Muskulatur, die naturgemäß der Beugung des Unterschenkels dient.

Wenn wir hier einmal des leichteren Verständnisses wegen von den Ansatzstellen dieser Muskulatur, d. h. von der *Kniekehle*, ausgehen, so finden wir hier, besonders beim gebeugten Knie, gewissermaßen zwei Muskelzüge: eine Sehne, welche an der *Außenseite* der Kniekehle deutlich fühlbar ist und an der *Innenseite*, bei genauer Abtastung, zwei Sehnen. Jener Muskel, welcher an der Außenseite liegt, setzt am Köpfchen des Wadenbeins an und kommt als **zweiköpfiger Oberschenkelmuskel,** *Biceps femoris*, mit einem Kopf vom *Sitzbeinhöcker* und dem zweiten vom *Oberschenkelknochen.*

Auf der Innenseite dagegen verläuft der **halbsehnige** (*M. semitendinosus*) und der **halbhäutige Muskel** (*M. semimembranosus*), ebenfalls vom *Sitzbeinhöcker* entspringend zum Kniegelenk, in dessen Kapsel der halbhäutige einstrahlt, während der Halbsehnenmuskel an der vorderen Schienbeinfläche hinter der Sehne des Gracilis ansetzt.

Hier haben also drei Sehnen (der *Sartorius*, *Gracilis* und *Semitendinosus*) ihre Ansatzstelle, an der sie alle drei verwachsen sind und das sogenannte *Gänsefüßchen* bilden.

Diese drei Muskeln werden nicht mehr direkt vom Nervus ischiadicus versorgt, da derselbe sich schon in seine beiden Endäste, den *Nervus tibialis*, **Schienbeinnerv** und *Nervus peroneus*, **Wadenbeinnerv,** aufgeteilt hat. Sie werden deshalb vom *Nervus tibialis* versorgt, nur der kurze Kopf des Bizeps vom *N. peroneus.*

Diese, an der Hinterseite des Oberschenkels sitzenden Muskeln beugen also vorwiegend den Unterschenkel. Da sie aber zweigelenkige Muskeln sind — sie fassen ja von hinten an den Hüftring an —, strecken sie auch die Hüfte.

Und schließlich sind es zwei Zügel, welche bei gebeugtem Knie den Unterschenkel einwärts oder auswärts ziehen können, da ja ein Muskel am Schienbein und der andere am Wadenbein ansetzt.

Unterschenkel

Am Unterschenkel richten wir uns bei der Beschreibung nach einer oberflächlich liegenden und gut tastbaren Knochenleiste: der **vorderen Schienbeinkante.**

Nach außen, neben dieser Kante, verläuft, vorn am Unterschenkel, vom *lateralen Schienbeinknorren* und der Seitenfläche des Schienbeins entspringend: der **vordere Schienbeinmuskel** (*M. tibialis anterior*). Er verläuft mit seiner Sehne über den Fußrücken, geht nach dem inneren Rande des Fußes bis unterhalb der Fußsohle und setzt hier am *I. Keilbein* und der Basis des *I. Mittelfußknochens* an. Er und die neben ihm liegenden Muskeln gehören ihrer Funktion nach zu der *Streckmuskulatur* des Fußes.

Der Ausdruck Streckung ist aber beim Fuß irreführend. Wir sprechen deswegen besser von der Dorsalflexion oder der Beugung fußrückenwärts. Bei dieser Bewegung werden die Fußspitze und die Zehen gehoben.

Da dieser Muskel aber über den inneren Fußrand nach der Fußsohle verläuft, hebt er zugleich den inneren Fußrand, d. h., er wirkt bei der *Supination* mit.

Während also dieser Muskel auf den Mittelfuß wirkt, liegt neben ihm weiter nach außen ein Muskel, welcher die Streckung der Zehen besorgt und an die Dorsalfläche der II. bis V. Zehe geht. Seine Funktion drückt sich auch in seinem Namen aus: **langer gemeinsamer Zehenstrecker** (*M. extensor digitorum communis*).

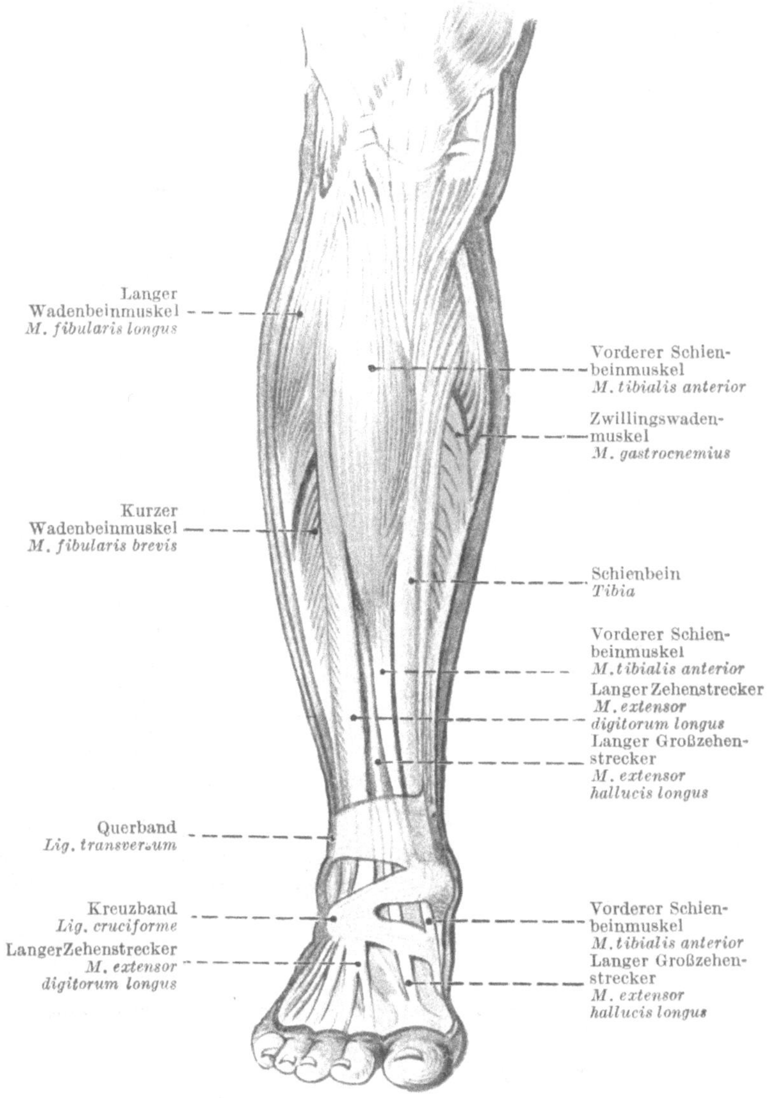

Abb. 61. Streckmuskulatur am Unterschenkel

Von diesen beiden Muskeln bedeckt, liegt, mehr von der Zwischenmembran kommend und dem Mittelstück des Wadenbeins, der lange **Strecker der Großzehe** (*Extensor hallucis longus*), der an die Dorsalfläche des II. Gliedes der großen Zehe zieht.

Die große Zehe und der Daumen besitzen nämlich immer extra einen Beuger und Strecker.

Diese ganze Streckergruppe wird von dem *Nervus peroneus profundus*, dem **tiefen Wadenbeinnerv**, versorgt.

Seitlich von dieser Gruppe, also direkt an der Außenseite des Unterschenkels, finden wir die **Wadenbeinmuskulatur.** Wir können diese Gruppe uns anschaulich machen, indem wir die beiden Knochenvorsprünge an der Außenseite des Unterschenkels, nämlich: das *Wadenbeinköpfchen* und den *äußeren Knöchel* verbinden. Hier liegen zwei Wadenbeinmuskeln: der **lange** (*Peroneus longus*), der vom *Wadenbeinköpfchen* und dem oberen Ende des Schienbeins, und der **kurze Wadenbeinmuskel** (*Peroneus brevis*), welcher von der unteren Hälfte der Fibula (Wadenbein) entspringt.

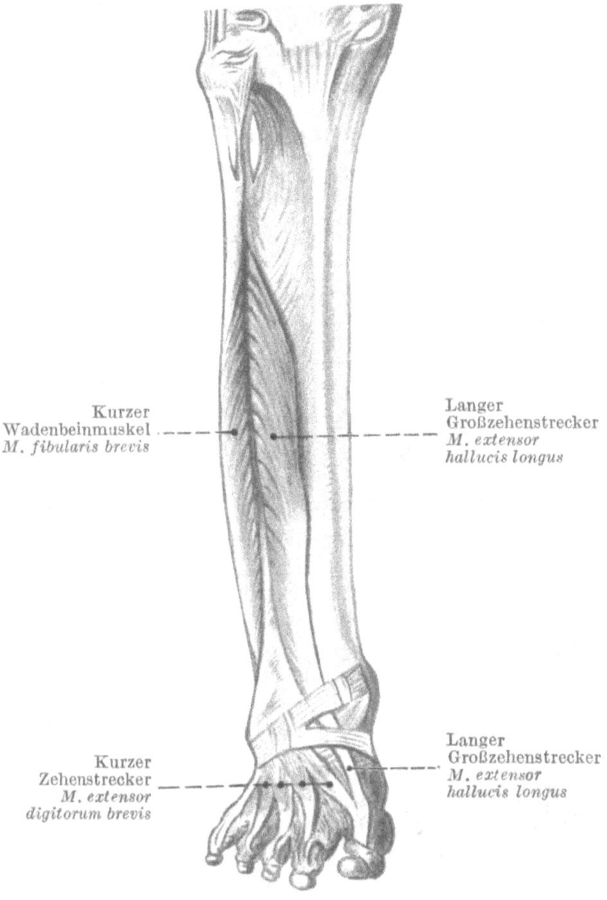

Abb. 62. Streckmuskulatur am Unterschenkel (tiefe Schicht)

Auch sie fassen wie der Tibialis anterior am Mittelfuß an und bewirken dadurch eine Dorsalflexion; nur, weil sie an der Außenseite des Fußrandes anfassen — der kurze setzt an der Basis des V. Mittelfußknochens an —, wird hierdurch der äußere Fußrand gehoben, also eine Pronation bewirkt.

Der lange Wadenbeinmuskel verhält sich etwas anders. Beide Sehnen verlaufen hinter dem äußeren Knöchel; aber die lange Sehne schlingt sich, unterhalb des Würfelbeins verlaufend, an die Fußsohle bis zur Basis des I. Mittelfußknochens und setzt dort neben der Sehne des vorderen Schienbeinmuskels an.

Diese beiden Muskeln halten also den Fuß gewissermaßen in einer Schlinge. Wie in einem Steigbügel liegt der Fuß. Somit spannt auch der lange Wadenbeinmuskel das Quergewölbe des Fußes.

Diese beiden Muskeln werden von dem **oberflächlichen Wadenbeinnerv** (*N. peroneus superficialis*) versorgt.

Und nun zur **Beugemuskulatur,** die natürlich hinten am Unterschenkel, der Wade, liegt. Diese kräftige Wadenmuskulatur wird von mehreren Muskeln gebildet, welche sich alle zusammen mittels der kräftigen *Achillessehne* am Fersenbeinhöcker anheftet.

Zu oberst liegt ein zweiköpfiger Muskel, der seinen Ursprung von den beiden Knorren des Oberschenkelknochens nimmt. Er heißt deswegen der **Zwillingsmuskel** (*M. gastrocnemius*). Diese beiden Köpfe begrenzen nach unten die viereckige Kniekehlengrube.

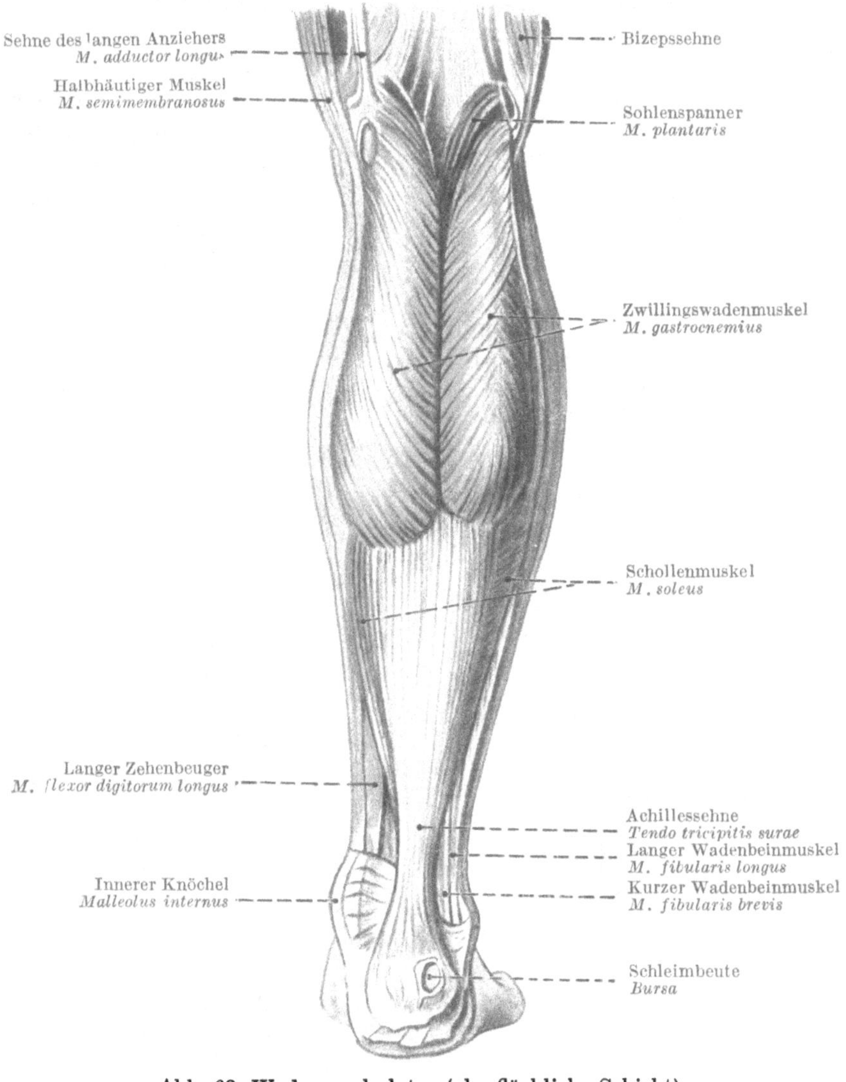

Abb. 63. Wadenmuskulatur (oberflächliche Schicht)

Bei genauer Betrachtung finden wir, daß hier der äußere Wulst der Wade etwas kräftiger ist, weil darunter vom Wadenbeinköpfchen und vom mittleren Rand des Schienbeins kommend noch der **Schollenmuskel** (*M. soleus*) liegt, der ebenfalls in die Achillessehne ausstrahlt.

Als dritter Muskel, der auch in dieselbe Sehne übergeht, findet sich hier noch ein kleiner, schlanker Muskel, der **Sohlenspanner** (*M. plantaris*), welcher seinen Ursprung noch oberhalb des lateralen Kopfes des Zwillingsmuskels am äußeren Oberschenkelknorren nimmt. Er ist ein kleiner Muskel, welcher auch öfters fehlen kann. Sein Name Sohlenspanner kommt daher, daß bei den Affen seine Sehne noch in die Plantaraponeurose übergeht.

Die Funktion dieser eben besprochenen Muskelgruppe ist aus ihrer Lage durchaus verständlich: Sie bewirken eine *Plantarflexion*, d. h. Senkung der Fußspitze, oder bei feststehendem Fuß ein *Heben der Ferse.*

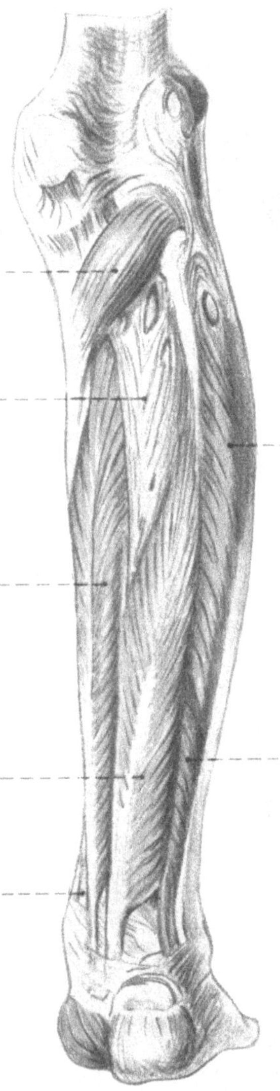

Abb. 64 a. Wadenbeinmuskulatur (tiefe Schicht)

Darunter liegt noch eine **tiefe Schicht der Beugemuskulatur,** welche die Beugung der Zehen bewirkt.

Vom unteren Teil des Wadenbeins zieht hier als stärkster Muskel der Gruppe durch eine Rinne im Sprungbein der **lange Beuger der Großzehe** (*M. flexor hallucis longus*) zum Endglied der I. Zehe. Diese kräftige Sehne beugt nicht nur die große Zehe, sondern hierbei wird auch das Fußgewölbe gehoben, da auf seiner Sehne gleichsam das Fersenbein mit einem Vorsprung ruht und bei der kräftigen Zehenbeugung gehoben wird.

Der **lange gemeinsame Zehenbeuger** (*M. flexor digitorum longus*) kommt von der Hinterfläche des Wadenbeines und der Zwischenknochenmembran. Seine Sehne verläuft wie die des vorherigen um den *inneren Knöchel* und geht mit vier Endsehnen zur Endphalange der II. bis V. Zehe.

Noch ein dritter Muskel, der **hintere Schienbeinmuskel** (*M. tibialis posterior*), nimmt hier an der Hinterfläche des Schien- und Wadenbeines seinen Ursprung und zieht ebenfalls um den *inneren Knöchel* verlaufend zum Kahn- und I. Keilbein. Auch dieser Muskel bewirkt eine Plantarflexion; aber hierbei tritt seine Bedeutung zurück gegenüber seiner Aufgabe der Hebung des inneren Fußrandes, der Supination. Er ist wohl der stärkste Supinator.

Die gesamte Beugemuskulatur wird von dem **Schienbeinnerv** (*N. tibialis*) versorgt.

Abschließend wäre hier noch ein kleiner Muskel zu erwähnen, der in der Tiefe der Kniekehle liegt und vom äußeren Oberschenkelknorren entspringt und schräg nach abwärts zum Schienbein zieht. Er trägt etwas zur Beugung des Kniegelenkes bei, bewirkt bei gebeugtem Knie außerdem die Einwärtsrollung des Unterschenkels: **Kniekehlenmuskel** (M. popliteus).

Fuß

Während bei der Hand die kleine Muskulatur dem Bewegungsspiel der Finger dient, haben die kleinen Fußmuskeln mehr eine Haltefunktion. Ihre größere Masse sitzt auch an der Fußsohle. Am Fußrücken finden wir den **kurzen Zehenstrecker** (*M. ex-*

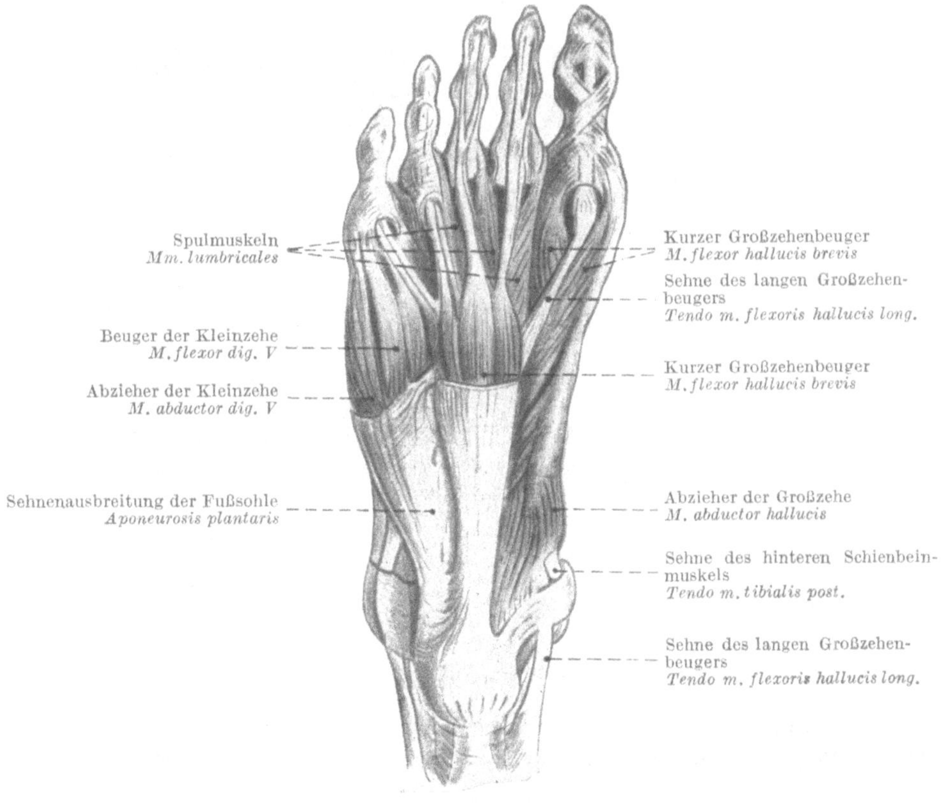

Abb. 64b. Muskeln der Fußsohle (oberflächliche Schicht) (nach BENNINGHOFF)

tensor digitorum brevis) und den **kurzen Strecker der Großzehe** (*M. extensor hallucis brevis*), welche von der Oberfläche des Fersenbeines ihren Ursprung nehmen und an die Dorsalseite der Zehen ziehen.

Von der Unterfläche des Fersenbeines strahlen V-förmig nach der großen und der kleinen Zehe die beiden Abzieher aus: der **Abzieher der großen Zehe** und der **Abzieher der kleinen Zehe** (*M. abductor hallucis* und *digiti V*). Der Großzehenballen wird außerdem noch vom **kurzen Großzehenbeuger** und dem Anzieher der Großzehe (*M. adductor hallucis*) gebildet.

Ein kurzer Kopf dieses Anziehers verläuft als einziger Muskel quer über die Fußsohle vom Köpfchen des IV. und V. Mittelfußknochens entspringend. Ihren Ansatz nehmen die Muskeln alle an den Sesambeinen der großen Zehe.

Auch am Kleinzehenballen finden wir außer dem **Abzieher** noch einen kurzen **Kleinzehenbeuger.**

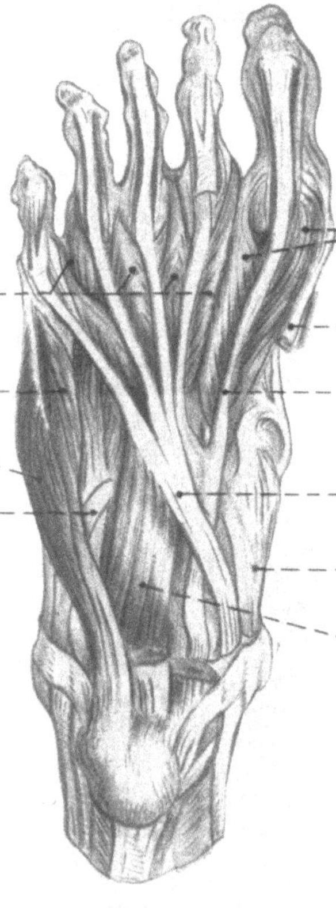

Abb. 64c. Muskeln der Fußsohle (tiefe Schicht)

Von den Sehnen des langen Zehenbeugers nehmen noch die kleinen **Spulmuskeln** (*Mm. lumbricales*) ihren Ursprung, welche zum Grundglied der Zehen ziehen und diese beugen.

Ein kleiner, **viereckiger Sohlenmuskel,** der *M. quadratus plantae,* strahlt, vom Fersenbein kommend, ebenfalls in diese Sehnen des langen Zehenbeugers ein, gleichsam einen zweiten Kopf dieses Muskels darstellend.

Schließlich finden wir noch zwischen den Mittelfußknochen die **Zwischenknochenmuskeln** (*Mm. interossei*) in zwei Schichten als *dorsale* und *plantare* angeordnet.

Während an der Hand diese Muskeln das Spreizen und Schließen der Finger bewirken, ist diese Funktion beim Fuß nur selten noch erhalten.

Was die Innervation dieser kleinen Fußmuskulatur anbelangt, so werden die Strekker vom **tiefen Wadenbeinnerven** wie alle Streckmuskeln versorgt.

Die Innervation der Beugemuskulatur ist nicht mehr einheitlich, da der Beugenerv, *N. tibialis*, sich hier schon in seine beiden Endäste, dem **inneren und äußeren Sohlennerv** (*N. plantaris medialis* und *lateralis*) geteilt hat.

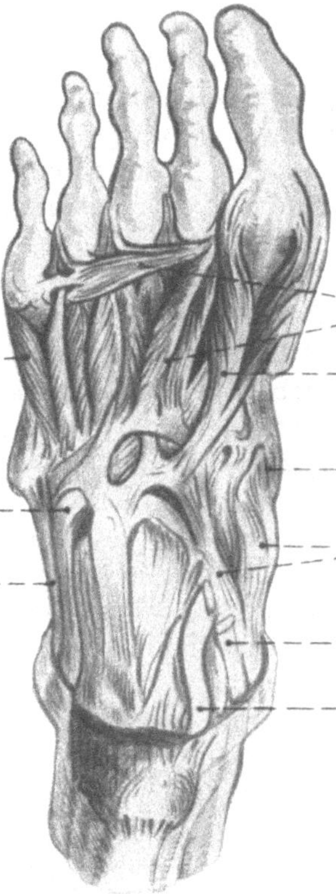

Abb. 64 d. Muskeln der Fußsohle (tiefste Schicht) (in Anlehnung an BENNINGHOFF)

Die genaue Verteilung, die aus dem Schema ersichtlich, brauchen wir uns nicht zu merken, da sie klinisch nicht die Bedeutung wie die Nervenverteilung an der Hand hat.

Unter der Haut der Fußsohle finden wir als Schutz der Muskulatur eine flächenhafte Sehnenausbreitung: die **Plantaraponeurose.** Wichtig für ein weiches Gehen ist es außerdem, daß ein *Fettpolster* kappenartig das Fersenbein umschließt, wobei eine Kammerung dieses Sohlenpolsters besteht, durch welche eine Verschiebung des Fettes bei dem Druck auf die Ferse vermieden wird. Zum Vergleich mögen wir an eine Steppdecke denken, bei welcher ebenfalls durch eine Kammerung eine Verschiebung des Inhaltes der Decke vermieden wird.

Obere Extremität

Schulter

Wenn wir jetzt zur Betrachtung der Schultermuskulatur übergehen, so liegen die Verhältnisse hier ganz anders als bei der Hüfte. Dort ein starrer, fester Hüftgürtel, der die Last des Körpers auf beide Beine als Stützorgane weitergibt. Hier bei der Schulter aber finden wir größtmögliche Beweglichkeit. Nur durch Muskeln ist das Schulterblatt mit dem Rumpf verbunden.

Die Muskeln, welche das Schulterblatt am Rumpf fixieren, müssen vom Brustkorb und Rücken ziehend nach dem Schulterblatt verlaufen.

Betrachten wir zunächst den inneren Schulterblattrand. Hier setzen schräg von oben kommend die rechteckigen **Rautenmuskeln** an (*Mm. rhomboidei*), welche von den zwei unteren Halswirbeldornen und vier oberen Brustwirbeldornen entspringen. Sie ziehen das Schulterblatt mittelwärts und zugleich etwas nach oben. Direkt nach oben zieht ein Muskel, welcher vom oberen Schulterblattwinkel sich noch höher hinauf erstreckt und seinen Ursprung am I. bis IV. Halswirbelquerfortsatz nimmt. Er hebt das Schulterblatt, und daher der Name: **Schulterblattheber** (*M. levator scapulae*). Diese beiden Muskeln werden von dem am Rücken und am Schulterblatt liegenden **Rückenschulterblattnerv** (*N. dorsalis scapulae*) versorgt.

Kehren wir noch einmal zu dem inneren Schulterblattrand zurück, so setzt an dieser Stelle noch ein zweiter Muskel an, dessen Fasern gleichsam als Verlängerung der Rautenmuskeln nach vorne erscheint, und der seinen Ursprung vorne an der Brust von der I. bis IX. Rippe mit einzelnen Zacken nimmt, so daß seine Ursprungslinie nicht glatt, sondern gezähnt erscheint. Er heißt deshalb: der **vordere Sägemuskel** (*M. serratus anterior*). Da er seinen Ursprung schon vorne von der Brust nimmt, wird er vom **langen Brustkastennerv** (*N. thoracalis longus*) versorgt.

Das Schulterblatt wird also gleichsam an inneren Rand von diesen beiden Muskeln am Rumpf festgehalten, wobei die Rautenmuskeln das Schulterblatt nach der Mitte zu ziehen, während der vordere Sägemuskel, der unterhalb des Schulterblattes verläuft, vor allem den unteren Winkel des Schulterblattes nach außen zieht und dadurch die Erhebung des Armes über die Horizontale ermöglicht.

Als oberflächlicher Muskel am Rücken, welcher in seiner großen Ausdehnung das Schulterblatt im ganzen bedeckt, findet sich hier ein Muskel, der gleichsam wie eine Kapuze schon vom Hinterhauptshöcker und allen Dornfortsätzen der Hals- und Brustwirbelsäule entspringt und in drei Teilen sich an die Schulterblattgräte, Schulterblatthöhe und nach vorne zu auch an den äußeren Teil des Schlüsselbeins heftet. Da dieser **Kapuzenmuskel** (*M. trapezius*) schon weit am Kopfe seinen Ursprung hat, versorgt ihn ein Gehirnnerv, der **Beinerv** (*N. accesorius*). Seine Fasern streben in verschiedener Richtung auf die Schulterblattgräte zu; so erleben wir es hier, daß ein anatomisch einheitlicher Muskel nach seinen Faserzügen verschiedene Funktionen hat. Der mittlere Teil wird das Schulterblatt mehr nach der Mitte zu ziehen; die oberen Fasern wirken hebend, die unteren mehr senkend.

Nachdem wir nun die Muskeln kennengelernt haben, welche das Schulterblatt am Rumpf befestigen, betrachten wir nunmehr die Muskeln, welche vom Schulterblatt ihren Ursprung nehmen und nach dem Oberarm ziehen. Genau wie wir am Oberschenkel drei Muskeln kennengelernt haben, die vom Becken zum großen Rollhügel

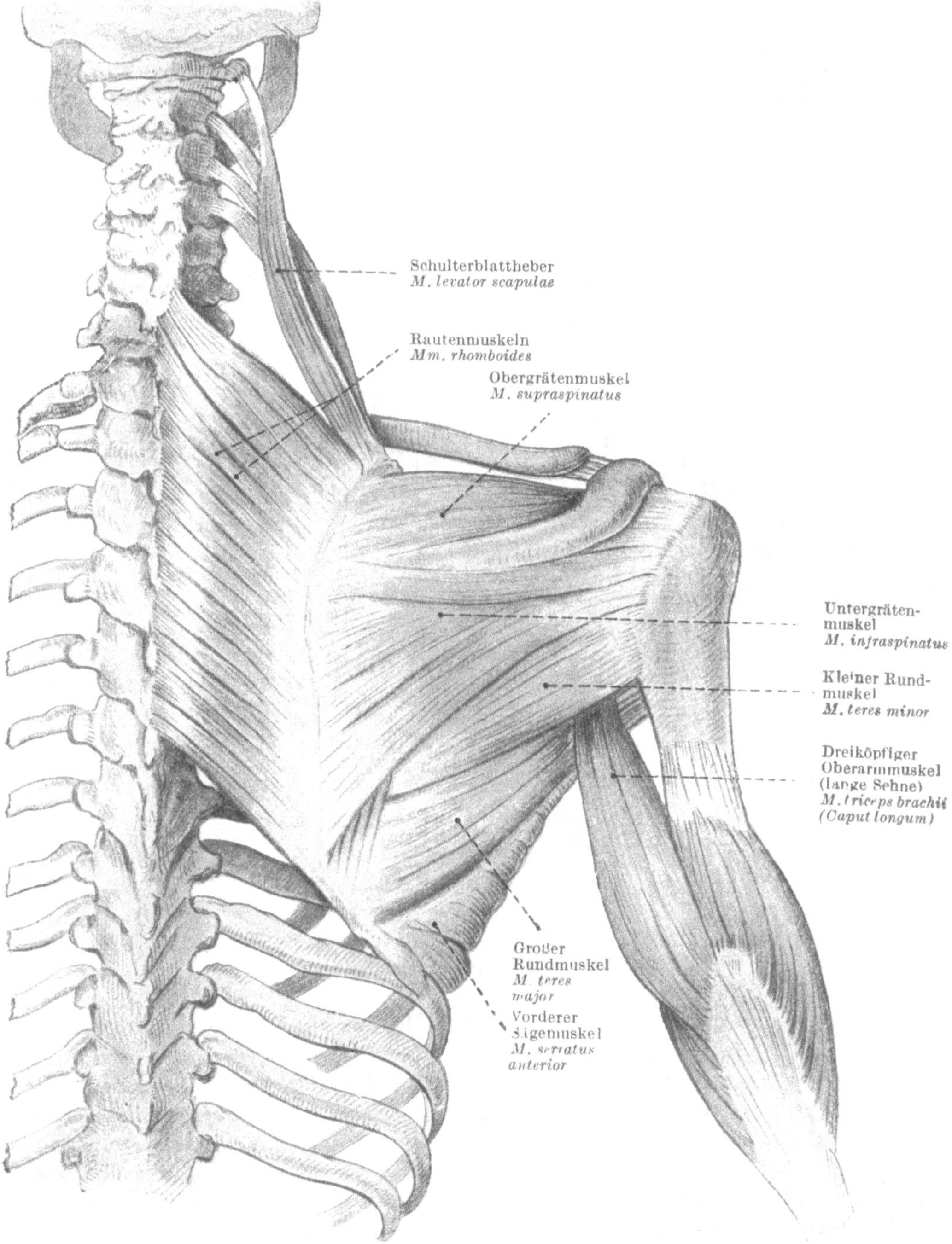

Abb. 65a. Schultermuskulatur

ziehen und die Außenrotation bewirken, so haben wir hier drei Muskeln, die am großen Höcker ansetzen, von denen der oberste von der Obergrätengrube als **Obergrätenmuskel** (*M. supraspinatus*) seinen Ursprung nimmt; darunter folgt von der Untergrätengrube der **Untergrätenmuskel** (*M. infraspinatus*). Beide werden von dem oberhalb des Schulterblattes liegenden **Oberschulterblattnerv** (*Nervus suprascapularis*) versorgt. Von der äußeren Kante reiht sich diesen beiden Muskeln noch der **kleine**

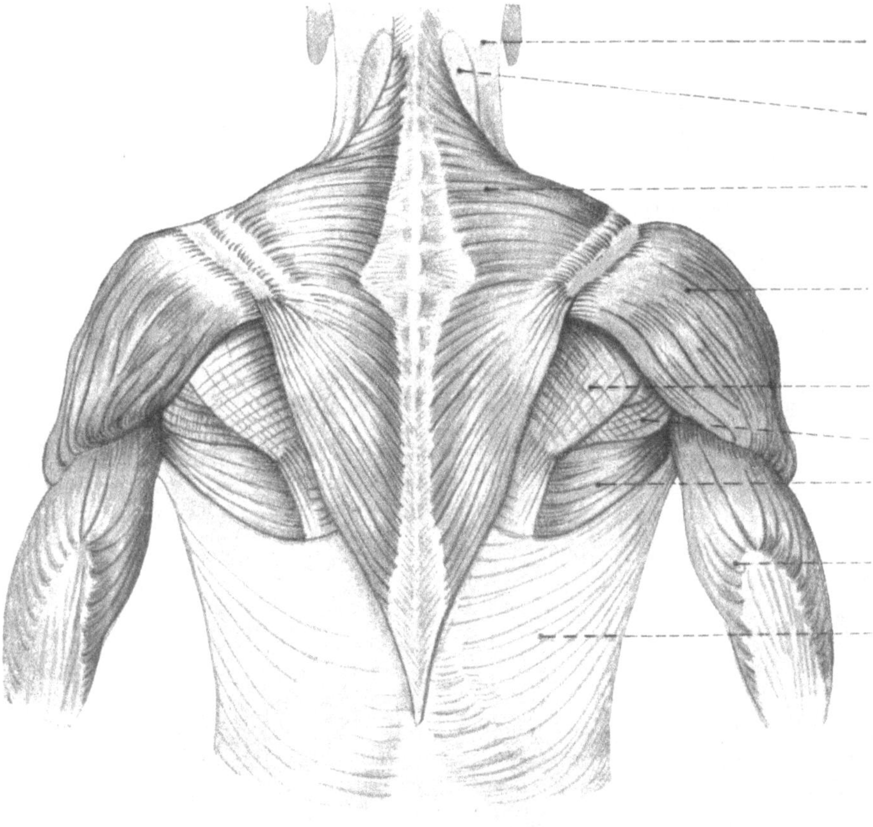

Abb. 65b. Oberflächliche Rückenmuskulatur

Rundmuskel an. Dieser Muskel liegt direkt an der Achselhöhle und wird durch den **Achselnerv** (*N. axillaris*) innerviert.

Alle drei Muskeln sind in der Hauptsache die *Außenrotatoren* des Oberarmes.

Die *Einwärtsdreher* des Oberarmes gehen im Gegensatz zu den vorigen zum kleinen Höcker, also mehr nach vorne. Da verläuft zunächst unterhalb des kleinen Rundmuskels auch von der äußeren Schulterblattkante der **große Rundmuskel** (*M. teres major*). Von der ganzen unteren Fläche des Schulterblattes kommt der **Unterschulterblattmuskel** (*M. subscapularis*). Und als dritter kommt ein breiter großer Muskel schon vom hinteren Teil des Darmbeinkammes, den Dornfortsätzen aller Lenden- und sechs unteren Brustwirbel, dessen äußeren Rand wir auch deutlich am Rücken vorspringen fühlen. Dieses ist der **breite Rückenmuskel** (*M. latissimus dorsi*). Als Leitmuskel für die Nervenversorgung dient uns der Unterschulterblattmuskel: denn alle drei werden vom **Unterschulterblattnerven** (*N. subscapularis*) versorgt. Außer der Innenrotation zieht der zuletzt besprochene Muskel den Arm auch weit nach hinten, ebenso wie auch der große Rundmuskel, der wegen des Verschränkens der Arme auf dem Rücken den Namen: Gelehrtenmuskel erhalten hat.

Während also der breite Rückenmuskel den Arm nach hinten zieht, führt sein großer Gegenspieler den Arm an den Körper nach der Brust zu heran: **der große Brustmuskel** (*M. pectoralis major*). Es ist die Bewegung, die wir beim Mähen ausführen. Dieser große Brustmuskel setzt am großen Höcker an und entspringt vom Brustbein und dem 2. bis 7. Rippenknorpel und von der inneren Hälfte des Schlüsselbeins.

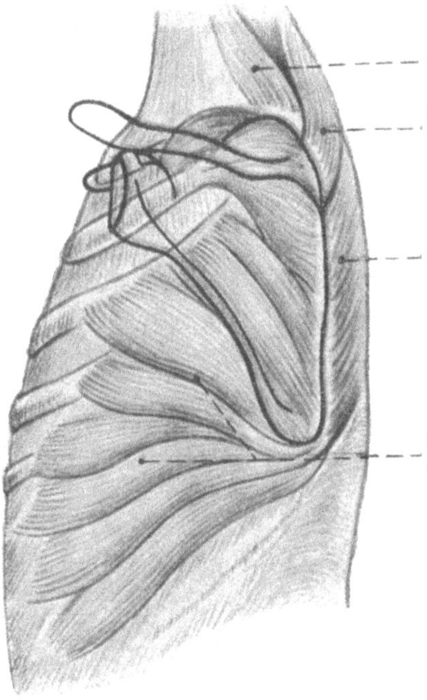

Abb. 66. Verlauf des vorderen Sägemuskels (M. serratus anterior) (umgezeichnet nach Waldeyer)

Unterhalb, d. h. bedeckt von dem großen Brustmuskel, liegt ein kleinerer Muskel, der auch entwicklungsgeschichtlich von dem großen abstammt, nämlich der **kleine Brustmuskel** (*M. pectoralis minor*), welcher nur von den Knorpeln der 2. bis 5. Rippe entspringt und am Rabenschnabelfortsatz des Schulterblattes ansetzt und indirekt auch den Arm nach vorne zieht. Daß diese beiden Muskeln auch in umgekehrter Richtung wirken können, d. h. bei fixiertem Arm erweiternd auf den Brustkorb wirken, werden wir später bei Besprechung der Atmung sehen.

Beide Muskeln werden vom **vorderen Brustkastennerven** (*N. thoracalis anterior*) versorgt.

Betrachten wir jetzt den Muskel, der gewissermaßen den Übergang von der Schulter zum Oberarm, die Wölbung der Schulter, bildet. Es ist ein dreieckiger Muskel, der deshalb **Deltamuskel** (*M. deltoideus*) heißt und die ganze Schulter einnehmend in drei Teilen vom Schlüsselbein, der Schulterhöhe und der Schulterblattgräte entspringt. Er setzt an der Mitte des Oberarmes an und hebt vor allen Dingen den Oberarm bis zur Horizontalen, wobei, dem Faserverlauf entsprechend, die vordere Partie den Arm etwas nach vorne und die hintere, von der Gräte entspringende Partie, den Arm etwas nach hinten zieht. Hinten, aus der Achselhöhle kommend, wird er von demselben Nerven wie der kleine Rundmuskel versorgt, dem *Nervus axillaris*.

Dieser Muskel hebt also den Arm nur bis zur Horizontalen. Bei der weiteren Erhebung über die Horizontale ist ja auch die Armbewegung gegenüber dem Schulterblatt durch die vorspringende Schulterhöhe blockiert. Bei dieser Bewegung muß des-

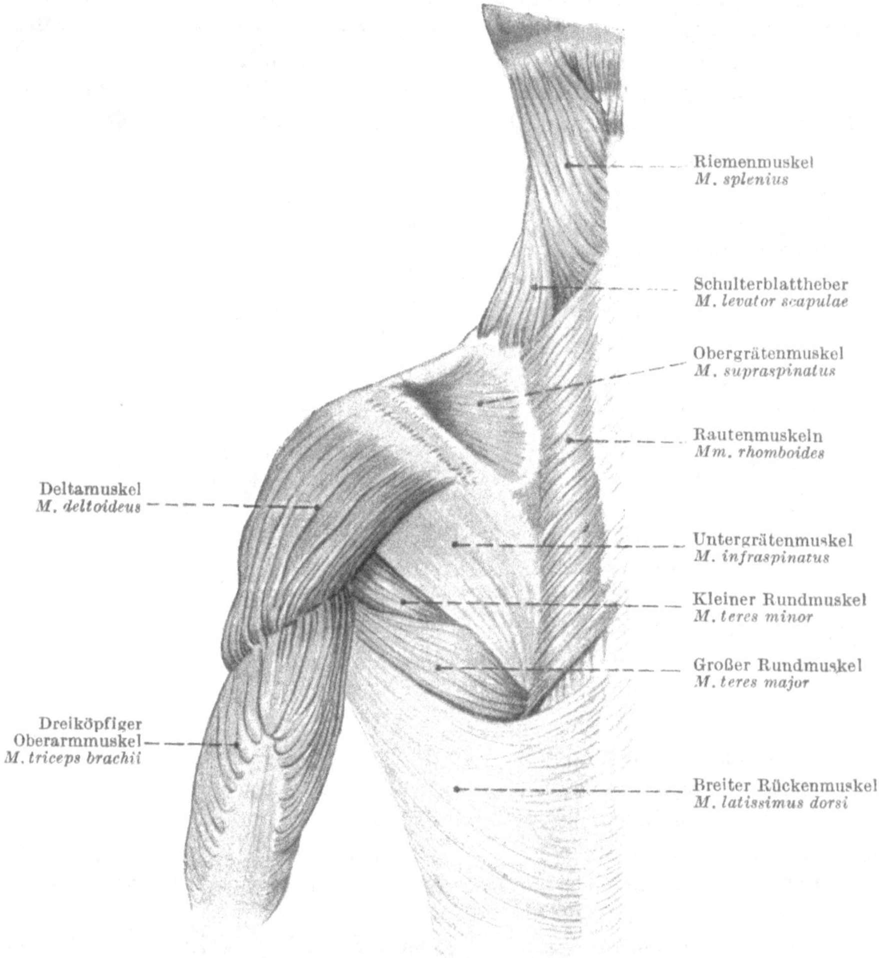

Abb. 67. Rücken-Schultermuskulatur

halb das Schulterblatt nach außen gedreht werden, eine Aufgabe, die, wie schon beschrieben, der vordere Sägemuskel übernimmt.

Wollen wir den erhobenen Arm nach vorne führen (Adduzieren), so bewirkt das ein Muskel, welcher vom Rabenschnabelfortsatz entspringt und an der Mitte des Oberarmes ansetzt: der **Hakenarmmuskel** (*M. coracobrachialis*).

Oberarm

Damit wären wir schon zu den eigentlichen Muskeln des Oberarmes gekommen. Auf der Vorderseite finden sich hier die **Beuger.** Und da bemerkt man zuerst einen großen, kräftigen Muskel, welcher bei der Beugung, besonders bei muskulösen Menschen, stark hervorspringt und deshalb immer als ein besonderes Zeichen von Muskelstärke angesehen wird: der **zweiköpfige Oberarmmuskel** (*M. biceps*). Mit einer langen Sehne entspringt er am oberen Pfannenrand, und diese Sehne geht durch das Schultergelenk, verläuft zwischen dem großen und dem kleinen Höcker. Die zweite Sehne hat

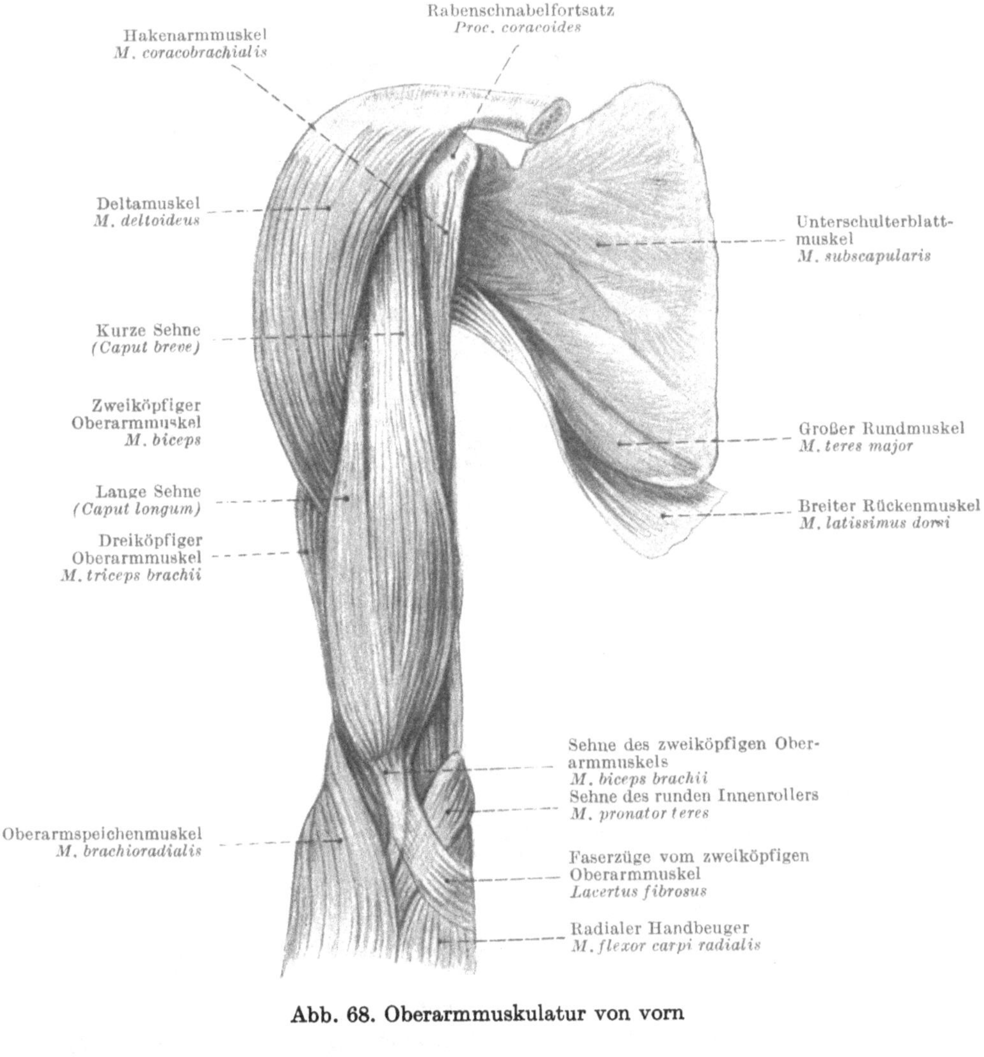

Abb. 68. Oberarmmuskulatur von vorn

ihren Ursprung am Rabenschnabelfortsatz (von welchem also drei Muskeln ihren Ursprung oder Ansatz nehmen: Ein Kopf vom Bizeps, der Hakenarmmuskel und der kleine Brustmuskel).

Zum Ansatz geht dieser Muskel in eine lange Sehne über, die kurz unterhalb des Ellenbogengelenkes zur Speiche zieht, welche sie auch von innen herum umgreift, so daß dieser Muskel außer der Beugung des Unterarmes auch noch eine Supination bewirkt. Da er außerdem ein zweigelenkiger Muskel ist, hilft er auch noch bei dem Erheben des Armes, wenn auch seine Hauptwirkung sich auf das Ellenbogengelenk erstreckt, welches er beugt.

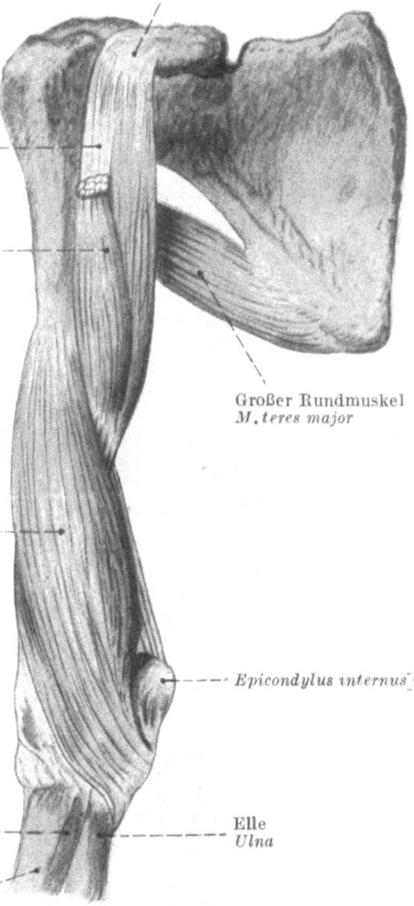

Abb. 69. Oberarmmuskulatur von vorn (tiefe Schicht) (nach SPALTEHOLZ)

Nur auf das Ellenbogengelenk wirkt ein reiner Beugemuskel. Es ist der unter dem Bizeps liegende **Oberarmmuskel** (*M. brachialis*), welcher nur vom Oberarm entspringt und an dem zweiten Unterarmknochen ansetzt: der Elle. Die drei letzten Muskeln, welche an der Beugeseite des Oberarmes sitzen, werden von dem Beugenerv: dem **Hautmuskelnerv** (*N. musculocutaneus*) versorgt.

Bei der Beugung des Unterarmes hilft auch noch ein Muskel, welcher am unteren Teil des Oberarmes entspringt und am Griffelfortsatz des Radius ansetzt: der **Oberarmspeichenmuskel** (M. brachioradialis), der später beschrieben wird.

Genau wie am Oberschenkel ein großer vierköpfiger Muskel die Streckung des Unterschenkels besorgt, haben wir am Arm auch auf der Rückseite nur einen großen Streckmuskel: den **dreiköpfigen Oberarmmuskel** (*M. triceps brachii*). Mit einem langen Kopf kommt er noch vom unteren Pfannenrand; seine beiden anderen Köpfe entspringen direkt vom Oberarmknochen, er setzt am großen Ellenhaken an. Innerviert wird dieser Muskel vom *Nervus radialis*, dem **Speichennerv,** welcher als einziger die ganze Streckmuskulatur, auch des Unterarmes, versorgt.

Als Fortsetzung des dreiköpfigen Oberarmmuskels zieht vom radialen Epikondylus nach dem Oberarm zu noch der kleine **Ellenbogenmuskel** (*M. anconeus*).

Unterarm

Da sich die beiden Unterarmknochen bei der Supination und Pronation weitgehend gegeneinander verschieben, ist die Beuger- und Streckergruppe nicht so übersichtlich wie am Unterschenkel mit der festen Stellung von Schien- und Wadenbein. Wir richten uns am besten deshalb nach den beiden Oberarmknorren, dem Epikondylus medialis und Epikondylus lateralis; denn von dem *äußeren Epikondylus* strahlen die **Strecker** nach dem Handrücken aus, während umgekehrt die **Beuger** vom *inneren Epikondylus* strahlenförmig nach der Hohlhand verlaufen.

Und da wir beim Massieren die beiden Gruppen streng voneinander trennen müssen, so umfassen wir die Beuger von der Kleinfingerseite und die Strecker von der Daumenseite her.

Wenn wir nun genauer die Streckmuskulatur betrachten, so haben wir hier zwei Zügel, welche nur die Hand strecken, das heißt: dorsal flektieren.

An der Kleinfingerseite liegt der **ulnare Handstrecker** (*M. extensor carpi ulnaris*), welcher an der Basis des Metacarpus V ansetzt und die Hand zugleich ulnarwärts abbiegt.

Der zweite Zügel, welcher an der Daumenseite liegt, besteht aus zwei Muskeln: dem **langen radialen Handstrecker** (*M. extensor carpi radialis longus*), welcher proximal den Epikondylus bedeckt und von der seitlichen Kante des Oberarmes entspringt. Er setzt an der Basis des 2. Mittelhandknochens an. Mit ihm verläuft zugleich, aber nur vom Epkondylus kommend, der **kurze radiale Handstrecker** (*M. extensor carpi radialis brevis*) zur Basis des 3. Metacarpus. Außer der Streckung zieht er die Hand etwas speichenwärts.

Die **Streckung der Finger** besorgt ein breiter Muskel, der zwischen diesen beiden Handstreckern liegt: **der gemeinschaftliche Fingerstrecker** (*M. extensor digitorum communis*), dessen Sehnen sich am Mittel- und Endglied des 2. bis 5. Fingers ansetzen. Er streckt die Finger.

Unter diesen eben beschriebenen liegen nun noch drei Muskeln als **tiefe Schicht,** die erst im unteren Drittel des Unterarmes nach oben hervorkommen und deren Sehnen wir deutlich nach dem Daumen zu ziehen sehen, besonders wenn wir den Daumen strecken und abziehen. Dann springt hier deutlich eine lange Sehne hervor, die von der Handwurzel nach dem Grundglied des Daumens zieht. Diese Sehne ist der **lange Strecker des Daumens** (*M. extensor pollicis longus*). Durch eine Grube davon

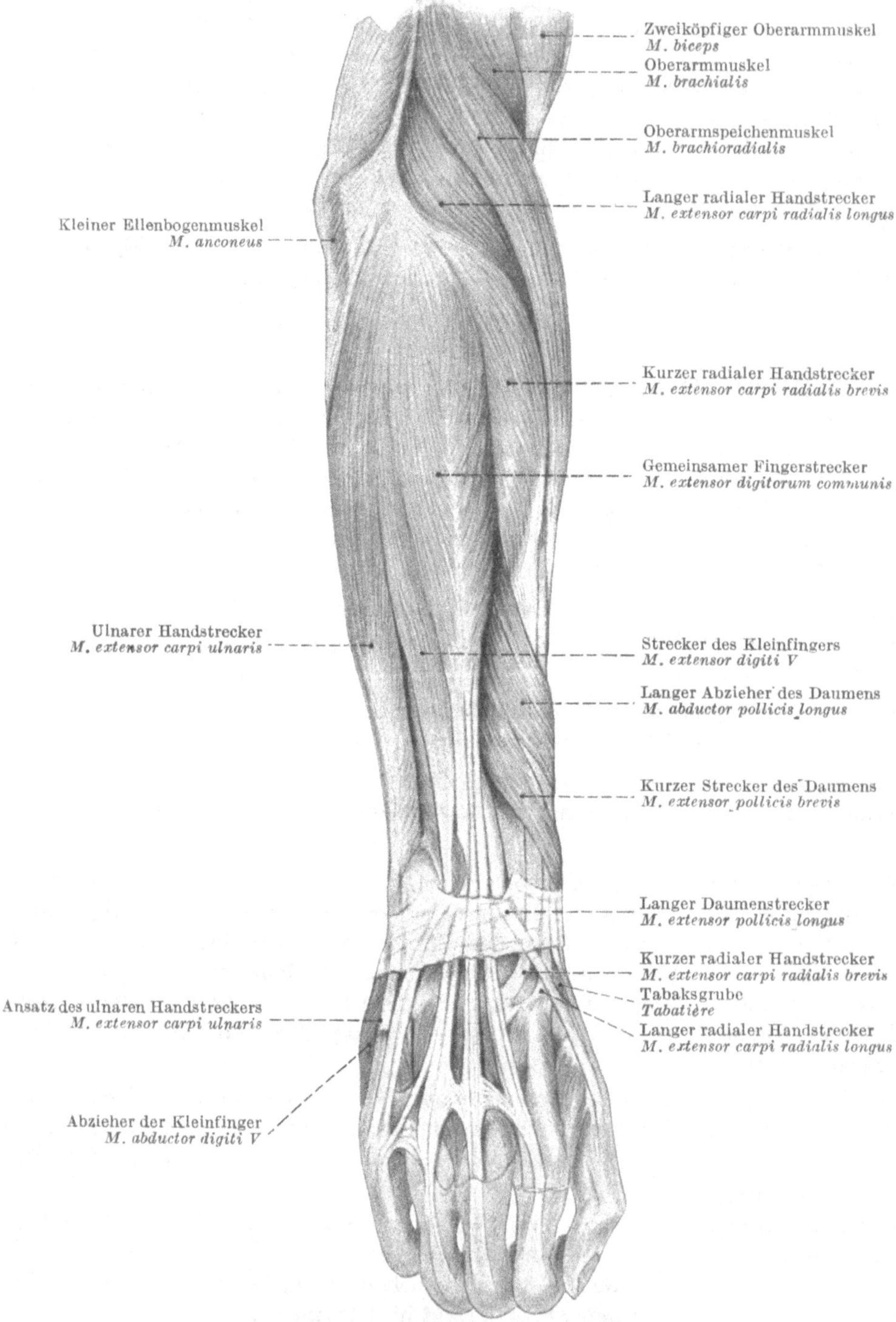

Abb. 70. Streckmuskulatur des Unterarmes (oberflächliche Schicht) (umgezeichnet nach WALDEYER)

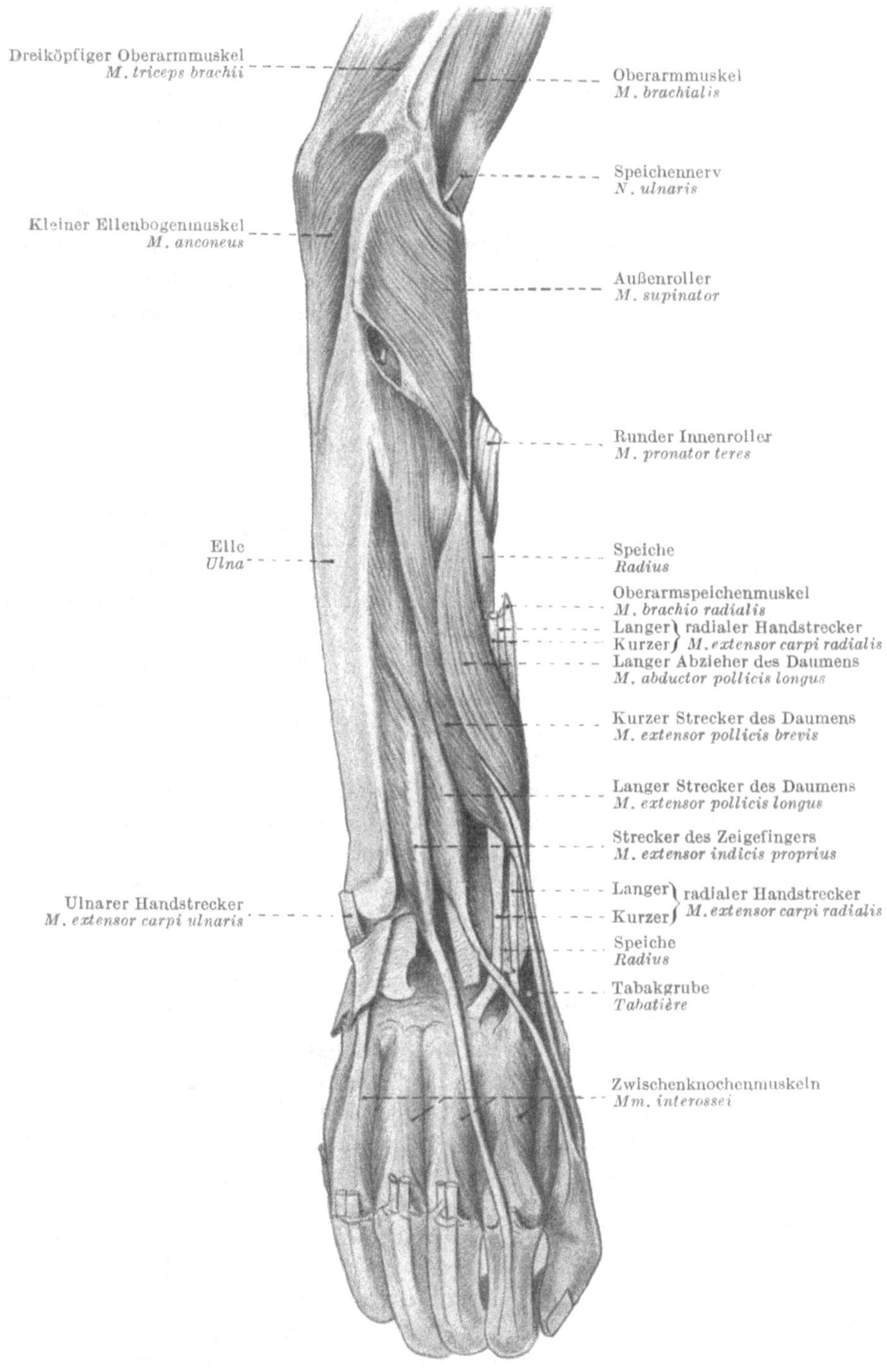

Abb. 71. Streckmuskulatur des Unterarmes (tiefe Schicht) (umgezeichnet nach Waldeyer)

getrennt, fühlt man eng zusammenliegend, zwei Sehnen, die dicht an der Innenseite des Handgelenkes, gleichsam als Verlängerung der Speiche laufen: der **kurze Strecker** (*M. extensor pollicis brevis*) und der **lange Abzieher des Daumens** (*M. abductor pollicis longus*). Sie verlaufen hier in einer engen Sehnenscheide, die manchmal krankhaft verengt sein und dem Patienten unangenehme, nach der Vorderseite des Daumens und nach dem Unterarm ausstrahlende Schmerzen verursachen kann, wobei die Sehnen auf Druck schmerzhaft sind. Diese, zuerst von Quervain beschriebene Krankheit (stenosierende Tendovaginitis) läßt sich durch Massage nicht beeinflussen. Die Behandlung kann nur in einer operativen Spaltung der Sehnenscheiden bestehen.

Die eben beschriebene Grube, welche also zwischen der Sehne des langen Daumenstreckers und den eng zusammenliegenden Sehnen des kurzen Streckers und langen Abziehers des Daumens liegt, nennen wir die **„Tabaksgrube"**. In deren Tiefe fühlen wir eine Arterie pulsieren, die Fortsetzung der Speichenarterie.

Diese Muskeln in der Tiefe, zu welchen als vierter noch der **Strecker des Zeigefingers** (*M. extensor indicis proprius*) kommt, entspringen vom Zwischenknochenband und von der Hinterfläche der Elle und Speiche.

Einfach ist die Nervenversorgung der ganzen Streckmuskulatur; denn nur ein einzelner Nerv versorgt die gesamten Strecker: der **Speichennerv.** Wir können uns deshalb vorstellen, daß durch seinen Ausfall bei einer Lähmung eine Streckung der Hand und der Finger nicht mehr möglich ist und somit das Bild einer sogenannten **Fallhand** entsteht.

Ebenfalls von der lateralen Seite kommen auch die **Supinatoren.** Noch oberhalb des radialen Handstreckers, an der lateralen Kante des Oberarmes, also oberhalb des Epikondylus, entspringt der **Oberarmspeichenmuskel** (*M. brachioradialis*), welcher am Griffelfortsatz der Speiche ansetzt. In seinem Verlauf bildet er die Grenze der Streckmuskulatur zur Beugemuskulatur des Unterarmes. In dieser Furche gleitet beim Massieren unser Daumen entlang. Er ist nicht ein reiner Supinator, sondern kann durch die Drehung der Speiche auch eine leichte Pronation bewirken. Und da er bereits am Oberarm ansetzt und das Ellenbogengelenk überspringt, ist er zugleich ein Beuger des Ellenbogens.

Der eigentliche *Supinator*, der **Außenroller,** liegt unterhalb des Ellenbogengelenkes und umgreift, von der lateralen Seite der Elle kommend, die Speiche, so daß er bei seiner Kontraktion die Elle parallel zur Speiche stellt, d. h. supiniert.

Auch diese beiden Muskeln werden vom **Nervus radialis** versorgt.

Die ganze Gruppe der oberflächlichen **Beuger** nimmt ihren Ursprung am *Epicondylus medialis.* Sie reichen nicht wie die Strecker weiter bis zum Oberarm hinauf. Auch hier finden wir wieder zwei Zügel, die aber nur aus je einem Muskel gebildet werden: dem **ulnaren Handbeuger** (*M. flexor carpi ulnaris*), der bei der Beugung wieder etwas ulnarwärts zieht und seinen bequemen Ansatz am Erbsenbein findet, und dem **radialen Handbeuger** (*M. flexor carpi radialis*), welcher an der Basis des *2.* Mittelhandknochens ansetzt und neben der Beugung einen leichten radialen Zug ausübt.

Zwischen beiden sehen wir besonders bei einer forcierten Krallhandbildung eine kleine Sehne in der Mitte des Handgelenkes hervorspringen: das ist der **lange Hohlhandmuskel** (*M. palmaris longus*), dessen Sehne in die Palmaraponeurose (Sehnenausbreitung der Hohlhand) ausstrahlt.

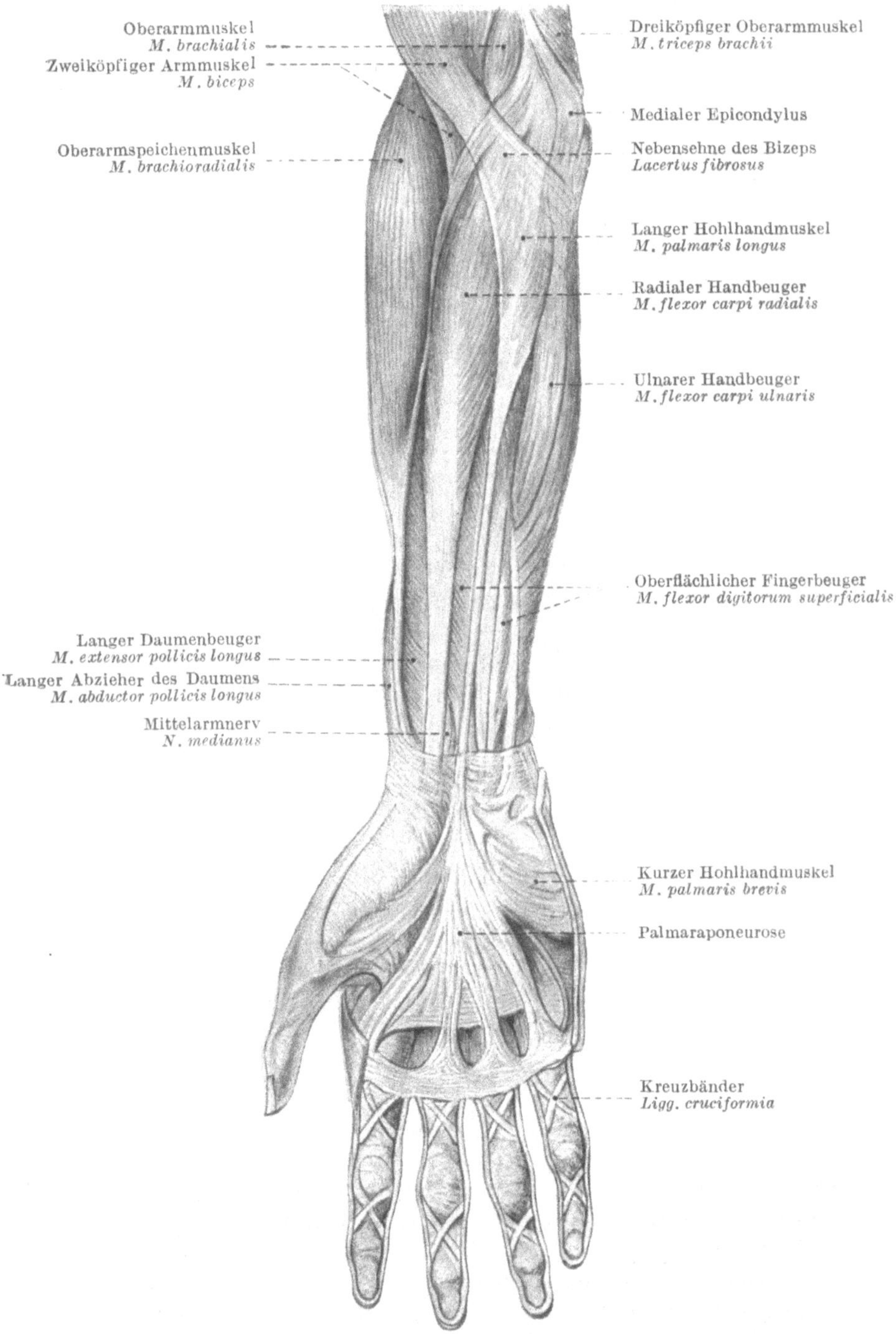

**Abb. 72a. Unterarmmuskulatur, Hohlhandseite (oberflächliche Schicht)
(umgezeichnet nach WALDEYER)**

Bei den Beugemuskeln des Unterarmes müssen wir einen Unterschied zu den Beugemuskeln des Fußes bemerken. Dort haben wir einen langen und einen kurzen Beuger, der vom Fersenbein entspringt, kennengelernt. Hier an der Hand ist kein Platz für einen kurzen Beuger. Beide Beugemuskeln sind deshalb am Unterarm angeordnet.

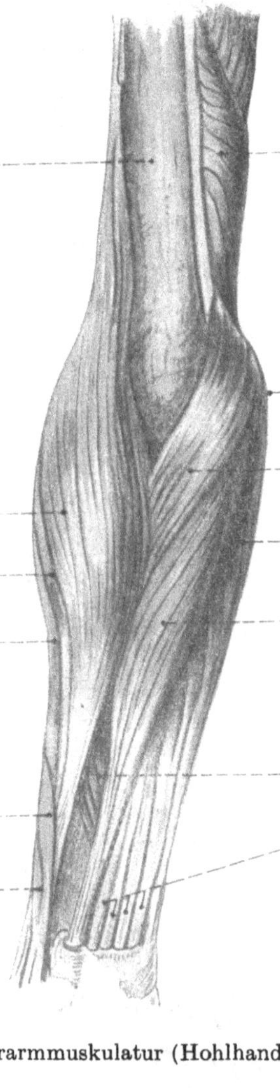

Abb. 72b. Unterarmmuskulatur (Hohlhandseite, tiefe Schicht)

Wir können hier also nicht von einem *kurzen* und *langen* Beuger sprechen; am Unterarm finden wir einen *oberflächlichen* und einen *tiefen* Beuger. Der **oberflächliche Beuger** (*M. flexor digitorum superficialis*) geht zum Grunde des Mittelgliedes der Finger. Unter diesen eben beschriebenen Muskeln finden wir in der tiefen Schicht den **tiefen Fingerbeuger** (*M. flexor digitorum profundus*), der von der Vorderfläche der Elle kommt und sich am Grunde des Nagelgliedes ansetzt. Er muß also den oberflächlichen Fingerbeuger, der nur zum Mittelgliede geht, durchbohren.

Neben ihm liegt in der tiefen Schicht der **lange Daumenbeuger** (*M. flexor pollicis longus*), der direkt von der Vorderfläche der Speiche kommt und sich ebenfalls am Endgliede des Daumens ansetzt.

Ebenfalls vom Epikondylus medialis entspringt der **runde Innenroller** (*M. pronator teres*), der an der Volarseite des Unterarmes zur vorderen äußeren Fläche des Radius zieht, fast bis zu seiner Mitte, wodurch der Radius die Ulna überkreuzt, d. h. die *Pronation* ausgeführt werden kann.

Der zweite Innenroller, der **viereckige Innenroller** (*M. pronator quadratus*), spannt sich oberhalb des Handgelenkes in rechteckiger Form zwischen der Vorderfläche der Elle und Speiche.

Während die nervliche Versorgung der Strecker des Unterarmes sehr einfach war, weil nur ein einziger Nerv, der *N. radialis*, alle Strecker versorgt, teilen sich hier zwei Nerven in die Versorgung der Beugemuskulatur. Der Hauptbeuger ist der **Mittelnerv**, der *Nervus medianus.* Nur nach der Ulnaseite hin übernimmt dies der *Nervus ulnaris*, **Ellenbogennerv**; d. h. vom *N. ulnaris* oder Ellenbogennerv wird der *ulnare Handbeuger* versorgt, und von dem *tiefen Fingerbeuger* nur der 4. und 5. Finger. Wir werden noch sehen, daß dieser Unterschied klinisch eine wichtige Bedeutung hat. Doch zunächst müssen wir noch die Muskeln der Hand kennenlernen, wobei wir nicht vergessen dürfen, welch wichtige Rolle die Unterarmmuskulatur schon bei der Beugung der Finger spielt.

Hand

Genau wie am Fuß wollen wir der leichteren Übersicht wegen diese Muskulatur wieder in mittlere Handmuskeln, die Muskeln des Daumen- und die des Kleinfingerballens einteilen.

Zwischen den Mittelhandknochen finden wir wieder die *Interossei* **(Zwischenknochenmuskeln)**, die wir in die kräftigeren dorsalen und schwächeren volaren einteilen. Dabei bewirken die dorsalen die *Spreizung*, Abduktion, und die volaren das *Zusammenziehen*, oder die Adduktion.

Von den Sehnen des tiefen Fingerbeugers ziehen die *Lumbricales* oder **Spulmuskeln** zu den Grundgliedern der Finger und bewirken eine Beugung der Fingergrundgelenke bei Streckung des Mittel- und Endgliedes.

Da wir jedes Fingerglied für sich gesondert beugen können, benötigen wir drei Beugemuskeln, die wir noch einmal zusammenfassen wollen:

das Nagelglied beugt der tiefe Fingerbeuger,
das Mittelglied der oberflächliche Fingerbeuger
und das Grundglied die Lumbricales.

Wenn wir jetzt die Muskulatur des Daumen- und des Kleinfingerballens betrachten wollen, so gehen wir am besten von den beiden Knochenerhebungen aus, die wir radial und ulnar an der Handwurzel finden können. An der Radialseite unterhalb des Daumens wird diese Knochenerhebung vom Multangulum majus und dem Naviculare gebildet. An der Ulna, d. h. der Kleinfingerseite, fühlen wir als Erhebung deutlich das Erbsenbein und darüber den Haken des Hakenbeines. Zwischen diesen beiden Knochenerhebungen spannt sich das Hohlhandband aus, und von diesem Band und den eben beschriebenen Knochenvorsprüngen geht die kräftige Muskulatur des Daumen- und die des Kleinfingerballens aus.

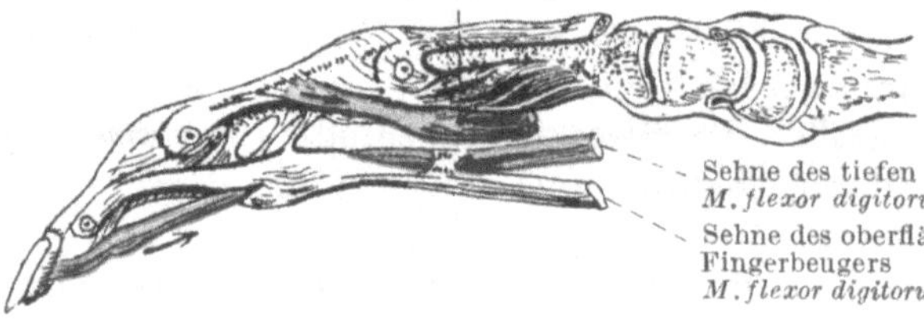

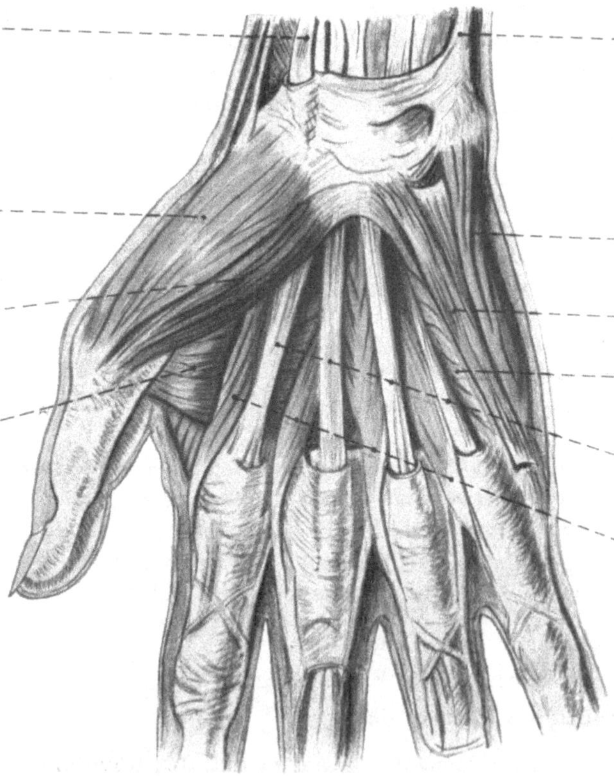

Abb. 74. Handmuskulatur (Hohlhand)

Nun zum **Daumenballen.** Die große Bewegungsmöglichkeit des Daumens wird durch mehrere Muskeln bewirkt, welche ihm eine Stellung in verschiedenen Richtungen ermöglichen. Da ist zunächst der **kurze Abzieher des Daumens** (*M. abductor pollicis* *brevis*), der zum lateralen Sesambein geht und das Abziehen, die Abduktion, bewirkt. Dann folgt ein **kurzer Beuger des Daumens** (*M. flexor pollicis brevis*), welcher an beiden Sesambeinen ansetzt. Dann folgt ein Muskel, der den Daumen rotieren und ihn dem kleinen Finger gegenüberstellen kann, das ist der **Gegenübersteller des Daumens** (*M. opponens pollicis*), und um diese Bewegung ausführen zu können, umgreift er breit den vorderen Rand des ersten Mittelhandknochens.

Den Muskel, welcher den Daumen an den Zeigefinger anzieht, **den Anzieher des Daumens** (*M. adductor pollicis*), fühlen wir querverlaufend zwischen Daumen und Zeigefinger. Um diese Funktion auszuüben, kann er nicht von der Handwurzel kommen, sondern entspringt weiter ulnarwärts von der Hohlhand, nämlich vom 3. Mittelhandknochen. Da er also so weit schon an der ulnaren Seite der Hand entspringt, ist er der einzige Muskel des Daumenballens, welcher vom N. ulnaris versorgt wird.

Beim Kleinfingerballen finden wir ebenfalls einen **Abzieher des Kleinfingers,** der vom Erbsenbein kommt, einen **kurzen Beuger** und **Gegensteller des Kleinfingers,** die beide vom Hakenbein kommen. Der Gegensteller umgreift auch hier breit den ulnaren Rand des 5. Mittelhandknochens und dient der Opposition.

An der Kleinfingerseite, das ist ja die Ulnaseite der Hand, werden alle Muskeln des Ballens vom **N. ulnaris** versorgt.

Dieser Nervus ulnaris versorgt noch die Interossei und von den Lumbricales, die ja an den Sehnen des tiefen Fingerbeugers hängen, genau so wie beim tiefen Fingerbeuger selbst, den 4. und 5. Spulmuskel.

Diese etwas schwierige Versorgung der Beugemuskulatur durch zwei Nerven ist für uns aber wichtig zur Erkennung des Ausfalles, d. h. der Lähmung eines Nerven. Denn die durch den betreffenden Nerv versorgten Muskeln können wir dann nicht mehr gebrauchen.

Bei einer Lähmung des Nervus ulnaris können wir die Finger nicht mehr spreizen, weil die Interossei von ihm versorgt werden. Aus demselben Grunde ist die Adduktion des Daumens unmöglich, während umgekehrt bei der Lähmung des Medianus die Beugung und Gegenüberstellung des Daumens wegfällt, das Anziehen aber möglich ist.

Und während wir bei der Medianuslähmung die ersten drei Finger nicht beugen können, gelingt die Beugung des 4. und 5. Fingers, da diese Beugemuskeln ja vom Ulnaris versorgt werden, somit entsteht das Bild der Schwurhand.

Aus diesem praktischen Grunde heraus müssen wir diese Versorgung der Beugemuskulatur kennen, da sonst ein Verständnis für das Bild einer Medianus- oder Ulnarislähmung nicht möglich ist. Und die Nachbehandlung solcher Lähmungen, die sich nicht nur bei Verletzungen, sondern heute leider nach mißglückten Selbstmordversuchen durch vergebliches Bemühen, die Pulsader zu öffnen, verursacht werden, können oft von den Ärzten den Massören überwiesen werden.

Rumpf

Brust

Wenn wir nunmehr zur Beschreibung der Muskulatur des Rumpfes übergehen und zunächst die Brustmuskulatur betrachten wollen, so sind uns alle jene oberflächlich gelegene Muskeln, welche von der Brust zum Oberarm ziehen, ja schon bekannt. Der *große* und *kleine Brustmuskel,* der *vordere Sägemuskel,* sind schon beschrieben.

Es bleiben nur noch die Muskelzüge übrig, die zwischen den Rippen liegen und bei welchen wir die **äußeren Zwischenrippenmuskeln** (*Mm. intercostales externi*), welche die Einatmung besorgen, von den **inneren Zwischenrippenmuskeln,** die bei der Ausatmung eine Bedeutung haben, unterscheiden müssen.

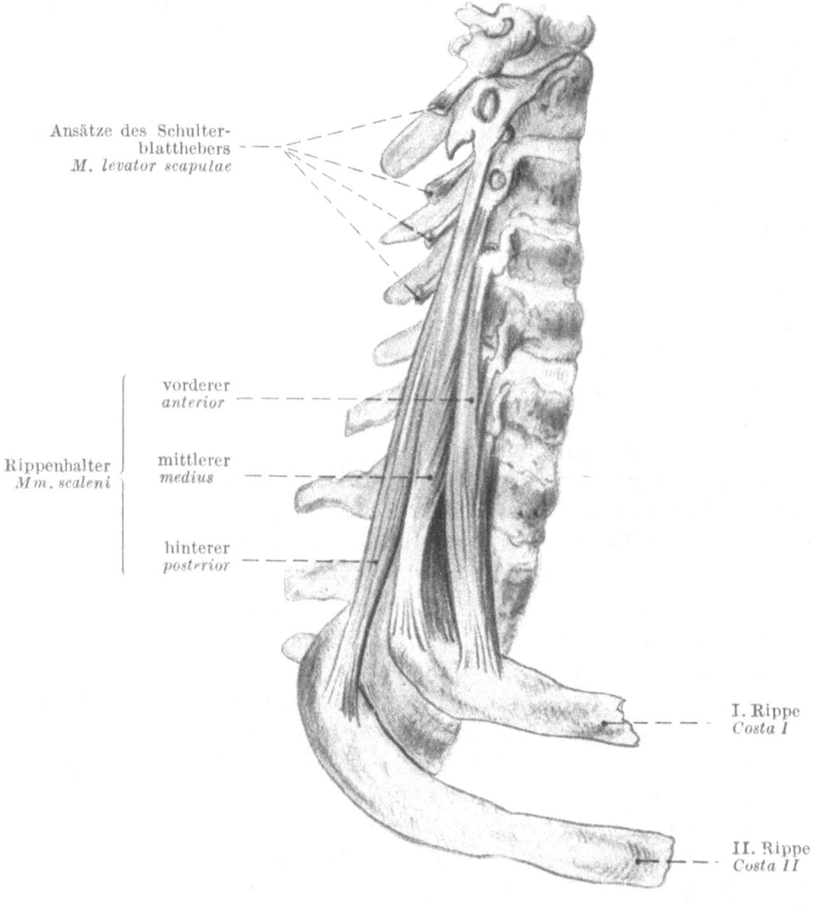

Abb. 75. Die Rippenhalter (Mm. scaleni) (nach SPALTEHOLZ)

Direkt neben der Wirbelsäule innen im Brustkorb finden sich kleine Muskeln, die von einem Querfortsatz zu der daruntergelegenen Rippe verlaufen. Zwölf kurze Muskeln, welche **Rippenheber** (*Mm. levatores costarum*) heißen, obgleich heute diese Funktion etwas bestritten ist und man ihnen eine größere Bedeutung bei der Drehbewegung der Wirbelsäule zuschreibt. Deshalb nennt man sie auch heute nach ihrem Ursprung und Ansatz *Mm. transversocostales.*

Diese tiefen Brustmuskeln werden von den entsprechenden *Intercostalnerven* versorgt.

Hals

Anschließend an die Brust wollen wir gleich die Muskulatur des Halses beschreiben. Ganz oberflächlich liegt hier der **Halshautmuskel** (*M. platysma*), der vom Unterkieferrand bis in die Brusthaut einstrahlt. Dieser Muskel gehört eigentlich mehr zur mimischen Muskulatur und wird dort näher erwähnt werden.

Wichtiger ist ein Muskel, den wir am Rande des Halses sehen und fühlen können, der vom Warzenfortsatz schräg nach innen zieht, sich am Brustbein und daneben an dem Schlüsselbein befestigt. Das ist der **Kopfnicker** (*M. sternocleidomastoideus*). Diesen Namen trägt er aber zu unrecht, da er infolge seines Ursprunges am Proc. mastoi-

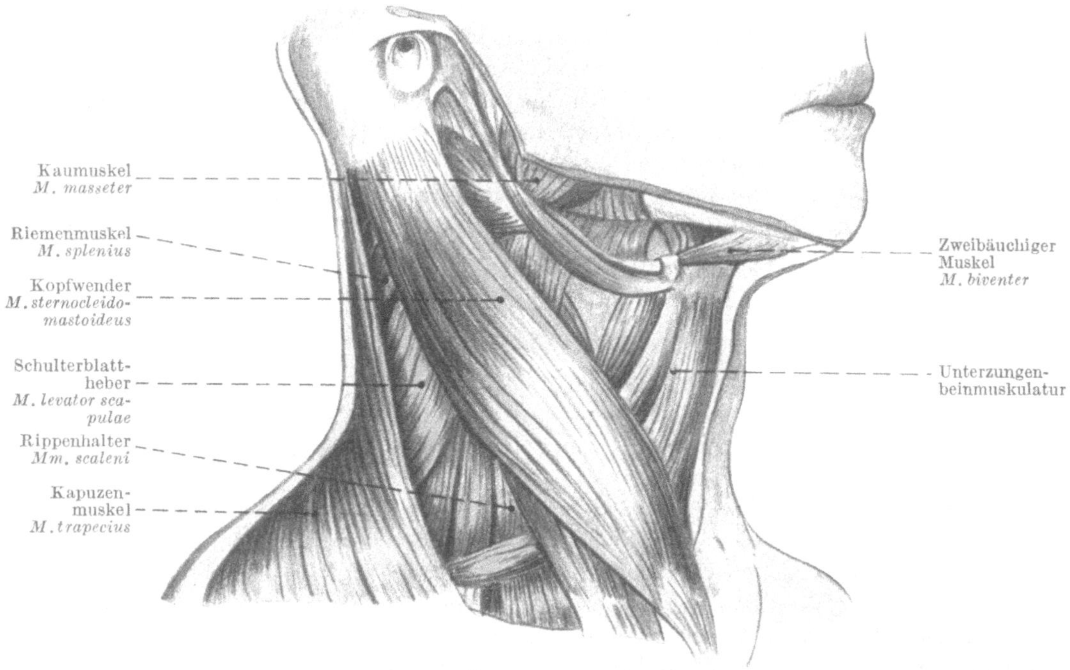

Abb. 76. Halsmuskeln

deus den Kopf gerade hält (*Kopfhalter*) oder ihn sogar etwas hebt. Bei einseitiger Innervation dreht er den Kopf seitlich, darum hat er auch den Namen *Kopfwender*. Wenn er also bei der Massage entspannt sein soll, muß ich dazu notwendigerweise den Kopf beugen. Dieser Muskel liegt mit seinem Ansatz direkt neben dem Trapecius am Warzenfortsatz und hat als ein Abkömmling dieses Muskels auch denselben Nerven, einen Gehirnnerven, den 11. Gehirnnerven, den **Beinerv** oder *N. accessorius*. Wenn dieser Muskel von Geburt an auf einer Seite verkürzt ist, so haben wir das Bild des angeborenen Schiefhalses vor uns, welcher in der Jugend durch eine einfache Durchtrennung dieses Muskels zu beheben ist.

Zwischen den beiden Kopfnickern liegt vorn eine Muskelgruppe, welche sich einmal vom Zungenbein oben nach dem Kopf hinzieht, und die wir im ganzen als die

obere Zungenbeinmuskulatur bezeichnen, bei denen aber die Kenntnis der einzelnen Muskeln ebensowenig für uns von Bedeutung ist, wie jene andere Muskelgruppe, welche vom Zungenbein nach unten zum Brustbein und zum Teil zum Schlüsselbein zieht: die **Unterzungenbeinmuskeln.** Beide Muskelgruppen werden nervlich vom Halsgeflecht aus versorgt.

Sie spielen für die Massage keine Rolle, haben eine Bedeutung für die Bewegung der Zunge und des Kehlkopfes.

Wichtiger dagegen ist die tiefe Gruppe der hinteren Halsmuskeln, welche direkt vor der Wirbelsäule liegen. Von den Querfortsätzen der Halswirbel steigen wie auf einer Treppe abwärts zur 1. und 2. Rippe drei Muskeln: die **Treppenmuskeln** oder **Rippenhalter** (*Mm. scaleni*), deren Name deshalb nicht glücklich gewählt ist, weil sie die richtigen Heber der Rippen sind. Die beiden ersten, der vordere und mittlere Rippenhalter, setzen sich an der 1. Rippe fest, während der dritte bis zur 2. hinabsteigt. Zwischen den beiden ersten Muskeln verläuft, über die 1. Rippe ziehend, die Schlüsselbeinschlagader zugleich mit dem Nervengeflecht, und dies ist auch die Stelle, wo wir die Schlüsselbeinschlagader gegen die 1. Rippe abdrücken müssen.

Direkt in der Rinne zwischen den Wirbelkörpern und den Querfortsätzen zieht der *gerade Hals- und Kopfmuskel* vom 3. Brustwirbel bis zum Hinterhauptsbein. Zur Massage hat dieser Muskel keine Bedeutung, doch beugt er den Kopf. Nervlich wird diese ganze Gruppe vom Halsgeflecht versorgt.

Bauch

Zwischen dem unteren Rippenbogen und dem oberen Teil des Beckens ist vorne kein Platz für Knochen, da solche jede Bewegung und Beugung behindern würden. Hier sind vielmehr breite Muskeln ausgespannt, die in „elastischer Gurtung“ (MOLLIER) die vordere Bauchwand bilden.

In der Mittellinie des Bauches verläuft vom Schwertfortsatz bis zur Symphyse ein kräftiger Sehnenstreifen, an welchen sich, von beiden Seiten herkommend, die Bauchmuskeln ansetzen. Ich möchte fast vergleichsweise sagen: dieses Sehnenband, das wir **weiße Linie** (*Linea alba*) nennen, ist gewissermaßen das „elastische Brustbein“ des Bauches. Beiderseits neben der linea alba verläuft in gerader Linie vom Schwertfortsatz und den Knorpeln der 5. bis 7. Rippe kommend (bei Säugetieren kommt er übrigens von der Vorderfläche des Brustkorbes und der 1. Rippe) mit seinem Ansatz am Schambein direkt neben der Schambeinfuge: **der gerade Bauchmuskel** (*M. rectus abdominis*). Wie das Schwert in der Scheide, so steckt dieser gerade Bauchmuskel in einer Sehnenscheide, die in der Mitte in die weiße Linie ausstrahlt, und an welche nach außen die schrägen Bauchmuskeln von der Seite kommend ansetzen.

Ein paar querverlaufende Sehnen, sogenannte *Schaltsehnen*, zeichnen diesen Muskel aus. Die oberste Schaltsehne verläuft in Höhe des Schwertfortsatzes, die dritte in Nabelhöhe; zwischen beiden liegt die zweite Schaltsehne. Nur in seltenen Fällen befindet sich unterhalb des Nabels noch solch eine *Inscriptio tendinea*, wie diese Sehne lateinisch heißt.

Seitlich, in den Flanken, schließen den Raum zwischen dem Rücken, den unteren Rippen und dem Darmbeinkamm drei übereinanderliegende Muskeln, deren Faserzüge in verschiedener Richtung verlaufen.

Zu oberst liegt der **äußere schräge Bauchmuskel** (*M. obliquus externus*), dessen Fasern von der 5. bis 12. Rippe, wo sie sich in die Serratuszacken und im unteren

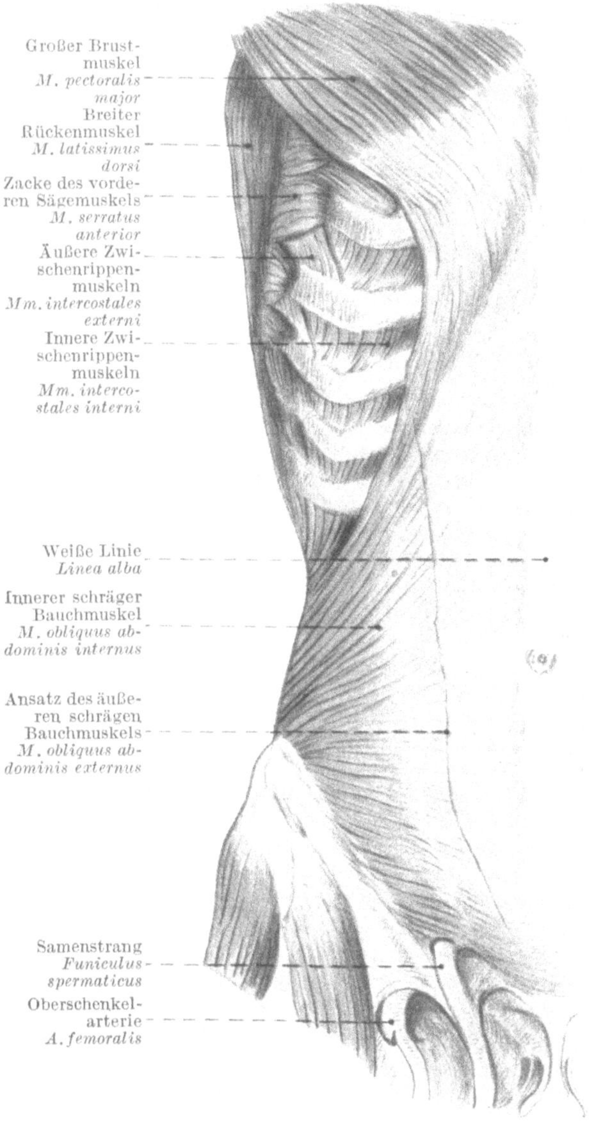

Abb. 77. Bauchmuskulatur (innerer schräger) (M. obliquus internus)

Teil in die Zacken des breiten Rückenmuskels einschieben, schräg nach unten vorne zum Darmbeinkamm, Leistenband und über die Rektusscheide zur Linea alba ziehen. Seine Fasern verlaufen in der gleichen Richtung und erscheinen als Fortsetzung der äußeren Zwischenrippenmuskeln an der Brust.

Dort, wo das Leistenband am Schambein ansetzt, läßt die Sehne dieses Muskels eine Lücke frei: die äußere Öffnung des *Leistenkanals*. Wenn hier Baucheingeweide nach außen durchtreten, so haben wir es mit einem Leistenbruch zu tun. Normalerweise verläuft durch diesen Kanal beim Manne der Samenstrang, bei der Frau das runde Mutterband.

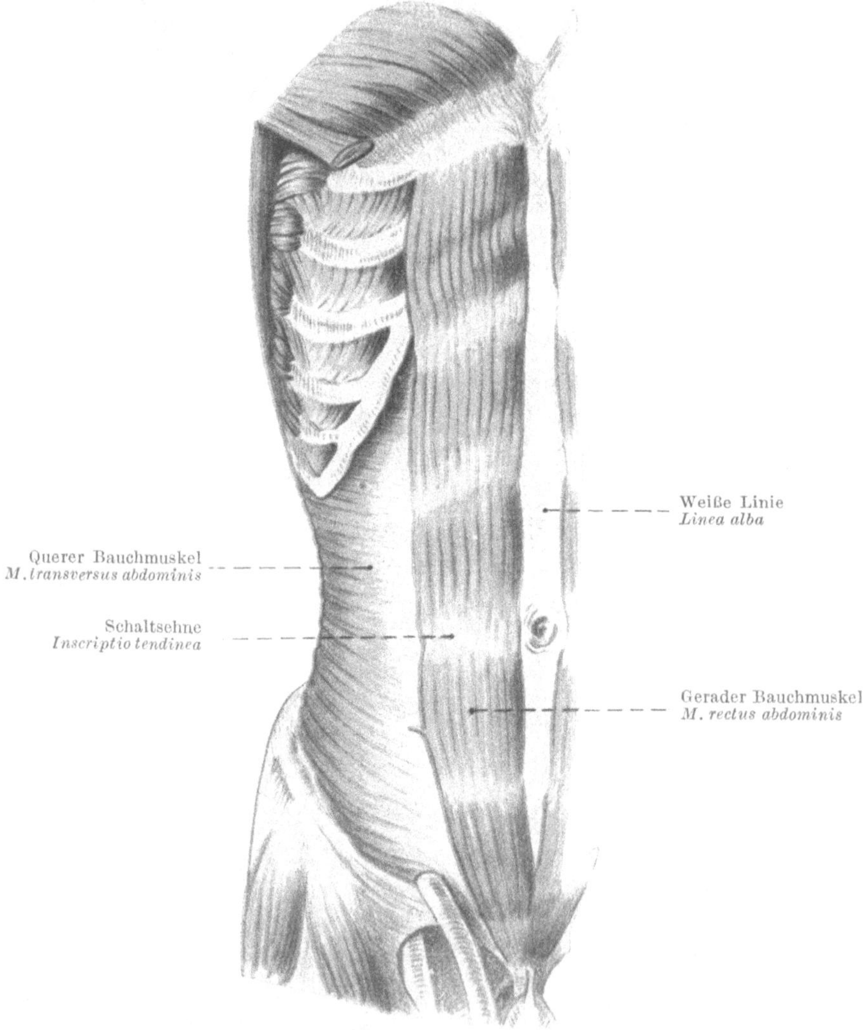

Abb. 77a. Bauchmuskel, querer und gerader (M. transversus, M. rectus)

Die Fasern des **inneren schrägen Bauchmuskels** (*M. obliquus internus*), welcher direkt unter dem äußeren schrägen liegt, verlaufen in umgekehrter mehr aufsteigender Richtung vom Darmbeinkamm, der Rückenaponeurose und dem Leistenband zur 9. bis 12. Rippe und wieder über die Rektusscheide zur Linea alba.

Die Richtung seiner Fasern entspricht also den inneren Zwischenrippenmuskeln der Brust.

Infolge des verschiedenen Faserverlaufes nannte man deshalb auch früher den äußeren schrägen Bauchmuskel den absteigenden und den inneren schrägen den aufsteigenden schrägen Bauchmuskel.

Diese verschiedene Faserrichtung trägt viel zur Festigung der äußeren Bauchwand bei, und bei der operativen Durchtrennung wird deshalb auch hierauf möglichst Rücksicht genommen, indem man jeden Muskelzug in seiner Faserrichtung durchtrennt, um späteren Narbenbrüchen vorzubeugen.

Der **quere Bauchmuskel** (*M. transversus abdominis*), der innerste der drei Bauchmuskeln, verläuft quer von der Rückenfaszie und der Innenseite der sieben unteren Rippenknorpel kommend und sich unten noch am Darmbein und der äußeren Hälfte des Darmbeines festsetzend zur Linea alba.

Nach hinten zu wird der Bauchraum noch durch einen **viereckigen Muskel** abgeschlossen, der den Raum zwischen dem unteren Rippenbogen und dem Darmbein fest überbrückt. Hierbei verlaufen die Fasern nicht in einer Richtung, sondern verspannen gitterförmig den Raum, indem einige Fasern vom Darmbeinkamm zu den Querfortsätzen der Lendenwirbelsäule und andere wieder vom Darmbeinkamm zur letzten Rippe sich ausspannen, und schließlich auch noch andere wieder von den Querfortsätzen zur letzten Rippe verlaufen.

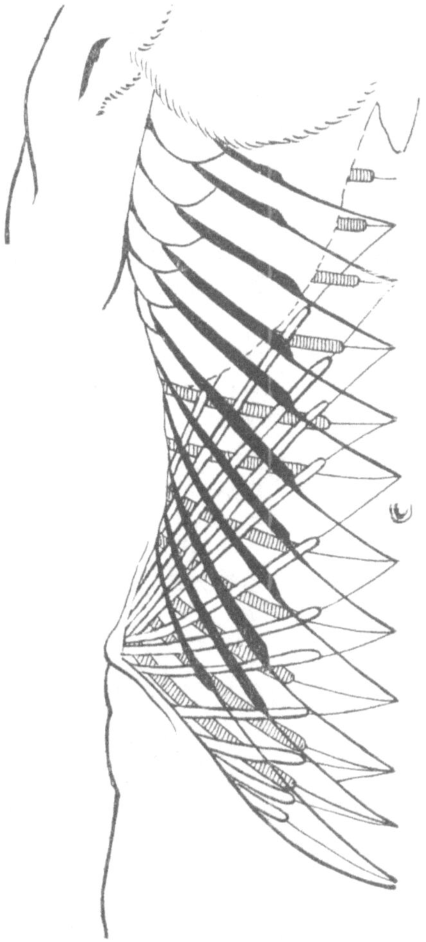

Abb. 78. Faserverlauf der Bauchmuskeln (nach BENNINGHOFF):
schwarz = *Obliquus externus*
weiß = *Obliquus internus*
schraffiert = *Transversus*
Grenze der Rippen gestrichelt, oben links Serratus anterior angedeutet

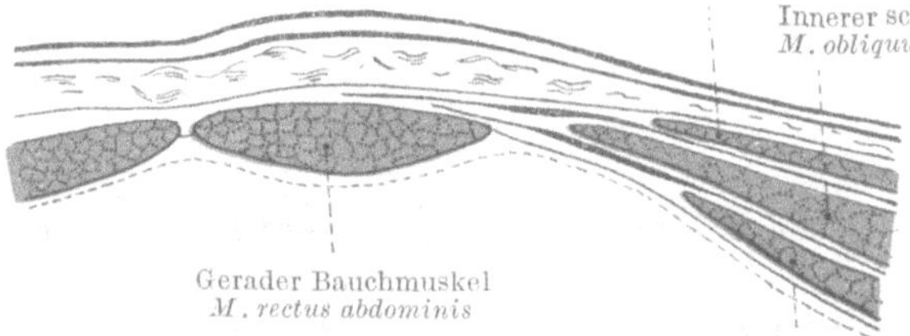

Die Nervenversorgung der Bauchmuskulatur ist einfach: von den ventralen Zweigen der Rumpfnerven aus.

Ein kleiner Muskel wäre noch zu erwähnen, der dreieckig oberhalb der Schambeinfuge über dem Rektus sitzt. Dieser **Pyramidenmuskel** hat für die Massage keine Bedeutung und auch funktionell beim Menschen nicht mehr. Bei den Beuteltieren bildet er den großen Beutel, in welchem z. B. das Känguruh seine Jungen trägt.

Über die Funktion der Bauchmuskeln soll erst gesprochen werden, wenn wir jetzt den großen Muskel besprochen haben, welcher die Brusthöhle von der Bauchhöhle trennt: das Zwerchfell.

Zwerchfell

Diese nach oben kuppelförmig ausgebreitete Scheidewand zwischen Brust- und Bauchhöhle wird in der Mitte durch eine Sehnenplatte gebildet, an welcher rings-

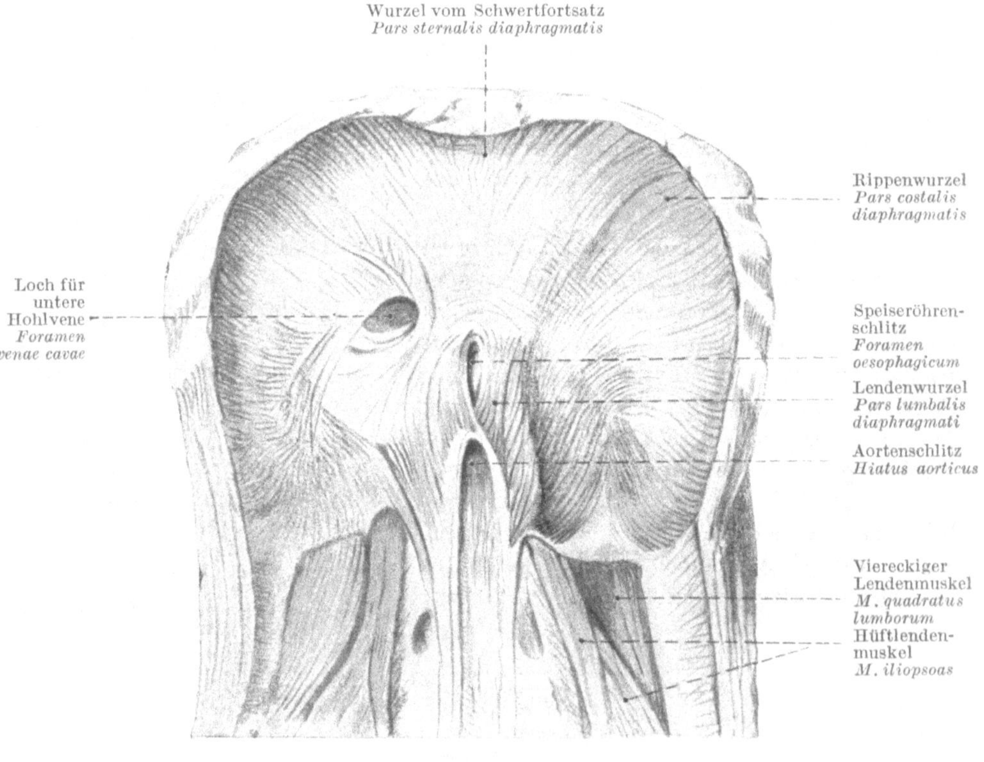

Abb. 80. Zwerchfell (Diaphragma)

herum Muskeln ansetzen, die nach ihrem Ursprung in verschiedene Gruppen oder Wurzeln eingeteilt werden.

Von den Lendenwirbelkörpern entspringt die Lendenwurzel, und von der inneren Fläche der unteren Rippen eingreifend in die Zacken des queren Bauchmuskels zieht der Rippenteil zu der Kuppel. Eine kleine Wurzel entspringt vorne vom Schwertfortsatz.

Während bei der Ausatmung diese Kuppel mehr nach oben in den Brustraum drängt, tritt sie bei der Einatmung tiefer nach unten, wobei sie sich abflacht. Hierbei schiebt sie die Baucheingeweide und damit die elastische Bauchwand vor. Diese Atembewegungen des Zwerchfelles erkennen wir an einem Heben und Einziehen der Bauchdecken, die sogenannte Bauchatmung.

Der Nerv, welcher das Zwerchfell versorgt, ist ein Halsnerv (entwicklungsgeschichtlich gehört auch das Zwerchfell zur Halsmuskulatur), der **Zwerchfellnerv** (*Nervus phrenicus*), welcher aus dem Halsgeflecht entspringt.

Wenn wir bei Erkrankung einer Lunge die Bewegung des Zwerchfelles auf einer Seite einschränken oder aufheben wollen, so wird dieser Nerv in seinem Verlauf am Halse gequetscht oder durchtrennt. Diesen Eingriff nennen wir Phrenikusexhairese.

Zum Schluß wollen wir noch die Öffnungen des Zwerchfells besprechen, durch welche eine Verbindung von der Brust- zur Bauchhöhle gegeben ist.

Direkt vor der Wirbelsäule tritt durch den *Aortenschlitz* die Aorta in die Bauchhöhle; zugleich mit ihr verläuft hier der *Milchbrustgang* und ein Nervengeflecht.

Ferner tritt die *Speiseröhre* und mit ihr der *Nervus vagus* durch den Speiseröhrenschlitz.

Und schließlich geht noch die *untere Hohlvene* im sehnigen Teil vom Bauchraum zur Brusthöhle.

Funktion der Bauchmuskeln

Wenn wir jetzt die Funktion der Bauchmuskeln verstehen wollen, dann müssen wir diese unter verschiedenen Gesichtspunkten betrachten.

Einmal haben wir gesehen, daß diese Bauchmuskeln von den unteren Rippen aus fest an das Becken, insbesondere den oberen Beckenkamm und an das Leistenband, welches gewissermaßen den Henkel des Beckens darstellt, angreifen. Somit besorgen diese Muskeln bei ihrer Kontraktion eine *Annäherung des Brustkorbes an das Becken.* Aber hierbei ist es ein großer Unterschied, ob diese Muskulatur ihre Arbeit beim aufrechten Stand des Körpers vollzieht oder im Liegen. Beim *Stehen* haben sie nur eine geringe Arbeit auszuführen, da das weitere Beugen des Rumpfes — abgesehen davon, daß der Hüftlendenmuskel schon einen Teil der Beugung übernimmt — allein schon durch die Schwere des Oberkörpers erfolgt. Eher muß hier schon die Rückenmuskulatur einschreiten, um ein Vornüberfallen des Oberkörpers zu verhindern.

Anders beim *Liegen:* nur von dieser Lage aus werden beim Aufrichten des Rumpfes die Bauchmuskeln stärker angespannt. In dieser Lage werden deshalb auch besonders die Übungen zur Kräftigung der Bauchmuskulatur durchgeführt.

Aber auch bei der *seitlichen Drehung* des Brustkorbes spielt der quer über den Bauch von einem Rippenbogen zum anderen Darmbeinkamm gespannte Muskelgurt eine Rolle, welcher sich aus dem schrägen äußeren der einen Seite und dem schrägen inneren der anderen Seite zusammensetzt.

Durch eine Kontraktion der Bauchmuskulatur kann ferner der Druck in der Bauchhöhle verstärkt werden, wodurch einmal das Zwerchfell als Antagonist der Bauchmuskulatur nach oben getrieben wird. Hierbei wirken die Bauchmuskeln also als *Atemmuskeln;* dabei können sie zugleich auch durch ihren Ansatz an den unteren Rippen den Brustkorb verengen.

Wird aber durch tiefes Einatmen das Zwerchfell nach unten getrieben und diese Stellung durch Schluß der Stimmritze fixiert, dann wirkt der Druck der Bauchpresse auf die Eingeweide, so daß also die Bauchmuskulatur hier eine Rolle bei der Entleerung des Stuhlganges oder der Entleerung der Blase spielt. Derselbe Vorgang findet sich auch während der Geburt durch den Druck auf den kindlichen Körper.

Schlaffe, schwache Bauchmuskeln können daher auch eine Ursache einer Darmträgheit infolge des schlechten Arbeitens der Bauchpresse beim Stuhlgang sein.

Hierbei ist deshalb eine Kräftigung der Bauchmuskulatur durch Massage und Übungen notwendig.

Rücken

Wenn wir jetzt zur Beschreibung der Rückenmuskulatur übergehen, so finden wir hier zwei oberflächliche Schichten von breiten Rückenmuskeln, die zum Schulterblatt ziehen. Entwicklungsgeschichtlich gehören übrigens diese Muskeln nicht zur eigentlichen Rückenmuskulatur; sie haben erst später ihren Ansatz am Rücken genommen, was sich auch noch in ihrer Nervenversorgung ausdrückt.

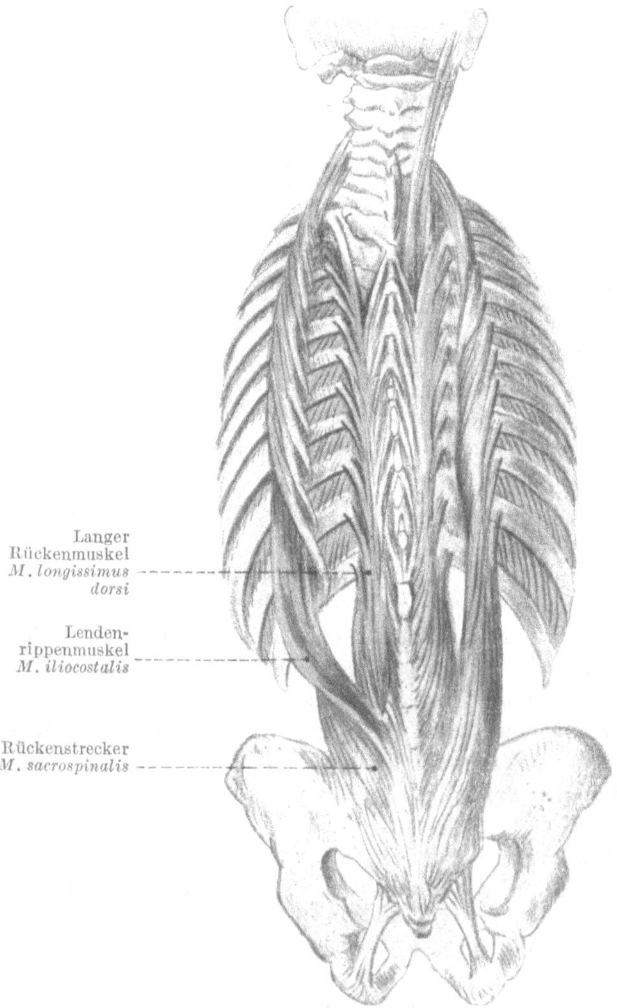

Abb. 81. Gemeinschaftlicher Rückenstrecker und seine Teile (M. erector trunci)

Als oberste Schicht kennen wir hier bereits den **Kapuzen-** und **breiten Rückenmuskel** und ebenso die zweite Schicht: die **Rautenmuskeln** und den **Schulterblattheber.**

Darunter finden wir zwei viereckige Muskeln, von denen der eine kopfwärts liegt und von den Dornfortsätzen der beiden unteren Hals- und beiden oberen Brustwirbeln entspringt und schräg nach unten zur 2. bis 5. Rippe zieht. Dies ist der **obere hintere Sägemuskel** (*M. serratus posterior superior*). Der **untere hintere Sägemuskel** entspringt von den zwei unteren Brust- und zwei oberen Lendenwirbeln und zieht schräg nach oben, wo er sich mit vier bis fünf Zacken an den unteren Rand der vier unteren Rippen ansetzt. Wenn auch beide beim Menschen anatomisch keine Einheit mehr bilden — bei manchen Säugetieren bilden sie *einen* Muskel —, so haben doch beide eine gemeinsame Aufgabe: Sie erweitern den Brustkorb, da der obere die Rippen nach oben und der untere die Rippen nach unten zieht. Allerdings handelt es sich

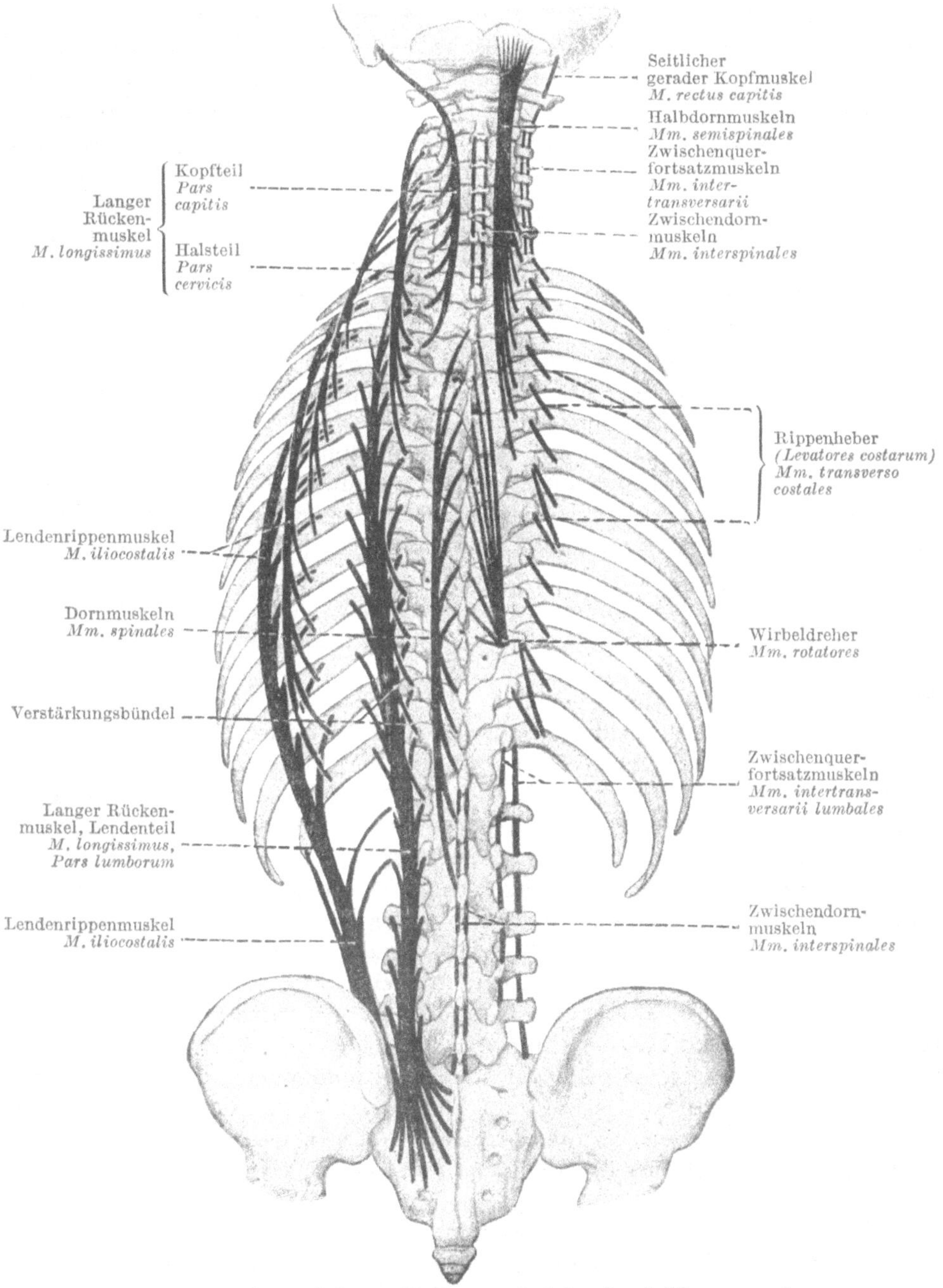

Abb. 82. Schema: Rückenmuskulatur (nach WALDEYER)

dabei besonders beim oberen um sehr dünne Muskeln, deren Arbeitsleistung nicht sehr erheblich ist.

In der Tiefe zieht nun ein kräftiger Muskelstrang neben der Wirbelsäule vom Kreuzbein angefangen bis zum Hinterkopf entlang. Das ist der Muskel, welcher den Rumpf streckt: der **gemeinschaftliche Rückenstrecker** (*M. erector trunci*). Der breite Bauch dieses Muskels entspringt, eingehüllt in die fascia lumbodorsalis, von der hinteren Fläche des Kreuzbeines und dem hinteren Teil des Darmbeinkammes. In der Höhe der unteren Rippen teilt sich der gemeinschaftliche Bauch (*M. sacrospinalis*) in den **langen Rückenmuskel,** welcher, neben der Wirbelsäule verlaufend, bis zum Kopf reicht und mit zwölf inneren Zipfeln an die Querfortsätze aller Brustwirbel ansetzt und nach außen mit etwa acht Zipfeln zur 2. bis 12. Rippe greift (*M. longissimus dorsi*). Umgekehrt erhält dieser Muskel auch wieder Verstärkungszüge von einzelnen Querfortsätzen. Somit hat dieser lange Rückenstrecker eine ausgedehnte und verzweigte Angriffsfläche hinten am Rücken, womit er zu seiner Aufgabe, der Aufrichtung des Rückens, befähigt wird.

Nach außen von ihm, oft nur schwer von ihm zu trennen, verläuft der 2. Strang dieses großen Muskels, der *Iliocostalis*, **der Lendenrippenmuskel**, welcher, vom Darmbeinkamm kommend, an den Winkeln aller Rippen seinen Ansatz nimmt. Auch er erhält wieder Verstärkungsbündel von den unteren Rippen.

Diese beiden Teile sind schwer voneinander zu trennen, so daß wir in der Praxis und Klinik nur von einem gemeinsamen, langen Strecker der Wirbelsäule, *Erector trunci*, sprechen brauchen. Er richtet die Wirbelsäule, wie gesagt, auf und ist dadurch ein Gegenspieler des geraden Bauchmuskels.

Bei krankhaften Veränderungen an der Lendenwirbelsäule finden wir beim Rumpfbeugen beiderseits neben der Lendenwirbelsäule diese beiden Muskelbäuche deutlich als harte Wülste vorspringen.

Als **kurze Rückenstrecker** bezeichnen wir kleine Muskeln, welche einmal von Dorn zu Dorn ziehen, die **Dornmuskeln** (*Mm. spinales*) und die Wirbelsäule strecken helfen und zweitens die kleinen Muskeln, welche vom Querfortsatz zum nächst tieferen Dornfortsatz ziehen, die **Halbdornmuskeln** (*Semispinales*). Sie finden sich besonders an der Brustwirbelsäule und bewirken die Rotation der Wirbelsäule.

Während wir die kleinen Muskeln, die vom Kopf zu den obersten Rippen ziehen, für unsere Zwecke nicht eingehend zu besprechen brauchen, hat für uns doch noch ein Muskel Bedeutung, der im Nacken von dem Dorn der drei unteren Hals- und den drei oberen Brustwirbeln wie ein breites Band seitlich nach oben zieht und am Schädel hinten am Warzenfortsatz und der halbmondförmigen Linie ansetzt: der **Riemenmuskel** (*M. splenius*) (Abb. 76). Dieser Muskel vermag bei einseitiger Wirkung den Kopf seitlich zu drehen, bei beidseitiger Innervation wirft er den Kopf in den Nacken. Dieser Muskel macht leicht durch rheumatische Veränderungen an seiner Ansatzsehne Beschwerden, die oft mit einer Okzipitalneuralgie verwechselt werden. Bei der Nackenmassage spielt dieser Muskel neben dem Trapecius eine große Rolle.

Die tiefen Rückenmuskeln werden von den Zwischenrippennerven versorgt.

Atemmuskeln

Nachdem wir jetzt alle Muskeln des Bauches, des Rückens und der Brust kennengelernt haben, ist hier die Stelle, wo wir noch einmal im Zusammenhang über die bei der Atmung tätigen Muskeln sprechen wollen. Vorweg muß genommen werden, daß die Lunge selbst sich nicht aktiv ausdehnt, sondern nur dem Zuge des knöchernen Brustkorbes folgt. Bei der ruhigen Rippenatmung wird die Hebung der Rippen durch die **äußeren Zwischenrippenmuskeln** besorgt. Bei angestrengter Einatmung aber treten nun noch einige *Hilfsmuskeln* in Aktion, welche von der Wirbelsäule und dem Schultergürtel sich an den Rippen anheften. Zur oberen Öffnung des Brustkorbes ziehen die **Rippenhalter** und auch der **Kopfnicker.**

Von der Schulter aus wirken, wenn dieselbe fixiert ist, noch der **vordere Sägemuskel** und der **große und kleine Brustmuskel** auf die Hebung der Rippen ein. Um die Schulter zu fixieren, sitzen diese Patienten meist so, daß sie die Ellenbogen auf die Tischplatte stützen. Auch das Erheben der Arme wirkt durch den damit verbundenen Zug des **großen Brustmuskels** erweiternd auf den Brustkorb.

Schließlich bewirken vom Rücken aus auch der **obere** und **untere hintere Sägemuskel** eine Erweiterung des Brustkorbes.

Die gewöhnliche *Ausatmung* erfolgt allein schon durch die Schwere des Brustkorbes. Unterstützend dabei wirken die **inneren Zwischenrippenmuskeln.**

Eine stärkere Zusammenziehung des Brustkorbes wird noch durch die **Bauchmuskeln** erreicht, welche ja an den unteren Rippen ansetzen.

Schließlich spielt bei angestrenger Ausatmung auch der **breite Rückenmuskel** eine Rolle, welcher deswegen auch den Namen „Hustenmuskel" erhalten hat.

Über den wichtigsten Atemmuskel, das **Zwerchfell,** wurde an anderer Stelle schon geschrieben und dabei erwähnt, wie durch sein Höhertreten der Brustkorb verengt und durch sein Herunterdrängen der Brustraum erweitert wird. Dabei wurde auch der **Bauchmuskeln** gedacht und ihrer Bedeutung bei der Atmung im Wechselspiel mit dem Zwerchfell.

Kopf

Bei der Muskulatur des Kopfes wollen wir zuerst das Schädeldach betrachten. Hier liegt oben eine sehnige Kappe, die **Sehnenhaube,** welche nur locker und verschieblich dem Knochen aufliegt. Zwei Muskeln strahlen von vorne und hinten in diese Sehnenplatte ein. Am Hinterhaupt finden wir den **Hinterhauptmuskel** (*M. occipitalis*) der von der oberen Nackenlinie kommt und welcher einen dünnen, breiten, aber nur etwa 3 cm langen Muskel darstellt.

Ein erheblich größerer Muskel steigt vorne an der Stirne vom oberen Augenrand bis etwa zur Haargrenze hinauf und strahlt hier in die Sehnenplatte aus: der **Stirnmuskel** (*M. frontalis*). Bei seiner Kontraktion zieht er die Stirn in Falten, während der Hinterhauptmuskel die Stirn glättet.

Bei der Betrachtung der Gesichtsmuskeln wollen wir diesmal gleich vorweg den Nerv nennen, welcher die gesamte mimische Gesichtsmuskulatur versorgt, den **Antlitznerv** (*N. facialis*). Dann können wir gleich die Störungen verstehen, welche auftreten, falls diese Nervenbahn unterbrochen ist. Würde also der obere Ast des Facialis gelähmt sein, so kann der Patient die Stirn auf der erkrankten Seite nicht mehr runzeln.

Bei den eigentlichen Gesichtsmuskeln finden wir hier zuerst zwei Kreismuskeln, welche ringförmig um Öffnungen des Gesichts angebracht sind.

Um den Mund herum zieht der **Ringmuskel des Mundes** (*M. orbicularis oris*). Genau so liegt rund um die Augenhöhle etwa wie der breite Rand einer Hornbrille der

Ringmuskel des Auges (*M. orbicularis oculi*), den wir nach seiner Funktion auch den Schließmuskel der Augen nennen. Bei einer Lähmung des Facialis kann also auf der erkrankten Seite das Auge nicht mehr geschlossen werden, womit die Gefahr einer Eintrocknung des Augapfels verbunden ist.

Den seitlichen Abschluß der Mundhöhle, d. h. die Wange, bildet ein Muskel, welcher zwischen Ober- und Unterkiefer liegt und an den Zahnfortsätzen beider Kiefer ansetzt. Dieser Muskel verengt beim Essen die Mundhöhle, so daß bei seiner Nichtfunktion bei einer Facialislähmung die Speisen sich zwischen ihn und der Zahnreihe an-

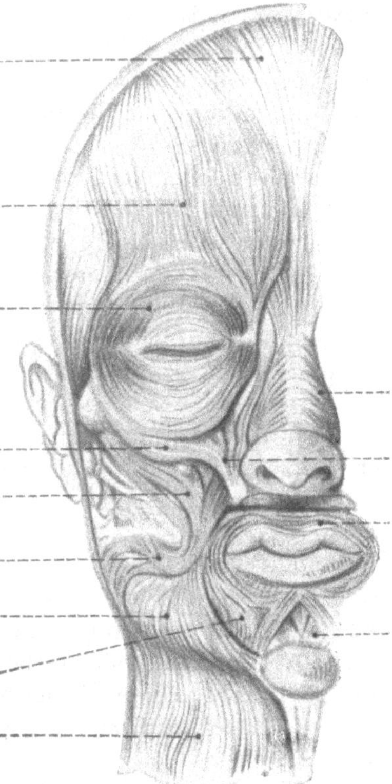

Abb. 83. Gesichtsmuskulatur

sammeln. Versucht ein solcher Kranker zu pfeifen, so wird die kranke Wange aufgebläht, was wir beim Gesunden vor allen Dingen beim Trompeteblasen kennen, daher sein Name: der **Trompetermuskel** (*M. buccinator*).

Vom Stirnfortsatz des Oberkiefers und dem Jochbein zieht ein **viereckiger Muskel** (*M. quadratus labii superioris*) zur Oberlippe, welcher die Oberlippe hebt. Ein kleiner Teil des viereckigen Muskels kommt vom Jochbein und wird als **kleiner Jochbeinmuskel** bezeichnet. Die Gesichtsform beim Weinen wird besonders durch diesen kleinen Jochbeinmuskel bedingt.

Noch ein größerer Muskel zieht vom Jochbein zum Mundwinkel: der **große Jochbeinmuskel** (*M. zygomaticus major*). Er hebt die Mundwinkel wie beim Lachen.

Genau wie in die Oberlippe strahlt vom unteren Rand des Kinnes aus ein viereckiger Muskel in die Unterlippe. Dieser viereckige Kinnmuskel heißt auch der **Niederzieher der Unterlippe** (*M. quadratus labii inferioris*). Bei seiner Betätigung gibt er dem Gesicht den Ausdruck der Ironie.

Direkt zum Mundwinkel zieht ein dreieckiger Muskel vom Kinn aus; der **Niederzieher des Mundwinkels** (*M. triangularis*). Er bewirkt den Ausdruck des Mürrischen, der Verachtung, da er den Mundwinkel nach unten herabzieht.

Zwischen den beiden viereckigen Unterkiefermuskeln liegt noch ein kleiner **Kinnmuskel** (*M. mentalis*). Er zieht die Kinnhaut nach oben, so daß die Oberlippe nach vorwärts gezogen wird. Ein Gesichtsausdruck entsteht dadurch, den wir besonders bei Kindern „Schippe" oder „Schnute" nennen.

Jene Muskeln, welche das Ohr bewegen, spielen beim Menschen keine Rolle mehr. Wir haben hier einen **vorderen,** einen **oberen** und einen **hinteren Ohrmuskel.**

Beim Tier haben diese Muskeln eine größere Bedeutung. Das Tier führt durch diese Muskeln die Ohrmuschel in die Richtung des aufzunehmenden Schalles.

An einen Muskel sei hier noch erinnert, welchen wir schon bei der Betrachtung des Halses erwähnt haben und welcher auch zu den Gesichtsmuskeln gehört. Seine Fasern strahlen auch in den viereckigen Unterkiefermuskel ein, das ist der **Halshautmuskel,** das *Platysma*. Auch er wird deshalb von dem Nerven versorgt, welcher alle mimischen Gesichtsmuskeln versorgt, dem *Facialis*.

Kaumuskeln

Eine ganz andere Stellung nehmen schließlich noch die **Kaumuskeln** ein, welche den Unterkiefer gegen den Oberkiefer pressen. Sie sind anderer Abstammung als die Gesichtsmuskulatur und bilden auch bei niederen Wirbeltieren einen einheitlichen Muskel.

Wir haben hier zuerst einmal einen Muskel, der von der Schläfengrube unterhalb des Jochbeinbogens zum Kronen- oder Muskelfortsatz des Unterkiefers zieht. Wir können auch bei der Schläfe seine Kontraktionen beim Kauen erkennen: den **Schläfenmuskel** (*M. temporalis*).

Nicht so hoch, erst am Jochbeinbogen, setzt der zweite Kaumuskel, der *Masseter* oder **Kaumuskel** an, welcher dafür tiefer bis zur äußeren Fläche des Unterkieferastes zieht.

Wenn wir uns eine Fortsetzung dieses Muskels nach innen, gleichsam eine Schlinge um den Unterkieferast bildend, verlängert vorstellen, so können wir den Verlauf des **inneren (medialen) Gaumenflügelmuskels** (*M. pterygoideus medialis*) gut verstehen, welcher sich oben an den Gaumenflügelfortsätzen anheftet. Seine Fasern verlaufen also vom Gaumenflügelfortsatz nach unten.

Horizontal vom Gaumenflügelfortsatz des Keilbeins verlaufen die Fasern des **äußeren** (seitlichen) **Gaumenflügelmuskels,** der sich direkt am Gelenkfortsatz des Unterkiefers anheftet.

Durch den horizontalen Verlauf der Fasern verstehen wir auch, daß dieser Muskel besonders die seitlichen Verschiebungen des Unterkiefers bewirkt, wie sie bei den Mahlbewegungen (Fletschern) ausgeführt werden.

Versorgt wird die ganze Kaumuskulatur von einem Nerven, den wir sonst nur als sensiblen Nerv kennen, vom **Trigeminus.**

Während wir also kräftige Muskeln haben, welche die Adduktion des Unterkiefers den Kieferschluß, bedingen, ist zum Öffnen des Mundes keine starke Muskulatur er-

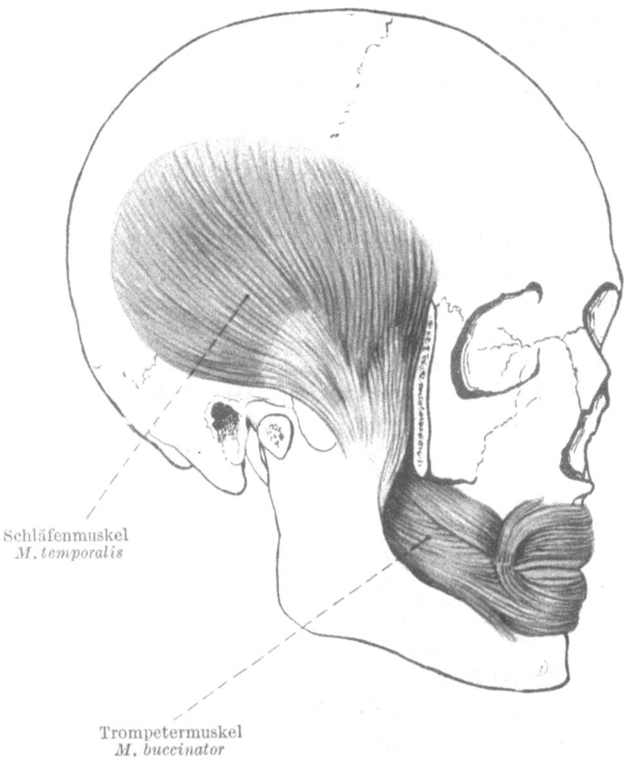

Abb. 84. Schläfen- und Trompetermuskel (M. temporalis, M. buccinator)

forderlich: durch seine Schwere fällt der Unterkiefer herunter, sobald der Tonus der Kaumuskulatur nachläßt. Ein Bild, welches wir bei jedem Menschen der in sitzender Stellung eingeschlafen ist, beobachten können.

Auch bei der Narkose fällt der Unterkiefer infolge Erschlaffung der Kaumuskulatur herunter, so daß wir ihn festhalten und nach vorn schieben müssen, damit die Zunge nicht vorfällt und die Atmung behindert.

Auch beim Toten fällt der Unterkiefer herab, und wir binden ihn deshalb fest, um eine Entstellung des Gesichtes zu verhindern. Umgekehrt tritt die Totenstarre gerade zuerst bei der Kaumuskulatur auf und erlischt auch hier wieder am schnellsten.

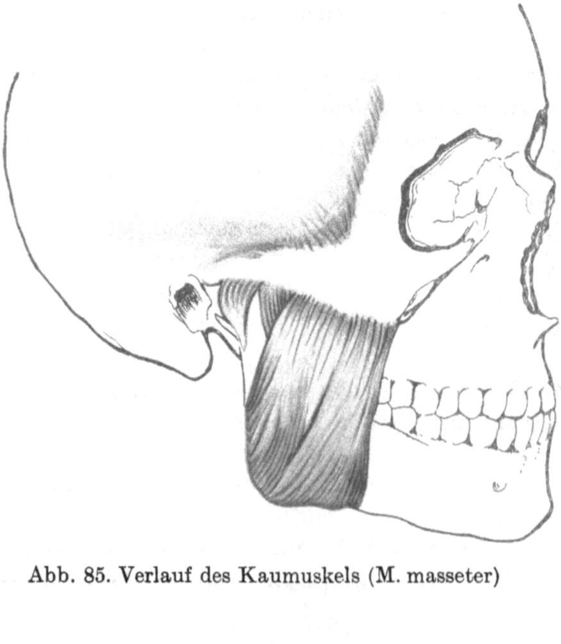

Abb. 85. Verlauf des Kaumuskels (M. masseter)

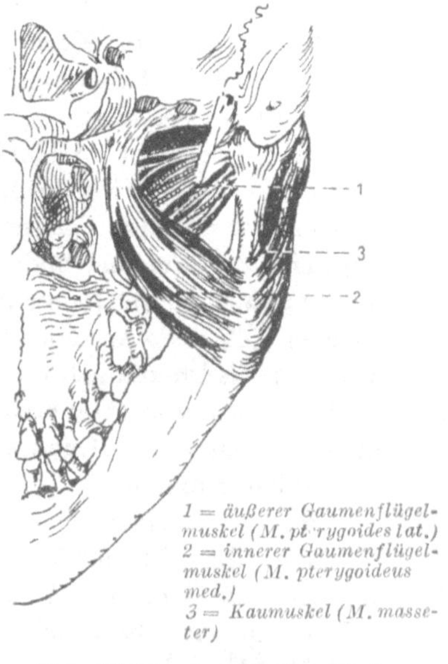

Abb. 86. Gaumenflügelmuskeln. Kaumuskeln von innen (nach BENNINGHOFF)

Muskeln von Hüfte und Oberschenkel

	Ursprung	Ansatz	Funktion	Innervation
I. Vordere Gruppe:				
1. Hüftlendenmuskel *M. iliopsoas*	12. Brust- bis 4. Lendenwirbel (Körper- u. Querfortsätze), vordere Darmbeinfläche	Kleiner Rollhügel	Beugung der Hüfte	Schenkelnerv N. femoralis
2. Vierköpfiger Oberschenkelmuskel *M. quadriceps femoris* a) langer Kopf	Unterer vorderer Darmbeinstachel u. oberer Pfannenrand	Schienbeinrauhigkeit Tuberositas tibiae	Hilft Oberschenkel beugen, streckt Unterschenkel	Schenkelnerv N. femoralis
b) die drei anderen Köpfe	Oberschenkel: rauhe Linie u. Vorderfläche			
3. Schneidermuskel *M. sartorius*	Vorderer oberer Darmbeinstachel	Innerer Schienbeinknorren. Gänsefüßchen Pes anserinus	Innenrotation d. Unterschenkels; Beugung v. Ober- und Untersch.	
II. Mediale Gruppe:				
Anzieher-Adduktoren-Gruppe	Symphyse. Scham- und Sitzbein	Mitte d. Oberschenkels bis Condylus medialis	Adduktion des Oberschenkels	Hüftlochnerv N. obturatorius
4. Schlanker Schenkelmuskel *M. gracilis*	Unterer Schambeinast	Innenfläche des Schienbeins (Gänsefüßchen)	Adduktion bei gestrecktem Knie; Knie beugen, einwärtsrollen d. Unterschenkels	
III. Hintere Gruppe:				
5. Halbsehnenmuskel *M. semitendinosus*	Sitzbeinknorren	Innenfläche des Schienbeins (Gänsefüßchen)	Beugung des Unterschenkels	Hüftnerv N. ischiadicus (N. tibialis)
6. Halbhäutiger Muskel *M. semimembranosus*	Sitzbeinknorren	Schienbeinknorren, strahlt in Kniegelenkkapsel ein	Helfen Hüfte strecken, da zweigelenkig	
7. Zweiköpfiger Oberschenkelmuskel *M. biceps femoris*				
a) langer Kopf	Sitzbeinhöcker	Wadenbeinköpfchen	a) wie 5 und 6	N. tibialis
b) kurzer Kopf	Rauhe Linie d. Oberschenkels		b) beugt Unterschenkel	N. peroneus

Gesäßmuskeln

	Ursprung	Ansatz	Funktion	Innervation
I. Schicht:				
8. Großer Gesäßmuskel *M. glutaeus maximus*	Äußerer Rand d. Kreuzbeines und hintere Fläche der Darmbeinschaufel	Breite Oberschenkelbinde; Fascia lata; Rauhigkeit am Oberschenkel	Streckung des Oberschenkels	Unterer Gesäßnerv N. glutaeus inferior
II. Schicht:				
9. Mittlerer Gesäßmuskel *M. glutaeus medius*	Außenfläche der Darmbeinschaufel	Großer Rollhügel Trochanter major (9., 10.)	Abduktion u. Innenrotation d. Oberschenkels (9., 10.)	Oberer Gesäßnerv N. glutaeus superior (9., 10.)
10. Kleiner Gesäßmuskel *M. glutaeus minimus*	Außenfläche der Darmbeinschaufel			
III. Schicht:				
11. Birnförmiger Muskel *M. piriformis*	Vordere, seitliche, konkave Fläche des Kreuzbeines	Großer Rollhügel Trochanter major	Außenrotation des Oberschenkels (11.–13.)	Hüftnerv N. ischiadicus (11.–13.)
12. Zwillingsmuskeln *Mm. gemelli*	a) oberer: Sitzbeinstachel b) unterer: Sitzbeinhöcker	Großer Rollhügel; Fossa trochanterica (12., 13.)		
13. Innerer Verschlußmuskel *M. obturator internus*	Innenfläche des Hüftbeins u. der Membran d. verstopften Loches (membrana obturans)			
11—13 genannt: dreiköpfiger Rollmuskel, Rotator triceps				
IV. Schicht:				
14. Viereckiger Schenkelmuskel *M. quadratus*	Sitzbeinhöcker	Crista intertrochanterica	Außenrotation des Oberschenkels	Hüftnerv N. ischiadicus
15. Äußerer Verschlußmuskel *M. obturator externus*	Außenfläche der Membrana obturans und angrenzender Knochenrand	Fossa trochanterica	Außenrotation u. Adduktion des Oberschenkels	Hüftlochnerv N. obturatorius

Muskeln des Unterschenkels

	Ursprung	Ansatz	Funktion	Innervation
I. Vordere Gruppe : Extensoren :				
16. Vorderer Schienbeinmuskel *M. tibialis anterior*	Lateraler Schienbeinknorren und Seitenfläche d. Schienbeins	Keilbein I und Basis d. I. Mittelfußknochens	Dorsalflexion u. Supination des Fußes	Tiefer Wadenbeinnerv N. peroneus profundus (16–18)
17. Langer Zehenstrecker *M. extensor digitorum longus*	Lateraler Schienbeinknorren Vorderkante der Fibula Zwischenknochenmembran	Dorsalaponeurose der 2.—5. Zehe	Streckung der Zehen	
18. Langer Großzehenstrecker *M. extensor hallucis longus*	Mittelstück der Fibula Zwischenmembran	Endglied der Großzehe	Streckung der Großzehe	
II. Seitliche Gruppe : Peroneusgruppe Wadenbeinmuskeln				
19. Langer Wadenbeinmuskel *M. peroneus longus*	Oberes Ende der Tibia, Fibulaköpfchen u. Außenfläche der Fibula (oberes Dreiviertel)	I. Mittelfußknochen u. I. Keilbein	Dorsalflexion u. Pronation des Fußes	Oberflächlicher Wadenbeinnerv N. peroneus superficialis (19–20)
20. Kurzer Wadenbeinmuskel *M. peroneus brevis*	Äußere und untere Fläche des Wadenbeines	Höcker an der Basis des V. Mittelfußknochens	Dorsalflexion und Pronation des Fußes	
III. Hintere Gruppe : Flexoren				
21. Zwillingsmuskel *M. gastrocnemius*	Epicondylus lateralis und medialis des Oberschenkels	Achillessehne am Fersenbeinhöcker (21–23)	Plantarflexion d. Fußes Im Stand: Fersenheben (21–23)	Schienbeinnerv N. tibialis (21–23)
22. Schollenmuskel *M. soleus*	Fibulaköpfchen und medialer Rand der Tibia (linea poplitea)			
23. Sohlenspanner *M. plantaris*	Oberhalb des äußeren Oberschenkelknorrens, oberhalb des Zwillingsmuskels			
21—23 auch zusammengefaßt als großer Wadenmuskel: M. triceps surae				

	Ursprung	Ansatz	Funktion	Innervation
III b. Tiefe Schicht:				
24. Langer Großzehenbeuger *M. flexor hallucis longus*	Untere, hintere Fläche der Fibula	Endglied der Großzehe	Beugung des Endgliedes der Großzehe	Schienbeinnerv N. tibialis
25. Langer Zehenbeuger *M. flexor digitorum longus*	Hinterfläche der Tibia und Zwischenknochenmembran	Endglied der II.—V. Zehe	Beugung des Endgliedes der II.—V. Zehe	Schienbeinnerv N. tibialis
26. Hinterer Schienbeinmuskel *M. tibialis posterior*	Hinterfläche des Schien- und Wadenbeins	Kahn- und Keilbein I—II	Supination, Adduktion und Plantarflexion	Schienbeinnerv N. tibialis
27. Kniekehlenmuskel *M. popliteus*	Äußerer Oberschenkelknorren	Schienbein	Bei gebeugtem Knie Einwärtsrotation des Unterschenkels	Schienbeinnerv N. tibialis

Muskeln des Fußes

	Ursprung	Ansatz	Funktion	Innervation
Mittelfuß:				
28. Kurzer Zehenstrecker *M. extensor digitorum brevis*	Oberfläche des Calcaneus	Dorsalaponeurose der II.—V. Zehe	Streckung der Zehen	Tiefer Wadenbeinnerv N. peroneus profundus
29. Kurzer Großzehenstrecker *M. extensor hallucis brevis*	Oberfläche des Calcaneus	Endglied der Großzehe	Streckung der Großzehe	Tiefer Wadenbeinnerv N. peroneus profundus
30. Kurzer Zehenbeuger *M. flexor digitorum brevis*	Unterfläche des Calcaneus	Basis der Mittelglieder der II.—V. Zehe	Beugung des Mittelgliedes der II.—V. Zehe	Inn. Sohlennerv N. plantaris medialis
31. Viereckiger Sohlenmuskel *M. quadratus plantae*	Unterfläche des Calcaneus	An Sehnen des langen Zehenbeugers	Gleichsam II. Kopf des langen Zehenbeugers	Äuß. Sohlennerv N. plantaris lateralis
32. Spulmuskeln *Mm. lumbricales*	Sehnen des langen Zehenbeugers	Dorsalaponeurose und Grundglied	Beugung des Grundgliedes der II.—V. Zehe	II. u. III innerer IV u. V äußerer Sohlennerv
33. Zwischenknochenmuskeln *Mm. interossei* a) plantares (innere) b) dorsales (äußere)	Zwischenknochenraum a) Schienbeinseite des III., IV. u. V. Mittelfußknochens b) Mit 2 Köpfen von den einander zugekehrten Rändern der Mittelfußknochen	a) Grundgelenke der III.—V. Zehe b) Basis des Grundgliedes d. II.—IV. Zehe	a) Schließen der Zehen b) Spreizen der Zehen; Beugung der Grundglieder	Äußerer Sohlennerv

	Ursprung	Ansatz	Funktion	Innervation
Muskeln des Großzehenballens:				
34. Abzieher der Großzehe *M. abductor hallucis*	Innere Fläche des Fersenbeinhöckers	Mediales Sesambein	Abziehen der Großzehe	Innerer Sohlennerv
35. Kurzer Großzehenbeuger *M. flexor hallucis brevis*	Erstes Keilbein	a) Mediales und b) laterales Sesambein	Beugung des I. Gliedes der Großzehe	a) Innerer b) Äußerer Sohlennerv
36. Anzieher der Großzehe *M. adductor hallucis*	a) langer, schräger Kopf: Würfelbein und Basis des II. und III. Mittelfußknochens b) kurzer, querer Kopf: Köpfchen des IV. u. V. Mittelfußknochens	Laterales Sesambein	Anziehen der Großzehe = Querverspannung	Äußerer Sohlennerv
Muskeln des Kleinzehenballens:				
37. Abzieher der Kleinzehe *M. abductor digiti V.*	Äußere Fläche des Fersenbeinhöckers	Basis des Grundgliedes der V. Zehe	Abziehen der Kleinzehe	Äußerer Sohlennerv
38. Kurzer Kleinzehenbeuger *M. flexor brevis digiti V.*	Basis des V. Mittelfußknochens	Basis des Grundgliedes der V. Zehe	Beugung des Grundgliedes der V. Zehe	Äußerer Sohlennerv
	Muskeln des Schulterblattes			
39. Rautenmuskeln *Mm. rhomboides* a) minor (kleiner) b) major (großer)	Dornfortsätze der 2 unteren Hals- und 4 oberen Brustwirbel	Medialer Rand des Schulterblattes	Schulterblatt wird rückwärts und aufwärts gezogen	Rückenschulterblattnerv N. dorsalis scapulae
40. Schulterblattheber *M. levator scapulae*	4 obere Halswirbel (hintere Zacken der Querfortsätze)	Oberer Schulterblattwinkel	Hochziehen des Schulterblattes	
41. Vorderer Sägemuskel *M. serratus anterior*	9 obere Rippen	Medialer Rand des Schulterblattes	Dreht unteren Schulterblattwinkel n. außen, ermöglicht Heben des Armes üb. Horizontale	Langer Brustkastennerv N. thoracalis longus
42. Kapuzenmuskel *M. trapezius*	Äußerer Hinterhauptshöcker, Dornfortsätze aller Hals- u. Brustwirbel	Seitlicher Teil d. Schlüsselbeines; Schulterhöhe u. Schulterblattgräte	Zieht Schulterblatt rückwärts und je nach Faserrichtung auch nach oben und unten	Bei-Nerv N. accessorius

Muskeln vom Schulterblatt zum Oberarm

	Ursprung	Ansatz	Funktion	Innervation
I. Außenrotatoren zum großen Höcker				
43. Obergrätenmuskel *M. supraspinatus*	Obergrätengrube	Großer Höcker (oberes Feld)	Heben und Außenrotation des Armes	Oberschulterblattnerv N. suprascapularis (für 43 und 44)
44. Untergrätenmuskel *M. infraspinatus*	Untergrätengrube	Großer Höcker (mittleres Feld)	Außenrotation des Armes	
45. Kleiner Rundmuskel *M. teres minor*	Lateraler Schulterblattrand	Großer Höcker (unteres Feld)	Außenrotation des Armes	Achselnerv N. axillaris
II. Innenrotatoren zum kleinen Höcker				
46. Großer Rundmuskel *M. teres major*	Unterer Schulterblattwinkel	Kleiner Höcker (für 46, 47 und 48)	Innenrotation; Adduktion nach hinten (Gelehrtenmuskel)	Unterschulterblattnerv N. subscapularis (für 46 und 47)
47. Unterschulterblattmuskel *M. subscapularis*	Unterschulterblattgrube		Innenrotation	
48. Breiter Rückenmuskel *M. latissimus dorsi*	Dornfortsätze der 7 unteren Brust-, aller Lenden- und Kreuzbeinwirbel; hinterer Teil des Darmbeinkammes; 4 untere Rippen		Innenrotation; Senkung des Armes nach hinten M. aniscalptor	Unterschulterblattnerv N. subscapularis
49. Großer Brustmuskel *M. pectoralis major*	1) Brustbein, Knorpel der 2. bis 7. Rippe 2) Schlüsselbein; innere zwei Drittel	Großer Höcker	Adduktion u. Senkung des Oberarmes nach vorn (Mähbewegung)	Vorderer Brustkastennerv N. thoracalis anterior (für 49 und 50)
50. Kleiner Brustmuskel *M. pectoralis minor*	2.—5. Rippe	Rabenschnabelfortsatz	Zieht Schulterblatt nach vorn	
III. Muskeln, welche den Oberarm heben:				
51. Deltamuskel *M. deltoideus*	Schlüsselbein (laterales Drittel); Schulterhöhe und Schulterblattgräte	Mitte des Oberarmknochens (Rauhigkeit) (für 51 und 52)	Hebung des Armes bis zur Horizontalen	Achselnerv N. axillaris
52. Hakenarmmuskel *M. coracobrachialis*	Rabenschnabelfortsatz		Adduktion des gehobenen Armes	Hautmuskelnerv, N. musculocutaneus

Muskeln, welche am Unterarm ansetzen

	Ursprung	Ansatz	Funktion	Innervation
53. Zweiköpfiger Armmuskel *M. biceps brachii*	Langer Kopf: oberer Rand der Pfanne des Schultergelenkes Kurzer Kopf: Rabenschnabelfortsatz	Unterhalb des Radiusköpfchens	Beugung und Supination des Unterarmes	Hautmuskelnerv N. musculocutaneus (53, 54)
54. Innerer Oberarmmuskel, Armbeuger *M. brachialis*	Vorderfläche des Oberarmes (untere Hälfte)	Kleiner Ellenhaken	Beugung des Unterarmes	
55. Dreiköpfiger Armmuskel *M. triceps brachii*	Langer Kopf: unterer Pfannenrand Die übrigen von Rückseite des Oberarmknochens	Großer Ellenhaken	Streckung des Unterarmes	Speichennerv N. radialis (55, 56)
56. Kleiner Ellenbogenmuskel *M. anconeus*	Condylus lateralis	Seitliche Fläche des großen Ellenhakens	Hilft Unterarm strecken. Fortsetzung von Nr. 55	
Muskeln des Unterarmes				
I. Beuger und Innenroller (Pronatoren):	Epicondylus medialis			
a) Oberflächliche Schicht:				
57. Radialer Handbeuger *M. flexor carpi radialis*	Epicondylus medialis	Basis des II. Mittelhandknochens	Beugung und Radialflexion der Hand	Mittelarmnerv N. medianus
58. Ulnarer Handbeuger *M. flexor carpi ulnaris*	Epicondylus medialis; großer Ellenhaken; hintere Kante der Elle (oberes Drittel)	Erbsenbein	Beugung und Ulnarflexion der Hand	Ellenbogennerv N. ulnaris
59. Langer Hohlhandmuskel *M. palmaris longus*	Epicondylus medialis	Palmaraponeurose	Hilft bei Beugung	N. medianus
60. Oberflächlicher Fingerbeuger *M. flexor digitorum superficialis*	Epicondylus medialis; Rabenschnabelfortsatz der Elle; Vorderfläche des Radius	Basis des Mittelgliedes vom 2.—5. Finger	Beugt Mittelglied der Finger	N. medianus
b) Tiefe Schicht:				
61. Tiefer Fingerbeuger *M. flexor digitorum profundus*	Vorderfläche der Ulna	Basis des Endgliedes vom 2.—5. Finger	Beugt Endglied der Finger	II u. III = N. medianus; IV u. V = N. ulnaris

	Ursprung	Ansatz	Funktion	Innervation
62. Langer Daumenbeuger *M. flexor pollicis longus*	Vorderfläche des Radius	Endglied des Daumens	Beugt Daumenendglied	
c) Innenroller:				
63. Runder Innenroller *M. pronator teres*	Epikondylus medialis	Mitte des Radius	Pronation	N. medianus
64. Viereckiger Innenroller *M. pronator quadratus*	Vorderfläche der Ulna (am distalen Ende)	Vorderfläche des Radius (am distalen Ende)	Pronation	
II. Strecker und Außenroller (Supinatoren):	Epikondylus lateralis			
a) oberflächliche Schicht:				
65. Langer radialer Handstrecker *M. extensor carpi radialis longus*	Laterale Kante des Oberarmes	Basis des II. Mittelhandknochens	Streckung der Hand	
66. Kurzer radialer Handstrecker *M. extensor carpi radialis brevis*	Epikondylus lateralis	Basis des III. Mittelhandknochens	Streckung der Hand	Speichennerv N. radialis
67. Ulnarer Handstrecker *M. extensor carpi ulnaris*	Epikondylus lateralis	Basis des V. Mittelhandknochens	Streckung und ulnare Abduktion der Hand	
68. Gemeinschaftlicher Fingerstrecker *M. extensor digitorum communis*	Epikondylus radialis	Dorsalaponeurose des II.—V. Fingers	Streckung der Finger	
b) tiefe Schicht:				
69. Langer Daumenstrecker *M. extensor pollicis longus*	Ulna und Zwischenmembran	Endglied des Daumens	Streckung des Daumenendgliedes	
70. Kurzer Daumenstrecker *M. extensor pollicis brevis*	Radius u. Zwischenmembran	Grundglied d. Daumens	Streckung des Grundgliedes	Speichennerv N. radialis
71. Langer Daumenabzieher *M. abductor pollicis longus*	Ulna u. Radius u. Zwischenmembran	Basis des I. Mittelhandknochens	Abduktion des Daumens	
72. Zeigefingerstrecker *M. extensor indicis propius*	Hinterfläche der Ulna	Dorsalaponeurose des Zeigefingers	Streckung des Zeigefingers	

	Ursprung	Ansatz	Funktion	Innervation
c) Außenroller (Supinatoren) (Biceps der stärkste Supinator)				
73. Oberarmspeichenmuskel (langer Außenroller) *M. brachioradialis (Supinator longus)*	Seitliche Kante des Oberarmes oberhalb des Condylus lateralis	Griffelfortsatz des Radius	Supination u. Beugung des Ellenbogens	N. radialis
74. Außenroller (reiner Supinator) *M. supinator*	Proximaler Teil der Ulna	Radius unterhalb der Rauhigkeit	Supination	N. radialis
		Muskeln der Hand		
I. Mittelhand:				
75. Spulmuskeln *Mm. lumbricales*	An den Sehnen des tiefen Fingerbeugers	Grundglied des II.—V. Fingers; Strahlen in Dorsalaponeurose dieser Finger ein	Beugung des Grundgelenkes, Streckung von Mittel- und Endglied	II u. III N. medianus IV u. V N. ulnaris
76. Zwischenknochenmuskeln *Mm. interossei* a) volares b) dorsales	a) Mittelhandknoch.: II Ulnaseite, IV u. V Radiusseite b) Mittelhandknochen (gegenüberliegende Seitenflächen)	Basis der Fingergrundglieder und Dorsalaponeurose	a) Schließen der Finger b) Spreizen der Finger	N. ulnaris
II. Muskeln des Daumenballens:				
77. Kurzer Abzieher des Daumens *M. abductor pollicis brevis*	Hohlhandband Kahnbein u. gr. Vieleckbein	Radiales Sesambein	Abziehen des Daumens	N. medianus
78. Kurzer Beuger des Daumens *M. flexor pollicis brevis*	Hohlhandband Gr. u. kl. Vieleckbein; Kopfbein	Radiales Sesambein	Beugt das Grundglied	N. medianus
79. Gegenübersteller des Daumens *M. opponens pollicis*	Hohlhandband Gr. Vieleckbein	Radiale Seite des I. Mittelhandknochens	Gegenüberstellung des Daumens	N. medianus
80. Anzieher des Daumens *M. adductor pollicis*	III. Mittelhandknochen	Ulnares Sesambein	Anziehen des Daumens	N. ulnaris

	Ursprung	Ansatz	Funktion	Innervation
III. Muskeln des Kleinfingerballens:				
81. Abzieher des Kleinfingers *M. abductor digiti V.*	Erbensbein	Basis der Grundphalange des V. Fingers	Abziehen des V. Fingers	
82. Kurzer Beuger des Kleinfingers *M. flexor digiti V.*	Hakenbein	Basis der Grundphalange des V. Fingers	Beugung des Grundgliedes des V. Fingers	N. ulnaris
83. Gegenübersteller des Kleinfingers *M. opponens digiti V.*	Hakenbein	Ulnarer Rand des V. Mittelhandknochens	Gegenübersteller des V. Fingers	

Brustmuskulatur

	Ursprung	Ansatz	Funktion	Innervation
I. Oberflächliche Muskeln, welche zu den Gliedmaßen ziehen:				
a) Großer Brustmuskel vgl. Nr. 49				
b) Kleiner Brustmuskel vgl. Nr. 50				
c) Vorderer Sägemuskel vgl. Nr. 41				
II. Tiefe Brustmuskeln:				
84. Rippenheber *Mm. levatores costarum* *Mm. transversocostales*	Querfortsatz des 7. Halswirbels und der Brustwirbel	Zum oberen Rand der nächst unteren Rippe (auswärts v. Höcker)	Drehen der Wirbelsäule (Rückbeugen, Seitenneigung und Rotation)	
85. Äußere Zwischenrippenmuskeln *Mm. intercostales externi*	Zwischen d. Rippen schräg v. hinten ob. n. vorn unten — wie Faserrichtung d. M. obliquus externus — verlaufd., beginnend a. Rippenhöck. u. endend a. Beg. d. Knorpels		Rippenhebung, Einatmung	Intercostalnerven
86. Innere Zwischenrippenmuskeln *Mm. intercostales interni*	Faserrichtung entgegengesetzt wie Nr. 85 — wie beim Obliquus internus — enden hinten am Rippenwinkel, reichen nach vorn bis zum Brustbein		Ausatmer	

Halsmuskulatur

	Ursprung	Ansatz	Funktion	Innervation
I. Oberflächliche Halsmuskulatur:				
87. Halshautmuskel *Platysma*	Unterkieferrand	Brusthaut bis zur Höhe der II. Rippe		N. facialis
88. Kopfnicker, Kopfwender *M. sternocleidomastoideus*	Handgriff des Brustbeines und angrenzende Partie des Schlüsselbeins	Warzenfortsatz u. obere halbbogenförmige Linie	Hebt den Kopf. Einseitig: seitliche Neigung	Bei-Nerv
89. Untere Zungenbeinmuskulatur	Ziehen vom Zungenbein zum Kehlkopf, teilweise auch zum Schlüsselbein			Halsgeflecht
II. Tiefe Halsmuskulatur:				
90. Vorderer Rippenhalter *M. scalenus anterior*	Vordere Spitzen der Querfortsätze des 3.—6. Halswirbels	Oberer Rand d. I. Rippe	Hebung der Rippen	Halsgeflecht
91. Mittlerer Rippenhalter *M. scalenus medius*	Hinterer Höcker der Querfortsätze aller Halswirbel	Oberer Rand d. I. Rippe		
92. Hinterer Rippenhalter *M. scalenus posterior*	Hinterer Höcker der Querfortsätze des 5.—7. Halswirbels	Hinterer Teil der II. Rippe		
93. Langer Hals- und Kopfmuskel *M. longus colli et capitis*	Eingebettet in die Rinne zwischen Wirbelkörper und Querfortsätzen (v. 3. Brustwirbel bis Hinterhauptsbein)			

Bauchmuskeln

	Ursprung	Ansatz	Funktion	Innervation
94. Gerader Bauchmuskel *M. rectus abdominis*	Außenfläche der Knorpel der 5.—7. Rippe, Schwertfortsatz, Schambeinfuge	Schambein	Herabziehen des Brustkorbes; Bauchpresse	Ventrale Zweige der Rumpfnerven
95. Pyramidenmuskel *M. pyramidalis*		Linea alba		
96. Äußerer schräger Bauchmuskel *M. obliquus abdominis externus*	5.—12. Rippe (Außenfläche)	Beckenkamm, Leistenband, Linea alba	Bauchpresse. Einseitig: Drehung des Rumpfes	
97. Innerer schräger Bauchmuskel *M. obliquus abdominis internus*	Fascia lumbodorsalis, Beckenkamm; Leistenband	9.—12. Rippe, Linea alba		

	Ursprung	Ansatz	Funktion	Innervation
98. Querer Bauchmuskel *M. transversus abdominis*	7.—12. Rippenknorpel Innenfläche; Fascia lumbodorsalis, Darmbeinkamm	Linea alba	Bauchpresse. Einseitig: Drehung des Rumpfes	Ventrale Zweige der Rumpfnerven
99. Viereckiger Lendenmuskel *M. quadratus lumborum*	Darmbeinkamm	12. Rippe, Querfortsätze d. 1.—4. Lendenwirbels	Zieht d. 12. Rippe n. unt.; seitl. Beug. d. Wirbelsäule	Lendengeflecht
100. Zwerchfell *Diaphragma*	1) Lendenwurzel: Lendenwirbelkörper 2) Breite Rippenwurzel: Rippenbogen 3) Kleine Wurzel v. Schwertfortsatz	Sehnige Platte mit 3 Öffnungen: 1) Aortenschlitz: Aorta, Milchbrustgang, Nervengeflecht 2) Speiseröhrenschlitz: Speiseröhre und N. vagus 3) Loch für untere Hohlvene		N. phrenicus
Rückenmuskulatur				
Oberflächliche Rückenmuskeln: Kapuzenmuskel vgl. Nr. 42 Breiter Rückenmuskel vgl. Nr. 48 Großer und kleiner Rautenmuskel vgl. Nr. 39 Schulterblattheber vgl. Nr. 40				
101. Hinterer oberer Sägemuskel *M. serratus posterior superior*	Dornfortsätze der 2 untersten Halswirbel und 2 obersten Brustwirbel	Mit 4 Zacken an 2. bis 5. Rippe (lateral vom Rippenwinkel)	Hebung der oberen Rippen	Zwischenrippennerv
102. Hinterer unterer Sägemuskel *M. serratus posterior inferior*	Dornfortsätze der 2 untersten Brustwirbel und 2 obersten Lendenwirbel	Mit 4 Zacken an den unteren Rand der 4 letzten Rippen	Zieht die unteren Rippen herab	
103. Riemenmuskel *M. splenius*	Dornfortsätze des 3. Halswirbels bis 3. Brustwirbels	Warzenfortsatz und obere halbbogenförmige Linie	Beide: Streckung des Kopfes. Einseitig: seitliche Drehung	Dorsale Zweige der Rumpfnerven (für 103 und 104)
104. Rückenstrecker *M. sacro-spinalis*	Hintere Kreuzbeinfläche, Tuberositas und hinterer Teil des Darmbeinkammes	Teilung in Höhe der letzten Rippe in 105 und 106	Rückwärtsbeugung der Wirbelsäule	

	Ursprung	Ansatz	Funktion	Innervation
105. Langer Rückenmuskel (medialer Teil) *M. longissimus dorsi*	Verstärkungsbündel von Lenden- und Brustwirbeln	a) 8 äußere Zipfel zum Hals der 3. bis 10. Rippe b) 12 innere Zipfel zu Querfortsätzen aller Brustwirbel		Dorsale Zweige der Rumpfnerven (105–108)
106. Lendenrippenmuskel (lateraler Teil) *M. iliocostalis*	Verstärkung von den 7 unteren Rippen	12 Zipfel an den unteren Rand aller Rippen		
104—106 zusammengefaßt als gemeinschaftlich. Rückenstrecker *M. extensor trunci communis*				
107. Dornmuskeln *Mm. spinales*	Dornfortsätze	Dornfortsätze	Helfen bei der Streckung	
108. Halbdornmuskeln *Mm. semispinales*	Querfortsätze des 1. bis 9. Brustwirbels	Dornfortsätze des 6. bis 7. Halswirbels und 4 oberen Brustwirbel	Ziehen den Brustteil schräg rückwärts, Achsendrehung	

Kopfmuskulatur

	Ursprung	Ansatz	Funktion	Innervation
I. Mimische Gesichtsmuskulatur:				
109. Hinterhauptmuskel *M. occipitalis*	Obere Nackenlinie	Sehnenhaube	Glättet die Stirn	N. facialis (109–113)
110. Stirnmuskel *M. frontalis*	Nasenwurzel, oberer Augenrand	Sehnenhaube	Runzelt die Stirn	
111. Ringmuskel des Auges *M. orbicularis oculi*	Kreisförmig um Lidspalte		Schließen der Augenlider	
112. Ringmuskel des Mundes *M. orbicularis oris*	In den Lippen, rings um die Mundspalte		Schließen der Mundspalte	
113. Trompeter-(Backen-)Muskel *M. buccinator*	In hufeisenförmiger Linie von den Zahnfortsätzen des Ober- und Unterkiefers		Verengt die Backenhöhle	

	Ursprung	Ansatz	Funktion	Innervation
114. Viereckmuskel der Oberlippe (Aufheber der Oberlippe) *M. quadratus labii superioris*	a) Jochbein = kleiner Jochbeinmuskel; M. zygomaticus minor b) Unterer Augenhöhlenrand c) Stirnfortsatz d. Oberkiefers	Oberlippe	Heben der Oberlippe (Weinen)	N. facialis
115. Großer Jochbeinmuskel *M. zygomaticus major*	Jochbein	Mundwinkel	Heben des Mundwinkels (Lachen)	N. facialis
116. Viereckmuskel der Unterlippe (Niederzieher der Unterlippe) *M. quadratus labii inferioris*	Unterkiefer	Unterlippe	Herabziehen der Unterlippe (Ironie)	N. facialis
117. Dreieckmuskel (Niederzieher des Mundwinkels) *M. triangularis*	Unterkiefer (unterer Rand)	Mundwinkel	Herabziehen des Mundwinkels (Ausdruck des Mürrischen, der Verachtung)	N. facialis
118. Kinnmuskel *M. mentalis*	Alveolarrand des äußeren Schneidezahnes	Haut des Kinngrübchens	„Schnute, Flunsch"	N. facialis
119. Ohrmuskel, vorderer, oberer und hinterer *M. auricularis temporalis, superior et posterior*				N. facialis
II. Kaumuskulatur:				
120. Schläfenmuskel *M. temporalis*	Schläfengrube	Muskelfortsatz des Unterkiefers	Kieferschluß	N. trigeminus III.
121. Kaumuskel *M. masseter*	Jochbogen	Unterkieferwinkel (äußere Fläche)	Kieferschluß	N. trigeminus III.
122. Innerer Gaumenflügelmuskel *M. pterygoideus medialis*	Grube des Gaumenflügelfortsatzes	Unterkieferwinkel (innere Fläche)	Kieferschluß	N. trigeminus III.
123. Äußerer Gaumenflügelmuskel *M. pterygoideus lateralis*	Äußere Platte des Gaumenflügelfortsatzes	Hals des Gelenkfortsatzes (und Kapsel des Gelenkes)	Beidseitig: Vorschieben des Unterkiefers. Einseitig: Mahlbeweg.	N. trigeminus III.
124. Obere Zungenbeinmuskeln	Zwischen Unterkiefer und Zungenbein		Helfen bei Öffnung des Kiefers	Kopfnerven

Gefäßsystem

Blutkreislauf

Bei den höher organisierten Lebewesen kann die Ernährung und der Austausch von Gewebsflüssigkeit nicht mehr von Zelle zu Zelle erfolgen; hier ist vielmehr ein besonderes Kanalsystem nötig, in welchem die Nährflüssigkeit, das Blut, fließt. Damit es aber zum Strömen der Flüssigkeit kommt, ist ein zentrales Triebwerk — ein Hohlmuskel mit kräftiger Muskulatur — eingeschaltet, der in kleinen, periodischen Zusammenziehungen das Blut in rhythmischen Wellen weiterleitet.

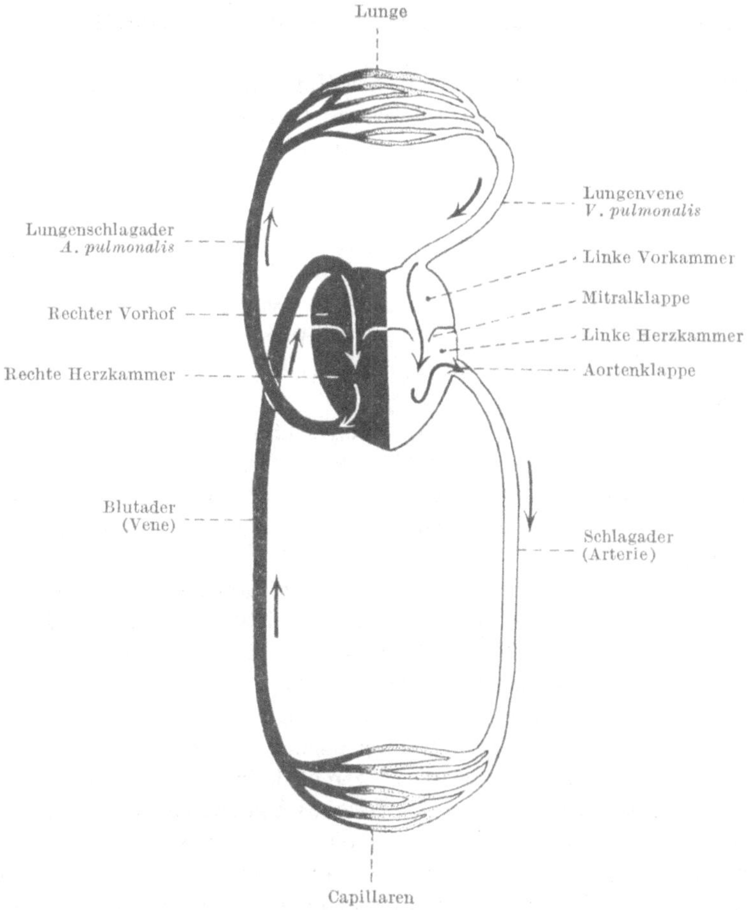

Abb. 87. Blutkreislauf (Schema)

So entsteht ein Kreislauf des Blutes, weil das aus dem Herzen herausgepreßte Blut ja wieder zum Herzen zurückkommen muß. Eine muskelstarke **Kammer** preßt durch seine rhythmischen Kontraktionen das Blut aus dem Herzen heraus. Ein Ventil, eine **Herzklappe**, an der Austrittsstelle verhindert das Zurückströmen des Blutes, welches sonst erfolgen müßte, wenn dieser Hohlmuskel sich nach der Zusammenziehung wieder ausdehnt. Zurück strömt das Blut nun in eine zweite Unterabteilung des Herzens, die dünnere **Vorkammer** oder Vorhof, welche wieder durch ein Ventil, eine Klappe, mit der Herzkammer in Verbindung steht. So entsteht der große, oder **Körperkreislauf,** welchen als zentrale Pumpstation beim Menschen das linke Herz versorgt.

Da aber das Blut zu seiner Erneuerung noch vor der Rückkehr zum linken Herzen in die Lunge getrieben werden muß, bedürfen wir noch eines zweiten Kreislaufes, des **Lungenkreislaufes.**

Und auch dazu wiederum eine zweite Antriebsstelle, ein **zweites Herz** — das rechte, oder **Lungenherz.**

Somit haben wir ein Doppelherz: ein linkes Herz für den Körperkreislauf (Körperherz) und ein rechtes für den Lungenkreislauf (Lungenherz). Diese beiden Herzen liegen räumlich nebeneinander, nur von einer Scheidewand völlig voneinander getrennt und erscheinen äußerlich als ein Organ, ein Herz, nur geteilt in linkes Körper- und rechtes Lungenherz.

Nun zum **Kreislauf,** d. h. zu der Beschreibung, wie das Blut im Körper kreist. Wenn uns auch heute diese Bahn einfach und selbstverständlich erscheint, so ist doch in der Geschichte der Menschheit die Entdeckung erst spät gemacht worden; erst 1628 konnte HARVEY die Bewegung des Blutes in seinen Bahnen feststellen.

Zum besseren Verständnis beginnen wir bei der Beschreibung immer von der **linken Kammer.**

Von hier strömt das Blut in großen Gefäßen nach der Peripherie. **Arterien** nennen wir alle Gefäße, welche das Blut vom Herzen fortführen. In diesen Arterien setzen sich noch die rhythmischen Kontraktionen des Herzmuskels fort. Sie pulsieren, deshalb nennen wir sie auch Schlag- oder **Pulsadern.** Diese Gefäße haben eine starke, elastische Wand.

In ihrem weiteren Verlauf werden diese Arterien immer dünnwandiger und durch Verästelung kleiner; schließlich bestehen sie aus feinsten Gefäßen, welche nur noch eine dünne Wand haben: den **Haargefäßen** oder Kapillaren. In diesen dünnen Gefäßen findet der Gasaustausch zu den Geweben statt.

Das Blut, welches jetzt seinen Sauerstoff an die Gewebe abgegeben hat, kehrt nunmehr in weiteren Gefäßen zum Herzen zurück. Solche Blutgefäße nennen wir **Venen** oder **Blutadern.** Hier herrscht naturgemäß kein positiver Druck mehr in den Gefäßen. Im Gegenteil, in der Nähe des Herzens besteht ein negativer Druck. Hier spritzt auch nicht, wie bei der Verletzung einer Arterie das Blut in rhythmischen Stößen heraus, im Gegenteil, bei einer Verletzung der großen Venen wird noch Luft mit angesaugt. Zur Erleichterung des Rückstromes zum Herzen finden sich Klappen in den Venen.

Andere Hilfskräfte, statt des vom Herzen ausgehenden Druckes müssen hier bei der Rückbeförderung des Blutes mithelfen; durch die Kontraktionen der Muskulatur werden die Blutadern ausgepreßt, und der negative Druck, der bei der Einatmung im Brustkorb herrscht, hilft bei der Ansaugung des Blutes.

Wo kehrt das verbrauchte Blut zum Herzen zurück? Die Kammern dienen zur Auspressung mit ihrer kräftigen Muskulatur. Zurück zum Herzen geht der Strom immer in die schwächeren Vorhöfe. Da es sich um sauerstoffarmes Blut handelt, muß es zur erneuten Sauerstoffaufnahme in die Lunge getrieben werden, muß also in den

Vorhof des Lungenherzens, also des **rechten Herzens** zurückkehren. Von hier aus geht es in die **rechte Kammer,** welche bei ihrer Zusammenziehung das Blut durch die Lungenarterie (Arterie deshalb, weil das Gefäß **vom** Herzen wegführt, obgleich es venöses Blut führt) in die Lungen drückt. In den Lungen findet wieder eine feine Verästelung der Gefäße statt: hier wird der Sauerstoff aufgenommen und die Kohlensäure abgegeben; also hier, bei der äußeren Atmung, in der Lunge, der umgekehrte Vorgang als dort bei der inneren Atmung der Gewebe. Das jetzt mit Sauerstoff wieder beladene Blut fließt nunmehr zu neuer Arbeit in das linke Körperherz durch die Lungenvene in den linken Vorhof ein, von wo es zum erneuten Kreislauf in die linke Herzkammer geht.

Schneller als hier in der Beschreibung geht der Blutkreislauf in Wirklichkeit vonstatten: 20 Sekunden dauert er nur, oder anders ausgedrückt, wie es für alle Säugetiere zutrifft: 27 Herzschläge kommen auf einen Umlauf.

Herz

Nachdem wir das Schema des Blutkreislaufes besprochen haben, gilt nun unsere genaue Betrachtung dem Herzen selbst. Seine Größe entspricht etwa der einer geballten Faust. Es liegt im Brustraum mit seiner Basis dem Zwerchfell auf; die Spitze im 5. linken Zwischenrippenraum, etwas einwärts von der Brustwarzenlinie.

Wie schon eben beschrieben, hat das Herz **vier Hohlräume: zwei Kammern** und **zwei Vorhöfe.** Die Muskulatur der Kammern ist erheblich stärker als die der Vorhöfe; und auch die linke Kammer ist etwa ein Drittel stärker als die rechte Kammer, da ja das Körperherz das Blut viel weiter zu treiben hat als das rechte Herz, von wo es nur in die Lunge geht.

Die Herzwand setzt sich aus **drei Schichten** zusammen: einer zarten **Herzinnenhaut** (Endokard) innen, einer **Muskelschicht** (Myokard) und einer bindegewebigen **Außenhaut** (Epikard).

Zunächst ein paar Worte von der **Muskelschicht:** Wenn der Herzmuskel auch unserem Willen nicht unterworfen ist, so findet sich doch hier keine glatte Muskulatur, sondern eine quergestreifte, die allerdings einige Besonderheiten gegenüber der Skelettmuskulatur aufweist (z. B. Querverbindungen der einzelnen Muskelzellen), so daß man sagen kann, daß die Herzmuskelzelle eine ganz besondere Stellung einnimmt, vielleicht ein Zwischenglied ist zwischen der glatten und der gestreiften Muskulatur.

Die **Herzaußenhaut** schlägt sich an der Einmündungsstelle der Gefäße nach außen um und ist mit dem Brustfell und besonders dem Zwerchfell fest verwachsen. Zwischen beiden befindet sich ein kleiner Spalt (Cavum pericardii), in welchem geringe Flüssigkeit vorhanden ist, so daß sich das Herz bei seinen Kontraktionen in diesem **Herzbeutel** gleitend bewegen kann.

Zum besseren Verständnis diene ein etwas banaler Vergleich: In einen fast luftleeren Luftballon drücke ich meine rechte Faust hinein; dann umgibt diese Faust eng anliegend ein Blatt der Blase — das wäre das der Herzoberfläche anliegende Blatt des Herzbeutels, also die Herzaußenhaut — durch eine Luftschicht getrennt findet sich dann die zweite Schicht des Ballons außen, — das ist gleichsam das äußere Blatt des Herzbeutels (Perikard).

So steckt also das Herz gleichsam in einer völlig abgeschlossenen Blase.

Zum Schluß noch ein paar Worte von der **Herzinnenhaut.** Die vorher beschriebenen Herzklappen sind gewissermaßen Faltungen der Herzinnenhaut. Zwei verschiedene Arten **Herzklappen** müssen wir unterscheiden:

An der Abgangsstelle der großen Arterien — also an der Körper- und der Lungenschlagader finden wir eine **halbmondförmige** oder auch **Taschen-Klappe;** so genannt

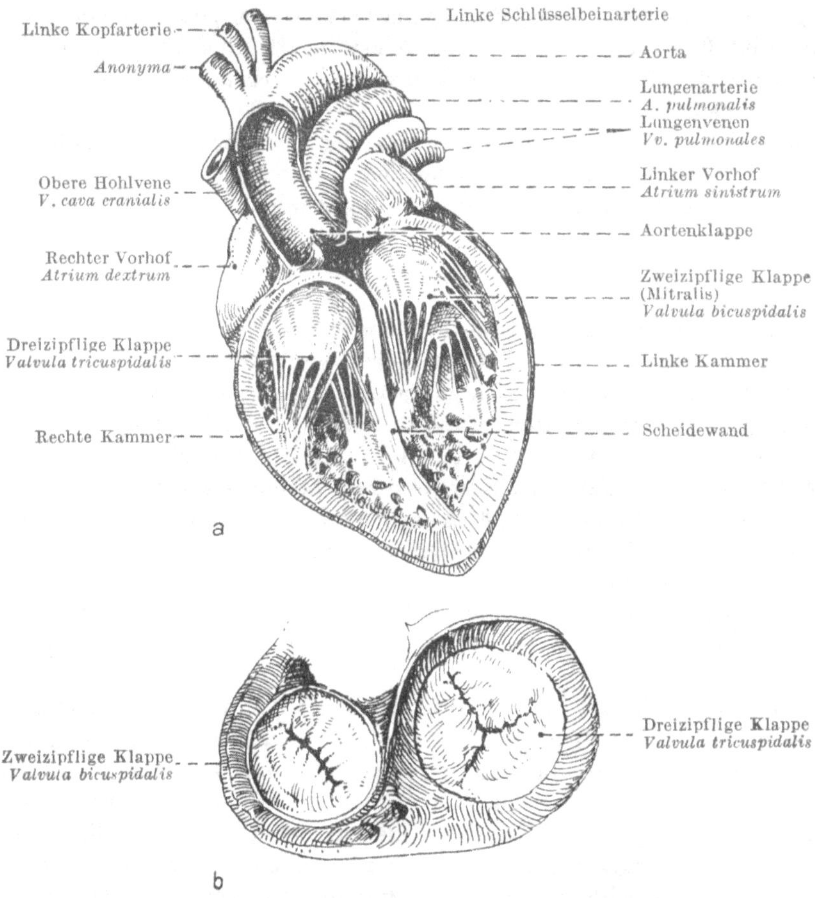

Abb. 88

a) Herz senkrecht geteilt, so daß die Herzkammern und die Wurzeln der großen Körperschlagader geöffnet sind.

b) Die segelförmigen Klappen von oben gesehen

deshalb, weil sich hier drei kleine Taschen oder Säckchen befinden, die beim Rückstrom des Blutes sich eng aneinanderlegen und somit den Durchtritt dem Blute versperren.

Einen ganz anderen Bau weisen jene Klappen auf, welche sich zwischen den Vorhöfen und Kammern befinden. Hier finden sich Zipfel (im rechten Herzen die drei-, im linken Herzen die zweizipflige Klappe), welche wie kleine Segel an Tauen an der

Herzwand befestigt sind. Dort finden sich kegelförmige Vorsprünge (Papillarmuskeln), von denen diese Sehnenfäden ihren Ursprung nehmen. Die klinisch wichtige **zweizipflige Klappe** zwischen linkem Vorhof und linker Kammer heißt auch **Mitralklappe.**

Die **Arbeit des Herzens** besteht aus einer Zusammenziehung = **Systole** und einer Erschlaffung = **Diastole** des Herzens, worauf eine kurze Pause erfolgt.

Die Menge Blut, welche bei jeder Systole, bei jedem Schlag, aus dem Herzen herausgetrieben wird, heißt **Schlagvolumen** und beträgt 70 bis 100 g Blut. Rechnen wir in der Minute 70 Schläge, so würde die in einer Minute ausgetriebene Menge das **Minutenvolumen** sein, welches etwa 7 Liter beträgt.

Man kann auch die Arbeit des Herzens physikalisch genau berechnen; es wären etwa 18 000 Meterkilogramm oder bildlich gesprochen: an einem Tage müßte ein Maurer 10000 Bausteine von einem Kilogramm Gewicht einen Meter hochheben.

Für uns erkennbar äußert sich die **Tätigkeit des Herzens:**

1. in einem fühlbaren, oft auch sichtbaren **Herzspitzenstoß;**
2. können wir die Druckwelle am **Pulse** tasten:
3. kann der Arzt die **Herztöne** feststellen; das sind zwei Geräusche, von denen der erste Ton der Kontraktion des Muskels entspricht, während der zweite durch die Anspannung der Klappen erzeugt wird.
4. Jeder arbeitende Muskel erzeugt, wenn auch geringe, elektrische Ströme. Und so ist es uns in letzter Zeit gelungen, durch eine sinnreich durchdachte Apparatur den Ablauf dieser Ströme zu verstärken und auf einem Film sichtbar zu machen. Aus der Form der Stromkurve lassen sich Rückschlüsse auf Erkrankungen des Herzens ziehen. Wir sprechen bei dieser Aufnahme von einem Elektrokardiogramm (Ekg)

Der Druck, welcher in dem Blutgefäßsystem besteht, wird als **Blutdruck** bezeichnet und ist einmal abhängig von der Kraft der Herztätigkeit und der vorhandenen Blutmenge, schließlich auch von dem Widerstand in den Gefäßen. Dabei unterscheiden wir den systolischen, welcher am Ende der Systole und einen diastolischen Blutdruck, der am Abschluß der Diastole auftritt. Eine krankhafte Erhöhung des Blutdruckes bezeichnen wir als Hypertonie. Sie kann im Gegensatz zur Hypertonie bei der chronischen Nephritis als selbständige Krankheit auftreten infolge Verengerung der kleinsten Gefäße. Wir sprechen dann von primärer Hypertonie. Im I. Stadium ist der Blutdruck nicht dauernd erhöht, wir haben es mit einem schwankenden, labilen Hochdruck zu tun. Im II. Stadium bleibt die Hypertonie fixiert. Dabei wird am linken Herzen der Muskel hypertrophisch, wobei später noch eine Erweiterung der linken Kammer auftritt. Dabei ist die Gefahr eines Schlaganfalles gegeben.

Bei der Besprechung der **nervösen Innervation** des Herzens muß hier zunächst einmal eine Eigenart des Herzmuskels besprochen werden. Der Herzmuskel empfängt nämlich den Anreiz zu den Kontraktionen aus sich selbst heraus, unabhängig von dem übrigen Nervensystem. Weil diese Reize automatisch erfolgen, sprechen wir von einer Automatie des Herzens.

Ein aus dem Körper des Frosches entnommenes Herz schlägt außerhalb des Körpers in seinem Rhythmus weiter.

Diese eigene Nervenversorgung des Herzens wird durch ein spezifisches Muskelsystem, dessen Fasern sich von den übrigen Muskelfasern unterscheiden, gebildet.

An drei Stellen sind diese Fasern besonders angehäuft; wir sprechen deshalb bei diesem Herzleitungssystem von zwei Knoten: Der erste Knoten ist der **Sinusknoten**, von welchem die normalen Herzreize ausgehen. Er befindet sich im rechten Vorhof an der Einmündungsstelle der oberen Hohlvene. Er ist gewissermaßen der *Schrittmacher* des Herzens. Er wurde 1907 von KEITH und FLACK entdeckt. Zwischen rechtem Vorhof und Kammer liegt der zweite Knoten: **Vorhof-Kammer-Knoten** (Aschoff-Tawarasche Knoten). Von ihm aus verlaufen Übergangsbündel (Hissche Bündel) zur Scheidewand des Herzens und gehen von da aus in zwei Hauptstrünke gespalten zur rechten und linken Kammer. Falls die Funktion des Sinusknotens ausfällt, können auch von anderen Stellen des Herzleitungssystems Erregungen ausgehen. Es stellt sich dann der Kammereigenrythmus ein mit einer Kammerfrequenz von 20—35 Schlägen pro Minute. Geht die Erregung vom Vorhof-Kammerknoten aus, so werden 40 Schläge pro Minute gezählt.

Mit dem Zentralnervensystem steht das Herz durch zwei Nerven in Verbindung: dem 10. Gehirnnerven: **N. vagus**, der als *Hemmungsnerv* des Herzens eine Pulsverlangsamung bewirkt und dem **N. accelerans**, dem *Beschleuniger* der Herztätigkeit.

Herzkrankheiten

Nach der Beschreibung der einzelnen Organe und ihrer Funktion wollen wir nun auch immer kurz auf die wichtigsten Krankheiten zurückkommen, wobei besonders solche Krankheiten Berücksichtigung finden werden, die für den Massörberuf von besonderem Interesse sind

Eine Entzündung des **Herzmuskels** (Myocarditis) finden wir bei den verschiedensten Infektionskrankheiten. Besonders bösartig tritt eine solche nach einer Diphtherie auf. Degenerative Veränderungen des Herzmuskels (Myokardosen, Myodegeneratio cordis) treten einmal bei Stoffwechselstörungen — insbesondere des Eiweißstoffwechsels — und der Arteriosklerose sowie auch als Folge des später zu beschreibenden Herzinfarktes auf.

Bei den Erkrankungen des Herzbeutels kann es sich einmal um eine trockene oder um eine feuchte Herzbeutelentzündung (Pericarditis exsudativa) mit Wasserausscheidung zwischen den Blättern des Herzbeutels handeln. Als Folgeerscheinungen können wir dann Verklebungen und Verwachsungen der beiden Blätter des Perikards oder auch solche zu den Nachbarorganen, wie dem Mediastinum, finden. Hierbei können wir auch systolische Einziehungen an der Herzspitze sehen, der Herzspitzenstoß schlägt gleichsam nach innen. Diese Pericarditis adhaesiva kann so weit gehen, daß das ganze Herz durch zum Teil kalkhaltige Auflagerungen fest ummauert ist (Panzerherz), wodurch es zu einer Behinderung der Herzkontraktionen und eine Einflußstörung kommen kann.

Am wichtigsten aber sind die Erkrankungen der **Herzinnenhaut.** Und auch hier kommt wieder als Ursache vor allen Dingen der Gelenkrheumatismus in Frage. Diese Erkrankung der Herzinnenhaut tritt im Anfang im klinischen Bilde wenig in Erscheinung. Erst wenn sich später als Folgezustand der Endokarditis verrucosa narbige Veränderungen an den Klappen gebildet haben, sehen wir das ausgeprägte Bild eines Herzklappenfehlers vor uns. Neben dieser einfachen rheumatischen Endokarditis kennen wir noch die ulzeröse, septische Form, wobei es neben schweren nekrotischen Prozessen an den Klappen zu einer allgemeinen Sepsis kommen kann. Eine mehr chronisch verlaufende, doch prognostisch ebenfalls sehr ernste Abart stellt die durch den Streptococcus viridans hervorgerufene Endokarditis lenta dar. Die erworbenen **Herzklappenfehler** haben vorwiegend ihren Sitz im linken Herzen, also an der Mitral- und Aortenklappe. Während wir es bei Fehlern der **Aortenklappe** oft mit einer Lues als Ursache zu tun haben, gehen die Fehler der **Mitralklappen** fast ausschließlich auf einen früher überstandenen Gelenkrheumatismus zurück.

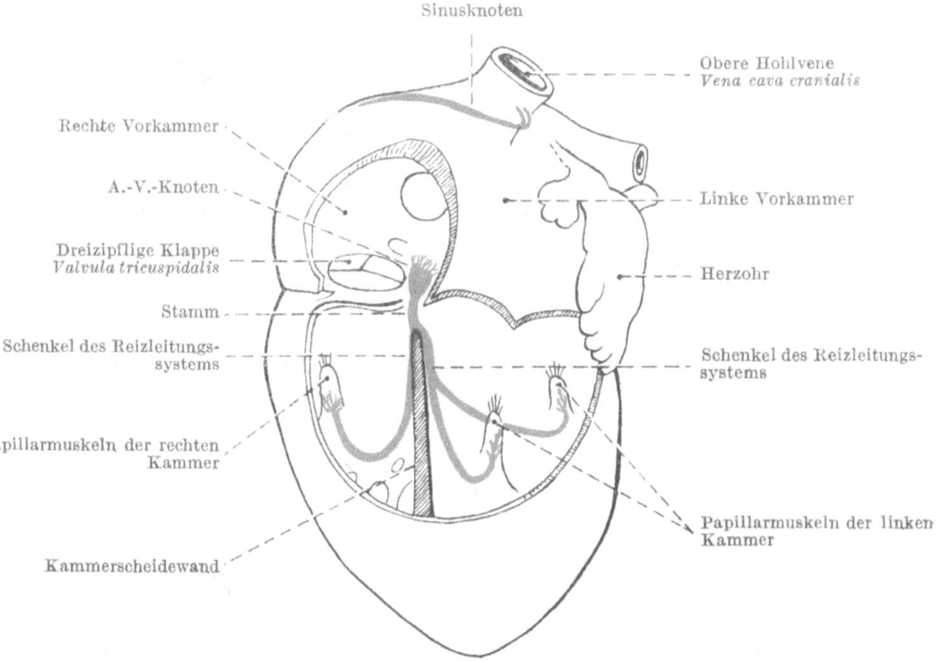

Abb. 89. Reizleitungssystem des Herzens (rot) (nach BENNINGHOFF)

Die Herzklappenfehler finden wir in zwei Formen: einmal kann durch narbige Veränderungen die Klappe verengt sein, **Verengerung** (*Stenose*) oder aber es kann eine **Schlußunfähigkeit** (*Insuffizienz*) der Klappe vorliegen.

Ganz kurz nur soll auf die wichtigsten Herzklappenfehler und ihre Besonderheiten eingegangen werden.

Bei der ***Mitralinsuffizienz*** als dem häufigsten Herzfehler besteht mangelhafter Schluß der Klappe zwischen linkem Vorhof und Ventrikel. Dadurch wird bei der Systole wieder Blut in den linken Vorhof zurückfließen, während normalerweise die gesamte Blutmenge in die Aorta geworfen wird. Eine gewisse Menge Blut muß dadurch dauernd hin und her pendeln (Pendelblut). Der linke Vorhof wird sich erweitern, und weiter rückwärts macht sich diese Stauung im kleinen Kreislauf (Blutüberfüllung der Lunge, Stauungslunge) bemerkbar. Weil der rechte Ventrikel diese Stauung durch vermehrte Arbeit auszugleichen versucht, muß es zu einer Hypertrophie desselben kommen. Aber auch der linke Ventrikel hypertrophiert infolge erhöhter Blutfüllung (Pendelblut).

Bei einer *Stenose der Mitralis* andererseits wird dem linken Ventrikel zu wenig Blut angeboten. Der linke Vorhof aber, welcher sein Blut infolge der Verengerung der Klappe schlecht entleeren kann, muß sich stark erweitern. Wieder kommt es als Folge zu einer Rückstauung im Lungenkreislauf mit der Stauungsbronchitis und auch zu einer Hypertrophie der rechten Kammer.

Deshalb muß bei diesem Herzfehler ganz besonders jede Förderung des Rückstromes des venösen Blutes zum Herzen vermieden werden. Also dürfen hierbei keine herzwärts gerichteten Ausstreichungen vorgenommen und auch die Lungenatmung nicht vertieft werden, um ein erhöhtes Ansaugen des Blutes zum Herzen zu vermeiden. Im übrigen wird auf die Massagebehandlung bei den einzelnen Erkrankungen des Herzens und des Kreislaufes später im praktischen Teil eingegangen werden.

Zu zwei Komplikationen kann es aber noch gerade bei diesem Herzfehler kommen. Einmal kann durch Dehnung der Vorhofwand eine Arhythmie auftreten (Verlauf der Reizleitungsbahn im Septum!), und ferner führt die Stagnation der Blutmenge im linken Herzohr leicht zu einem Thrombus mit den Gefahren der Embolie.

Bei der *Aorteninsuffizienz* — genauer *Aortenklappeninsuffizienz* — schließt sich die Klappe bei der Systole nicht völlig, so daß ein Teil des Blutes in die linke Kammer zurückfließt, wodurch dieselbe dilatiert und hypertrophiert. Durch das verstärkte Einpressen von Blut in die Aorta, wodurch sie sich auch erweitern kann, kommt es zu einer kräftigen Blutwelle, die sich bis in die Kapillaren fortsetzt (Kapillarpuls). Andererseits führt das Zurückströmen des Blutes zu einem raschen Druckabfall. Wir finden darum neben einer großen Differenz zwischen systolischem und diastolischem Blutdruck einen harten und schnellenden Puls (Pulsus celer et altus).

Bei der *Aortenstenose* — einer selteneren Erkrankung — kann sich infolge der Verengerung nicht alles Blut aus dem linken Ventrikel bei der Systole entleeren. Dadurch ist die Versorgung der Peripherie mit Blut schlechter, was wiederum einen schwachen und wenig kraftvollen Puls und ein blasses Aussehen bedingt.

Durch eine Hypertrophie versucht der linke Ventrikel den Widerstand der verengten Klappe zu überwinden.

Auch dort, wo aus ihrem Bogen die Aorta in den absteigenden Teil übergeht, an der Aortenenge oder Isthmus aortae, können wir eine Stenosierung vorfinden — die *Isthmusstenose*. Während der Kreislauf der oberen Extremität dabei ungestört bleibt, muß der Kreislauf der unteren Extremität durch Kollateralen gesichert werden, wobei die Arteria mamillaria und die Interkostalarterien stark anschwellen. Die letzten können dabei durch ihre Stärke und Pulsation zum Knochenschwund, zu Usuren an den Rippen führen.

Bei der *Trikuspidalinsuffizienz*, welche seltener allein, sondern sekundär besonders als relative Trikuspidalinsuffizienz bei zunehmender Erweiterung des rechten Ventrikels in Erscheinung tritt, kommt es vor allem zu einer Rückstauung über den rechten Vorhof in die obere und untere Hohlvene nebst Stauung in der Leber. Die Venenstauung erkennen wir schon an den prall gefüllten Halsvenen mit ihrer systolischen Pulsation.

Bei den *angeborenen Herzfehlern* soll kurz auf die Pulmonalstenose hingewiesen werden. Dieser Herzfehler findet sich selten allein. Vielmehr bestehen oft gleichzeitig mehrere Mißbildungen. Von einer Fallotschen Tetralogie (tetra = vier) sprechen wir, wenn sich neben der Pulmonalstenose noch folgende drei weitere angeborene Herzfehler finden: das offene Foramen ovale, ein offener Ductus Botalli und eine sogenannte „reitende“ Aorta, wobei nicht nur eine Verbindung derselben zum linken, sondern auch zum rechten Ventrikel besteht. Nur dann, wenn eine Verbindung zwischen linkem und rechtem Herzen bestehen bleibt, wird es zu einer Mischung von arteriellem und venösem Blut kommen. Als Folge davon sehen wir dann die Zyanose des ganzen Körpers (Blausucht, Morbus coeruleus). Trommelschlägelfinger und eine Anfälligkeit gegen Infektionen, besonders die Tuberkulose.

Alle diese Herzfehler könnnen nun kompensiert sein, d. h., bei normaler Beanspruchung merken diese Kranken von ihrem Herzfehler nichts, nur Belastungen vertragen sie nicht.

Kommt es aber zu einer Ausgleichsstörung, einer Dekompensation, so finden wir eine Atemnot schon bei geringen Anstrengungen, eine nächtliche Harnflut (Nykturie), während tagsüber die

Urinmenge gering ist. Auch bilden sich schmerzfreie, wäßrige Ansammlungen (Ödeme) in den abhängenden Partien — beim Stehen an den Beinen, beim Liegen am Kreuzbein. Späterhin kann es zu einer allgemeinen Hautwassersucht (Anasarka) kommen, auch mit Transsudaten im Bauchraum (Aszites) oder im Pleuraraum.

Bei einer *Herzinsuffizienz* können wir oft zwei Formen unterscheiden: die *Links*insuffizienz, bei welcher es besonders zu einer Blutstauung in den Lungen mit dadurch bedingter Atemnot und Bronchitis kommt, und eine *Rechts*insuffizienz, welche infolge Blutstauung in den großen Hohlvenen zu einer Stauung in Leber, Magen und Darm mit Ödemen und Transsudaten führt. Bei schwer ausgebildeter Dekompensation lassen sich aber diese beiden Formen nicht mehr streng voneinander trennen.

Neben der Insuffizienz des Herzens muß noch ein primäres Versagen des Kreislaufes besprochen werden mit Störungen der Gefäßregulation und Nachlassen des Spannungszustandes der Gefäße, wobei gleichsam die Blutmenge in der Peripherie versackt und das Herz sich leerpumpt. Diesen plötzlichen Anfall mit allgemeiner Schwäche, Schweißausbruch, kleinem beschleunigtem Puls bezeichnen wir als *Kollaps*.

Eine graduelle Steigerung dieses Zustandes, wobei eine Funktionsstörung von Kreislauf, Stoffwechsel, Wärmehaushalt, ja ein Zusammenbruch aller vegetativen Funktionen vorliegt, stellt der *Schock* dar. welcher besonders bei schweren Körperverletzungen zu fürchten ist.

Schließlich noch ein paar Worte zur Frage der Blutverteilung. Wird bei Bedarf eine größere Blutmenge in einzelne Organe gesteuert, so muß die Versorgung anderer Bezirke mit Blut geringer werden, weil ja nur eine bestimmte Blutmenge zur Verfügung steht. Diese Frage hat besonders bei der Anwendung von hydrotherapeutischen Maßnahmen eine praktische Bedeutung.

Arterienverlauf

Bis jetzt hatten wir nur schematisch über die Blutbewegungen, den Kreislauf, im Körper gesprochen.

Nun ist es aber auch von Wichtigkeit, wenigstens den Verlauf der Hauptarterien des Körpers kennenzulernen. Wir brauchen die Kenntnis von dem Verlauf der Hauptschlagadern, damit wir z. B. wissen, an welchen Stellen wir sie gegen den Knochen abdrücken. Umgekehrt können wir auf die Kenntnis der kleinen Nebenarterien für unsere Zwecke verzichten.

Aus dem linken Herzen entspringt die **Aorta,** welche, im mittleren Brustraum liegend, von rechts nach links einen Halbbogen zum Halse zu bildet. Eine sehr wichtige Abzweigung, die wir gleich oberhalb der Aortenklappe finden, sind die **Kranzarterien** des Herzens, welche den Herzmuskel mit Blut versorgen.

Direkt aus dem Bogen entspringen nun jene Schlagadern, welche das Blut an beiden Halsseiten entlang zum Kopf und zu beiden Armen bringen. Während also auf der linken Seite zuerst die **gemeinsame Kopfschlagader** und daneben die **Schlüsselbeinschlagader** anzufinden ist, entspringen auf der rechten Seite diese beiden Gefäße aus einem gemeinsamen kurzen Stamm, welcher die **unbenannte Arterie:** *Anonyma* — oder auch heute als *Truncus brachiocephalicus* benannt wird, d. h. gemeinsamer Stamm der Kopf- und Schlüsselbeinschlagader.

Des leichteren Verständnisses wegen wollen wir immer ein großes Blutgefäß in seinem Verlauf verfolgen, wobei uns die beigefügte Skizze zur Erleichterung dienen soll.

Ein solches großes Blutgefäß hat bei seinem Verlauf zur Peripherie verschiedene Namen, je nachdem in welcher Körperregion sich dieses Gefäß befindet.

Verfolgen wir zunächst den Verlauf der **Schlüsselbeinschlagader:** Wir finden sie über der 1. Rippe verlaufend (zwischen dem 1. und 2. Rippenhalter aus dem Hals heraustretend). Von hier aus zieht diese Arterie durch die Achselhöhle, heißt hier **Achselschlagader** (*Art. axillaris*), und zieht an der Innenseite des Oberarmes zur Ellenbeuge herunter. Hier teilt sie sich in die beiden starken Endäste auf: die **Speichen-**

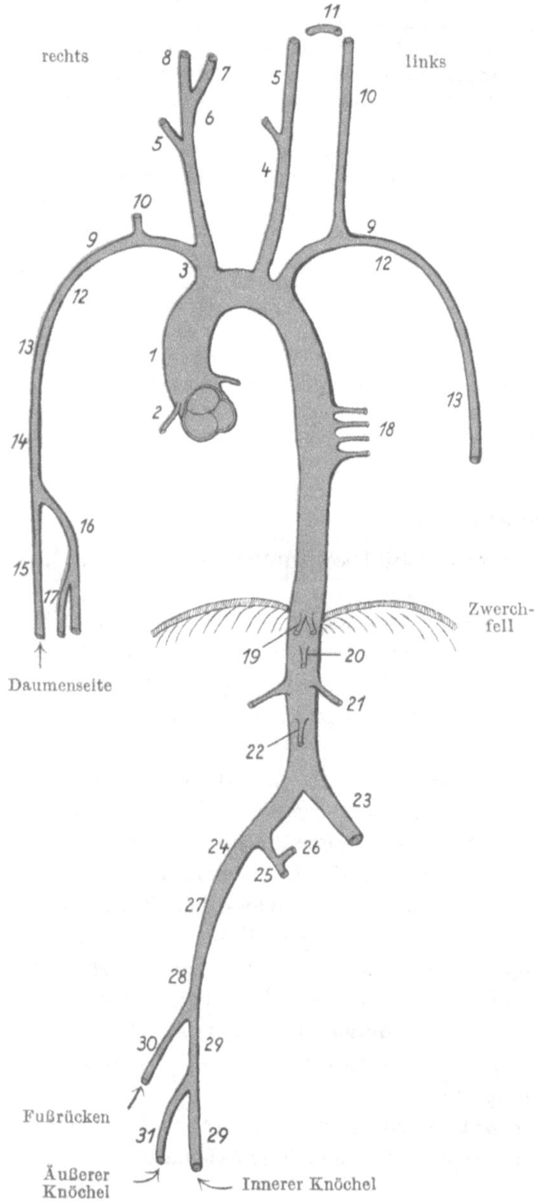

1. Große Körperschlagader *(Aorta)*
2. Kranzschlagader des Herzens *(A. coronaria cordis)*
3. Unbenannte Schlagader *(A. anonyma)* gemeinsamer Stamm der Arm- und Kopfschlagader *(Truncus brachiocephalicus)*
4. Gemeinschaftliche Kopfschlagader *(A. carotis comm.)*
5. Innere Kopfschlagader *(A. carotis int.)*
6. Äußere Kopfschlagader *(A. carotis ext.)*
7. Kieferschlagader *(A. maxillaris)*
8. Schläfenschlagader *(A. temporalis)*
9. Unterschlüsselbein-Schlagader *(A. subclavia)*
10. Wirbelschlagader *(A. vertebralis)*
11. Grundschlagader *(A. basialis)*
12. Achselschlagader *(A. axillaris)*
13. Armschlagader *(A. brachialis)*
14. Ellenbeuge
15. Speichenschlagader *(A. radialis)*
16. Ellenschlagader *(A. ulnaris)*
17. Gemeinsame Zwischenknochenschlagader *(A. interossea comm.)*
18. Zwischenrippen-Schlagadern *(A. intercostales)*
19. Eingeweideschlagader *(A. coeliaca)*
20. Obere Gekröseschlagader *(A. mesenterica sup.)*
21. Nierenschlagader *(A. renalis)*
22. Untere Gekröseschlagader *(A. mesenterica inf.)*
23. Gemeinsame Hüftschlagader *(A. iliaca comm.)*
24. Äußere Hüftschlagader *(A. iliaca externa)*
25. Innere Hüftschlagader *(A. iliaca int. hypogastrica)*
26. Blasen-Nabelschlagader
27. Oberschenkelschlagader *(A. femoralis)*
28. Kniekehlenschlagader *(A. poplitea)*
29. Hintere Schienbeinschlagader *(A. tibialis posterior)*
30. Vordere Schienbeinschlagader *(A. tibialis anterior)*
31. Wadenbeinschlagader *(A. peronea)*

Abb. 90. Arterienverlauf

schlagader (*Art. radialis*) verläuft nach der Daumenseite und die **Ellenschlagader** (*Art. ulnaris*) nach der Kleinfingerseite. Von letzterer geht noch ein **Mittelast** (*Art. interossea*) ab, der zwischen den beiden Unterarmknochen verläuft. An der Speichenschlagader fühlen wir den Puls. Von dieser Stelle aus verläuft sie nach der Tabaksgrube, wo wir sie ebenfalls pulsieren fühlen.

Wenn wir jetzt zu den Arterien des Kopfes übergehen, wollen wir noch eine Arterie

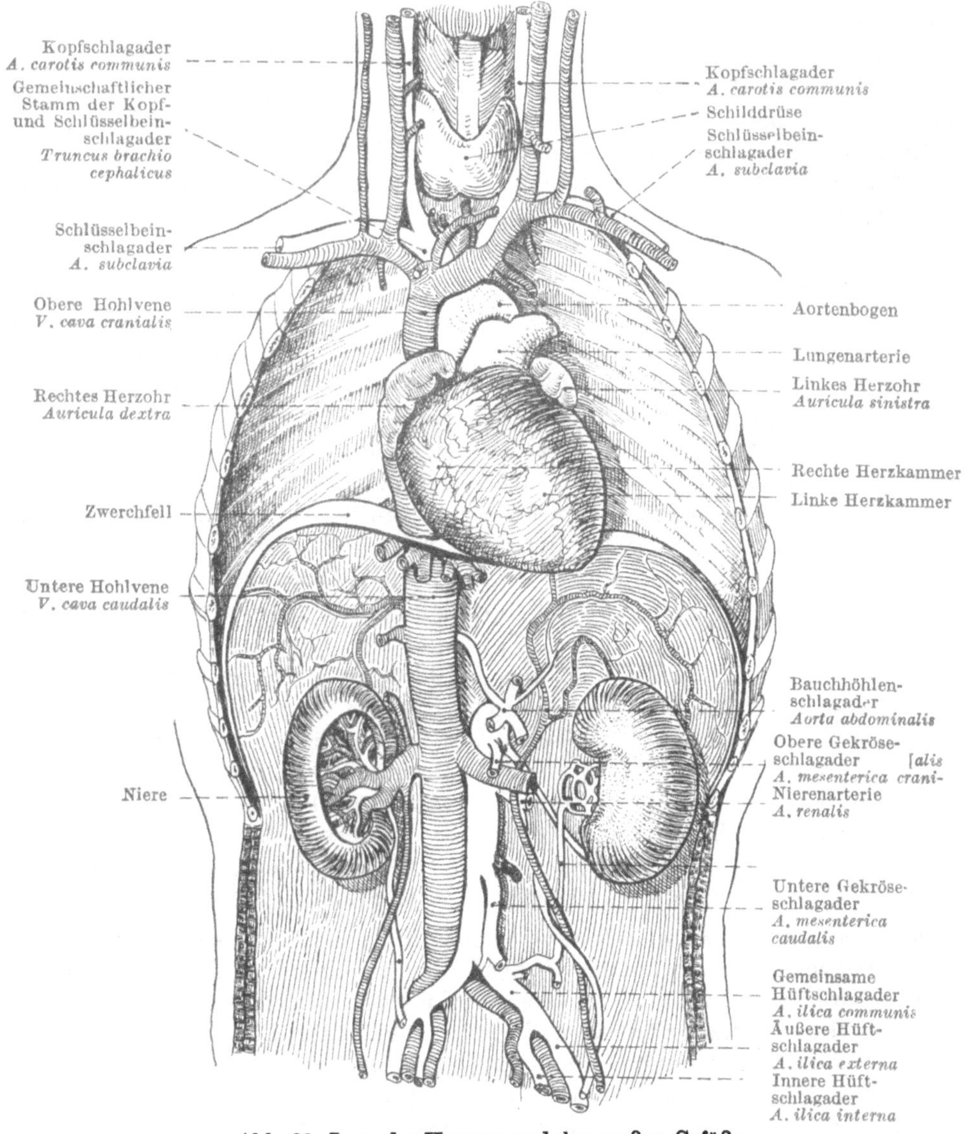

Abb. 91. Lage des Herzens und der großen Gefäße

erwähnen, die gleich im Anfangsteil der Schlüsselbeinarterie entspringend durch die Löcher in den Querfortsätzen der Halswirbelsäule zum Kopf zieht: die **Wirbelarterie** (*Art. vertebralis*). Sie tritt durch das Hinterhauptsloch in das Schädelinnere.

Die **gemeinsame Kopfschlagader** liegt beiderseits neben der Wirbelsäule und teilt sich einmal in die **innere Kopfschlagader,** welche durch das *Foramen caroticum* in den Schädel eintritt. Hier im Inneren des Schädels findet sich eine Querverbindung zwischen dieser inneren Kopfschlagader und der eben beschriebenen Wirbelarterie. Ein kleines Gefäß an der Basis des Schädels: die Basalarterie, verbindet beide.

Von der **äußeren Kopfschlagader,** die verschiedene Äste z. B. auch zur Schilddrüse und zur Zunge abgibt, interessieren uns praktisch zwei Arterien, welche wir am Schädel fühlen und auch dort abdrücken können, nämlich ihr einer Endast: die **Schläfenarterie** (*Art. temporalis*), welche wir besonders bei älteren Menschen in dem geschlängelten Verlauf an der Schläfe wahrnehmen können, und zweitens die **Antlitzschlagader** (*Art. facialis*), welche wir hinter dem Masseter über dem Rand des Unterkiefers pulsieren fühlen.

Verfolgen wir wieder die große Körperschlagader, welche nach ihrem Bogen neben der Wirbelsäule durch die Brusthöhle zieht (Brustaorta). Hier gibt sie noch einige Äste ab, welche in den Zwischenrippenräumen, geschützt von den Rippen, in deren unteren Furche verlaufen: Die **Zwischenrippenschlagadern** (*Art. intercostales*).

Durch eine Öffnung des Zwerchfelles tritt nun die Aorta in den Bauchraum ein und wird jetzt **Bauchaorta** genannt. Hier gibt sie Zweige zu den Eingeweiden ab: die **Eingeweideschlagader** (*Art. coeliaca*), welche Magen, Leber und Milz versorgt und die **obere** und **untere Gekröseschlagader** (*Art. mesenterica superior und inferior*). Die obere versorgt den Darm bis zur Hälfte des Querkolons. Von da ab versorgt den letzten Darmabschnitt die untere Gekrösearterie. Zwischen diesen beiden Arterien gehen beiderseits noch zwei starke Schlagadern zu den Nieren: die **Nierenschlagadern** (*Art. renales*) ab.

In Höhe des 4. Lendenwirbels teilt sich die Bauchschlagader in die beiden **gemeinsamen Hüftschlagadern** (*Art. iliaca communis*), die nach kurzem Verlauf durch erneute Teilung die **innere** und **äußere Hüftschlagader** bilden. Die **innere Hüftschlagader** ist praktisch für uns nicht so wichtig, wie die Kenntnis des Verlaufes der äußeren Hüftschlagader. Sie versorgt die im kleinen Becken liegenden Eingeweide mit Blut. Ein Ast von ihr geht zur Harnblase, und es ist interessant, daß diese Blasenarterie beim Embryo an der inneren Bauchwand entlang zum Nabel führt und die Nabelarterie bildet, welche später verödet und nur noch als ein Strang sichtbar ist.

Nun aber zu dem viel wichtigeren Verlauf der **äußeren Hüftschlagader.** Sie tritt aus der Bauchhöhle unterhalb des Leistenbandes über dem queren Ast des Schambeines heraus, verläuft zunächst als **Oberschenkelarterie** (*Art. femoralis*) an der Innenseite des Oberschenkels, **tritt dann durch den Adduktorenschlitz auf die Hinterseite des Oberschenkels,** verläuft als **Kniekehlenarterie** (*Art. poplitea*) in der Kniekehle, gibt kurz danach einen Ast zur Vorderseite des Unterschenkels ab, welcher die Zwischenmembran zwischen den beiden Unterschenkelknochen durchbricht, bis zum Fußrücken hinunterzieht und dort unterhalb des langen Großzehenstreckers als **Fußrückenarterie** (Art. dorsalis pedis) zu fühlen ist: die **vordere Schienbeinschlagader** (*Art. tibialis anterior*). Der Hauptstamm verläuft an der Hinterseite als **hintere Schienbeinarterie** weiter zum inneren Knöchel, nachdem er vorher noch die **Wadenbeinschlagader** (*Art. peronea*) abgegeben hat, welche zum äußeren Knöchel verläuft.

Arterienerkrankungen

Bei den Krankheiten der Arterien muß auf ein Krankheitsbild hingewiesen werden, welches durch eine Verengerung und dadurch bedingte Zirkulationsstörung entsteht. Eine solche **Verengerung der Arterien** kann einmal durch Kalkeinlagerungen einer Arteriosklerose hervorgerufen werden, zum anderen aber auch durch funktionelle, spastische Erscheinungen. Durch diese Behinderung der Zirkulation und schlechte Versorgung der Muskulatur mit Blut tritt klinisch vor allen Dingen ein Symptom auf: ein schlecht mit Blut versorgter Muskel **schmerzt.** Sind die Kranzgefäße des Herzens verengt, so haben wir das Krankheitsbild der **Angina pectoris,** der **Herzbräune,** vor uns, deren hervorstechendstes Zeichen ein krampfartiger Schmerz hinter dem Brustbein ist, welcher bis in den linken Arm ausstrahlen kann. Bei erheblichem Verschluß der Kranzarterien durch einen Infarkt kommt es zu einem Absterben des Gebietes vom Herzmuskel, welcher dem Versorgungsbereich der Arterie entspricht — einem **Herzinfarkt.** Anschließen kann sich daran eine Perikarditis (Infarkt-Perikarditis). Auch besteht die Möglichkeit einer Herzruptur. Im günstigen Falle wird der Defekt in eine Narbe (Herzschwiele) übergehen, wobei es aber noch zu einer Vorwölbung derselben — einem Herzaneurysma kommen kann. Solch ein Aneurysma, worunter wir also eine lokale Erweiterung eines Blutgefäßes verstehen, findet sich auch an der Aorta im Bogen oder Brustteil. Hier ist meist eine Lues mit Veränderungen in den mittleren Schichten des Gefäßes vorausgegangen (Mesaortitis luetica).

Die Entscheidung, ob es sich nur um eine Angina pectoris oder um einen Herzinfarkt handelt, ist klinisch nicht immer leicht zu stellen. Fermentbestimmungen im Blut können dann zur Klärung im Laboratorium herangezogen werden (Transaminase, Creatinphosphokinasereaktion).

Auch bei den Verengerungen der Fuß- und Beinarterien steht im Vordergrund der Schmerz, der besonders dann auftritt, wenn der Muskel durch erhöhte Arbeitsleistung mehr Blut verlangt. Wenn also ein solcher Kranker schnell geht, tritt in den Beinen ein starker Schmerz auf, der den Kranken zum Stehenbleiben zwingt. Dann reicht bei der Ruhe der Muskulatur die Blutzufuhr aus; bei erneutem Gehen tritt bald wieder ein Schmerz auf. Dieses Krankheitsbild, das oft mit Neuralgien oder Rheumatismus verwechselt wird, bezeichnen wir als **intermittierendes Hinken,** einem nicht sehr glücklichen Ausdruck, weil nicht das Hinken, sondern das wiederholte Stehenbleibenmüssen das Kardinalsymptom bildet. In Schweden bezeichnet man diese Krankheit deshalb auch besser als Schaufensterkrankheit, weil diese Kranken, wenn sie stehenbleiben müssen, die Auslagen eines Schaufensters betrachten, um ihr Leiden zu verbergen.

Hervorgerufen werden kann diese Krankheit auch durch Gifte, z. B. Blei und Nikotin.

Die Gefäßverengerungen können dabei so hochgradige Formen annehmen, daß es zu einem Absterben (*Gangrän*) der Zehen usw. kommen kann. Wir vermissen auch in diesen Fällen eine Pulsation der Fußarterie. Eine Wärmebehandlung, z. B. durch Lichtkasten, wäre in solchen Fällen nicht angebracht, da die Wärmeanwendung wieder eine erhöhte Blutzufuhr verlangen würde.

Kurz soll noch auf einige Formen der Durchblutungsstörungen eingegangen werden. Wir versuchen hier im großen zwischen organisch und funktionell bedingten Krankheitsbildern zu unterscheiden. Bei den organischen steht besonders bei älteren Menschen die Arteriosklerose mit einer Schädigung der Intima im Vordergrund. Während es sich hier mehr um einen degenerativen Prozeß handelt, steht bei der *Endangiitis obliterans* — von Bürger 1910 beschrieben — (Winiwarter-Bürgersche Krankheit) die Entzündung der Intima im Vordergrund, wobei es zur Thrombenbildung mit Verschluß der Gefäße kommen kann (Thrombangiitis obliterans). Von diesem Leiden werden auch mehr Menschen im jüngeren Lebensalter (20—40) befallen.

Seltener begegnet man der *Periarteriitis nodosa,* wobei außer der Intima auch die Media und Adventitia befallen ist und es zu kleinen Aneurysmen kommt, welche wir als kleine Knötchen fühlen können, falls sie oberflächlich liegen. Finden sich dieselben aber nur an den inneren Organen, so bereitet die Diagnosestellung meist große Schwierigkeit. Diese zuerst von Kussmaul und Maier schon 1866 beschriebene Krankheit mit ihrer sehr ernsten Prognose findet sich auch bei Tieren (Axis-Hirsche im Park von Ludwigsburg).

Unter den mehr funktionell bedingten Gefäßerkrankungen soll zuerst die *Raynaudsche Krankheit* erwähnt werden. Hier kommt es infolge Gefäßkrampfes zu einer symmetrisch beide Hände oder beide Beine befallende mit Schmerzen einhergehende Blässe mit späterer Rötung und nachfolgender Gangrän.

Bei den Störungen in den Endstromgefäßen der Haut finden wir Farbveränderungen und Temperaturabweichungen. So ist die *Akrozyanose* mit ihrer Blaufärbung der Haut durch eine verlangsamte Durchströmung im venösen Schenkel bedingt.

Eine Lähmung der Blutkapillaren — auch der arteriellen Anteile — ist die Ursache der Erythromelalgie (Weir-Mitchell 1872), bei welcher neben Schmerz und Schwellung die Hautröte auffällt.

Bei der Acrodermatitis atrophicans steht der Hautschwund und die bräunliche Verfärbung im Vordergrund. Die Haut erscheint dabei dünn („Zigarettenpapier“ ähnlich).

Venen

Im Gegensatz zu den Arterien ist die Kenntnis des genauen Verlaufes der Venen für unsere Zwecke nicht nötig. Im allgemeinen finden sich neben den Hauptschlagadern verlaufend gleichnamige Venen.

Während aber aus der linken Herzkammer ein großes Gefäß, die Aorta, entspringt, führen zwei Hauptvenen getrennt das Blut wieder in den rechten Vorhof zurück.

Von der unteren Körperhälfte wird das Blut in der **unteren Hohlvene,** von der oberen in der **oberen Hohlvene** gesammelt.

Die oberflächlichen Venen unter der Haut bilden ein reichliches Geflecht. Und hier interessieren uns hauptsächlich zwei Venen: die **Ellenbogenvene** (Vena mediana cubiti) hat eine besondere Bedeutung, weil sie einmal zum Aderlaß genutzt wird und andererseits in diese Vene vorwiegend die Einspritzung von Medikamenten direkt in die Blutbahn erfolgt (intravenöse Injektion).

Eine andere Vene muß von uns gerade bei der praktischen Ausübung der Massage beobachtet werden. Jene Vene, welche sich an der Innenseite des Unterschenkels entlang zieht: die große **Rosenvene** (*Vena saphena magna*). Hier kommt es aus statischen Gründen zu Stauungen und erheblichen Erweiterungen der Vene, die wir dann Krampfadern nennen.

Bei den Erkrankungen der Venen interessieren uns außer den einfachen Erweiterungen, welche wir als **Krampfadern** beschrieben haben, besonders die Entzündung solcher Krampfadern. Als Zeichen der Entzündung tritt hier Schwellung, Rötung, Hitze und Schmerz auf. In solchen Fällen darf natürlich nicht massiert werden.

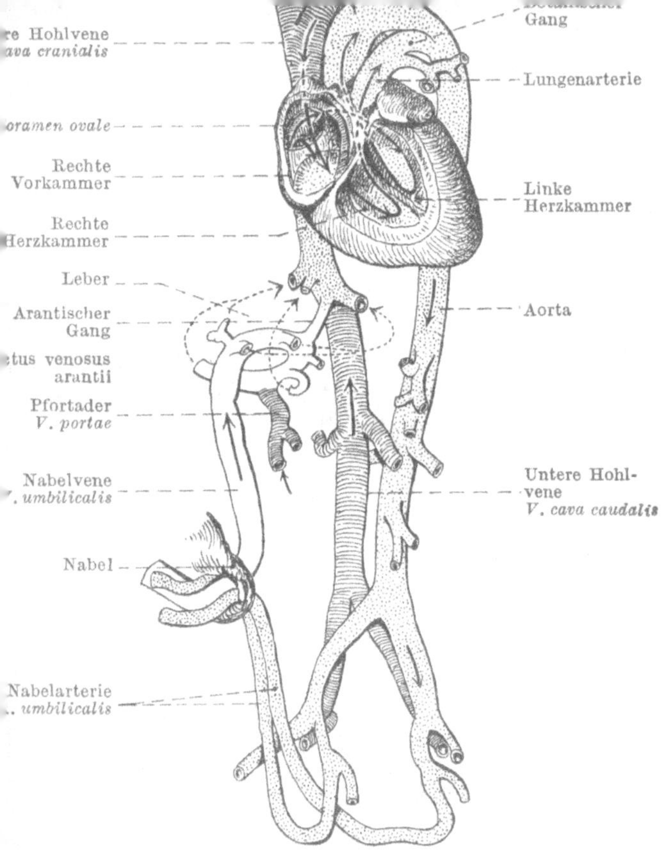

echen wir von einer
st verwachsen, kann
rch Einlagerung von
Thrombus losgelöst
s. Ein solcher Embo-

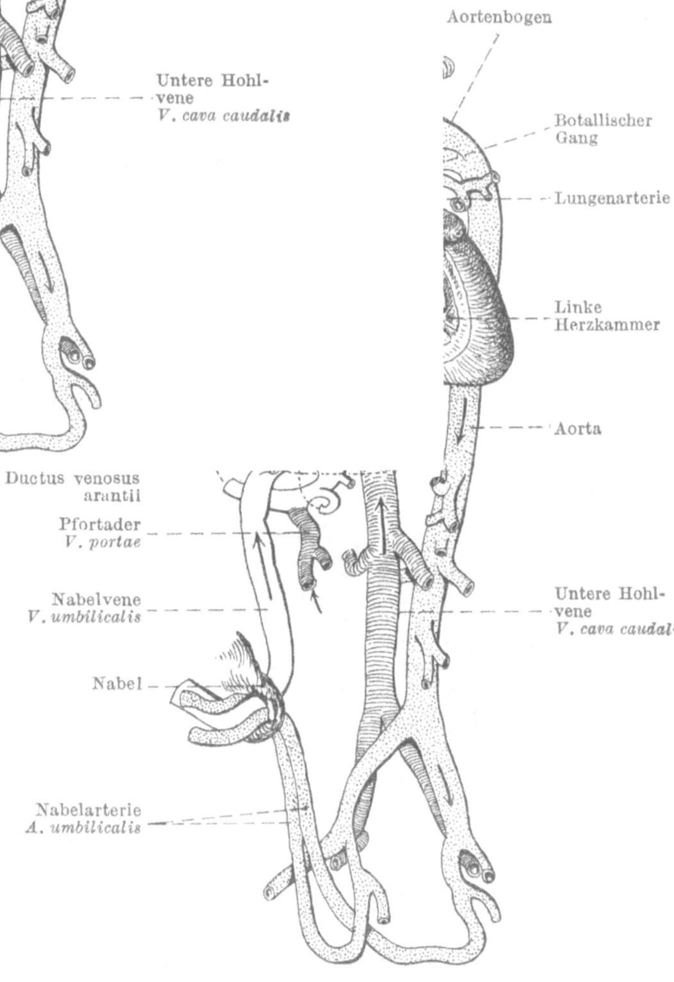

Abb. 92. Blutkreislauf eines ausgetragenen Fetus (Schema)
Weiß = arterielles Blut
Schraffiert = venöses Blut
Gepunktet = gemischtes Blut

auch Nierenembolie entstehen.

Leberkreislauf

Ein Blutgefäß nimmt im menschlichen Körper eine Sonderstellung ein, indem es nicht rein venöses, aber auch nicht rein arterielles Blut führt: die **Pfortader** *(Vena portae)*. Sie führt das mit Nährstoffen reich beladene Blut aus den Verdauungsorganen zur Leber, wo diese Nährstoffe weiter verarbeitet werden. Zur Ernährung des Lebergewebes selbst erhält dieses Organ auch arterielles Blut aus der **Leberarterie.**

Aus diesen beiden Blutbahnen führt die **Lebervene** das gesamte Blut wieder zur unteren Hohlvene zurück.

Über die Funktion der Leber wird später noch zu sprechen sein.

Fetaler Kreislauf

Der Kreislauf beim Ungeborenen muß naturgemäß einen anderen Verlauf nehmen als beim geborenen Menschen, und wir wollen uns ganz kurz mit demselben vertraut machen, weil wir sonst die angeborenen Herzfehler nicht verstehen können.

Die *Nabelvene* bringt das sauerstoffreiche Blut zum Kreislauf des Embryo, und zwar verläuft sie am unteren Rande der Leber entlang und ergießt ihren Inhalt, nachdem sie eine Abzweigung zur Pfortader gegeben hat, direkt in die untere Hohl-

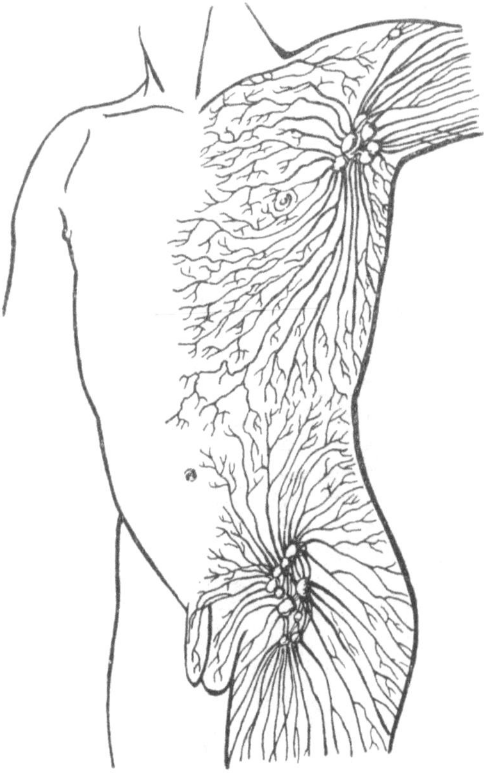

Abb. 93. Lymphbahnen von Brust und Bauch

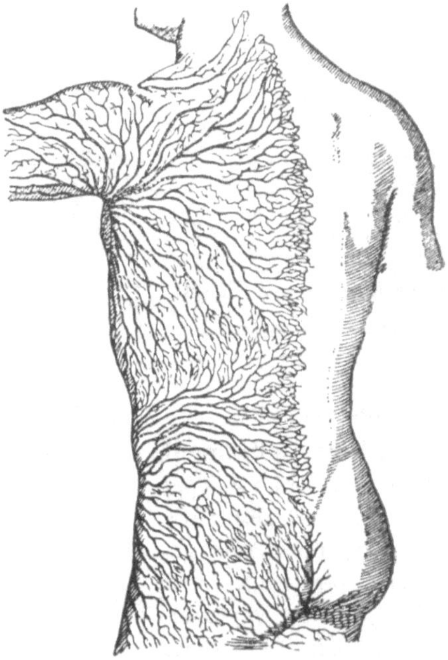

Abb. 94. Lymphbahnen Rücken

vene (Arantischer Gang). Von hier aus gelangt das Blut zum rechten Vorhof und muß nun, da ja die Lunge beim Ungeborenen noch nicht in Funktion ist, gleich in das linke Körperherz gelangen. Das geschieht auf zwei Wegen, einmal findet sich eine direkte Verbindung zwischen dem rechten und linken Vorhof durch ein Loch in der Vorhofscheidewand: das *Foramen ovale* (*ovales Loch*). Der andere Teil des Blutes gelangt durch die rechte Kammer in die Lungenschlagader, und hier besteht eine direkte Verbindung mit der Aorta durch einen weiten Kanal: den *Ductus Botalli*.

Von der linken Herzkammer gelangt nun das Blut wieder durch die Arterien, welche beim Embryo nicht reines sauerstoffhaltiges Blut führen, und durch die Nabelarterie, die, wie wir wissen, eine Abzweigung der inneren Hüftschlagader ist, wieder zum

Mutterkuchen zurück. Hier findet eine ähnliche Erneuerung des Blutes wie beim Erwachsenen in der Lunge statt.

Die nach der Geburt für den Kreislauf nicht mehr erforderlichen Verbindungswege werden geschlossen oder veröden und finden sich nur noch als Stränge.

So ist nach der Geburt das Loch zwischen den beiden Vorhöfen geschlossen; der Ductus Botalli ist ebenso zu einem Strang verwandelt wie die Nabelvene, so daß wir auch an der Leberunterfläche nur noch einen Strang vorfinden.

Bei der Beschreibung der Leber werden wir noch auf diesen Strang zu sprechen kommen.

Bleibt nach der Geburt infolge einer krankhaften Entwicklung dieses Foramen ovale oder der Ductus Botalli bestehen, so haben wir es mit einem **angeborenen Herzfehler** zu tun, bei welchem also eine Mischung von venösem und arteriellem Blute stattfindet.

Lymphe

Außer dem in den Gefäßen kreisenden Blut gibt es nun noch eine andere Flüssigkeit, welche alle Gewebe umspült und auch bis in die kleinsten Gewebsspalten vordringt. Ihren Ursprung nimmt sie zum Teil aus den Zellen selbst, zum anderen aus dem Blut durch Austritt aus den kleinsten Kapillaren. Diese Flüssigkeit, die man vielleicht als das weiße Blut bezeichnen könnte, ist die **Lymphe.** Diese Flüssigkeit, die alle Gewebe durchtränkt, muß naturgemäß wieder durch bestimmte Kanäle in den Blutkreislauf zurückgeführt werden. Diese kleinen Kanäle heißen *Lymphgefäße.*

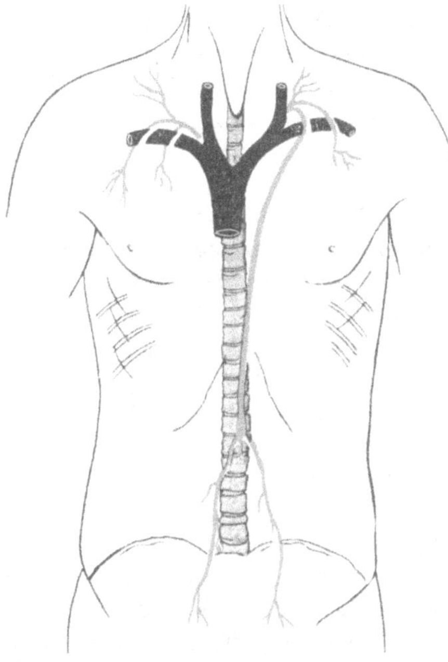
Abb. 95. Milchbrustgang (Schema)

Sichtbar wird uns ein solches Gefäß sofort dann, wenn es entzündet ist. Wir sehen dann bei einer solchen **Lymphgefäßentzündung** *(Lymphangitis)* einen roten Streifen unter der Haut verlaufen.

Damit aber schädliche Stoffe, die von dieser Gewebsflüssigkeit aufgesaugt sind, nun nicht wieder direkt dem Blute zugeführt werden, sind als Filter gewissermaßen in diese Lymphbahnen regionär **Lymphknoten** (Noduli lymphatici) eingeschaltet. In solchen werden schädliche Stoffe zurückgehalten, wobei dieselben anschwellen und sich entzünden können. Auch beim Carzinom finden wir eine harte Anschwellung der regionalen Lymphknoten.

Ein solch entzündeter Lymphknoten darf selbstverständlich nicht etwa massiert und nicht mit einem Muskelknoten verwechselt werden.

Diese Lymphknoten sind nebenher noch die Bildungsstätte der Lymphozyten, einer besonderen Art der weißen Blutkörperchen.

Nun müssen wir noch den Weg kennenlernen, auf welchem diese Lymphe gesammelt wieder dem Blutkreislauf zugeführt wird.

Alle Lymphgefäße der rechten oberen Extremität, d. h. vom rechten Kopf, Hals und der Brust fließen in einen **rechten Lymphstrang** zusammen, welcher nur etwa einen Zentimeter lang ist und in die rechte Schlüsselbeinvene mündet.

Von den unteren Extremitäten mündet die Flüssigkeit, von rechts und links kommend, in einen großen Lymphgang ein, welcher durch diesen Zusammenfluß vor dem zweiten Lendenwirbel gebildet wird. An dieser Stelle mündet noch ein dritter Lymphstrang ein, welcher von dem Darmkanal kommt und dort in fein verteiltester Form das Fett aufgenommen hat. Diese Flüssigkeit (Chylus) ist durch die Fettaufnahme etwas milchigweiß getrübt, und darum heißt dieser gemeinsame Gang, der nun an der Wirbelsäule entlangzieht und in die linke Schlüsselbeinvene mündet, der **Milchbrustgang.**

An der Einmündungsstelle der Lymphgänge in die Vene findet sich eine Klappe.

Auch im Verlauf der großen Lymphgänge finden sich ebensolche Klappen wie in den Venen.

Während bei manchen Tieren, z. B. dem Frosch, die Bewegung in den Lymphbahnen durch ein besonderes Lymphherz aufrechterhalten wird, wird beim Menschen diese Bewegung vor allem durch die Kontraktion der Muskulatur, ähnlich wie bei den Venen, aufrechterhalten, und genau wie dort findet auch ein Ansaugen durch den negativen Druck bei der Atmung im Brustkorb statt.

Und genau so wie wir durch unsere Massagegriffe, welche ja herzwärts gerichtet sind, den venösen Rückfluß zum Herzen erleichtern, fördern wir auch durch dieselben Griffe den Lymphstrom.

Milz

Ein Organ soll jetzt besprochen werden, welches eine besondere Beziehung zum Blut und auch zur Lymphe hat: die **Milz.**

Diese Blutdrüse, die nur bei Wirbeltieren vorkommt, liegt in der Bauchhöhle links, gleich unterhalb des Zwerchfells.

Dieses weiche, blutgefüllte Organ wird von einer Kapsel umgeben.

Sie dient einmal als *Blutspeicher*, hat außerdem eine *entgiftende Funktion* und dient noch dem *Abbau der roten Blutkörperchen.*

Als lymphatisches Organ hat sie noch die Aufgabe, wie alle Lymphknoten, *Lymphkörperchen* zu bilden.

Trotz dieser vielen Funktionen ist sie aber kein zum Leben unbedingt notwendiges Organ, da z. B. nach einer operativen Entfernung ihre Aufgaben von der Leber übernommen werden, mit welcher sie schon dadurch in einer engen Verbindung steht, weil das aus der Milz abfließende venöse Blut auch in der Pfortader mündet.

Noch in einer ganz anderen Beziehung hat die Milz für uns eine praktische Bedeutung, insofern nämlich, als bei der Einwirkung von stumpfer Gewalt auf den Leib dieses weiche Organ sehr leicht durch ein Einreißen der Kapsel, eine sogenannte Milzruptur, geschädigt werden kann. Als Folge tritt dann eine innere Blutung in die Bauchhöhle auf, und falls hier nicht sofort operativ Abhilfe geschaffen werden kann, tritt eine tödliche Verblutung auf. Solche Zwischenfälle können einmal beim Schwimmsport durch Aufschlagen des Leibes auf die Wasseroberfläche bei falsch ausgeführtem Kopfsprung auftreten, ferner sind auch beim Sport durch ungeschickte Schläge auf den Bauch solche ernsten Zwischenfälle aufgetreten. Bei jeder stumpfen

Gewalteinwirkung auf den Oberbauch muß man also an eine Verletzung der Milz denken und auf die Anzeichen einer inneren Blutung, wie sie später beschrieben werden, unbedingt achten.

Blut

Serumbestandteile

Nachdem wir nunmehr die Wege kennengelernt haben, welche das Blut bei seinem Kreislauf durch den Körper nimmt, und auch die zentrale Pumpstation, das Herz, in seinem Aufbau beschrieben haben, müssen wir noch einiges über die Zusammensetzung des Blutes selbst wissen.

Die **Menge** des gesamten Blutes beträgt etwa 5,5% des Körpergewichtes: 4 bis 6 Liter. In der gesamten Blutflüssigkeit, welche wir **Plasma** nennen, finden sich, fein verteilt, gewissermaßen in der Schwebe gehalten, die festen Bestandteile des Blutes: die Blutkörperchen.

Lassen wir ein aus der Vene entnommenes Blut eine Weile stehen, so tritt eine **Gerinnung** auf.

Die festen Bestandteile setzen sich am Boden des Gefäßes in einem feinen Netzwerk eingeschlossen ab; es bildet sich der sogenannte **Blutkuchen,** über welchem eine klare Flüssigkeit steht, das **Blutserum,** welches also kein Fibrin und keine Blutkörperchen enthält. Die Fäden dieses Netzwerkes bestehen aus **Fibrin,** einem eiweißhaltigen Faserstoff. Im strömenden Blut kann naturgemäß niemals eine Gerinnung auftreten; erst wenn das Blut aus dem Körper heraustritt oder bei Verletzung der Venenwand und bei verringerter Strömung in Erweiterungen oder Buchten der venösen Blutbahn, z. B. am Herzohr, kann eine Gerinnung auftreten.

Somit kann im strömenden Blut dieser Faserstoff, das Fibrin, noch nicht vorhanden sein. Er findet sich nur in einer Vorstufe, dem **Fibrinogen,** im Blutplasma, und erst bei Verletzungen wird das Fibrin durch Einwirkung eines Fermentes *(Thrombin)* frei.

Auch hier findet sich im Blut eine Vorstufe, das Prothrombin, welches in der Leber bei Mitwirkung von Vitamin K gebildet wird. Aktiviert wird dieses Prothrombin durch das Ferment Thrombokinase, das vor allem durch den Zerfall der Thrombozyten frei wird.

Dieses Fibrin ist aber ein Schutzstoff, der den gesunden Menschen vor einem Verbluten schon aus kleinen Wunden schützt.

Die Gerinnung ist außerdem an das Vorhandensein von **Kalksalzen** gebunden, und wenn wir aus irgendwelchen Gründen, z. B. bei der Vornahme der Blutsenkung, ein Gerinnen des Blutes vermeiden wollen, fällen wir diese Kalksalze durch eine Natriumzitratlösung aus.

Es gibt auch eine Krankheit, bei welcher das Blut gerinnungsunfähig ist: die **Bluterkrankheit,** bei welcher es deswegen aus geringfügigen Wunden zu einer tödlichen Verblutung kommen kann. Auch schon durch leichte Prellungen kann ein Bluterguß entstehen; auch kommen Blutergüsse in die Gelenke, z. B. in das Kniegelenk, vor: *Blutergelenke.* Diese Krankheit ist vererblich; doch werden nie weibliche Mitglieder von diesem Leiden befallen, obgleich diese Blutertöchter die Krankheit weitervererben.

Das Blut, gleichsam ein flüssiges Organ, hat nun einmal die Aufgabe, alle Nährstoffe, die wir bei der Verdauung aufnehmen, zu den einzelnen Zellen des Körpers zu bringen. Deshalb finden wir im **Blutserum** zunächst einmal die drei Grundstoffe unserer Nahrung enthalten: Eiweiße, Kohlehydrate und Fette.

Das **Plasma-Eiweiß** ist nicht einheitlich, sondern stellt ein Gemisch von verschiedenen Proteinen dar, deren Hauptvertreter neben dem schon erwähnten Fibrin die Albumine (60%) und Globuline (35%) sind neben mehreren Unterfraktionen.

Während wir früher vor allem das mikroskopische Blutbild zur Diagnose heranzogen, spielen heute die Eiweißveränderungen im Plasma (Plasmaproteinveränderungen) eine wichtige Rolle besonders bei der Beurteilung der Aktivität eines Krankheitsgeschehens — aber auch zur Erkennung und Differenzierung einiger Krankheitsbilder. So sind z. B. bei pathologischen Zuständen die Albumine vermindert, die Globuline dagegen erhöht. Diese Verschiebung der Blutproteine ist auch in der Hauptsache die Ursache für die Erhöhung der Blutkörperchensenkung. Diese Methode ist in der Praxis leicht durchführbar und gibt uns als unspezifische Reaktion doch Aufschluß über die Aktivität des Krankheitsgeschehens. So ist die Senkung besonders bei allen entzündlichen Erkrankungen erhöht. Bei denselben findet sich noch ein Protein, welches eine Präzipitation mit dem C-Polysaccharid von Pneumokokken ergibt = C-reaktives Protein. Eine genaue Trennung der einzelnen Eiweißfraktionen läßt sich durch die Elektrophorese (Papierelektrophorese) erreichen, da diese Fraktionen im elektrischen Feld verschieden schnell wandern. Einfacher, leichter anzustellen — und deshalb öfters in der Praxis angewandt — sind die sogenannten Serumlabilitätsproben. Sie beruhen darauf, daß die Albumine sich z. B. durch schwache Salzlösungen leichter ausfällen lassen. Diese Proben sind somit von der Albuminkonzentration abhängig. Sie stellen unspezifische Reaktionen dar, welche einen ungefähren Einblick in die Bluteiweißverhältnisse gestatten. Solche Proben sind unter anderen das Weltmannsche Koagulationsband, wobei die Hitzekoagulation der Serumproteine bei verschiedenen Salzlösungen eine Rolle spielt. Die Cadmiumsulfat-Reaktion stellt eine Schwermetallfällungsreaktion dar.

Die **Kohlehydrate** sind im Blute vor allen Dingen in Form von Traubenzucker vorhanden in einer Menge von 90 bis 100 mg%. In Form von Traubenzucker findet sonach der Transport von Kohlehydraten im Blut statt. Bei der Zuckerkrankheit kann der Gehalt an Blutzucker im Blute stark erhöht sein.

Schließlich finden wir noch die **Fette** im Blut, so daß nach reichlicher Mahlzeit das Serum trüber erscheinen kann.

Auch die **Abbauprodukte** des Stoffwechsels, welche durch die Nieren später ausgeschieden werden, finden wir im Blut, z. B. **Harnstoff** und **Harnsäure.**

Auch **mineralische** Stoffe, **Salze,** finden sich im Blut. Wir sahen schon, daß das Kalksalz zur Gerinnung notwendig ist. Außer geringen Mengen von *Phosphor, Schwefel, Kalium* und *Magnesiumsalzen* spielt hier das **Kochsalz** noch eine wichtige Rolle. In ihrer Konzentration entspricht eine 0,9%ige Kochsalzlösung dem Blutplasma. Wir nennen daher eine solche Lösung, welche mit dem Blut isotonisch, d. h. von gleichem osmotischen Druck ist: *physiologische Kochsalzlösung.* Dieselbe benutzen wir auch als Ersatz der Blutflüssigkeit, sofern der Blutverlust ein nicht allzu großer ist, d. h. nicht über die Hälfte der Blutmenge beträgt. In solch einem Falle müßten auch die roten Blutkörperchen ersetzt werden, d. h., es müßte eine Blutübertragung vorgenommen werden.

Da diese physiologische Kochsalzlösung in ihrem Salzgehalte also der Blutflüssigkeit entspricht, wird sie bei Injektionen nicht als schmerzhaft empfunden, während z. B. die Einspritzung unter die Haut von reinem destilliertem Wasser infolge Quellung der Gewebe Schmerzen verursacht.

Farbstoffe können sich auch im Blute befinden. Einmal solche, welche von außen durch die Nahrungszufuhr in das Blut gelangen. Dadurch kann nach reichlichem Mohrrübengenuß bei Kleinkindern eine Gelbfärbung der Haut auftreten infolge von

Farbstoffen, welche sich in der Mohrrübe befinden *(Lipochrom)*. Andererseits können auch Farbstoffe ins Blut treten, welche im Körper selbst gebildet werden: in der Leber wird aus dem Hämoglobin der zerfallenen Erythrozyten das *Bilirubin* gebildet.

In ganz geringer Menge finden wir im Blut noch **Fermente.** Das sind Stoffe, welche die Auslösung einer chemischen Reaktion bewirken, ohne selbst eine chemische Veränderung zu erleiden. Darum spricht man auch von *Wirkstoffen.* Ein solches hatten wir bereits kennengelernt: Es bewirkte die Bildung des Fibrins bei der Gerinnung aus der Vorstufe Fibrinogen, die sich im strömenden Blute befindet.

Wir werden später Drüsen kennenlernen, welche ihr Produkt nach innen in die Blutbahn entleeren und deshalb Drüsen mit innerer Sekretion heißen. Ihr Produkt, die **Hormone,** müssen wir deshalb ebenfalls im Blute vorfinden.

Und schließlich hat das Blut noch schützende Funktionen, d. h., bei Eindringen fremder, schädlicher Körper, sogenannter Antigene, bildet es *Schutzstoffe:* **Antikörper.**

Hier kennen wir verschiedene Arten von Schutzstoffen:

1. **Lysine** sind solche Stoffe, welche eingedrungene Fremdkörper auflösen sollen.
2. **Präzipitine,** welche besonders fremde Eiweißstoffe zum Ausfallen bringen können, so daß ein Niederschlag entsteht.

Wichtiger als diese beiden sind aber zwei andere Abwehrstoffe, die übrigens auch alle eiweißhaltig sind:

3. die **Agglutinine** sind Schutzstoffe, welche bei Eindringen von Antigenen, z. B. Bakterien bei Infektionskrankheiten, eine Verklumpung, Zusammenballung, d. h. Agglutination bewirken.

Praktisch wichtig ist es hier noch, daß bei einer Blutübertragung im Blutserum des Empfängers Agglutinine vorhanden sein können, welche die Blutkörperchen des Spenders zusammenklumpen oder agglutinieren. Durch diesen Umstand bedingt, waren deshalb früher bei Blutübertragungen bedrohliche Zustände aufgetreten. Man hat nun die Menschen in hauptsächlich vier verschiedene **Blutgruppen** eingeteilt: A, B, AB, O. Innerhalb derselben Blutgruppe kann niemals das Serum des Empfängerblutes auf die Blutkörperchen der gleichen Blutgruppe agglutinierend wirken. Aus dem nebenstehenden Schema ergibt sich, daß die Blutgruppe O einen Universalspender darstellt, während die Blutgruppe AB als Universalempfänger bezeichnet werden kann. Bei der Blutgruppe A können wir jetzt noch 3 Untergruppen unterscheiden (A_1, A_2, A_3). Schließlich finden sich außer diesen Hauptgruppen noch andere Gruppen, wobei besonders die M- und N-Gruppe eine wichtige Rolle bei der Vaterschaftsbestimmung spielt.

Noch eine weitere agglutinable Substanz enthalten die Erythrozyten in 85%: den Rhesus-Faktor (Rh). Falls er vorhanden, spricht man von Rh-positivem (Rh), bei den restlichen von Rh-negativem Blut (rh). Rh-negative Menschen können durch den Rhesus-Faktor sensibilisiert werden: d. h es kommt zur Bildung von Antikörpern — von Anti-Rh-Agglutininen. Dieselben sind nie primär vorhanden, sondern bilden sich erst nach Transfusionen von Rh-positivem Blut oder in der Gravidität durch Sensibilisierung vom Rh-positivem Fetus aus.

Als Folge stellen sich hämolytische Reaktionen bei späteren Bluttransfusionen ein, oder bei der Schwangerschaft eine fetale Erythroblastose (schwere Hämolyse mit Gelbsucht) infolge einer Rh-Sensibilisierung der Rh-negativen (rh) Mutter durch den Rh-positiven Fetus.

Die Blutgruppenzugehörigkeit ist angeboren und für das ganze Leben unveränderlich.

4. Während die Agglutinine sich direkt gegen die eingedrungenen fremden *Zellen* in ihrer Wirkung richten, werden schließlich noch von den Geweben des Körpers Gegengifte gebildet, welche die eingedrungenen *Gifte*, auch Bakteriengifte, unschädlich machen. Solche speziellen Gegengifte, **Antitoxine,** werden bei jeder Infektionskrankheit gebildet. Sie schützen auch nach Überstehen der Krankheit für kurze oder längere Zeit den Körper vor einer Neuinfektion, d. h., sie machen ihn immun.

In der Praxis können wir uns besonders bei der Bekämpfung der Infektionskrankheiten nun diese Gegengifte, Antitoxine, welche im Körper auf ein spezielles Gift gebildet werden, nutzbar machen. Einmal können wir durch Einspritzung von abgeschwächten Infektionskeimen ein Tier mit dieser Krankheit infizieren; dann werden sich in dem Serum dieses Tieres Gegengifte gebildet haben, und wir können nun einem Menschen, der an dieser Krankheit leidet, mit dem Serum des Tieres die Heilung bringenden Gegengifte übertragen. Da wir es aber dabei mit einem artfremden Eiweiß zu tun haben, bilden sich spezifische Abwehrfermente gegen dieses Eiweiß — nur für die bestimmte Tierart. Da der Körper gegen diese Eiweißart überempfindlich geworden, sensibilisiert ist, muß bei der späteren Anwendung eines Heilserums das Serum von einer anderen Tierart Anwendung finden, um einen anaphylaktischen Schock zu vermeiden. Da bei diesem Vorgang der Mensch selbst keine Gegengifte bildet, spricht man hier von einer **passiven Immunisierung.** Wir werden dieses Verfahren besonders bei schon ausgebrochener Krankheit anwenden, um auf schnellstem Wege die fertigen Gegengifte dem Erkrankten als Heilmittel geben zu können.

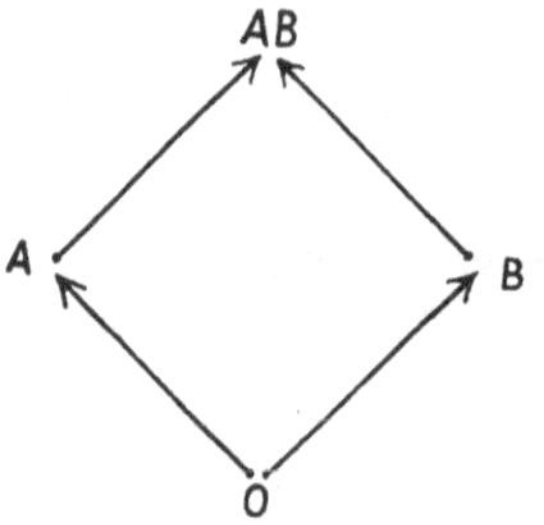

Abb. 96. Schema der Verträglichkeit der Blutgruppen

Andererseits können wir durch einmalige oder wiederholte Einspritzung von abgeschwächten und an sich ungefährlichen Krankheitskeimen beim Menschen selbst die Bildung von Antitoxinen hervorrufen. Hier muß also der Mensch selbst aktiv die Gegengifte bilden; wir sprechen von einer **aktiven Immunisierung.**

Aus diesem Vorgang ergibt sich, daß wir das Verfahren der aktiven Immunisierung besonders zur vorbeugenden Behandlung anwenden.

Geformte Bestandteile des Blutes

Unter den *geformten Bestandteilen* des Blutes verstehen wir die verschiedenen Arten der Blutkörperchen.

Die roten Blutkörperchen *(Erythrozyten)*

Sie stellen kleine, runde, kernlose Zellen dar, welche im roten Knochenmark gebildet werden und schon nach kurzer Zeit, etwa 3 bis 4 Wochen, in der Milz zugrunde gehen. Ihre Zahl beträgt auf 1 cmm etwa 4 bis 5 Millionen. Ihre Hauptaufgabe besteht in dem Transport des Sauerstoffes von der Lunge zu den Geweben. Zu diesem Zweck enthalten sie den **roten Blutfarbstoff,** das *Hämoglobin*, welcher ein eisenhaltiger Eiweißstoff ist und damit zu einem Träger des Sauerstoffs werden kann.

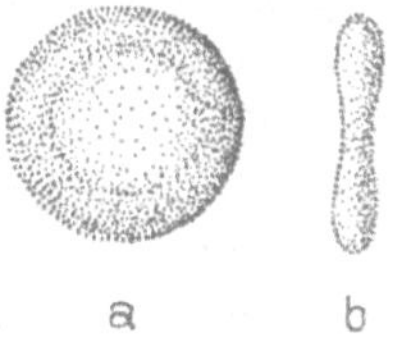

Abb. 97. Rotes Blutkörperchen (Erythrozyt)
a) von oben
b) von der Seite

In der Klinik spielt heute bei der Beurteilung von Krankheiten die **Senkungsgeschwindigkeit** der roten Blutkörperchen eine große Rolle. Zu diesem Zwecke wird das durch Natriumzitrat ungerinnbar gemachte Blut in kleinen Röhrchen aufgesogen und die Zeit bestimmt, in welcher sich die Blutsäule innerhalb der vorgezeichneten Marken gesenkt hat. Bei allen entzündlichen Krankheiten ist diese Senkung erheblich beschleunigt. Der Grund für die verschiedene Senkungsgeschwindigkeit liegt wahrscheinlich in der Stärke der elektrischen Ladung, wobei die Verteilung von Albuminen und Globulinen eine Bedeutung hat. Die Globuline weisen eine schwächere negative Ladung auf, so daß bei einer Globulinvermehrung (die Globuline sind auch die Träger der Antikörper) eine beschleunigte Blutsenkung auftritt.

Die weißen Blutkörperchen *(Leukozyten)*

sind kernhaltige Zellen, größer als die roten Blutkörperchen, können auch ihre sonst rundliche Gestalt aufgeben, sich selbständig fortbewegen und andere Fremdkörper oder Bakterien in sich aufnehmen. Darum hießen sie früher auch *Phagozyten* oder **Freßzellen.** Eine Vermehrung der Leukozyten wird als Leukozytose, eine Abnahme als Leukopenie bezeichnet.

Während also die Erythrozyten vergleichsweise die Transportarbeiter darstellen, könnte man die weißen Blutkörperchen mit der Polizeitruppe vergleichen. Sie gehen leicht bei dem Abwehrkampf des Organismus zugrunde und bilden dann als abgestorbene Zellen den Eiter. Sie finden sich in einer Anzahl von etwa 8000 im Kubikmillimeter. Je nach ihrer Bildungsstätte werden sie heute in verschiedene Gruppen unterteilt.

In den Lymphknoten und der Milz werden die **Lymphozyten** gebildet, die etwa 20 bis 25% der Gesamtzahl der Leukozyten ausmachen, auch in der Lymphe vorkommen und wohl auch die Eigenschaft haben, sich außerhalb der Blutbahn in Bindegewebszellen umzuwandeln, somit die Vernarbung zu fördern.

Aus dem roten Knochenmark stammt die Gruppe der **Myelozyten** (Myelos = mark), bei welchen im Gegensatz zu den Lymphozyten der Zelleib feinste Körnelung, d. h. Granulation, aufweist. Je nachdem ob diese Granulationen sich mit neutralen, sauren oder basischen Farbstoffen färben lassen, teilt man diese Myelozyten in die **neutrophilen Granulozyten,** welche anteilmäßig die größte Zahl darstellen (etwa 60 bis 70%), und in die **Eosinophilen** mit 2 bis 4% und schließlich in die kleine Gruppe (½%) der **Basophilen** ein.

Die **Neutrophilen** haben einen gelappten Kern, dessen Segmentierung um so größer ist, je älter diese Zelle ist, so daß wir bei einem mehr *stabkernigen* Leukozyten von einer Jugendform sprechen können.

Die **Eosinophilen** finden wir als Träger der Überempfindlichkeit, besonders bei solchen Krankheiten, bei welchen die Überempfindlichkeit oder Anaphylaxie eine besondere Rolle spielt, vermehrt.

Schließlich findet sich im Blut noch eine geringe Anzahl von Zellen, welche größer sind und keine Granulation und einen etwa bohnenförmigen Kern aufweisen: die **Monozyten.** Ihr Anteil beträgt nur etwa 5%. Sie sollen ihren Ursprung in einer besonderen Form des Bindegewebes haben: dem **retikulären Bindegewebe,** welches fast

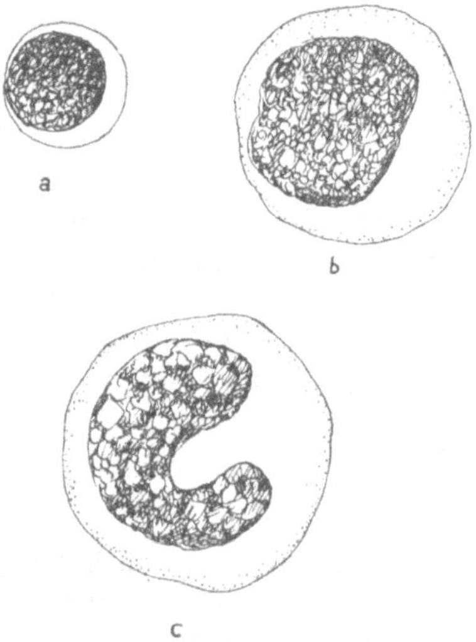

Abb. 98. Lymphozyten
a) kleiner b) großer c) Monocyt

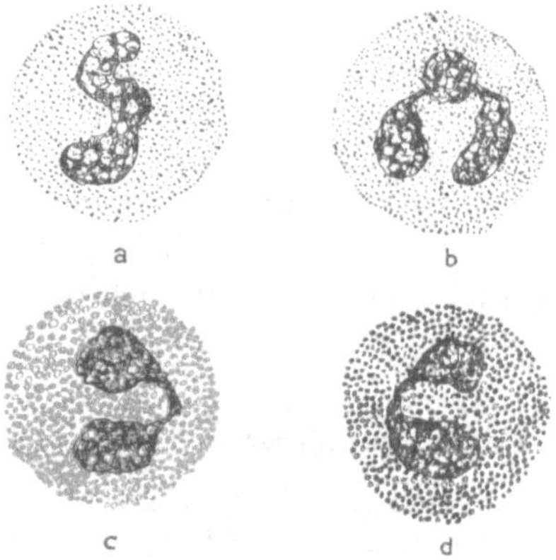

Abb. 99. Granulozyten
a) stabkerniger b) segmentkerniger neutrophiler
c) eosinophiler d) basophiler

nur aus Zellen besteht und sich in der Lymphe, Milz und der Blutgefäßwand befindet: *Retikuloendotheliales System.* Sie sollen größere Zelltrümmer forttransportieren können, also würden sie gleichsam die Transportmannschaft des Blutes darstellen.

Zum Schluß finden wir im Blut noch kleine, farblose Zellen, etwa 300000 in 1 cmm, die **Blutplättchen** oder *Thrombozyten,* welche mit der Blutgerinnung im Zusammenhang stehen.

Blutkrankheiten

Betrachten wir zuerst die Erkrankungen des *roten Blutbildes,* so kann einmal durch Blutverluste oder auch durch innere Gifte verursacht eine Verminderung der roten Blutkörperchen auftreten. Wir sprechen in diesem Falle von einer **sekundären Anämie.** Während bei dieser Krankheit eine Ursache der Anämie deutlich zutage tritt, können wir für die sogenannte primäre Anämie eine Ursache nicht sicher angeben. Während bis vor kurzem diese Krankheit meist tödlich verlief und deshalb auch den Namen **perniziöse Anämie** trug, läßt sich heute durch Darreichung von Leberpräparaten eine weitgehende Besserung dieser Krankheit erreichen. Denn bisher fehlt ein Stoff, der Extrinsic-Faktor, welcher mit Vitamin B_{12} identisch ist und die Reifung der Blutzellen im Knochenmark ermöglicht (Antiperniziosafaktor vgl. S. 141). Ausgelöst aus der Nahrung wird er durch ein Ferment, den Intrinsic-Faktor (Castle-Ferment), welcher in der gesunden Magenschleimhaut vorkommt. Bei der perniziösen Anämie besteht aber eine Magenschleimhautatrophie auch mit Fehlen der Salzsäure.

Umgekehrt gibt es Krankheiten, bei welchen die roten Blutkörperchen vermehrt sind: die **Polyzythämie.**

Nun zum *weißen Blutbild:* Schon bei verschiedenen Infektionen, besonders Kokkeninfektionen, tritt eine vorübergehende Vermehrung der weißen Blutkörperchen auf als Abwehrreaktion gegen den Infekt. Hierbei werden auch mehr jugendliche Formen im strömenden Blute gefunden. Tritt eine solche starke Vermehrung der weißen Blutkörperchen ohne einen erkennbaren Infekt auf, so sprechen wir von einer **Weißblütigkeit** oder *Leukämie.* Hierbei können einmal die Lymphozyten vermehrt sein, so daß wir von einer **lymphatischen Leukämie** sprechen, bei der auch die Lymphdrüsen stark geschwollen sind.

Im Gegensatz dazu steht die **myeloische Leukämie** mit einer starken Vermehrung der Myelozyten und einer großen Milzschwellung.

Eine Erkrankung des lymphatischen Systems muß noch Erwähnung finden: die Lymphogranulomatose (Hodgkinsche Krankheit). Sie ist an der Schwellung der Lymphknoten zu erkennen, wobei im Anfang besonders die Halslymphknoten befallen werden. Oft sind auch die Lymphknoten im Mediastinum betroffen. Dabei kann sich aber die Wucherung des lymphatischen Apparates auch auf andere Stellen des Körpers ausdehnen. Diese bösartige, infektiöse Erkrankung, deren Erreger noch nicht bekannt ist, führt nach wenigen Jahren bei körperlichem Verfall zum Tode.

Atmungssystem

Atemwege

Das Blut muß nun außerdem noch den Sauerstofftransport übernehmen und den Sauerstoff an die Gewebe führen. Dieser Gasaustausch zwischen dem Blut und der umgebenden Luft findet in der Lunge statt, welche mit dem Kehlkopf zusammen die unteren Luftwege bilden.

Zunächst einmal geht die Luft aber durch die oberen Luftwege: Nase und Rachenraum.

Die **Nase,** deren vorderer Teil durch Knorpel gebildet wird, hat eine mehrfache Schutzfunktion.

Die in der Nase befindlichen Härchen halten grobe Partikel von der Atmungsluft fern.

Durch den besonderen Gefäßreichtum der Schleimhaut wird die Atemluft *angewärmt* und durch den Schleim *feucht* gehalten.

Auch in ihrer Funktion als *Geruchsorgan* kommt die Bedeutung der Nase als Schutzorgan zum Vorschein. Die Geruchsempfindungen werden vom Riechnerv weitergeleitet, dessen Ausbreitungen sich an dem oberen Teil der Nase finden, so daß wir eine obere Riech- und eine untere Atmungsregion unterscheiden können.

In der rechten und linken Nase finden sich je drei Muscheln, wodurch die Oberfläche für die vorbeistreichende Luft noch vergrößert wird.

Daß durch den Tränennasenkanal eine Verbindung zwischen Nasen- und Augenhöhle besteht, wurde ebenso schon früher erwähnt wie das Vorhandensein von vier Nebenhöhlen der Nase, welche ebenfalls durch Schleimhaut ausgekleidet sind.

Hinten an die Nasenhöhle schließt sich der **Rachenraum** an, von welchem nun der Luftstrom nach unten zu die Speisewege kreuzend in den Kehlkopf und die Luftröhre eintritt. Im Nasenrachenraum ist noch eine Ansammlung lymphatischen Gewebes zu erwähnen: die sogenannte *Rachenmandel.* Durch ihren Sitz ist es verständlich, daß bei einer Vergrößerung dieser Rachenmandel die Nasenatmung behindert ist.

Erwähnt soll noch eine Verbindung zwischen diesem Nasenrachenraum und dem Mittelohr werden, über deren Bedeutung später beim Ohr zu sprechen sein wird.

Der **Kehlkopf** bildet den obersten Teil der Luftröhre und besteht aus mehreren Knorpeln. Dicht hinter der Zungenwurzel findet sich ein bei der Atmung aufrechtstehender Knorpel, welcher sich bei der Nahrungsaufnahme, dem Schluckakt, abschließend über den Kehlkopf legt: der **Kehldeckel** *(Epiglottis)*. Vorn am Halse fühlen wir den größten Knorpel, den **Schildknorpel,** dessen vorstehendster Teil als Adamsapfel bezeichnet wird. Unter dem Schildknorpel liegt der **Ringknorpel,** auf dessen oberem Rande sich zwei kleine, bewegliche Knorpel finden. Zwischen der Vorderfläche dieser **Stell-** oder **Gießbeckenknorpel** und der hinteren Fläche des Schildknorpels sind die wahren Stimmbänder ausgespannt, welche eine dreieckige Spalte zwischen sich freilassen: die **Stimmritze.**

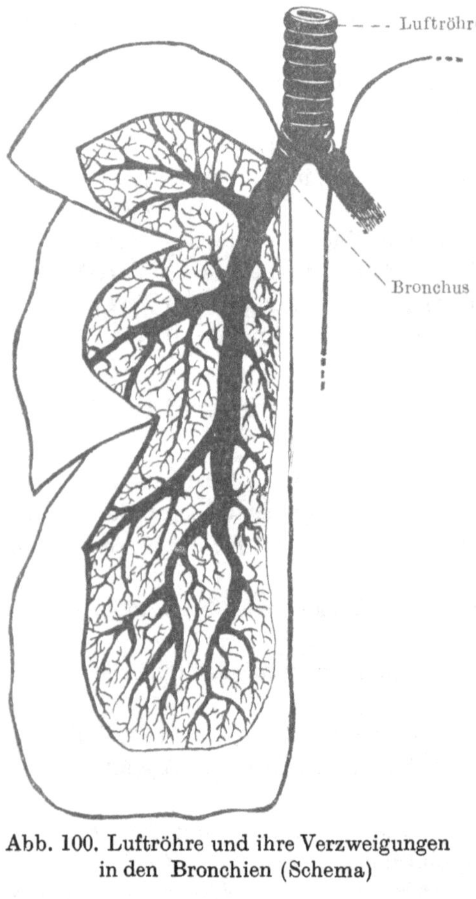

Abb. 100. Luftröhre und ihre Verzweigungen in den Bronchien (Schema)

Die falschen Stimmbänder stellen nur Taschenbildungen der Schleimhaut dar. Durch diese enge Stimmritze streicht also die Luft hindurch und bringt die Stimmbänder zum Schwingen; dabei ist die Höhe des Tones abhängig von der Spannung der Stimmbänder.

Es ist einleuchtend, daß durch eine Verlegung dieses schmalen Stimmritzenspaltes durch Fremdkörper, bösartige Geschwülste oder Membranen wie bei der Diphtherie eine Atmungsbehinderung und die Gefahr der Erstickung besteht. Bei solchen bedrohlichen Zuständen kann eine Hilfe nur durch einen Luftröhrenschnitt (Tracheotomie) gebracht werden. Eine Behinderung der Inspiration bezeichnen wir als inspiratorische Dyspnoe.

Die **Luftröhre** wird durch etwa 17 bis 20 C-förmig gebogene Knorpel, welche vorn liegen, für den Luftstrom ständig offengehalten. In der Höhe des 4. Brustwirbels teilt sich die Luftröhre in den rechten und linken **Hauptbronchus** *(Luftröhrenast)*, welche sich nach ihrem Eintritt in die Lungenwurzel in immer kleiner werdende Äste *(Bronchioli)* verteilen und schließlich in kleinen **Lungenbläschen** *(Alveolen)* enden, welche nur eine dünne Wand besitzen und von einem Kapillarnetz umsponnen sind. Hier findet der Gasaustausch statt. Die Summe dieser Lungenbläschen bildet zusammen mit dem Blutgefäßnetz die Lunge.

Lunge

Diese Lungen sind ihrer Gestalt nach zwei kegelförmige Körper von weicher, schwammiger Konsistenz. Mit ihrer Basis liegen sie dem Zwerchfell auf; ihre Spitzen (Lungenspitzen) reichen noch etwas über die ersten Rippen hinaus.

Jede Lunge besteht aus mehreren **Lappen:** links zwei, rechts drei Hauptlappen, welche wieder von zahlreichen kleinen, eckigen Läppchen, den *Lungenläppchen*, gebildet werden, welche durch etwas Bindegewebe voneinander getrennt sind.

Die beiden Lungen liegen nun nicht frei in der Brusthöhle, sondern sind gleichsam in zwei vollkommen geschlossene Lungensäcke hineingestülpt, so daß die eine Fläche dieser sackförmigen Membran als **Rippenfell** die innere Fläche der Rippen überzieht, die andere Hälfte als **Lungenfell** die Oberfläche der Lungen bekleidet. Zwischen diesen beiden Blättern des *Brustfelles* (Pleura) findet sich ein feiner Spalt. Hierdurch wird ähnlich wie beim Herzbeutel ein leichtes Gleiten der Lungen innerhalb des Brustraumes ermöglicht. Bei der Anlage einer künstlichen Gasbrust, eines Pneumothorax, wird Luft in diesen feinen Spalt eingebracht, wodurch eine Ruhigstellung der Lunge erfolgt (vgl. S. 211).

Atmung

Durch die Atembewegung, die Ein- und Ausatmung, vollzieht sich der Luftwechsel in der Lunge. Dabei folgt die Lunge als elastisches Organ den Bewegungen des Brustkorbes. Bei der Einatmung wird der Brustkorb erweitert. Die Muskeln, welche bei der ruhigen und gesteigerten Atmung in Funktion treten, wurden schon besprochen. Ebenso wurde bereits erwähnt, daß bei der Ausatmung vor allen Dingen die Schwere des Brustkorbes eine Rolle spielt.

Während wir den **Gasaustausch** in den Geweben als *innere Atmung* bezeichnen, nennt man den Gasaustausch zwischen dem Blut und der in den Lungenbläschen befindlichen Luft die äußere oder *Lungenatmung*. Hierbei wird der in der Luft befindliche Sauerstoff aufgenommen und die Kohlensäure ausgeschieden, so daß die Einatmungsluft mehr Sauerstoff (20,4%) als die Ausatmungsluft enthält (16%). Von der Größe des Luftaustausches in den Lungen können wir uns eine Vorstellung machen, wenn wir wissen, daß der Mensch in 24 Stunden etwa 500 Liter Sauerstoff aufnimmt und 420 Liter Kohlensäure abgibt.

Ohne ausreichende *Sauerstoffzufuhr* ist ein Leben nicht möglich. Deshalb ist z. B. in Höhenlagen über 8000 m die künstliche Zufuhr von Sauerstoff notwendig. Eine Störung des Allgemeinbefindens findet sich erst bei einer Herabsetzung des Sauerstoffes um 10%. Aber schon 1% Kohlensäureüberladung, welche beim Aufenthalt zu vieler Menschen in engen Räumen vorkommen kann, macht bereits Unbehagen.

Die Zahl der *Atemzüge* in der Ruhe beträgt etwa 16 bis 20 pro Minute. Bei körperlichen Anstrengungen oder aus anderen Gründen kann aber das Sauerstoffbedürfnis des Körpers stark erhöht sein, so daß die Atmung beschleunigt werden muß. Diese, den jeweiligen Bedürfnissen angepaßte Regulation wird vom *Atemzentrum*, welches im verlängerten Mark sitzt, gesteuert. Eine Verletzung dieser Stelle hat den sofortigen Tod durch Atemstillstand zur Folge.

Bei Kohlensäureüberladung des Blutes wird dieses Atemzentrum erregt und bewirkt dadurch eine Erhöhung der Zahl der Atemzüge. Somit ist auch die in der Minute aufgenommene Luftmenge (Atemgröße) verschieden, von 4 Litern im Schlaf steigend bis zu 60 Litern bei sportlichen Leistungen.

Ein paar Bezeichnungen haben sich eingebürgert und verdienen der Erwähnung:

1. Die bei ruhiger Atmung ein- und ausgeatmete Luft wird als **Atmungsluft** — **Respirationsluft** — bezeichnet (500 ccm).
2. Die **Ergänzungsluft** — **Zusatzluft** — nennen wir diejenige Luftmenge, welche nach ruhiger Einatmung noch dazu eingeatmet werden kann (2000 ccm).
3. Schließlich heißt die Luftmenge, die nach ruhiger Ausatmung noch nachträglich ausgeatmet werden kann: **Reserve-** oder **Vorratsluft** (1500 ccm).
4. Diese drei Luftmengen zusammen stellen die **Vitalkapazität** der Lunge (etwa 4000 ccm) dar.
5. Ein Teil Luft, die **Restluft** oder **Residualluft,** bleibt aber auch bei angestrengter Ausatmung immer in der Lunge zurück (1000 ccm).
6. Wenn wir bei einer Leiche die Lunge aus dem Brustkorb herausnehmen, wird sie durch eine geringe Menge Luft, **Minimalluft,** schwimmfähig erhalten, im Gegensatz zu einer Lunge, welche wie beim Neugeborenen noch nie geatmet hat. Hier besteht eine völlige Luftleere (Atelektase).

Krankheiten der Lunge

Nur einige Krankheitsbilder, welche z. T. auch für die Behandlung mit Massage und besonders gymnastischen Übungen in Frage kommen, sollen hier kurz erwähnt werden.

Eine Schleimhautentzündung in den Bronchien bezeichnen wir als **Bronchitis,** welche akut oder in chronischer Form verlaufen kann.

Sackförmige oder röhrenartige Erweiterung der Bronchialbaumverzweigung auf Grund einer angeborenen Fehlentwicklung bezeichnen wir als **Bronchiektasien.**

Ablagerungen von Staub oder anderen festen Bestandteilen in der Lunge führen zum Bilde der **Staublunge** (Steinhauerlunge).

Ein Nachlassen der Elastizität der Lunge mit Erweiterung der Lungenbläschen bezeichnen wir als **Lungenblähung** oder *Emphysem.*

Steigt von den Bronchien aus eine Entzündung in die Tiefe und ergreift hier einzelne Partien der Lunge, so sprechen wir von einer **Bronchopneumonie.** Wir finden diese Krankheit vielfach als Begleiterscheinung von Infektionskrankheiten.

Die eigentliche **Lungenentzündung** oder **kruppöse Pneumonie** ergreift für gewöhnlich einen ganzen Lungenlappen und wird durch ein spezifisches Bakterium übertragen, stellt somit eine akute Infektionskrankheit dar und wird zusammen mit jener anderen hauptsächlich die Lungen befallenden und chronisch verlaufenden Infektionskrankheit: der **Lungentuberkulose,** später besprochen werden.

Auch im Gebiet der Lunge kommen besonders von den Bronchien ausgehende bösartige Geschwülste vor, ebenso wie Metastasen bei Tumoren in anderen Organen.

Ein besonders Krankheitsbild, welches Bedeutung für die physikalische Behandlung hat, ist das **Bronchialasthma.** Hier handelt es sich um einen nervösen Krampf der kleinen Bronchien, wodurch besonders eine Erschwerung der Ausatmung hervorgerufen wird, exspiratorische Dyspnoe. Zur Auslösung dieses Krankheitsbildes bedarf es einer besonderen *nervösen Disposition*, bei welcher diese Kranken auf Reize reagieren, gegen welche ein Gesunder unempfindlich ist. Diese Reize können in verschiedenen Nahrungsmitteln, artfremden Eiweißen oder auch in einer besonderen Klimaüberempfindlichkeit bestehen.

Genau wie beim Herzbeutel können wir beim Brustfell eine **trockene** und **wäßrige Brustfellentzündung** *(Pleuritis)* unterscheiden. Während die akute Entzündung nicht Gegenstand einer physikalischen Behandlung ist, können wir bei dem späteren Narbenstadium, welches sich in Verwachsungen und Schwartenbildung des Brustfells äußert, durch Atemübungen eine bessere Beweglichkeit des Brustkorbes erreichen. Eine Eiteransammlung im Brustfellraum nennen wir Pleuraempyem.

Verdauungssystem

Nahrungsstoffe

Bevor die Wege, welche die Nahrungsmittel im Körper nehmen und die Umänderung besprochen werden soll, welche notwendig ist, um diese kompliziert zusammengesetzten Nahrungsmittel als die einfachsten Bausteine in den Organismus einfügen zu können, müssen wir zunächst einmal die Zusammensetzung der Nahrungsstoffe selbst kennenlernen.

Einmal dienen diese Stoffe als *Baumaterial* zum Aufbau des Organismus, als Ersatz für verbrauchte Stoffe und ergeben schließlich das Brennmaterial, durch welches die *Körperwärme* erzeugt wird. Die Maßeinheit für die Wärme entnehmen wir der Physik und bezeichnen als **eine Kalorie** diejenige Wärmemenge, welche notwendig ist, um 1 Liter Wasser von 14,5 auf 15,5 Grad zu erwärmen.

Die **Verbrennungswärme** für Eiweiße und Kohlehydrate beträgt 4,1 Kalorien für 1 Gramm, während 1 Gramm Fett 9,3 Kalorien erzeugt.

Die tägliche zur Ernährung notwendige Kalorienzahl beträgt etwa 2000 Kalorien; bei Arbeit 3000 bis 4000 Kalorien.

Wir können die Nahrungsmittel in solche einteilen, welche als **kraftlose** dem Körper keine Energien zuführen, die aber, wie die Salze und das Wasser zum Leben unbedingt notwendig sind.

Das **Wasser** wird als Lösungsmittel und zum Ersatz des vom Körper durch Nieren, Lunge und Haut ausgeschiedenen Wassers, in einer Menge von 2 bis 2½ Litern täglich benötigt.

Die **Salze** spielen eine Rolle zum Aufbau der Gewebe. Sie wurden schon bei den Bestandteilen des Blutserums erwähnt. Diese Salze finden sich bei gemischter Ernährung in genügender Menge vor und brauchen nicht besonders dem Körper zugeführt werden. Auch das **Kochsalz** ist in den Nahrungsmitteln in genügender Menge vorhanden. In größerer Menge wird es aber den Speisen als Genußmittel zugeführt.

Bei den **kraftfördernden** Nahrungsmitteln, den eigentlichen Energiespendern, unterscheiden wir das *stickstoffhaltige* **Eiweiß** von den stickstofffreien **Fetten** und **Kohlehydraten.**

Das **Eiweiß** kommt sowohl als *tierisches* wie auch *pflanzliches* Eiweiß vor. Dabei hat für die Ernährung das tierische Eiweiß eine höhere biologische Wertigkeit, die noch gesteigert wird, je arteigener dieses Eiweiß ist. Würden wir seiner Wertigkeit nach das Milcheiweiß als das vollwertigste mit 100 bezeichnen, so würde dem Fleischeiweiß etwa 90 entsprechen, während Kartoffeleiweiß mit 80 und das Bohneneiweiß nur mit 25 zu veranschlagen wäre. Das Eiweiß findet sich als tierisches Eiweiß besonders in dem Fleisch, d. h. Muskeln und Bindegewebe, als pflanzliches besonders in den Hülsenfrüchten, wobei gerade die Sojabohne reichlich Eiweiß enthält.

Beim Kochen treten diese Eiweißstoffe nicht in das Wasser über, so daß die *Fleischbrühe* kein Eiweiß enthält und den Namen „Kraftbrühe" zu Unrecht führt. Dagegen enthält sie die Extraktivstoffe des Fleisches und gilt als Anregungs- und Genußmittel.

Die Erhaltung des Eiweißbestandes des Körpers kann nur wiederum durch Eiweiß geschehen, da nur dieses Nahrungsmittel Stickstoff enthält. Darum ist ein gewisses Minimum an Eiweiß täglich erforderlich. Dieses notwendige **Eiweißminimum** beläuft sich auf etwa 50 Gramm täglich. Auch die Bildung der Hormone ist an das Vorhandensein von Eiweiß gebunden.

Auch die **Fette** entstammen sowohl dem Pflanzen- wie dem Tierreich. Aus dem Pflanzenreich gewinnen wir das Kokosöl, Olivenöl und das einheimische Raps- und Leinöl. Tierische Fette sind z. B. Butter und Schmalz.

Chemisch bestehen die Fette aus *Fettsäuren* und *Glyzerin*, und aus diesen beiden Bestandteilen können sie auch künstlich wieder in einer Synthese zusammengestellt werden. Aus Kohle werden Fettsäuren gewonnen und mit Glyzerin zu synthetischem Fett vereinigt.

Auch die letzte Gruppe, die **Kohlehydrate,** sind ebenso wie die Fette stickstofffrei. Sie bestehen aus *Kohlenstoff*, *Wasserstoff* und *Sauerstoff*, sind also Kohle-Wasserstoffverbindungen. Diese Kohlehydrate finden wir in verschiedener Form auftretend: in einfacher oder chemisch mehr zusammengesetzter Form, so daß wir **Einfachzucker** *(Monosaccharide)*, **Doppelzucker** *(Disaccharide)* und **Mehrfachzucker** *(Polysaccharide)* unterscheiden.

Wir sprechen hier von Zucker, weil die ersten beiden Gruppen mehr oder weniger süß schmecken, während das bei den Mehrfachzuckern, zu denen auch die Stärke gehört, nicht mehr der Fall ist. Die Einfachzucker bestehen chemisch aus sechs Atomen Kohlenstoff an Wasser gebunden ($C_6H_{12}O_6$).

Zu dieser Gruppe gehört als wichtigster der **Traubenzucker.** Denn in Form dieses Einfachzuckers werden alle Kohlehydrate umgewandelt oder abgebaut und im Blute transportiert.

Ferner gehört noch der *Fruchtzucker* (Lävulose) und die *Schleimzucker* (Galaktose) zu dieser Gruppe.

Aus der chemischen Vereinigung von zwei Einfachzuckern (unter Ausschluß von Wasser) entstehen die **Doppelzucker** *(Disaccharide)* von der Formel $C_{12}H_{22}O_{11}$.

Aus dem Zusammenschluß von zwei Teilen Traubenzucker entsteht der *Malzzucker (Maltose)*. Traubenzucker und Galaktose ergeben den *Milchzucker* (Laktose). Und schließlich ist das Endprodukt von Traubenzucker und Fruchtzucker der *Rohrzucker* (Saccharose).

Unter den *Mehrfachzuckern* finden wir die pflanzliche Stärke, das ist diejenige Zuckerform, in welcher die Pflanze die Kohlehydrate speichert, während der tierische Organismus die Kohlehydrate als tierische Stärke, dem Glykogen, speichert. In diese Gruppe gehört auch noch die *Zellulose.*

Eine Eigenschaft der Einfachzucker soll hier noch erwähnt werden: sie sind *optisch aktiv*, d. h., sie drehen die Ebene des polarisierten Lichtes, und zwar Traubenzucker und Galaktose nach rechts, Fruchtzucker nach links.

Durch Hefe werden die Zucker vergoren, d. h. in Alkohol und Kohlensäure zerlegt. Die Kohlehydrate nehmen wir außer in der Form von Zucker besonders noch als Kartoffel, Brot, Obst und Gemüse in unserer Nahrung auf.

Außer den zum Aufbau erforderlichen Nahrungsmitteln ist die Menschheit schon seit alters her noch an **Genußmittel** gewöhnt. Nur wenige von ihnen enthalten noch einzelne Nährstoffe, während die meisten, wie Kaffee, Tee und Nikotin, allein der Anregung dienen. Aber sie sollen in dieser Wirkung und dadurch in ihrer Bedeutung nicht unterschätzt werden. Nicht erst in der Hetze des zivilisierten Lebens hat der Mensch nach diesen Mitteln gegriffen; sie waren schon den primitiven Völkern bekannt, von denen sie erst später in Europa ihren Einzug hielten. Viele von ihnen bergen noch die Gefahr einer Gewöhnung, so daß es bei Entzug dieser Genußmittel zu teilweise recht erheblichen Entziehungserscheinungen kommt. Alle haben sie schädigende Nebenwirkungen in größerem oder kleinerem Ausmaß. Das Nikotin wirkt verengend auf die Arterien. Koffein wirkt in größeren Dosen zu stark erregend auf das Herz, aber allen voran steht in seiner schädlichen Wirkung bei zu reichlichem Genuß und bei der Gewöhnung der Alkohol. Er kann neben allem körperlichem Schaden auch noch den Charakter verändern. Im Alkoholrausch kann jemand zum Mörder werden, niemals aber nach zuviel Nikotin- oder Kaffeegenuß.

Vitamine

Auch bei ausreichender Ernährung mit den vorher angeführten Hauptnahrungsmitteln: Eiweiß, Fetten und Kohlehydraten, würden doch im Organismus krankhafte Störungen auftreten. Dies zeigte ein Versuch, den Hopkins 1912 mit Ratten ausführte, die er ausreichend mit den drei Hauptnahrungsstoffen ernährte, welche aber trotzdem das Wachstum einstellten und zugrunde gingen. Fügte er der Nahrung nur 30 Tropfen Frischmilch hinzu, so blieben sie am Leben. Seit jener Zeit wissen wir, daß zur Ernährung noch Ergänzungsstoffe aus der frischen Nahrung erforderlich sind, in allerdings sehr geringen Mindestmengen. Diese Stoffe wurden — als zum Leben (vita) notwendig — **Vitamine** genannt.

Bei ihrem Fehlen treten ganz typische **Mangelkrankheiten** auf. Wir haben nun mittlerweile eine ganze Reihe Vitamine kennengelernt, deren hauptsächlichste mit den Buchstaben A, B, C, D, E, F, K und H bezeichnet werden.

Ein Teil von ihnen ist in *Wasser löslich*, andere in Fett. *Fettlöslich:* K, A, D, E, F. Darum ist es z. B. wichtig, das Wasser, in welchem die Kartoffeln gekocht wurden, nicht als wertlos wegzugießen, da hierin gerade die wasserlöslichen Vitamine enthalten sind. Andere Vitamine werden auch bei zu starker Erhitzung vernichtet.

Letzten Endes stammen alle Vitamine aus dem Pflanzenreich. Denn der tierische Organismus kann im Gegensatz zur Pflanze solche Vitamine nicht mehr selbst produzieren.

Zwei Vitamine: A und D, sind tierischen Ursprunges. Wir finden sie in der Butter und im Lebertran; aber auch hier werden sie nicht z. B. beim Lebertran in der Dorschleber gebildet, sondern erfahren von den verzehrten Algen aus nur eine Speicherung in der Dorschleber.

Wir wollen nun die wichtigsten Vitamine besprechen, dabei auf ihr Vorkommen eingehen und vor allen Dingen die Krankheitsbilder erwähnen, die auf ihrem Mangel beruhen. Diese Mangelkrankheiten nennen wir **Avitaminosen.**

Vitamin A

Dieses Vitamin können wir auch als **Epithelschutzvitamin** bezeichnen. Bei seinem Fehlen tritt *Nachtblindheit*, eine Erweichung der Hornhaut *(Keratomalazie)* und Eintrocknung des Auges *(Xerophthalmie)* ein.

Unseren *Bedarf* an Vitamin A decken wir besonders aus tierischen Nahrungsmitteln: Butter, Milch, Eigelb, Lebertran. Hier ist das Vitamin A fertig gebildet. Als **Vorstufe** *(Provitamin)* findet es sich im grünen Blattgemüse, Grünkohl, Spinat, besonders Brunnenkresse und Tomate. Auch in der Karotte kommt es vor, und so nennen wir diese Vorstufe auch **Karotin.**

Vitamin B

Hier handelt es sich nicht um ein einzelnes Vitamin, sondern um eine *Gruppe* von chemisch verschiedenen Substanzen.

Vitamin B_1 (Aneurin) führt bei seinem Fehlen zu dem schweren Krankheitsbild der Beriberi-Krankheit, die besonders in Ostasien bei ausschließlicher Ernährung mit poliertem Reis auftritt. Das Krankheitsbild zeigt schwere fortschreitende Polyneuritis mit Lähmungen und auch eine Insuffizienz des rechten Herzens mit Erweiterung desselben und dadurch bedingten Ödemen besonders der unteren Extremität. Durch akutes Versagen des rechten Herzens kann es auch zu einem plötzlichen Herztod kommen (Shoshing). Hier konnte im Jahre 1897 ein holländischer Arzt, Dr. EIJKMAN, in Niederländisch-Indien auf der Insel Java, feststellen, daß Tauben, die ausschließlich mit poliertem Reis ernährt wurden, schwer unter Lähmungserscheinungen und Entzündung des Nervensystems erkrankten. Fügte man aber dem Futter die Schale, d. h. das Silberhäutchen mit der anhaftenden Kleberschicht mit zu, so erkrankten die Tiere nicht.

Ein deutscher Gelehrter, Dr. MOSZKOWSKI, konnte aus dieser Kleberschicht eine kristallisierende Substanz bilden, und so war 1912 das erste Vitamin entdeckt.

Wenn auch bei uns die schwere Erkrankung des Beriberi kaum anzutreffen ist, so treten doch durch einen Mangel von Vitamin B_1 ähnliche Störungen am Nervensystem auf: *Neuralgien* und *Parästhesien*, auch nervöse Erscheinungen, so daß man das Vitamin auch als **Stimmungsvitamin** bezeichnet hat.

Im übrigen ist dieses Vitamin dadurch ausgezeichnet, daß es neben seiner Wasserlöslichkeit auch sehr gegen Hitze empfindlich ist, besonders in neutraler oder alkalischer Lösung.

Außerdem sind diese Vitamine stickstoffhaltig, kommen in pflanzlichen Nahrungsmitteln, Obst und Gemüsen, besonders in Weizenkeimlingen und in den Schalen des Getreides vor. Deshalb ist auch ein Vollkornbrot zur Ernährung zweckmäßig. Besonders bei einer Magenschonkost müssen wir die fehlenden Vitamine durch medikamentöse Gaben der chemisch reinen Vitamine oder durch Hefe, wo es reichlich vorkommt, ersetzen.

Vitamin B_2

Diese Gruppe setzt sich auch wieder aus mehreren verschieden wirkenden Vitaminen zusammen.

Einmal ein **Wachstumsfaktor,** welcher auch Laktoflavin genannt wird. Dieser findet sich in allen Zellen vor, besonders bei der Keimung. Und da auch das Kind beim Wachstum einen größeren Bedarf an solchen Vitaminen hat, beruht darauf sein Name.

Da dieses Laktoflavin in der Lage ist, gleich Sauerstoff aufzunehmen und abzugeben, spielt es in den Geweben eine bedeutende Rolle bei der *inneren* (Gewebe) *Atmung* und ist mit dem von WARBURG 1932 entdeckten „gelben Atmungsferment" identisch.

Außerdem hat dieses Vitamin eine Bedeutung bei der Regulierung des *Wasserhaushaltes* und ist vor allen Dingen unbedingt notwendig zur Regulierung des *Kohlehydratabbaues* in Traubenzucker.

Einen anderen Faktor aus dieser Vitamin-B_2-Gruppe stellt der **Pellagraschutz,** auch P. P. Faktor (Pellagra preventive factor) vor. Er ist ein Schutzstoff gegen die menschliche Pellagra, eine Krankheit, die in jenen Ländern auftrat, bei denen der Mais eine große Rolle in der Ernährung spielte. Außer Magen-Darm-Störungen zeichnet sich dieses Krankheitsbild durch Hauterscheinungen aus, die einem Sonnenbrande ähnlich sind und später dunkelbraune Verfärbung annehmen können. Später findet man auch Störungen des Nervensystems, wie Lähmungen, Reflexstörungen und Muskelschwäche.

Chemisch ist dieser Schutzstoff Nikotinsäureamid.

Als Schutzstoff für die bei den Ratten vorkommende Pellagra-Erkrankung ist das **Vitamin B_6** (Adermin) auch chemisch dargestellt worden. Es findet sich in Körnerfrüchten und grünem Gemüse.

Vitamin B_{12} kommt in der Leber und im Darminhalt vor und dient der normalen Blutbildung. Es stellt einen „Antiperniziosa-Faktor" dar. Hierin liegt seine größte Bedeutung für die Behandlung der perniziösen Anämie.

Ebenfalls auf die Bildung und Ausreifung der Erythrozyten wirkt die **Folsäure** ein. Sie wird dem Vitamin-B-Komplex zugerechnet und findet sich in der Leber und dunklem Blattgemüse.

Vitamin C

Ein Mangel dieses Vitamines führt einmal zum Auftreten von **Skorbut,** einer Krankheit, die sich in Haut- und Zahnfleischblutungen besonders äußert. Außerdem wird die Widerstandsfähigkeit des Organismus gegen Infektionen herabgesetzt.

Der Skorbut kommt in ähnlicher Form auch bei Kindern vor, die unzweckmäßig ernährt werden, und tritt ebenfalls mit Zahnfleischblutungen und Blutergüssen in die Knochenhaut auf. Dieses Krankheitsbild wurde erst 1883 durch MÖLLER-BARLOW von der Rachitis getrennt und führt deshalb auch den Namen **Möller-Barlow**sche **Krankheit.**

Dieses Vitamin kommt besonders in frischen Früchten, der Zitrone, Orange, Hagebutte, Paprika vor, und es ist zu verstehen, daß früher diese Erkrankung gerade als Schrecken der Schiffahrt bezeichnet wurde, weil bei der langen Reisedauer und dem Fehlen der frischen Nahrung auf den Schiffen viele Seefahrer daran erkrankten.

Dabei ist es interessant, daß schon im 16. Jahrhundert die Indianer einen aus Zedernnadeln bereiteten Trank auf weiten Fahrten mitführten und Ende des 18. Jahrhunderts der Kapitän COOK Obstsäfte auf seinen Schiffen zur Ernährung mitführen ließ.

Vitamin D

Beim Mangel an Vitamin D tritt das bekannte Bild der **Rachitis** auf, einer durch Kalkarmut bedingten Knochenveränderung. Dieselbe tritt bei Kindern als *Frührachitis* auf mit Erweichungen am Schädel (Kraniotabes) und Auflagerungen besonders an den Scheitelbeinen. Auftreibungen an der Rippenknorpelgrenze führen zu dem Bilde des „Rosenkranzes". Bei schweren Fällen können allein schon durch den Druck der Arme Verformungen des Brustkorbes auftreten.

Die Epiphysenlinien bleiben lange erhalten, so daß eine Auftreibung der Epiphysen der langen Röhrenknochen besonders oberhalb der Handgelenke in Erscheinung tritt. Die Muskulatur ist dabei schlaff. Es besteht eine Hypotonie der Strecker bei Hypertonie der Beuger, so daß beim Hochheben des Kindes die Beine in Knie- und Hüftgelenk gebeugt sind. In den Entwicklungsjahren tritt eine *Spätrachitis* auf, bei welcher die Kalkresorption in den Knochen gestört ist und sich eine unregelmäßige Wachstumszone an den Knochen findet.

Diese Rachitis führt noch den Namen „*Englische Krankheit*", weil sie zuerst von einem englischen Arzt: GLISSON, 1615, beschrieben wurde. Zur *Heilung* wenden wir vor allen Dingen den Lebertran an, weil hier das Vitamin D in reichlicher Menge vorkommt. Heute läßt sich das Vitamin D auch chemisch rein herstellen und kann auch in dieser Form, z. B. als Vigantol, verwendet werden.

Als 1919 infolge des Krieges Lebertran nicht mehr in genügender Menge vorhanden war, stellte der Kinderarzt HULDSCHINSKI fest, daß die Rachitis auch ohne Vitamingabe allein durch Höhensonnenbestrahlung zu heilen war. Durch diese Bestrahlung wurde das Vitamin D aus seiner inaktiven Vorstufe, dem Provitamin, in der Haut und Nahrungsmitteln frei. Dieses Provitamin, das auch im Pflanzenreich vorkommt, ist das *Ergosterin*, ein dem Cholesterin ähnlicher Stoff.

Und nun verstehen wir auch, daß von dieser englischen Krankheit besonders solche Kinder betroffen wurden, die unter schlechten hygienischen Verhältnissen ohne Sonnenlicht in engen Hinterhöfen oder dunklen Stuben heranwuchsen. Denn nicht nur die Höhensonne, sondern die Bestrahlung mit natürlichem Sonnenlicht hat dieselbe gegen die Krankheit vorbeugende Wirkung.

Auch bei Erwachsenen kommt eine solche Störung des Kalkstoffwechsels vor: die **Osteomalazie.**

Hierbei treten Schmerzen bei Druck auf den Knochen auf, später schon bei einfachen Muskelbewegungen. Dabei kann das Becken abgeplattet sein, ja fast eine Kartenherzform annehmen, so daß dadurch schon bei Frauen die Möglichkeit entfällt, ein Kind auf natürliche Weise zu gebären. Diese Krankheit tritt besonders in Kriegszeiten oder durch einseitige Ernährung bei Mohammedanern und Hindus und bei uns als Schwangerschaftsfolge auf.

Von den übrigen Vitaminen sollen nur noch kurz erwähnt werden:

Das **Vitamin E** führt bei seinem Fehlen zur Unfruchtbarkeit, Entartung der Hoden und Fehlgeburt und kommt reichlich in Weizenkeimlingen, in pflanzlichen Ölen (Olivenöl) vor. Da dieses Vitamin auch eine günstige Wirkung auf Muskulatur, Nervensystem und Bindegewebe und damit auch auf die Gefäßwände hat, wird es mit Erfolg bei Kreislauferkrankungen und muskulären Störungen wie Fibrositis und sog. rheumatischen Erkrankungen des Bewegungsapparates angewandt.

Das **Vitamin H** hat innige Beziehungen zur Haut. Bei seinem Fehlen soll es zu einer erhöhten Talgabsonderung in der Haut kommen. Es findet sich besonders in der Magermilch, Kartoffeln und Tomaten, auch in der Leber.

Wichtig ist noch das **Vitamin K,** welches einen Einfluß auf die Blutgerinnung hat und sich besonders in Gemüse und Salaten findet. Bei seinem Mangel treten ähnliche Blutungen in der Haut wie bei Skorbut auf, die sich aber durch Darreichung von Vitamin C nicht beheben lassen (Koagulationsvitamin).

Aus der **Vitamin-P-**Gruppe (Permeabilitätsvitamin) ist besonders das Rutin von Bedeutung, da es die Gefäßbrüchigkeit verhindert und so besonders zur Verhütung von Netzhaut- und zerebralen Blutungen seine Anwendung findet. Außer in Zitronen, Paprika kommt es auch im Buchweizen vor.

Schließlich soll das **Vitamin J,** welches besonders in schwarzen Johannis- und Holunderbeeren vorkommt, erwähnt werden. Es soll eine Bronchopneumonie verhindern können (Antibronchopneumonie-Vitamin).

Verdauungswege

Nachdem wir nun die einzelnen Nahrungsmittel kennengelernt haben, wollen wir den Weg betrachten, welchen die Nahrungsstoffe im menschlichen Körper einschlagen. Erst danach wollen wir besprechen, welcher chemischen Veränderung sie auf diesem langen Wege unterworfen sind, um wieder als Bausteine in den Körper eingefügt zu werden, nachdem sie der leichteren Aufnahme wegen in ihre einfachsten Bestandteile zerlegt wurden.

Einen langen Kanal vom Mund bis zum After bilden die Verdauungswege.

Die **Mundhöhle** wird nach oben von Knochen, dem Oberkiefer und Gaumenbein begrenzt. An diesen *harten Gaumen* schließt sich nach hinten der *weiche Gaumen* an, in dessen Mitte das **Zäpfchen** herabhängt. Seitlich ziehen beiderseits zwei Falten: der *vordere* und *hintere Gaumenbogen,* herab. Zwischen diesen beiden Gaumenbögen liegen die **Gaumenmandeln** (Tonsillen), zwei runde lymphatische Organe, welche gerade hier an der Eintrittspforte eine besondere Funktion als Abwehrorgan besitzen. Eine entzündliche Erkrankung dieser Tonsillen stellt die Angina lacunaris dar mit den bekannten Schluckbeschwerden, der Rötung und dem stippchenförmigen Belag der Mandeln. Als Ursache kommen die verschiedensten Krankheitserreger — darunter auch Streptokokken — in Frage. Greift der Prozeß auf das Bindegewebe der Umgebung der Tonsillen über, so kann es zu einem peritonsillären Abszeß (Mandelabszeß) kommen, welcher oft, falls er nicht von selbst aufgeht, eine Inzision erforderlich macht.

Eine seltenere Mandelerkrankung, bei welcher meist einseitig ein dicker schmutziggrauer Belag besteht, ist die Angina Plaut-Vincent. Trotz des schweren Lokalbefundes ist hier aber — im Gegensatz zur Angina lacunaris — das Allgemeinbefinden nur wenig gestört und auch das Fieber nur gering. Als Ursache kommen dabei fusiforme Bazillen und Spirillen in Frage.

Beim Schluckakt verschließt das **Gaumensegel** der Speise den Weg zum Nasenrachenraum. Wenn deshalb wie bei manchen Krankheiten, z. B. der Diphtherie, hier eine periphere Lähmung der entsprechenden Nerven vorliegt, d. h. das Gaumensegel nicht mehr gehoben werden kann *(Gaumensegellähmung)*, treten die Speisen beim Schlucken zum Teil wieder aus der Nase heraus.

In der Mundhöhle werden außerdem die Speisen durch die **Zähne** zerkleinert. Welche Muskeln bei der Beiß- und Mahlbewegung eine Rolle spielen, wurde früher schon besprochen. Das **Dauergebiß** des Menschen, welches im 7. bis 8. Lebensjahr auftritt, besteht aus *32 Zähnen:* auf jeder Seite oben und unten je zwei Schneide-, einen Eck-, zwei vordere und drei hintere Mahl- oder Backenzähne. Der letzte Backenzahn, der spät, etwa mit 18 Jahren, erscheint, führt den Namen „Weisheitszahn". Das erste Gebiß, das **Milchgebiß,** besteht nur aus 20 Zähnen. Es tritt im ersten Lebensjahr auf und wird später durch das Gebiß des Erwachsenen verdrängt. Der einzelne **Zahn** besteht aus der *Krone,* das ist der Teil, welcher frei in die Mundhöhle hinausragt, dem *Hals,* der vom Zahnfleisch umgeben ist, und der *Wurzel,* welche in dem Zahnfortsatz des Knochens ihren Sitz hat. Die Schneide- und Eckzähne haben eine Wurzel, die vorderen Backenzähne zwei, die hinteren Backenzähne am Oberkiefer drei Wurzeln. Die Hauptmasse des Zahnes bildet die Zahnsubstanz. Die Krone umgibt der sehr feste Zahnschmelz, während Hals und Wurzel von der Rindensubstanz, dem Zement, überzogen ist.

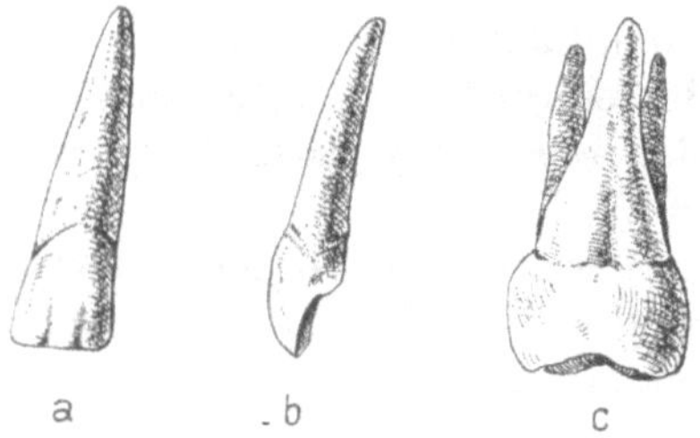

Abb. 101. Zähne
a) Schneidezahn von vorn b) Schneidezahn seitlich c) Backenzahn

In jedem Zahn befindet sich eine Zahnhöhle, welche durch die *Zahnpulpa* ausgefüllt ist. In ihr verlaufen durch ein kleines Loch an der Spitze der Wurzel Blutgefäße und Nerven in den Zahn. Der sensible Nerv besteht aus Zweigen des Trigeminus. An der Zahnwurzel findet sich öfter eine Eiteransammlung in Form eines kleinen Säckchens, ein sogenanntes **Granulom.** Es wird vielfach angenommen, daß von solchen Herden, **Fokus** genannt, eine Streuung von Krankheitskeimen stattfinden kann, so daß an entfernten Körperstellen andere Krankheitsbilder, z. B. der Rheumatismus, hervorgerufen werden können.

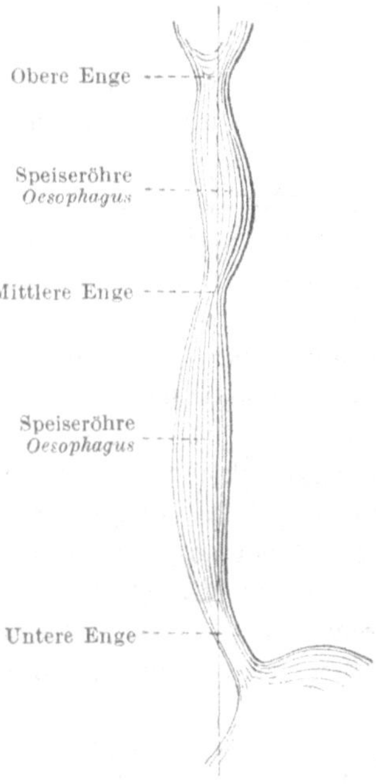

Abb. 102. Speiseröhre (Oesophagus) (Schema) (aus WALDEYER nach CORNING)

Am Grunde der Mundhöhle liegt die **Zunge.** Der hintere, dickste Teil wird *Zungenwurzel,* der vordere, dünne Teil *Zungenspitze* genannt. Die Muskelfasern durchsetzen die Zunge in verschiedensten Richtungen. Die Zungenhaut ist besonders am Zungenrücken sehr derb. An der Unterseite findet sich das *Zungenbändchen.* Die **Geschmacksempfindungen,** von welchen wir vier Arten kennen, sind: bitter, salzig, sauer, süß und werden durch die *Geschmacksknospen* als Endorgane der Geschmacksnerven übertragen. Diese Papillen haben verschiedene Gestalt. Die größten Wärzchen sind mit einem Wall umgeben (Papillae circumvallatae) und finden sich mehr an der Zungenwurzel. Mittelgroße (Papillae fungiformes) liegen mehr nach der Spitze zu, während die kleinsten Zungenwärzchen (Papillae filiformes) besonders an den Seitenrändern und der Spitze angebracht sind. Bei manchen Krankheiten, besonders der Grippe, sehen wir dieselben bei vorgestreckter Zunge am Seitenrand als stecknadelkopfgroße rote Punkte in leicht entzündeter Form: wir sprechen dann von einer *Papillitis.*

Um die Speisen schlüpfrig zu machen, münden in die Mundhöhle noch die Ausführungsgänge der **Speicheldrüsen.** Die größte, die *Ohrspeicheldrüse*, liegt außerhalb der Mundhöhle vor dem äußeren Ohr. Ihr Ausführungsgang verläuft über den Masseter hinweg, durchbohrt den Trompetermuskel und mündet in der Mundhöhle gegenüber dem 1. oder 2. Backenzahn. Eine infektiöse Entzündung dieser Drüsen, die mit einer einseitigen Anschwellung des Gesichtes verbunden ist, nennen wir *Ziegenpeter* oder Mumps. Die anderen beiden Drüsen sind kleiner und liegen innerhalb des Mundes an der inneren Fläche des Unterkiefers: die *Unterkieferdrüse*, und unter der Zungenspitze: die *Unterzungendrüse.*

Die Verbindung zwischen Mundhöhle und Speiseröhre bildet der **Rachen.** Hier kreuzt sich, wie schon besprochen, der Verdauungs- mit dem Luftweg. Dabei verschließt durch einen Reflex der Kehldeckel die Luftröhre, so daß die Speisen den richtigen Weg in die Speiseröhre nehmen müssen.

Die **Speiseröhre,** etwa 30 cm lang, stellt einen für gewöhnlich geschlossenen Kanal dar, der aber eine große Ausdehnungsfähigkeit besitzt. Die Speiseröhre liegt hinter der Luftröhre im Mittelfellraum. Sie besitzt *drei enge Stellen:* die erste in Höhe des Kehlkopfes, die mittlere an der Teilungsstelle der Luftröhre und die dritte bei ihrem Durchtritt durch das Zwerchfell. Wie auch die nachfolgenden Verdauungsorgane besteht sie aus **drei Schichten:** einer *Schleimhaut* als Innenschicht, einer *Muskelschicht*, die in der Mitte liegt und sich aus längs- und querverlaufenden Muskellagen zusammensetzt, und schließlich einer Außenschicht, die aus Bindegewebe besteht: *Serosa.*

Nun sollen noch kurz einige Erkrankungen des Ösophagus besprochen werden. Leider erleben wir immer noch schwere Verätzungen der Speiseröhre durch Säuren oder Laugen infolge versehentlichen Trinkens solcher Flüssigkeiten, welche in dazu ungeeigneten Behältern (Bierflaschen!) aufgehoben wurden. Die Folge ist eine Narbe und schwere Striktur, welche die Nahrungsaufnahme behindert.

Zu einer Stenose und damit verbundenen Schluckbeschwerden führt natürlich auch das Ösophaguskarzinom. Hier wird besonders bei allgemeinem Kräfteverfall eine Röntgenuntersuchung sofort zur Stellung der Diagnose erforderlich sein.

Auch Ausstülpungen der Oesophagusschleimhaut durch Druck von innen (Pulsionsdivertikel) oder Zug von außen (Traktionsdivertikel) werden zu Schluckbeschwerden führen, wobei durch Würgen auch ein Teil der Speisen wieder entleert werden kann.

Das plötzliche Erbrechen großer Blutmengen muß uns immer an das Platzen von Ösophagusvarizen denken lassen. Solche Varizen finden sich bei Stauungen im Pfortadergebiet meist bei Leberzirrhose. Bei einem Spasmus an der Kardia kann es schließlich zu einer erheblichen Dilatation des Ösophagus kommen.

Durch eine Zusammenziehung der Muskulatur werden die Bissen in peristaltischen Wellen weiterbefördert und gelangen somit in den **Magen.** Dieser stellt einen häutigen Sack dar, dessen Gestalt vom *Tonus* der Muskulatur abhängig ist. Auch hier finden wir dieselben drei Schichten, wie wir sie an der Speiseröhre kennengelernt haben. Die Eintrittsstelle der Speiseröhre in den Magen nennen wir den **Magenmund** *(Cardia).* Der **Magenausgang** wird als *Pylorus* bezeichnet, welcher sich periodisch öffnet und schließt. Der linke Teil des Magens, der größer als der rechte ist und sich nach oben etwas bogenförmig vorwölbt, wird **Magengrund** (Fundus), der mittlere Teil **Magenkörper** genannt. Der obere, konkav verlaufende Rand heißt kleine, der untere konvex verlaufende Rand *große Kurvatur.* In der Schleimhaut des Magens finden wir *Magendrüsen.* Dabei liefern die Hauptzellen in den Fundusdrüsen die Fermente (Pepsin), während aus den Belegzellen die Salzsäure stammt.

Bei den **Krankheiten** des Magens spielt, wie im ganzen Verdauungskanal, das *Karzinom* eine große Rolle. Leider macht dieses Karzinom im Beginn der Krankheit nur geringe Beschwerden, so daß diese Patienten, welche auch vorher nie über ihren Magen zu klagen hatten, meistens in einem späten Stadium den Arzt aufsuchen, so daß eine Operation vielfach nicht mehr möglich ist. Dabei sind die im Anfang auftretenden Beschwerden auch sehr wenig charakteristisch: Appetitlosigkeit, Abneigung gegen bestimmte Nahrungsmittel, besonders Fleisch. Es wird weniger ein Schmerz als ein Druckgefühl angegeben. Erst allmählich kommt es zur Abmagerung, der Anämie und einer schmutziggelben Hautverfärbung. Findet sich dann noch kaffeesatzartiges Erbrechen und Blut im Stuhl und bei der Magensaftuntersuchung Milchsäure, kann an der Diagnose nunmehr kein Zweifel bestehen und auch der Röntgenfilm wird dieselbe bestätigen, indem er Füllungsdefekte und Aussparungen zeigt.

Ein anderes Krankheitsbild, welches nur dem Magen eigentümlich ist, stellt das **Magengeschwür** *(Ulcus ventriculi)* dar. Dieses Krankheitsbild tritt auf konstitutioneller Basis besonders bei nervös Stigmatisierten in Erscheinung. Es beruht wahrscheinlich auf einer „Selbstverdauung" des Magens, die an einer kleinen, kreisrunden Stelle dann auftritt, wenn die Blutzirkulation dieser Gegend durch Krampf der kleinen zuführenden Arterien dieses Gebietes gestört ist. Die Behandlung richtet sich deshalb auch nicht gegen das Geschwür allein, sondern versucht die Krankheitsbereitschaft eines solchen Ulkusträgers umzustellen. Diese Geschwüre treten nur im Magen oder im Anfangsteil des Zwölffingerdarmes auf, also dort, wo eine saure Reaktion vorhanden ist. Sie verlaufen auch vielfach mit einer Übersäuerung des Magens einher. Der Schmerz beim Magengeschwür ist abhängig von der Nahrungsaufnahme und tritt als Frühschmerz sofort oder als Spätschmerz erst 1—2 Stunden nach dem Essen auf. Im Röntgenbild sehen wir an der kleinen Kurvatur — diese Magenstraße ist der Hauptsitz des Ulkus — eine Ausstülpung, die sogenannte Nische, welcher gegenüber an der großen Kurvatur eine spastische Einziehung gleichsam wie ein Finger auf das Ulkus zeigt.

Als Komplikation müssen wir einmal die Blutung fürchten, welche sich bei größeren Mengen als Bluterbrechen (Hämatemesis) oder bei Abgang durch den Darm als Teerstuhl von pechschwarzer Farbe (Melaena) zu erkennen gibt. Kleinere Blutungen können nur chemisch nachgewiesen werden (okkulte Blutung). Die andere große Gefahr stellt der Durchbruch (Perforation) des Geschwüres in die freie Bauchhöhle dar. Hier ist sofortige Operation erforderlich, um eine Peritonitis zu verhüten. Beim Ulcus duodeni finden wir den Schmerz erst 5—6 Stunden, wenn der Magen schon leer ist, besonders nachts auftreten (Hungerschmerz). Er kann durch Nahrungsaufnahme gemildert werden. Bei dem Sitz dieses Geschwüres am Magenausgang kann sich hier später durch Narbenbildung eine Pylorusstenose ausbilden mit Entleerungsverzögerung und Erweiterung des Magens.

Diese beiden Krankheiten wird ein Arzt immer bei einer Magendiagnose ausschließen müssen. Schließlich aber werden sehr viele Beschwerden von den Patienten in das

Gebiet des Magens verlegt, ohne daß der Magen selbst erkrankt ist. So suchen viele Lungenkranke z. B. den Arzt wegen Magenbeschwerden auf. So muß auch an die Krisen bei der Tabes und die nervöse Herzmagenstörung, den gastrokardialen Symptomkomplex (ROEMHELD), gedacht werden. Den einfachen Schleimhautkatarrh des Magens, die Gastritis, kennen wir akut als Folge der Aufnahme von verdorbenen Nahrungsmitteln. Doch auch der chronischen Gastritis liegen als Ursache chronische Schäden: zu heiße oder kalte Speisen, Nikotin- oder Alkoholgenuß, zugrunde. Dabei können wir eine Supersekretion, Superazidität und andererseits eine Sub- und Anazidität unterscheiden. Unter Achylie verstehen wir einen Salzsäure- und Pepsinmangel. Wird auch auf einen starken Reiz, wie die Injektion von Histamin, keine Salzsäure mehr erzeugt, so sprechen wir von einer histaminrefraktären Achylie, wie sie sehr oft beim primär-chronischen Gelenkrheuma und der perniziösen Anämie auftritt.

An den Magen schließt sich der **Darmkanal** an. Sein oberer und längerer Teil ist dünner und geht in zahlreichen Windungen in einen kürzeren und dickeren Teil über, weshalb wir den **Dünndarm** von dem Dickdarm unterscheiden. Den Anfangsteil des Dünndarms bildet der **Zwölffingerdarm** *(Duodenum)*, weil er so lang ist, wie zwölf Finger breit sind. Er ist hufeisenförmig gebogen, so daß man einen oberen Querteil, einen absteigenden Teil und einen unteren Querteil an ihm unterscheiden kann. In ihn münden die Ausführungsgänge von der Leber und der Bauchspeicheldrüse ein.

Die nächsten beiden Abschnitte sind nicht streng voneinander getrennt, sondern weisen einen allmählichen Übergang auf: der **Leerdarm** *(Jejunum)* und der **Krummdarm** *(Ileum)*.

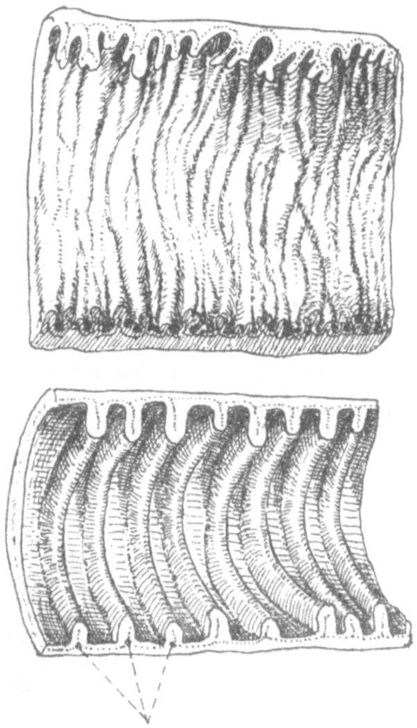

Abb. 103. Dünndarm (Innenseite)

Da sie an einer Bauchfellfalte, dem Dünndarmgekröse (Mesenterium), aufgehangen sind, nennt man sie auch gemeinsam: *Gekrösedarm*. Außen erscheint dieser Darmabschnitt glatt, während die Schleimhaut zahlreiche *Querfalten* (KERCKRINGsche Falten) aufweist. Außerdem besitzt die Schleimhaut des Dünndarmes sehr viele kleine in das Darmlumen hineinragende *Zotten*, welche der Nahrungsaufnahme dienen. Schließlich finden wir in der Schleimhaut auch noch Drüsen, welche der Absonderung des Darmsaftes dienen. Solche, die als Schläuche die ganze Dicke der Darmhaut durchsetzen und LIEBERKÜHN*sche Drüsen* genannt werden, und traubige, in Gruppen angeordnete Drüsen, BRUNNER*sche Drüsen*, die sich besonders gleich hinter dem Pförtner vorfinden.

An der rechten unteren Bauchseite geht der Dünndarm in den Anfangsteil des **Dickdarmes** über, der wegen seines blind endenden Teiles **Blinddarm** *(Coecum)* genannt wird. An der Eintrittsstelle befindet sich eine Klappe (Ileozökal- oder BAU-

HINIsche Klappe), welche ein Rückströmen des Speisebreies verhindert. An seinem unteren, blinden Ende findet sich ein kleiner, wurmförmiger Fortsatz, der **Wurmfortsatz** oder *Appendix*. Er ist bekannt durch seine oft auftretende entzündliche und leicht in Eiterung übergehende Erkrankung: die *Blinddarmentzündung* (Appendicitis), besser Wurmfortsatzentzündung. Hier ist eine frühzeitige Operation deshalb angezeigt, um zu verhindern, daß der Eiter in die freie Bauchhöhle durchtritt und dort zu einer allgemeinen Bauchfelleiterung führt. Es kann auch durch Abkapselung zu einem perityphlitischen Abszeß kommen.

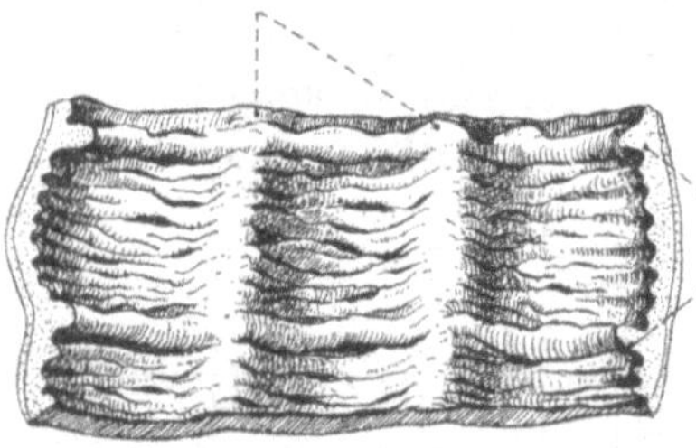

Abb. 104. Dickdarm (Innenseite)

Der Dickdarm steigt nun als **Grimmdarm** *(Colon)* aufwärts und hat mit diesem aufsteigenden, dem querverlaufenden und absteigenden Teil wieder die Form eines Hufeisens. Schließlich geht er in einer S-förmigen Krümmung, dem *Sigmoid*, in den letzten Teil des Dickdarmes, den **Mastdarm** (Rektum), über. Das Kolon unterscheidet sich nicht nur durch sein weiteres Lumen vom Dünndarm, es weist an seiner Außenseite auch noch drei durchlaufende Streifen (*Taenien*) auf, wodurch Vorwölbungen (*Haustren*) entstehen.

Am Schlusse des Verdauungskanals befindet sich wieder ein dem Willen unterworfener Ringmuskel, der **Schließmuskel des Afters.** Außerdem liegt hier noch ein starkes

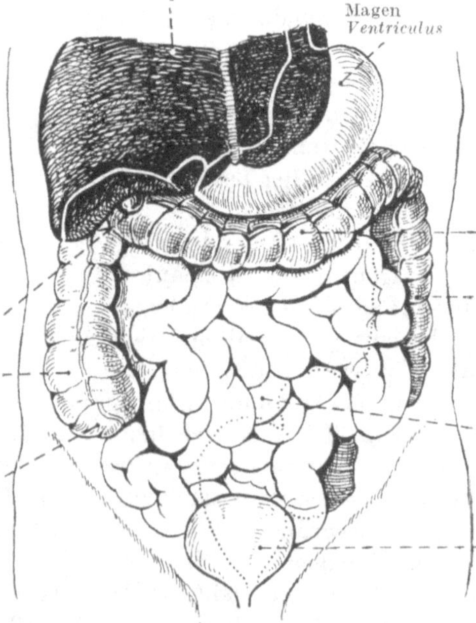

Abb. 105. Baucheingeweide (von vorn)

Venengeflecht, bei welchem krankhafterweise sich ähnlich wie bei den Krampfadern stark vergrößerte Venenknoten finden können, welche als *Hämorrhoiden* bekannt sind. Sehr schmerzhaft ist hierbei die Entzündung dieser Knoten besonders beim Stuhlgang.

In Erscheinung treten diese Hämorrhoiden oft durch Blutungen beim Stuhlgang; doch muß man bei solchen Blutungen immer daran denken, daß auch ein Karzinom des Mastdarmes vorliegen kann, welches durch eine zeitige Operation durchaus beseitigt werden kann.

Wenn die Darmwege durch ein Hindernis verlegt werden, so sprechen wir von einem **Darmverschluß** *(Ileus)*. Dieser stets sehr bedrohliche Zustand kann einmal akut auf-

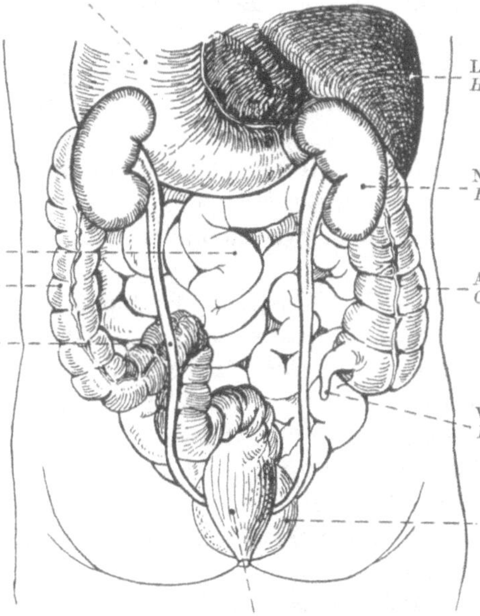

Abb. 106. Baucheingeweide (von hinten)

treten durch Verschlingung oder durch Einstülpung eines Darmabschnittes in einen benachbarten (Invagination) oder allmählich in chronischer Form, was bei Geschwülsten der Fall ist, welche das Darmlumen verlegen. Außerdem können auch Nahrungsmittel rein mechanisch durch Quellung oder weil sie unverdaulich sind, ein solches Passagehindernis ergeben. Neben diesem durch ein Hindernis bedingten *mechanischen Ileus* kennen wir auch einen funktionellen oder dynamischen, welcher einmal auftritt in Form einer Darmlähmung — dem *paralytischen Ileus* —, besonders bei Peritonitis oder nach Operationen im Bauchraum und zum anderen in der selteneren spastischen Form als Darmkrämpfe bei der Tabes und der Bleilähmung.

Klinisch zeigen alle Formen der Darmverengerung Stuhl- und Windverhaltung und bei dem mechanischen Hindernis eine Darmsteifung vor demselben.

Im Gegensatz zu einer solchen organischen Verlegung des Darmlumens beruht die so häufige und als Kulturkrankheit zu bezeichnende **habituelle Stuhlträgheit** *(Obstipation)* auf einer nervösen Regulationsstörung der Darmperistaltik, bei welcher manchmal mehr ein Spasmus und in anderen Fällen wieder eine Erschlaffung (Atonie) überwiegt, wobei oft noch die Schwäche der Bauchdeckenmuskulatur eine Rolle spielt (Bauchpresse). Diese habituelle Obstipation stellt eine Zivilisationskrankheit dar, hervorgerufen durch die widernatürliche Unterdrückung des Defäkationsreflexes, unserer vorwiegend schlackenarmen Fleischernährung, die Bewegungsarmut der Stubenhocker und auf der anderen Seite besonders bei der spastischen Form die Hast und Unruhe unserer Tage.

Und während Abführmittel den Zustand auf die Dauer nur verschlimmern, sind die natürlichen Gegenmittel gegen diese Zivilisationsschäden: Erziehung zum regelmäßigen, täglich zur gleichen Zeit erfolgenden Stuhlgang, Übergang zu einer mehr schlackenreichen Kost und vor allem Bewegung — Rudern und Schwimmen und gymnastische Übungen mit besonderer Berücksichtigung der Kräftigung der Bauchmuskulatur. Daneben können auch die Spezialmassagen, wie Kolonmassage, Anwendung finden. Uns hat sich zur Auflockerung der gespannten Rückenmuskulatur besonders die Bindegewebsmassage nach LEUBE-DICKE bewährt.

Eine solche Verspannung der Rückenmuskulatur finden wir auch bei der Eingeweidesenkung, der Enteroptose, wo ebenfalls eine tonisierende Behandlung der Bauchmuskulatur, Rudern und Schwimmen aber keine Sprungübungen Anwendung finden.

Genau wie die Lunge in die Brustfellsäcke hineingepreßt ist, liegen auch die Bauchorgane eingestülpt in einen serösen Sack, dem **Bauchfell,** welches also auch hier zwei Blätter bildet, von denen das eine Blatt die meisten Organe des Bauches überzieht: die innere Platte des Bauchfellsackes (Peritoneum viscerale), während die andere Platte fest an die Bauchhöhlenwand angeheftet ist, die äußere Platte des Bauchfellsackes (Peritoneum abdominalis) bildend.

Die innere Platte zeigt dabei größere Falten und Einstülpungen, welche Teile des Darmes in sich aufnehmen *(Gekröse)*, teilweise auch Verlängerungen, welche frei in die Bauchhöhle hineinhängen *(Netz)*.

Außerhalb dieses Bauchfelles liegen die Nieren, Harnleiter und die Organe des kleinen Beckens. Dieses Bauchfell ist sehr empfindlich gegen Keime. So führt ein Durchbruch bei einer Blinddarmentzündung oder einem Magengeschwür zu einer fast immer tödlich verlaufenden Peritonitis, Bauchfellentzündung.

Leber

Zu den Verdauungsorganen gehören nun noch zwei große Drüsen, welche ihr Sekret in den Zwölffingerdarm entleeren. Die **Leber** ist die größte Drüse des menschlichen Körpers. Sie liegt unter dem rechten Zwerchfell und bildet einen großen rechten und einen kleineren linken *Lappen*, welche durch das Aufhängeband der Leber getrennt sind.

Wenn wir die *Unterseite* der Leber betrachten, so finden wir hier zwei sagittale und eine frontale Furche, so daß wir dieses Bild gut mit einem großen lateinischen H vergleichen können. Der Querbalken dieses H würde dann die **Leberpforte** (Porta hepatis) bedeuten. An dieser Stelle treten Gefäße zur Leber hinein oder hinaus: 1. die **Pfortader** (Vena portae), deren Bedeutung schon bekannt ist, 2. die **Leberarterie** (Art. hepatica), welche der Ernährung der Leber dient. Außerdem tritt hier die Galle durch den **Lebergang** (Ductus hepaticus) heraus, und schließlich treten hier auch die Nerven und Lymphgefäße zur Leber ein.

In der rechten Furche, d. h. dem senkrechten Balken des H, liegt vorn die **Gallenblase** und hinten die untere Hohlvene.

In der linken Furche finden wir zwei Stränge, welche verödete Venen des fetalen Kreislaufes darstellen: Vorn den **Nabelvenenstrang** (die verödete Nabelvene), hinten den **venösen Strang,** welcher im fetalen Kreislauf den Arantischen Gang bildet. Während also die Blutzufuhr durch die Leberarterie und die Pfortader (Vena portae) erfolgt, geht die Blutabfuhr über die Lebervenen am hinteren Leberrand in die untere Hohlvene.

Das Sekret der Leber ist die **Galle,** wovon etwa 1 l täglich produziert wird. Als Sammelbecken für die Galle, besonders dann, wenn bei der Verdauungsruhe die Galle nicht benötigt wird, dient die **Gallenblase.** So unterscheiden wir eine konzentriertere Blasengalle von der Lebergalle.

Aus der Leber heraus fließt die Galle durch den **Lebergang** *(Ductus hepaticus)*; zu ihm stößt, von der Gallenblase kommend, der **Blasengang** *(Ductus cysticus)*.

Durch den Zusammenfluß beider entsteht der **gemeinschaftliche Gallengang** *(Ductus choledochus)*, welcher im Zwölffingerdarm mündet.

Wenn wir uns besonders an Hand der Abbildung diese Gallenwege klar vorgestellt haben, können wir verstehen, daß ein Stein, welcher in der Gallenblase oder im Blasengang sitzt, nicht zu einer Gelbsucht führt.

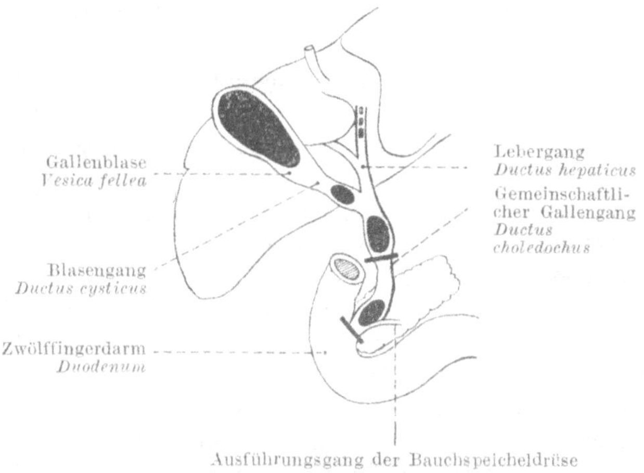

Abb. 107. Gallengangsystem mit den verschiedenen Möglichkeiten der Behinderung des Gallenabflusses durch Steinbildung

Während umgekehrt ein Stein, welcher im gemeinschaftlichen Gallengang sitzt, den Abfluß der Galle verhindert und dadurch zu einer Gelbsucht führen muß.

Hierbei soll noch bemerkt werden, daß ein in der Gallenblase ruhender Stein für den Gallensteinträger gar keine Beschwerden zu verursachen braucht. Kommt es aber durch einen kleinen Stein zu einer Einklemmung in dem Gallenabflußwege, so tritt eine heftige Kolik auf.

Die Gallenflüssigkeit enthält vor allen Dingen *Gallensäuren* und *Gallenfarbstoffe*. Die Gallenfarbstoffe entstehen aus dem Hämoglobin bei dem Zerfall der roten Blutkörperchen. Welche Rolle die Leber im Kohlehydrat-, Fett- und Eiweißstoffwechsel hat, wird später besprochen.

Bei den wichtigsten **Erkrankungen der Leber** soll zunächst der *Ikterus* Erwähnung finden. Bei dieser Gelbsucht handelt es sich um ein Symptom und nicht um eine einheitliche Krankheit. Klinisch fällt die gelbliche Verfärbung von Haut und Skleren auf, welche bei künstlichem Licht aber nicht erkennbar ist. Die Ursache für die

Störung der Gallenabsonderung kann eine ganz verschiedene sein, und so unterscheiden wir vornehmlich drei Arten von Ikterus:

1. Einmal kann eine Schädigung der Leberzellen selbst vorliegen — das wäre ein hepatischer, parenchymatöser oder *hepatozellulärer Ikterus.*
2. Bei einem mechanischen Hindernis in den Gallenabflußwegen kommt es zu einem *mechanischen Ikterus.*
3. Schließlich liegt dem *hämolytischen Ikterus* ein abnorm erhöhter Blutzerfall zugrunde, ohne daß eine eigentliche Lebererkrankung besteht. Hierbei ist auch im Gegensatz zu den beiden anderen Formen der Stuhl nicht entfärbt.

Wenn wir nun etwas näher auf diese drei Arten des Ikterus eingehen, so wollen wir zuerst fragen, welche Ursache einer Schädigung der Leberzellen beim hepatozellulären Ikterus vorliegt. Vorwiegend zwei Gründe können wir dafür anführen. Einmal kann eine *Intoxikation* vorliegen, sei es durch Salvarsan, Atophan, Farnkrautextrakt und andere Vergiftungen. Zum anderen kommen *Infektionen* in Frage, wie Lues, M. Weil, Gelbfieber, Malaria, Sepsis und die katarrhalische Toxikose.

Insbesondere soll hier noch die *Hepatitis epidemica* Erwähnung finden, welche früher als katarrhalischer Ikterus bezeichnet wurde. Hier liegt eine Virusinfektion mit einer Inkubation von etwa 15—40 Tagen vor. Während dabei der Infektionsweg ein oraler, eine Schmierinfektion ist, finden wir bei der *Serumhepatitis,* der hämatogenen Hepatitis, einen parenteralen Infektionsweg, oft durch Injektionen hervorgerufen. Darum ist eine strenge Sterilisation im Trockensterilisator notwendig, da allein durch Auskochen dieser Erreger, das Virus B mit einer Inkubation von 60—160 Tagen, nicht abgetötet wird.

Möglich ist bei diesen Erkrankungen der Übergang in die schwerste Form der Leberparenchymstörung, in die *akute gelbe Leberatrophie,* den Icterus gravis, bei welchem es zur Schläfrigkeit und über Störungen des Bewußtseins schließlich zum Coma hepaticum kommen kann, welches oft in wenigen Tagen zum Tode führt. Hierbei finden wir zuerst eine Vergrößerung und dann eine Verkleinerung der Leber.

Die Ursache für den mechanischen, den Verschlußikterus — vollständiger oder unvollständiger Verschluß der Gallenwege — kann entweder ein Tumor — vorwiegend ein Karzinom im Ductus choledochus oder im Pankreaskopf — sein oder Gallensteine, sofern sie im Ductus hepaticus oder choledochus liegen.

Den hämolytischen Ikterus treffen wir besonders bei der Sepsis, Malaria und perniziösen Anämie an.

Chronische interstitielle Entzündung mit Schwund des Lebergewebes und sein Ersatz durch Narbengewebe, meist verbunden mit einer Schrumpfung und Verkleinerung der Leber ist das anatomische Bild der *Leberzirrhosen.* Bei der atrophischen Leberzirrhose (LAENNEC) muß als Ätiologie eine vorausgegangene Hepatitis aus verschiedenen Ursachen, vor allem aber der chronische Alkoholgenuß, angesehen werden. Im Beginn klagen diese Kranken nur über Appetitmangel, bitteren Geschmack und vor allem morgendliches Erbrechen. Erst später treten Leberbeschwerden auf, wobei einer anfänglichen Vergrößerung ein Schwund derselben folgt. Im weiteren Verlauf kommt es zu Stauungen im Pfortadergebiet und durch Erweiterung der Kollateralen zur Ausbildung der schon erwähnten Ösophagusvarizen, zur Hämorrhoidenbildung und zu einer starken Venenzeichnung der Bauchwand, dem sogenannten Caput Medusae. Auch ein Aszites tritt als Folge der Pfortaderstauung auf, während ein Ikterus bei diesem Krankheitsbild fehlt. Zum Schluß kommt es zu einem Marasmus, Herzschwäche, selten zum Coma hepaticum, während sich eine Peritonealtuberkulose als Folge ausbilden kann.

Ohne Aszites, aber mit Ikterus verläuft die seltene hypertrophische Leberzirrhose (HANOT).

Ganz andere Ursache hat die *perikarditische Leberzirrhose*, die sogenannte Zuckergußleber. Hier liegt eine Störung des Einflusses der Lebervenen in die untere Hohlvene vor, sei es durch Ansteigen des Druckes im rechten Vorhof oder Schwielenbildung im Perikard.

Während wir schon als *eine* Ursache für den *Aszites* — die Ansammlung von seröser Flüssigkeit im Bauchraum von oft 5—10—15 l — die Stauung im Pfortadergebiet kennenlernten, kommt der Aszites auch infolge einer allgemeinen Wassersucht bei Herz- und Nierenkrankheiten vor. Schließlich aber kann er auch eine entzündliche Ursache haben, bei Tuberkulose oder bei einer Aussaat von Karzinommetastasen.

Bauchspeicheldrüse (Pankreas)

Die zweite große Drüse, welche ebenfalls ihr Sekret in den Zwölffingerdarm entleert, ist die **Bauchspeicheldrüse,** welche in querer Richtung vor dem 12. Brust- und

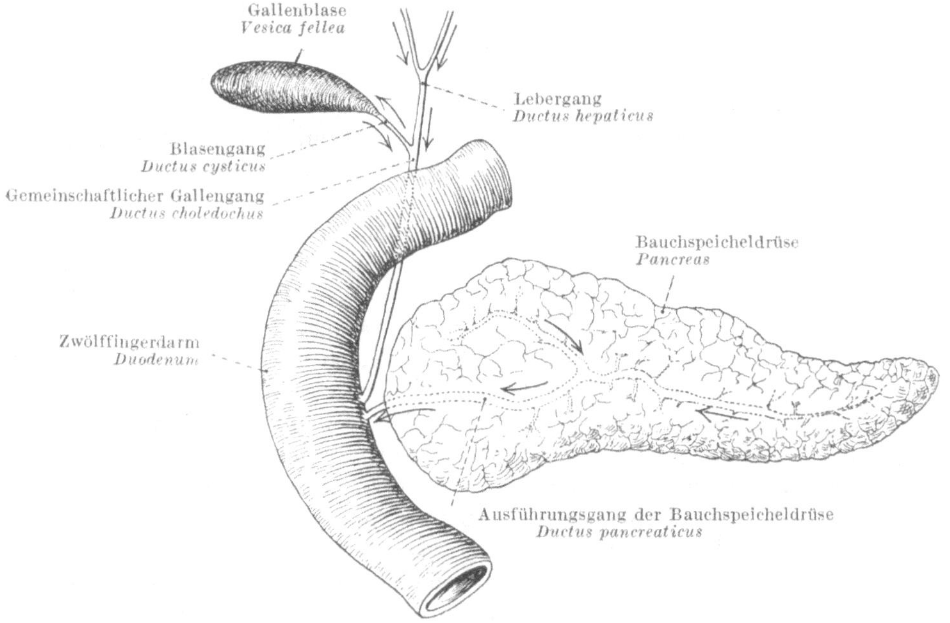

Abb. 108. Bauchspeicheldrüse und Gallenblase mit ihren Ausführungsgängen in den Zwölffingerdarm

1. Lendenwirbel liegt, deren *Kopf* hufeisenförmig vom Zwölffingerdarm umgeben wird und deren *Schwanzteil* an die Milz und linke Nebenniere stößt. Dabei liegt sie hinter dem Magen.

Ihrem Bau nach ähnelt sie den Mundspeicheldrüsen. Außer der Rolle, welche die Bauchspeicheldrüse bei der Verdauung durch Abgabe ihres Sekretes in den Zwölffingerdarm spielt, hat diese Drüse noch eine Bedeutung für die innere Sekretion, auf die später bei der Besprechung der Drüsen mit innerer Sekretion zurückzukommen ist. Diese Aufgabe übernimmt nicht die gesamte Bauchspeicheldrüse, sondern ein in diese Drüse eingesprengter Inselapparat, die LANGERHANS*schen Inseln*. Neben einer Entzündung der Bauchspeicheldrüse, der Pankreatitis — hervorgerufen durch Infektion oder Intoxikation —, gibt es noch das schwere, oft tödlich verlaufende Krankheitsbild der akuten Pankreasnekrose, welches eine Selbstverdauung (Fettgewebsnekrose) des Pankreas darstellt.

Ein Karzinom ist besonders im Kopfteil der Bauchspeicheldrüse anzutreffen.

Chemie der Verdauung

Wir haben nun nicht nur die einzelnen Nahrungsstoffe kennengelernt, sondern auch den Weg beschrieben, welchen diese Stoffe von der Aufnahme im Munde bis zu ihrer Ausscheidung als Kot durch den After nehmen müssen. Auf diesem Wege erleiden nun die einzelnen Nahrungsmittel bestimmte Veränderungen, nicht nur wie im Munde rein mechanischer Art, sondern sie werden auch chemisch bei dieser Verdauung umgewandelt. Diese kompliziert zusammengesetzten Nahrungsstoffe müssen bis in ihre kleinsten Teile abgebaut werden, damit sie die Darmwand passieren können, um dann neu in geeigneter Form wieder vom Blut aufgenommen und zu den Geweben als Aufbaustoffe gebracht werden zu können.

Den ersten Vorgang nennen wir die *Verdauung*, den zweiten die *Resorption*.

Gleichsam wie an einem Fließband in der Fabrik gleitet nun der Nahrungsbrei langsam an den verschiedensten Organen vorbei, wo zum Teil das Hinzufließen der in den großen Verdauungsdrüsen gebildeten Sekrete eine chemische Umsetzung der Nahrungsstoffe bewirkt.

Im **Mund** beginnt die chemische Verdauung. Im **Magen** wird sie fortgesetzt, und der **Dünndarm** ist der Hauptplatz für die Verdauung; aber hier in der Dünndarmschleimhaut findet nun auch vor allen Dingen wieder die *Aufnahme* der in die chemisch einfachsten Bestandteile abgebauten Nahrungsstoffe statt.

Diese Aufgabe in der Dünndarmschleimhaut können in hervorragender Weise die in das Darmlumen hineinragenden Dünndarmzotten verrichten. Sie sind dort in so großer Zahl angeordnet, daß auf 1 qcm 2500 Zotten kommen. Wir wollen nun des leichteren Verständnisses wegen den Weg der drei Hauptnahrungsmittel: *Fette, Kohlehydrate* und *Eiweiße*, getrennt besprechen, d. h. den Weg, der einmal zum Abbau, dann zur Resorption und zum erneuten Wiederaufbau im Organismus führt.

Zunächst die **Kohlehydrate:**

Hier beginnt bereits im **Munde** eine Vorverdauung: Die Mehrfachzucker werden von dem durch den Speichel entfalteten Ferment *Ptyalin* bis zum **Malzzucker,** d. h. zu einem Doppelzucker gespalten.

Durch Einfluß von Salzsäure wird dieses Speichelferment im Magen zerstört, so daß hier die Kohlehydrate nicht weiter abgebaut werden können.

Der **Dünndarm** ist dann der Hauptteil, in welchem die Aufspaltung der Kohlehydrate bis zu den Einfachzuckern (Traubenzucker, Fruchtzucker, Galaktose) vor sich geht.

Diese Aufspaltung im Dünndarm wird durch den Pankreassaft bewirkt *(Pankreasdiastase)*. Auch der Darmsaft enthält ein Ferment zur Spaltung der Doppelzucker.

Im Dünndarm werden also die Kohlehydrate in der nunmehr aufgespaltenen Form von Traubenzucker aufgenommen und gelangen auf dem Wege über die **Pfortader** zur *Leber*. Nach reichlicher Kohlehydrataufnahme durch die Nahrung enthält das Pfortaderblut somit mehr Traubenzucker als das übrige Blut. Hier in der Leber wird nun der Traubenzucker, soweit er nicht benötigt wird, in Form von *Glykogen* wieder aufgebaut und gespeichert. Durch diese Aufspeicherung des Traubenzuckers in Form von Glykogen in der Leber wird einmal eine Überladung des Blutes mit Traubenzucker verhindert und zum anderen ein Depot gebildet, aus welchem der Körper bei erhöhter Anforderung an Traubenzucker, z. B. bei starker Muskelarbeit, seinen Vorrat schöpfen kann.

Die Regulierung von Aufbau in der Leber und der Ausschüttung des Traubenzuckers aus der Leber wird, wie wir später sehen werden, durch *Hormone* gesteuert.

Anders verläuft der Weg, den die **Eiweiße** beim Abbau und dem Aufbau nehmen.

Hier beginnt die *Verdauung* erst im **Magen.** Durch die Einwirkung von *Pepsin* und *Salzsäure* beginnt ein Teilabbau der Eiweiße bis zu **Peptonen** und **Albumosen.** Noch eine andere Aufgabe hat die Salzsäure im Magen: Sie wirkt *keimwidrig*, d.h. antibakteriell, d. h. durch die Salzsäure können Bakterien abgetötet werden.

Das im Magen außerdem beim Jugendlichen vorhandene *Labferment* hat eine Bedeutung bei der Milchverdauung, indem durch dasselbe eine feinflockige Gerinnung der Milch eintritt.

Nun wieder zurück zu der Verdauung der **Eiweiße.** Auch hier findet die Hauptverdauung im **Dünndarm** statt, wo dieselben bis zu den *Aminosäuren* als den letzten Bausteinen der Eiweißverdauung zerlegt werden. Hierbei spielt das Ferment *Trypsin* vom Pankreassaft eine Rolle und das *Erypsin*, welches vom Darmsaft gebildet wird.

In dieser einfachsten Form der *Aminosäuren* werden nun die Eiweißkörper auch wieder in den Körper *aufgenommen.* Sie werden durch die **Pfortader** ebenfalls der Leber zugeführt, dort zu einem Teil abgebaut, zum anderen Teil wieder zu arteigenem Eiweiß aufgebaut. Außerdem wird ein großer Teil der aufgenommenen Eiweißstoffe sofort wieder als Ersatz von verbrauchtem Eiweiß verwertet. Deswegen ist auch bei der Nahrungsaufnahme, wie schon beschrieben, ein *Eiweißminimum* täglich erforderlich.

Warum die aufgenommenen Eiweißstoffe erst bis in die einfachste Eiweißverbindung, die Aminosäuren, abgebaut und im Körper wieder zu komplizierten Eiweißverbindungen aufgebaut werden müssen, ist einmal wie bei allen Nahrungsstoffen deshalb notwendig, um einen Durchtritt durch die Darmwand zu ermöglichen.

Aber zum anderen muß ja ein Körper nur ihm eigene Eiweißstoffe aufbauen, um seine spezifische Art zu erhalten. Oder, um es einmal ganz einfach auszudrücken: Wir können in unserem Körper nicht tierische Eiweißstoffe gebrauchen. Darum ist dieser umständliche Weg notwendig. Die Aminosäure aber ist ein indifferenter, nicht mehr an eine spezielle Tierart gebundener Eiweißbaustein.

Die Fette

Der Ort der *Fettverdauung* ist vor allem der obere *Dünndarm.* Eine geringe Einleitung der Fettverdauung findet auch schon im Magen statt. Bei der Hauptverdauung im Dünndarm spielt die *Galle* und der *Pankreassaft* eine hervorragende Rolle. Die Galle sorgt dabei vor allen Dingen für eine feinste Verteilung der Fette (Emulgierung). Dadurch können die im Pankreassaft vorhandenen Fermente *(Lipase)* besser zur Wirkung kommen. Außerdem werden die sonst schwer resorbierbaren Fettsäuren

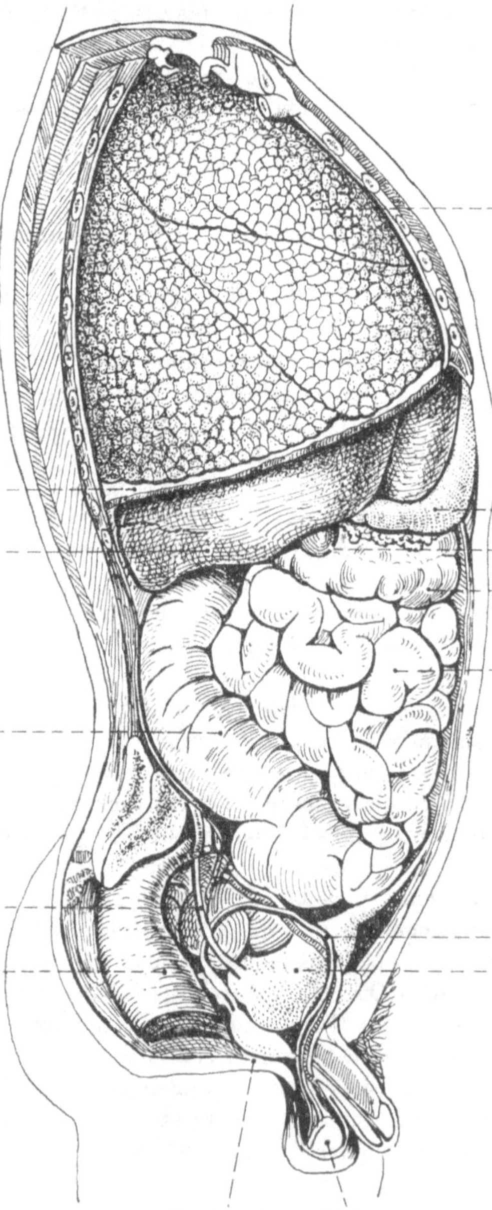

Abb. 109. Brust- und Baucheingeweide (seitlich)

durch Einwirkung der Galle in einen wasserlöslichen Zustand übergeführt und können dadurch die Darmwand besser passieren. Fehlt bei einer Abflußbehinderung, z. B.

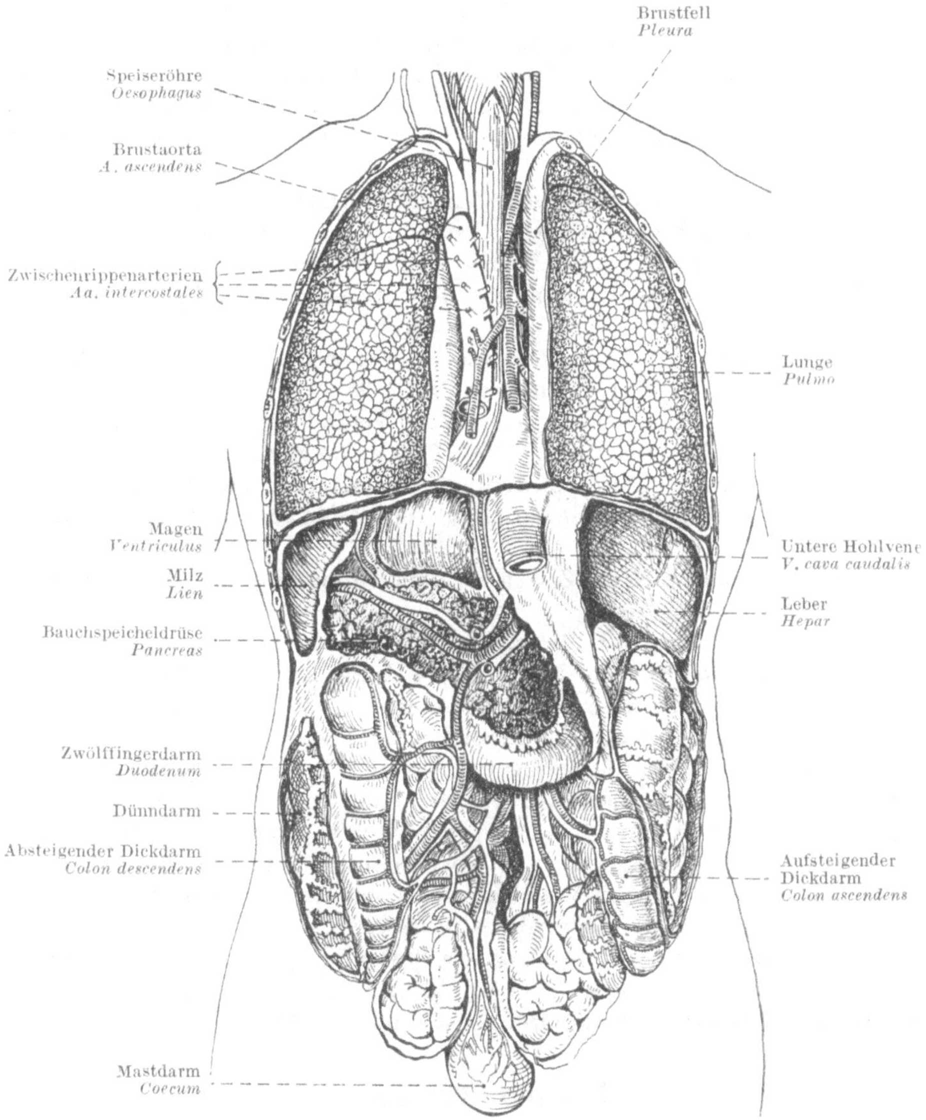

Abb. 110. Brust- und Bauchorgane (von hinten)

durch einen Gallenstein, die Galle im Darm, so ist die Aufnahme der Fette stark gestört, so daß unverdaute Fette im Stuhlgang gefunden werden.

Wie der Magen liefert auch die *Dünndarmschleimhaut* nur eine geringe Menge des fettspaltenden Fermentes *Lipase*.

Zerlegt in *Glyzerin* und *Fettsäuren,* die letzten durch Bindung an Gallensäuren resorbierbar gemacht, passieren die Fette den Darm, werden aber nach Durchtritt durch die Darmwand gleich wieder zu neutralem Fett vereinigt, wobei die Gallensäuren gleich wieder abgehängt werden. Nun gehen aber die Fette einen anderen Weg als die beiden anderen Nahrungsmittel. Sie gehen nicht gleich den Weg ins Blut über die Pfortader, sondern treten durch die Lymphwege in den **Milchbrustgang** ein und gelangen erst auf diesem Wege in die Venen. Von dort aus werden die Fette dem Gewebe, besonders dem Unterhautzellgewebe zugeführt und hier als Körperfett gespeichert.

Im **Dickdarm** findet vor allen Dingen eine Eindickung des Speisebreies durch Wasserentzug statt. Auch werden die Rückstände durch Fäulnisvorgänge noch aufgeschlossen. Hierbei werden außer Metan, Schwefelwasserstoff noch Phenol und Skatol gebildet, welche in der Leber an Schwefelsäure gebunden und durch die Nieren wieder ausgeschieden werden.

Bei diesen Gärungs- und Fäulnisprozessen, durch welche auch die Zellulose gespalten wird, spielen Bakterien eine notwendige Rolle.

Fassen wir noch einmal die einzelnen Orte der Verdauung zusammen, so beginnt im **Munde** bereits die Vorverdauung der *Kohlehydrate,* im **Magen** setzt die Verdauung von *Eiweiß* und nur im geringen Maße die der *Fette* ein, während die Hauptverdauung im oberen **Dünndarm** stattfindet. Im **Dickdarm** werden dann nur noch die Rückstände durch Fäulnisvorgänge aufgeschlossen.

Die **Aufnahme** findet durch die Zotten des Dünndarmes statt, wobei der Abtransport in zwei Wegen stattfindet:

Eiweiße als *Aminosäuren, Kohlehydrate* als *Traubenzucker* nehmen ihren Weg durch die *Pfortader* zur Leber. Die *Fette* aber, nachdem sie nur kurz in Fettsäuren und Glyzerin gespalten sind, um die Darmwand zu passieren, werden gleich nach dem Durchtritt der Darmwand als *neutrales Fett* durch den *Milchbrustgang* weiterbefördert.

Diesen notwendigen Abbau und erneuten Aufbau der Nahrungsstoffe bezeichnen wir als *Zwischenstoffwechsel.* Auch hier kann es zu krankhaften Veränderungen kommen. Bei Störung des intermediären Eiweißstoffwechsels kommt es zu einem eigenartigen Krankheitsbild, der Alkaptonurie, wobei es zu einer braunschwarzen Knorpelverfärbung kommt, welche von VIRCHOW als Ochronose bezeichnet wurde, hierbei sind die Skleren und auch der Knorpel des Ohres verfärbt, der bläulich durchschimmert, und der Urin verfärbt sich bei längerem Stehen an der Luft dunkel. Durch die Knorpelschädigungen kommt es dabei zu deformierenden Veränderungen in den Gelenken. Zwischenstufliche Fettstoffwechselstörungen führen zu den Lipoidosen.

Urogenitalsystem

Niere

Während die unverdauten Reste der Nahrung durch den Kot den Körper verlassen, fällt den **Nieren** die Aufgabe zu, aus dem Blut unbrauchbare wasserlösliche Stoffe, vor allem die beim Eiweißabbau entstehenden Zwischenprodukte, auszuscheiden.

Die Nieren, von bohnenförmiger Gestalt und braunroter Farbe, liegen in der Bauchhöhle hinter dem Bauchfell an der Seite des 1. bis 3. Lendenwirbels. Die linke liegt dabei etwas höher. Eine fettreiche *Kapsel* umgibt die Nieren. Eigentliche Aufhänge-

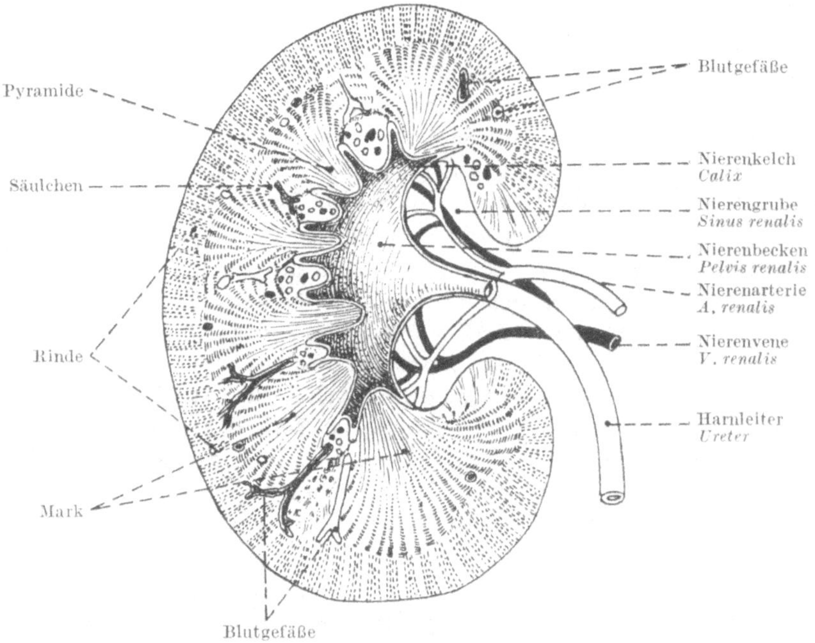

Abb. 111. Längsschnitt durch die Niere

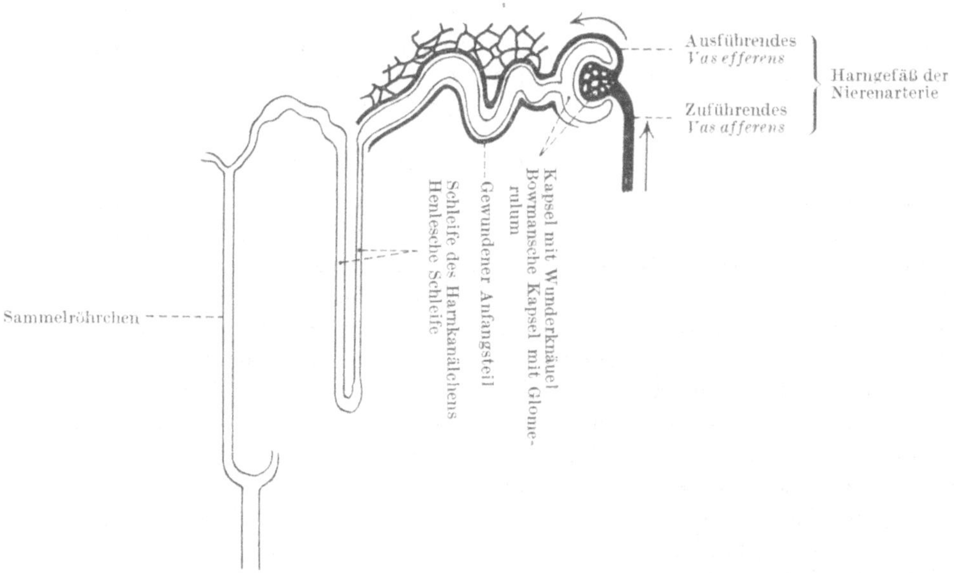

Abb. 112. Nierenkanälchen (nach von LENGERKEN)

bänder sind nicht vorhanden, wodurch es verständlich wird, daß zumal bei plötzlicher Fettabnahme sich die Nieren aus dem Nierenlager lösen und sich nach unten senken können *(Senkniere — Wanderniere)*.

Die Niere besteht aus **Mark-** und **Rindengewebe.**

In der **Rinden- oder Gefäßsubstanz** findet sich eine Unzahl kleinster, runder Körnchen, welche aus einem arteriellen **Gefäßknäuel** *(Glomerulus)* bestehen. Dieses Gefäßknäuel ist in einen blind endenden Sack gleichsam eingestülpt, welcher ihn dadurch wie eine Kapsel umgibt *(*BOWMAN*sche Kapsel)*. Diese Kapsel und das Gefäßknäuel zusammen nennt man auch MALPIGHI*sches Körperchen.* Dieser blind eingestülpte Sack, die BOWMANsche Kapsel, ist der Beginn der Harnkanälchen.

Innerhalb der *Rinde* verlaufen diese *Harnkanälchen* stark geschlängelt (**gewundene Harnkanälchen,** *Tubuli contorti*). Nun aber nimmt das Harnkanälchen einen *geraden* Verlauf an, läuft in der Richtung auf das Nierenbecken zu innerhalb des Markes, bildet eine *Schleife (*HENLE*sche Schleife)* und biegt in geradem Verlauf wieder zur Rinde zurück. Den ersten Teil nennen wir den absteigenden, den anderen den aufsteigenden Ast der HENLEschen Schleife. Innerhalb der Rinde erweitert sich das Harnkanälchen wieder und nimmt gewundenen Verlauf an, wird hier *Schaltstück* genannt und mündet schließlich in ein gerades nach dem Nierenbecken zu laufendes *Sammelröhrchen* ein, von denen sich viele zu Röhren vereinigen. Dabei ist die Mark- oder Röhrensubstanz nicht gleichmäßig breit, sondern ragt in etwa 12 bis 14 *Pyramiden* in das Nierenbecken hinein.

Welche einzelnen Abschnitte der Niere nun diese verschiedenen Aufgaben übernehmen, diese Frage ist noch nicht restlos geklärt; ebenso wie darüber verschiedene Ansichten herrschen, ob in der Niere nur ein Filterprozeß oder eine aktive Tätigkeit (Sekretion) der einzelnen Zellen vorliegt. So viel kann man aber sagen, daß die Glomeruli durch Filtration einen Vorharn bilden, welcher im Gegensatz zum Blut kein Eiweiß enthält, und daß aus diesem Vorharn in den Harnkanälchen (Tubulusapparat) Wasser und gelöste Stoffe zurückresorbiert werden und damit der fertige Harn entsteht.

Nierenerkrankungen

Eine doppelseitige, nicht eitrige Erkrankung der Nieren stellt die Nierenentzündung dar, wobei es sich bei der *akuten Glomerulonephritis* um einen entzündlichen Prozeß an den Kapillaren der Glomeruli handelt. Die Ätiologie ist noch unklar, nicht Bakterien — vielleicht Virusinfektion oder Toxine. Sicher spielt der Umweltschaden, wie Durchnässung oder Abkühlung, eine Rolle. Klinisch finden wir neben der Mattigkeit eine blasse, schlecht durchblutete Haut, oft Ödeme des Gesichtes. Hinzu kommt eine Blutdrucksteigerung mit Vergrößerung des Herzens. Der Urin von geringer Menge (Oligurie) weist neben einer Hämaturie hyaline, granulierte und Blutkörperchenzylinder auf. Infolge der schlechten Ausscheidung steigt der Reststickstoff im Blut an. Auch kann es zu einer Retinitis albuminurica kommen. In 6—8 Wochen kann es zu einer Ausheilung kommen, oder der Tod erfolgt durch Herzschwäche (akute Schwäche der linken Herzkammer mit Lungenödem) oder durch Hirnblutung. Infolge eines Hirnödems treten auch Reiz- und Lähmungserscheinungen mit Krämpfen, Seh- und Hörstörungen auf. Es bildet sich das Bild der Pseudourämie (eklamptischen Urämie) aus, wobei die Nierenfunktion noch ungestört ist.

Andererseits kann diese akute Nephritis — bei Ersatz des zugrunde gegangenen Nierengewebes durch Narbengewebe — in eine sekundäre nephritische Schrumpfniere, eine *Nephrozirrhose*, übergehen, wobei Herzhypertrophie und Hypertonie im Vordergrund stehen.

Daneben gibt es auch eine vaskulär, arteriosklerotisch bedingte Schrumpfniere — Nephrosklerose. Hier ist keine Nephritis vorhergegangen, vielmehr liegt die Ursache in einer Arteriosklerose der kleinsten Nierenarterien. Im Verlauf dieser mit ähnlichen Erscheinungen, wie Hypertrophie der linken Kammer, hohem Blutdruck, einhergehenden Erkrankung kann es allmählich zu einer Herzinsuffizienz, zu einer Apoplexie oder zu einer echten *chronischen Urämie* infolge chronischer Vergiftung kommen, da die Ausscheidung durch die Nieren gestört ist. Dabei tritt Bewußtlosigkeit, das Coma uraemicum, oder ein Asthma uraemicum mit großer oder KUSSMAULscher Atmung auf.

Keine Ödeme, keine Blutdrucksteigerung zeigt die *Herdnephritis*, weil hierbei nur ein Teil der Niere befallen ist. Sie ist bakteriell bedingt, infolge Durchtritts von Bakterien durch die Kapillarschlingen. Ein paranephritischer Abszeß kann als Folge eines kleinen — oft embolischen — Nierenabszesses auftreten.

Im Gegensatz zur Nephritis stellt die *Nephrose* mehr eine degenerative Erkrankung besonders der Harnkanälchen dar. Doch kommen auch Mischformen vor. Bei diesem Krankheitsbild finden wir keine Reststickstofferhöhung, normalen Blutdruck und Augenhintergrund, dagegen starke Albuminurie und hochgradige Ödeme. Ursächlich spielen hier Vergiftungen (Sublimat, Wismut) besonders eine Rolle.

Noch eine besondere Geschwulst der Niere verdient der Erwähnung: das Hypernephrom — eine Geschwulst vom Typ des Baues der Nebennierenrinde. Oft weisen uns stärkere, zeitweise auftretende Nierenblutungen den Weg zur Diagnose, oft aber wird es erst erkannt, wenn es zu Metastasen in den Knochen oder der Lunge gekommen ist.

Ableitende Harnwege

Die Einbuchtungen zwischen den einzelnen Pyramiden bezeichnen wir als *Nierenkelche*, die zu dem trichterförmigen Sack, dem *Nierenbecken*, zusammenfließen. Dieser verengt sich allmählich zu einem engen Kanal, welcher als *Harnleiter (Ureter)* in das kleine Becken zur Harnblase zieht.

Diese **Harnblase** stellt einen häutigen Sack vor, welcher im kleinen Becken liegt und als Sammelbehälter für den Urin dient. Die Blase faßt etwa 750 ccm.

Den Ausführungsgang der Harnblase stellt die **Harnröhre** dar. Ein kranzförmiger Muskel mit quergestreifter Muskulatur dient als Schließmuskel. Die Harnröhre der Frau ist kürzer, gerader und weiter als die männliche.

Beim Mann ist dieselbe weniger ausdehnbar, enger, etwas gebogen und auch erheblich länger. Außerdem muß dieselbe gleich nach dem Austritt aus der Harnblase die **Vorsteherdrüse** *(Prostata)* passieren. Diese kastanienförmige Drüse umgibt also den Anfangsteil der Harnröhre. Aus diesen anatomischen Verhältnissen ist es verständlich, daß das Katheterisieren bei der Frau erheblich einfacher als beim Manne ist. Außerdem ist die Vorsteherdrüse noch der Sitz verschiedener Erkrankungen. Einmal kommt hier öfter ein Karzinom vor, welches besonders zu Metastasen in den Knochen neigt. Und schließlich kommt es auch im Alter zu einer Verhärtung und Vergrößerung der Prostata, ohne daß ein Karzinom vorhanden ist. Diese Erkrankung wird als Prostatahypertrophie, besser als Blasenhalsadenom bezeichnet. Dabei kann durch die Vergrößerung der Vorsteherdrüse die Harnröhre so verengt werden, daß der Urin nicht mehr durchtreten kann.

Bei den Erkrankungen der ableitenden Harnwege spielen die Nierensteine eine bedeutende Rolle, die genau wie bei den Gallensteinen besonders dann heftige Koliken verursachen, wenn sie im Ureter oder in der Harnröhre eingeklemmt sind. Je nach den Salzen bestehen dieselben aus Uraten, Phosphaten oder Oxalaten. Als Ursache nehmen wir eine Ausflockung oder Fehlen der Schutzkolloide an.

Ein Blasenkatarrh, eine *Cystitis*, kann aufsteigend von einer Infektion der Harnröhre (Katheter) ausgehen; oder absteigend, hämatogen infolge Ausscheidung der Erreger durch die Niere erfolgen. Verschiedenste Erreger (Kolibazillen, Staphylo- und Streptokokken, auch Gonokokken) kommen hier in Frage — auch der Tuberkelbazillus, so daß bei einer chronischen Cystitis stets an eine Tuberkulose, welche absteigend aus einer Nierentuberkulose sich entwickelt, gedacht werden muß.

Eine Nierenbeckenentzündung bezeichnen wir als Pyelitis, bei Mitbeteiligung der Nieren als Pyelonephritis. Liegt ein Hindernis in den Harnabflußwegen (Stein, Prostatavergrößerung) vor, so kommt es zu einer Ausdehnung des Nierenbeckens, einer *Hydronephrose.* Bei längerem Bestehen kann es durch Druck auf das Nierengewebe zu einer Verkleinerung desselben zu einer hydronephrotischen Schrumpfniere kommen. Es besteht sogar durch eine solche Harnabflußstörung die Gefahr der Urämie.

Harn

Das Produkt der Niere ist der **Harn.** Die *Menge* des täglich ausgeschiedenen Harns beträgt etwa 1500 ccm. Zu 95% besteht er aus Wasser. In ihm sind die *Salze* gelöst, hauptsächlich Kochsalz, welches in einer Menge von etwa 15 Gramm ausgeschieden wird.

Nach den vorhergegangenen Erklärungen ist es einleuchtend, daß ferner im Harn *stickstoffhaltige* Substanzen als Endstoffe der Eiweißverdauung vorhanden sein müssen. 75—98% des Harnstickstoffes entfallen auf den *Harnstoff*, welcher sich zu etwa 3% im Urin vorfindet.

Außerdem enthält der Urin auch *Harnsäure*, etwa ein Gramm in 24 Stunden, welche besonders das Stoffwechselprodukt der Nukleoproteide (Zellkerne) darstellt.

Diese Harnsäure wird vielfach an Natrium- oder Kalziumsalz gebunden ausgeschieden und bildet dann bei längerem Stehen das sogenannte rote Ziegelmehl.

Außerdem werden auch Farbstoffe, wie das Urobilin, ausgeschieden.

Geschlechtsorgane

Obgleich die Geschlechtsorgane mit den Harnwegen funktionell nichts zu tun haben, sollen sie doch an dieser Stelle beschrieben werden. Stehen sie doch entwicklungsgeschichtlich in engem Zusammenhang mit den Harnwegen, beim Manne haben sie auch einen gemeinsamen Ausführungsgang, die Harnröhre.

Sie sollen hier nur in großen Zügen aufgeführt werden. Die **äußeren** Geschlechtsorgane sind beim **Mann:** der *Hodensack* (Skrotum) und das *Glied* (Penis). Bei der **Frau:** die großen und kleinen *Schamlippen* (Labia pudendi) und der Kitzler (Clitoris). Zu beiden Seiten des Scheideneinganges finden sich die *Bartholinischen Drüsen.*

Die **inneren** Geschlechtsorgane bestehen beim **Mann** aus den *Hoden*, welche sich ursprünglich in der Bauchhöhle befinden und erst von der 10. Woche bis zum 6. bis

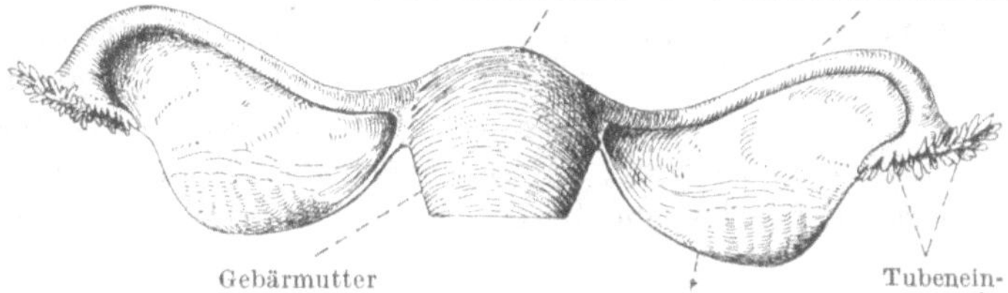

Abb. 113. Innere weibliche Geschlechtsorgane (vereinfacht)

8. Monat des Embryonallebens durch den Leistenkanal in den Hodensack hinabsteigen. Ein länglicher Anhang des Hodens ist der *Nebenhoden*, von welchem der *Samen-*

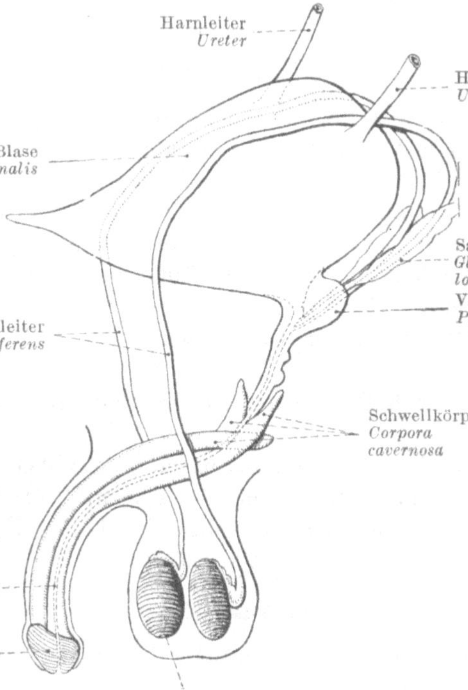

Abb. 114. Männliche Geschlechtsorgane (Schema)

leiter durch den Leistenkanal bis in die Vorsteherdrüse verläuft, nachdem er vorher noch eine Verbreiterung, die *Samenblase*, gebildet hat.

Die **weiblichen** inneren Geschlechtsorgane bestehen aus den *Eierstöcken* (Ovarien). Oberhalb der Eierstöcke findet sich, frei in die Bauchhöhle ragend, das äußere Ende der *Eileiter* (Tuben) mit einer freien Öffnung.

Sie liegen am oberen Rande des breiten *Mutterbandes* und ziehen bis zur *Gebärmutter*, in welche sie mit ihrem inneren Ende einmünden. Die *Gebärmutter* (Uterus) selbst ist ein birnenförmiger Hohlkörper, an welchem wir den *Körper* und den *Hals* unterscheiden. Sein unterer Teil ragt als *Scheidenteil* (Portio) in die Scheide hinein und zeigt eine spaltförmige Öffnung, den äußeren *Muttermund*, welcher in die Höhle der Gebärmutter führt. Hieran schließt sich ein häutig muskulärer Teil, die *Scheide* (Vagina).

Im Hoden werden die *Samenfäden* (Spermatozoen) gebildet, während in den Eierstöcken alle 28 Tage durch das Platzen eines GRAAFschen Follikels ein Ei frei wird. Im Eileiter findet im allgemeinen die Vereinigung von Ei und Samen statt. Wenn infolge einer Verengerung der Tuben das Ei nicht in die Gebärmutter hinunterwandern kann und ein Wachstum des Eies außerhalb des Uterus stattfindet, so sprechen wir je nach der Lage von einer Tuben- oder *Bauchhöhlenschwangerschaft*.

Hier wurden nur die Geschlechtsorgane so weit besprochen, als es sich um Drüsen mit äußerer Sekretion handelt. Welche Bedeutung den Eierstöcken und den Hoden als hormonalen Organen zukommt, wird später zu besprechen sein.

Inkretsystem

Wir gingen vom Blut aus, als der alle Gewebe versorgenden Nährflüssigkeit, und wir hatten dabei erfahren, daß außer den ganzen Nährstoffen und den Schutzeinrichtungen des Organismus noch Hormone im Blute kreisen. Während wir die zum Leben notwendigen Vitamine durch unsere Nahrung von der Pflanze aus beziehen müssen, werden diese Hormone vom Körper durch Drüsen gebildet, welche ihr Sekret nicht nach außen, sondern direkt in den Blutstrom nach innen führen. Wir unterscheiden deshalb solche Drüsen mit *innerer Sekretion*, welche die Hormone liefern, von jenen anderen Drüsen, die ihr Sekret nach außen liefern, z. B. die Mundspeicheldrüsen.

Schließlich gibt es noch Drüsen mit *äußerer* und *innerer Sekretion*, wie z. B. die Bauchspeicheldrüse.

Wenn wir nun die einzelnen Drüsen, welche diese Weckstoffe liefern (denn das griechische Wort hormao bedeutet erwecken, erregen), betrachten, so wollen wir dabei gleich die Krankheiten kennenlernen, welche durch eine Überproduktion oder eine Unterfunktion dieser Drüsen zustande kommen.

Schilddrüse (Thyreoidea)

Zunächst die **Schilddrüse.** Sie ist von hufeisenförmiger Gestalt, liegt vorn am Hals etwa in Höhe des 2. bis 4. Luftröhrenringes.

Das von der Schilddrüse gelieferte Hormon *(Thyroxin)*, welches einen hohen Gehalt an Jod aufweist, ist ein starker *Aktivator des Stoffwechsels*. Durch seine Einwirkung werden die Verbrennungsvorgänge im Körper gesteigert, wie beim Offenstehen einer Ofenklappe. Im Stoffwechselversuch ist deshalb der Grundumsatz beschleunigt, wenn wir eine krankhaft erhöhte Tätigkeit der Schilddrüse vorfinden. Bei ausgesprochener Form sprechen wir dann von einer **Basedow**-Erkrankung nach dem Merseburger Arzt BASEDOW, der das Krankheitsbild schon 1840 beschrieben hat und bei welchem besonders die Schilddrüsenvergrößerung (Struma), Hervortreten der Augäpfel (Exophthalmus) und die Herzbeschleunigung die Kardinalsymptome sind. Außer dieser schweren Veränderung kennen wir auch leichte Formen, die als *Thyreotoxikosen* bezeichnet werden und bei welchen neben einem Glanzauge, leichtem Schwitzen, Haarausfall ein feinschlägiger Tremor der Hände in Erscheinung treten. Eine einfache Vergrößerung der Schilddrüse — ein Kropf — kann auch ohne krankhafte Veränderung der Schilddrüsentätigkeit auftreten, besonders dort, wo ein Jodmangel in dem Wasser und damit der aufgenommenen Nahrung vorliegt (Gebirgsgegenden).

Das gegenteilige Krankheitsbild entsteht, wenn die Schilddrüse zu wenig Hormon produziert oder, wie es im Anfang der Fall war, bei Operationen zu viel von ihr entfernt wurde. Bei diesem als **Myxödem** bezeichneten Krankheitsbild finden wir kein Schwitzen wie beim Basedow, sondern eine trockene, aufgedunsene Haut, keine geistige Lebhaftigkeit, sondern Stumpfheit und Trägheit. Der Grundumsatz ist hier herabgesetzt. Tritt dieser Zustand schon in der Jugend auf, so sprechen wir vom **Kretinismus.**

Da also die Schilddrüse einen großen Einfluß auf die Funktion des gesamten Stoffwechsels hat, können wir uns vorstellen, daß auch der Winterschlaf der Tiere mit der Funktion dieser Drüse im Zusammenhang steht.

Nebenschilddrüsen (Parathyreoidea)

An den Seitenlappen der Schilddrüse liegen jederseits meist zwei kleine, etwa pfefferkorngroße Drüsen, die **Nebenschilddrüsen** (Parathyreoidea), auch Epithelkörperchen genannt. Das Hormon dieser Drüsen hat eine große Bedeutung für den *Kalkstoffwechsel.*

Ist die Bildung dieses Hormons durch Zerstörung oder bei Erkrankung der Nebenschilddrüsen gehemmt, so sinkt der Kalkgehalt im Blute herab, und es tritt eine Mangelkrankheit auf, welche sich in Übererregbarkeit der Nerven und Muskeln mit *tetanischen Krämpfen* äußert, das Krankheitsbild der **Tetanie.** Auch an den Knochen ist der Kalkgehalt vermindert. Wir finden hier also gewisse ähnliche Wirkungen, wie wir sie beim Vitamin D kennengelernt haben. Um den Mangel an dem von den Drüsen gelieferten Hormon zu beheben, stehen uns heute Heilmittel zur Verfügung, welche dieses Hormon enthalten: das AT 10, welches ein Bestrahlungsprodukt des Ergosterins darstellt — oder auch Injektionen mit dem Epithelkörperchenhormon (Parathormon).

Bei einer **Steigerung** der Nebenschilddrüsentätigkeit, z. B. bei einer Geschwulst derselben, finden wir die Kalkwerte im Blut erhöht, und am Skelett findet sich ein eigenartiges Krankheitsbild mit Umbau des Knochens, die *Ostitis fibrosa generalisata* (RECKLINGHAUSENsche Krankheit). Dabei findet ein regelloser Knochenabbau mit Entkalkung und Zystenbildung statt bei gleichzeitiger Knochenneubildung (osteoides Gewebe). Zum Unterschied hierzu stellt die *Ostitits fibrosa localisata* einen Knochengranulationstumor (braunen Tumor) dar. Hierbei ist auch der Kalkgehalt des Blutes nicht verändert.

Thymus

Hinter dem Brustbein liegt im vorderen Mittelfellraum eine Drüse, welche bei Kindern relativ groß ist und sich nach der Pubertät, etwa vom 15. Lebensjahr an, zurückbildet und bei älteren Leuten fast nur noch in der Form eines Fettkörpers besteht: die **Thymusdrüse.**

Sie steht in einem gewissen Gegensatz zu den Keimdrüsen. Auch zur Schilddrüse steht sie in Wechselbeziehungen als Gegenspieler. Werden Kaulquappen mit Schilddrüse gefüttert, so tritt infolge erhöhten Stoffwechsels eine vorzeitige Verwandlung ein, d. h., es entstehen Zwergfröschchen. Bei Thymusfütterung bilden sich dagegen Riesenkaulquappen heraus. Auch auf den Kalkstoffwechsel hat sie einen Einfluß.

Bei stark vergrößerter Thymus kann außerdem schon allein durch die Raumbeengung ein plötzlicher Herztod — *Thymustod* — bei Kindern auftreten. Ein solcher kann aber auch bei Erwachsenen dann auftreten, wenn ausnahmsweise diese Drüse sich nicht zurückgebildet hat, sondern persistiert.

Epiphyse

Eine andere Drüse, die ebenfalls hemmend auf die Geschlechtsentwicklung einwirkt, ist die **Epiphyse** oder *Zirbeldrüse,* ein kleines ovales Körperchen, in welchem sich mehrere kalkige Einlagerungen, der sogenannte Hirnsand, finden. Diese Drüse sitzt an der Grenze des Mittel- und Zwischenhirns.

Entwicklungsgeschichtlich wird sie als das rückgebildete Organ, welches bei Fischen und Eidechsen noch als Scheitelauge vorkommt, angesehen.

Bei verstärkter Sekretion dieses Hormons infolge Geschwülsten ist eine sexuelle Frühreife beobachtet worden.

Nebennieren

Nunmehr sollen zwei Drüsen mit innerer Sekretion besprochen werden, die in ihrer Wirkung auf die Organe deutlich gegenteilige Wirkungen haben: **Nebennieren** und **Bauchspeicheldrüse.**

Die **Nebennieren** sitzen in dreieckiger Gestalt beiderseits den Nieren auf. Über die Bedeutung dieser Nebennieren war man sich lange im unklaren. Eine Preisfrage der Akademie der Wissenschaft in Bordeaux 1716 nach dem Zweck der Nebenniere blieb unbeantwortet. BOCK beschreibt noch 1864 in seinem Anatomischen Taschenbuch die Nebennieren als zwei drüsige Organe von rätselhafter Bedeutung. Dabei hatte schon 1855 ADDISON ein nach ihm daraufhin benanntes Krankheitsbild beschrieben, welches in einer starken Muskelschwäche, erniedrigtem Blutdruck, allgemeiner Abzehrung und Bronzeverfärbung der Haut besteht, als deren Ursache bei der Sektion eine völlige Zerstörung der Nebenniere durch Tuberkulose gefunden wurde, zugleich fanden sich auch Pigmentierungen in der Mundschleimhaut. Heute wissen wir, daß die Nebenniere aus zwei auch entwicklungsgeschichtlich verschiedenen Teilen besteht: der **Rinde,** welche vom Mesoderm, und dem **Mark,** welches vom Ektoderm abstammt.

Die **Marksubstanz** steht in enger Beziehung zum Sympathikus. Ihre Zellen lassen sich genau so wie die Zellen in den sympathischen Geflechten entlang den Blutgefäßen besonders leicht durch Chrom braun färben, weshalb man von einem chromaffinen Gewebe spricht. Das Hormon des Nebennierenmarkes ist das **Adrenalin,** dessen Bildungsstätte die chromaffine Zelle ist. Genau so wie die Sympathikusreizung wirkt das Adrenalin *blutdrucksteigernd.* Außerdem bewirkt es eine *Zuckerausschüttung* aus der Leber. Außer diesen beiden, die Leistung des Körpers erhöhenden Wirkungen steigert außerdem das Adrenalin den Blutdruck, bewirkt eine Verschiebung des Blutes von den Verdauungsorganen zu Herz, Gehirn und Lunge.

Dabei bewirkt das Adrenalin durch Erhöhung des Gefäßtonus eine Verengerung der Arterien mit Ausnahme der Herzkranzarterien. Diese Eigenschaft machen wir uns bei der Lokalanästhesie zunutze, indem wir zu der schmerzstillenden Novocainlösung etwas Adrenalin hinzusetzen, um die Blutung einzuschränken. Wollen wir dagegen zur Behebung von Verspannungen in die Muskeln Novocain injizieren, muß dieser Adrenalinzusatz wegfallen, weil hierbei eine Verengerung der kleinen Arterien unerwünscht ist. Im Gegenteil: Wir werden eher gefäßerweiternde Mittel dem Novocain hinzufügen.

Eine Überfunktion des Markanteiles, hervorgerufen durch einen Tumor (Phäochromazytom — Paragangliom), kann Blutdruckkrisen mit Herzklopfen und Anstieg des Blutzuckers bedingen; Erscheinungen, welche durch Entfernung des Tumors beseitigt werden können.

Die Nebennieren-**Rinde** ist unbedingt lebenswichtig, und jene im Anfang beschriebenen Krankheitszeichen, die durch Zerstörung der Nebenniere auftreten, *Morbus Addison*, sind vor allen Dingen auf ein Nichtfunktionieren der Nebennierenrinde zurückzuführen. Und so gelingt es auch, durch ein Präparat aus der Nebennierenrinde (Cortiron) diese Leute am Leben zu erhalten.

Von den Hormonen der Nebennierenrinde — den Kortikosteroiden — interessieren besonders drei Gruppen. Vor allem sind es die Glykokortikoide mit ihrer vorwiegenden Wirkung auf den Kohlehydratstoffwechsel, welche auch eine große Rolle bei der Behandlung der rheumatischen Krankheiten spielen und als deren Präparate wir besonders das Cortison und Prednison kennen.

Die Mineralokortikoide wirken mehr auf den Mineralstoffwechsel und Wasserhaushalt ein (Cortiron).

Schließlich haben wir noch als Geschlechtshormone die Androsterone.

Bei Geschwülsten der Nebennierenrinde, also einer Überfunktion, finden wir frühzeitige Geschlechtsentwicklung, eventuell Zwitterbildung, starke Behaarung und Fettsucht.

Bauchspeicheldrüse

Daß die **Bauchspeicheldrüse** als Drüse mit äußerer Sekretion Verdauungssäfte in den Zwölffingerdarm abgibt, wurde schon beschrieben. Unabhängig davon ist die Bauchspeicheldrüse aber auch ein Organ mit innerer Sekretion. Schon 1788 stellte COWLEY fest, daß die Zuckerkrankheit Beziehungen zum Pankreas haben müsse.

1869 fand LANGERHANS in der Bauchspeicheldrüse eine Anhäufung hellerer Zellen ohne einen Ausführungsgang: die nach ihm benannten LANGERHANS*schen Inseln*. Aber erst 1893 erblickte LAQUESSE in diesen Inseln ein hormonales Organ. Bei Knochenfischen liegen übrigens diese Inselorgane außerhalb des Pankreas, und bei Entfernung derselben trat Diabetes auf. Heute wissen wir, daß zwei Arten von Zellen auch zwei Arten von Hormonen im Inselapparat liefern: Die β-Zellen produzieren das *Insulin*, welches eine Speicherung von Glykogen in der Leber bewirkt, während das zweite Hormon, das *Glykagon*, von den α-Zellen stammend, im Gegensatz dazu die Ausschüttung des Glykogens aus der Leber besorgt. Die gleiche Funktion übernimmt besonders bei akutem hypoglykämischen Zustand das aus der Nebenniere stammende Adrenalin. Auch in einer zweiten Beziehung liegen gegenseitige Wechselwirkungen zwischen Bauchspeicheldrüse und Nebenniere vor, insofern, als ein weiteres Pankreashormon, das *Padutin*, die kleinsten Blutgefäße im Gegensatz zum Adrenalin erweitert und den Blutdruck senkt.

Das Insulin hat heute eine enorme Bedeutung bei der Behandlung des **Diabetes.** Wir können durch Zufuhr dieses Hormons zwar nicht die Krankheit heilen, aber die fehlende Leistung des Inselapparates durch regelmäßige Gaben von Insulin ersetzen.

Als erster hatte 1908 ZÜLZER in Berlin ein Extrakt aus dem Inselapparat der Bauchspeicheldrüse beim Diabetes injiziert. Doch gab es Nebenwirkungen, weil das Insulin noch nicht rein dargestellt war. Das gelang erst 1921 BANTING und BREST in Toronto. Im kristallisierten Zustand aber wurde es erst 1925 von ABEL herausgebracht.

Leider sind wir dabei gezwungen, dieses Präparat parenteral, d. h. durch Einspritzung zu verabfolgen, sonst würde das Insulin als ein Eiweißkörper im Magen verdaut und abgebaut werden. Ist zu viel Insulin dem Körper zugeführt, so sinkt der Blutzuckerspiegel unter die Norm, wobei Krämpfe und Bewußtlosigkeit auftreten. Auch dieser sogenannte Insulinschock ist therapeutisch nutzbar gemacht bei der Behandlung von gewissen Geisteskrankheiten, besonders der Schizophrenie, dem *Spaltungsirresein;* dabei läßt sich durch Gaben von Traubenzucker die hierbei hervorgerufene Bewußtseinsstörung leicht wieder beheben.

Geschlechtsdrüsen

Soweit Hoden und Eierstöcke der Fortpflanzung dienen, stellen sie Drüsen mit äußerer Sekretion, dort die Samenfäden, hier die Eizellen liefernd, dar.

Als Drüsen mit *innerer Sekretion* aber bilden sie den Geschlechtscharakter aus, geben das typisch männliche oder weibliche Gepräge des Individuums, welches verschwindet, wenn z. B. durch Kastration der Einfluß dieser Hormone auf den Organismus wegfällt. Ein Eunuche zeigt keine typisch männlichen Merkmale mehr, weder in körperlicher Beziehung noch in seinem seelischen Verhalten.

Wie sehr die *sekundären Geschlechtsmerkmale* von den Keimdrüsenhormonen abhängig sind, dafür haben wir auch im Tierreich zahlreiche Beispiele. Der beim kastrierten Hahn stark zurückgebildete Kamm richtet sich nach Einspritzung von Hodenpräparaten wieder auf, schwillt an und rötet sich. Diesen Vorgang benutzen wir, um die Stärke bzw. Wirksamkeit eines Hodenhormons festzustellen.

Bei der **Frau** haben wir zwei verschiedene Hormone, denen die Steuerung im menstruellen Zyklus obliegt. Das reifende Ei (der GRAAFsche Follikel) ist die Bildungsstätte des **Follikelhormons** (Östradiol). Neben seiner Bedeutung als Brunsthormon bereitet es die Gebärmutterschleimhaut für den menstruellen Zyklus vor.

Nach dem Sprung des Follikels bildet sich ein *Gelbkörper* im Eierstock aus, welcher das zweite Hormon, das **Gelbkörper-** oder **Schwangerschaftshormon** (Corpus-luteum-Hormon) (Progesteron) ist. Durch dieses Hormon wird die Gebärmutterschleimhaut zur Aufnahme des befruchteten Eies vorbereitet. Außerdem kann unter der Einwirkung dieses Hormons ein weiteres Ei im Eierstock nicht mehr zur Reifung kommen. Hat keine Befruchtung stattgefunden, so ist nach 14 Tagen die Aufgabe des Gelbkörperhormons erloschen; die Gebärmutterschleimhaut wird durch die Menstruation ausgestoßen, während sonst bei einer Befruchtung die schützende Funktion des Gelbkörpers bis in die zweite Hälfte der Schwangerschaft reicht.

Übrigens wird das Follikelhormon auch sonst in der Natur gefunden. Es findet sich auch im Schwangerenharn, aber auch in der *Pflanzenwelt*, so daß wir im *Moor* und im *Schollener* Heilschlamm Follikelhormon vorfinden. Es hat also auch eine Bedeutung bei der Anwendung von Moorpackungen oder Moorbädern neben der wärmespeichernden Kraft dieser Substanzen, denn hier kommt seine gefäßerweiternde Wirkung zur Geltung.

Eine Vielzahl von Hormonen weist die Plazenta (Mutterkuchen, Nachgeburt) auf. Ihre gefäßerweiternde Wirkung findet vielfach in Salbenform bei Durchblutungsstörungen und chronischen Gelenkerkrankungen Anwendung.

Hypophyse

Die überragende Stellung in diesem ganzen Reigen der Drüsen mit innerer Sekretion nimmt die **Hypophyse** (der *Hirnanhang*) ein. Dies ist kein einheitliches Organ. Der *Hinterlappen*, vom Gehirn abstammend, zeigt neuralen Aufbau, während der **Vorderlappen** drüsiger Abstammung vom Dach der Rachenhöhle aus entstanden ist. Der *Zwischenlappen*, der beim erwachsenen Menschen nicht mehr nachweisbar ist, hat vielleicht beim Tier noch einen Einfluß auf die Farbe des Haarkleides.

Drei Wirkungen des **Hinterlappenhormons** kennen wir besonders. In ihrer Wirkung auf die Blutgefäße und Uterus dem Sympathikus ähnelnd und auch das Zusammenspiel mit der Nebenniere zeigend:

1. eine *wehenanregende* Wirkung (Oxytozin),
2. wirkt es *blutdruckerhöhend* (Vasopressin),
3. muß ihm eine hemmende Wirkung auf den *Wasserhaushalt* (Adiuretin) zugeschrieben werden *(Diuresehormon)*. Wir kennen hier eine Krankheit, die Wasserharnruhr, bei welcher die Kranken große Mengen Urin (10—30 l) ausscheiden, der aber keinen Zucker enthält (Diabetes insipidus).

Nun zu den Hormonen des **Vorderlappens,** des drüsigen Anteiles. Wir können hier gleichsam von einer *Wachstumsdrüse* (somatotropes Hormon = STH) sprechen, ergibt doch die Verfütterung von Hypophysenvorderlappen beim Axolottl einen Riesenwuchs. Bei einer Überfunktion durch Vergrößerung des Vorderlappens finden wir auch beim Menschen in der Jugend einen *Riesenwuchs*. Nach Abschluß der Wachstumsperiode findet man ein *Spitzenwachstum*, d. h. Hände, Füße sind gegenüber der Norm groß *(Akromegalie)*.

Fehlt umgekehrt durch Zerstörung des Vorderlappens infolge eines Karzinoms oder einer Tuberkulose dieses Hormon, so kommt es zu einer starken Abmagerung und einem Ausfall des Haarkleides, welche wir nach dem Namen des Entdeckers *Simmondsche Kachexie* nennen.

Die Unterfunktion des Wachstumshormons, wohl überhaupt eine allgemeine hypophysäre Unterfunktion, bedingt das Bild des *hypophysären Zwergwuchses* mit dem Offenbleiben der Epiphysenfugen, der gutproportionierten Kleinheit, verbunden oft mit einem Greisengesicht. Gegenüber dieser Form müssen andere Arten des Zwergwuchses abgegrenzt werden, sei es die als Folge von Vitamin-D-Mangel schon beschriebene *Rachitis* mit ihren Knochenverbiegungen oder die *Chondrodystrophie*, bei welcher wir bei normaler Gestalt von Rumpf und Kopf eine Kleinheit von Armen und Beinen infolge einer aufgehobenen enchondralen Knochenbildung vorfinden („Dackelbeine“).

Der Vorderlappen liefert außerdem **übergeordnete Hormone,** die auf die anderen Drüsen mit innerer Sekretion einen entscheidenden Einfluß haben (glandotrope Hormone).

Zunächst sind *schilddrüsenwirksame (thyreotrope)* Hormone zu nennen, welche steigernd auf den Stoffwechsel wirken und bei deren Fehlen eine Fettsucht, die *hypophysäre Fettsucht,* auftritt. Zugleich kann dabei die Entwicklung der Geschlechtsorgane zurückgeblieben sein. So finden wir bei der FRÖHLICHschen Krankheit, der *Dystrophia adiposogenitalis,* neben der Fettsucht stark zurückgebliebene Geschlechtsorgane.

Auch auf die *Geschlechtsdrüsen* wirkt die Hyophyse ein. Pflanzt man z. B. einem nicht geschlechtsreifen Tier die Hypophyse eines geschlechtsreifen ein, so wird ein solches bald geschlechtsreif.

Wir kennen zwei Arten solcher *übergeschlechtlichen Hormone* (gonadotrope Hormone), das Follikelreifungshormon *Prolan A* (FSH = Follikelstimulierendes Hormon), welches bei der Frau die Produktion des Follikelhormones und des Androsterons beim Manne in Gang bringt.

Das *Prolan B* wirkt als Luteinisierungshormon (LH) auf die Bildung des Gelbkörpers. Die Prolane werden bei der Schwangerschaft vermehrt im Urin ausgeschieden, wo man sie schon 14 Tage nach der Empfängnis nachweisen kann. Spritzt man einen solchen Urin infantilen Mäusen ein, so tritt in einigen Tagen eine Veränderung in deren Eierstöcken auf mit Gelbkörperbildung (*Aschheim-Zondecksche* Reaktion).

Stimulierend auf die Milchdrüsen wirkt das *Laktationshormon* (Prolaktin), auch zeigt es eine dem Luteinisierungshormon ähnliche Wirkung.

Auch auf die *Nebenniere* wirkt das Vorderlappenhormon fördernd ein (adeno-corticotropes Hormon = ACTH), welches in einem gewissen Gegensatz zum somatotropen Hormon (= STH) steht. Es regt die Nebennieren zur Ausschüttung von Cortison an. So antwortet auch auf eine Belastung, einen Stress, der Organismus als Ganzes hormonell über die Achse Hypophyse mit vermehrter ACTH-Ausschüttung und Nebenniere mit erhöhter Cortisonbildung, wobei als Stress aber nicht nur körperlicher Schaden, sondern auch psychische Störungen. wie Schreck oder andere seelische Erregungen, zu verstehen sind. Voraussetzung für diese Wirkung des ACTH ist aber immer eine funktionstüchtige Nebennierenrinde.

Auch auf den Kohlehydratstoffwechsel hat der Hypophysenvorderlappen einen Einfluß. Er dämpft die Wirkung des Insulins im Pankreas, so daß bei seinem Fehlen ein Diabetes auftritt. Da hier also nicht primär das Pankreas erkrankt ist, sprechen wir von einem **hypophysären Diabetes.**

Ein Krankheitsbild soll schließlich noch Erwähnung finden — bedingt durch ein Adenom des Hypophysenvorderlappens — der Morbus Cushing mit seiner Adipositas, dem „Mondgesicht“, Blutdruckerhöhung, den bläulichen Striae am Bauch, oft auch einer Blutzuckererhöhung und vor allem der Osteoporose. Dieses Krankheitsbild, welches sonst seltener anzutreffen ist, hat aber deshalb heute eine wichtige Bedeutung, weil wir seine Erscheinungsformen durch zu große oder zu lange anhaltende Gabe von Nebennierenhormon (Prednison) ungewollt hervorrufen können. Hier muß die Verordnung unterbrochen, vermindert oder ganz eingestellt werden.

So haben wir gesehen, daß die Hypophyse auf alle anderen hormonalen Drüsen regulierenden Einfluß hat, teils fördernd wie auf die Schilddrüse und die Nebennieren, teils hemmend wie auf den Inselapparat des Pankreas. So sorgt sie für das *hormonale Gleichgewicht*. Ihrer Abstammung gemäß aber gehört sie zum Zwischenhirn, aus dessen 3.Ventrikel sie in Form einer Vorstülpung hervorgegangen ist und an dessem Stiel sie heute hängt. Das erklärt die engen Beziehungen, die sie auch funktionell mit diesem Teile des *Gehirns* verbinden. Hier liegen die auch ihr noch übergeordneten Zentren, die alle vegetativen Funktionen im Körper steuern und somit die gesamte Hormonbildung regulieren, wie andererseits die Hypophyse im Wechselspiel diese Zentren beeinflußt. So ist es doch auch noch unklar, wie weit viele von den oben erwähnten Krankheitsbildern allein von der Hypophyse oder höheren Zentren im Zwischenhirn hervorgerufen werden.

Über die Hypophyse wird letzten Endes das ganze vielgestaltige hormonale System gesteuert vom **Nervensystem.**

Nicht die Gehirnfunktion allein, sondern das geordnete Zusammenspiel aller endokrinen Drüsen ergibt das Bild der **Persönlichkeit** des harmonischen Menschen. Hieran ist seine Natur und sein Wesen gebunden, und jede Diskrepanz in diesem Gleichgewicht der Hormone greift gewaltig in sein Leben ein, die ihm zum Schicksal werden kann. Zu einem Schicksal, „das nicht unsere Wahl ist, die keinem zusteht, der mit den Säften der Natur geboren, nur das Gefäß um ihr Geheimnis bildet". Diese Worte läßt der Dichter WILHELM SCHÄFER seinen Stauffer-Bern sprechen, in dessen Leben die ungezügelten Hormone als wilde Leidenschaften einbrachen und es zerschlugen. So sieht ein Dichter das Zusammenspiel der Hormone.

Nervensystem

Einteilung

Zur Erhaltung und zum Aufbau des eigenen Körpers dienten die Systeme, die wir bisher besprochen hatten. Das Verdauungssystem sorgt für die Aufnahme und die Umwandlung der Nahrungsmittel. Das Blut führt diese Nährstoffe und die im Körper gebildeten Hormone allen Geweben zu.

Alle diese Vorgänge bedürfen aber einer zentralen Steuerung, welche das harmonische Zusammenspiel aller Teile zu einem zwecktätigen Ganzen zusammenfaßt. Unbewußt, unserem Willen nicht unterworfen und von diesem nicht beeinflußbar, gleichsam selbsttätig — autonom — greift hier das Nervensystem ein, um alle diese vegetativen Funktionen zu steuern. Soweit das Nervensystem diese Aufgaben der Regelung unbewußter Vorgänge im Körper erfüllt, sprechen wir von dem **autonomen** oder **vegetativen Nervensystem.**

Aber der Mensch ist noch hineingestellt in eine Umwelt; von ihr erhält er Kunde durch Reize, die letzten Endes der Zentralstation, dem Großhirn, zugeführt werden, um hier erst empfunden, hier erst in unser Bewußtsein zu treten. Nicht mit den Aufnahmeapparaten, fürs Sehen dem Auge, fürs Hören dem Ohr, können wir das Licht oder den Schall empfinden — erst in bestimmten Zellen der Großhirnrinde tritt der Ton oder das Bild in unser Bewußtsein: **Umweltnervensystem.**

Im Gegensatz zu diesem Weg von der Peripherie zum Gehirn, der **sensiblen Bahn,** geht nun der Willensimpuls von der Großhirnrinde zur Muskelfaser, dort eine Kontraktion oder eine Erschlaffung bewirkend, je nachdem wie der Wille es nun befiehlt: die **motorische Bahn.**

Die Muskelzelle antwortet auf den Reiz, welchen die Nerven- oder Ganglienzelle aussendet. Diese *Ganglienzelle* ist also der eigentliche Träger dieser Vorgänge. Sie empfängt den sensiblen Reiz und antwortet mit dem motorischen Willensimpuls, der nervösen Erregung.

Auch noch jene Vorgänge, die zwischen Empfang und Willensleitung liegen, das „Verarbeiten“ der Eindrücke, das Abstimmen der Bewegungen, auch diese Aufgaben erfüllt die Ganglienzelle. Hier also findet die zentrale Verarbeitung statt, und wir teilen deshalb das **zentrale Nervensystem** — das Gehirn und Rückenmark — von jenem System, welches nur zur Leitung, sei es vom oder zum Gehirn, dient: dem **peripheren Leitungssystem,** worin wir alle Nerven zusammenfassen, welche aus dem Zentralnervensystem, d. h. Gehirn und Rückenmark, von den dortigen Ganglienzellen ihren Ursprung nehmen.

Dort, wo die Ganglienzellen zusammengedrängt liegen, erscheint die *Nervensubstanz grau*, während die *weiße Substanz* aus Nervenfasern aufgebaut ist, die in Bündeln oder Bahnen zusammengelagert sind.

Beim Gehirn liegt die graue Substanz außen in der Rindenschicht, während sie beim Rückenmark innen eine etwa Schmetterlingsflügeln gleichende Gestalt bildet.

Gehirn

Wir wollen nun zunächst das **Zentralnervensystem,** Gehirn und Rückenmark, besprechen.

Bei der Betrachtung des **Gehirnes** wollen wir von jeder entwicklungsgeschichtlichen Einteilung absehen, vielmehr die beiden großen Teile zuerst näher betrachten, welche uns rein äußerlich am Gehirn auffallen.

Vorn, in der vorderen und mittleren Schädelgrube, ruht das **Großhirn,** während das **Kleinhirn** die hintere Schädelgrube ausfüllt, von oben her vom Großhirn bedeckt.

Zwei **Hüllen** umgeben das Gehirn, von denen die äußere, die **harte Hirnhaut** (Dura mater), fest dem Knochen anliegt, während die **weiche Hirnhaut** (Pia mater) fest das Gehirn selbst umschließt, allen seinen Windungen folgend. Zwischen beiden spannt sich in feinen Maschen die **Spinnwebenhaut** (Arachnoidea) aus. Dieselben drei Häute umfassen auch das Rückenmark. Zwischen der weichen und Spinnwebenhaut besteht ein Raum (Subarachnoidalraum), in welchem sich eine Flüssigkeit befindet, welche gleichsam wie ein Wassermantel das Gehirn umgibt und durch verschiedene Foramina in Verbindung mit den Ventrikeln steht und auch das Rückenmark genauso wie das Gehirn umgibt (Gehirnrückenmarksflüssigkeit = Liquor cerebrospinalis). Zur Untersuchung wird dieser Liquor unter anderem durch eine Lumbalpunktion in Höhe des 3.—4. Lendenwirbels gewonnen.

Eine Vermehrung der Wasseransammlung in den Hirnkammern und dadurch bedingte Erweiterung der inneren Hirnhöhlen bezeichnen wir als Hydrocephalus internus. Bedingt sein kann dieselbe durch Abflußstörung im Aquaeductus Sylvii, sei es durch Tumoren, meningitische Prozesse, Traumen oder Hirnmißbildungen, welche dann die Ursache für den angeborenen Hydrocephalus internus bilden. Eine Wasseransammlung im Subarachnoidalraum als Folge von Meningitis führt zum Hydrocephalus externus.

Von den Erkrankungen der Hirnhäute soll die übertragbare Genickstarre (Meningitis cerebrospinalis epidemica) ebenso wie die tuberkulöse Meningitis bei den Infektionskrankheiten besprochen werden. Bei dieser wie auch den anderen Erkrankungen der Hirnhäute sind die hervorstechenden Krankheitszeichen vor allem der Kopfschmerz und die Nackensteifigkeit.

Auch andere Erreger können eine Meningitis verursachen, welche aber nicht ansteckend ist, z. B. Eitererreger fortgeleitet von Eiterungen wie Gesichtsfurunkel, Gesichtserysipel oder Erkrankungen des Ohres und der Nebenhöhlen der Nase.

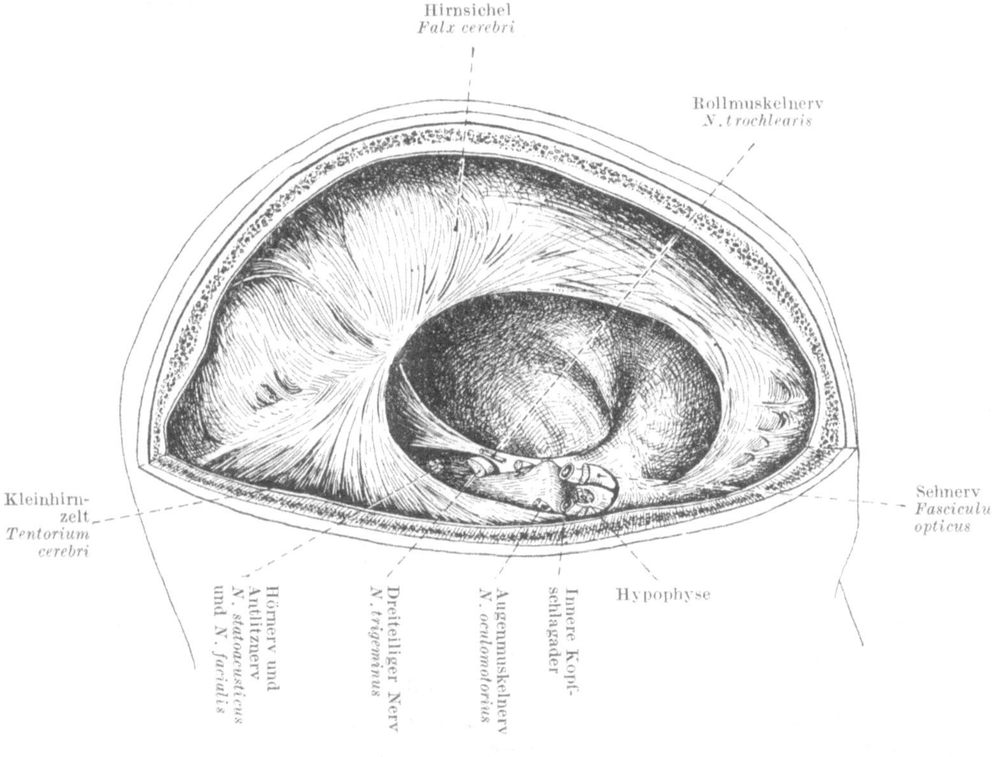

Abb. 115. Hirnsichel und Hirnzelt

Wichtig sind auch die Blutungen im Bereich der Meningen wie solche besonders nach stumpfen Kopfverletzungen auftreten können. Die arterielle starke Blutung (Art. meningea media) führt rasch zu einem zwischen Knochen und Dura gelegenen **epiduralem Hämatom,** welches in wenigen Stunden zu Bewußtseinsstörung führt und eine sofortige Eröffnung des Schädels (Trepanation) erforderlich macht. Bei Blutungen aus den Venen im Raum zwischen harter und Spinnwebenhaut treten die Reizerscheinungen erst später sich lange Zeit hinziehend ein (**subdurales Hämatom**).

Die harte Hirnhaut bildet außerdem noch platte Fortsätze, die sich zwischen einzelne Gehirnteile legen: die **Großhirnsichel** teilt als senkrechte Platte von oben die beiden Großhirnhälften ein und zieht vom Hahnenkamm bis zum inneren Hinterhauptshöcker, während das **Kleinhirnzelt** dazu quer verlaufend das Großhirn und

Kleinhirn voneinander trennt, ausgespannt über der hinteren Schädelgrube. Dort, wo dieses Zelt am Hinterhaupt ansetzt, faltet es sich in zwei Blätter, in welchen der Blutleiter verläuft.

Zwei Halbkugeln oder *Hemisphären* bilden das Großhirn, verbunden durch einen **Balken** (Corpus callosum) aus weißer Substanz, in welchem die Verbindungsfasern zu den beiden Großhirnhälften verlaufen.

Äußerlich kann man vier Lappen an der Großhirnhälfte unterscheiden. Den *Stirn-*, *Scheitel-*, *Schläfen-* und *Hinterhauptslappen*. Die Oberfläche des Gehirns ist nicht glatt, vielmehr von tiefen *Furchen* (Sulci) durchzogen, welche die Wülste, *Erhebungen* (Gyri), deutlich hervortreten lassen.

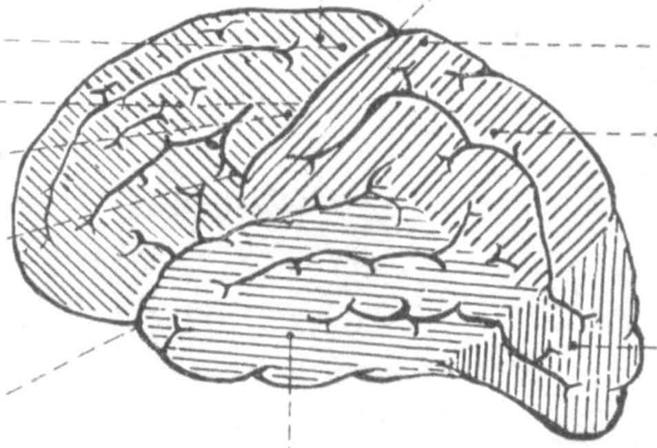

Abb. 116. Großhirnlappen (nach VOSS und HERRLINGER)

An der Grenze zwischen Stirn- und Scheitellappen zieht eine Furche, die *Zentralfurche*, nach unten. Vor ihr findet sich die **vordere Zentralwindung.** Hier liegen die *motorischen* **Rindenzentren** für die Bewegung, und zwar sind sie so angeordnet, daß zu oberst die Zentren für die untere Extremität liegen.

In der **hinteren Zentralwindung** liegt im Gegensatz dazu das *sensible Rindenfeld* oder die Körperfühlsphäre.

Hinter dem Großhirn, von ihm verdeckt, liegt das **Kleinhirn** (Cerebellum), ebenfalls in zwei halbkugelige Hemisphären geteilt und durch ein Mittelstück, den *Wurm* (Vermis), verbunden.

Die Oberfläche weist viele quere Einschnitte auf.

Die Bedeutung des Kleinhirns besteht in der Regulierung der Körperbewegungen und der Aufrechterhaltung des Gleichgewichtes, so daß es beim Ausfall des Kleinhirns zu einer Ataxie, torkligem Gang und Schwanken beim Stehen kommt. Auch kann das Ausmaß der Bewegungen nicht mehr richtig abgeschätzt werden.

Wir gingen bei der Besprechung des Großhirns vom Gehirn und vom Kleinhirn aus. Nun müssen diese beiden Teile untereinander und mit dem Rückenmark in Verbindung stehen. So verläuft an der Unterfläche des Hirns vom Rückenmark aus ein Stab, auf welchem oben das Großhirn ruht. Wir nennen diesen Teil den **Hirnstamm.**

Bei der Betrachtung des knöchernen Schädels machte uns die Schädelbasis die größten Schwierigkeiten. Auch beim Gehirn ist die Oberfläche mit ihren Windungen leicht zu verstehen. Wir wollen nun die Unterfläche des Gehirns vom Rückenmark aus in großen Zügen verfolgen.

Das Rückenmark schwillt in seinem oberen Ende kegelförmig an und bildet das **verlängerte Mark** (Medulla oblongata), von hinten her bedeckt durch das Kleinhirn. Vor dem verlängerten Mark liegt wie ein breiter Halbring, die **Brücke** (Pons), welche die beiden Kleinhirnhälften miteinander verbindet.

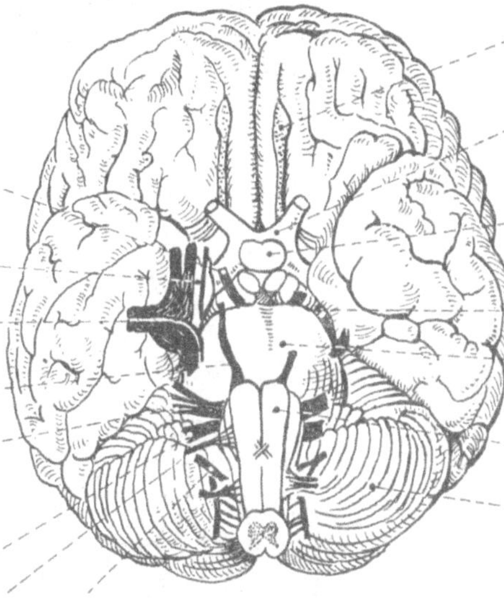

Abb. 117. Gehirn (Unterseite) (nach Voss und Herrlinger)

Diese drei Teile des Gehirns: *verlängertes Mark, Kleinhirn* und *Brücke*, bezeichnen wir auch als **Nachhirn.** Es stellt den untersten Teil des Hirnstammes dar.

Die Fortsetzung dieses Stammes bezeichnen wir als **Mittelhirn** (Mesencephalon), den kleinsten Gehirnabschnitt. Gleich hinter der Brücke teilt sich dieser Stamm in zwei seitlich auseinanderstrebende Schenkel, die **Hirnschenkel** (Cura cerebri).

Der obere Teil dieses Mittelhirnes ist vom Großhirn bedeckt und entzieht sich bei der Betrachtung der Unterfläche unseren Blicken. Diese obere Platte ist die **Vierhügelplatte** (Lamina quadrigemina), deshalb so genannt, weil vier kleine Hügelchen dort zu erkennen sind.

Nun wieder zu den Hirnschenkeln zurück. Ihr vorderes Ende wird, bevor es ins Großhirn eintritt, von dem **Sehstreifen** *(Tractus opticus)* umschlungen, der vorn in die Sehnervenkreuzung übergeht. Hinter dieser Sehnervenkreuzung liegt ein *grauer Höcker*, an dessen Trichter die **Hypophyse** hängt.

Dieser vorderste Teil des Hirnstammes mit der Sehnervenkreuzung, dem grauen Höcker und den beiden darunter liegenden **Markkörpern** *(Corpora mamillaria)* bildet das **Zwischenhirn.**

Wie wir später sehen werden, wird das Rückenmark von einem Zentralkanal durchzogen. Dieser erweitert sich im Gehirn zu mehreren großen Hohlräumen (**Hirnkammern,** *Ventrikeln*).

Im Nachhirn, zwischen Brücke und verlängertem Mark, liegt der rautenförmige **4. Ventrikel** (4. Hirnhöhle). Im Zwischenhirn liegt der **3. Ventrikel,** der mit dem 4. durch die **Wasserleitung** *(Aquaeductus Sylvii)* verbunden ist.

In beiden Hälften des Großhirns liegt je ein **Seitenventrikel:** die zwei seitlichen Hirnhöhlen.

Wir sprachen im Anfang davon, daß die graue Substanz als Rindensubstanz beim Großhirn an der Oberfläche liegt. Das war nur bedingt richtig. Wir finden vielmehr in den einzelnen Gehirnabschnitten verteilt noch innen Zentren von grauer Substanz

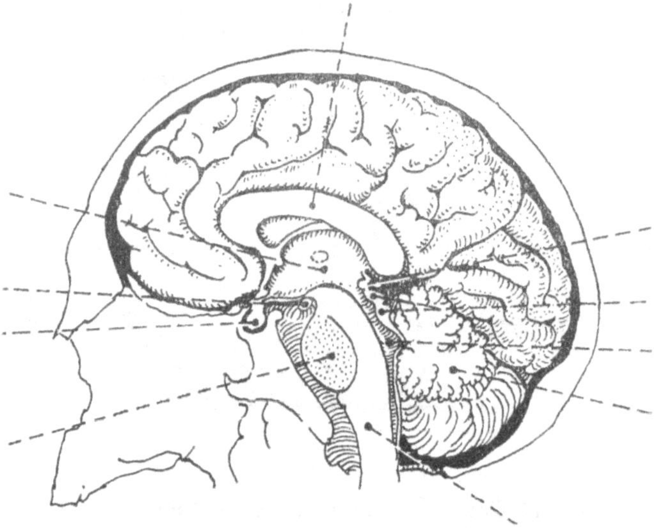

Abb. 118. Medianschnitt des Gehirnstammes

an mehreren Stellen vor. Diese Anhäufung von Ganglienzellen nennen wir auch *Kerne*. Sie dienen nicht direkt den Bewegungsimpulsen wie die motorische Rindenbahn, haben doch aber für andere Vorgänge eine so wichtige Bedeutung, so daß einige von ihnen erwähnt werden sollen, zumal ihr Ausfall Krankheiten bedingt, bei welchen Massage oder Bewegungsübungen angezeigt sind.

So ist die Höhle des 3. Ventrikels mit einem **Höhlengrau** ausgekleidet, Ganglienzellen, die eine enge Beziehung zu der hier liegenden Hypophyse haben und als übergeordnetes Zentrum die Hormonbildung regulieren, wobei auch umgekehrt die Hypophyse auf diese Gehirnzellen Einfluß ausübt. Hier liegt gewissermaßen die oberste Zentrale für alle vegetativen Funktionen. Kreislauf, Wärmeregulation, Sexualfunktion und andere mehr werden von hier aus gesteuert. Man hat deswegen auch das Zwischenhirn als „die Betriebsseele" des Organismus bezeichnet.

In der Tiefe des Gehirns nach dem Zwischenhirn zu liegen mehrere wichtige Kerne, darunter der sogenannte **Linsenkern,** bei dessen Ausfall eine Starre der Muskulatur auftritt und von welchem aus die gemeinschaftlichen Bewegungen geregelt werden. Auf Erkrankung dieses Kernes ist z. B. die **Schüttellähmung** *(Paralysis agitans)* mit den typischen Zitterbewegungen und der Starre der Muskulatur zurückzuführen. Auf die Bedeutung der Kerne des Zwischenhirnes und Endhirnes wird bei der Besprechung des extrapyramidalen Systems eingegangen werden.

Schließlich finden sich auch im Mittel- und Nachhirn die Ursprungskerne für die Gehirnnerven. Im Mittelhirn z.B. die Kerne für den Rollmuskel und Augenbewegungsnerv. Bei Schädigungen in diesem Gebiete treten die Zitterbewegungen der Augäpfel *(Nystagmus)* auf. Schließlich liegen noch eine Anzahl wichtiger Zentren im verlängerten Mark, darunter das Atemzentrum.

Kurz soll an dieser Stelle auf die **Hirntumoren** eingegangen werden, worunter wir alle raumbeengenden Prozesse im Gehirn verstehen. Dabei kann es sich einmal um echte Geschwülste handeln, welche von der Glia ausgehen (Gliome) oder auch von den Rückenmarkshäuten (Meningeome). Auch kommen Metastasen von bösartigen Geschwülsten im Gehirn vor. Außerdem finden wir auf entzündlicher Basis Tuberkel, Gumma oder auch den Cysticercus. Schließlich können auch Aneurysmen raumbeengend wirken, z. B. solche der Art. fossei Sylvi .

Bedingt durch die Steigerung des Schädelinnendruckes finden wir an zerebralen Allgemeinsymptomen: Kopfschmerz, Erbrechen und die Stauungspapille, nicht so häufig eine Pulsverlangsamung durch Vagusreizung. Die Lokaldiagnose nach den Herderscheinungen bleibt dem Neurologen überlassen, hierbei bedient er sich auch moderner Hilfsmittel wie der Enzephalographie, wobei nach Entnahme einer kleinen Liquormenge dieselbe durch Luft ersetzt wird. Der Neurochirurg kann außerdem eine direkte Luftfüllung der Hirnseitenkammern durch die Schädeldecke hindurch vornehmen (Ventrikulographie). Durch Injektion eines Gefäßkontrastmittels in die Art. carotis und eine unmittelbar nach der Injektion folgende Röntgenaufnahme können die Arterien des Hirnes sichtbar gemacht werden (Hirnarteriographie). Schließlich auch kann man die Hirnstromregistrierung vornehmen — eine Elektroenzephalographie.

Zerebrale Krampfanfälle finden wir besonders bei Schädigungen der vorderen Zentralwindung. Dabei bleiben diese Herdkrämpfe meist auf eine Extremität beschränkt, können sich aber auch auf die andere Seite ausdehnen, ja sogar zu allgemeinem epileptischen Anfall übergehen. Neben einem Trauma, Tumoren und Gefäßerkrankungen können diese symptomatischen Epilepsien aber auch andere außerhalb des Hirnes gelegene Ursachen, wie Urämie, Tetanie oder Bleivergiftung haben.

Im Gegensatz hierzu finden wir bei der echten, **genuinen Epilepsie** — der Fallsucht — keine organischen Veränderungen im Gehirn. Vielmehr handelt es sich hier um eine abnorme — wohl konstitutionell, erblich bedingte Krampfbereitschaft des Gehirnes. Oft gehen dem eigentlichen Anfall Verstimmungen, Angst und Unruhe voraus. Dann tritt plötzlich tiefe Bewußtlosigkeit mit Umfallen, das zu Verletzungen Anlaß geben kann, auf. Der tonisch verkrampfte Körper zeigt eine Versteifung der Wirbelsäule mit Nackenstarre und Streckung der unteren Extremität. Oft tritt auch Zyanose infolge eines Atemmuskelkrampfes auf. Nach etwa 30 Minuten löst sich die Starre; dann folgt eine kurze Phase von rhythmischen Bewegungen (Beuge- und Streckbewegungen der Extremitäten). Zurück bleibt eine Erinnerungslosigkeit für die Zeit des Anfalles und vor demselben. Als Äquivalent für diesen großen Anfall kennen wir auch kurze Bewußtseinsstörungen mit Erinnerungslücken als petit mal. Unter **Narkolepsie** verstehen wir Schlafzustände aus völligem Wohlbefinden, welche öfters Minuten aber auch Stunden dauern können. Dabei treten keine epileptischen Anfälle auf.

Rückenmark

Das **Rückenmark** stellt eine zylinderförmige Säule dar, die gut geschützt im Wirbelkanal liegt.

Ebenso wie das Gehirn ist auch das Rückenmark von *drei Häuten* umgeben: einer harten, einer weichen und einer Spinngewebshaut. Umgekehrt wie beim Gehirn liegt die graue, d. h. Ganglienzellen enthaltende Schicht hier in der Mitte, während die weiße Schicht, in welcher die Nervenfasern verlaufen, hier außen liegt.

Wenn wir also einen Querschnitt des Rückenmarks betrachten, so liegt in der Mitte in Schmetterlingsform oder wie etwa ein lateinisches großes H angeordnet, die *graue Substanz.*

Nach vorn zu finden sich auf beiden Seiten die **Vorderhörner,** welche größer sind als die nach hinten zu liegenden **Hinterhörner.** In der Mitte, in der grauen Substanz liegend, verläuft in der ganzen Länge des Rückenmarkes ein **Zentralkanal,** ähnlich wie wir im Gehirn die Ventrikel kennengelernt haben.

Die außen liegende weiße Substanz enthält die Nervenstränge, d. h. die Leitungsbahnen. Durch die Hörner der grauen Substanz lassen sich diese Strangbahnen in *Vorder-*, *Seiten-* und *Hinterstrangbahn* einteilen.

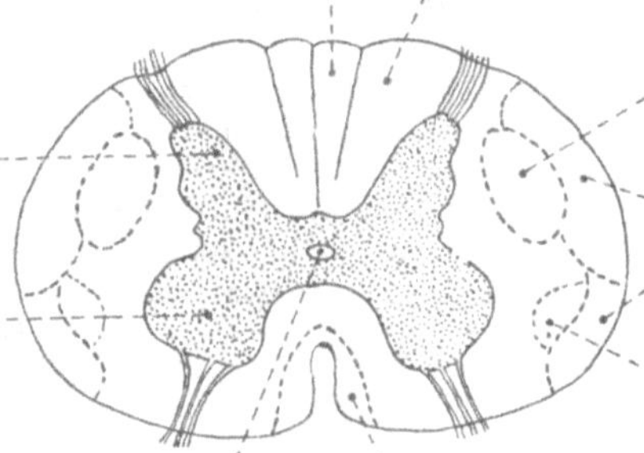

Abb. 119. Rückenmarkquerschnitt (Schema)

Aus den Wurzeln entspringen die **Rückenmarksnerven,** und zwar gehen die *motorischen* Fasern aus den Vorderhörnern heraus, während die *Empfindungs-* (sensiblen) Fasern in das Hinterhorn eintreten.

Diese beiden Wurzeln nähern sich innerhalb des Wirbelkanals, umgeben von der Spinnwebenhaut, allmählich einander und bilden so den *gemischten Nerv,* welcher durch das Zwischenwirbelloch aus dem Wirbelkanal austritt. Dabei findet sich an dem sensiblen Teil, der zur hinteren Wurzel führt, ein *Nervenknoten,* ein Ganglion.

Nach ihrem Austritt aus dem Rückenmarkskanal spalten sich diese Rückenmarksnerven in einen *vorderen* und einen *hinteren Ast.* Die hinteren Äste sind dünner und schwächer; sie versorgen die Muskeln des Hinterhauptes, Nacken, Rücken, der Lenden und Kreuzgegend.

Die vorderen Äste gehen nun nicht einzeln zu den verschiedenen Muskeln, sondern bilden nach ihrem Austritt aus dem Wirbelkanal Verzweigungen mit dem nächst höher- oder niedergelegenen Nerven. Diese **Nervengeflechte** nennen wir **Plexus.** Solche Verzweigungen finden wir in kleinerem Maße als **Halsgeflecht,** besonders als **Armgeflecht,** während die Brust- und Rückennerven einzeln ihrem Segment entsprechend verlaufen. Dagegen finden wir am unteren Teil der Wirbelsäule ein starkes **Lenden-** und **Kreuzbeingeflecht** (Beingeflecht).

Der Plexus	cervicalis	entstammt	aus	C I—CIV
„ „	brachialis	„	„	C V—D I
„ „	lumbalis	„	„	L I—L IV
„ „	sacralis	„	„	L IV—S III

Erst aus diesen Geflechten also setzen sich die uns bei den einzelnen Muskeln schon bekannten Nerven zusammen.

Die Wurzeln dieses Lendengeflechtes laufen voneinander getrennt schon eine ganze Strecke außerhalb des Rückenmarkes im Wirbelkanal als Stränge, da das Rückenmark schon in der Höhe des 2. Lendenwirbels endet.

Diese vom Ende des Rückenmarkes verlaufenden Nervenstränge werden auch **Pferdeschweif** *(Cauda equina)* genannt.

Rückenmarksnerven

Bei der nun folgenden Beschreibung der **Rückenmarksnerven** haben wir es insofern leicht, als die Namen der für die Versorgung der Muskeln wichtigen Nerven ja bereits bekannt sind, wie wir auch andererseits bei der Beschreibung der Muskeln gleich die Funktion derselben besprochen haben. Ist also eine Lähmung des Nerven, d. h. ein Ausfall, eingetreten, so fällt damit auch die Funktion des betreffenden Muskels aus, woraus wir ohne weiteres den Funktionsausfall bei jeder Nervenlähmung verstehen können. Auch sensible Störungen können auftreten, wobei wir bei einer Neuritis Reiz und Ausfallserscheinungen finden, während bei einer Neuralgie nur Reiz, doch keine Ausfallserscheinungen bestehen. Doch sind diese beiden Formen klinisch nicht immer deutlich zu unterscheiden.

Wenn wir zuerst das **Halsgeflecht** (Plexus cervicalis) besprechen, so gehen von hier aus Nerven zu den Rippenhaltern (Mm. scaleni), zu den Hals- und Nackenmuskeln. Außerdem entspringt hier vorwiegend vom 4. Halsnerven der **Phrenikus,** der Bewegungsnerv des Zwerchfells, über dessen Bedeutung bereits gesprochen wurde. Der 2. und für unsere Behandlung wichtigere Nerv ist der **N. occipitalis major,** der *große Hinterhauptsnerv*, welcher ein sensibler Nerv ist und das Hinterhaupt bis zum Scheitel versorgt. Sein Druckpunkt liegt bei der Okzipitalneuralgie etwa 2 cm hinter dem Warzenfortsatz. Diese Okzipitalneuralgie erfordert öfters eine Behandlung, wobei es manchmal schwer zu klären ist, ob hier rheumatische Erkrankungen sich nur auf diesen Nerven beschränken oder sich auch in den Sehnenansätzen des Riemenmuskels und Trapezius finden. Eine Frage, die aber praktisch nicht von so großer Bedeutung ist, da die Behandlung für beide Erkrankungen die gleiche ist.

Das **Armgeflecht** (Plexus brachialis) entsteht durch die Vereinigung der vier unteren Hals- und des 1. Brustnerven, wobei sein oberer Teil aus C 5—6, der mittlere Teil aus C 7 und der untere Teil aus C 8—D 1 entspringt.

Sein oberer Teil verläuft über die 1. Rippe unter dem Schlüsselbein zwischen dem vorderen und mittleren Rippenhalter, während sein unterer Teil sich in der Achselhöhle befindet und die Achselarterie umschlingt.

Bei Einwirkung von äußerer Gewalt kann es nun vorkommen, daß hier das ganze Nervengeflecht, der Plexus, schon getroffen wird, bevor er sich in seine einzelnen Nerven aufgelöst hat. Werden alle Teile des Plexus betroffen, so liegt eine **totale Plexuslähmung** vor. Öfters aber wird nur ein Teil des Plexus durch ein Trauma geschädigt, wobei wir eine **obere Plexuslähmung** (C 5—6), welche nur die 5. bis 6. Wurzel betrifft und *Erbsche Lähmung* genannt wird, von einer **unteren Plexuslähmung** unterscheiden können. Diese obere Plexus- oder ERBsche Lähmung findet sich oft als sogenannte Geburtslähmung vor, durch Schädigung bei der Geburt durch die Zange.

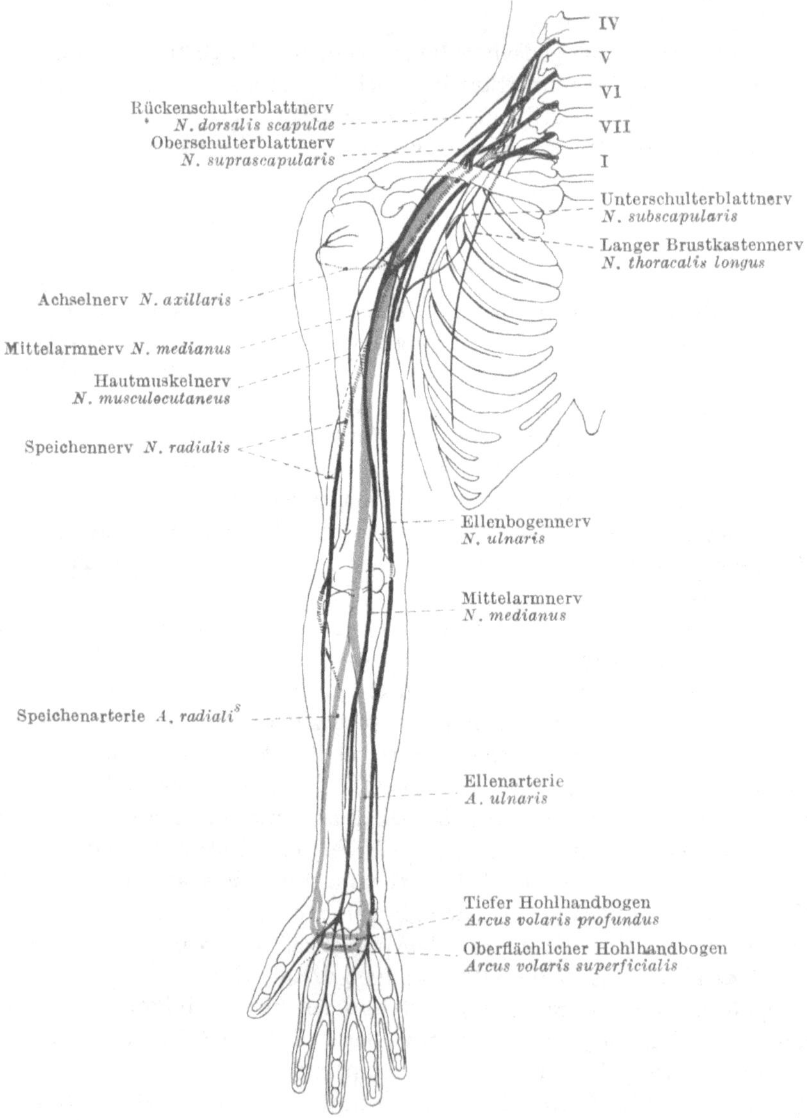

Abb. 120. Armgeflecht und Armnerven (umgezeichnet nach WALDEYER)

Bei dieser Lähmung sind nur die großen Muskeln der Schulter betroffen: Deltoideus, Bizeps, Brachialis, Brachioradialis, eventuell auch Infraspinatus, so daß der Arm im Schultergelenk nur unvollkommen gehoben, im Ellbogengelenk nicht gebeugt werden kann und die Außenrotation behindert ist.

Bei der **unteren Plexuslähmung** (C 8—D 1) (KLUMPKE-DÉJÉRINE) sind nur die Muskeln der Daumen- und Kleinfingerballen sowie die Interossei betroffen.

Außer einer Lähmung, die durch Schädigung des Plexus auftritt, kann nun jeder aus diesem Plexus entspringende Nerv einzeln geschädigt sein.

Bei den Lähmungen der *einzelnen* Nerven, welche aus dem Armgeflecht entspringen, wollen wir noch einmal daran erinnern, daß immer der dazugehörige Muskel nicht innerviert werden kann, also immer die betreffende Bewegung ausfällt, die dem entsprechenden Muskel zukommt. Wir haben in der Muskellehre sowohl die Funktion als auch den zugehörigen Nerven kennengelernt. Darum ist es uns jetzt ein leichtes, den Ausfall zu verstehen, welcher bei den Lähmungen der einzelnen Nerven auftritt. Nur diejenigen Nervenlähmungen wollen wir genauer besprechen, welche öfter vorkommen und deshalb für uns praktisch von Bedeutung sind.

Wodurch die einzelnen Lähmungen hervorgerufen werden können, soll zum Schluß zusammengestellt werden.

Der **lange Brustkastennerv** (N. thoracalis longus, C 5—7) kann öfter durch Druck beim Tragen schwerer Last auf der Schulter geschädigt werden und somit der ihm zugehörige Muskel, der vordere Sägemuskel (M. serratus anterior), funktionsunfähig werden. Der Arm kann dabei dann nicht über die Horizontale gehoben werden. Lassen wir den Patienten den Arm nach vorn erheben, werden wir bemerken, daß die Schulterblätter abstehen. Nach der Berufsgruppe, bei welcher diese Lähmung häufiger auftritt, sprechen wir von einer **Steinträgerlähmung.**

Der **vordere Brustkastennerv,** der **Rückenschulterblattnerv,** der **Ober- und Unterschulterblattnerv** zeigen selten isolierte Lähmungen.

Der Bewegungsausfall ist ohne weiteres aus der Funktion der zugehörigen Muskeln, die wir ja kennen, zu verstehen.

Bei einer Lähmung der **N. axillaris** (C 5—7) fällt vor allem die Funktion des kräftigen Deltoideus aus, so daß der Arm nicht bis zur Horizontalen gehoben werden kann.

Der **Hautmuskelnerv** (C 5—7) als derjenige Nerv, welcher die Beugemuskulatur versorgt, wird bei seiner eventuellen Lähmung natürlich auch die Beugung des Unterarmes unmöglich machen, besonders in supinierter Stellung, während bei der Pronation ja der Oberarmspeichenmuskel noch eine schwache Beugung ermöglicht.

Bei den Lähmungen des Unterarmes und der Hand ist die Lähmung des **N. radialis** (C 5-D 1) am leichtesten zu verstehen, versorgt er doch alle Strecker von Arm und Hand.

Wir haben das Bild der **Fallhand** vor uns: Hand und Finger hängen schlaff herab und können nicht gestreckt werden.

An der Versorgung der Beugemuskeln sind, wie wir gelernt haben, zwei Nerven beteiligt, wodurch das Bild eines Funktionsausfalles der *Beugemuskulatur* etwas komplizierter wird. Bei einer **Medianuslähmung** (C 5—D 1) fällt die Pronation und Beugung der Hand aus, von den Fingern kann aber der vierte und fünfte gebeugt werden (wegen der Ulnarisversorgung), so daß das Bild der sogenannten **Schwurhand** entsteht.

Die Muskulatur des Daumenballens ist gelähmt und atrophisch, so daß auch die Opposition ausfällt; nur die Adduktion ist möglich, da dieser Muskel ja vom Ulnaris versorgt wird.

Liegt eine **Ulnarislähmung** (C 8—D 1) vor, so ist die Beugung der Hand ebenfalls erschwert und vor allem die ulnare Seitwärtsbeugung stark geschwächt, da ja der ulnare Handbeuger ausfällt. Hierbei können auch umgekehrt, wie bei der Medianuslähmung, der vierte und fünfte Finger nicht gebeugt werden. Die Funktion der Muskeln des Kleinfingerballens ist selbstverständlich auch aufgehoben, beim Daumenballen nur die Adduktion. Vor allem sind auch die Interossei außer Funktion gesetzt, und ihre deutliche Atrophie erkennt man an dem Einsinken der Zwischenknochenräume. Spreizung und das Anziehen der Finger ist dadurch nicht möglich. Da nun bei der Ulnarislähmung im Fingergrundgelenk die Strecker — durch N. radialis versorgt — und am Mittel- und Nagelglied die vom Medianus versorgten Beuger überwiegen, kommt es zum Bilde der sogenannten **Klauenhand.**

Bei Lähmung der **Dorsalnerven** kann es je nachdem, welches Segment befallen ist, zur Lähmung der Bauchmuskulatur, wobei das Aufrichten aus horizontaler Lage ohne Benutzung der Hände unmöglich ist und die Bauchpresse fortfällt, oder beim Befallensein der Interkostalnerven zu Störungen der Atemmuskulatur kommen.

Bei den *Zwischenrippennerven* müssen wir aber noch an eine *Neuralgie* derselben erinnern, welche öfters vorkommt und sehr schmerzhaft ist: die **Interkostalneuralgie.** Oft treten dabei im Verlauf des betreffenden Interkostalnerven in Gruppen angeordnete Bläschen auf. Diese Erkrankung nennen wir **Gürtelrose** *(Herpes zoster)*; sie beruht auf einer Entzündung des betreffenden Spinalganglion. Ursächlich kommt hier eine rheumatische Infektion in Frage, auch ein Virus wird bei dem öfter gehäuften Auftreten angenommen.

Nun müssen noch die Lähmungserscheinungen jener Nerven besprochen werden, die ihren Ursprung im **Lendengeflecht** nehmen. Kann ein Patient die Beine nicht adduzieren und ein Knie nicht über das andere schlagen, so liegt eine Lähmung des **N. obturatorius** (L 2—4) vor, welcher ja bekanntlich die Adduktoren versorgt. Daß er von Orthopäden bei Hüftarthrose manchmal absichtlich außer Funktion gesetzt wird, besprachen wir schon.

Hat eine Schädigung des **N. femoralis** (L 1—4), z. B. durch eine Geschwulst im kleinen Becken oder einen Druck einer Schenkelhernie stattgefunden, so kann der Oberschenkel nicht gebeugt werden oder, wenn die Schädigung nur den unteren Teil des Nerven betrifft, der Unterschenkel nicht im Knie gestreckt werden. Hierbei müssen wir noch einen Hautast dieses Nerven erwähnen, welcher seitlich am Oberschenkel herabzieht: den *Nervus cutaneus femoris lateralis*. Dieser Nerv neigt leicht zu einer Neuralgie, welche wir mit *Meralgia paraesthetica* bezeichnen und deren Ursache oft in einem Druck durch Tragen eines Säbels oder einer Aktentasche gegeben ist.

Der **untere Gesäßnerv** (N. glutaeus inferior) ist sehr selten allein gelähmt. Die Rückwärtsbeugung des Oberschenkels wäre dann aufgehoben und das Strecken bei fixiertem Oberschenkel nicht möglich.

Ist der **obere Gesäßnerv** (N. glutaeus superior) gelähmt, so wäre die Rotation und Abduktion gestört. Da die mittlere Gesäßmuskulatur ja auch beim Gehen das Becken an dem Oberkörper fixiert, entsteht bei dieser Lähmung ein *Watschelgang*.

Ebenso selten ist eine völlige Lähmung des **N. ischiadicus,** wenn man nicht fälschlicherweise durch eine intramuskuläre Injektion ein reizendes Arzneimittel in seine Nähe bringt. Darum Vorsicht bei intramuskulären Injektionen. Sie dürfen nur in den oberen äußeren Quadranten im Gesäß verabfolgt werden.

Wichtiger jedoch sind die Ausfallserscheinungen der beiden aus ihm hervorgehenden Nerven des *N. peroneus* (L 4—S 2) und *N. tibialis* (L 4—S 3).

Besonders der *N. peroneus* neigt zu Lähmungserscheinungen. Da hier die ganzen Extensoren des Unterschenkels und Fußrückens ausfallen, haben wir ein ähnliches Bild wie bei der Radialislähmung. Dort die *Fallhand*, hier den *Fallfuß*. Denn die Fußspitze hängt herab, und die Dorsalflexion ist nicht möglich. Durch diese herabhängende Fußspitze ist der Kranke gezwungen, beim Gehen den erkrankten Fuß durch Beugung im Kniegelenk weit vom Erdboden zu erheben, damit er nicht gleichsam über seine eigene Fußspitze stolpert. Dadurch entsteht der **Steppergang** oder **Hahnentritt.**

Bei der **Tibialislähmung** dagegen fallen die Beuger aus. Die Plantarflexion ist unmöglich oder, was dasselbe bedeutet, beim aufgesetzten Fuß: der Zehenstand.

Wenn auch, wie gesagt, eine Lähmung des N. ischiadicus eine Seltenheit ist, so macht er sich doch durch die bekannte Neuralgie, die **Ischias,** oft unangenehm bemerkbar. Und trotzdem wird diese Diagnose zu oft gestellt; denn nicht immer liegt bei einem Hüftschmerz — das bezeichneten die alten griechischen Ärzte mit Ischias — wirklich eine richtige Entzündung des N. ischiadicus vor. Nur dann wird der Arzt eine solche annehmen, wenn wirklich Ausfallserscheinungen des Nerven vorliegen, die sich im Fehlen besonders der Achillesreflexe und in Störungen der Sensibilität äußern. Warum bei einer wirklichen Schädigung eines Nerven Reflexstörungen vorliegen, werden wir später erfahren. Erst wenn eine Ischias längere Zeit besteht, finden wir auch eine Muskelatrophie und eine Skoliose, welche meist gleichgerichtet ist, vor.

Bei dem Steißgeflecht (Plexus sacralis L 4—S 3) sind es besonders die sensiblen Hautnerven für die Steißbeingegend, welche eine praktische Bedeutung haben. Hier finden sich oft starke Schmerzen in der Steißbeingegend, besonders, wenn vorher eine Steißbeinfraktur stattgefunden hat. Die Beschwerden können so heftig sein, daß man sich zur Fortnahme des Steißbeines entschließen kann. Wir bezeichnen diese Beschwerden mit *Coccygodynie.*

Welche klinischen Zeichen uns ein solcher Ausfall des peripheren Nerven, d. h. eine Lähmung, bietet und in welcher Art sich diese *peripheren Lähmungen* von den *zentralen Lähmungen* unterscheiden, können wir erst dann verstehen, wenn wir die Leitungsbahnen kennengelernt haben, so daß erst an dieser Stelle davon gesprochen werden wird. Hier sollen nur noch einmal die Gründe angeführt und zusammengestellt werden, wodurch es überhaupt zu einer Nervenlähmung kommen kann.

Ohne weiteres einleuchtend ist es, daß eine Verletzung oder gar *Durchtrennung* des Nerven zu einer Lähmung führt. Oft aber genügt schon ein *Druck*, welcher längere Zeit einen Nerven trifft, um ihn zu lähmen. Der Nerv reagiert auf starken Druck mit Lähmung. Dieser kann verschiedene Ursachen haben: Manchmal kann es eine Knochenwucherung, ein Kallus, sein, welcher auf den Nerven drückt und dessen operative Beseitigung das Leiden beheben kann. Oft aber kommt der Druck von außen her, sei es der Druck einer Krücke, welche besonders den Axillaris schädigen kann, sei es die Schwere des Kopfes, der im Schlaf so auf dem Oberarm ruht, daß er gerade den Radialis gegen den Oberarmknochen drückt. Von Schlaflähmung sprechen wir in diesem Fall. Dieselbe Lähmung aber kann auch durch zu langes Abschnüren oder den Druck auf dem Rande des Operationstisches auftreten, worauf wir deshalb bei länger dauernden Operationen unser Augenmerk richten müssen. Auch Geschwülste können auf den Nerven drücken. Praktisch trifft dies besonders bei jenen Nerven zu, welche durch das kleine Becken laufen. Manch eine Ischias findet eine Erklärung in einer Gebärmuttergeschwulst, einem Myom.

Aber nicht nur durch äußere Einflüsse kann der Nerv geschädigt werden; er ist auch empfindlich gegen *Gifte, Stoffwechselstörungen* und die *Giftwirkungen mancher Bakterien.* So führt besonders die Diphtherie zu peripheren Lähmungen. Bei den Giften ist es besonders das Blei, das zuerst den N. radialis schädigt, so daß sich eine Bleivergiftung frühzeitig in einer Streckerschwäche erkennen läßt. Auch der Alkohol schädigt die Nerven. Hier ist es besonders der Peroneus, der bevorzugt befallen wird.

Bei den Stoffwechselerkrankungen sei an den *Diabetes* erinnert, der oft zu Neuralgien und Nervenschädigungen führt.

Gehirnnerven

Außer den eben besprochenen Rückenmarksnerven gibt es nun noch Nerven, die ebenfalls zum peripheren Nervensystem gehören, aber ihren Ursprung direkt aus dem Gehirn nehmen. Das sind die 12 Gehirnnerven.

Der **erste Gehirnnerv** ist der **Riechnerv** (N. olfactorius), welcher durch die Löcher des Siebbeins zur Nase geht. Er gehört zu den drei Gehirnnerven, welche reine Sinnesnerven sind. Bei seinem Ausfall, der hervorgerufen sein kann durch Erkrankung der Nasenschleimhaut oder der Stirnhöhlen, kommt es zur Anosmie, d. h., wir können Gerüche nicht mehr wahrnehmen.

Der **zweite Gehirnnerv** ist der **Sehnerv** (Fasciculus opticus). Neuerdings will man ihn nicht mehr zu den Gehirnnerven zählen, da er auch entwicklungsgeschichtlich nur ein Teilstück der im Gehirn liegenden Sehleitung darstellt. Er verläßt den Schädel durch den Canalis opticus. Als zweiter Gehirnnerv wird deshalb ein kleiner neben dem Riechkolben liegender Nerv von noch unbekannter Funktion bezeichnet: N. terminalis.

Der Bewegung des Auges dient der **dritte Gehirnnerv,** der **Augenmuskelnerv** (N. oculomotorius), welcher ebenso wie der **vierte Hirnnerv,** der **Rollmuskelnerv** (N. trochlearis) oder oberer Augenmuskelnerv, durch den oberen Augenhöhlenspalt aus dem Schädel austritt. Der Rollmuskelnerv versorgt nur einen Muskel: den oberen schrägen Augenmuskel.

Der **fünfte Hirnnerv,** der **dreiteilige Nerv** (N. trigeminus), hat für uns wieder eine größere praktische Bedeutung. Er ist vorwiegend ein Empfindungsnerv. Während der *I. Ast* (N. ophthalmicus) ebenfalls den oberen Augenhöhlenspalt zu seinem Austritt aus dem Schädel benutzt, verläuft der *zweite* (N. maxillaris), zum **Oberkiefer** ziehende Ast durch das runde und der *dritte,* **Unterkieferast** (N. mandibularis), durch das ovale Loch. Am Schädel finden wir den ersten Ast oberhalb der Augenhöhle in der *Incisura supraorbitalis,* den zweiten Ast am Oberkiefer, wo er aus dem *Unteraugenhöhlenloch* (Incisura infraorbitalis) heraustritt, und den dritten Ast am Unterkiefer, am *Foramen mentale.* An diesen drei Stellen besteht auch eine besondere Druckempfindlichkeit bei der Neuralgie des jeweiligen Astes.

Für die *Kaumuskulatur* enthält der dritte Ast auch noch *motorische* Fasern.

Der **äußere Augenmuskelnerv** (N. abducens) ist der **sechste** und kleinste Gehirnnerv. Und trotzdem besitzt er schon 2500 Nervenfasern. Er hat nur einen Muskel zu versorgen: den *äußeren geraden Augenmuskel.* Alle übrigen Augenmuskeln, mit Ausnahme des oberen schrägen, werden vom Augenmuskelnerv, dem dritten Hirnnerven, versorgt.

Praktisch sehr wichtig ist nun wieder der **7. Gehirnnerv:** der **Gesichtsnerv** (N. facialis). Er ist ein vorwiegend motorischer Nerv für die Gesichtsmuskulatur. Durch das enge *Warzengriffelloch* (Foramen stylomastoideum) verläßt er den Schädel und ist hier und in seinem oberflächlichen Verlauf leicht Schädigungen ausgesetzt. Bei Lähmungen dieses Nerven kann auf der erkrankten Seite die Stirn nicht gerunzelt werden. Nur bei zentralen Lähmungen bleibt meist dieser Stirnast ungelähmt. Das Auge kann nicht geschlossen werden, und die Wange der erkrankten Seite bläht sich beim Versuch zu pfeifen infolge Lähmung des Trompetermuskels (M. buccinator) auf. Außerdem enthält der N. facialis einzelne sensible Fasern, wobei besonders die Geschmacksfasern wichtig sind, welche die vorderen zwei Drittel der Zungenschleimhaut versorgen.

Bei einer heftigen Trigeminusneuralgie, besonders des zweiten Astes, tritt manchmal dadurch eine Zuckung in der vom Facialis versorgten Muskulatur auf. Wir bezeichnen dieses Zucken als *tic douloureux*.

Wieder ein reiner Sinnesnerv ist der **8. Hirnnerv:** der **Gehörnerv** (Nervus acusticus). Wie wir später bei der Beschreibung des Ohres sehen werden, führt er aber nicht nur Fasern, welche die Schalleindrücke dem Gehirn zuführen, sondern auch solche, welche von dem Gleichgewichtsorgan zum Gehirn führen. Wegen dieser doppelten Funktion bezeichnet man ihn deshalb als *Statoacusticus*.

Auch der **9. Gehirnnerv** ist vorzugsweise ein Sinnesnerv, da der **Zungenschlundnerv** (N. glossopharyngeus) vorwiegend als Geschmacksnerv das hintere Drittel der Zunge versorgt. Er wie auch die nächsten beiden verlassen den Schädel durch das *Foramen jugulare*. Außerdem führt er jedoch motorische Fasern zur Gaumenmuskulatur, so daß bei seiner Lähmung, wie sie besonders im Gefolge einer Diphtherie auftritt, Gaumensegellähmungen entstehen, wodurch Schluckstörungen anzutreffen sind.

Der **zehnte Gehirnnerv** verdient seinen Namen „der **herumschweifende Nerv**" (N. vagus) mit Recht, da er vom Kopf bis zu den Baucheingeweiden reicht und dort die wichtigsten Organe der Brust- und Baucheingeweide versorgt. Er erhielt deshalb auch den Namen **Lungenmagennerv.** Über seinen wichtigen Einfluß auf die unserem Willen nicht unterworfenen Organe wird bei Besprechung des autonomen Nervensystems näher eingegangen werden. Ein Ast von ihm aber soll hier besonders erwähnt werden, welcher aus dem Brustkorb heraus noch einmal rückwärts zum Kehlkopf verläuft und sich auf der linken Seite um die Aorta schlingt: der **Nervus recurrens.** Eine Erweiterung der Aorta oder auch eine Vergrößerung des linken Herzohres kann einen Druck auf ihn ausüben, so daß es zu einer Lähmung an den Stimmbändern kommt und damit zu einer Heiserkeit bei vollkommen normalem Kehlkopf.

Den **Bei-Nerv** (N. accessorius) als **elften Gehirnnerven** haben wir bereits bei der Beschreibung der Schultermuskulatur kennengelernt. Versorgt er doch als motorischer Nerv den *Kopfnicker* und den *Kapuzenmuskel.* Daß bei seiner Lähmung ein Vorsinken der Schulter und eine Unfähigkeit zu bemerken ist, mit der Schulter zu zucken, ergibt sich ohne weiteres aus der Funktion des betreffenden Muskels. Diese Lähmung kann leicht bei Operationen am Halse, z. B. tuberkulöser Lymphknoten, oder auch bei der Tuberkulose der Halswirbelsäule mit ihrem Senkungsabszeß entstehen.

Der letzte, der **zwölfte Gehirnnerv,** der **Zungenfleischnerv** (N. hypoglossus), tritt durch den nach ihm benannten Kanal (Canalis hypoglossi) aus dem Schädel heraus und versorgt alle Zungenmuskeln. Bei einer einseitigen Lähmung weicht die Zunge nach der kranken Seite ab.

Zum Schluß sei noch ein kleiner Merkvers zum Erlernen der zwölf Hirnnerven zugefügt:
Schnüffler, schau, schau, schon rollt dir die dreifache Abfuhr ins Antlitz, und du hörst, wie
1. 2. 3. 4. 5. 6. 7. 8.
mit kehliger Stimme weitschweifend Hinzutretende reden.
9. 10. 11. 12.

Leitungsbahnen

Wir kennen den Verlauf der Nerven von dem Vorderhorn bis zum Muskel, und wir wissen, daß der Willensimpuls zur Bewegung in der entsprechenden Großhirnrindenzelle entsteht. Jetzt müssen wir nur noch den Verbindungs- oder Leitweg — gewissermaßen das Schaltschema — kennenlernen; denn nicht aus einem einzigen Kabel, etwa von der Großhirnrinde bis zum Muskel, besteht diese **motorische Leitungsbahn,** sie setzt sich vielmehr aus *zwei hintereinandergeschalteten Stücken* zusammen, aus zwei **Neuronen.** Die Ganglienzelle mit dem aus ihr heraustretenden Nerven bezeichnen wir als ein Neuron.

Der **zentrale Teil** der motorischen Leitungsbahn, ihr **zentrales Neuron,** beginnt in der Ganglienzelle der Hirnrinde in der vorderen Zentralwindung, gelangt durch den Hirnstamm in das verlängerte Mark. Da sie hier eine Anschwellung bildet, die *Pyramide,* führt diese Bahn den Namen: **Pyramidenbahn.** Wichtig ist, daß sie unterhalb dieser Pyramide sich zum größten Teile kreuzt, d. h., nunmehr verlaufen nach der **Pyramidenkreuzung** die von der rechten Großhirnseite kommenden Fasern auf der linken Rückenmarksseite in der Pyramidenseitenstrangbahn abwärts. Nur ein kleiner Teil läuft ungekreuzt als **Pyramidenvorderstrangbahn** abwärts, kreuzt sich aber später jeweils in der Höhe des abgehenden Segmentes.

An der Vorderhornganglienzelle endet der Weg des I. Neurons. Hier beginnt die zweite Bahn, das *II. Neuron,* das von der Vorderhornganglienzelle durch die vordere Wurzel als peripherer Nerv bis zum Muskel reicht, hier sich in dem sogenannten KÜHN*schen Endgeweih* im Muskel verzweigend.

Im Gegensatz zu der motorischen Bahn stehen nun jene Bahnen, welche die **Empfindungen** von der Peripherie des Körpers dem Gehirn zuleiten. Hier gibt es, je nach der Art der Empfindungen, verschiedene Leitungsbahnen; denn die Wege sind verschieden, ob es sich um eine *Berührungsempfindung, Schmerz-* und *Temperaturempfindung* oder um die sogenannte *Tiefensensibilität* handelt. Alle diese Bahnen treten im Rückenmark in die **hintere Wurzel** ein.

Zunächst aber müssen wir jene Bahnen besprechen, welche die Erregungen von der Körperperipherie nicht nach dem Gehirn weiterleiten, sondern direkt der Vorderhornganglienzelle übermitteln, somit, einen Bogen bildend, den **Reflexbogen,** dessen eine Hälfte aus der zuführenden *sensiblen* Bahn, die zweite Hälfte von der *Vorderhornganglienzelle* und dem *motorischen Nerven* gebildet wird.

Die Bedeutung der Reflexbahn liegt also nochmals darin, daß der ankommende Empfindungsimpuls direkt auf die Bewegungsbahn übergeleitet wird, ohne daß unser Gehirn, der Wille, eingeschaltet wird. Wir führen vielmehr eine *unwillkürliche Bewegung* aus, z. B. werden wir im Schlaf, wo das Großhirn ruht, auf einen Stich oder Druck eine unwillkürliche Abwehrbewegung ausführen. Auch im Experiment lassen sich beim hirnlosen Frosch solche Abwehrbewegungen als unwillkürliche Abwehrreaktionen demonstrieren. Ganz einfach möchte ich den Vorgang noch einmal etwas übertrieben schildern: Komme ich z. B. mit meinem Finger in kochendes Wasser, so ziehe ich ihn unwillkürlich heraus, ohne erst meinen Willen dazu einschalten zu müssen. Hierbei führe ich also eine unwillkürliche Reflexbewegung aus.

Wenn der Arzt andererseits bei der Untersuchung mit dem Reflexhammer unterhalb der Kniescheibe gegen das Kniescheibenband einen Schlag ausführt, so findet eine unwillkürliche Streckbewegung des Unterschenkels statt: *Patellarreflex.*

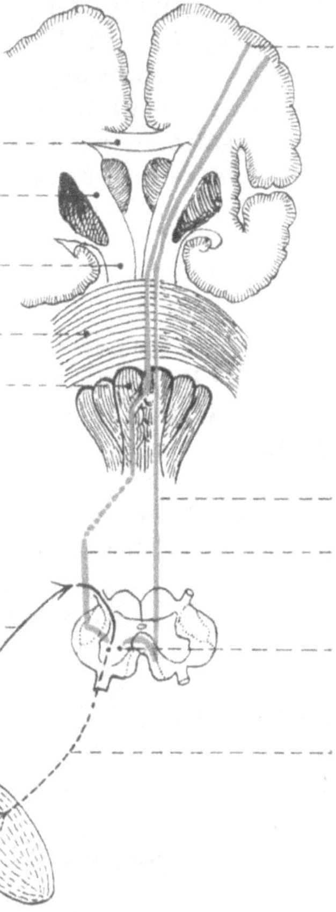

Abb. 121. Motorische Leitungsbahn (Pyramidenbahn)
rot: zentrales Neuron – gestrichelt: peripheres Neuron

Wann wird nun ein solcher Reflex *erloschen* sein? Einmal, wenn der zuführende Schenkel, die sensible Bahn oder die Vorderhornganglienzelle gestört ist, und ferner dann, wenn die periphere motorische Bahn, d. h. der periphere Nerv, unterbrochen ist.

Und nun kehren wir zu unserem motorischen Leitungsstrang zurück, und machen wir uns einmal die Erscheinungen klar, welche auftreten, je nachdem ob der zentrale Teil der Bahn, das *zentrale Neuron,* oder das *periphere Neuron* geschädigt ist. In beiden Fällen ist eine *Lähmung* vorhanden; aber der Reflex? Bei der zentralen Lähmung ist ja der Reflexbogen nicht gestört, da die Schädigung weiter höher sitzt. Als Beispiel wollen wir die Folgen einer Blutung im Gehirn, eines Schlaganfalles, annehmen. Also werden hierbei die *Reflexe* erhalten sein. Sie sind sogar noch *gesteigert*; denn diese Pyramidenbahn führt außer ihren motorischen Fasern noch solche Fasern mit, welche die Reflexe hemmen. Fehlt also diese Hemmung, diese Bremse gewissermaßen, so werden die *Reflexe erhöht* sein.

Durch den Fortfall dieser Hemmungen erklärt es sich auch, daß die gelähmten Muskeln sich in einem erhöhten Erregungszustand (Tonus), in einem Krampf befinden, so daß wir von einer *Krampf-* oder *spastischen Lähmung* bei solchen **zentralen Lähmungen** sprechen. Anders ist das Bild bei der **peripheren Lähmung.** Hier sind die Muskeln stark *atrophisch* und *schlaff*. Das Ernährungs- oder trophische Zentrum für die Muskeln bildet nämlich die Vorderhornganglienzelle, und von dieser, gleichsam seiner Ernährungszelle, ist der Muskel bei einer peripheren Lähmung getrennt. Daß hierbei auch die Reflexe fehlen müssen, wurde vorher schon erklärt.

Bei zentralen Lähmungen können wir solche starken Atrophien nicht finden, nur durch den Nichtgebrauch kommt hier eine leichte sogenannte *Inaktivitätsatrophie* vor.

Auch das elektrische Verhalten ist bei beiden Lähmungen verschieden. Nur bei der peripheren Lähmung findet sich die Entartungsreaktion, die später erst bei der Elektrizitätslehre beschrieben werden soll.

Also noch einmal *zusammengefaßt:* die **zentrale Lähmung** ergibt eine spastische oder **Krampflähmung** mit **lebhaften Reflexen** und **geringer Inaktivitätsatrophie.**

Die **periphere Lähmung** zeigt: **schlaffe Lähmung** mit **herabgesetztem Muskeltonus ohne Reflexe** und **starker Atrophie.**

Wir werden sehen, daß diese wichtigen Unterschiede zwischen peripherer und zentraler Lähmung auch bei der Behandlung einen Unterschied bedingen.

Wir können nun die **Lähmungen** rein äußerlich nach der Form ihrer Ausbreitung einteilen: Ist eine Körperhälfte befallen, so sprechen wir von einer halbseitigen Lähmung, einer **Hemiplegie;** meist liegt hier der Krankheitsherd im Gehirn, wobei die andere Körperhälfte gelähmt ist.

Liegt eine Lähmung eines Gliederpaares, beider Arme oder beider Beine, vor, so sprechen wir von einer **Paraplegie.** Eine solche wird meist ihre Ursache im Rückenmark haben.

Ist ein einzelnes Glied einer Körperseite gelähmt, so bezeichnen wir dies als **Monoplegie.** Hier wird es sich oft um eine Schädigung des peripheren Neurons handeln. Doch könnte es sich auch um eine Blutung an einer streng umschriebenen Stelle des Großhirns handeln.

Wir sehen daraus, daß die *Form* der Lähmung allein uns keinen genügenden Aufschluß gibt; es muß vielmehr der oben beschriebene Charakter der Lähmung beachtet werden, d. h., ob es sich um eine *periphere* oder *zentrale* Lähmung handelt, dies ist das Ausschlaggebende.

Unvollständige Lähmungen schließlich bezeichnen wir als **Paresen.**

Wir hatten schon auf die **Empfindungsbahnen,** welche die Erregungen von der Peripherie zum Gehirn führen, hingewiesen und hatten auch bereits die Reflexbahn besprochen.

Zwei verschiedene Bahnen dienen vornehmlich der sensiblen Leitung. Zunächst ziehen die sensiblen Fasern zu der entsprechenden Ganglienzelle, von hier erst treten sie in die hintere Wurzel des Rückenmarkes ein. Und hier teilen sich die Wege. Ein Teil der Fasern tritt gleich in jene Stränge ein, die medial von der hinteren Wurzel liegen, ohne erst mit einer Nervenzelle in Berührung zu kommen. Diese Bahn bezeichnen wir als die **Hinterstrangsbahn.** Sie verläuft in den hinten gelegenen GOLL*schen* und BURDACHschen *Strängen*. In dieser Bahn verläuft die **Tiefensensibilität** zum Gehirn. Im Gegensatz zu oberflächlicher Empfindung an der Haut können wir mit dieser Tiefensensibilität unter anderem auch einen Druck auf Muskeln und Knochen mit unserem Bewußtsein wahrnehmen. Vor allen Dingen werden wir aber durch diese Bahn auch über die Lagebeziehungen der einzelnen Organe zueinander orientiert, so daß bei Zerstörung dieser Hinterstrangsbahn eine Unsicherheit in den Bewegungen, eine Ataxie, auftritt und ein Fehlen der Empfindungen in den Gelenken. Ein solches Krankheitsbild, welches nach einer früheren Lues auftritt, bietet uns die **Tabes,** die auch oft mit dem wenig passenden Namen „Rückenmarkschwindsucht“ belegt wird. Da hier die Tiefensensibilität fehlt, finden wir oft eine starke Arthrose des Kniegelenks, die ganz bizarre Formen annehmen kann, ohne daß der Patient besondere Schmerzen empfindet. Ja, es kann sogar eine Absprengung im Gelenk auftreten, mit welcher der

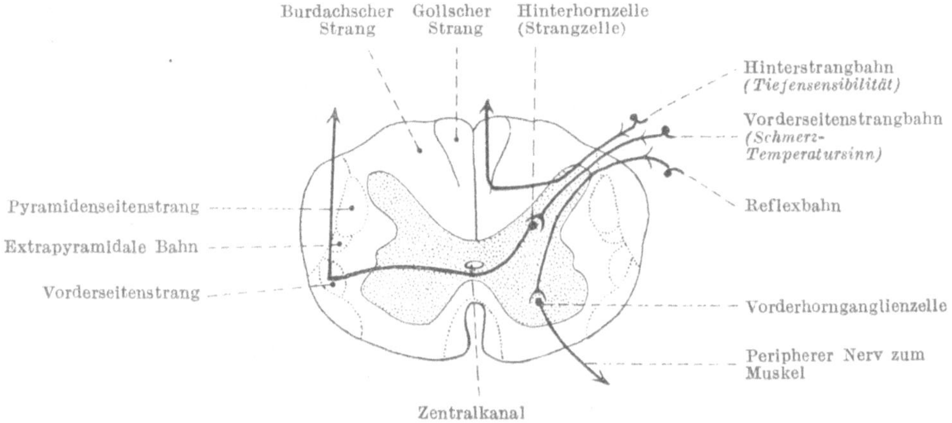

Abb. 122. Hinterstrangbahn (Tiefensensibilität), Vorderseitenstrangbahn (Schmerz- und Temperaturempfinden), Reflexbahn (nach VOSS und HERRLINGER)

Patient infolge Fehlens jeder Beschwerden sogar herumläuft. Und weil das Gefühl für die Lage des Körpers fehlt, tritt außer einem ataktischen, unsicheren Gang beim Lidschluß und Stehen mit geschlossenen Augen ein deutliches Schwanken auf.

Andere Fasern wieder der sensiblen Bahn endigen an einer Ganglienzelle. Von dieser sogenannten *Strangzelle* laufen die Nervenfasern quer durch die mittlere *Kommissur* nach dem **Vorderseitenstrang** der anderen Seite, um von hier aufzusteigen. In diesen Bahnen läuft der **Temperatur-** und **Schmerzsinn** und das Gefühl für einfache **Berührungsempfindungen.** Diese Bahn kann dadurch eine Unterbrechung erfahren, daß in dem mittleren Verbindungsstück, der mittleren Kommissur, der Zentralkanal sich höhlenartig erweitert hat. Diese Krankheit bezeichnen wir als **Syringomyelie,** und da dieselbe besonders oft im Halsmark auftritt, finden wir bei diesen Patienten leicht Verletzungen und Verstümmelungen an den Fingern, da sie kein Empfinden mehr für kalt und warm haben und auch den Schmerz nicht mehr empfinden. Bei solchen Patienten müssen wir deshalb auch mit der Wärmetherapie vorsichtig sein, da dieselben eine Überdosierung nicht fühlen.

Von der Reflexbahn sprachen wir schon, und wir können jetzt auch verstehen, daß bei den beiden eben beschriebenen Krankheiten, der **Tabes** und der **Syringomyelie,** die **Reflexe fehlen,** weil der sensible Bogen unterbrochen ist. Daß sie bei der Durchtrennung des motorischen Nerven fehlen müssen, wurde schon erklärt. Aber auch dann, wenn die Vorderhornzelle selbst erkrankt ist, werden die Reflexe fehlen; eine solche Krankheit wird näher bei den Infektionskrankheiten beschrieben werden: die **spinale Kinderlähmung,** die hauptsächlich auf einer Entzündung der grauen Vorderhörner beruht. Hier müssen ebenfalls die Reflexe fehlen. Während diese Kinderlähmung leider heute wieder öfter anzutreffen ist, findet man eine andere Krankheit, welche nicht auf einer Entzündung, sondern einer Entartung (Degeneration) der grauen Vorderhörner beruht, seltener an. Auch bei ihr müssen die Reflexe fehlen, und es muß genau so wie bei der Kinderlähmung zu einer starken Atrophie der Muskula-

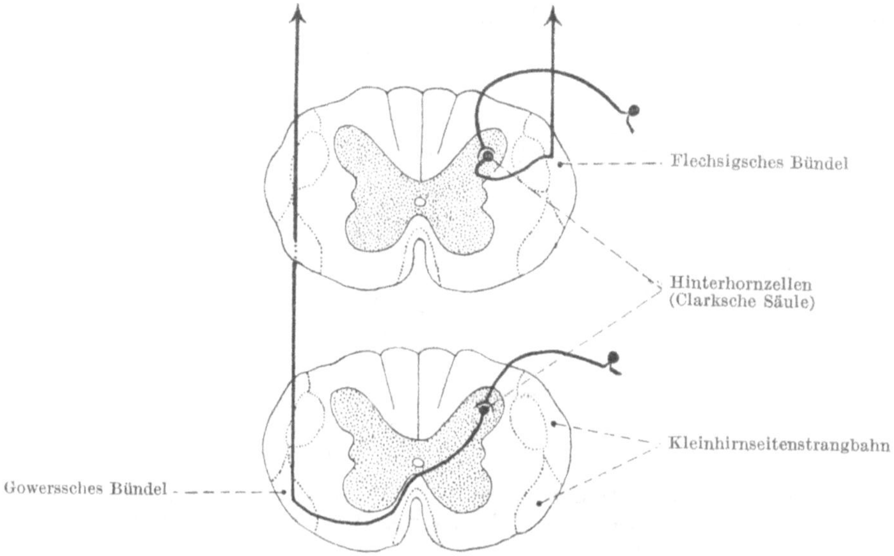

Abb. 123. Kleinhirnseitenstrangbahn (Lage- und Muskeltonusempfinden)
(nach VOSS und HERRLINGER)

tur kommen, die ja immer dann eintritt, wenn der Muskel von der Vorderhornzelle getrennt ist. Wir bezeichnen diese Krankheit als *spinale Muskelatrophie.*

Um also die beiden Krankheiten, welche in der Praxis zur Massage und zu Bewegungsübungen besonders in Betracht kommen, die Tabes und die spinale Kinderlähmung, zu verstehen, mußten wir schon auf diese Leitungsbahnen zu sprechen kommen. Es sollen ja nur die wichtigsten erwähnt werden. Und so soll als letzte nur noch jene Bahn kurz beschrieben werden, welche zum *Kleinhirn* zieht. Diese Fasern treten natürlich ebenfalls in der hinteren Wurzel ein, finden dort ihren Anschluß an Ganglienzellen und ziehen im *Seitenstrang* zum Kleinhirn, wobei die eine ventrale Bahn durch die vordere Kommissur auf die andere Seite tretend durch den Vorderseitenstrang (GOWERSsches *Bündel*) verläuft, während die andere dorsale Bahn von den Ganglienzellen (CLARKsche Säule) bogenförmig zum Vorderseitenstrang der gleichen Seite zieht (FLECHSIG*sche Bahn*).

Diese Bahnen dienen der *Koordination*, der feinen Abstimmung der Bewegungen aufeinander. Außerdem, da sie zum Kleinhirn gehen, vermitteln sie auch das sichere Gefühl für die Körperhaltung, welches ein Gesunder auch mit geschlossenen Augen hat.

Während wir bei der Tabes eine Strangerkrankung vor uns haben, d. h. eine Degeneration der GOLLschen und BURDACHschen Stränge, soll hier noch kurz eine Krankheit erwähnt werden, bei welcher sich wahllos verstreut im Rückenmark sklerotische Herde finden, die *multiple* (inselförmige, herdförmige) *Sklerose.* Da die motorischen Bahnen dichter zusammenliegen als die sensiblen Bahnen, werden dieselben leichter betroffen, so daß wir im klinischen Bilde oft eine spastische Lähmung besonders der Beine vorfinden.

Extrapyramidales (striäres) System

Nachdem wir nun die sensible und motorische Bahn kennengelernt haben, soll kurz noch jenes Leitungssystem besprochen werden, welches außerhalb der Pyramidenbahn verläuft und vor allem im Dienste des *un*bewußten und *un*gewollten Bewegungsablaufes steht. Hier werden alle ankommenden Impulse aufeinander abgestimmt, die aktive Bewegung sinnvoll gesteuert, ebenso wie der Muskeltonus in Ruhe und Bewegung. Ferner wird die Innervationsstärke und das zielstrebige Gegenspiel von Agonisten und Antagonisten geregelt.

Dieses einheitlich funktionelle System — gleichsam einen großen Reflexkreis darstellend — wird vorwiegend durch sechs Kernpaare, welche durch meist doppelläufige Faserbahnen verbunden sind, gebildet.

Im Endhirn gehört zu diesem System der Streifenkörper (Striatum), welcher sich aus dem Schweifkern (Nucleus caudatus) und der außen liegenden Schale (Putamen) des Linsenkerns (Nucleus lentiformis) zusammensetzt.

Im Zwischenhirn findet sich vor allem der blasse Teil (Pars pallida) des Linsenkerns, kurz Pallidum genannt. Von den übrigen soll nur noch der Nucleus hypothalamicus (Corpus Luysi) erwähnt werden. Von den Kernen des Mittelhirnes soll der rote Kern (Nucleus ruber) mit seinen zahlreichen zuführenden Bahnen vom Klein- und Zwischenhirn und der schwarze Kern (Nucleus niger) genannt werden.

Schließlich rechnet man auch den Nucleus dentatus des Kleinhirnes zum striären System. Die zu diesen Kernen führenden (afferenten) Fasern haben keine direkten sensiblen Bahnen, sondern empfangen ihre Impulse vom Thalamus, Mittel- und Kleinhirn. Die absteigenden (efferenten) Fasern verlaufen rückenmarkwärts zu den Vorderwurzeln außerhalb der Pyramidenbahn. Daher kommt die Bezeichnung: extrapyramidal-motorisches System. Während über die Pyramidenbahn alle Bewegungsimpulse laufen, soweit sie noch mit Bewußtsein ausgeführt werden, übernimmt später, wenn sie geübt, gekonnt, gleichsam eingefahren sind, das extrapyramidale System diese Bewegungen, welche unserem Bewußtsein gar nicht mehr zur Kenntnis gelangen. Bei der ersten Tanzstunde werden die Füße mit Bewußtsein richtig gesetzt, während wir später, ohne zu bemerken, wie wir es tun, richtig und schnell über die Tanzbahn gleiten. So werden diese eingespielten, zuerst über die Pyramidenbahn laufenden Bewegungsimpulse von dem extrapyramidalen System übernommen.

Bei den Erkrankungen dieses Systems können wir im großen zwei Arten unterscheiden. Einmal sind es jene Formen, welche sich durch Bewegungsarmut verbunden mit einer Tonussteigerung der Muskulatur auszeichnen, die *akinetisch hypertonischen*

Krankheitsbilder. Veränderungen besonders im Pallidum werden dafür verantwortlich gemacht.

Hierher gehört die schon erwähnte PARKINSONsche Krankheit mit der Bewegungsarmut auch der mimischen Muskulatur, dem Fehlen der Mitbewegung der Arme beim Gehen. Hinzu kommt ein durch die Tonussteigerung bedingter Rigor der Muskeln mit erschwertem Antrieb und verlangsamtem Bewegungsablauf. Hierdurch kommt es bei einem plötzlichen Anhalten im Gehen zu einem Vorschießen des Körpers (Propulsion).

Den zweiten Namen Schüttellähmung (Paralysis agitans) hat dieses Krankheitsbild erhalten von jenen typischen schwingenden Bewegungen der Extremitäten, besonders an den Händen als „Pillendrehen" bekannt. Auch am Kopf können solche Wackelbewegungen auftreten. Dieser Tremor nimmt bei zielstrebigen Bewegungen ab. Aber diese Schüttelungen gehören nicht unbedingt zum Bild des M. Parkinson, es gibt auch eine Paralysis agitans sine agitatione. Als selbständige Krankheit tritt die Paralysis agitans etwa im 5. bis 6. Lebensjahrzehnt auf. Ein fast gleiches Krankheitsbild kennen wir aber auch als Folgeerscheinung einer überstandenen Encephalitis lethargica.

Den erwähnten Rigor, den Hypertonus der Muskeln, müssen wir von einem Spasmus unterscheiden. Der Spasmus als Ausdruck einer Schädigung der Pyramidenbahn setzt der passiven Bewegung einen federnden, besonders im Beginn stärkeren Widerstand entgegen (Expanterziehen). Beim Rigor dagegen finden wir mehr eine gleichmäßige wie wächserne Tonusvermehrung, welche bei der Dehnung — je nach deren Raschheit schneller oder langsamer — ruckweise unterbrochen sein kann, so daß der Eindruck entsteht, als träten dabei Sperrungen wie bei einem Zahnrad auf (Zahnradphänomen). Zur zweiten Gruppe gehören jene Krankheitsbilder, welche sich durch Bewegungsreichtum und eine Hypotonie der Muskulatur auszeichnen *(hyperkinetisch-hypotone Krankheitsbilder)*. Als Ursache liegt hier eine Erkrankung des Striatum vor, dessen dem Pallidum übergeordnete, hemmende Funktion somit fortfällt (Enthemmung des Pallidum). Hierzu rechnet besonders der Veitstanz — Chorea minor —, welcher vor allem in der Jugend auftritt und zu den rheumatischen Erkrankungen gehört (zerebraler Rheumatismus), oft — wie beim akuten Gelenkrheumatismus — verbunden mit einer Endokarditis. Die dabei auftretenden Zuckungen einzelner Muskelgruppen und unkoordinierten Bewegungen charakterisieren das Krankheitsbild.

Die in späterem Lebensalter auftretende Chorea major (HUNTINGTON) zeichnet sich durch etwas langsamere Zuckungen aus, ist ein erbbedingtes, ernstes Leiden, wobei es zu psychischen Veränderungen bis zur völligen Verblödung kommt.

Zwei Begriffe sollen noch erklärt werden: Sind die hyperkinetischen Bewegungen langsam, mehr wurmförmig und zeigen besonders an den Extremitäten bizarre Überstreckungen, so sprechen wir von einer *Athetose* (= ohne feste Stellung). Sind die antagonistischen Bewegungsfolgen, wie Pro- und Supination oder Beugung und Streckung der Finger, deutlich verlangsamt, so bezeichnen wir dieses Verhalten als *Adiadochokinese* (diadochus = aufeinanderfolgend).

Autonomes Nervensystem

Wir sprachen im Beginn bei der Einteilung des gesamten Nervensystems von dem vegetativen Nervensystem, welches alle jene vielgestaltigen Vorgänge in unserem

Körper steuert, teils antreibend, teils bremsend, welche unserem Willen nicht unter worfen sind.

In welchen Organen spielen sich nun diese Vorgänge ab?

Zu beiden Seiten der Wirbelsäule finden wir eine Reihe von Ganglien, welche durch Nervenfasern verbunden sind, somit einen zusammenhängenden Strang bildend: den **Grenzstrang des Sympathikus,** an dem wir einen Hals-, Brust-, Bauch- und Beckenabschnitt unterscheiden können. Von diesen Ganglien gehen Fasern in zwei Richtungen aus: einmal zieht zur Ursprungszelle des vegetativen Nervensystems, der Ganglienzelle im Gehirn oder Rückenmark eine Nervenfaser: weißer Verbindungsast (Ramus communicans albus). Die andere läuft von hier zur Peripherie, oft in Anlehnung an andere Nerven, oder die Arterien begleitend: grauer Verbindungsast (Ramus communicans griseus). Diese Ganglienzellen sind also auch wieder Umschaltstellen. Hier wird die Bahn unterbrochen. So gibt es also auch hierbei zwei Neurone.

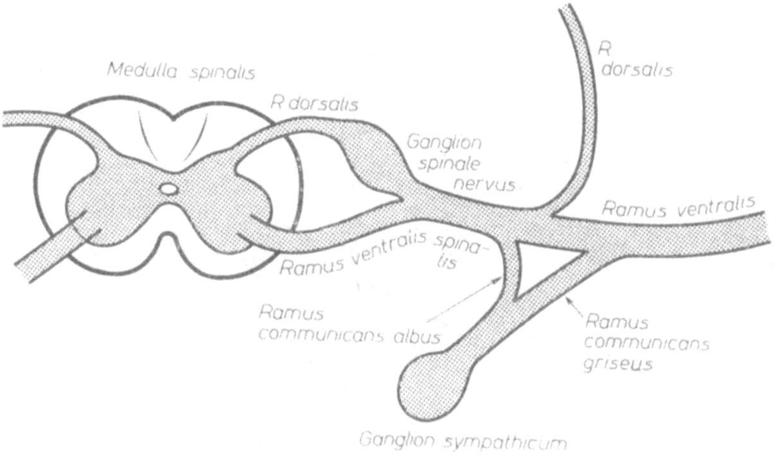

Die anderen Fasern, welche neben dem Sympathikus, als seine Gegenspieler, die Versorgung und Steuerung der inneren Organe übernehmen, bezeichnen wir als **Neben-** oder **Parasympathikus.** Es sind jene Fasern dieses autonomen Nervensystems, welche nicht über den Grenzstrang, sondern in den Hirn- und Rückenmarksnerven verlaufen.

Als einen solchen Regler der Herz-, Lungen- und Darmtätigkeit lernten wir schon den *N. vagus* kennen. Auch im N. oculomotorius z. B. verlaufen Fasern, welche auf das Spiel der Pupille, unserem Willen nicht unterworfen, Einfluß haben. Aus dem sakralen Teil des Rückenmarkes entspringen die Beckennerven, N. pelvici (S 2—S 5), die nach einer Verästelung im Schamgeflecht zur unbewußten Regulierung der Organe des Beckens dienen.

Die **anatomische** Unterscheidung von Bahnen der sympathischen und parasympathischen Fasern ist aber schwierig und oft noch nicht geklärt. Aber der Unterschied in der **Funktion** dieser beiden Systeme ist auch praktisch von viel größerer Bedeutung.

Das ewige Wechselspiel zwischen Arbeit und Ruhe, Anspannung und Erholung ist die Wirkung jener beiden Zügel: Die **Energiesteigerung** in allen Organen, das veranlaßt der **Sympathikus.** Er holt gleichsam — wie das Adrenalin der Nebenniere — das Letzte an Kraft aus dem Körper heraus, sei es in der Steigerung des Blutdruckes, in der Ausschüttung des Zuckers aus der Leber oder in der Erweiterung der Pupille. Für die **Entspannung** dagegen und die Ergänzung der verbrauchten Stoffe sorgt der

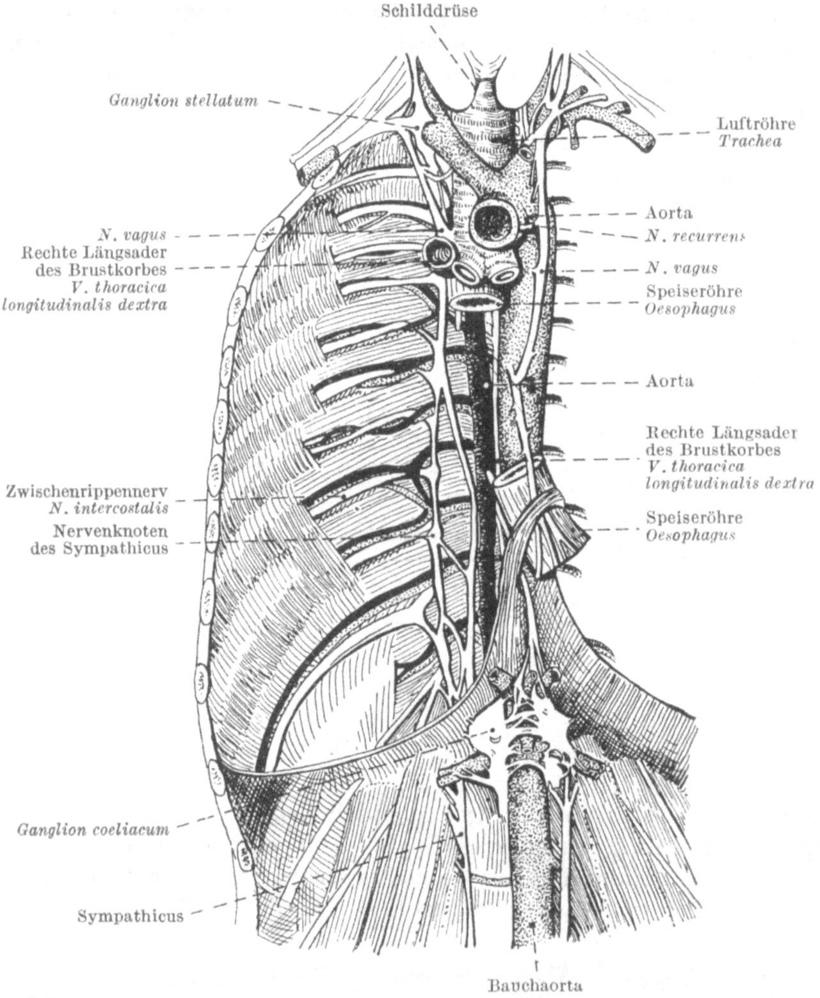

Abb. 124. Grenzstrang des Sympathicus (weiß). Venen schwarz, Arterien gepunktet (umgezeichnet nach WALDEYER)

Parasympathikus. Wir sahen schon: Vagus beruhigt die Herztätigkeit. Auch die Bronchien sind in der Ruhepause verengt. Nur alles, was der Neuaufnahme dient, die Organe der Verdauung werden durch ihn erregt, die Darmtätigkeit wird beschleunigt und angeregt. Und auch für die Ausscheidung der verbrauchten Stoffe wird gesorgt, die Nierentätigkeit ist verstärkt.

Zu den inneren Organen, welche das autonome Nervensystem versorgt, gehören auch die *Drüsen mit innerer Sekretion.* Und auch auf die hormonalen Drüsen wirkt das Nervensystem regulierend ein, wie andererseits aber die Hormone wieder Rückwirkung auf das vegetative Nervensystem haben. Ein Zusammenspiel also mit wechselseitiger Wirkung, welches nun noch geregelt wird von übergeordneten Zentren im Zwischenhirn als oberster Zentrale aller vegetativen Funktionen.

Zum Schluß soll noch kurz auf einen Vorgang eingegangen werden, welcher viel zur Erklärung der Massagewirkung bei inneren Krankheiten herangezogen wird. Erregungen innerer Organe, die auf sympathischen Fasern in ihrem Segment ins Rückenmark einstrahlen, springen auf die hier in der Nähe liegenden Schmerzfasern der Haut über. So kann bei der Erkrankung innerer Organe sich dadurch nur im gleichen oder benachbarten Segment auf der Haut eine umschriebene überempfindliche Hautzone vorfinden, die **HEADsche** *Zone.* Es wird nun angenommen, daß auch der umgekehrte Weg möglich ist, daß durch eine Behandlung dieser Hautzone, sei es durch Massage oder hautableitende Mittel, ein Einfluß gewonnen werden kann auf die inneren Organe, welche dieser Hautzone segmentär entsprechen.

Sinnessystem

Haut

Wir haben gesehen, daß die sensiblen Leitungsbahnen die Empfindungen von der Peripherie dem Gehirn zuführen, wo sie letzten Endes erst registriert werden und somit uns zum Bewußtsein kommen. Die Peripherie aber besitzt die Organe, um alle Reize der Umwelt, welche den Körper treffen, aufnehmen zu können, sei es das Auge für den Lichtstrahl, das Ohr für die mechanischen Schallwellen oder die Haut für die einfachen Schmerz- und Temperaturempfindungen.

Zwei Quadratmeter beträgt die Ausdehnung dieses Sinnesorganes, welches bei seiner großen Fläche die meisten Beziehungen zur Umwelt uns vermittelt. „*Begreifen*" tun wir die äußeren Erscheinungen. Dieses Wort offenbart die große Bedeutung, welche die Haut als ein Organ der Sinnesvermittlung für uns hat.

Zuerst aber müssen wir sehen, aus welchen **Schichten** sich dieses so wichtige Organ zusammensetzt und welche Anhangsorgane hier noch eingefügt sind. Wir wissen: Epithelgewebe bedeckt die freie Oberfläche. Hier, an der Außenfläche des Körpers, ist es ein mehrschichtiges Pflasterepithel, dessen obere Schichten sich verhornen und abstoßen. Die zweite Schicht dieser **Oberhaut** ist die *Keimschicht,* welche für Erneuerung der abgestorbenen Zellen sorgt. In dieser Schicht liegen auch die *Pigmentzellen,* welche der Haut die Farbe geben und damit den Schutz für allzu grelle Einwirkung von Lichtstrahlen. Nächst dieser **Oberhaut** *(Epidermis)* liegt die **Lederhaut** *(Corium)*, so genannt, weil sie durch den Gerbprozeß das Leder ergibt. Mit kleinen Zapfen (Papillen) ragt sie in die Oberhaut hinein, so daß sie mit ihr fest verzahnt ist. Sie besteht aus Bindegewebe und elastischen Fasern. Auch liegen hier die *Tastkörperchen.*

Beide Schichten entstammen einer verschiedenen Anlage: die Epidermis aus dem Ektoderm, die Lederhaut nimmt ihren Ursprung aus dem mittleren Keimblatt.

Als **Unterhaut** bezeichnen wir die dritte Schicht, welche aus lockerem Bindegewebe mit reichlicher Fetteinlagerung besteht.

In der Lederhaut liegen die **Talgdrüsen,** meist den Haaren angelagert und den gleichen Ausführungsgang benutzend, so daß man auch von *Haarbalgdrüsen* spricht. Ihr Sekret, der Hauttalg, macht die Haut geschmeidig. Dort, wo er zu stark die Drüsen anfüllt, sprechen wir von Mitessern, Wenn sich die durch Mitesser verstopften Follikel entzünden sprechen wir von einer Akne vulgaris.

Die andere Drüsenart, welche mit großen Knäueln im Unterhautzellgewebe liegt und mit einem leicht gewundenen Ausführungsgang in den Hautporen mündet, stellen die Schweißdrüsen dar.

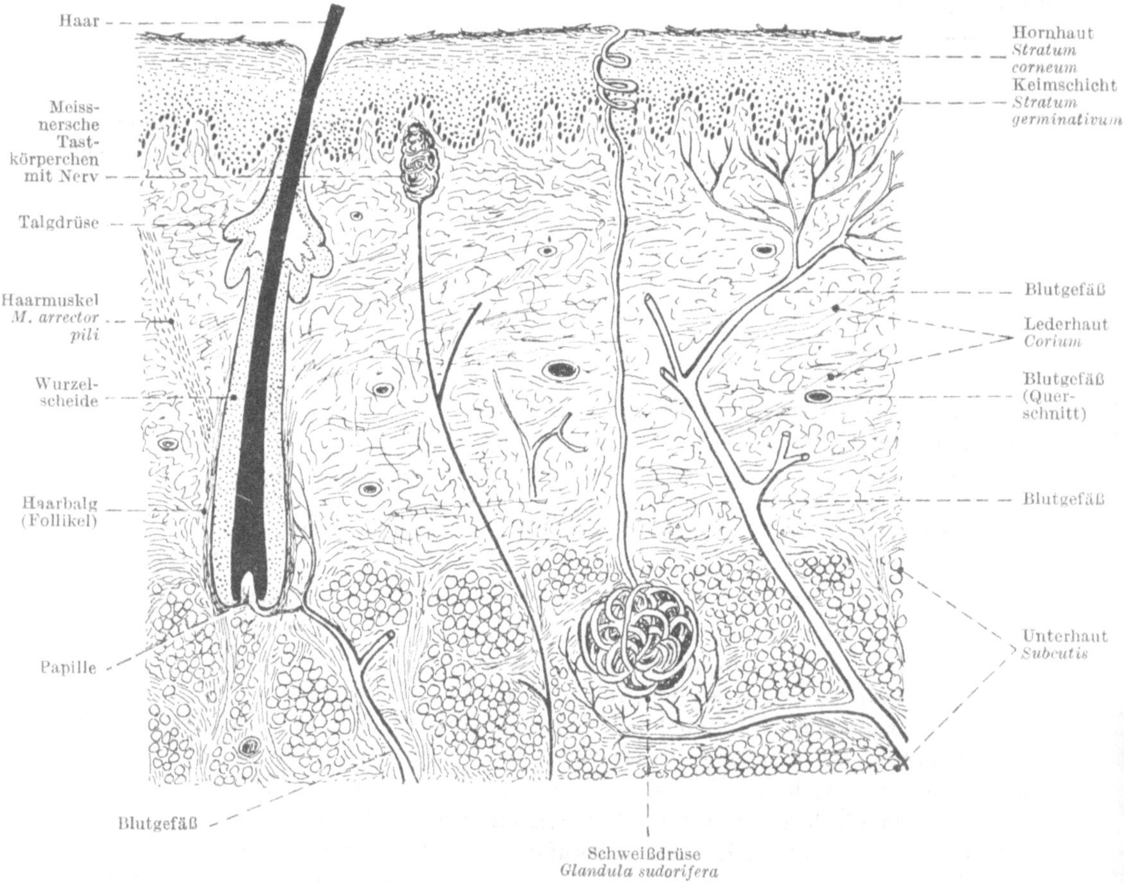

Abb. 125. Haut (mikroskopisch)

Eine Abart dieser Drüsen findet sich nur an einzelnen Körperstellen und liefert ein andersgeartetes Sekret. Hierunter fallen z. B. die Gehörgangdrüsen, welche das Ohrschmalz liefern, und die Drüsen des Augenlidrandes. Bei ihrer Entzündung entsteht das bekannte Bild des Gerstenkorns (Hordeolum).

Eine andere Art Drüsen, welche den dem einzelnen Individuum entsprechenden Geruch geben und *Stoffdrüsen* genannt werden, sind geschlechtsbestimmt und finden sich mehr bei der Frau als beim Mann.

Zu diesen Drüsen rechnet man auch die *Brustdrüse* der Frau. Hier sind etwa 20 Drüsen zu einem Drüsenkörper vereinigt, der an der Brustwarze mündet, welche vom Warzenhof umgeben ist.

Zu den **Anhangsorganen** der Haut gehören auch noch die **Haare** und **Nägel** als die letzten sonst im Tierreich noch weit verbreiteten Horngebilde der Haut.

Bei den Haaren unterscheiden wir die Kurz- oder *Borstenhaare* an den Augenbrauen, den Wimpern und am Naseneingang, die feinen *Wollhaare*, die überall außer der Fußsohle, Hohlhand und den Lippen vorhanden sind, schließlich noch die *Langhaare* am Kopf, in der Achselhöhle und Schamhaare.

Das **einzelne Haar** besteht aus *Schaft* und *Wurzel*, die bis in die Unterhaut reicht. Ihr verdicktes Ende bezeichnen wir als *Haarzwiebel*. Kleine Muskeln dienen der Aufrichtung der Haare, Haaraufrichter (Arrector pili) genannt. Durch ihre Kontraktion entsteht das Bild der Gänsehaut.

Bei den **Nägeln** unterscheiden wir die *Nagelwurzel*, welche dünn und fast ganz von Haut bedeckt ist, von dem *Nagelkörper* mit seiner Unterlage, dem *Nagelbett*. Die umgebende Hautfalte heißt *Nagelwall*.

Was sind nun aber die **Aufgaben der Haut?**

Welche Funktionen erfüllt sie?

Die Haut ist nicht etwa nur die Hülle, durch welche der gesamte Organismus zusammengehalten wird. Sie ist im Gegenteil ein sehr wichtiges Organ oder besser noch Organsystem, dessen Ausfall schon von der Größe eines Drittels der Körperoberfläche für den Träger den sicheren Tod bedeutet. Das geschah früher gewollt durch Teeranstrich und ereignete sich neuerdings als Unglücksfall, als eine Tänzerin infolge Bronzeanstrichs der Haut nach kurzem Auftreten bewußtlos auf der Bühne zusammenbrach. Der Alltag zeigt es bei den Verbrennungen, die mit dem Tode enden, wenn mehr als ein Drittel der Körperoberfläche davon betroffen ist.

Als Bedeckung der Körperoberfläche ist die Haut zunächst einmal eine **Schutzhülle**, welche die verschiedenen schädlichen Einwirkungen dem Körperinnern fernhält. Mögen es Flüssigkeiten oder gasförmige Körper sein; ja, auch dem elektrischen Strom bietet sie einen größeren Widerstand als die übrigen Organe des Körpers, so daß wir beim Behandeln mit elektrischen Strömen nur den Widerstand der Haut zu berücksichtigen brauchen. Ist er überwunden, ist der Weg für den elektrischen Strom frei.

Auch eine mechanische Belastung, eine Zerrung, kann sie infolge ihrer Elastizität von den unter ihrer Schicht liegenden Organen abhalten.

Und vor allem können durch die unverletzte Haut die *Bakterien* nicht hindurchdringen. Hierbei bildet noch der „*Säuremantel*“, geliefert von dem sauren Sekret der Schweißdrüsen, für die Bakterien ein nicht zu überwindendes Hindernis, das erst dann von den Keimen spielend genommen werden kann, wenn bei Verletzung der Haut einmal die Pforte geöffnet und nun durch alkalische Reaktion das Wachstum der Bakterien ungehindert vor sich gehen kann.

Auf die Bedeutung der Haut als **Sinnesorgan** wurde schon hingewiesen. Die verschiedensten Sinneseindrücke kann sie uns übermitteln: Tast- und Druckempfindungen sowie Schmerz vermittels freier Nervenendigungen und das Gefühl für Kälte und Wärme durch Wärme- und Kältekörperchen.

In der Funktion als **Ausscheidungsorgan** verliert allerdings gegenüber der Lunge und den Nieren die Haut an Bedeutung. Zwar kann auch sie noch Kohlensäure abgeben, wenn auch nur in geringer Menge (etwa 8 Gramm täglich), und durch den Schweiß wird noch eine kleine Menge Harnstoff ausgeschieden, eine Tatsache, die wir uns bei gestörter Funktion der Nieren durch reichliches Schwitzenlassen der Patienten zunutze machen.

Weit wichtiger ist aber wieder die Aufgabe der Haut bei der **Wärmeregulierung.** Schon das reichliche Fett im Unterhautzellgewebe liefert eine gute Isolierung gegen Kälte. Die 10 bis 15 Kilo Fett, eingelagert im Unterhautzellgewebe, stellen aber auch noch eine große Depotbildung, eine Fettreserve für den Körper dar. Also auch ein **Speicherorgan** ist die Haut.

Noch durch zwei andere Einrichtungen kann die *Wärmeabgabe* reguliert werden: einmal bewirkt die *Verdunstung* bei starkem Schwitzen eine Abkühlung. Wird dieselbe bei zu großer Luftfeuchtigkeit behindert, tritt eine Wärmestauung des Organismus ein *(Hitzschlag)*. Zum anderen ist die Haut sehr reich mit *Kapillaren* durchsetzt. Durch Erhöhung oder Verminderung der Durchblutung kann die Wärmeabgabe weitgehend reguliert werden.

Mit der Aufzählung dieser Funktionen: *Schutzorgan, Sinnesorgan, Ausscheidungsorgan* und *Wärmeregulator* ist aber die Bedeutung der Haut für den **gesamten Organismus** keineswegs erschöpft.

Wir hatten schon beschrieben, wie durch Bestrahlung der Haut mit ultraviolettem Licht aus der Vorstufe Ergosterin das Vitamin D frei wird und von hier aus seine Heilwirkung bei Rachitis entfalten kann. Doch auch zu den endokrinen Drüsen steht die Haut in Wechselwirkungen. Denken wir an die feuchte Haut des Basedowkranken, die für den elektrischen Strom weit leichter durchgängig ist als die trockene, gedunsene Haut des Myxödemkranken, bei welchem bekanntlich eine Unterfunktion der Schilddrüse vorliegt. Fast möchte man die Haut selbst als ein *hormonales* Organ ansprechen, werden doch hier Gewebsreizstoffe wie das Azethylcholin oder Histamin frei gemacht, Stoffe, die wir absichtlich bei unserer Reiztherapie der Haut hervorrufen, um dadurch Wirkungen auf entfernte Organe zu erreichen, sei es, daß wir diese Wirkung erreichen durch Massage der Haut oder deren Behandlung mit Wärme oder auch durch Bürstenbäder, bei welchen schon KATSCH ein Freiwerden des Histamins durch vermehrte Salzsäureausscheidung im Magen nachweisen konnte.

So hat die Haut eine starke *Wechselwirkung* auf den *gesamten Organismus*, die wir im ganzen vielleicht noch nicht übersehen können, aber manchen Hinweis auf Vorgänge im Körper kann sie uns geben. Wir sprechen von frischem Aussehen und kennen die schlaffe, welke Haut des alternden oder kranken Menschen. Eine gesunde, straffe Haut ist der Ausdruck eines gesunden Organismus.

Schließlich übernimmt die Haut auch noch Aufgaben bei der Überwindung einer Infektionskrankheit, gleichsam als natürliches *Wehrorgan*. Wir werden später sehen, wie bei zahlreichen Infektionskrankheiten die Haut in diesen Abwehrkampf mit eingeschaltet ist.

Wenn wir noch kurz auf die Erkrankungen der Haut zu sprechen kommen, so wird die Mitbeteiligung der Haut bei **Infektionskrankheiten** einschließlich der Tuberkulose und den Erkrankungen durch **Bakterien** bei den Infektionskrankheiten besprochen werden. Auf die Erkrankung von **Viren** ist schon bei der Besprechung des Herpes zoster hingewiesen worden. Die Mitbeteiligung der Haut bei rheumatischen Erkrankungen wird unter dem Kapitel über den Rheumatismus besprochen werden.

Wichtig für uns sind **Pilze** als Erreger von Hautkrankheiten: Fadenpilze(Trichophyton-Arten), welche beim Manne eine Bartflechte erzeugen können (Trichophytie). Andererseits können dieselben auch an anderen Stellen zu einer oberflächlichen Pilzflechte führen. Vor allen Dingen aber muß die chronische **Fuß-Mykose** erwähnt werden, deren Auftreten durch feuchte Wärme besonders gefördert wird und deswegen eine Gefahr in den Badeanstalten bedeutet. Nur peinlichste Sauberkeit und Desinfektion der Fußrosten und Holzpantinen kann diesem Übel vorbeugen.

Das **Ekzem** hat keine einheitliche Ursache. Ist eine äußere Einwirkung nachzuweisen (Bohnerwachs, besondere Blumen und ähnliches) so sprechen wir von einer Kontaktdermatitis. Aber auch die Überempfindlichkeit spielt eine Rolle. Wir wissen, daß nach bestimmten Arzneimitteln Ekzeme auftreten können. Es handelt sich hier um ein endogen bedingtes Ekzem. Bei einer durch erhöhte Talg- und Schweißdrüsensekretion verursachten Ekzem sprechen wir von einem seborrhoischen Ekzem. Schließlich soll noch die Schuppenflechte erwähnt werden, eine Krankheit, deren Ursache wir nicht kennen, welche aber auch familiär vorkommt und auch mit Gelenkerscheinungen verbunden sein kann: **Psoriasis (Arthritis psoriatica).**

Auge

Das periphere Organ, welches aus der großen Skala der elektromagnetischen Wellen diejenigen mit einer Frequenz von 400 bis 780 Millimikron aufnehmen kann und im Gehirn als Licht in unser Bewußtsein treten läßt, ist das **Auge,** oder im strengeren Sinne ist es der Augapfel, der diese Funktion erfüllt. Dieser **Augapfel** *(Bulbus)* besteht aus drei konzentrisch angeordneten Schichten, welche wie die Schalen der Zwiebel eng aneinanderliegen. Die äußerste Schicht ist die **Lederhaut** (Sklera), wegen der festen Konsistenz als harte Haut oder ihrer Farbe wegen als weiße Haut bezeichnet. Durch ihre Festigkeit bietet sie eine Stütze für den Augapfel. Im vorderen Teil muß diese häutige Kapsel natürlich durchsichtig sein. Die hier liegende, uhrglasförmige, durchsichtige Membran ist die **Hornhaut** (Cornea).

Die **Aderhaut** (Chorioidea) ist die zweite, sehr gefäßreiche Schicht, welche nach vorn zu einen Faltenkranz, den *Strahlenkörper* (Corpus ciliare), bildet. Vor diesem Strahlenkörper, hinter der Hornhaut, liegt die **Regenbogenhaut** (Iris), welche in der Mitte ein kreisrundes Loch, die **Pupille,** aufweist, welche durch Ringmuskeln verengt und durch radial angeordnete Muskelfasern erweitert werden kann.

Die dritte, zu innerst gelegene Schicht ist die **Netz-** oder **Nervenhaut** (Retina). Sie ist gleichsam die membranartige Ausbreitung des Sehnerven. Nach vorn reicht sie bis in die Gegend des Strahlenkranzes. Zwischen der mittleren und der inneren Augenhaut befindet sich noch eine **Pigmentschicht.**

Der **Sehnerv** tritt etwas nach innen von der Sehachse in den Augapfel ein und bildet hier einen flachen Markhügel (Papilla). Da an dieser Stelle nur die Nervenfasern eintreten, ist dieselbe nicht lichtempfindlich, weil hier die Nervenzellen (Stäbchen und Zapfen) fehlen **(blinder Fleck).** Die stärkste Lichtempfindlichkeit findet sich am **gelben Fleck** (Fovea centralis), welcher genau am hinteren Pol des Augapfels liegt.

Nun zum **Inhalt des Augapfels.** Den hinteren, d. h. hinter der Regenbogenhaut liegenden, größeren Teil des Augapfels füllt der **Glaskörper** (Corpus vitreum) aus, welcher glasklar und durchsichtig ist. An seinem vorderen Umfang hat er eine tellerförmige Grube, in welcher die **Linse** (Lens) liegt, welcher vorn die Iris anliegt.

Sie ist von einer Linsenkapsel umgeben. An diese Kapsel setzt sich auch das Halteband für die Linse an, das sich zum Corpus ciliare ausspannt. Durch einen Zug dieses Haltebandes kann die Linse eine verschiedene Krümmung erhalten. Im vorderen Abschnitt des Auges befindet sich das *Kammerwasser*. Wir nennen nämlich den Raum zwischen Hornhaut und Iris die *vordere Augenkammer*. Den kleineren Raum, hinter der Iris, welcher nach hinten zu von der Linse und dem Halteband begrenzt wird, bezeichnen wir dagegen als *hintere Augenkammer*.

Abgesehen davon, daß der Augapfel tief in der knöchernen Augenhöhle liegt und dadurch gut geschützt ist, rechnen wir zu den **Schutzeinrichtungen** der Augen die **Augenlider** und den **Tränenapparat.** Die Augenlider, ein größeres oberes und ein kleineres unteres, liegen vor der Augenhöhle. Während die äußere Bedeckung der Augenlider die äußere Haut bildet, sind dieselben innen mit einer Schleimhaut ausgekleidet, der *Lidbindehaut*, Conjunktiva. Diese Bindehaut verbindet die Lider mit dem Augapfel, indem sie eine Umschlagfalte bildet und sich auf der Hornhaut des Augapfels fortsetzt. Diesen Teil nennen wir *Augenbindehaut* (Conjunctiva). Hierdurch entsteht eine Schleimhauttasche oben und unten: der *Bindehautsack*.

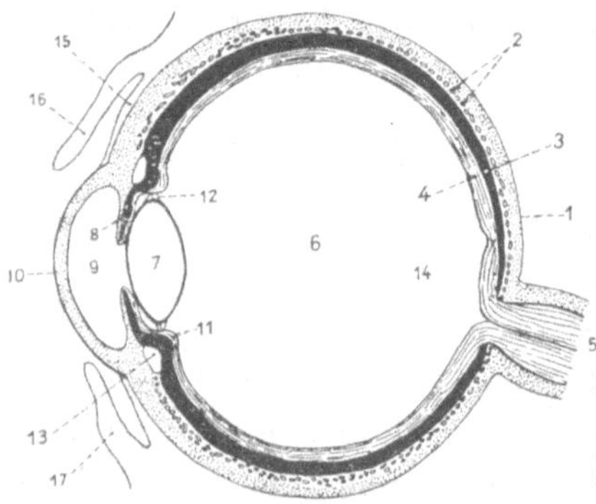

Abb. 126. Bau des Auges (Schema) (nach v. LENGERKEN)

1 = Lederhaut *(Sklera)*
2 = Aderhaut *(Chorioidea)*
3 = Pigmentschicht
4 = Netzhaut *(Retina)*
5 = Sehnerv *(Opticus)*
6 = Glaskörper
7 = Linse
8 = Regenbogenhaut *(Iris)*
9 = vordere Kammer
10 = Hornhaut *(Cornea)*
11 = Ciliarkörper
12 = Strahlenbänder *(Zonulafasern)*
13 = Ringmuskel
14 = gelber Fleck
15 = Bindehaut
16 = oberes Augenlid
17 = unteres Augenlid

Hierdurch ist der Augapfel nach hinten abgeschlossen. In der Gegend des inneren Augenwinkels bildet er eine kleine halbmondförmige Falte (Plica semilunaris), wie wir sie bei den Tieren als bewegliche Nickhaut, gleichsam als drittes Lid, kennen. An dem freien Rand der Augenlider stehen die *Augenwimpern*, während die *Augenbrauen* über beiden Augenhöhlen nicht nur das Auge vor zu starkem Lichteinfall schützen, sondern den auf der Stirn gebildeten Schweiß vom Auge fernhalten. In der Substanz der Augenlider finden sich die *Liddrüsen* (MEIBOMsche Drüsen).

Die Tränenflüssigkeit wird durch die **Tränendrüsen** erzeugt, welche innerhalb der Augenhöhle am oberen Augenwinkel liegen. Diese Tränenflüssigkeit sammelt sich im inneren Rande des Bindehautsackes, dem sogenannten Tränensee. Hier finden wir an jedem Augenlide einen *Tränenpunkt*. Von hier gelangt die Tränenflüssigkeit durch die Tränenkanälchen in den *Tränensack*, welcher in einer Grube des Tränenbeins liegt und sich in den Tränennasenkanal fortsetzt.

Sechs **Augenmuskeln** dienen der Bewegung des Auges. *Vier gerade* setzen oben, unten, seitlich und innen an der Lederhaut des Auges an. Zur feineren Bewegungsmöglichkeit des Augapfels dienen noch *zwei schräge* Augenmuskeln, ein oberer und ein unterer schräger.

Der obere schräge dreht die Pupille nach unten außen, der untere schräge nach oben außen.

Wie wir schon wissen, werden die Augenmuskeln vom Oculomotorius innerviert, nur der äußere gerade vom Abduzens und der obere schräge vom Trochlearis.

Die **Lichtstrahlen** treten durch die durchsichtige Hornhaut ins Auge ein, werden durch die Linse so gesammelt, daß sie mit ihrem Sammel- oder *Brennpunkt* gerade auf die Netzhaut treffen. Bei einem *kurzsichtigen* Auge liegt dieser Brennpunkt vor der Netzhaut des Auges, so daß auf der Netzhaut nur ein unscharfes Bild entsteht. Wir setzen deshalb diesem Auge eine Zerstreuungslinse vor, so daß die Strahlen sich wieder genau auf der Retina sammeln. Beim *weitsichtigen* Auge, bei welchem der

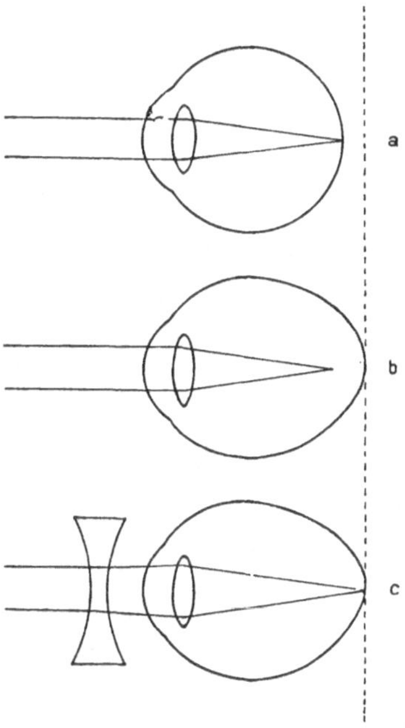

Abb. 127. Kurzsichtigkeit (Schema)

a = normales Auge. b = kurzsichtiges Auge, Schnittpunkt der Lichtstrahlen vor der Netzhaut. c = Korrektur des kurzsichtigen Auges durch eine Zerstreuunglinse

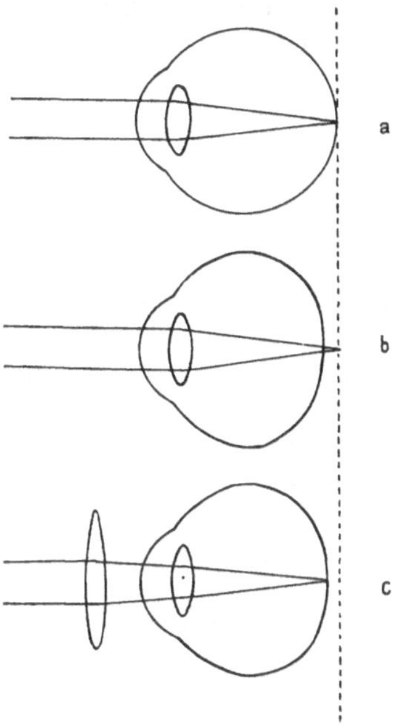

Abb. 128. Weitsichtigkeit (Schema)

a = normales Auge. b = weitsichtiges Auge, Schnittpunkt der Lichtstrahlen hinter der Netzhaut. c = Korrektur des weitsichtigen Auges durch eine Sammellinse

Brennpunkt außerhalb des Auges, hinter der Netzhaut, liegt, erreichen wir dasselbe durch Vorsetzen einer Sammellinse. Dadurch, daß die Hornhaut, seltener die Linse, in verschiedenen Ebenen keine gleichmäßige Krümmung aufweist, kann z. B. eine Kurzsichtigkeit in den einzelnen Ebenen verschieden sein. Zum Ausgleich dieser Störung, des sogenannten *Anastigmatismus*, können uns Augengläser dienen, welche in der entsprechenden Ebene eine verschiedene Stärke haben *(Zylindergläser)*.

Die **Iris** hat beim Sehen dieselbe Funktion wie die Blende bei einem Photoapparat. Sie kann die Pupille erweitern, um mehr Licht ins Auge einzulassen, oder bei großer Helligkeit verengen, um das Licht abzublenden. Wenn die Pupille auf Lichteinfall starr bleibt aber bei Konvergenz (d. h. der Überschneidung der Blickrichtung bei nahem Sehen) noch reagiert, sprechen wir von einer reflektorischen Pupillenstarre

(ROBERTSONsches Zeichen), welche bei luetischen Erkrankungen des Zentralnervensystems eine diagnostische Bedeutung hat (Tabes, Paralyse). Nur auf ein Zeichen soll noch hingewiesen werden, welches bei einer **Lähmung** des Halssympathikus bei verschiedenen Prozessen im unteren Halsmark (intramedulläre Tumoren, Syringomyelie), aber auch bei der unteren Armplexuslähmung vorkommt. Bei diesem HORNERschen Zeichen finden wir eine Pupillenverengerung, ein Einsinken des Bulbus (Enophthalmus) und leichte Ptose.

Auf die einzelnen Augenkrankheiten soll hier nicht näher eingegangen werden. Wichtig ist aber, daß der Augapfel immer feucht gehalten werden muß, was durch die Lidbewegung erreicht wird. Haben wir also bei einer Fazialislähmung einen fehlenden Lidschluß, so muß das Auge durch einen Verband geschlossen gehalten werden, um eine Austrocknung zu verhüten.

Wird die Linse im Alter trübe, so sprechen wir von einem *grauen Star*. Durch operative Entfernung der Linse kann der Weg für die Lichtstrahlen wieder frei gemacht werden. Und die Funktion der Linse, das Sammeln der Lichtstrahlen, ersetzen wir dann durch Vorschalten einer Sammellinse.

Ein ganz anderes Krankheitsbild ist der *grüne Star* (Glaukom). Durch eine Erhöhung des Druckes im Augeninnern wird hier der Sehnerv geschädigt, und es kommt deshalb zu einer Erblindung. Durch einen keilförmigen Einschnitt in die Regenbogenhaut (Iridektomie) versucht der Augenarzt, den Druck im Augeninnern zu entlasten und dadurch den Sehnerv zu retten.

Kurz soll nur auf die Erkrankungen der Regenbogenhaut eingegangen werden. Eine Entzündung derselben, eine *Iritis*, wird durch verschiedene Infektionserreger hervorgerufen, wie z. B. die Tuberkulose. Aber auch eine rheumatische Iritis kann öfters beobachtet werden. So ist sie eine häufige Begleiterscheinung beim M. Bechterew.

Schließlich ist der Arzt durch den von HELMHOLTZ entdeckten Augenspiegel in der Lage, die verschiedenen Erkrankungen des Sehnerven frühzeitig zu erkennen.

Ohr

Wie in einem Schalltrichter werden die mechanischen Schallwellen durch das **äußere Ohr** mit der beim Menschen rudimentären Ohrmuschel und den äußeren Gehörgang, welcher teils knorplig, teils knöchern ist, bis zum Trommelfell geleitet, welches den äußeren Gehörgang abschließt. Hinter dieser häutigen Membran, dem *Trommelfell*, liegt das **Mittelohr**, die Paukenhöhle (Cavum tympani). Hier werden die Schallwellen durch die dort befindlichen gelenkig miteinander verbundenen drei kleinen *Gehörknöchelchen* (Amboß, Hammer und Steigbügel) fortgeleitet und durch das *ovale Fenster*, auf welchem die Fußplatte des Steigbügels liegt, auf das eigentliche Sinnesorgan, das CORTIsche Organ, welches in der knöchernen Schnecke liegt, übertragen. Der **Schneckennerv** (Nervus cochlearis) ist der Teil des achten Gehirnnerven, welcher diese Sinneserregungen dem Großhirn zuführt. Er tritt durch den inneren Gehörgang in die Felsenpyramide ein. Die Schwingungen der kleinen Gehörknöchelchen werden durch zwei kleine Muskeln gedämpft, den *Trommelfellspanner* oder Hammermuskel (Tensor tympani), welcher am Hammerstiel ansetzt (N. trigeminus), und dem *Steigbügelmuskel* (Stapedius) (N. facialis), welcher am Steigbügelköpfchen angreift.

Die Paukenhöhle ist durch die Ohrtrompete mit dem Nasenrachenraum verbunden. Durch diesen Kanal findet ein Druckausgleich für das Trommelfell statt. Wir öffnen deshalb den Mund bei einem zu erwartenden plötzlichen Knall, sonst würde das Trommelfell durch die von einer Seite heftig anprallenden Schallwellen genau so platzen wie unsere Fensterscheiben, wenn sie geschlossen dem einseitigen Druck einer heftigen Detonation nicht standhalten können. Diese EUSTACHIsche Röhre, oder *Ohrtrompete*, ist durch Schleimhautfalten meist fast geschlossen, nur beim Schlucken öffnet sie sich. Deshalb führen wir einige Schluckbewegungen aus, wenn der plötzlich veränderte Luftdruck in der Paukenhöhle nicht gleich einen Ausgleich finden kann, z. B. beim Landen und plötzlichen Heruntergehen des Flugzeuges.

Weist das Trommelfell aber eine Öffnung auf, so ist Vorsicht beim Baden geboten, da die Gefahr besteht, daß Wasser in die Paukenhöhle, welche ja sonst nach außen abgeschlossen ist, eindringen kann. Andererseits aber können auch Entzündungen vom Nasenrachenraum aus (Mandelentzündungen) nach dem Mittelohr weitergeleitet werden.

Außer dem oben beschriebenen Weg, welchen die Schallwellen zum inneren Ohr nehmen, können sie aber auch durch den Knochen fortgeleitet werden (Knochenleitung).

Schon bei der Beschreibung der Schädelknochen hatten wir davon gesprochen, daß im Warzenfortsatz Hohlräume vorhanden sind. Dieselben sind mit Schleimhaut ausgekleidet und stellen Nebenhöhlen der Paukenhöhle dar. Sie können bei einer Mittelohrentzündung vereitern.

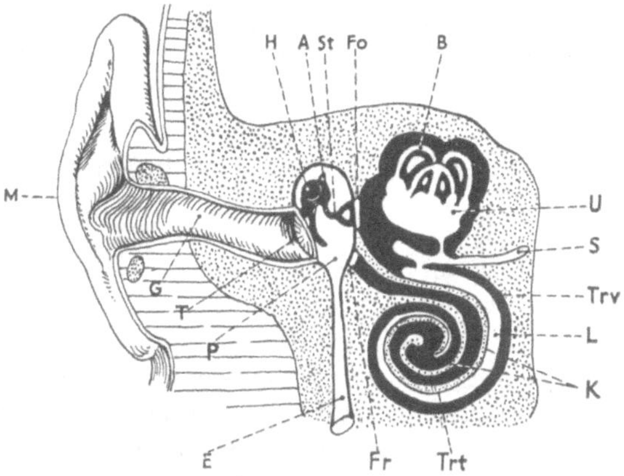

Abb. 129. Ohr (Schema) (nach v. LENGERKEN)

Äußeres Ohr: M = Muschel
G = Gehörgang
Mittelohr: T = Trommelfell
H = Hammer
A = Amboß
St = Steigbügel
Fo = ovales Fenster
Fr = rundes Fenster
P = Paukenhöhle
E = Ohrentrompete *(Eustachische Röhre)*
Schwarz = Gehörknöchel
Inneres Ohr (Labyrinth):
L = Schnecke
Trv = Vorhofstreppe *(Scala vestibuli)*
Trt = Paukentreppe *(Scala tympani)*
K = knöcherne Teile
S = Säckchen *(Sacculus)*
U = kleiner Schlauch *(Utriculus)*
B = Bogengang
Die Flüssigkeit im inneren Ohr schwarz

Daß wir in der Lage sind, auch die Richtung festzustellen, aus welcher der Schall kommt, erklärt sich dadurch, daß wir die Schallwellen mit einem Ohr früher aufnehmen als mit dem anderen, wobei allerdings dieser Unterschied nur den millionsten Teil einer Sekunde ausmacht.

Zum Schluß noch ein paar Worte über die Schallwellen. Sie sind im Gegensatz zu den elektromagnetischen Wellen des Lichtes mechanische Wellen. Schwingungen von 16 bis etwa 16000 kann unser Ohr als Schall uns empfinden lassen. Schwingungen über 16000 bleiben für uns unhörbar. Wir bezeichnen sie als Ultraschallwellen. In der Luft pflanzt sich der Schall mit 333 m, im Wasser mit 1400 und im Eisen sogar mit 4900 m in der Sekunde fort. Doch immer noch ein Schneckentempo gegenüber den elektromagnetischen Wellen mit ihrer Fortpflanzungsgeschwindigkeit von 300000 km in der Sekunde.

Außer dem Gehörorgan ist aber noch ein anderes Organ, das **Gleichgewichts-** oder statische Organ mit dem inneren Ohr verbunden. Drei *Bogengänge* gehen von einer Erweiterung des Vorhofes der Schnecke aus und führen wieder zu ihr zurück. Sie sind mit einer Flüssigkeit angefüllt und von einem Sinnesepithel ausgekleidet. Reize, welche bei Bewegungen des Kopfes durch Flüssigkeitsverschiebungen in den Bogengängen entstehen, werden durch den **Gleichgewichtsnerv** (*Vorhofsnerv*, N. vestibularis) dem Gehirn zugeführt. Bei Erkrankung des Vestibularapparates (der Bogengänge) tritt ein Drehschwindel auf (MENIÈREscher Symptomkomplex).

Infektionskrankheiten

Allgemeines

Die großen Seuchenzüge des Mittelalters, diese gefürchtete Geißel der Menschheit, das waren Infektionskrankheiten, die durch eine Ansteckung verbreitet wurden, aber deren Ursache man damals noch nicht finden konnte. Erst als der Mensch durch die Entdeckung des Mikroskopes und seine immer fortschreitende Verfeinerung auch in die Lage versetzt wurde, kleinste Teilchen zu erkennen, die dem unbewaffneten Auge sonst verborgen waren, erst dann konnte er die Ursache dieser Infektionskrankheiten sehen: kleinste einzellige, kernlose Lebewesen waren es: die **Bakterien.** Nicht alle sind sie gefährliche Krankheitsbringer. Viele Arten von ihnen erweisen sich als sehr nützlich. Sie helfen mit bei der Verwesung von Pflanze und Tier. Ohne sie wäre die Erde ein großes Leichenfeld. Andere wieder leben in Gemeinschaft (Symbiose) mit dem Körper; die Verdauungsvorgänge wären ohne Mitwirkung von Bakterien nicht möglich.

Wir können diese Bakterien in verschiedene **Arten** einteilen. Einmal danach, mit welchen Farbstoffen sie sich besonders gut färben lassen, oder auch nach dem Nährboden, auf dem sie sich besonders gut entwickeln. Für uns aber genügt die Einteilung der Form nach: wir kennen Bakterien in Kugelform (**Kokken**) oder zu Trauben aneinandergefügt (**Staphylokokken**) oder in Ketten aneinandergereiht (**Streptokokken**). Ferner gibt es kleine Stäbchen (**Bazillen**) und Schraubenbakterien (**Spirillen**). Außerdem war es nun aufgefallen, daß es ansteckende Krankheiten gibt, für welche wir im Mikroskop keine Bakterien finden konnten. Aber man konnte zeigen, daß diese Krankheitserreger noch durch kleinste Filter hindurchgehen, in deren Poren sonst die bekannten Bakterien aufgefangen wurden. Sie mußten also noch kleiner sein. Und erst durch das Elektronen-Übermikroskop ließ sich ein Teil derselben ebenfalls zur Darstellung bringen. Das sind die **Viren,** die zweite Gruppe der Infektionserreger, die also weit kleiner als die Bakterien sind, gegenüber welchen sie auch noch ein anderes wichtiges Unterscheidungsmerkmal haben; sie wachsen nicht auf den üblichen Nährböden, sondern brauchen zu ihrer Entwicklung lebendes Gewebe, sie werden deshalb z. B. auf Eidotter gezüchtet.

Zu einer dritten Gruppe gehören die Protozoen. Das sind einzellige Lebewesen mit Kern (Urtiere). Als Beispiel sei der Erreger der Malaria angeführt.

Jede der vielen **Infektionskrankheiten** hat nun einen ganz **spezifischen Erreger.** Und jede Infektionskrankheit hat auch in der klinischen Erscheinung ihr besonderes

Gepräge, ein nur dieser Krankheit eigenes klinisches Krankheitsbild, das nicht nur hervorgerufen wird durch die Bakterien, sondern sein spezifisches Gesicht erhält durch den Abwehrkampf des Organismus gegen die eingedrungenen Keime.

Wie kommt es nun zu der Infektion?

Einmal ist sie abhängig von der **Menge** der aufgenommenen Keime. Sodann auch von ihrer *Giftigkeit*, ihrer Virulenz und schließlich aber auch von der natürlichen *Widerstandskraft* des befallenen Organismus, seiner Resistenz, die von den verschiedensten Faktoren abhängig sein kann — von seiner Ernährung sowohl wie auch von seelischen Einflüssen: Kummer setzt die Widerstandskraft herab.

Hiermit sind wir aber schon bei *Schutz-* und *Abwehrmaßnahmen* des Organismus angelangt, die wir ja früher im Kapitel Blut besprochen haben.

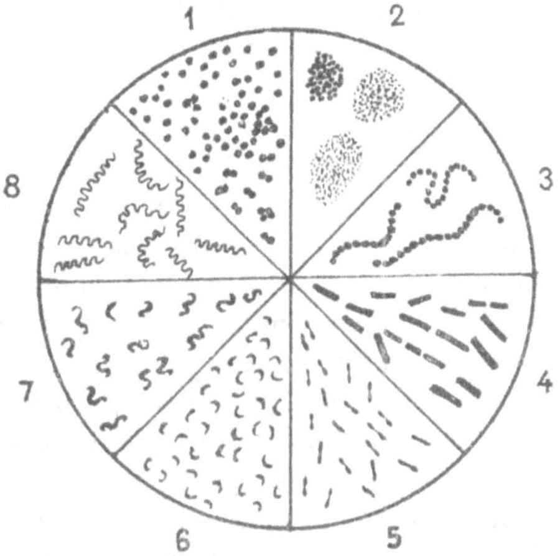

Abb. 130. Bakterien

1 = Kokken (einzeln, Zweier- und Viererformen)
2 = Staphylokokken
3 = Streptokokken
4 = Stäbchen (Tuberkelbazillen)
5 = Stäbchen (Diphtheriebazillen)
6 = Vibrionen
7 = Spirillen
8 = Spirochäten

Es sei nur erinnert an die Aufgaben, welche hier die Leukozyten, das retikuloendotheliale System zu erfüllen haben, und an die Gegengifte, Antitoxine, die auf spezifische Gifte (Antigene) im Blut gebildet werden.

Und auf welchen **Wegen** gelangen die Krankheitskeime in den Körper? Die Haut und die Atemwege, die Verdauungswege und die Geschlechtsorgane, das sind die *Haupteintrittspforten* für die Erreger. Und diese Einteilung soll auch im großen den Leitfaden abgeben, nach welchem wir die Infektionskrankheiten bei der Beschreibung einteilen wollen.

Sie ist einfacher, als wollten wir nach der Art der einzelnen Bakterien eine Gliederung vornehmen.

Noch ein anderer Punkt spielt bei der Übertragung eine Rolle: das ist die Art, wie eine solche vor sich geht. Einmal kann die Übertragung von *Mensch zu Mensch* erfolgen, direkt von einem Menschen zum anderen, oder durch seine Ausscheidungen, wobei auch noch lange nach Überstehen der Krankheit ein schon Gesunder solche Keime in seinem Körper beherbergen und z. B. im Stuhl oder Urin ausscheiden kann.

Es ist einleuchtend, daß solche *Dauerausscheider* eine große Gefahr bedeuten, da von ihnen aus, ohne daß sie selbst noch krank sind, die Seuchen weiter verbreitet werden können.

Zum anderen aber gibt es *Zwischenträger*, Ratten z. B. oder Insekten, wie die Mücke bei der Malaria, welche die Übertragung der Krankheit besorgen.

Bei solchen Krankheiten wird unsere Aufmerksamkeit bei der Bekämpfung der Seuche besonders auf diese als Zwischenträger bekannten Tiere zu richten sein. Hier kann allein durch deren Vernichtung die Seuche eingedämmt werden.

Mit demselben Zeitpunkt, an welchem der Mensch, das einzelne Individuum, von den Krankheitskeimen befallen wird, tritt nicht sofort das Krankheitsbild in Erscheinung. Es vergehen Wochen, Tage, bei manchen Infektionskrankheiten allerdings auch nur Stunden, bis sich die Krankheit mit ihren Symptomen bemerkbar macht.

Zwischen der Aufnahme bis zum Ausbruch der Krankheit liegt also eine verschieden lange Zeitspanne. Wir nennen sie **Inkubationszeit.** Wir müssen deshalb in Seuchenzeiten solche Menschen, die mit Kranken in Berührung gekommen sind oder bei denen man nach den Umständen vermuten kann, daß sie bereits Infektionskeime in sich aufgenommen haben, so lange isolieren, d. h. in **Quarantäne** nehmen, bis die Inkubationszeit der betreffenden Krankheit verstrichen ist.

Besteht eine Infektionskrankheit lange Zeit dauernd an einem Orte, wo sie also nie erloschen ist, so spricht man von einer *Endemie.* Tritt sie aber gehäuft an einem begrenzten Orte und nur in einem begrenzten Zeitabschnitt auf, so liegt das Auftreten einer *Epidemie* vor. Erfaßt sie aber mit großer Geschwindigkeit weite Teile der Erde, etwa einen ganzen Staat oder auch hier die Grenze nicht achtend einen ganzen Erdteil, so nennt man das eine *Pandemie.* So raste z. B. die Spanische Grippe nach 1918 von einem Erdteil zum anderen, schließlich die ganze Welt umspannend.

Wenn wir nun zur Besprechung der einzelnen Infektionskrankheiten übergehen, so liegt zunächst die Frage nahe, warum die Kenntnis dieser Krankheiten für den Massörberuf überhaupt notwendig ist. Nun, als Angehöriger eines Heilberufes werden Sie von den verschiedensten Kranken aufgesucht, und die schnellste Erkennung und Meldung — ja bei manchen Erkrankungen genügt schon der Verdacht — ist erforderlich, um die Ausbreitung der Seuche zu verhindern.

Bei manchen Infektionskrankheiten treten aber auch *Nachkrankheiten* auf, bei welchen eine Behandlung durch Massage oder Übungen angezeigt ist.

Nach diesen Gesichtspunkten soll der Überblick gegeben werden: Eine kurze Beschreibung der Krankheit mit ihren hervorstechendsten Symptomen, dann soll der Erreger angegeben werden mit seiner Inkubationszeit und die Art, in welcher die Ansteckung erfolgt, ob sie meldepflichtig ist oder nicht, und schließlich wird auf jene Nachkrankheiten hingewiesen, die zur Behandlung für Massöre in Frage kommen.

Eitererreger

Zuerst wollen wir von den Infektionskrankheiten jene besprechen, welche durch die eigentlichen **Eitererreger,** die Staphylo- und Streptokokken, hervorgerufen werden. Diese nehmen eine Sonderstellung im Rahmen der ansteckenden Krankheiten ein. Sind doch diese Krankheitskeime dauernd in unserer Umgebung vorhanden, ja sie leben fast als harmlose Schmarotzer mit uns auf unserer Haut. Und erst dann, wenn die Pforte der Haut ihnen infolge einer Verletzung den Weg freigibt, können sie in den Körper eindringen und hier, besonders wenn die Abwehrkräfte darniederliegen, ihr zerstörendes Werk beginnen. Da sie sich also überall vorfinden, können wir hier auch kein epidemisches, zeitbedingtes Auftreten erwarten; sie sind heimisch geworden.

Überall also dort, wo wir eine **Eiterung** finden, sind diese Staphylokokken die Ursache: Sei es eine Haarbalgeiterung, das Furunkel, oder das größere Karbunkel, oder mag es sich um eine eitrige Sehnenscheidenentzündung, ein Panaritium oder eine Mandelentzündung handeln. Doch von der Oberfläche können sie durch den Blutstrom weiter in den Organismus gelangen: Blinddarmentzündung oder eine Knochenmarkentzündung können sie verursachen. Unter einem Abszeß verstehen wir eine abgekapselte Eiteransammlung, während die Phlegmone eine fortschreitende Eiterung darstellt. Sind die Keime aber in die Blutbahn eingedrungen, so können sie auch den ganzen Körper überschwemmen, besonders wieder, wenn die Abwehrkräfte darniederliegen.

Diese allgemeine Blutvergiftung, eine *Sepsis*, bedeutet eine große Lebensgefahr. Besonders hoffnungslos dann, wenn es sich um Streptokokken bei der Infektion handelt. Auch Metastasen in den Gelenken kommen vor, die mit einem Gelenkrheumatismus leicht zu verwechseln sind. Ein Abtöten der Keime im Körper war schwierig, ohne dabei die Zellen des Organismus mit zu schädigen. Erst neuerdings haben wir in den Sulfonamiden einen chemischen Stoff gefunden, welcher allein die Kokken und nicht die Zellen des Gewebes schädigt. Noch besser ist diese Aufgabe durch die Entdeckung des Penicillins, eines Schimmelpilzes, gelöst worden, der allein diese Kokken angreift. Unzählige Menschen waren früher den Verletzungen nicht wegen der mechanischen Schädigung erlegen, sondern sind an der folgenden Infektion zugrunde gegangen. Auch Operationen konnten im großen Maße nicht ausgeführt werden, weil die bei der Operation gesetzte Wunde der Infektion die Pforten öffnete. Zunächst wandte man keimwidrige Mittel an, wir nennen dieses Vorgehen: **Antisepsis.** Aber durch diese Mittel wurden auch die Gewebe geschädigt. Und so ging man einen Schritt weiter. Man hielt die Keime überhaupt von der Wunde fern: keimfreie Behandlung. Diese **Asepsis** ermöglichte es erst dem Chirurgen, Operationen vorzunehmen, ohne die große Gefahr der Infektion.

Gefährlicher als die Staphylokokken sind die **Streptokokken.** Hier kennen wir mehrere Krankheitsbilder, welche durch dieselben hervorgerufen werden.

Zunächst muß einmal die **Wundrose** (Erysipel) genannt werden, welche eine Infektion der Haut durch die Streptokokken darstellt. Unter Fiebererscheinungen ist dabei die Haut stark gerötet, wobei diese entzündliche Rötung der Haut langsam weiterschreitet.

Eine Abart des Erysipels, das Erysipeloid, finden wir öfters bei Leuten, die in der Fleischerei beschäftigt sind. Diese Krankheit wird mit dem Schweinerotlauf in Zusammenhang gebracht.

Eine andere Krankheit, bei welcher die Rolle der Streptokokken noch nicht sicher geklärt ist, ist der **Scharlach,** dessen Krankheitsbild mit seinem Exanthem, welches die Umgebung des Mundes freiläßt, ja bekannt ist. Wahrscheinlich ist der Erreger ein Virus, und die Streptokokken verursachen dabei die Begleiterscheinungen, wie Ohreiterung oder Nierenentzündung. Auch beginnt der Scharlach meist mit einer Angina. In manchen Fällen kann der Ausschlag so gering sein, daß erst die Schuppung das Krankheitsbild klärt. Diese Schuppen selbst übertragen die Krankheit nicht, nur der Kranke ist ansteckend, solange er schuppt. An den Handflächen und der Fußsohle bleibt diese Schuppung am längsten erhalten. 42 Tage muß der Kranke isoliert bleiben. Und auch die Geschwister müssen vom Schulbesuch ferngehalten werden. Das Überstehen der Krankheit hinterläßt eine dauernde Immunität.

Auch bei dieser Erkrankung ist heute das Penicillin das Mittel der Wahl. Um aber in einem Kinderkrankenhaus die durch Penicillinbehandlung schon streptokokkenfrei gewordenen Kinder nicht durch Neuzugänge, welche noch streptokokkenverseucht sind, einer erneuten Infektion auszusetzen, bedient man sich der sogenannten doppelten oder fraktionierten Schleusung. Hierbei werden möglichst nur die Erkrankten im gleichen Behandlungsstadium zusammengelegt. So werden nach sofortiger Penicillinbehandlung die Kinder schon nach 36—48 Stunden aus dem streptokokkenhaltigen Raum in einen anderen verlegt, welcher nicht mehr streptokokkenhaltig ist. Durch diese Methode erreicht man einen viel kürzeren Krankenhausaufenthalt. Da die Kinder schon nach etwa 1—2 Wochen streptokokkenfrei nach Hause entlassen werden können. Auch kann der Schulbeginn hierbei schon in der 3. Woche erfolgen.

Auch eine andere Krankheit, das **Kindbettfieber** (Puerperalfieber), beruht auf einer Infektion mit Streptokokken. Aber erst SEMMELWEIS deckte diese Zusammenhänge 1861 auf, während man früher das „Erdgas" als Ursache des Kindbettfiebers beschuldigte.

Eine letzte Infektionskrankheit, welche durch Kokken (Diplococcus pneumoniae) hervorgerufen wird, ist die **akute Lungenentzündung:** die *lobäre Pneumonie.* Schlagartig wird hier unter Ausbruch von hohem Fieber ein ganzer Lungenlappen ergriffen, wobei in rascher Folge die drei Stadien: Anschoppung, Hepatisation und Lösung, sich folgen, so daß in den meisten Fällen zwischen dem 7. und 9. Tag schlagartig durch Auflösung der Infiltration die Erkrankung wieder vorüber ist. Aber die Pneumokokken, welche diese Krankheit verursachen, können auch auf dem Wege der Blutbahn andere Organe befallen, eine Bauchfellentzündung hervorrufen, eine Hirnhautentzündung, ja eine allgemeine Sepsis. Besonders auch am Auge kann nach einer leichten Verletzung durch diese Pneumokokken ein schlecht heilendes weiterkriechendes Hornhautgeschwür entstehen (Ulcus serpens corneae).

Zwei Punkte aber sind bei dieser Erkrankung der Pneumonie noch beachtenswert: einmal wird hier gerade die Freiluftbehandlung in jeder Jahreszeit bevorzugt, denn diese Patienten zeigen keine Empfindlichkeit gegen kühle Luft, ganz im Gegensatz zu an Grippe Erkrankten. Und zum anderen: zwar ist die Pneumonie eine Infektionskrankheit, aber trotzdem werden solche Kranke selten isoliert; denn auch diese Keime sind überall vorhanden, und nur, wenn Verletzungen oder eine durchgemachte Erkältung oder die mangelnde Widerstandskraft, vielleicht auch eine besondere Überempfindlichkeit des Patienten diesen Keimen den Weg freigeben, kommt es zu einer Infektion. Da es sich um einen Kokkus handelt, werden neuerdings vom Arzt auch hier die Sulfonamide und das Penicillin zur Abkürzung der Krankheitsdauer angewandt, wenn auch die wichtigste Aufgabe nach wie vor in einer Stützung der Herztätigkeit beruht. Während des Fiebers kommt eine Massage oder Atemübung nicht in Frage. Denn Ruhe und Schonung ist hier das erste Gebot, das so weit geht, daß jedes unnötige Bewegen und Umlagern zu unterbleiben hat, ja daß sogar der Arzt die notwendigen Untersuchungen auf ein Mindestmaß beschränkt.

Tuberkulose

Die **Tuberkulose,** als die bei uns verbreitetste einheimische Volksseuche, nimmt ebenfalls eine gewisse Sonderstellung unter den Infektionskrankheiten ein. Auch hier ist die Infektionsmöglichkeit so groß, daß fast jeder schon in der frühesten Kindheit einmal einer Infektion ausgesetzt war. Dieser Erstinfekt in der Lunge oder im Darm, der Primärherd, kann mit der zugleich vorhandenen Erkrankung der regionären Lymphknoten *(Primärkomplex)* wieder völlig ausheilen. Aber durch diesen Primärherd kann der Organismus in das Stadium der *Überempfindlichkeit* gegenüber der

Tuberkulose gekommen sein. Und diese Allergie gerade spielt bei der Tuberkulose eine bedeutende Rolle. Kommt es später zu einer Reinfektion in der Lunge, so führt dieselbe zu einem meist unter dem Schlüsselbein liegenden *Frühinfiltrat*, das einschmelzen und eine Kaverne bilden kann.

Wenn wir bei dem Begriff der Tuberkulose auch vorwiegend an die Lunge denken, denn die Lungentuberkulose stellt das Hauptkontingent der tuberkulös Erkrankten dar, so können doch auch alle anderen Organe — ausgenommen der Muskel — von der Tuberkulose befallen sein. Nicht nur Organe erkranken, welche direkt mit dem von Tuberkelbazillen beladenen Sputum in Berührung kommen: der Kehlkopf, der Darm (Verschlucken des Sputums), auf dem Blutwege können die Nieren erkranken oder die Keimdrüsen. Daß die Nebennierentuberkulose zum Bilde des Addison führt, wurde schon besprochen. Erinnert sei noch an die Augentuberkulose und die Hirnhauttuberkulose. Für uns speziell ist es aber wichtig, daß Gelenke und Knochen von der Tuberkulose befallen sein können und daß hier eine Massage auf jeden Fall zu unterbleiben hat. Hüten wir uns auch, eine tuberkulöse Lymphknotenschwellung vielleicht mit einer Muskelhärte zu verwechseln. Würde ein solcher Lymphknoten massiert werden, so würden ja die Bazillen in die Blutbahn hineingetrieben.

Dagegen spielt aber bei der Knochentuberkulose die Licht- und Sonnenbehandlung eine große Rolle, die nicht nur im Höhenklima, sondern auch bei uns in der Ebene durchführbar ist, und als Ersatz der natürlichen Sonnenstrahlen kommt hier auch, vom Arzt verordnet, die sogenannte künstliche Höhensonnenbehandlung in Frage.

Auf der Haut erzeugt der Tuberkelbazillus schwer heilende Geschwüre, die fressende Flechte, den *Lupus vulgaris*.

1884 entdeckte ROBERT KOCH den Tuberkelbazillus. Schon vorher war eine Diagnose dieser Krankheit gut möglich; denn die Knötchen — die Antwort des Gewebes auf den Erreger — waren schon bekannt. Aber nun erwachten Hoffnungen auf eine erfolgversprechende Behandlung, als der Erreger bekannt geworden war. Aber diese Hoffnung wurde enttäuscht. Kein Serum konnte gefunden werden, keine Möglichkeit ergab sich für eine aktive Immunisierung durch abgeschwächte Bakterien. Auch die Versuche, genau wie bei den Pocken zur Impfung andere für den Menschen harmlose Tbc.-Bazillen anzuwenden, welche bei Kaltblütlern, vorzugsweise bei der Schildkröte, vorkamen, ergaben keine eindeutigen Erfolge.

Heute stehen uns zur Behandlung der Tuberkulose andere Wege offen. Einmal verdanken wir den Fortschritten der Chirurgie manche Heilung der Tuberkulose. Wir haben gelernt, die erkrankte Lunge durch Phrenikusexhairese oder den Pneumothorax oder die Lungenplastik nicht nur stillzulegen, sondern die so gefährliche Kaverne auszuschalten. Aber auch die operative Entfernung der erkrankten Lungenteile (Lungenresektion) wird mit Erfolg durchgeführt. Neuerdings ist uns aber noch ein zweiter Weg erschlossen. Die medikamentöse Behandlung mit sogenannten Tuberkulostatika. Hier handelt es sich um antibiotische Mittel, welche speziell gegenüber dem Tuberkelbazillus wirksam sind, wie Streptomycin, Neoteben oder PAS. Gern werden diese Mittel im Wechsel angewandt, um einer Resistenzbildung der Bazillen gegen das verwendete Mittel vorzubeugen. Doch werden durch Anwendung dieser neueren Mittel die anderen Wege zur Bekämpfung der Tuberkulose nicht eingeschränkt, die Möglichkeit zu operativen Maßnahmen sogar erweitert.

So ist die Behandlung des *erkrankten Individuums* immer noch eine schwere und langdauernde Aufgabe. Darum ist bei dieser Krankheit sehr viel wichtiger die Schutzmöglichkeit, die *Vorbeugung.* Jetzt, wo der Erreger bekannt war, konnte der Kampf gegen ihn beginnen, bevor er den Körper infizierte. Auch dieses ist nicht leicht; denn der Bazillus ist äußerst widerstandsfähig, durch seine wachsartige Hülle auch säurefest, und wenn wir bei der Ausdehnung dieser Seuche auch unmöglich den einzelnen isolieren können, so muß vor allen Dingen das Sputum, der bazillenhaltige Auswurf, vernichtet werden. Solchen Menschen, welcher Bazillen in seinem Auswurf aushustet, bezeichnen wir als Offentuberkulösen, während wir von geschlossener Tuberkulose dann sprechen, wenn der Auswurf bazillenfrei ist. Und gerade von Mensch zu Mensch, durch Tröpfcheninhalation, aber auch durch Schmutz- und Schmierinfektion wird diese Krankheit übertragen. Die *Erkennung* der Tuberkulösen, das ist das Wichtige bei der Bekämpfung der Erkrankung. Reihenuntersuchungen und Röntgenaufnahmen helfen uns, die Kranken abzusondern, und überall dort, wo viele Menschen zusammenkommen, oder von der Arbeit in Lebensmittelgeschäften müssen sie ferngehalten werden.

Wir sprachen bis jetzt immer von der *menschlichen* Tuberkulose. Außer dem Typus humanus kennen wir aber noch einen beim Rinde vorkommenden Tuberkelbazillus, den Typus bovinus. Und hier ist besonders beim Kind durch die Milch eine zweite Infektionsmöglichkeit gegeben. Wir müssen deshalb auch den Viehbestand kontrollieren. Die Milch der erkrankten Kuh ist eine Gefahr für unsere Kinder. Der Genuß der rohen Milch ist deshalb mit Gefahr verbunden, und da langes Auskochen derselben die Vitamine schädigen oder zerstören, wenden wir hier ein anderes Verfahren an: das Pasteurisieren. Wir gehen dabei mit der Temperatur nicht über 100 Grad und halten dann die Milch eine halbe Stunde auf 63 Grad, oder wir bringen sie kurzdauernd auf eine Temperatur von 77 bis 81 Grad.

Kurz sei auch erwähnt, daß wir noch einen dritten Typus des Tuberkelbazillus kennen, welcher aber nur beim Geflügel eine Tuberkulose erzeugt: den Typus gallinus, der aber für die menschliche Infektion keine Bedeutung hat.

Im ganzen gesehen ist die Tuberkulose eine *Zivilisationskrankheit.* Mit dieser Seuche mußte der Mensch den Fortschritt der Zivilisation, das enge Zusammenleben in den Großstädten und die naturfremde Lebensweise bezahlen. Bei den Tropenvölkern hielt die Tuberkulose erst ihren Einzug mit den Weißen und ihrer Zivilisation.

Geschlechtskrankheiten

Bevor wir auf die zweite große Volksseuche, die Geschlechtskrankheiten, zu sprechen kommen, müssen wir gleich auf die hier bestehenden *gesetzlichen Bestimmungen* hinweisen, deren wichtigste für uns ist: daß Laien keine Geschlechtskrankheiten behandeln dürfen. Ferner setzt das Gesetz schwere Strafen fest für jene Geschlechtskranken, welche Gesunde anstecken. Und schließlich muß jeder so lange in Behandlung des Arztes bleiben, bis derselbe ihn als geheilt entlassen hat.

Der Erreger des **Trippers,** der Gonorrhoe, wurde 1879 von Neisser in einem Kokkus entdeckt, der zu zweien semmelförmig aneinanderliegt, also einen Diplokokkus darstellt: den Gonokokkus. Er wird bei nur kurzer Inkubation von 5 bis 7 Tagen durch den Geschlechtsverkehr, seltener durch Schlafen in demselben Bett

— ein Infektionsweg, wie er leider bei kleinen Mädchen vorgekommen ist — übertragen und bewirkt wie alle Kokken auf der Schleimhaut eine lokale Eiterung. Außer der Schleimhaut der Harnröhre und der Scheide ist aber auch die Bindehaut des Auges gefährdet, einmal beim Erwachsenen, wenn er mit beschmutzten Händen in die Augen fährt, oder durch Übertragung bei Benutzung des gleichen Handtuches. Zum zweiten aber sind auch die Augen des Neugeborenen gefährdet. Hier können bei dem Durchgang durch die Scheide Gonokokken in das kindliche Auge gelangen. So kann es zu schweren Erkrankungen des Auges kommen, die zur Erblindung führen können. Deshalb besteht die gesetzliche Pflicht für jede Hebamme, einen Tropfen einer einprozentigen Lösung von Höllenstein in das Auge des Neugeborenen zu träufeln.

Von der Harnröhre aufsteigend, kann die Infektion weitergehen auf Hoden, Nebenhoden und damit zur Unfruchtbarkeit führen, bei der Frau eine Eierstockentzündung hervorrufen. Gelangen die Keime in die Blutbahn, dann ist die Herzinnenhaut gefährdet; es kann zu einer Endokarditis kommen, oder aber auf dem Blutweg gelangen die Keime ins Gelenk; meist wird nur eines befallen, doch kann es in seltenen Fällen auch zum Befallensein mehrerer Gelenke kommen. Dabei sind die Gelenke äußerst schmerzhaft. Hier wird der Arzt mit Vorteil eine Stauungsbehandlung nach Bier verordnen. Erst später nach Abklingen der akuten Erscheinungen wird eine Bewegungsbehandlung und Massage der atrophisch gewordenen Muskulatur notwendig werden. Also keine so leicht zu nehmende Erkrankung stellt die Gonorrhoe dar, wenn auch heute die Heilung leichter ist, wo dem Arzt die Sulfonamide und besonders das rascher wirksame Penicillin zur Verfügung stehen, welche eine spezielle Wirkung auf Kokken ausüben.

Während die Gonorrhoe fast ausschließlich durch Geschlechtsverkehr übertragen wird, können die Erreger der **Lues,** die 1905 von Schaudinn entdeckte Spirochaeta pallida, schon durch kleine Wunden übertragen werden.

Etwa zwei bis höchstens sieben Wochen dauert die Inkubationszeit, bis sich an der Stelle des Eintrittes, meistens den Geschlechtsorganen — doch auch am Munde durch einen Kuß oder an der Brustwarze — der **Primäraffekt** in Gestalt eines schmerzlosen Geschwüres mit hartem Grunde ausbildet. Infolge der Härte dieses Geschwüres spricht man auch von einem *harten Schanker*. Nach etwa 3—5 Wochen wird das Lymphfilter durchbrochen, und es findet nun eine allgemeine Ausbreitung der Infektion statt. In dieser **sekundären** Periode kommt es oft zu Ausschlägen an der Haut oder der Schleimhaut, die nicht jucken. Diese Periode kann in mehreren Schüben verlaufen, und so braucht in der Zwischenzeit diese Krankheit keine äußeren Zeichen aufzuweisen. Die *Wassermannsche Reaktion* im Blut ist aber jetzt positiv. Sie wird das erst etwa fünf bis sechs Wochen nach der Infektion.

In der dritten, **tertiären** Periode, 4—5 Jahre nach der Infektion, gelangt die Spirochäte in die inneren Organe, wo sie die spezifischen Granulationsknoten, welche wir *Gumma* nennen, erzeugen kann. Auch das Nervensystem wird in dieser tertiären Periode von der Lues befallen. Das Rückenmark in Form des schon früher beschriebenen Tabes, das Gehirn in der Form der Paralyse oder, wie sie im Volksmunde heißt, der Gehirnerweichung. Schwere Zerstörungen am Knochen und an der Haut sieht man heute infolge der energischen Behandlung der Lues sehr viel seltener. Früher konnten die Menschen durch solche Veränderungen völlig verunstaltet werden; spricht doch noch Shakespeare in seinen Dramen von abgegriffenen Nasen.

Auf keine Krankheit trifft vielleicht der schwere biblische Fluch so zu wie auf die Lues: die Sünden der Väter werden heimgesucht bis ins dritte und vierte Glied. Denn schon im Mutterleibe kann die Frucht von den Spirochäten befallen werden, und wenn es nicht zu einem Absterben der Frucht oder einer Frühgeburt kommt, sind die Organe des Neugeborenen bereits von den Spirochäten befallen.

Auch bei dieser Erkrankung wird heute vorwiegend Penizillin angewendet neben der alten Behandlungsmethode mit Jodkali in der tertiären Periode.

Da, wie wir sahen, die Lues sich auf die Nachkommenschaft überträgt, sind auch hier im Gesetz besondere Schutzmaßnahmen verankert. Die Eheerlaubnis kann erst fünf Jahre nach der Infektion erteilt werden, wenn wenigstens drei Jahre lang keine luetischen Erscheinungen mehr aufgetreten sind und die WASSERMANNsche Reaktion ein Jahr lang negativ gewesen ist. Diese WASSERMANNsche Reaktion ist übrigens nicht streng spezifisch für die Lues. Sie kann auch bei Malaria, Masern und Scharlach positiv sein.

Weicher Schanker

Der weiche Schanker, mit der kurzen Inkubationszeit von 24 bis 48 Stunden, wird durch Streptobazillen übertragen. Im Gegensatz zu dem Primäraffekt ist er, wie sein Name sagt, weich und tritt oft in der Mehrzahl auf. Man kann ihn als ein Schmutzgeschwür bezeichnen. Eine unliebsame Komplikation sind die dabei leicht auftretenden Schwellungen der Lymphknoten in der Leistenbeuge, welche auch öfter zur Vereiterung führen können (Bubo).

Ebenfalls mit Schwellungen der Leistenlymphknoten geht der klimatische Bubo, das Lymphogranuloma inguinale, die *vierte Geschlechtskrankheit*, einher, die in Ostasien und Ostafrika eine Rolle spielt und durch ein Virus hervorgerufen wird. Oft sind die geschwollenen Leistendrüsen mit der Haut verklebt und der Eiter durchgebrochen. Besonders in Hafenstädten wird sie jetzt auch gelegentlich bei uns angetroffen.

Nunmehr sollen diejenigen Infektionskrankheiten besprochen werden, welche sich im **Magendarmkanal** abspielen. Diese infektiösen Darmerkrankungen werden von den Bakteriologen als TPER-Guppe bezeichnet (**T**yphus, **P**aratyphus, infektiöse **E**nteritis, **R**uhr).

Ruhr

Die **Ruhr** spielt sich im Dickdarm ab. Hier kommt es zu einer Entzündung und Geschwürbildung. Klinisch steht der Stuhldrang, welcher mit Leibschmerzen (Tenesmen) verbunden ist, im Vordergrund. Der Stuhlgang ist mit Schleim und Blut vermischt. Da die Bazillen durch den Stuhlgang ausgeschieden werden, liegt hierin die Hauptgefahr der Ausbreitung der Seuche. Fliegen können dabei die Bazillen auf Lebensmittel übertragen; also Kampf den Fliegen und Vernichtung des Unrates sind die wichtigsten Vorbeugungsmaßnahmen gegen die Infektion. Von dem Erreger der Ruhr sprachen wir absichtlich noch nicht. Es gibt nämlich mehrere Ruhrbazillen, und wir unterscheiden hier *giftbildende* von den *nichtgiftbildenden* Ruhrbazillen.

Zu dem ersten Typ gehört der SHIGA-KRUSE-*Bazillus*. Durch seine Giftbildung gefährdet er vor allem das Zentralnervensystem und den Kreislauf.

Zu den giftarmen Typen gehört die *Flexner-Ruhr* und die sogenannte *E-Ruhr* (KRUSE-SONNE-Bakterien). Bei der Behandlung der *bazillären Ruhr* erreichen wir einen guten Erfolg durch sofortige Anwendung von Sulfonamiden (Sulfaguanidin).

Gefährlicher ist eine in den Tropen vorkommende Ruhr, welche nicht durch Bakterien, sondern durch kleine einzellige Lebewesen: die Entamoeba histolytica, hervorgerufen wird. Besonders sind dabei Leberabszesse gefürchtet.

Für Massöre ist es noch wichtig, daß es im Gefolge einer Ruhr zu Gelenkentzündungen, meist Kniegelenkentzündungen, kommen kann. Übrigens tritt dabei auch öfters ein unspezifischer Ausfluß aus der Harnröhre auf.

Typhus

Mehr schleichend und als ortsgebundene Seuche, finden wir, besonders im Spätsommer und Herbst auftretend, den **Typhus.** 1880 entdeckte EBERT den Typhusbazillus. Seine Inkubation beträgt 21, im Mittel etwa 7 Tage. Im Gegensatz zur Ruhr spielt sich der Typhus im Dünndarm ab, hier ebenfalls Geschwüre bildend, wobei noch die Gefahr des Durchbruchs in die Bauchhöhle, die Perforation, mit nachfolgender Bauchfellentzündung droht. Wenn es sich auch hier wieder um eine Krankheit handelt, welche sich im Magendarmkanal abspielt, so finden wir doch die erbsenbreiartigen Durchfälle erst später. Im Anfang wird das Krankheitsbild nach einer leichten Bronchitis ganz von dem Fieber und der Benommenheit beherrscht. Danach erhielt der Typhus auch seinen Namen; denn Typhus bedeutet Betäubung, Dunst.

Der kranke Mensch ist hier die Ansteckungsquelle, und die Übertragung findet statt durch die infizierten Nahrungsmittel, besonders durch Wasser und Milch. Ja, man kann sagen, der Mensch ißt seinen Typhus. Darum spielt auch hier wieder die Bekämpfung der Fliegenplage und Desinfektion des Stuhlganges die wichtigste Rolle. Bekannt ist ja ferner, daß wir durch eine aktive Immunisierung, der Typhusimpfung, die Ausbreitung der Krankheit bekämpfen.

Für Massöre ist es schließlich noch wichtig zu wissen, daß sich die Typhusbazillen auch im Knochen in Form von Metastasen finden können: *Ostitis typhosa,* wodurch eine rheumatische Erkrankung vorgetäuscht werden kann. Hier hat eine Massage selbstverständlich keinen Wert; der Arzt wird diesen Herd durch eine Röntgentiefenbestrahlung leicht bekämpfen können.

Wenn wir betonten, daß der Mensch die Ansteckungsquelle darstellt, so müssen wir noch erwähnen, daß nach Überstehen der Krankheit ein schon gesunder Patient noch Typhusbazillen ausscheiden kann, die sich besonders in seiner Gallenblase angesiedelt haben. Wenn auch dieser Bazillenträger und -ausscheider selbst gesund ist, so bedeutet er doch eine Ansteckungsgefahr für seine Umgebung; besonders bei Angestellten von Lebensmittelgeschäften müssen wir auf solche Dauerausscheider fahnden und sie unbedingt aus diesen Berufen fernhalten.

Unter **Paratyphus** verstehen wir Erkrankungen, welche durch Erreger hervorgerufen werden, die dem Typhusbazillus nahestehen. Die Erkrankungen zeigen aber einen milderen Verlauf. Wir unterscheiden dabei einen Paratyphus A und B. Eine Infektionsmöglichkeit stellen übrigens die Enteneier dar, weshalb dieselben nur in gut gebratenem Zustande genossen werden sollen.

Die sogenannte Fleischvergiftung wird heute zusammengefaßt als Salmonellen-Enteritis bezeichnet, wobei verschiedene Bakterienarten — von Tieren oder Tierprodukten übertragen — in Frage kommen.

Fieber, Erbrechen und heftige Durchfälle treten dabei auf.

Weit gefährlicher ist aber jene Erkrankung, welche durch den **Bazillus botulinus** hervorgerufen wird. Dieser Bazillus lebt ohne Luftzufuhr und kommt deswegen besonders in Konserven und Würsten vor. Hier tritt kein Durchfall auf, nur Erbrechen. Aber dieser Bazillus zeichnet sich durch seine Giftigkeit besonders aus. Er führt zu Lähmungen, und wenn es nach Genuß von Konserven außer Erbrechen etwa zu Augenmuskellähmungen kommt, müssen wir immer an diese Erkrankung denken.

Keuchhusten (Pertussis)

Unter den Erkrankungen mit besonderer Beteiligung des **Atemsystems** ist der **Keuchhusten** allgemein bekannt. Er wird hervorgerufen durch sehr kleine unbewegliche Bakterien (Haemophilus pertussis) und stellt im allgemeinen eine Kinderkrankheit mit einer Inkubationszeit von 1 bis 21 Tagen dar. Ist man bei einem Kinde nicht gerade Zeuge der krampfartigen Hustenanfälle mit dem typischen Aufziehen, so deutet oft eine leichte Blutung in der Bindehaut auf diese Krankheit hin.

Masern (Morbilli)

Der Keuchhusten tritt oft im Anschluß an eine andere Kinderkrankheit auf, die deshalb hier beschrieben werden soll: die **Masern.** Hier handelt es sich um ein *Virus*. Die Inkubationszeit beträgt 8 bis 19, im Mittel 10 bis 11 Tage. Sehr viele Kinder werden von ihr befallen, sie hinterläßt eine langdauernde Immunität. Im Beginn finden wir eine Bindehautentzündung und auf der Wangenschleimhaut kleine weiße Flecken (KOPLIKsche Flecken). Erst am dritten bis vierten Krankheitstage tritt dann der typische Hautausschlag mit den großen runden, oft ineinander übergehenden Flecken auf. Zur Behandlung und als Schutz wendet man hier oft Rekonvaleszentenserum an, oder, da fast jeder die Masern durchgemacht hat und noch gegen dieselben immun ist, injiziert man den Kindern etwas Blut von den Eltern (30 ccm). Wichtig wäre noch, daß Geschwister von an Masern erkrankten Kindern die Schule nicht besuchen dürfen.

Röteln (Rubeola)

Kurz sollen hier noch die **Röteln** erwähnt werden, eine Krankheit, die gutartig ist und einen kurzen Verlauf zeigt. Neben einem masernähnlichen Ausschlag finden sich hier noch Lymphknotenschwellungen, besonders im Nacken, so daß man sagen könnte: Die Röteln lassen sich im Dunkeln diagnostizieren.

Diphtherie

Den Erreger der früher so gefährlichen und mörderischen Diphtherie konnte 1884 der Stabsarzt LÖFFLER entdecken. Nur eine kurze Inkubationszeit liegt hier vor, zwei bis fünf Tage. Nicht in einzelnen Stippchen, sondern in einem grauen, festen Belag werden bei dieser Krankheit die Mandeln befallen. Dabei ist das Fieber im Beginn meist nicht so hoch wie bei der Angina. Dieser Belag aber beschränkt sich nicht auf die Mandeln, sondern er greift über auf Rachen, Zäpfchen, und besonders gefahrdrohend: auf den Kehlkopf. Und das ist eine große Gefahr der Diphtherie: die Verlegung der Luftwege durch Membranen im Kehlkopf oder sogar in der oberen Luftröhre.

Um hier die drohende Erstickung abzuwehren, tut Eile not. Der Arzt wird durch einen Luftröhrenschnitt (Tracheotomie) wieder den Weg zur Lunge freigeben. Nun kann aber die Nase nicht mehr ihre Funktion der Vorwärmung und Feuchthaltung der Luft übernehmen. Wir müssen deshalb solche tracheotomierten Patienten in warmen Räumen belassen und außerdem durch Aufstellung eines Bronchitiskessels für eine Feuchthaltung der Luft Sorge tragen, sonst besteht die Gefahr einer Lungenentzündung. Außer dieser ersten Gefahr der *mechanischen Verlegung* der Luftwege besteht noch eine zweite, und zwar in der besonderen Giftigkeit des Diphtheriebazillus. Einmal wird dadurch leicht eine *Schädigung des Herzmuskels*, eine Myokarditis, hervorgerufen, zum anderen auch hat dieses Diphtheriegift eine große Affinität zu den Nerven, und gerade bei manchen Epidemien sehen wir nach einer Diphtherie periphere Nervenlähmungen in größerer Zahl auftreten, die manchmal sogar alle Gliedmaßen befallen können, so daß der Patient hilflos im Bett liegt. Nur ein Gutes gibt es bei diesen Lähmungen: sie gehen alle wieder zurück. Oft sind übrigens nur einzelne Nerven befallen; manchmal findet man z. B. nur eine Gaumensegellähmung, wodurch allerdings dann der Schluckakt behindert wird.

Auch diese Krankheit zeichnet sich dadurch aus, daß manche Menschen Diphtheriebazillen beherbergen, ohne selbst Zeichen der Krankheit aufzuweisen. Andere wieder beherbergen noch lange nach Überstehen der Krankheit Bazillen in ihrem Rachen. Es ist einleuchtend, daß solche Bazillenträger eine Gefahr für ihre Umgebung bedeuten und zur weiteren Verbreitung der Seuche beitragen können. Rachenabstriche zur Untersuchung sind deshalb bei verdächtigen Fällen notwendig.

Glücklicherweise kann die Gefahr der Diphtherie durch die Entdeckung Behrings, das Diphtherieserum, weitgehend eingeschränkt werden, vor allem dann, wenn es frühzeitig gegeben das Diphtheriegift erst gar nicht zu seiner Wirkung kommen läßt. Neben dieser passiven Immunisierung als Heilmittel wird heute auch eine aktive Immunisierung als Schutzmittel angewandt.

Grippe

Die **Grippe** gehört zu jenen Infektionskrankheiten, welche durch eine sehr schnelle Ausbreitung gekennzeichnet sind. Ihre Inkubationszeit beträgt nur 48 Stunden. Wenn sie von einem Land zum andern eingeschleppt wird, kann man ihre Weiterverbreitung fast wie an den Dampferfahrplan gebunden ansehen. Als Erreger der Grippe gelten verschiedene Typen des Grippevirus (A, B, C) und deren Varianten, so daß eine Immunisierung sehr erschwert ist. Als Begleiterscheinung spielt zudem noch der Influenzabazillus (Pfeifer) eine Rolle. Das Krankheitsbild selbst mit seinem schlagartigen Beginn, hohem Fieber, Kopfschmerzen und vor allen Dingen den Erscheinungen an Bronchien und Lungen, ist so bekannt, daß darüber nichts mehr berichtet zu werden braucht. Nur soll noch auf die Gefahr eines Kreislaufkollapses infolge der vom Virus gebildeten Toxine hingewiesen werden.

Im übrigen scheint eine schwere Grippeepidemie im Abstand von 5—6 Jahren aufzutreten. Schließlich wissen wir aber auch, daß gerade die Grippe von Witterungseinflüssen sehr abhängig ist, ja man glaubt, sogar bestimmte auslösende Wetterlagen feststellen zu können, welche die Ausbreitung der Grippe fördern. Als Nachkrankheiten treten öfters Neuralgien auf.

Spinale Kinderlähmung (Poliomyelitis anterior acuta)

Wenn wir jetzt zu den Erkrankungen mit besonderer Beteiligung des **Nervensystems** kommen, so soll hier zuerst die **spinale Kinderlähmung**, die Poliomyelitis, Erwähnung finden. Ursächlich kommt hier ein Virus in Frage, welches zu den kleinsten Viren gehört, mit kurzer Inkubationszeit (ein bis zehn Tage). Besonders bei Kindern, seltener bei Erwachsenen, beginnt diese Erkrankung zuerst mit einem völlig uncharakteristischen Katarrh der Atmungsorgane, etwa wie eine Grippe. Damit kann die Krankheit ausheilen, und die Diagnose ist uns fast unmöglich gemacht. In anderen Fällen kommt es zu erneutem Fieberanstieg mit leichten Symptomen einer Hirnhautreizung; auch jetzt noch kann alles wieder vorübergehen. Nur in etwa 10 bis 15% treten zu diesem Zeitpunkt der Erkrankung plötzlich Lähmungen auf.

Denn das Virus gelangt nun von der Peripherie aus, meist der Schleimhaut der Nase, zum Zentralnervensystem. Diese Lähmungen sind sehr viel ernster zu bewerten als jene, die nach einer Diphtherie auftreten und nur den Nerven befallen, werden doch hier vorwiegend die Vorderhornganglienzellen im Rückenmark ergriffen. Gewiß kann sich ein Teil der Lähmungen nach längerer Zeit zurückbilden, doch besteht immer die Gefahr, daß einzelne Nerven und Muskelgruppen dauernd gelähmt bleiben. Eine andere akute Gefahr besteht darin, daß auch die Atemmuskulatur befallen ist. Und wenn wir nicht durch die moderne eiserne Lunge die Atmung künstlich einige Zeit aufrechterhalten können, bis die Lähmung wieder geschwunden ist, so müssen diese Patienten an der mangelnden Atmungsmöglichkeit zugrunde gehen.

Bei dieser Krankheit ist reiches Betätigungsfeld für die physikalische Therapie gegeben: Elektrotherapie für den geschädigten Nerven, Massage für die atrophische Muskulatur, Bewegungsübungen, um Versteifungen der Gelenke hintanzuhalten. Denn bis zu einem Jahr kann man immer noch hoffen, daß wenigstens ein Teil der Lähmungen zurückgeht.

Ausgeschieden wird das Virus durch die Nase und wohl auch durch den Darm, deshalb sind die Abwässer gefährdet, und es erfolgt auch ein Verbot der Benutzung öffentlicher Bäder.

Auch bei dieser Krankheit wird heute die prophylaktische aktive Immunisierung durch Impfung durchgeführt. Einmal geschieht dies durch Injektion von inaktivierten Poliomyelitis-Viren (SALK) oder durch Einnahme von abgeschwächten lebenden Poliomyelitis-Viren (Schluckimpfung, SABIN).

Genickstarre (Meningitis cerebrospinalis epidemica)

Die **übertragbare Genickstarre**, epidemische Gehirnhautentzündung, Meningitis, wird durch einen Diplokokkus, den *Meningokokkus*, hervorgerufen. Auch hier werden vorwiegend Kinder befallen, doch können auch ebenso kräftige, gesunde Erwachsene daran erkranken. Erbrechen und Kopfschmerzen sind die ersten Zeichen, welchen sich allmählich eine Nackensteifigkeit hinzugesellt mit nach hinten gebeugtem Kopf. Die Bazillen finden sich besonders in der Nasenschleimhaut. Auch hier beobachtet man, besonders in der Umgebung des Kranken, gesunde Bazillenträger, welche eine

Gefahr in bezug auf die Weiterausbreitung der Krankheit bedeuten; denn einzig und allein ist diese Krankheit von Mensch zu Mensch übertragbar. Übrigens sind April und Mai diejenigen Monate, in welchen diese Krankheit bevorzugt auftritt.

Bei der Behandlung ergeben die Sulfonamide und auch das Penicillin einen günstigen Erfolg.

Encephalitis epidemica (lethargica)

Eine Krankheit, welche das gesamte Gehirn ergreift und wahrscheinlich durch ein neurotropes Virus bedingt ist, stellt die epidemisch auftretende Encephalitis lethargica, die epidemische Gehirnentzündung dar. Über die Art der Ansteckung ist wenig bekannt. Diese Krankheit, welche mit hohem Fieber und Kopfschmerzen beginnt, zeigt bald darauf eine eigenartige Schlafsucht, so daß manchmal dem Patienten der Löffel beim Essen aus der Hand fällt. Vor allem ist sie gefürchtet durch die schwere chronische Nachkrankheit: den *Parkinsonismus*. Doch kommt auch eine hyperkinetische Verlaufsform vor.

Bei diesem werden einzelne Muskeln von einer auffallenden Starre und Bewegungsarmut befallen. In anderen Gebieten treten wieder Zitterbewegungen auf, so häufig an den Händen in der typischen Art des Pillendrehens. Bei festen zielstrebigen Bewegungen läßt meist die Zitterbewegung nach. Das Gesicht weist dabei eine Maskenstarre auf, hervorgerufen durch einen Mangel an Bewegungsmöglichkeit der mimischen Muskulatur. Durch hohe Gaben von Belladonna, besonders der Belladonnawurzel, versucht man neuerdings diesen Krampfzustand des Patienten zu mildern. In einer Spezialklinik, der Elena-Klinik in Kassel, wird solch eine „Bulgarische Kur" durchgeführt.

Trachom

Als eine chronisch verlaufende Bindehautentzündung mit kleinen körnerartigen Knötchen tritt die Körnerkrankheit, das **Trachom,** auf. Als Erreger kommt ein Virus in Frage, und die Übertragung findet nur von Mensch zu Mensch statt. In manchen Gegenden trat diese Krankheit, welche man auch die Ägyptische Augenkrankheit nennt, gehäuft auf, so in der Weichselniederung. Auch die nach der Krankheit auftretende Narbenbildung kann das Auge gefährden. Das Augenlid kann nach innen eingerollt ein sogenanntes Entropion bilden. Durch die dabei nach innen gestellten Wimpern kann die Hornhaut erheblich geschädigt werden.

Wohl eine Krankheit mit eigenem Erreger stellt die viel leichter verlaufende Schwimmbad-Konjunktivitis dar.

Nunmehr müssen wir noch einige **Tierkrankheiten** besprechen, welche, wenn zum Glück auch selten, den Menschen befallen können.

Rotz

Die Gefahr, sich mit dem **Rotz,** welcher besonders die Einhufer befällt, anzustecken, besteht vor allem für jene Berufe, welche mit der Tierhaltung zu tun haben, so für den Tierpfleger und den Tierarzt. Hervorgerufen wird der Rotz durch die Rotzbazillen mit einer Inkubationszeit von drei bis fünf Tagen. Der akute Rotz verläuft fast immer tödlich, da die Bakterien hier in die Blutbahn eingedrungen sind und eine allgemeine Blutvergiftung erzeugen, wobei auch die Gelenke leicht befallen werden und ebenso die Haut Anschwellungen, Pusteln, zeigt.

Milzbrand (Anthrax)

Eine ebenso gefährliche Krankheit ist der **Milzbrand,** als dessen Erreger 1849 POLLENDER den Milzbrandbazillus entdeckt hatte. ROBERT KOCH gab 1876 noch eine genaue Beschreibung dieses Erregers, welcher die unangenehmen Eigenschaft hat, eine Dauerform, sogenannte Sporen, zu entwickeln, die auch im Trockenzustand sich jahrelang lebensfähig halten können. Darum sind nicht nur allein solche Menschen der Gefahr der Infektion ausgesetzt, welche mit dem erkrankten oder verendeten Tier zu tun haben (Abdecker, Schlächter), sondern auch jene Berufsgruppen, denen die Verarbeitung von Häuten und Fellen obliegt, ja auch mit solchen Gegenständen zu tun haben, bei denen das Fell den Urstoff liefert (Woll- und Filzkämmer, Teppichmacher, Gerber). An der Haut kann der Milzbrand, welcher eine Inkubation von einigen Stunden bis zu fünf Tagen hat, in Form kleiner Pusteln oder großer Karbunkel auftreten. Über den Blutweg kann es von hier zu einem Darm- oder Lungenmilzbrand kommen.

Zur Behandlung steht uns heute ein Milzbrandserum und auch das Salvarsan zur Verfügung. Geschichtlich ist es übrigens interessant, daß gerade bei dieser Krankheit PASTEUR seinen ersten großen Schutzimpfversuch aufbaute. Es gelang ihm, für diesen Schutzstoff einen abgeschwächten Milzbrandbazillus zu züchten, bei dem es nicht zu einer Sporenbildung kommt. Er führte 1881 seinen berühmten Versuch an Schafen durch (in Pouilly-le-Fort). Von zwei getrennten Schafherden wurde die eine Hälfte mit seinem Schutzstoff behandelt. Bei einer späteren absichtlich durchgeführtenInfektion der Herden blieben alle schutzgeimpften Tiere am Leben, während die anderen starben.

Morbus Bang

Eine Krankheit von großer wirtschaftlicher Bedeutung ist das seuchenhafte Verwerfen der Rinder, als deren Ursache der Däne BANG 1896 das Bacterium abortus infectiosi entdeckte. Ihm zu Ehren wird die Krankheit die **BANGsche Krankheit** genannt. Während diese Krankheit beim Rinde ein Verwerfen erzeugt, tritt eine Fehlgeburt bei der Frau nur selten auf. Vielmehr verläuft diese Krankheit beim Menschen in der Form einer leichten Sepsis mit oft verhältnismäßig hohen Temperaturen bei relativem Wohlbefinden des Patienten. Glieder- und Gelenkschmerzen können dabei auftreten. Besonders durch den Genuß roher Milch kann diese Krankheit übertragen werden, vor allem auch, wenn man bedenkt, daß fast ein Drittel aller Rinderställe in Deutschland mit dieser Krankheit infiziert ist.

Eine ähnliche Krankheit, welche auf Malta durch den Genuß roher Ziegenmilch übertragen wurde, ist das Mittelmeerfieber oder **Maltafieber,** an dem früher in der Garnison jeder Neuankömmling erkrankte. Der Erreger, das Bacterium melitense, steht dem Erreger der BANGschen Krankheit sehr nahe.

Beide Erkrankungen werden unter dem Sammelnamen Brucellosis zusammengefaßt nach dem Entdecker des Maltafiebers (Bruce, 1887).

Tollwut (Lyssa)

Die **Tollwut** (Lyssa) wird vermutlich durch ein Virus verursacht und auf den Menschen durch den Biß erkrankter Hunde oder Wölfe übertragen. Doch genügt besonders bei einer geringen Verletzung auch schon das Lecken der Hunde zur Übertragung, da der Erreger bevorzugt zahlreich im Speichel der erkrankten Tiere vorhanden ist. Im Beginn der Erkrankung treten Schluckbeschwerden, Schlundkrämpfe, auf mit starker Abneigung gegen Flüssigkeit. Die Krämpfe können sich über den ganzen Körper ausbreiten. Im Gegensatz zu dieser sogenannten *rasenden Wut* findet man in seltenen Fällen eine *stille Wut,* bei welcher ohne Krämpfe gleich Lähmungen auftreten.

Zum Glück ist die Inkubationszeit bei der Tollwut eine sehr lange. 12 Tage frühestens, aber meist erst nach Wochen, ja nach Monaten, tritt die Krankheit auf. Auf dieser Tatsache fußt die aktive Immunisierung, welche PASTEUR erstmalig eingeführt hat. Ähnlich wie bei seinen Versuchen mit der Schutzimpfung gegen den Milzbrand konnte er auch hier durch Einspritzung eines abgeschwächten Krankheitskeimes, welchen er aus dem Rückenmark von an stiller Wut gestorbenen Kaninchen gewann, eine aktive Immunisierung erreichen. Diese Behandlung muß aber so früh wie möglich einsetzen, weil die Krankheit die Nervenbahnen entlang aufsteigt und sich in den Ganglienzellen verankert. Ist das bereits geschehen, kommt die Behandlung zu spät. Bißwunden am Halse sind deshalb wegen des kürzeren Weges zum Gehirn gefährlicher als solche am Fuß. Gelangt dann das Virusgift des Hundebisses zum Zentralnervensystem nach der langen Inkubationszeit, so ist dann durch die wiederholte Injektion abgeschwächter Keime bereits eine Immunisierung des Körpers erreicht, und das Gift kommt zu spät.

Anhangsweise soll noch erwähnt werden, daß es besonders in Brasilien eine unter Lähmungserscheinungen auftretende Lähmungswut gibt, welche nicht durch Hunde, sondern durch den Biß von Fledermäusen auf Tiere und auf Menschen übertragen wird. Sie ist meist tödlich.

Papageienkrankheit (Psittakosis)

Unter den wild lebenden Papageien Südamerikas ist eine Krankheit verbreitet, welche durch ein Virus hervorgerufen wird und eine Inkubationszeit von etwa ein bis drei Wochen hat, die aber auch auf den Menschen übertragen werden kann: die **Papageienkrankheit** (Psittakosis). Das Krankheitsbild beim Menschen ähnelt einer Grippe mit Lungenentzündung. Durch die Einfuhr von Papageien kommt sie auch bei uns vor, wo auch Wellensittiche befallen werden können. Nachdem wir mehr Kenntnis von dieser Krankheit erhalten haben, wurde 1934 das Gesetz zur Bekämpfung der ansteckenden Krankheiten ergänzt. So müssen unter anderem bei einer Einfuhr von Papageien und Wellensittichen dieselben eine Quarantäne durchmachen.

Aber nicht nur in Brasilien kommt diese Papageienkrankheit unter den wild lebenden Vögeln vor. 1938 entdeckte der Däne RASMUSSEN auch unter den einheimischen Sturmvögeln eine Infektionskrankheit, welche auch auf den Menschen übertragbar war und mit der Papageienkrankheit eine Ähnlichkeit hat.

Tularämie

In den letzten 20 Jahren war eine Krankheit bekannt geworden, die besonders bei Menschen auftrat, welche Ratten oder andere Nagetiere gejagt und deren Fell verarbeitet hatten. Da diese Krankheit zuerst 1912 in Nordamerika beschrieben war, wurde diese **Erdhörnchenpest** nach dem Staate Tulare in den USA benannt und mit dem Namen **Tularämie** bezeichnet. Außer der Ansteckung direkt vom Tier spielen auch noch Insekten, Zecken und Pferdebremsen bei der Übertragung eine Rolle. An den Ansteckungsstellen beim Menschen entwickeln sich kleine Geschwüre und regionäre Lymphknotenschwellungen, doch kommen auch allgemein septische Erscheinungen, die mehr wie ein Typhus verlaufen, vor. Diese Krankheit, welche durch einen Bazillus (Bacillus tularense) bedingt ist, heilt im allgemeinen in vier bis acht Wochen aus. Vielleicht durch diese Krankheit früher mit der Pest verwechselt, besonders wenn von sehr milden Pestseuchen ohne Todesopfer berichtet wurde.

Morbus Weil

Drei Infektionskrankheiten sollen nun beschrieben werden, welche nicht ein spezielles Organsystem vorwiegend befallen. Plötzlich beginnend mit Schüttelfrost und Fieber tritt die **Weilsche Krankheit** auf. Besonders ausgeprägt sind dabei die Schmerzen der Muskulatur, vor allem in den Waden und im Kreuz. Dazu tritt meist etwa am fünften Tage eine *Gelbsucht* und eine *Eiweißausscheidung* im Urin auf. Die Erholung nach dieser Krankheit geht sehr langsam vor sich; die Patienten fühlen sich lange Zeit noch sehr elend. Der Erreger ist eine Spirochäte (Spirochaeta icterogenes).

Wegen der im Vordergrund stehenden Gelbsucht bezeichnen wir diese in Epidemien auftretende fieberhafte Gelbsucht auch als fieberhaften Ikterus. Übertragen wird die Krankheit besonders durch Ratten, vor allem die Wanderratte. Im Urin der Ratte finden sich reichlich Spirochäten. Von hier aus können Wasser und auch Speisen infiziert werden. So erklärt sich die leichte Übertragung durch Baden in Kanälen oder auch das weitverbreitete Vorkommen in Schützengräben und in Kohlengruben.

Ähnliche Erkrankungen, welche als Epidemien in den Flußgebieten auftraten, hat man auch als Schlamm-, Wasser-, Erntefieber bezeichnet.

Malaria

Die **Malaria** wird nicht durch Bakterien und nicht durch ein Virus übertragen, sondern es handelt sich hier um ein einzelliges Lebewesen, ein *Plasmodium*. Bei diesem Plasmodium kann die Fortpflanzung auf zweierlei Art vor sich gehen: Einmal kennen wir ein geschlechtliches Entwicklungsstadium mit männlichen und weiblichen Gameten, zum anderen aber auch durch ungeschlechtliche Vermehrung. Diese Generationsfolge der Parasiten nennen wir Schizonten. Bei dieser letzten Art der ungeschlechtlichen Vermehrung, welche im roten Blutkörperchen stattfindet, zerfällt dasselbe, und eine größere Anzahl von Tochterzellen hat der Parasit dabei gebildet. Und durch diese Teilung innerhalb der Blutkörperchen wird der Fieberanfall ausgelöst. Wir kennen drei Arten von Parasiten: solche, die jeden zweiten Tag einen Anfall hervorrufen: die *Tertiana*, und eine andere Form, bei welcher der Anfall jeden dritten Tag auftritt: die *Quartana*.

In den Tropen findet sich eine gefährlichere Form: die *Malaria tropica*, welche wegen des Auftretens des Schwarzwasserfiebers gefürchtet ist, bei dem es neben einem Ikterus auch zur Ausscheidung von blutigem Urin kommt infolge Zerfalls der roten Blutkörperchen. Zur Behandlung der Malaria haben wir in der Chinarinde in dem Chinin ein ausgezeichnetes Mittel gefunden; in neuerer Zeit können wir auch die Geschlechtsformen abtöten durch das Plasmochin, das Atebrin und Resochin.

Übertragen wird diese Krankheit nur durch den Stich der *Mücke*, und zwar nur durch eine bestimmte Mückenart: die *Anopheles*-Mücke, welche verschiedene Unterscheidungsmerkmale gegenüber der gewöhnlichen Mücke (Culex) aufweist; z. B. sitzt eine Anopheles an der Wand mit ihrem Leib nicht parallel zur Oberfläche, sondern in schräger Haltung, so als wenn man einen Pfeil in die Wand geschossen hätte. Auch die Flügel und Fühler sind anders gestaltet; ebenso weist die Larve Unterschiede auf. Da diese Mücke sich besonders in der sumpfigen Gegend aufhält, nannte man diese Krankheit früher auch Sumpffieber, ja der Ausdruck Malaria bedeutet „schlechte

Luft"; denn diese machte man verantwortlich, bevor man wußte, daß einzig und allein die Anopheles der Überträger ist.

Diese Fieberanfälle, welche leicht durch Chinin zu beherrschen sind, hat man sich neuerdings auch bei der Behandlung mancher anderen Krankheiten zunutze gemacht. So wird die künstliche Übertragung von Malaria z. B. bei der Paralyse mit Erfolg angewandt.

Toxoplasmose

Ganz kurz soll hier noch eine Infektionskrankheit erwähnt werden, welche in letzter Zeit erst in ihrer Bedeutung bekannt geworden ist. Die Erreger dieser Toxoplasmose (Toxoplasmen gondi) sind ovale, sichelförmige Protozoen, deren Vorkommen beim Tier schon seit 1908, beim Menschen jedoch erst 1939 von Wolf nachgewiesen wurde. Auch der Weg der Ansteckung ist durch den Umgang mit den Haustieren gegeben.

Während diese Toxoplasmose beim Erwachsenen nur selten akut oder subakut mit Fieber verläuft, zeigt die chronische, latente Form keine bemerkenswerten Krankheitserscheinungen, so daß die Diagnose aus dem klinischen Bild nur schwer zu stellen ist. Bei Verdacht kann aber dieselbe durch Nachweis des Erregers oder besondere Teste erhärtet werden.

Sehr viel bedeutungsvoller aber ist die Übertragung dieser Krankheit durch die schwangere Mutter auf den Fetus auf dem Wege über die Plazenta. Erfolgt die Infektion während der Schwangerschaft frühzeitig, kommt es meist zum Absterben der Frucht und zur Fehlgeburt. Bei späterer Infektion erleben wir meist Frühgeburten von gehirngeschädigten Kindern, da die Erreger eine besondere Affinität zum Zentralnervensystem haben. Auch schwere Erkrankungen der Augen sind beobachtet worden.

Rückfallfieber

Eine andere Krankheit wird auch durch Insekten übertragen, und zwar in Europa durch die Laus. Sie tritt deshalb in „lausigen", d. h. in Kriegs- und Notzeiten besonders auf, das **Rückfallfieber,** dessen Erreger eine Spirochäte ist. Dabei tritt eine kurze Fieberattacke mit Kopfschmerzen und vor allem Schien- und Wadenbeinschmerzen auf, die sich nach einer fieberfreien Zeit zwei- oder dreimal wiederholen kann. Deswegen der Name: Rückfallfieber. Wie gegen alle Spirochäten wirkt auch hier das Salvarsan günstig.

Tetanus

Unter den Wundinfektionen steht an erster Stelle der **Wundstarrkrampf** (Tetanus), welcher durch den von Nikolai 1885 entdeckten Tetanusbazillus hervorgerufen wird. Die Inkubationszeit beträgt 6 bis 14 Tage. Dieser Bazillus findet sich besonders in Gartenerde und wird von da durch eine Verschmutzung der Wunden auf den Menschen übertragen, bei welchem die Empfindlichkeit erheblich höher ist als bei den Tieren. Bei den von dieser Krankheit Befallenen tritt eine Steifigkeit und Spannung der Muskulatur auf, die besonders im Gesicht und Unterkiefer beginnt und sich dann über den ganzen Körper ausbreiten kann, wobei es bei völlig erhaltenem Bewußtsein zu schweren Krämpfen kommen kann. Diese krankhafte Muskelstarre wird durch ein von den Bazillen erzeugtes Gift (Toxin) hervorgerufen. Es ist deshalb dringend notwendig, bei jeder besonders durch Gartenerde verschmutzten Wunde zeitig eine Injektion von Tetanusserum zu geben (passive Immunisierung). Denn sind erst die Toxine mit den Nervenzellen verankert, hilft kein Antitoxin mehr. Der Serumschutz allerdings reicht nur etwa sieben Tage. Bei späteren Operationen einer solchen Wunde wird deshalb eine erneute Injektion notwendig sein.

Als Prophylaxe aber ist wichtig und dringend eine Schutzimpfung (aktive Immunisierung) gegen den Wundstarrkrampf, welche schon im 4., 5. und 6. Lebensmonat vorgenommen und mit der Schutzimpfung gegen Diphtherie und Keuchhusten kombiniert wird. Eine Wiederholung im 2. und 5. Lebensjahr (dann allein gegen Tetanus und Diphtherie) verspricht dann einen dauernden Schutz.

Gasbrand (Gasödem)

Eine zweite gefürchtete Komplikation bei Wunden ist der **Gasbrand,** hervorgerufen durch verschiedene Arten des Gasbrandbazillus. Auch er ist ein Erdbewohner wie der Tetanusbazillus. Zu seiner Entwicklung braucht er aber keine Zufuhr von Sauerstoff; er entwickelt sich unter Luftabschluß und bildet unter der Haut Gasansammlungen. Besonders Verletzungen mit tiefen Buchten (Granatverletzungen) bieten ihm deshalb eine besondere Ausbreitungsmöglichkeit.

Als letztes sollen die **ausländischen Infektionskrankheiten** besprochen werden, deren besondere Gefährlichkeit daraus hervorgeht, daß für dieselben in der Seuchengesetzgebung besondere Vorsichtsmaßnahmen erlassen wurden.

Pocken (Variola)

Beginnen wir mit den **Pocken.** Als Erreger wird ein Virus mit einer Inkubationszeit von 9 bis 14 Tagen angesehen. Heute, wo diese Seuche in Europa fast erloschen ist, können wir uns kaum eine Vorstellung davon machen, welche Verheerungen dieselbe auf ihrem Zuge durch Europa verursachte. Noch vor 150 Jahren war jeder dritte bis vierte Mensch von den Pocken für sein weiteres Leben entstellt.

Die Pocken sind eine uralte Seuche, und naturgemäß hatten die Menschen schon bald versucht, dieser fast unvermeidbar erscheinenden Gefahr irgendwie zu begegnen.

Die schon früh in China geübte Kunst, den Pockeneiter von leicht Erkrankten auf Gesunde überzuimpfen, um dieselben dadurch vor einer Ansteckung mit schweren Pocken zu bewahren, diese Kunst war in Europa unbekannt. Allmählich drang dieses Verfahren, welches wir *Variolisation* nennen, bis nach Kleinasien vor. Aber immerhin hatte doch diese Art der Übertragung echter Pocken, wenn auch nur von leichten Fällen, auf Gesunde, einige Gefahren im Gefolge. Da sie nicht unter ärztlicher Aufsicht stattfand, konnten leicht andere Krankheiten mit übertragen werden, und vor allen Dingen wurden neue Pockenträger erzeugt, wodurch der Infektionsherd natürlich nicht zum Erlöschen kam.

Ein glücklicher Zufall im Jahre 1768 führte nun aber zu einem völlig neuartigen und schließlich die Seuche restlos besiegenden Verfahren. In diesem Jahre hörte ein junger Arzt, EDWARD JENNER, eine Kuhmagd die Worte sprechen: „Ich kann keine echten Pocken bekommen, da ich die Kuhpocken hatte.“ Auf diese Erfahrung baute nun der Arzt eine Schutzimpfung auf.

Er konnte zeigen, daß sich die echten Pocken vermeiden lassen durch Impfung mit einer den Pocken verwandten Infektionskrankheit: den beim Tiere vorkommenden Kuhpocken. Diese Impfung wurde nicht mit dem gefährlichen Pockeneiter wie bei der Variolisation vorgenommen. Die Immunisierung gelang hier vielmehr mit einer für den Menschen ungefährlichen Abart der Pocken: den Kuhpocken (Vakzination).

Schlagartig, wie bei fast keiner anderen Infektionskrankheit, hat sich durch diese Maßnahme der Impfung das Bild der Seuche geändert. Nun entschloß man sich in den meisten europäischen Staaten, die Impfung gesetzlich zu verankern. Im Reichsgesetz vom 16. März 1874 wurde für Preußen die gesetzliche Schutzimpfung festgelegt. Jedes Kind muß vor Ablauf des Jahres, in dem es das erste Lebensjahr vollendet, geimpft werden. Und weil eine Impfung durch einen abgeschwächten Erreger niemals einen so langen Schutz, vielleicht lebenslänglich, hinterlassen kann wie nach Überstehen der richtigen Krankheit, der echten Pocken, so muß im zwölften Lebensjahr eine Wiederholungsimpfung erfolgen.

Dabei sind alle nur möglichen Vorsichtsmaßregeln eingeschaltet, um eine Gefahr bei der Impfung auszuschließen. Die Reinheit des Impfstoffes wird durch staatliche Überwachung gewährt, und bei der Impfung, die nur ein Arzt vornehmen darf, werden nicht geeignete Kinder, besonders solche, die an Hautkrankheiten leiden, von der Impfung zurückgestellt. Deshalb treten Komplikationen (als schwerste die Impfenzephalitis) bei sachgemäßer Impfung und strenger Beachtung der Gegenindikationen nur höchst selten auf. Doch sind sogenannte überalterte Erstimpflinge nach dem 2. Lebensjahr mehr gefährdet, Darum ist eine Impfung im 8. bis spätestens 9. Lebensmonat angezeigt. Auch bei älteren Personen, bei welchen 40 Jahre nach der Impfung die Immunität abgeschwächt oder erloschen ist, muß eher mit Komplikationen gerechnet werden (Kreislauf).

Heute werden sie deshalb auch wohl kaum Gelegenheit haben, einen Pockenkranken zu pflegen, bei welchem nach einem hohen Fieberanstieg und vorübergehendem Auftreten von masernartigem Ausschlag etwa am sechsten Tag die Pockenbläschen unter erneutem Fieberanstieg zu vereitern beginnen. Um das qualvolle Leiden dieser Menschen zu lindern, wandte man rotes Licht an. Manche Kirchenfenster im Mittelalter waren deshalb mit roten Scheiben versehen. Heute wenden wir eine Einpinselung mit einer Lösung von übermangansaurem Kali an, wobei wir nicht nur die Wirkung des roten Lichtes ausnutzen, sondern zugleich eine Desinfektion erreichen.

Pest

Der schwarze Tod des 14. Jahrhunderts mit seinem explosionsartigem Erscheinen unter diesem Bilde zog die **Pest** durch Europa. 1894 konnte Kitasato den Pestbazillus entdecken. Die Inkubationszeit beträgt nur zwei bis fünf Tage. In zwei Formen tritt diese Krankheit auf: als *Beulenpest* mit großen Lymphknotenanschwellungen oder als *Lungenpest* unter der Form einer schweren Lungenentzündung. Übertragen wird diese Krankheit durch den Biß des Flohes, und zwar des Rattenflohes. Beim Saugen überträgt er durch den Biß die Pestkeime in die Wunde, doch auch von Kratzeffekten aus können durch den Kot des Flohes von der Haut aus die Keime aufgenommen werden. Übrigens findet sich dieser aus Blut und Bakterien bestehende

„Verstopfungspfropf" im Floh nur bei feuchter Jahreszeit. In trockener Zeit wird er schnell verdaut, und die Pest kann wieder so schnell verschwinden, wie sie gekommen war. In Asien ist die Pest noch heimisch. Der Vernichtung der *Ratten* auch auf den Schiffen gilt deshalb unser besonderes Augenmerk. Die Lungenpest kann natürlich auch von Mensch zu Mensch durch Tröpfcheninfektion übertragen werden.

Cholera

Zu den schnellsten Infektionskrankheiten gehört neben der Pest, der Grippe und dem später zu besprechenden Gelbfieber vor allem die **Cholera.** Auch deren Wiege stand am Ganges. Die Inkubationszeit beträgt hier nur drei Stunden bis vier Tage. Diese so rasch verlaufende Krankheit zeichnet sich dadurch aus, daß hier wieder die von Koch 1883 entdeckten Cholerabazillen vor allen Dingen eine Giftwirkung auf den Körper ausüben. Heftige reiswasserartige Durchfälle, verbunden mit Wadenkrämpfen, großer Herzschwäche, sinkendem Blutdruck und großer Abkühlung des Körpers ohne Auftreten von Fieber zeichnen diese Krankheit aus. Und oft geht der ganze Verlauf so rasch, daß wie ein Blitz aus heiterm Himmel das Schicksal dieser Menschen schon in wenigen Stunden besiegelt ist. Ebenso oft aber kann es passieren, daß ein schon erkalteter Körper, dessen Atmung und Puls kaum noch zu bemerken ist, eine Scheinleiche sozusagen, plötzlich sich wieder erholen kann und in den erkalteten Körper plötzlich wieder Leben kommt. Das Bild dieser so schnellen Seuche werden wir nicht vergessen, wenn wir an seine künstlerische Gestaltung in jenem Film denken, der uns das Schicksal Tschaikowskis vor Augen führt und den Titel trägt: „Es war eine rauschende Ballnacht."

Lepra

Welch ein Gegensatz zwischen der eben beschriebenen Infektionskrankheit mit ihrem so schnellen Verlauf und jener anderen, schleichend über Jahre aber unerbittlich zum Siechtum führenden chronischen Erkrankung, die so alt ist, wie wir Überlieferungen aus der Menschengeschichte kennen, die schon in der Bibel mit dem Worte „Aussatz" beschrieben wurde, der **Lepra.**

Erst 1873 fand Hansen den Erreger in einem Stäbchen, welches dem Tuberkelbazillus ähnlich ist. Die Inkubationszeit ist hier eine sehr lange, vielleicht Jahre betragende. In verschiedenen Formen kann diese Krankheit auftreten, so als Knotenlepra, mit Knotenbildung an den Gliedmaßen. Auch werden das Gesicht, Augen, Zunge und innere Organe befallen. Die Nervenlepra andererseits führt zu schweren trophischen Störungen und Geschwüren und zum Abstoßen ganzer Organe. Kein Organ, welches durch die Lepra nicht befallen werden kann. Gelähmt oder verkrüppelt, manchmal auch des Augenlichtes beraubt, finden wir schließlich nur ein menschliches Wrack noch vor. Aber Jahrzehnte können vergehen von jenen ersten Erscheinungen der Haut bis zu dem erlösenden Ende.

Wir können uns vorstellen, daß gegen eine solche grauenvolle Krankheit, zumal bei ihrer großen Ausbreitung, der menschlichen Gemeinschaft nichts anders übrigblieb, als Maßnahmen zu ergreifen, die für den einzelnen natürlich eine große Härte waren. Diese Elenden wurden ausgeschlossen aus der Gemeinschaft und zwangsweise in

Spitälern und Heimen untergebracht. Im Jahre 1226 zählte man in Europa 19000 Lepraheime. Und wenn sie vor den Toren der Stadt sich aufhielten, warnte eine Glocke die Umgebung vor näherer Berührung. Sie verschonte nicht arm noch reich. Das Schicksal eines solchen Kranken finden wir dargestellt von HARTMANN VON DER AUE im „Armen Heinrich", das GERHART HAUPTMANN später als Vorlage zu einem gleichnamigen Theaterstück benutzte.

Die Übertragung findet von Mensch zu Mensch statt, wobei der genaue Weg der Ansteckung uns nicht bekannt ist. Vielleicht findet die Infektion auch durch Hautrisse statt, in der Nasenschleimhaut finden wir diese Bazillen sehr reichlich.

In Europa ist die Seuche fast erloschen, nur einige Lepraheime fanden sich z. B. in Kurland und in Ostpreußen. Aber in den Tropen ist diese Krankheit heute noch weit verbreitet. Mustergültige Lepraheime finden wir in Sumatra, wo diese Kranken in größeren Kolonien, nur völlig abgeschlossen von der Außenwelt, wenigstens ihr Leben dort so gestalten können, wie sie es früher gewohnt waren. Nur ein Zurück gibt es nicht mehr. Aber die Kinder, welche dort geboren werden, müssen aus den Heimen sofort entfernt und damit der Mutter genommen werden, um sie nicht ebenfalls wieder der Seuche verfallen zu lassen. Ja, es gibt aber noch Gegenden, z. B. in Nigeria, wo die Anzahl der Leprakranken so groß ist, dort eine Million, daß es nicht möglich ist, dieselben in Lepraheimen unterzubringen. Erfolgversprechend scheint neuerdings die Behandlung mit chemotherapeutischen Mitteln zu sein (Sulfone, DDS).

Fleckfieber (Typhus exanthematicus)

Das Fleckfieber wird nicht durch einen Bazillus übertragen, sondern durch Erreger, welche etwa zwischen die Bakterien und die größeren Virusarten einzureihen sind. Der nordamerikanische Fleckfieberforscher RICKETTS entdeckte sie, und darum tragen sie seinen Namen: Rickettsia Prowazeki. Die Inkubationszeit beträgt elf bis vierzehn Tage. Diese Krankheit, die mit hohem Fieber und einem den ganzen Körper befallenden Ausschlag in Erscheinung tritt, wird einzig und allein durch die Laus übertragen. Und so finden wir diese Krankheit, wie auch das Rückfallfieber, besonders in solchen Zeiten auftreten, in welchen die Läuseplage vermehrt ist: in Kriegs- und Hungerzeiten. Schon die Heere Napoleons 1813/14 begleitete diese Seuche, und bei seinem Rückzug wurde ganz Europa davon befallen. Wir haben gegen diese Krankheit neuerdings einen Schutzimpfstoff gefunden, der aber dadurch schwer herzustellen ist, daß sich diese Rickettsien nicht auf den üblichen Nährböden vermehren, sondern nur im Tier oder im lebenden Hühnerei.

Gelbfieber

Eine Seuche, die letzte, die noch erwähnt werden soll, ist eine tropische Seuche, die uns nicht heimsuchen kann, das **Gelbfieber,** hervorgerufen durch ein Virus. Sie beginnt mit Fieber und Rötung des Gesichtes und der Bindehäute; auch Erbrechen tritt auf. Am dritten bis vierten Tage wird dasselbe blutig, Eiweißausscheidung und eine Gelbsucht gesellen sich hinzu, nach welcher die Krankheit ihren Namen erhalten hat.

Zur Übertragung der Krankheit ist ein Zwischenwirt erforderlich, und zwar eine Stechmücke, welche aber nicht unter einer Temperatur von 23 Grad sticht. Deswegen ist diese Krankheit an Breitengrade gebunden: zwischen dem 42. und 40. Grad südlicher Breite kommt sie nur vor. Durch Bekämpfung der Mücke ist diese Krankheit in Amerika weitgehend bis auf einen kleinen Herd in Brasilien eingedämmt; nur in Afrika findet sich noch ein ausgebreiteter Seuchenherd.

Seuchengesetze

Zum Schutze gegen die Infektionskrankheiten sind nun bestimmte Vorschriften in dem Reichsseuchengesetz vom 30. Juli 1900 verankert.

Infolge der größeren Gefährlichkeit sind diese Vorschriften bei den *ausländischen* Infektionskrankheiten strenger gehalten.

Die Meldepflicht an das Gesundheitsamt muß sofort erfolgen. Dabei ist nicht nur der Arzt, sondern auch der Haushaltungsvorstand und das Pflegepersonal zur Meldung verpflichtet.

Zum zweiten müssen diese Kranken in einer Seuchenabteilung eines Krankenhauses isoliert werden. Mitbewohner müssen so lange in Quarantäne bleiben, bis die Inkubationszeit der betreffenden Krankheit abgelaufen ist. Die Wohnung muß desinfiziert werden. Außerdem kann der Amtsarzt besondere Anordnungen erlassen, um die Ausbreitung der Seuche zu verhindern. Darunter fallen: Schließung von Theatern und Kinos, von Bade- und Schwimmanstalten. Ferner die Schließung oder Desinfektion der Wasserleitung. Auch können öffentliche Leichenbegängnisse verboten werden, und zum Schutze der Bevölkerung können öffentliche Impfungen angeordnet werden. Ferner kann er auch Bestimmungen zur Vertilgung schädlicher Tiere erlassen, durch welche diese Krankheiten übertragen werden können (Mücke, Ratte, Wanze, Fliege).

Bei den *einheimischen* Infektionskrankheiten kann die Meldepflicht innerhalb 24 Stunden erfolgen. Auch darf die Isolierung im Hause geschehen, wenn die häuslichen Verhältnisse es gestatten, wobei dem Amtsarzt die Überwachung obliegt. Bei ungenügender häuslicher Isolierung kann er zwangsweise eine Überführung ins Krankenhaus anordnen. Außerdem muß eine fortlaufende und eine Schlußdesinfektion erfolgen.

Desinfektion

Während die Schlußdesinfektion, sei es nach Genesung oder nach erfolgtem Tode, nur der staatlich geprüfte Desinfektor durchführen darf, ist die fortlaufende Desinfektion am Krankenbett von jeder Pflegeperson zu beachten.

Der Pfleger selbst hat einen am besten hinten geschlossenen Kittel zu tragen, den er beim Verlassen des Zimmers ablegen muß. Auch die Schuhe sind mit einem Desinfektionsmittel abzureiben. Für peinliche Händedesinfektion ist Sorge zu tragen. Seine Mahlzeiten muß er außerhalb des Krankenzimmers einnehmen. Seine Wäsche darf erst dann zum Waschen gegeben werden, wenn sie vorher zwei Stunden in Kresolwasser gelegen hat.

Das Krankenzimmer darf nie trocken gefegt werden. Der Patient darf keine Besuche erhalten. Eine Schüssel mit Desinfektionslösung muß bereitstehen. Das Eßgeschirr muß erst mit Soda ausgekocht werden, bevor es aus dem Krankenraum herausgegeben werden darf.

Besondere Aufmerksamkeit ist auf die Absonderungen des Kranken zu richten. Der Auswurf, am besten in Papiertüten gesammelt und verbrannt, muß sonst vier Stunden unter mehrmaligem Rühren in einem Gefäß mit 5%iger Chloraminlösung belassen werden. Zur Stuhldesinfektion ist am besten Übergießen von Kalkmilch (15- bis 20%ige Aufschwemmung von gelöschtem Kalk in Wasser).

Auch das Badewasser darf erst dann ablaufen, wenn es vorher zwei Stunden unter der Einwirkung einer solchen Lösung gestanden hat.

Zum Schluß noch einige Hinweise, welche Professor Heicken gegeben hat: Die Wäschedesinfektion wird erreicht durch eine 1%ige wäßrige Formalinlösung (1 Raumteil Formalin auf 35 bis 40 Raumteile Wasser = 1%ige Formaldehydlösung). Die Einwirkung muß aber sechs Stunden dauern. Derselben Lösung kann man sich auch bei der Raumdesinfektion bedienen. Ist es bei der Pflege zu einer Beschmutzung der Hände mit Typhus- oder Ruhrbazillen gekommen, so müssen dieselben vor der Seifenwaschung in eine 0,5%ige Chloraminlösung (oder 5%iges Sagrotan) getaucht werden und zwei Minuten unter Waschbewegungen darin gelassen werden.

Bei Beschmutzung mit Tbc.-Bazillen muß eine gründliche Seifenwaschung erfolgen und danach dieselben mit Brennspiritus fünf Minuten lang mittels eines Wattebausches abgerieben werden.

Nachdem wir nun die Infektionskrankheiten kennengelernt haben, welche durch Bakterien oder durch ein Virus hervorgerufen werden, müssen nun noch Krankheiten besprochen werden, welche durch andere niedrige Tiere übertragen werden. Vorher soll aber zuerst noch eine Krankheit Erwähnung finden, welche durch einen niederen Pilz, der eine Zwischenstellung zwischen Spalt- und Schimmelpilzen einnimmt, hervorgerufen wird: die **Strahlenpilzerkrankung** *(Aktinomykose)*. Meist geht die Krankheit von der Mund-Rachenhöhle aus, und es finden sich z. B. am Halse bretthart Geschwülste und Knoten mit Abszeßbildung und Fisteln. Doch können ebenso auch vom Darm aus solche Geschwülste entstehen. Im Eiter findet man solche „Drusen" in Form von Körnchen, die Geflechte des Pilzes darstellen und auch teilweise verkalkt sind. Da die Pilze sich auch auf Getreidegrannen finden, wurde vielfach angenommen, daß auf diesem Wege durch Kauen solcher Getreidegrannen die Infekion zustande komme, was jedoch noch nicht bewiesen ist.

Erkrankungen durch tierische Parasiten

Wurmkrankheiten

Unter den tierischen Parasiten wollen wir uns zunächst mit den **Eingeweidewürmern** beschäftigen. Zunächst müssen wir hier hervorheben, daß die Fortpflanzung durch mikroskopisch kleine Eier erfolgt, welche in großer Menge im Stuhlgang enthalten sind. Die Infektion erfolgt einmal durch beschmutzte Nahrung und andererseits durch Selbstinfektion.

Schutz vor der Infektion bietet deshalb Sauberhaltung der Hände, Desinfektion des Stuhlganges, die Vernichtung abgehender Wurmteile, da dieselben reichlich Eier enthalten.

Die **Bandwürmer** stellen Tierkolonien dar mit einer Reihe von Einzelindividuen, Proglottiden genannt. Am dünnen oberen Ende sitzt der Kopf mit einem Haftapparat. Es ist wichtig zu wissen, daß aus den Eiern sich nicht gleich wieder ein neuer Bandwurm entwickelt, sondern als Zwischenstadium ein Blasenwurm oder Finne entsteht. Dort, wo die geschlechtliche Entwicklung sich vollzieht, diesen Träger bezeichnen wir als *Wirt*, während wir unter dem *Zwischenwirt* dasjenige Individuum verstehen, in welchem sich die ungeschlechtlichen Formen aufhalten.

Zwei Arten von Bandwürmern haben wir besonders zu unterscheiden, welche sich in ihrem Bau gut voneinander unterscheiden lassen: den *Rinderbandwurm* (Taenia saginata), bei welchem das Rind der Zwischenwirt ist, und den *Schweinebandwurm* (Taenia solium), bei welchem die Finne im Schwein vorkommt. Die letztere Art ist bei uns sehr selten geworden. Durch Genuß rohen Fleisches gelangt die Finne in den Magen, und von hier aus entwickeln sich die Bandwürmer. Die vorgeschriebene Fleischbeschau schützt uns besonders vor dem Schweinebandwurm. Eine wesentlich größere Gefahr als der Aufenthalt eines Bandwurmes im Darm besteht aber

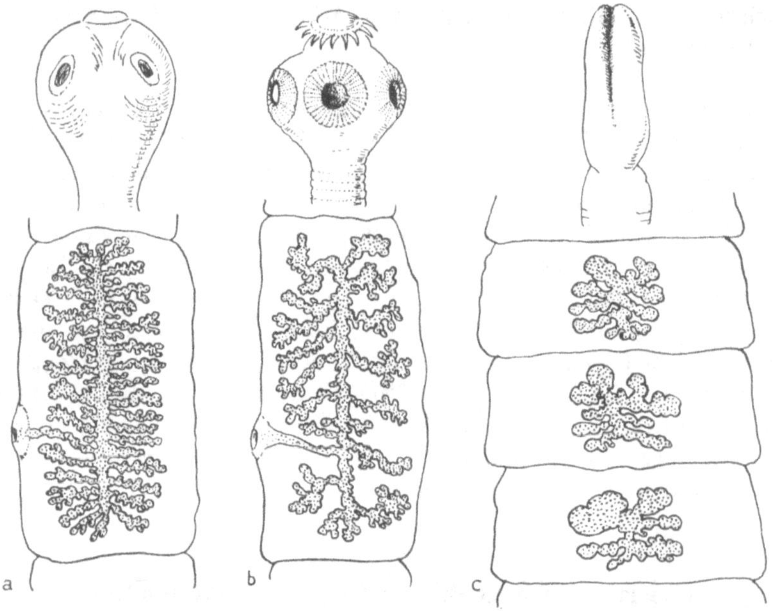

Abb. 131. Glieder (Proglottiden) von Bandwürmern, darüber die entsprechenden Köpfe

a = Rinderbandwurm des Menschen *(Taenia saginata)*
b = Schweinebandwurm des Menschen *(Taenia solium)*
c = Fischbandwurm des Menschen *(Botriocephalus latus)*

dann, wenn der Mensch zufällig Bandwurmeier, besonders von dem Schweinebandwurm, verschluckt und die Finne, welche daraus entsteht, ihren Sitz in lebenswichtigen Organen, Gehirn oder Auge hat (Cysticercus).

Auch in Fischen findet sich eine Finne, die im Menschen sich zu dem *Fischbandwurm* (Botriocephalus latus) entwickelt. Dieser sondert eine giftige Substanz ab, wodurch es zu einer schweren Anämie und einem Siechtum kommen kann.

Selten kommt glücklicherweise die Krankheit vor, bei welcher der Mensch zum Zwischenwirt eines tierischen Bandwurmes, des *Hundebandwurmes* (Taenia echinococcus) geworden ist. Hier kann die Finne, welche zu einer gewaltigen Blase bis zu Kindskopfgröße anwachsen oder aber auch zahlreiche kleine und kleinste Hohlräume aufweisen kann, schwere Zerstörungen innerer Organe hervorrufen, so in Leber, Nieren, Lungen und auch den Knochen. Echinokokkusblasen nennen wir diese Geschwülste.

Im Gegensatz zu den Bandwürmern weisen die **Rund-** oder **Fadenwürmer** getrenntlebende Geschlechter auf. Bekannt ist der *Spulwurm* (Ascaris lumbricoides). Die Männchen sind etwa 15 bis 20, die Weibchen 25 bis 40 cm lang, von regenwurmartiger Gestalt. Sie leben im Dünndarm. Im allgemeinen wurde der Spulwurm als ein harmloser Parasit des Darmes angesehen. Doch abgesehen davon, daß er in großer Menge vorkommend Erscheinungen von Darmverschluß machen kann, neigt er dazu, sich durch enge Öffnungen hindurchzuwinden, so daß er auch in den Choledochus hineingelangen kann.

Übrigens nimmt man heute an, daß die im Darm ausgeschlüpften Larven mit dem Blutstrom durch die Leber in die Lunge gelangen, von hier aus die Luftröhre durchwandern und von der Speiseröhre aus erst in den Darm gelangen. Ein komplizierter Entwicklungsweg, wie wir sehen. Das massenhafte Einwandern der Larven in die Lunge kann besonders bei Kindern zur Bildung sogenannter eosinophiler Lungeninfiltrate führen.

Sehr viel kleiner ist der *Madenwurm* (Oxyuris vermicularis), bei welchem die Männchen 3 bis 5, die Weibchen 10 bis 12 mm lang sind und sich im unteren Dünn- und Dickdarm aufhalten. Die Weibchen legen dabei ihre Eier um den After herum ab, was starken Juckreiz erzeugt. Durch beschmutzte Finger ist hier wieder der Weg zur Selbstinfektion gegeben.

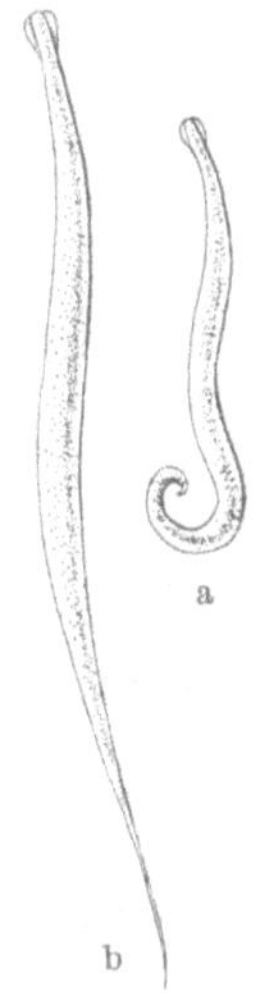

Abb. 132. Madenwurm des Menschen (Oxyuris vermicularis) (stark vergrößert)
a) Männchen, b) Weibchen

Weit gefährlicher ist der *Hakenwurm* (Anchylostoma duodenale), der seinen Namen von den scharfen Zähnen und schneidenden Kapseln seiner Mundkapsel hat.

Auch die Larven können schon die unversehrte Haut durchdringen und von hier aus auf dem Blutwege über die Lunge und die Speiseröhre in den Darm gelangen, wo sie sich zu geschlechtsreifen Würmern entwickeln können und oft zu Tausenden enthalten sind. Dabei ist das Männchen 1 cm, das Weibchen $1\frac{1}{2}$ cm groß. Sie verursachen bei ihren Trägern schwere Anämien, für welche nicht nur der große Blutverlust die Ursache zu sein scheint, sondern eine von den Parasiten ausgehende Giftwirkung. Diese Krankheit ist auch heute noch in den Tropen weit verbreitet, fand dann aber ihren Eingang in Oberitalien, besonders bei den Arbeitern des Gotthardtunnels (so daß man damals diese Krankheit die Tunnelkrankheit nannte), hat sich dann aber auch in den Kohlengruben Nordeuropas angesiedelt. Der ja an seinem Oberkörper fast unbekleidete Grubenarbeiter bot auch den Larven ein großes Angriffsfeld, während in den Tropen meist von den Füßen aus die Infektion stattfand. Durch weitgehende sanitäre Maßnahmen, Kontrolle aller Bergarbeiter, ist es gelungen, die Seuche weitgehend einzudämmen.

Trichinose

Zum Schluß muß noch eine Krankheit erwähnt werden, bei welcher kein Zwischenwirt erforderlich ist, dessen Embryo eingekapselt in der Muskulatur der Ratte, des Schweines und nach Genuß von Schweinefleisch auch in der Muskulatur des Menschen

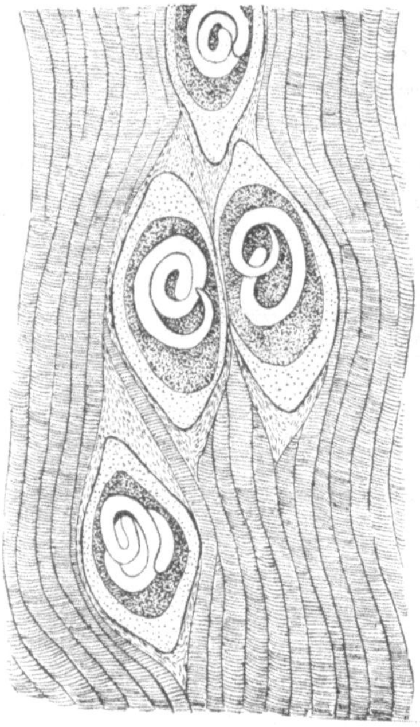

Abb. 133. Trichine

liegen kann: die *Trichinose.* Nach Genuß von trichinösem Fleisch wird durch die Verdauung die Zyste frei, aus der sich nach 2 bis 3 Tagen die geschlechtsreife Trichine entwickelt. Das Weibchen, etwa 3,5 mm groß, eingebohrt in die Dünndarmschleimhaut, entleert über 1000 Embryonen, welche die Darmschleimhaut durchdringen und auf dem Blutwege zu den Muskeln gelangen, wo sie sich wieder einkapseln.

Die Trichine, kann man also sagen, erblickt nie das Licht der Welt. Diese Wanderung durch die Muskulatur gibt die Veranlassung zu den schweren Muskelschmerzen, dem Lidödem und den Atemstörungen, welche sogar zum Tode führen können. Wegen der Gefährlichkeit der Krankheit bestand im ganzen Orient das Verbot des Schweinefleischgenusses. Heute können wir durch eine vorgeschriebene Fleischbeschau die Krankheit eindämmen. Nur dann, wenn diese vorgeschriebene Fleischbeschau nicht stattgefunden hat, besteht eine solche Gefahr. So trat eine letzte Epidemie in Stuttgart auf nach Genuß von Bärenschinken.

Krätze

Einige Krankheitserreger finden wir auch unter den **Gliederfüßlern.** Am wichtigsten ist hier die *Krätzemilbe*, welche die Krätze (Skabies) verursacht. Sie ist etwa stecknadelkopfgroß, mit schildkrötenartigem Körper und acht kurzen Beinchen. Das Weibchen bohrt sich lange Gänge in die Haut, in welche sie Eier und Kot ablegt. Dadurch wird ein starker Juckreiz hervorgerufen, wodurch Kratzwunden und Ekzeme entstehen. Bevorzugt wird die Haut zwischen den Fingern, an den Handgelenken, Ellenbogen und Kniekehlen, auch unter der Brustwarze. Später kann der ganze Körper befallen sein.

Eine ähnliche Milbe findet sich an den Stachelbeersträuchern und den Schnittbohnen im Herbst: die *Erntemilbe* (Leptus automnalis), welche sich ebenfalls in die Haut einbohrt und dort Jucken und Entzündung erzeugt.

Bekannt ist auch der Holzbock, die *Hundezecke*, etwa 1 bis 4 mm lang, welche sich in die Haut einbohrt und dort Blut saugt, wodurch sie groß wird und etwa die Form einer kleinen Linse annimmt. Beim Abreißen bleibt dann meist der Kopf zurück, welcher leicht eine Eiterung verursacht.

Die **Insekten** spielen, wie wir gesehen haben, vor allen Dingen als Krankheitsträger eine Rolle. Unter den *Läusen* müssen wir die Kopfläuse, die sich am Kopf, die Filzläuse, die sich besonders in den Schamhaaren vorfinden, und die Kleiderläuse unterscheiden. Die letzten haben wir als Überträger des Fleckfiebers und des Rückfallfiebers kennengelernt. Die *Flöhe* spielen eine Bedeutung bei der Übertragung der Pest, die *Wanzen* schließlich sollen ebenfalls das Rückfallfieber übertragen können.

Welche Bedeutung schließlich die *Fliegen* als Krankheitsüberträger haben, wurde schon bei der Ruhr und dem Typhus erwähnt.

Geschwulstkrankheiten

Eine krankhafte Zellwucherung führt zur Entstehung von **Geschwülsten.** Wir unterscheiden hierbei *gutartige* Geschwülste von den *bösartigen.*

Die **gutartige Geschwulst** verdrängt das Nachbargewebe, aber durchdringt es nicht, wächst nicht in dasselbe hinein. Das ist ein wesentlicher Unterschied zwischen einer bösartigen und einer gutartigen Geschwulst. Um diesen Unterschied noch deutlicher zu verstehen, wollen wir denselben an einem Beispiel uns klarmachen. Haben wir eine gutartige Geschwulst der Ohrspeicheldrüse vorliegen, so wird das Ohrläppchen fortgedrängt und hochgehoben. Eine bösartige Geschwulst der Ohrspeicheldrüse durchdringt auch das Ohrläppchen, es wird nicht abgedrängt. Solche gutartigen Geschwülste können aus den verschiedensten Zellen gebildet werden. Aus den Fettzellen entstehen die weichen, oft sehr großen Fettgeschwülste, die *Lipome.*

Derber sind jene Geschwülste, welche aus Bindegewebe bestehen, die *Fibrome* oder Bindegewebsgeschwülste.

Muskelgeschwülste finden wir besonders an der Gebärmutter, die *Myome,* welche gut abgegrenzt gegen die Umgebung nur durch ihre Größe — sie können bis kindskopfgroß werden — naturgemäß in dem engen kleinen Becken durch Druck Beschwerden machen; sie können dort z. B. auf die Austrittsstellen des N. ischiadicus drücken, und oft kommt eine solche Patientin zuerst wegen ihrer „Ischias" in Behandlung, weil die eigentliche Geschwulst ihr keinerlei Beschwerden macht.

Wucherungen des Nervengewebes nennen wir *Neurome,* welche oft mit den Fibromen gemischt als Neurofibrome erscheinen. Sie können sich ausgedehnt am ganzen Körper vorfinden. Wir bezeichnen diese Krankheit als RECKLINGHAUSENsche Krankheit.

Ernstere Erscheinungen machen diese an und für sich gutartigen Geschwülste, wenn sie von Ganglienzellen des Hirn- und Rückenmarkes ausgehen, sogenannte *Gliome.* Hier können sie auch schon bei kleiner Ausdehnung durch Druck auf die Nachbargegend ernstere Symptome verursachen.

Daß die **bösartige Geschwulst** in das Nachbargewebe hineindringt, haben wir gleich zum Unterschied zu der gutartigen Geschwulst erwähnt. Bei diesem Durchwandern durchbricht sie auch die Venenwand und die Lymphgefäße, und auf dem Blut- oder Lymphwege kommt es nun zu einer Aussaat in ferngelegene Organe, in welchen sich Tochtergeschwülste, *Metastasen,* bilden können. Das ist die zweite große Gefahr der bösartigen Geschwülste. Die eine Form dieser bösartigen Geschwülste stellt der Krebs, das *Karzinom,* dar. Es nimmt seinen Ursprung immer nur von den Epithelzellen. Nur dort, wo Epithelzellen vorkommen, kann eine Wucherung derselben, ein Krebs, entstehen. Einmal sind es die Epithelzellen des *Verdauungskanals,* von den Lippen angefangen über die Zunge und Speiseröhre, von denen ein Karzinom ausgehen kann. Auch der Magen wird häufig von einem Karzinom befallen. Und leider verursacht dieses im Beginn so wenig Beschwerden, daß diese Kranken den Arzt erst dann aufsuchen, wenn die heilungbringende Operation zu spät ist. Auch der untere Teil des Magendarmkanals, besonders der Dickdarm, vor allem der Mastdarm, ist oft der Sitz eines Karzinoms. Scheinbar harmlose Hämorrhoidenblutungen werden den Arzt stets veranlassen, eine genaue Abtastung des Mastdarmes vorzunehmen. Denn auch hier kann eine frühzeitige Operation das Leben des Kranken retten.

Auch die *Lunge*, besonders die Schleimhaut der Bronchien, wird von einem Karzinom befallen, heute mehr als früher, was vielleicht aus der besseren Röntgendiagnose zu erklären ist, vielleicht auch in der Einatmung schädlicher Gase (Auspuffgase der Automobile, Nikotininhalation beim Rauchen, sicher durch Einatmen radiumhaltiger Gase im Uranbergbau) begründet ist.

Bei der Frau finden sich die Karzinome besonders da, wo schon normalerweise in Perioden die Zellen einer erhöhten Wucherung unterworfen sind: Das *Mammakarzinom*, welches bei einer frühzeitigen Operation genau wie der Mastdarmkrebs günstige Heilerfolge aufweist. Dasselbe gilt vom Gebärmutterkrebs, welcher sich oft nur durch verstärkte Blutungen, z. B. nach Aufhören der normalen Periode, bemerkbar macht. Wenn solche Patienten frühzeitig dem Arzt und der rettenden Operation zugeführt werden, kann in sehr vielen Fällen eine Heilung der Kranken erreicht werden.

Rechtzeitiges Erkennen und die rechtzeitige Operation sind die einzigen Heilmittel bei einem Karzinom. Nur dort, wo wir bei schwieriger Lokalisation oder Ausbildung reichlicher Metastasen keinen operativen Eingriff vornehmen können, sind wir auf die Röntgenbestrahlung angewiesen, die aber selten einen Dauererfolg, meist nur einen Aufschub bedeutet.

Noch weit gefährlicher als dieses Karzinom, diese Wucherung der Epithelzellen, ist die Geschwulst des Stützgewebes, das *Sarkom*, von welchem alle Bindegewebe, auch Knorpel und Knochen, befallen werden können, welches noch ein schnelleres Wachstum als das Karzinom zeigt und besonders oft jugendliche Personen befällt. Auch die Metastasenbildung geht hier noch schneller vor sich als beim Karzinom.

Hier kann oft nur eine Rettung durch Absetzen des ganzen befallenen Gliedes erreicht werden.

Krankheiten infolge äußerer Einwirkungen

Schon mit der Beschreibung der einzelnen Organe haben wir immer eine Schilderung der besonderen Krankheiten verbunden, welche gerade in diesen besprochenen Organen vorkommen. Aber was ist *Krankheit* überhaupt? Wie können wir diesen Begriff definieren? Wir können sagen: Krankheit ist eine Störung der Funktion. Aber bringt uns dieser Begriff weiter? Was sagt er letzten Endes aus über die eigentliche Ursache dieser Störung? Gibt es überhaupt ein gemeinsames Merkmal, das alle die verschiedenen Krankheiten umfaßt?

Wir haben die große Gruppe der Infektionskrankheiten besprochen, und das Mikroskop zeigte uns, daß kleinste Lebewesen — Bakterien oder Viren — die Ursache solcher Infektionskrankheiten sind. Aber wir sahen, daß auch bei einer Epidemie nicht jeder Mensch erkrankt, erkannten vielmehr, daß die Abwehrkräfte des Organismus beim Entstehen der Krankheit und für ihren Ablauf eine sehr wesentliche Bedeutung haben. Schon immer war die medizinische Forschung bestrebt, ein Gesetz zu finden, das alle Krankheiten erklären konnte.

Einmal suchte man die Ursache in den Schädigungen durch die Umwelt und durch das Klima, wie HIPPOKRATES, der Vater der Medizin.

Bald sah man in der falschen Mischung der Säfte des Körpers den Grund des Übels wie GALEN.

Dann wieder hatte man einseitig den Blick auf die Bakterien gerichtet und suchte für jede Krankheit einen Erreger zu finden.

Und schließlich verlegte VIRCHOW den Sitz der Krankheit von dem Gesamtorganismus auf die einzelne Zelle, den Baustein des Organismus. Veränderungen in den Zellen, Störung ihrer Funktion: das ist die Krankheit.

Gesund ist der Mensch, wenn seine Zellen gesund sind.

Heute scheint eine neue Theorie die Frage nach dem Wesen der Krankheit weit umfassender und den modernen Anschauungen entsprechend lösen zu wollen. Wir sahen bereits, wie stark regulierend das vegetative Nervensystem in alle Vorgänge des Lebens bestimmend eingreift. Und hier im vegetativen Nervensystem, in dieser zentralen Regulierstation, glaubt man jetzt das gemeinsame Verbindungsglied für alle Krankheiten gefunden zu haben. Der berühmte Arzt SPERANSKY erklärt das Auftreten von Krankheiten durch eine Störung des vegetativen Nervensystems.

Von den inneren Krankheiten, bei denen uns eine besondere Ursache noch verborgen bleibt und die oft auf einer vererbten Veranlagung beruhen — auch die Geschwülste haben wir schon besprochen — trennen wir jene, bei denen uns der **äußere Umweltschaden** bekannt ist. Hat durch mechanische Gewalt eine Durchtrennung der Haut stattgefunden, so sprechen wir von einer *Wunde*, welche wir nach ihrer Verursachung in Riß-, Biß-, Stich- und Scheuerwunden und ihrer äußeren Form nach in glatte und zerklüftete Wunden einteilen. Während eine glatte Wunde, wie sie der Chirurg z. B. setzt, schnell zuheilen kann durch Verklebung der Wundränder, findet die Heilung bei größeren Defekten durch Bildung von Fleischwärzchen (Granulation) statt. Zugleich mit der Durchtrennung der Haut findet auch eine Eröffnung der Blutgefäße statt. Sind hierbei nur die Haargefäße getroffen, so sickert das Blut leicht aus der Wunde heraus; sind größere Arterien verletzt, so spritzt das Blut in rhythmischem Strahl heraus, während bei Verletzung größerer Venen umgekehrt Luft angesaugt werden kann.

Ist durch eine mechanische Einwirkung die Haut nicht durchtrennt, so sprechen wir von *Quetschungen*, welche um so schwerer sind, je mehr Organe in der Tiefe davon betroffen sind. Die schwersten Quetschungen betreffen die Brust- und Bauchorgane.

Findet eine solche Prellung im Bereich des Gelenkes mit Überdehnung oder Einreißung der Gelenkkapsel statt, so sprechen wir von einer *Verstauchung* (Distorsion). Hierbei liegt der Kopf zur Pfanne aber in normaler Stellung. Ist der Gelenkkopf aber aus der Pfanne herausgetreten, wobei er sich oft neben oder hinter der Gelenkpfanne verhaken kann — die Gelenkkapsel ist dabei meist zerrissen — so sprechen wir von einer *Verrenkung* (Luxation).

Trifft der mechanische Schaden einen Knochen, so kann es zu einem *Knochenbruch* (Fraktur) kommen, den wir an der unnatürlichen Haltung und der Unfähigkeit, das Glied zu gebrauchen, erkennen, während Schmerzen bei Druck und Bewegungsversuch auch bei den Verstauchungen und Verrenkungen vorhanden sind. Auch das früher viel beschriebene Erkennungszeichen, daß bei Bewegungen an der Bruchstelle knarrende Geräusche auftreten, wollen wir lieber unterlassen, weil wir heute durch das Röntgenbild die Möglichkeit haben, schonend und ohne dem Patienten unnötige Schmerzen zu machen, die Diagnose zu stellen. Ist bei einem Knochenbruch auch die Haut durchtrennt, so sprechen wir von einem komplizierten Knochenbruch.

Zusammenfassend müssen wir sagen: Schmerzen, Schwellung, abnorme Haltung und Gebrauchsunfähigkeit sprechen für eine Verletzung des Stützapparates, und bis wir die genaue Diagnose im Röntgenbild gestellt haben, soll lieber eine Fraktur angenommen und eine Ruhigstellung und feste Lagerung beim Patienten vorgenommen werden; erst später kann dann der Arzt die genaue Diagnose stellen und eventuell eine Korrektur vornehmen.

Außer der rein mechanischen Einwirkung, dem eigentlichen Trauma, können Einwirkungen äußerer Art auch durch *Temperaturunterschiede*, die sowohl lokal als auch allgemein einwirken können, bedingt sein. Bei der *lokalen* Temperaturerhöhung kommt es zu Verbrennungen, bei der Erniedrigung derselben zu Erfrierungen. Bei der *allgemeinen* Temperaturerhöhung unterscheiden wir den *Hitzschlag*, welcher besonders bei verminderter Wärmeabgabe des Körpers infolge Störung der Verdunstung (feuchte Lufttemperatur, Einfluß der Kleidung) entsteht, von dem *Sonnenstich*, welcher durch direkte Einwirkung der Sonnenstrahlen meist auf den unbedeckten Kopf infolge Reizung der Hirnhäute entsteht.

Auch die *strahlende Energie* kann die Ursache äußerer Krankheiten sein. So wirken die ultravioletten Strahlen stark entzündungserregend auf die Haut, in noch stärkerem Maße aber die Röntgenstrahlen, die in größerer Menge das Gewebe zerstören.

Auch die *Elektrizität* wäre noch zu nennen. Blitzschlag und Starkstrom erzeugen an der Oberfläche Verbrennungen und Gewebsdefekte. Stärkere Spannungen wirken auch durch Lähmung des Nervensystems und der Atmung sowie der Herztätigkeit tödlich.

Schließlich können noch *chemische Stoffe* Schädigungen an Zellen und Organen hervorrufen, das sind die sogenannten *Gifte*. Sie können dem Mineralreich, wie Quecksilber und Arsen, dem Pflanzenreich, wie Morphium, Strychnin und Nikotin, oder auch dem Tierreich entstammen, wie Schlangen- und Insektengifte. Auch künstlich hergestellte chemische Produkte können solche Giftwirkungen haben.

Einmal können die *Gifte* rein örtlich wirken durch Ätzwirkung an der Oberfläche, zum anderen können sie durch Wundflächen oder die Verdauungswege aufgenommen, auch durch die Lungen eingeatmet werden. Schließlich aber können sie auf dem Blutwege an die verschiedensten Organe gelangen, und dabei ist zu bemerken, daß die verschiedenen Gifte Neigungen zu ganz bestimmten Organen haben. Die einen greifen besonders das Nervensystem an, wir sagen, sie haben eine Affinität zum Nervengewebe, und selbst da werden die einzelnen Teile des Nervensystems von den einzelnen Giftstoffen bevorzugt angegriffen. Manche greifen die Ganglienzellen des Großhirnes an, wie die Narkotika, besonders Chloroform, Äther und Alkohol. Strychnin und das Tetanusgift wirken wieder auf die motorischen Ganglienzellen des Rückenmarkes. Das Blei bevorzugt die peripheren Nerven. Das Pfeilgift der Indianer, das Curaregift, greift allein die motorischen Endausbreitungen der Nerven im Muskel an.

Andere Gifte wieder wirken speziell auf das Herz und die Blutgefäße. Das Quecksilber zeigt seine zerstörende Wirkung besonders in den Ausscheidungsorganen, den Nieren.

Wann aber ein solches Mittel zu einem Gift wird, das allein ist eine Frage der Dosierung. Derselbe Stoff, welcher in zu großer Menge zu einem tödlichen Gift wird, kann uns in kleiner, richtiger Dosierung ein wertvolles, segenspendendes Heilmittel bedeuten.

Todeszeichen

Eine Krankheit kann ausgehen in völlige Genesung, oder aber sie kann chronische Schäden zurücklassen. Schließlich kann sie auch mit dem Tode enden. Zur Feststellung des Todes kennen wir zweifelhafte Zeichen, deren Vorhandensein uns also noch nicht berechtigen, jemand für tot zu erklären. Hierher gehört das leichenhafte Aussehen, das Fehlen von Bewußtsein und weite Pupillen und Todeskälte.

Auch das Fehlen einer sichtbaren Atmung, selbst festgestellt durch Vorhalten einer Feder, die sich nicht mehr bewegt, oder eines Spiegels, der nicht mehr beschlägt, berechtigen uns nicht zur Annahme des Todes, selbst dann nicht, wenn wir den Puls nicht fühlen können. Etwas sicherer ist schon die Siegellackprobe. Tropfen wir heißen Siegellack auf, so gibt es keine Rötung mehr und keine Blasenbildung. Beim Abschnüren des Fingers wird derselbe nicht mehr rot.

Welches sind nun die sicheren *Zeichen des Todes?* Die *Leichenstarre* ist es, welche 1 bis 2 Stunden nach dem Tode im Genick und der Kaumuskulatur beginnt und 1 bis 2 Tage anhält. Das gleiche gilt von den *Leichenflecken.* Blutrote Flecken, welche wenige Stunden nach dem Tode sich in den abhängenden Körperstellen einstellen. Und schließlich ist der *Augapfel* zurückgesunken und weich geworden, so daß die *Hornhaut* faltig erscheint. Handelt es sich um eine ältere Leiche, bei der schon Fäulniserscheinungen aufgetreten sind, läßt der Leichengeruch keinen Zweifel am Tode auftreten.

Zum Schluß noch ein paar Worte über das Verhalten nach Eintreten des Todes. Zuerst aber möchte ich darauf hinweisen, daß größte Vorsicht geboten ist bei Gesprächen in Gegenwart Sterbender. Das Gehör bleibt lange erhalten, wenn auch der Sterbende nicht mehr die Kraft hat zu sprechen. Und wie oft wird gegen dieses Gebot vielfach von aufgeregten Angehörigen verstoßen.

Ist der Tod eingetreten, darf auch jetzt die Pietät nicht verletzt werden. Wir schließen die Augen des Toten und binden den Unterkiefer mit einem Tuch an den Kopf, damit nach Eintritt der Totenstarre der Mund geschlossen ist. Mögen auch im Krankenhaus besondere Vorschriften bestehen, so ist es doch im Privathaushalt meines Erachtens weit angebrachter, für eine etwas feierlichere Aufbahrung der Leiche Sorge zu tragen.

Die standesamtliche Meldung, zu der neben dem Familienoberhaupt auch der Wohnungsinhaber verpflichtet ist, darf nicht unterbleiben, nachdem der Arzt den Totenschein ausgestellt hat.

Rheumatische Erkrankungen

Wenn wir uns jetzt der Beschreibung der rheumatischen Krankheiten zuwenden, so müssen wir bedenken, daß die Bezeichnung Rheuma ein unklarer Begriff ist — geprägt für alle jene fließenden, herumziehenden Schmerzen in den Gelenken oder Extremitäten, unter welchen der Laie Rheuma versteht. Aber alle jene Schmerzzustände mit oder ohne Schwellung der Gelenke haben doch eine ganz verschiedene Ätiologie, verschiedene Symptome und erfordern auch eine ganz unterschiedliche Behandlungsweise.

Deshalb wollen wir nicht von dem jahrtausendalten, aber immer noch etwas verwaschenem allgemeinen Begriff „Rheuma" — dem synthetischen Rheumabegriff — ausgehen, wobei man als das Wesen der rheumatischen Reaktionslage die hyperergische Entzündung des Körpers auf Bakteriengifte annimmt, sondern die genauen Krankheitsbilder nach organpathologischen Gesichtspunkten beschreiben (analytischer Rheumabegriff). Hierbei wird auch jedesmal die für das Krankheitsbild mutmaßliche Ätiologie neben den genauen Symptomen sowie die Therapie besprochen. Auch werden ähnliche Erscheinungsformen differentialdiagnostisch abzugrenzen sein. Nur so vermeiden wir ein „Schwimmen" bei der Verwendung des unklaren Begriffes Rheuma für die verschiedenartigen Erkrankungen. So wie wir nicht die Diagnose „Fieber" stellen, sondern deren Ursache suchen, so soll auch hier nicht die Diagnose „Schmerz" oder „Rheuma" heißen, sondern die uns wenigstens in ihrer Erscheinungsform bekannte Krankheit scharf abgegrenzt werden gegenüber anderen Bildern aus diesem großen Sammelbegriff „Rheuma".

Wenn auch schon Ballonius betont hat, daß es auch einen inneren Rheumatismus gibt, so soll doch hier vornehmlich der Rheumatismus des Bewegungsapparates — der periphere nach Talalajew — besprochen werden. Zumal schon bei der Beschreibung der inneren Erkrankungen gegebenen Falles auf den Zusammenhang mit Rheumatismus hingewiesen wurde.

Wir wollen zuerst den sich in den Gelenken abspielenden Rheumatismus mit seinen besonderen Erscheinungsformen, Ätiologie und Behandlungsarten besprechen und als Zweites eingehen auf den sich außerhalb der Gelenke abspielenden extraartikulären Rheumatismus.

Akuter Gelenkrheumatismus — Rheumatisches Fieber

Hier ein bekanntes Krankheitsbild mit dem plötzlichen Auftreten mit Fieber und dem Springen von einem Gelenk zum anderen, wobei die großen Gelenke bevorzugt werden. Meist geht dem Krankheitsbild eine Angina voraus. Die Blutsenkung ist stark beschleunigt. Befallen werden vorwiegend jüngere Menschen. Im ganzen gesehen ist jedoch diese Erkrankung selten (Morbus rarus).

Aber die volkswirtschaftliche Bedeutung liegt nicht in dem Befallensein der Gelenke — hierdurch gibt es kein Krüppeltum. Der akute Gelenkrheumatismus leckt vielmehr, wie schon Lasègue es ausdrückte, an den Gelenken, aber er beißt ins Herz. So ist auch das Entscheidende bei dieser Erkrankung die Mitbeteiligung des Herzens. Gelenkinnenhaut und Innenhaut des Herzens, das Endokard werden gleicherweise befallen und neben der anfänglichen Endokarditis kommt es hier durch spätere Narbenbildung zur Insuffizienz oder der Stenose besonders der Mitralklappen.

Und nur etwa ein Jahrzehnt hält das Herz den veränderten Strömungsverhältnissen gegenüber stand. Nach etwa 11 Jahren beginnt die Dekompensation und nach deren Auftreten sind die Lebenserwartungen nur sehr gering, durchschnittlich nur 5 Jahre, während 50% in etwa 3—4 Jahren dem Leiden erliegen. Im ganzen werden 77% nicht älter als 45 Jahre. So sterben in Italien jedes Jahr etwa 10000 Menschen an Mitralfehlern.

Aber eine Hoffnung gibt es heute: Durch Operation am Herzen ist es gelungen, die Stenose zum Beispiel zu beseitigen und damit die schlechte Prognose weitgehend zu bessern. Die Behandlung ist bei dieser Erscheinungsform des Rheumatismus vorwiegend eine medikamentöse. Das von altersher gebrauchte Salizyl lindert vor allem die Beschwerden, und zwar so spezifisch, daß man beim Ausbleiben der Wirkung an der Diagnose eines akuten Gelenkrheumatismus zweifeln muß. Denn wir müssen diese Krankheit abgrenzen gegenüber anderen auch plötzlich auftretenden Gelenkschwellungen, welche auch mit Fieber einhergehen können. Schließlich gibt es fast keine Infektionskrankheit, welche nicht ebenfalls Erscheinungen an den Gelenken hervorrufen kann: So z. B. der Scharlach, die Gonorrhoe und Lues, die Tuberkulose, die Ruhr oder der M. Bang. Diese durch einen bekannten Erreger hervorgerufenen Gelenkschwellungen nennen wir Rheumatoide.

Auf einen, im Laienkreis weit verbreiteten Irrtum, muß hier noch hingewiesen werden. Da die Erscheinungen am Herzen sich erst später, wenn es durch die Narbe zur Klappenveränderung kommt, bemerkbar machen und der Patient im allgemeinen vorher mit Salizyl richtig behandelt wurde, ist der Glaube weit verbreitet, daß die Veränderungen am Herzen vom Salizyl herrühren. Dieser Aberglaube ist unbedingt abzulehnen; nicht das Salizyl, welches im Volk auch als Weidenrindenabkochung in Gebrauch ist, macht jene Herzveränderungen, sondern der Gelenkrheumatismus selbst.

Nun zur Ätiologie. Hier stehen wir bei dem schon so lange bekannten Krankheitsbild immer noch vor Unklarheiten und Rätseln. Wenn auch die meisten Forscher als Ätiologie für die Polyarthritis rheumatica acuta den Streptokokkus A als Ursache annehmen, welcher besonders im Rachenring gefunden wird, so sind doch mit dieser Annahme allein nicht alle Fragen zu klären: Warum besteht die Klimabedingtheit? Warum leiden nur einzelne dieser Streptokokkenträger an dem akuten Gelenkrheumatismus? Dabei muß immer wieder betont werden, daß heute als Ursache für die einzelnen Krankheiten nicht nur *eine* Ursache angenommen wird. Die monokausale Betrachtungsweise *(Destunis)* scheint überwunden. Neben der Infektion spielt das Klima eine Rolle genau so wie die Konstitution, der Umweltschaden, endokrine Einflüsse und schließlich auch das Alter, oder dafür besser gesagt die jeweilige Immunitätslage. Im Serum läßt sich auch eine Erhöhung von Antikörpern gegen A-Streptokokken nachweisen (erhöhter Antistreptolysintiter). Doch kann man *allein* aus diesem Laborbefund die Diagnose eines rheumatischen Fiebers nicht stellen. Da ja auch andere Erkrankungen, bei denen der A-Streptokokkus eine Rolle spielt, eine Erhöhung von Antikörpern im Serum hinterlassen können.

Infolge der Erkenntnis, daß der Streptokokkus A beim akuten Gelenkrheumatismus vielleicht die entscheidende Rolle spielt, ist es nun auch gelungen, bei solchen

Menschen, bei denen im Rachenabstrich Streptokokken gefunden wurden, durch langdauernde Penicillingabe das Auftreten des Gelenkrheumatismus zu verhindern und auch Rezidiven vorzubeugen. Während also bei dieser Krankheit die medikamentöse Behandlung im Vordergrund steht, tritt die physikalische Behandlung, abgesehen von den Wattepackungen und der zweckmäßigen Lagerung der Gelenke, völlig in den Hintergrund.

Übrigens soll noch erwähnt werden, daß beim rheumatischen Fieber in der Haut verschiedene Erytheme (Erythema annulare, Erythema multiforme) sowie auch Knotenbildungen anzutreffen sind. Die schmerzhaften rötlich gefärbten Knoten finden sich bevorzugt an der Streckseite des Unterschenkels (Erythema nodosum).

Im Unterhautgewebe können wir ferner Knotenbildungen antreffen von etwa Hanfkorn- bis Erbsengröße. Diselben fühlen sich derb an und sind nicht schmerzhaft. Beim rheumatischen Fieber finden wir solche Knoten in kleinerer Form aber in größerer Anzahl besonders am Nacken, Hinterhaupt und an den Knöcheln. Beim primär chronischen Gelenkrheuma, besonders bei der Form der Arthritis mutilans, treten derbe große Knoten, welche oft fest mit der Knochenhaut verwachsen sind, am Ellenbogen, besonders an der Streckseite auf.

Bleiben nach dem akuten Stadium noch längere Zeit meist leichte Schwellungen der Gelenke zurück, so sprechen wir von einem

Sekundär chronischen Gelenkrheumatismus

Hier können allmählich nach Anordnung des Arztes auch physikalische Maßnahmen, Massage und Bäderbehandlung, in Frage kommen. Die Aussichten sind dabei günstig, wenn es auch leicht nach Jahren wieder zu einem akuten Schube kommen kann.

Ganz anders ist das Bild jenes von Anfang an schleichend und allmählich beginnenden chronischen Gelenkrheumatismus, welchem kein akutes Stadium vorausgegangen ist, der erstmalig chronisch erscheint und den wir deshalb den

Primär chronischen Gelenkrheumatismus (Rheumatoide Arthritis)

nennen. Allmählich also und ohne Fieber beginnt er mit Schwellungen der Gelenke, wobei zunächst die kleinen körperfernen Gelenke in symmetrischer Weise an beiden Extremitäten befallen werden. Oft haben die Patienten nur das Gefühl, als ob sie sich vergriffen hätten und sie deshalb Schmerzen in ihren Händen verspürten. Aber bald zeigen Schwellungen besonders der Fingergrundgelenke den wahren Charakter, die Beteiligung der Gelenke. Aufsteigend werden nach und nach die Hand, die Ellenbogen und auch später oft die Schultergelenke befallen. Wenn auch meist kein Fieber besteht, so ist doch hier als Zeichen einer allgemeinen Gelenkerkrankung die Senkung stark beschleunigt. Für den Arzt ein wichtiger Hinweis zur Diagnose, die es ihm vor allen Dingen ermöglicht, leichte Schwellungen um die Gelenke von diesem primär chronischen Gelenkrheumatismus abzugrenzen.

Dabei schreitet dieses Leiden langsam aber stetig fort. Neben den dauernden Schmerzen, welche die Kranken plagen, kommt es allmählich zu Deformierung und Ankylosierungen der Gelenke, wobei besonders die Beugekontraktur zu fürchten ist vor allem, wenn sie sich in Knie- oder Hüftgelenken einstellt, so daß diese Kranken nur noch an den Stuhl gefesselt sind. Eine ulnare Abweichung der Hand findet sich bei den Frauen in etwa 28,6%.

Schon die erhöhte Senkung zeigt uns, daß es sich hier um eine Allgemeinerkrankung handelt. Aber auch das Blutbild zeigt neben einer Anämie eine relative Leukopenie mit Vermehrung der Lymphozyten. Auch fehlt in vorgeschrittenen Fällen die Salzsäure im Magen, wobei in 18% eine histaminrefraktäre Achylie besteht.

Auch muß betont werden, daß eine schlechte Assimilation für Kohlehydrate sich einfindet. Deshalb ist es nicht richtig, die Ernährung dieser Kranken einseitig mit Kohlehydraten durchzuführen. Sie bedürfen vielmehr einer kräftigen, gemischten Kost.

Zum großen Unterschied gegenüber dem akuten Gelenkrheumatismus finden wir bei diesem Leiden aber niemals einen Herzfehler. Und schon gerade dieser auffallende Unterschied ließ viele Forscher daran zweifeln, ob für den primär chronischen Gelenkrheumatismus die gleiche Ursache, die gleiche Ätiologie wie für den akuten vorliegt. Es liegt hier doch ein klinisch ganz anderes Krankheitsbild vor. Daß auch die Streptokokken nicht die entscheidende Rolle spielen, zeigt auch der im Gegensatz zum akuten niedrige Antistreptolysintiter. Dagegen finden wir im Serum ein anderes Charakteristikum bei dieser Krankheit. Der sogenannte Rheumafaktor bindet im Serum leicht verändertes Gammaglobulin durch Agglutination oder Präzipitation. Durch bestimmte Träger des Gammaglobulins wird diese Reaktion sichtbar gemacht: Erythrozyten (WAALER-ROSE-Test) oder durch Latexpatikel (SINGER, PLÖTZ).

Wegen des symmetrischen Befallenseins der Gelenke wird in Frankreich diese pr.-chron. Polyarthritis als trophoneurotisches Geschehen aufgefaßt.

Früher hatte man sogar den Tuberkelbazillus als Ursache dieser Krankheit angesehen (KIENBÖCK), eine Auffassung, welche allerdings wieder fallengelassen wurde. Auch die Auffassung, daß einem Fokus die entscheidende Rolle bei dieser Krankheit zufällt, ist doch nicht bewiesen und durch die vielen erfolglosen Fokusentfernungen sehr in Frage gestellt. Doch wir sprachen schon davon, daß wir von der „Ein-Faktor-Theorie" (ZÜLCH) heute abgekommen sind, und so sehen wir auch hier ein Zusammenspiel mehrerer Faktoren für vorliegend an, welche gemeinsam erst die Voraussetzung für das Entstehen der Krankheit ergeben. Ein ganzes Spektrum ist es gewissermaßen, nicht *eine* Ursache. So spielt die Konstitution eine ausschlaggebende Rolle — finden wir doch hier gerade Astheniker mit engen Venen — ebenso aber auch die endokrine Lage. Bei Frauen ist dieses Krankheitsbild weit mehr verbreitet als unter den Männern und tritt gehäuft zur Zeit der Menarche und Menopause auf. Die von dieser Krankheit befallenen Männer dagegen zeigen oft feminine Züge. Einen Einfluß der endokrinen Drüsen zeigt vielleicht auch die Tatsache, daß dieses Leiden während einer Schwangerschaft sistiert — ebenso allerdings auch während des Bestehens eines Ikterus.

Kurz ein paar Worte zur Röntgendiagnose, über welche vor allem ZUPPINGER, KNUTSON und RUTISHAUSER gearbeitet haben. Als Frühzeichen finden wir besonders an den Fingern eine Knochenatrophie — nicht fleckig wie beim Sudeck — sondern eine gleichmäßige Kalkarmut, besonders in den gelenknahen Partien, wobei die dem Gelenk zugekehrte Kortikalis lange erhalten bleibt (subchondrale Atrophie). Erst später kommen dann die Ankylosierung, die sekundäre Arthrosis deformans, die Knorpeldestruktion, die Arrosion und die Knochenherde dazu.

Eine besondere Form des chronischen Gelenkrheumatismus soll noch erwähnt werden, nämlich die Arthritis mutilans (mutilans = verstümmelnd), wobei die Köpfchen der Metacarpi im Röntgenbild stark zerstört, fast verschwunden sind oder so aussehen, als wären sie mit einem Bleistiftanspitzer angespitzt. Die Finger werden dadurch kleiner wie ineinander geschoben (Main en lorgnette), und die Haut zeigt eine Faltelung. Erstmalig wurde dieses Krankheitsbild von BRUMPF 1906 beschrieben.

Zur Frage der Differentialdiagnose soll vor allem erwähnt werden, daß die Gicht als Stoffwechselerkrankung nicht zu diesem Krankheitsbild gehört und daß auch die Arthrose hierbei nur sekundär eine Folge der Gelenkveränderungen aber nicht die primäre Krankheit ist.

Nun zur Therapie. Sie war für den Arzt — trotz allem Optimismus bei neuerschienenen Präparaten — doch im Ganzen sehr unbefriedigend, wenn nicht trostlos. Das Salizyl, welches beim akuten Gelenkrheumatismus eine so vorzügliche Wirkung zeigt, bleibt hier ohne Erfolg. Besser schon erwies sich die Pyramidonbehandlung, deren Wirkung vielleicht auch auf der kapillarabdichtenden Wirkung des Präparates beruht (EPPINGER). Nicht spezifisch und doch wirksam war die Goldtherapie, aber auch nicht ohne Gefahren.

Neben der Pyramidonbehandlung und der unspezifischen Goldkur waren es nun zwei Präparate, welche einen Einfluß auf diese so schwere und langwierige Krankheit zeigten. Denn allein mit der physikalischen Behandlung war höchstens bei den leichten Fällen eine Besserung zu erwarten. Einmal war es hier das von HENCH entwickelte Nebennierenpräparat Cortison. Ob aber bei den rheumatischen Erkrankungen tatsächlich eine Nebenniereninsuffizienz vorliegt oder ob das Mittel — wie auch bei anderen Erkrankungen — nur zu einer Hemmung der Entzündung führt, ist noch ungewiß. Sicher ist, daß in vielen — nicht allen — Fällen sowohl die Schmerzen, als auch die Schwellungen der Gelenke zurückgehen. Allerdings bleiben — trotz Verbesserung des Cortisons (Dehydrierung) und Ersatz durch Präparate mit geringerer Nebenwirkung (Decortin, Prednison) — immer noch Nebenwirkungen zu fürchten, wie Wasseransammlung, Mondgesicht, übermäßige Behaarung, auch eine Lähmung der Abwehrkraft des Organismus. Diese schränken leider den unzweifelhaften Erfolg für viele Kranke doch ein. Aber bei dem schweren Krüppelzustand der unbehandelten Fälle müssen solche Gefahren in Kauf genommen werden. Für den Arzt besteht hier die keineswegs leichte Aufgabe, die Dosierung bei der Dauerbehandlung so niedrig wie möglich zu halten und dieselbe ganz dem Krankheitsstadium anzupassen, um dadurch die Nebenwirkungen weitgehend auszuschalten.

Günstig wirkt auch — weil weniger allgemein, sondern direkt — die Injektion von Hydrocortison in die Gelenke.

Ebenfalls durch Zufall wurde gefunden, daß ein chininhaltiges Präparat, welches ursprünglich zur Behandlung der Malaria benutzt wurde, sich auch günstig beim primär chronischen Gelenkrheuma erwies. Bei einer täglichen Gabe von einer Tablette dieses Chlorochin (Resochin), schwanden Schmerzen und Schwellung und die vorher erhöhte Senkung ging zurück. Dabei sind die Nebenwirkungen geringer, wenn das Präparat auch über lange Zeit — oft über Jahre — verabfolgt werden muß. Leider tritt die günstige Wirkung meist erst in 1—2 Monaten ein, so daß diese Zeit mit einem anderen Präparat (Salizyl oder Decortin) überbrückt werden muß.

Nun zur physikalischen Therapie. Was können wir noch gegen die kranken Gelenke selbst unternehmen? Ist die Senkung noch sehr stark erhöht, müssen lokale Maßnahmen, wie Massage oder stärkere Wärmeanwendung unterbleiben. Nur die atrophische Muskulatur kann durch vorsichtige Massage gestärkt werden. Aber auch dabei dürfen wir nicht vergessen, daß die Massage eine Reizbehandlung ist, und ein erhöhter Reiz hier nicht am Platze ist. Sie kann also nur vorsichtig versucht werden, besonders dann, wenn die Senkung wieder niedriger geworden ist. In einer anderen Beziehung aber müssen wir den Gelenken unsere ganze Aufmerksamkeit zuwenden. Wir müssen eine Fehlstellung — in den Knien z. B. eine Beugekontraktur — unbedingt verhindern. Denn mit einer doppelten Beugekontraktur der Knie ist der Kranke Zeit seines Lebens an den Rollstuhl gefesselt.

So ist die Gymnastik, besonders die aktive, bei diesem Leiden doch wichtiger als die Massage. Ein noch entzündliches, geschwollenes Gelenk darf niemals massiert werden. Andererseits wenden wir zur allgemeinen Umstimmung gerne die Massage — besonders die Bindegewebsmassage — des Rückens an. Bei geschwollenen Gelenken gibt uns die BIERsche Stauung gute Resultate. Zur Korrektur der Fehlstellungen oder besser noch zu deren Verhütung dienen Dehnlagerungen und Nachtschienen, während langes Ruhigstellen — etwa in Gips — nur zur Versteifung des Gelenkes führt. Die Ruhe führt zum Tod des Gelenkes und eine zu starke Beanspruchung schadet ihm. So liegt auch hier die Kunst der Behandlung in der Mitte, in der richtigen Dosierung zwischen Bewegung und Ruhe. Einzelheiten werden im speziellen praktischen Teil gebracht.

M. Bechterew

Hier handelt es sich nach PAYR nicht um eine Knochenerkrankung. Der Prozeß spielt sich vielmehr in den Bändern und Sehnen ab: Fibrositis ankylopoetica. Bei diesem schweren Leiden ist die Frühdiagnose besonders wichtig. Oft ist eine Iritis vorangegangen. Neben der Steifigkeit der Lendenwirbelsäule finden wir eine Kachexie mit Gewichtsverlust. Im Röntgenbild sind vor allen Dingen die Iliosakralgelenke verödet, erst später sieht die ganze Wirbelsäule wie ein Bambusstab aus. Die Senkung ist dabei ebenfalls wie beim primär chronischen Gelenkrheumatismus stark erhöht.

Im entzündlichen Stadium werden wir hier mit Vorteil Röntgentiefenbestrahlung anwenden, später erst können wir der Versteifung durch Bewegungsübungen und Massage entgegenarbeiten.

Über die Ätiologie dieses Leidens herrscht ebenfalls noch Unklarheit. Während PAYR stets eine vorhergegangene Gonorrhoe als Ursache annahm, erkennen doch viele Forscher einen Zusammenhang mit dem primär chronischen Gelenkrheumatismus an — trotz mancher Unterschiede. So werden von diesem Leiden vorwiegend Männer befallen, welche allerdings oft feminine Züge aufweisen. Andererseits gibt es Formen — besonders bei Frauen habe ich sie gesehen — wo der M. Bechterew sich neben dem primär-chronischen Gelenkrheumatismus entwickelt (sogenannte skandinavische Form).

Abzugrenzen ist ein selteneres Krankheitsbild, welches weniger Schmerzen, geringere Bewegungseinschränkung, keine erhöhte Senkung, ein Freibleiben der Ileosakralgelenke zeigt und im Gegensatz zum M. Bechterew die pyknischen Typen bevorzugt: Die von FORESTIER beschriebene senile ankylosierende Hyperostose der Wirbelsäule — Spondylosis hyperostotica nach OTT. Im Röntgenbild findet man dabei ab D 4 knöcherne Auswüchse in Form eines irregulären Bandes entlang der vorderen Begrenzung der Wirbelkörper. In der Lumbalgegend dagegen liegen die knöchernen Auswüchse nicht zusammen, sondern zeigen nur Vorsprünge, welche in der Seitenaufnahme „abtropfendem Kerzenwachs“ ähneln.

Aus Gründen der Differentialdiagnose soll hier noch der Morbus Scheuermann Erwähnung finden, jene Adoleszentenkyphose, als deren Ursache SCHANZ eine Muskelinsuffizienz und SCHEUERMANN eine Knochenerkrankung annahm, bis schließlich SCHMORL als das wesentliche eine Störung in den Wachstumszonen fand, ein Eindringen des Bandscheibengewebes in die Wirbelkörper und damit gleichzeitig ein Schmalerwerden der Zwischenwirbelscheiben. Im Röntgenbild erkennt man neben den SCHMORLschen Knorpelknötchen die unregelmäßige Begrenzung der Wirbelkörper an der Begrenzung der Bandscheibe.

Arthronosis

Hier steht die Knorpelschädigung bei gestörter Durchblutung im Vordergrund. Ja, man faßte diese Erkrankung früher im Gegensatz zu den entzündlichen Formen des Rheumatismus als rein degenerative Veränderung auf. Heute ist man aber von einer starren Trennung der entzündlichen von der rein degenerativen Erkrankung abgekommen, so daß viele Forscher statt von einer Arthrose besser von einer Arthronosis sprechen. Gerade jene Gelenke werden hierbei bevorzugt befallen, bei denen es durch stärkere Belastung leichter zu einer Knorpelschädigung kommen kann. So sind vor allen Dingen die Knie- und Hüftgelenke vorwiegend befallen, während die Schultergelenke, bei denen ein Druck auf den Knorpel nicht stattfindet, seltener in Frage kommen.

Außer der eigenen Schwere des Körpers spielt hier überhaupt die mechanische Komponente ein wesentliches Moment für die Entstehung dieser Knorpelschädigung. Eine übermäßige Beanspruchung eines Gelenkes, sei es durch übertriebenen Sport, welcher Anforderungen an das Gelenk stellt, dem es physiologisch nicht gewachsen ist, oder dauernde mechanische Erschütterungen, wie Arbeiten mit dem Preßlufthammer, führen zu einer solchen Arthronosis.

Da bei dieser Krankheit also keine entzündliche Veränderung vieler Gelenke wie bei der Arthritis vorliegt, ist auch hier die Blutsenkung nicht wesentlich beschleunigt.

Bei der am häufigsten vorkommenden Arthronosis der Kniegelenke finden wir bei den Patienten sehr oft als Zeichen einer Bindegewebsschwäche neben einem Senkfuß auch noch Krampfadern. Da die Hüftarthrose öfter bei älteren Menschen auftritt, nennen wir dieses Krankheitsbild auch *malum coxae senile*. Die dabei auftretenden Hüftschmerzen dürfen uns nicht verleiten, eine Ischias anzunehmen. Nicht nur das Röntgenbild klärt die Diagnose, auch beim Untersuchen des Patienten findet man die Bewegungen im Hüftgelenk, besonders die Abduktion und Innenrotation, deutlich eingeschränkt. Beim Sitzen des Patienten sehen wir übrigens dabei oft eine Skoliose auftreten, die im Stehen nicht vorhanden ist (Skoliosis coxalgica): SCHOBERsches Zeichen. Wir sprachen schon davon, daß bei dieser Hüftarthrose besonders die Adduktoren stark gespannt sind und man durch Durchtrennung des Nervus obturatorius oder durch Novocain-Injektion diese Behinderung zu beseitigen versucht. Die den Patienten so störenden Schmerzen bei der Arthrose sind vorwiegend ein Muskelschmerz, hervorgerufen durch die Kontraktion der das Gelenk umgebenden Muskulatur; nicht die im Röntgenbild nachweisbaren Zacken und Randwülste verursachen die Schmerzen, wie man früher annahm. Sieht man doch gelegentlich Patienten, die wegen ganz anderer Krankheiten in die Sprechstunde kommen mit schweren Randwülsten und Zacken im Hüftgelenk, ohne daß der Patient irgendwelche Schmerzen in dem Gelenk verspürt. Ja, man findet bei der Sektion an solchen Gelenken Schleifspuren, so daß man sagen kann, daß sich diese arthrotischen Gelenke gleichsam doch oft wieder einschleifen.

Im übrigen finden wir, besonders wenn der mechanische Schaden ein großer ist, auch arthrotische Veränderungen an kleinen Gelenken. So sahen wir öfters solche Veränderungen an der Hand vor allem im Gelenk zwischen Multangulum majus und Metacarpus I.

Die Aussichten bei der Arthrose sind keineswegs so düster wie beim primär chronischen Gelenkrheumatismus. Einmal müssen wir die mechanische Schädigung beseitigen, sei es, daß wir das Körpergewicht reduzieren oder den Patienten aus einer Tätigkeit herausnehmen müssen, welche eine zu hohe Beanspruchung seiner Gelenke verlangt (Sport).

Den zum erkrankten Gelenk gehörenden Muskeln werden wir ferner unsere erhöhte Aufmerksamkeit zuwenden müssen, durch Massage werden wir die auftretende Muskelatrophie bekämpfen. So zum Beispiel atrophiert bei der Kniearthrose sehr schnell der Quadrizeps, bei der Hüftarthrose die Glutaen.

Darauf beruht es auch, daß — Francillon wies darauf hin — bei der Kniearthrose das Heruntergehen der Treppe mehr Beschwerden macht, bei der Hüftarthrose dagegen das Heraufgehen der Treppe.

Die Gelenke selbst bedürfen im entzündeten Stadium unbedingter Schonung, die sogar eine Fixierung in festem Verband erfordern kann. In einem solchen Fall ist aber gerade die Kräftigung der Muskulatur durch Massieren ein dringendes Erfordernis. Sind die entzündlichen Erscheinungen verschwunden, dann erst sind auf Anordnung des Arztes vorsichtige Bewegungsübungen am Platze, welche aber niemals unter Belastung des Gelenkes ausgeführt werden dürfen. Die genaueren Anweisungen hierzu werden im speziellen Teil gegeben. So dürfen wir z. B. beim Kniegelenk niemals im Stehen Bewegungsübungen ausführen, sondern werden Pendelübungen im Sitzen ausführen lassen, wobei eine Reibung der Knorpel gegeneinander vermieden wird. Um die Zugwirkung zu erhöhen, können wir dabei den Fuß noch belasten, um auch eine Saugwirkung auf das Gelenk auszuüben. Durch solche nur drei bis fünf Minuten öfters wiederholte Übungen können wir das „Einschleifen" des Gelenkes fördern.

Wenn wir auch von der Hüftarthrose von einem Malum *senile* coxae sprachen, so muß doch bedacht werden, daß die verschiedensten Krankheitsbilder, zum Teil schon in der Jugend erworben, im Laufe der Jahre zu dem monotonen Bild einer Hüftarthrose führen können — sei es ein Perthes, eine Coxa vara oder valga oder auch nur eine Inkongruenz zwischen Kopf und Pfanne.

Während bei der alten, eben beschriebenen Auffassung der Arthrose vor allem eine mechanische Abnutzung besonders des Knorpels angenommen wurde, wird heute von Vielen mehr eine neural-pathologische Genese der degenerativen Gelenkleiden betont.

So wird der Gelenkbefall im Rahmen von Druckerscheinungen einer Wirbelosteochondrose auf periphere Nervenwurzeln diskutiert (Döring). Auch Weitzmann hält einen Zusammenhang von häufig gleichzeitig gefundenen Wirbelveränderungen im Sinne einer reflektorischen Beeinflussung für möglich. Noch deutlicher schreibt Tschannen über die neuralpathologische Genese degenerativer Gelenkleiden, wenn er betont, daß das Primäre bei der Arthrosis deformans nicht die Gelenkdeformität ist, sondern der durch unphysiologische Durchblutung hervorgerufene Hypertonus der das Gelenk betätigenden Skelett- und Gefäßmuskulatur. Die Randwulstbildung erklärt er übrigens als durch den unphysiologischen Muskelzug hervorgerufenen Periostabriß und dadurch bedingte überschießende Reaktion des Periosts, genau wie es REISCHAUER beim Wirbel beschrieben hat.

Auch nach RUSKIN spielt die sympathikotone Steigerung des Muskeltonus die dominierende Rolle in der Pathogenese der Arthrosen (Arthrose = sympathetic Dystrophie).

Diese Auffassung fanden wir auch an unserer Klinik voll bestätigt. Bei allen Arthrosen von Hüfte und Knie, bei welchen nicht eine von Jugend an schon vorhandene Mißbildung bestand, fanden wir stets eine in dem Segment liegende schwere Veränderung der Wirbelsäule, sei es eine Skoliose, Torsionsskoliose oder eine Wirbelverschiebung, die auf der besonders — oft auch einseitig — befallenen Seite eine Verengerung des Foramen intervertebrale hervorgerufen hat.

Nach dieser Schilderung dieser sich vorwiegend in den Gelenken abspielenden Krankheitsbilder soll jetzt auf jene eingegangen werden, deren Sitz außerhalb der Gelenke liegt.

Der extraartikuläre Rheumatismus

Es handelt sich um jene Schmerzen im Rücken und Bein oder in der Schultergegend. Gerade z. B. der Lumbago gilt so als eine Art banaler Erkrankung. Und doch beschäftigen uns in der Sprechstunde diese extraartikulären rheumatischen Erkrankungen weit mehr, als die wichtigen, aber selteneren rheumatischen Gelenkerkrankungen, nehmen sie doch 21% aller Krankheitsfälle ein, der Lumbago darunter 14,8%.

Wenn wir uns bei der Betrachtung dieser Krankheitsformen auch vor jeder Einseitigkeit hüten wollen und vor allem auch differentialdiagnostisch eine genaue Abgrenzung stattfinden soll, so muß doch gesagt werden, daß sich im ganzen gesehen hier unsere Blickrichtung geändert hat: Nicht mehr am Ort des Schmerzes, in der Extremität, suchen wir die Ursache, sondern wir glauben, daß Fernwirkungen von der Wirbelsäule aus — wenigstens in sehr vielen Fällen — diese Beschwerden bedingen.

Über diese Fernwirkungen, ihre eigentliche Ursache oder besser gesagt, welches die Bedingungen für die Irritation des Nerven sind, darüber haben sich die Meinungen im Laufe der Jahre geändert. Oft schlug hier das Pendel von einem Extrem zum anderen. Während zuerst es der Bandscheibenvorfall war, dem jeder Fall von Ischias oder Lumbago unterschoben wurde, wissen wir heute, daß der Bandscheibenvorfall nur *eine* Möglichkeit ist, um eine Raumnot im Foramen intervertebrale zu erzeugen. So sagt auch KUHLENDAHL, daß der Bandscheibenvorfall nur eine von vielen im Rahmen der Gefügestörungen auftretenden Möglichkeiten darstellt.

Betrachten wir also kurz die Möglichkeiten, wodurch eine solche Raumnot im Foramen oder besser Canalis intervertebralis mit seinen eng aneinander liegenden Gefäßen, Rückenmarkswurzeln und den Verbindungsfasern zum Sympathikus, dem Nervus sinuvertebralis (versorgt Knochenwände, Blutleiter und Zellgewebszüge im Wirbelkanal) zustande kommen kann. Dabei kann die oft schon vorhandene relative Raumnot zu einer totalen werden.

Im Angelpunkt des ganzen Geschehens steht dabei immer die Bandscheibe mit ihrem Gallertkern, dem Faserring und der Knorpelplatte. Sie stellt gleichsam ein Halbgelenk dar und LUSCHKA spricht von einer „Zwischenwirbelsäule“. Noch mehr funktionell denkt JUNGHANS, wenn er von einem Bewegungssegment spricht und darin einbezieht: Das Halbgelenk Zwischenwirbelscheibe, das vordere und hintere Längsband, die kleinen Wirbelgelenke, das gelbe Band und auch die langen Rückenstreckmuskeln.

Als Erstes sollen die *Verlagerungen von Zwischenwirbelgewebe* besprochen werden. Diese Verlagerung kann einmal in die Wirbelkörper erfolgen, zum anderen aber nach hinten, wobei durch Druck auf die Dura das akute Krankheitsbild eines Bandscheibenvorfalles in Erscheinung treten kann. Bei einer Verlagerung nach vorne kann es zur Abtrennung von Wirbelkörperkanten kommen, welche früher als persistierende Wirbelkörperepiphysen bezeichnet wurden. Vor allem aber findet durch Ablösung des vorderen Längsbandes (nur sehr selten des hinteren) Bildung von osteogenem Gewebe — gleichsam zur Abstützung — statt. Hier sehen wir dann im Röntgenbild die Zackenbildung.

Daneben gibt es auch Veränderungen an den kleinen Wirbelgelenken. Es kann zu einer Spondylosis deformans kommen. Im Bereich der Halswirbelsäule spielen noch die Proc. uncovertebrales eine wichtige Rolle. Hier finden wir oft Veränderungen im Sinne einer Spondylosis uncovertebralis.

Schließlich hat ZUCKSCHWERDT noch auf das Krankheitsbild der Wirbelblockierung hingewiesen, welches durch Einklemmung der Menisci in den kleinen Wirbelgelenken hervorgerufen wird.

Außer der Verlagerung der Bandscheibe selbst können nun aber auch Wirbelverschiebungen die Ursache für eine Raumnot im Foramen intervertebrale sein. Die Voraussetzung dafür ist aber auch hier eine Degeneration der Bandscheibe, wobei es zu Lockerungen im Gefüge dieses Halbgelenkes kommt. Diese Verschiebungen der Wirbel können in verschiedenen Richtungen erfolgen, sei es nach hinten oder nach vorne, wobei im letzten Falle aber eine Durchtrennung des Wirbelbogens die Voraussetzung hierfür darstellt. Bei seitlichen Verschiebungen kann es zu schweren Torsionsskoliosen kommen, so daß das Gefüge der Wirbelsäule völlig geändert ist. Hierbei soll auch die Spondylolisthesis, das Wirbelgleiten Erwähnung finden.

Schließlich muß noch ein Krankheitsbild erwähnt werden, welches ebenfalls zu einer Raumnot im Canalis intervertebralis führt und dadurch die Ursache abgibt für die vielen sogenannten rheumatischen Schmerzen im Rücken oder im Gebiet des N. ischiadicus: Die

Osteoporose

Während es sich bei der Osteomalazie, der Rachitis der Erwachsenen, um eine Mineralstoffwechselstörung handelt, hält bei der Osteoporose der Aufbau des Knochengewebes durch die Osteoblasten mit dem Abbau desselben durch die Osteoklasten nicht mehr Schritt. Im Alter findet sich eine Einschränkung der Neubildung von Knochengewebe, es kommt zu einer Osteoporose. Neben dem Alter jedoch können auch Krankheiten zu einer solchen Osteoporose führen, wie Mangelernährung, wie die Akromegalie, der M. Cushing und auch schwere Hyperthyreosen.

Auch bei dieser Osteoporose spielt die Bandscheibe wieder eine Rolle. Sofern sie noch elastisch ist, wird sie die Deckplatten eindrücken oder sie gar zum Zerreißen bringen. Oft nimmt der Wirbel die Gestalt eines sogenannten Fischwirbels an, in der Brustwirbelsäule sehen wir oft Keilwirbelbildung. Es kommt dabei zu einer Abnahme der Höhe der einzelnen Wirbel und hiermit wieder zu einer Einengung des Foramen intervertebrale. Dieses Zusammensinken der Wirbel kann so weit gehen, daß die Processi spinosi sich berühren — BAASTRUPsche Affektion.

Zwei Formen der Osteoporose müssen wir unterscheiden: Zunächst die *senile Osteoporose*. Bei ihr sind alle Knochen gleichmäßig befallen, aber Fernwirkungen von der Wirbelsäule aus fehlen. Schon bei einem geringfügigen Trauma kommt es bei dieser senilen Osteoporose leicht zu einer Fraktur, wie der bekannten häufigen Oberschenkelhalsfraktur alter Menschen.

Wichtiger ist schon im Hinblick auf unser therapeutisches Handeln jene Osteoporose, welche bei Frauen nach der Menopause auftritt, aber auch bei Männern beobachtet wird. Früher wurde sie die postklimakterische oder präsenile Osteoporose genannt, heute hat man dafür besser den Ausdruck *Involutionsosteoporose* geprägt. Bei der Diagnose läßt uns das Röntgenbild oft im Stich. Um so deutlicher ist das klinische Bild. Es treten die typischen — vom Patienten als Rheuma angesehenen — Rückenschmerzen auf, besonders beim Wechsel von Ruhe und Bewegung, oder auch bei längerem Sitzen oder Liegen. Sie nehmen mit der Zeit an Stärke zu. Der Patient versucht dabei eine Schonhaltung einzunehmen und Bewegungen in der Wirbelsäule einzuschränken. Oft kommen ischiasähnliche oder gürtelförmige Schmerzen dazu. Während die Beschwerden wechseln, doch sich deutlich verstärken, kann es dann plötzlich zu einem sehr heftigen Schmerz im Rücken oder Bein kommen, durch welchen der Patient zur Bewegungsunfähigkeit verurteilt ist. Ausgelöst wird ein solcher Anfall meist durch eine Überbeanspruchung der langen Rückenstrecker, wie z. B. beim Anheben selbst leichter Gegenstände besonders unter Drehung. Solche schweren Schmerzattacken, vor welchen sich der Patient naturgemäß fürchtet, können in kurzen oder längeren Intervallen erneut auftreten. Allmählich findet man klinisch ein Schwinden der Lendenlordose, ein Gespanntsein der langen Rückenstrecker und eine stärkere Einschränkung der Beweglichkeit der Wirbelsäule. Das weitere Zusammensinken der Wirbel nimmt zu, so daß oft die Rippenbögen sich dem Beckenkamm nähern.

Während der Arzt neben dem Vitamin E das Testoviron mit gutem, oft schlagartigem Erfolg verordnet, ist für uns die Massage und Gymnastik ausschlaggebend, Bewegung ist wichtig. Ein Korsett darf nur kurzfristig getragen werden, da es sonst zu einer neuen Schwäche der Rückenmuskulatur kommen muß.

Durch die anfangs erwähnte Änderung unserer Anschauung, durch die Kenntnis der Fernwirkungen von der Wirbelsäule aus, haben wir nun aber doch ein besseres Verständnis gefunden für manche jener Erkrankungen, welche wir früher als rein muskulär bedingt ansahen, so für das Krankheitsbild des Lumbago, der Ischias und der Periarthritis humeroscapularis.

Beim Lumbago fassen wir jetzt die Muskelspannung als eine reflektorische auf. Wir verstehen besser die Allgemeinsymptome, den Husten- und Niesschmerz, weil hierdurch der Liquordruck erhöht ist, ebenso auch die Zwangshaltung, bei welcher der Kranke sich bemüht, nicht aus der lotrechten Stellung herauszukommen. Bei der *Ischias* hinwiederum verstehen wir die Einseitigkeit, da die Bandscheibe nicht nach beiden Seiten sich verlagern kann. Auch die Abhängigkeit des Schmerzes von der

Lage ist jetzt einleuchtend. Jedes Durchbiegen der Wirbelsäule wie zum Beispiel in einem weichen Bett, bringt infolge weiterer Einengung des Foramen intervertebrale erhöhte Schmerzen. Bei richtiger Lagerung hingegen dergestalt, daß die Wirbelsäule geradegestreckt ist, verschwinden die Schmerzen. Die Ischias ist lagebedingt. Die Muskelspannung und jene sich so oft besonders beim Befallensein des Segmentes L V einfindenden Durchblutungsstörungen haben ihre Erklärung. Als sicherstes Zeichen aber dienen uns die Dermatome, wobei L V entlang dem früheren Generalstabsstreifen an der Außenseite des Beines läuft und dabei die Großzehe mit einbezieht. S I läuft über die Mitte des Gesäßes der Strumpfnaht entlang zur Ferse. L IV geht von der Außenseite des Oberschenkels zur Innenseite des Kniegelenkes.

Ist nun aus dieser neuen Erkenntnis ein Vorteil für den Patienten entstanden? Sicher im Hinblick auf die Therapie. Andererseits aber hat die enorme Überbewertung der Röntgenbilder der Wirbelsäule Anlaß für eine Angst des Patienten gegeben. Während früher etwa der Hexenschuß als eine banale Erkrankung angesehen wurde, glaubt sich heute der Patient als schwer wirbelsäulenkrank hingestellt zu sehen. Schlimmer noch bei jenen Kranken, bei welchen der Wunsch nach Rente, die Rentensucht, sich hinzugesellt. Hier hilft nur eine Aufklärung des Patienten, vielleicht mit der Frage: Wieviele „normale" Wirbelsäulen gibt es denn noch nach der Hälfte des Lebens?

Wenn wir auch heute die Wirbelsäule als Ursache für ischiasartige Schmerzen ansehen, so muß hier gleich vorweg die erste Einschränkung gemacht werden. Nicht alle Schmerzen im Bein kommen von der Wirbelsäule her! Wir sollten die Ischias mehr als ein Symptom ansehen. HIPPOKRATES sprach schon von der Ischias als Hüftweh. Und diese Schmerzen in Hüfte und Bein können auch durch ganz andere Krankheiten verursacht sein und darum ist die Differentialdiagnose wichtig. Was haben wir nicht alles unter der Diagnose Ischias gesehen, angefangen vom Myom und Sarkomen des Oberschenkels oder des Sitzbeinastes, bis zu den Arthrosen der Hüfte, Systemerkrankungen wie dem M. Recklinghausen. Auch die Tuberkulose — ebenfalls Tbc. des Ileosakralgelenkes — sowie auch die Osteomyelitis müssen ausgeschieden werden.

Und nun zum Abschluß einige Worte über die neue Auffassung der *Periarthritis humeroscapularis*, ein Krankheitsbild, welches DUPLAY 1872 zum ersten Mal beschrieben hat. Wenn wir den Sitz der Erkrankung in das Bindegewebe oder in die Schleimbeutel verlegen, so konnten wir uns doch viele Erscheinungen dieses Krankheitsbildes nicht erklären. Warum finden wir so oft den Schmerz bis in die Finger strahlend, warum den nächtlichen Schmerz und warum trat der Schmerz oft nach plötzlichen, ruckartigen Drehbewegungen des Kopfes auf, wie z. B. nach dem Kegeln, nach dem Rasieren oder beim Rückwärtssehen des Autofahrers. Das Röntgenbild der Schulter war da meistens stumm, aber die Halswirbelsäule zeigte deutlich Veränderungen im Sinne einer Spondylose und besonders die seitlichen Schrägaufnahmen ließen deutlich eine Einengung der Foramina intervertebralia erkennen. Doch auch bei diesem Krankheitsbild gilt wieder dieselbe Einschränkung wie bei der Ischias. Nicht alle Schmerzen im Nacken- und Schultergebiet haben ihre Ursache in den Veränderungen der Halswirbelsäule. Die Differentialdiagnose muß ebenfalls beachtet werden. Welche anderen Erkrankungen kommen hier vor allem noch in Frage?

Eine Halsrippe wird nur dann, wenn sie groß ist, durch Druck Beschwerden machen.

Das Wichtigste aber in differentialdiagnostischer Bedeutung ist der Abriß oder Einriß der Supraspinatussehne. Diese Supraspinatussehne stellt eine Bremsung beim Erheben des Armes dar, indem dieselbe gleichsam als Gegenspieler des Deltoideus es verhindert, daß der Oberarmkopf aus der Pfanne rutscht. Und gerade durch das im Alltag so viel geübte Heben des Armes kommt es allmählich zu einer dauernden Schädigung und entsprechender Degeneration der Supraspinatussehne und als Folge ergibt sich daraus der Einriß oder Durchriß dieser Sehne. Größere Kalkschatten, welche früher als Bursitis calcarea aufgefaßt wurden, sind jetzt als das Endresultat der degenerativen Prozesse besonders an der Supraspinatussehne als Verkalkung derselben anzusehen. Diesen Riß der Supraspinatussehne mit der folgenden Fibrositis müssen wir heute als eine sehr häufige Ursache der sogenannten Periarthritis ansehen.

Ferner müssen wir unser Augenmerk auf Störungen im Bereich der langen *Bizepssehne* richten, sei es, daß es sich um eine Fibrositis mit dem Endstadium der Fibrosis biciptis handelt oder um Rauhigkeiten und Knochenzacken im Sulcus intertubercularis.

Die periartikulären Weichteile, die Sehnenplatten der großen Schultermuskeln, stellen gleichsam eine Gleitschiene für die Bewegungen des Armes dar. Tritt hier eine *Fibrositis* auf, so wird in diesen Gleitbahnen eine Reibung entstehen, wodurch die Beweglichkeit der Schulter eingeschränkt werden muß.

Immer wieder auch muß bei den Erkrankungen der Schulter auf den *Ruheschaden* hingewiesen werden, welcher schon oft nach kurzfristiger Immobilisation — Mitella, das Leichentuch der Schulter (Mau) — eine Versteifung der Schulter, vielleicht infolge einer Durchblutungsstörung auftreten läßt.

Schließlich muß noch darauf hingewiesen werden, daß alle *drei* Schultergelenke frei von pathologischen Veränderungen sein müssen, soll eine ungehinderte Armbewegung ermöglicht werden.

Erwähnt soll auch das *Skalenussyndrom* werden, bei welchem durch Einengung der Skalenuslücke ein Druck auf die durch dieselbe führenden Nerven und Blutgefäße stattfinden kann. Schließlich soll auch noch das seltene Bild der *Venensperre* (Schrötter-Paget) Erwähnung finden, bei welchem es infolge einer Intimaschädigung zu einer Abflußstörung der Venen des Armes und der Hand kommt, mit nachfolgenden Ödemen.

Sehr wichtig ist in diesem Rahmen noch die Frage der *Epikondylitis*. Sie bleibt doch als selbständiges Krankheitsbild bestehen. Nur dort, wo der Schmerz vom Nacken im Dermatom über den Epikondylus zu den entsprechenden Fingern zieht, da werden wir annehmen, daß diese Beschwerden von der Halswirbelsäule aus bedingt sind; sonst aber handelt es sich um das selbständige Krankheitsbild einer Tendoperiostitis.

Zu dieser *Tendoperiostitis* nun noch einige kurze Ausführungen.

Auch von seiten der Anatomen (Klinge) ist nachgewiesen worden, daß die rheumatischen Schäden besonders dort ihren Sitz haben, wo die straffen Bindegewebsorgane der Sehnen, Faszien und Aponeurosen in die Muskulatur übergehen. Klinisch fassen wir nach Neergaard die oben angeführten drei Formen unter dem Begriff der **Tendoperiostitis rheumatica** zusammen. Einige bevorzugte Stellen, an denen uns die Krankheit am häufigsten begegnet, sollen noch einzeln angeführt werden. Dort, wo die Beuge- und Streckmuskulatur des Unterarmes am Epikondylus medialis und lateralis ansetzt, finden wir oft Druckempfindlichkeit und Schmerzen. Wir sprechen dann von einer *Epikondylitis*.

Andere bevorzugte Stellen sind der Processus styloideus radii. Hier setzt die Sehne des Oberarmspeichenmuskels an (*Styloiditis radii*).

An der unteren Extremität finden wir oft eine *Tendoperiostitis trochanterica*. Setzen doch auch hier reichlich Muskeln an. Genau wie am Ellenbogen finden wir auch am Knie eine *Condylitis tibialis* bzw. *femoralis interna*. Sowohl am oberen wie auch am unteren Pol der Kniescheibe können sich im Röntgenbild kleine Zacken finden als das Resultat entzündlicher Veränderungen der Sehnen (*Tendoperiostitis patellaris*). Öfters noch finden wirVeränderungen an der Achillessehne(*Tendoperiostitis achillea*).

Dort, wo am Calcaneus der kurze Beuger der Zehen und die Plantaraponeurose ansetzen, treten oft entzündliche Veränderungen auf, die erst durch ihren Reiz später am Knochen es zu einer Spornbildung kommen lassen: dem sogenannten *Fersensporn*. Nicht der Fersensporn ist also die eigentliche Krankheit, nicht er macht Druckempfindlichkeit, — oft finden wir ihn nur als Nebenbefund im Röntgenbild —, sondern die Entzündungen an den Sehnen sind das Primäre.

Außer der Differentialdiagnose muß aber bei diesen vertebral bedingten Schmerzen noch eine zweite Einschränkung gemacht werden, welche ebenso für Lumbago und Ischias aber doch ganz besonders für die Beschwerden von der Halswirbelsäule aus gilt. Neben dem mechanischen Schaden, der Raumnot im Foramen intervertebrale, spielen auch andere Faktoren eine ausschlaggebende Rolle. Schon die vegetative Ausgangslage des Kranken ist wichtig. Aber es gibt noch mehrere Ursachen, ein Bündel oder Spektrum, von welchen nicht eine, sondern mehrere zusammen aus der *relativen* Raumnot im Foramen intervertebrale eine totale werden lassen. Oft ist eine solche zweite Ursache eine Erkältung, eine Abkühlung (Zugluft), ja selbst ein Jodanstrich. Überhaupt jede Allergie kann den Quellungszustand der Nervenwurzel verändern.

Im übrigen finden wir gerade bei der Spondylosis cervicalis sehr oft (nach Tönnies in 65%) allgemeine vegetative Labilität, wobei es sogar zu psychischen Störungen kommen kann. Auch tetanoide Symptome wurden beobachtet, genau so, wie das oft dabei vorhandene Ohrensausen. Schließlich erwähnt Moritz auch Augensymptome als Ausdruck einer Akkomodationsstörung.

Zum Schluß noch ein paar Worte über die Behandlung der vertebral bedingten Schmerzen. Wir können hier zwei verschiedene Wege gehen. Einmal kann die Therapie am Ort des Schadens angreifen, eine Beseitigung der Ursache, eine Ausschaltung der Reizquelle versuchen. Als erstes diente hierzu die Operation, die heute sehr viel weniger als früher ausgeführt wird. Zum anderen kommen hier orthopädische Maßnahmen in Frage. Hierher gehört eine die Wirbelsäule entlastende Lagerung. Wie schon erwähnt, werden die Schmerzen nachts besonders dadurch hervorgerufen, daß die Wirbelsäule in einem zu weichen Bett sich durchhängt, wogegen das Unterlegen eines festen Brettes (notfalls Plättbrett) schützen kann.

Zu den entlastenden Maßnahmen gehören einmal die Dehnlagerungen. Bei lumbalem Schaden wenden wir solche als Lagerung über den Bogen an, wobei wir eine zusammengerollte Decke bei Seitenlage des Patienten unter die Lendenwirbelsäule schieben. Bei cervikalem Schaden werden wir durch ein umgekehrtes Keilkissen (mit der breiten, hohen Seite zum Patienten hin) wiederum in Seitenlage eine Geradehaltung der Halswirbelsäule erreichen.

Die entlastende Lagerung kann zum anderen auch unter Zug stattfinden, wie bei der Glisson-Schlinge, welche auch auf der schiefen Ebene ausgeführt werden kann.

Die ruhigstellende Behandlung wird im Allgemeinen weniger angewandt, sei es lumbal durch eine Gipsschale oder zervikal durch ein Gipsdiadem, eine SCHANZsche Wattekrawatte, eine WILDEsche Schiene oder einen Aufblaser nach PIETRUCHA. Zu den ruckartigen Bewegungen zählen wir das Ausziehen nach ABT oder den Doppelnelson.

Neben dieser Therapie, welche am Ort des Schadens angreift, versucht eine andere eine Dämpfung der Reizempfindung herzustellen. Das kann durch Gabe von allgemein beruhigenden Medikamenten geschehen (Bellergal, Biral). Vor allem aber steht die Schmerzbekämpfung im Vordergrund. Denn der Schmerz stört als Sympathikusfaktor die parasympathische Heilphase. Die Schmerzbahn kann in ihrem Verlauf vom Großhirn bis zur Haut an den verschiedensten Stellen unterbrochen werden. Während die Periduralanästhesie, oder die Methode nach CATHELEN heute weniger angewendet werden, spielt die Grenzstrangblockade, insbesondere die Stellatumblockade — also die Schmerzunterbrechung im Ganglion — trotz ihrer Gefahren immer noch eine Rolle. Die Unterbrechung im Nerven selbst darf nur dann stattfinden, wenn es sich um rein sensible handelt. Einspritzungen von Novocain in die Muskeln wurden von FENZ bei allen diesen Erkrankungen mit Erfolg angewandt.

Aber uns interessiert besonders die Behandlung von der Haut aus, von den Entsprechungszonen: die Reflexzonenbehandlung durch den cutiviszeralen Reflex. Hierüber wird in einem gesonderten Kapitel ausführlich berichtet werden. Im übrigen ist die Unterbrechung der kinetischen Kette wichtig. So wird die sympathikusgesteuerte Muskelspannung durch Massagen von uns bekämpft, denn durch diese Muskelspannung bleibt die Fehlstellung des Wirbels erhalten. Welche Art der Massage und welche gymnastischen Übungen im Besonderen bei diesen „rheumatischen" Erkrankungen anzuwenden sind, darüber wird im speziellen Teil berichtet.

Theorie der Massage

Rheuma und Massage weisen in ihrer langen Geschichte so viele gemeinsame Züge auf. Beide sind sie uralt. Auch die Massage ist in ältesten Zeiten angewandt, ja gleichsam der Menschheit als Reflex mitgegeben, reibt doch unwillkürlich ein Kind eine schmerzhafte Stelle.

Beide jahrhundertelang bekannt, entbehren sie bis heute noch einer exakten wissenschaftlichen Grundlage, Beide von der wissenschaftlichen Medizin so lange vernachlässigt, mehr noch, fast verachtet, gingen so in Laienhände über. Der Rheumakranke suchte den Laienbehandler auf, und die Massage ist bis heute noch in den Händen eines besonderen Berufsstandes, der Massöre, geblieben.

Erst recht der Arzt im Zeitalter der Chemie, das uns durch seine großen Entdeckungen einen reichen Arzneischatz schenkte, wandte sich ab von einer Methode, die er nicht mehr kannte, die ihm zu einfach erschien, und die mangels guter theoretischer Fundierung zu wenig wissenschaftlich, ja, schon fast mehr kurpfuscherisch erschien.

Genau wie beim Rheuma ist hier allmählich ein Wandel eingetreten. Besonders die Chirurgen und Orthopäden wußten von dem günstigen Einfluß der Massage auf Erkrankungen der Gelenke und der damit verbundenen Muskelatrophie. Hier stand die **lokale Wirkung** im Vordergrund, und diese lokale Wirkung ließ sich auch wissenschaftlich gut erklären. Nicht nur das Hautthermometer zeigte durch eine erhöhte

Hautwärme nach der Massage, daß hier eine *bessere Durchblutung*, eine Hyperämie, eintrat, auch EPPINGER konnte wie andere zeigen, daß eine Öffnung der Kapillaren und eine bessere Durchblutung infolge Erschließung zahlreicher Kapillaren auftrat.

Außerdem findet durch das Ausstreichen ein besserer *Abstrom von Blut und Lymphe* statt. Die Resorption von Flüssigkeiten vom Unterhautzellgewebe ist durch Streichung von 16% auf 59% erhöht, wie ZAWADSKI nachweisen konnte.

MOSENGEIL hat diese Tatsache an klaren, einleuchtenden Versuchen bewiesen. Er injizierte feinstverteilte Tusche in Gelenke von Kaninchen. Wurden die Gelenke danach massiert, so schwand die Schwellung, und im anatomischen Präparat war die Tusche aus dem Gelenk verschwunden und zeigte sich im Bindegewebe der Gliedmaßen zentralwärts der Gelenke. In den zur Kontrolle nicht massierten Gelenken fand man bei der Obduktion die Tusche noch in den Gelenken.

Neben der Wirkung auf die Kapillaren mußte man auch eine *kräftigende, tonussteigernde Wirkung* auf den Muskel feststellen; durch Knetung kann ein atrophischer Muskel wieder gekräftigt werden. Auch diese Wirkung auf den Muskel wurde durch Versuche erhärtet. ZABLUDOWSKI ermüdete beim lebenden Frosch die Muskeln durch Induktionsströme. Nach der Massage waren sie schneller wieder leistungsfähig als nach einer Ruhepause. Dasselbe konnte LAMPERT in Versuchen zeigen. Der ermüdete Muskel konnte durch eine Massage von 5 bis 10 Minuten wieder zur vollen Leistung gebracht werden. Oft war sogar diese Leistung noch gesteigert auf das zwei- bis vierfache, während nach 10 Minuten Ruhe allein der Muskel nicht seine alte Arbeitskraft erreichte. Auf dieser Erfahrung basiert die Sportmassage, da eben eine Massage den Muskel viel rascher wieder leistungsfähig macht als eine Ruhepause. Hierbei muß auf einen Unterschied aufmerksam gemacht werden, welcher zwischen einer Vollmassage nach Ruhe und nach Bewegung besteht. Nach Anstrengung macht eine Massage frisch, nach Ruhe ermüdet sie. Es ist fraglich, ob hier ein verschiedener Gewebstonus eine Rolle spielt oder mehr Bedeutung dem Abtransport von Ermüdungsstoffen zukommt; denn die Massagewirkung am ermüdeten Muskel tritt nur ein, wenn die zuführenden und abführenden Gefäße wegsam sind.

Neben Haut und Muskulatur gibt es schließlich noch das *Bindegewebe*, welches durch die Massage ebenfalls beeinflußt wird. Seine Elastizität kann durch Massage aufrechterhalten und gefestigt werden. Wir sahen schon, daß ein gleitfähiges Bindegewebe die Voraussetzung bildet für die Bewegungsmöglichkeit der Muskulatur, daß eine „Steifigkeit" oft nicht durch Veränderungen der Gelenke, sondern des Bindegewebes hervorgerufen wird. Wir wollen nur an die Periarthritis humeralis denken. Und deshalb hat die Massage auch eine solch große Bedeutung bei rheumatischen Krankheiten erlangt. Und hier trat allmählich besonders durch Orthopäden die Gymnastik hinzu, die sich an die Funktion des Muskels wendet. Beide haben aber das gleiche Aufgabengebiet: Erhaltung der Elastizität des Bindegewebes.

Über die Haut wirkt die Massage auch erregend auf das *Nervensystem*. Der Nerv selbst dagegen ist durch die Massage kaum ansprechbar. Der Nerv reagiert auf Druck eher mit Lähmung, nur intermittierende Drückungen können die Empfindlichkeit herabsetzen.

Von der Haut aus kann über die Nerven aber ferner noch eine reflektorische Fernwirkung auf die inneren Organe erreicht werden. Im Kapitel über die Nervenlehre sprachen wir von der HEADschen Zone und sahen dort, daß wir durch Behandlung der Haut einen Einfluß nehmen können auf die inneren Organe, welche dieser Hautzone segmentär entsprechen. Hierüber wird im übernächsten Kapitel eingehend berichtet.

Außer diesen begrenzten Wirkungen auf einzelne Organe: Haut, Muskel, Bindegewebe, hat nun aber die Massage unbestritten einen Einfluß auf den **Gesamtorganismus.** Hier war es lange Zeit sehr schwer, eine theoretische Begründung zu finden. Früher glaubte man, diese Wirkungen auf rein reflektorischem Wege über die Nervenbahnen erklären zu können. Wir sahen aber, daß die HEADsche Zone nur eine Erklärung geben kann für Wirkungen der Haut auf die inneren Organe, soweit sie im selben Segment liegen. Es war also sehr schwer, allein durch nervöse Reflexe die vielseitigen Wirkungen auf den Gesamtorganismus, die Wirkung auf den Blutdruck, auf das Blutbild, erklären zu wollen. Heute nimmt man dagegen an, daß durch Massage und auch durch andere Hautreizbehandlungen in der Haut Stoffe frei werden, welche in den Kreislauf gelangen und von hier aus ihre Wirkung auf den Gesamtorganismus entfalten können. Und diese Annahme ist durch verschiedene Versuche gut begründet. Denn ein solcher *Gewebsreizstoff*, der nach Massage frei wird, ließ sich auf andere Personen übertragen. HOFF, SCHAUDICK und andere erhärteten diesen Vorgang in folgenden Versuchen:

Man entnahm einem Patienten vor und nach einer kräftigen Vollmassage Blut und ließ das Serum absetzen. Dieses Serum wurde intrakutan einer anderen Versuchsperson injiziert. Nun zeigte es sich in wiederholten Versuchen, daß jenes Serum, welches nach der Massage entnommen wurde, eine größere Quaddelbildung hervorrief als jenes, welches vor der Massage entnommen wurde. Im Durchschnitt betrug die Quaddelvergrößerung 47%.

Wurde die Extremität, an welcher die Massage ausgeführt wurde, abgeschnürt, so konnte der in der Haut gebildete Gewebsreizstoff nicht in die Blutbahn gelangen und das Serum zeigte bei intrakutaner Einspritzung keine erhöhte Quaddelbildung (FARÖK).

Um welchen chemischen Stoff es sich handelt, der diese Veränderung hervorruft, darüber ist etwas Sicheres noch nicht bekannt. Wir wissen, daß Histamin Quaddeln in der Haut erzeugt, und einige Forscher nehmen deshalb an, daß es sich hier um einen histaminähnlichen Stoff mit einer Kapillarwirkung handeln müsse. RUHMAHN geht noch einen Schritt weiter. Er setzt den Gewebsreizstoff mit dem Azethylcholin gleich, da einmal dieses Mittel die gleiche kapillarerweiternde Wirkung wie die Massage hervorruft. Zum anderen konnte er nachweisen, daß das Gegengift Atropin, wenn es intrakutan eingespritzt wird, die Hautrötung durch Massage ausfallen läßt.

Auch noch in anderen Beziehungen läßt sich eine Allgemeinwirkung der Massage feststellen. Der Blutdruck sinkt nach einer Massage von 15 Minuten Dauer deutlich ab, erreicht aber erst das Minimum etwa 15 Minuten nach beendigter Massage, um im Verlauf einer Stunde wieder auf den Ausgangswert zurückzugehen. Die Leukozyten sinken etwa auf 20% unter den Ausgangswert. Auch hier ist der tiefste Stand nach etwa 15 Minuten Massage erreicht. Die stabkernigen Formen nehmen dabei auffallend ab (etwa die Hälfte des Ausgangswertes). Auch diese Erscheinungen lassen sich als Wirkungen des Hautreizes auffassen. Nun aber wurde in letzter Zeit von SCHAUDIG daneben noch eine toxische Veränderung der Leukozyten festgestellt (Vakuolenbildung im Plasma der Eosinophilen, der Monozyten und Neutrophilen als auch toxische Granulierung der Neutrophilen). Das alles sind Veränderungen, welche dann auftreten, wenn wir im zirkulierenden Blute arteigene oder artfremde Eiweißstoffe mit ihren Zerfallsprodukten finden. Und diese Veränderungen im Blutbild konnten nie festgestellt werden bei Hautreizungen, sondern nur bei der Massage der tieferen Gewebe und der Muskulatur. Vielleicht tritt also hier bei der intensiven Muskelmassage ein Zellzerfall ein.

Übrigens soll noch erwähnt werden, daß die Quaddelbildung an der Haut besonders stark nach einem kalten Bade auftritt (bis 130% Vergrößerung der Quaddeln). Beim warmen Bad tritt dagegen eine Verminderung der Quaddelbildung auf. Also nicht nur eine lokale Wirkung übt die Massage aus, sondern sie stellt auch eine Reiz- und Umstimmungsbehandlung für den ganzen Organismus dar. Sie hat dieselbe Wirkung wie die übrige Hautreiztherapie.

Zusammengefaßt soll die therapeutische Bedeutung der Massage in die Worte meines Lehrers GOLDSCHEIDER werden: ,,Sie beschränkt sich nicht auf die Verschiebung von Blut und Lymphe, sondern erregt die Nerven der Haut und der darunter liegenden Weichteile, wie z. B. der Muskeln und der Sehnen, wirkt auf tiefliegende Nervenstämme, und bringt dadurch vielfältige, sich auf die inneren Organe übertragende Reize hervor, die an denselben funktionelle Beeinflussungen im Sinne des Antriebes und der Hemmung auslösen. Es ist durchaus irrtümlich, sich die Wirkungen der Massage lediglich als mechanische, in der Peripherie zur Geltung kommende vorzustellen. Die Massage in ihren verschiedenen Formen bedingt reaktive Hyperämie, befördert den Zufluß und Abfluß der Gewebssäfte, erhöht die Permeabilität der Gefäßwände, tonisiert innere Organe, befördert die Aufsaugung von Blutergüssen und Ausschwitzungen, unterstützt die Blutzirkulation bei insuffizientem Kreislauf, übt Rückwirkung auf das allgemeine Kraftgefühl, auf Ermüdungszustände, Stimmung, Psyche aus.“

Aber unser Wissen ist noch Stückwerk. Besonders unser Teilwissen vom Hautreiz und den ,,gefäßwirksamen Wirkstoffen“ kann nach MUCH noch verglichen werden mit einem Spiel mit Kieselsteinen am Meerufer. Darum hat PAUL KRAUSE recht, wenn er schreibt: ,,Großzügige, wissenschaftliche Forschungen über die Wirkung der physikalischen Therapie sind eine weitere dringende Forderung. Sie kosten viel Mühe, Geld und entsagungsreiche Arbeit. Arbeit vieler wissenschaftlicher Kräfte, welche nicht sofort eine Belohnung auf diesem schwierigen Gebiete durch große Erfindungen erwarten.“

Anzeigen und Gegenanzeigen der Massage

Wenn wir jetzt die Theorie der Massagewirkung, wie sie sich auf einzelne Organe und auch auf den Gesamtorganismus auswirkt, besprochen haben, so soll hier noch eine kurze Zusammenstellung über die Anzeigen und die Gegenanzeigen der Massage aufgeführt werden. Es kann sich dabei nur um ein gedrängtes, zusammenfassendes Schema handeln, aus welchem hervorgehen soll, bei welchen Krankheiten die Massage im allgemeinen angewandt und vor allem bei welchen Krankheitszuständen sie unbedingt verboten ist. Eine solche kurze Übersicht, ein solches Schema, kann nie umfassend sein. Einzelheiten wurden bei der Besprechung der jeweiligen Krankheitsbilder gegeben und werden später im praktischen Teil näher angeführt.

Anwenden werden wir nach der oben besprochenen Wirkungsweise die Massage dort, wo wir

1. eine bessere Durchblutung,
2. eine Auflockerung des Bindegewebes und schließlich
3. einen allgemeinen Reiz auf den Gesamtorganismus ausüben wollen.

Immer dort, wo ein Muskel geschwächt, atrophisch ist, werden wir ihn durch Massage zu kräftigen suchen. Sei es, daß diese Atrophie durch langen Nichtgebrauch aufgetreten ist (Inaktivitätsatrophie) wie sie nach langen Verbänden, nach Knochenbrüchen oder Gelenkerkrankungen, oder auch besonders bei der Bauchmuskulatur nach langem Krankenlager auftritt.

Sei es andererseits auch, daß der Muskel als Erfolgsorgan des Nerven bei einer Lähmung desselben atrophiert ist, so ist die Massage angezeigt.

Bei statischen Veränderungen, wie beim Plattfuß, oder den Haltungsanomalien des Rückens kann ein Muskel überdehnt und erschlafft sein, während sein Gegenspieler sich im Krampfzustand, einer Kontraktur, befindet.

Auch der Muskel selbst kann Veränderungen in Gestalt von Verhärtungen zeigen. Vom Hartspann sprechen wir, wenn der ganze Muskel sich in einem Krampfzustand befindet, von Muskelknötchen, wenn nur einzelne Muskelbündel verkrampft sind. Über die fragliche Ursache dieser Muskelverhärtungen sprachen wir schon bei den rheumatischen Erkrankungen.

Die Wirkung auf das Bindegewebe werden wir überall dort erstreben, wo dasselbe durch seinen Elastizitätsverlust eine Hemmung für die sich bewegenden Muskeln bildet, statt als Gleitschiene zu dienen. Besonders dort, wo noch Verklebungen oder Verwachsungen vorliegen, wie bei der Periarthritis humeralis, werden dehnende Bewegungsübungen mit heranzuziehen sein.

Daß der Abstrom von Blut und Lymphe durch die Massage gefördert wird, haben wir im Anfang schon durch Versuche feststellen können. Und so werden wir uns diese Wirkung dort zunutze machen, wo nach Verrenkung, Verstauchung oder Prellung die Entzündung gewichen und nur noch eine Schwellung zurückgeblieben ist.

Bei der Ganzmassage handelt es sich um eine intensive, den Gesamtorganismus treffende Reizbehandlung. Aber auch schon bei einer Teilmassage dürfen wir diese Allgemeinwirkung der Massage nie außer acht lassen. Haben wir es mit „Bindegewebsschwächlingen", asthenischen Menschen zu tun, wird die Ganzmassage als allgemeine Reiz- und Umstimmungsbehandlung angewandt. Auch bei Stoffwechselerkrankungen, so bei Diabetes und Fettsucht, ist ihre Wirkung auf den Gesamtorganismus unbestritten.

Einfacher lassen sich nun die **Gegenanzeigen** gegen die Massage, wenn auch ebenfalls nur schematisch, zusammenfassen.

Dasjenige Organ, an welchem unsere Massagebehandlung zunächst direkt angreift, ist die Haut. So muß bei jeder *Erkrankung der Haut* die Massage unterbleiben. Also erst Besichtigung, dann Betastung. (Dies ist auch ein Grund, warum ein Blinder ohne Zusammenarbeit mit einem Sehenden nicht allein eine Massagepraxis ausüben kann.)

Die zweite Gruppe von Krankheiten, welche nicht massiert werden darf, stellt die *Entzündung* dar. Bei jeder Entzündung ist Ruhigstellung das oberste Gebot, auch würde der entzündliche Prozeß durch Öffnung der ableitenden Wege womöglich weitergeleitet werden. Die alten klassischen Zeichen einer Entzündung sind: Rötung, Hitze, Schwellung, Schmerz, wozu noch die Störung der Funktion kommt.

Im besonderen hatten wir schon die Venenentzündung und alle Eiterungen erwähnt, bei welchen niemals massiert werden darf, aber auch entzündliche Gelenke fallen unter dieses Verbot.

Zu den Entzündungen im weiteren Rahmen gehören auch die mit Fieber verlaufenden Infektionskrankheiten. Hier wollen wir nicht durch die Massage noch eine neue Reizwirkung erzielen.

Daß frische Verletzungen schließlich auch dieser Gruppe zugerechnet werden, ist ohne weiteres verständlich. Die Massage findet also nicht bei den akuten Erkrankungen mit ihrem stürmischen Verlauf ihr Anwendungsgebiet, sondern hat besonders — wie überhaupt die physikalische Therapie — bei den chronischen Erkrankungen ihre Hauptbedeutung. Nur bei bösartigen Geschwülsten, die ja mehr chronisch ohne akute Entzündungserscheinungen verlaufen, unterbleibt besser die Massage, da wir hier eine unnötige Anregung des Stoffwechsels vermeiden wollen.

Daß besonders bei Leibmassagen jeder entzündliche Vorgang im Bauch, wie Blinddarm-, Gallenblasen- oder Eierstockentzündung und auch das Magengeschwür jede Massage der Baucheingeweide verbietet, ist nach dem Gesagten ohne weiteres klar. Dasselbe gilt für die Schwangerschaft.

Kutivisceraler Reflex, Segmentbehandlung

Wenn wir jetzt über die Segmentbehandlung sprechen wollen, so müssen wir uns zuerst Klarheit verschaffen über die Beziehungen zwischen Haut oder besser bestimmten Hautzonen zu inneren Organen. Denn hierbei handelt es sich um Fernwirkungen von Hautfeldern (Segmenten, Zonen). So spielt bei der Segmentbehandlung der kutiviszerale Reflex eine wichtige Rolle.

Als erstes wollen wir die *geschichtliche Entwicklung* dieser Entdeckung kurz betrachten. Dabei werden Sie sofort an den Namen HEAD denken. Doch war er nicht der Erste, welcher auf solche Beziehungen zwischen Hautzonen und inneren Organen hingewiesen hat.

Neben anderen Vorläufern wie LING (1834), den Brüdern WILLIAM und DANIEL GRIFFEN (1834) und besonders LANGE (1875) war es 1883 Dr. AUGUST WEIHE, welcher über kutane Beziehungen zu inneren Organen berichtete. Er fand sogenannte homöopathische Schmerzpunkte, welche er durch Injektionen von homöopathischen Mitteln hervorrufen und zum Verschwinden bringen konnte. Diese Schmerzpunkte hatten nur einen Durchmesser von 1 qcm. Geboren 1840, lebte er bis zu seinem Tode 1896 in Herford. Aber ein Prophet gilt ja nichts in seinem Vaterland. Die Pariser Ärztekonferenz jedoch ehrte sein Andenken noch 1932.

Erst 1889 wies dann HAED auf den Zusammenhang zwischen inneren Organen und der Haut hin.

Vorher jedoch hatte schon 1886 GASKALL die metamere Anordnung der Organe betont, wobei er zeigte, daß entwicklungsgeschichtlich die einzelnen Abschnitte des Körpers hintereinander gleichsam in Scheiben angeordnet sind. Und als Rest dieser Metameren erklärte er die metamere oder segmentäre Innervation der Haut und zeigte, daß ein Zusammenhang der Hautnervenbezirke mit bestimmten Rückenmarksegmenten besteht. Nach PUTTKAMER können wir diese Zonen auch treffend als Entsprechungszonen bezeichnen.

Doch nicht nur die Haut steht in engen Beziehungen zu den im Segment entsprechenden inneren Organen. MACKENZIE wies darauf hin, daß bei Erkrankungen der inneren Organe sich eine Hyperalgesie der tiefer gelegenen Teile, wie auch der Muskeln feststellen läßt, Muskelzonen gewissermaßen mit dadurch bedingten Muskelverhärtungen. Ebenso ist dabei das Bindegewebe und auch das Periost beteiligt. Wir werden daher später sehen, daß wir deshalb unseren Angriffspunkt bei der segmentären Behandlung nicht nur auf die Haut, sondern ebenso auf Muskeln, Bindegewebe oder Periost richten können. Auf der anderen Seite ist dadurch auch unsere Vorstellung von selbständigen Muskelerkrankungen, wie Myogelosen, erschüttert. Wir sehen vielmehr in diesen Muskelverhärtungen reflektorisch bedingte Muskelkontrakturen. Auch VOGEL lehnt den Begriff der Myogelosen ab, da besonders das Unterhautzellgewebe betroffen ist. KNOTZ (Serajewo) spricht von Zonalgelosen und kennzeichnet sie als erstarrte Anamnese. So weit von der geschichtlichen Entwicklung der Entdeckung über die Beziehung Haut — und auch tieferer Teile — zu inneren Organen der entsprechenden Segmente.

Praktisch wurde diese Erkenntnis zuerst zur *Diagnostik* angewandt. Denken wir an die BOASschen Druckpunkte links neben der Wirbelsäule am Körper des 12. Brustwirbels beim Ulcus ventriculi (1895).

Wichtig erscheint mir die Frage, ob sich nun experimentelle Beweise dafür bringen lassen, daß wir bei Erkrankungen innerer Organe auch an der Haut Veränderungen finden. Schon HEAD konnte zeigen, daß bei faradischer Reizung eines Eingeweides anämische Hautzonen von segmentärer Anordnung auftreten.

Sehr interessante Erfahrungen konnte der Tierarzt Dr. KALKSCHMIDT bei Rindern sammeln. Er fand bei 2500 Rindern, welche Steine oder andere Fremdkörper durch die Nahrung aufgenommen hatten, sogenannte Fremdkörperzonen im 6.—8. Dorsalsegment. Hier waren die Haare gesträubt und beim Kneifen der Haut in diesen Zonen stöhnten die Tiere auf. Ohne Röntgenuntersuchung fand er jedesmal seine auf Fremdkörper lautende Diagnose bestätigt.

Für uns in der Praxis ist aber die umgekehrte Frage von weit größerer Bedeutung, nämlich die Frage, ob wir auch durch Reizung der entsprechenden Hautzonen eine Beeinflussung der inneren Organe erreichen können. Und auch hierbei erscheinen mir sichere experimentelle Beobachtungen weit wichtiger als eine theoretische Vorstellung des möglichen Weges dieser Beeinflussung, über welchen unsere Kenntnisse doch reichlich unsicher sind. Kurz will ich später aber noch auf die theoretischen Vorstellungen eingehen. Zuerst aber neuere, sichere Beobachtungen. Und auf diese lege ich deshalb großen Wert, weil hierdurch *objektiv* eine Wirkung unserer Hautreiztherapie über die Segmente bewiesen wird und wir damit jeden Vorwurf, als trieben wir hier nur eine suggestive Behandlung, zurückgewiesen werden kann. Auch AUGUST BIER stellt die Beobachtung über die Theorie: „Für mich sind gute Beobachtungen, bei aller Kritik angestellt, wichtiger als das, was ich mir theoretisch vorstelle.“ So auch NEERGAARD: „Auf die Tatsachen, den Ausschnitt der Wirklichkeit, nicht auf die uns jetzt unverständliche theoretische Fassung, kommt es an.“ So sollen auch jene alten erprobten Verfahren aus der Volksmedizin wissenschaftlich durch Experimente untermauert werden, damit sie jeder Kritik standhalten können.

Schon RUHMANN und FREUND wiesen 1926/27 vor dem Röntgenschirm nach, daß durch Wärme- oder Kältereize im Magen-Darmkanal reflektorische Vorgänge ausgelöst werden können. KALK und KOELSCH konnten bei Anwendung von Reizen im Brustbereich reflektorisch bedingte Änderungen der Herzdurchblutung im Elektrokardiogramm nachweisen. Sehr eindrucksvoll sind zwei Versuche von DITTMAR: Wurde durch Bepinseln der Haut der Brust mittels Rheumapax ein Hautreiz gesetzt, so fanden sich segmentär begrenzte Gefäßerweiterungen in der Lunge — und zwar auch dann, wenn durch Zwischenschaltung eines Pneumothorax die Annahme einer direkten Fortleitung der Wärme auszuschließen war. Zum anderen konnte er zeigen, daß der hemmende Einfluß von Schmerz- oder Kältereiz — gesetzt vorne in D 5—D 9 — auf die Magenmotorik des Hundes dann ausbleibt, wenn die Wurzeln D 5—D 9 durchschnitten wurden. Die Durchblutungssteigerung bei Setzen von Hautreizen konnte BAUMANN dadurch beweisen, daß die Hauttemperatur parallel ging mit der Temperaturerhöhung im Duodenum (in beiden Fällen um 0,72°).

Gegenüber solchen exakten experimentellen Beweisen ist unsere theoretische Vorstellung über den Weg dieses kutiviszeralen Reflexes doch noch keinesfalls sicher begründet. Die Wirkungsweise bleibt, wie VOLHARD betont, unklar. Von verschiedenen Richtungen aus hat man versucht, eine Erklärung zu finden.

Zunächst einmal der Weg über den Nerven, der nervale Weg. Alle Schmerzreize strahlen über das Hinterhorn ins Rückenmark ein. Und hier im Hinterhorn treffen sich sowohl die Schmerzreize der Peripherie wie solche der Eingeweide. Der Anatom BENNINGHOFF beschreibt es so: „Erregungen innerer Organe, die auf sympathischen Fasern in ihrem Segment ins Rückenmark einstrahlen, springen auf die hier in der Nähe liegenden Schmerzfasern der Haut über.“ Das Hinterhornsegment bildet mit dem zugehörigen Körpermetamer gleichsam eine funktionelle Einheit (GROSS).

Da beim vegetativen Nervensystem zwischen Erfolgsorgan und Rückenmark stets ein autonomes, sympathisches Ganglion eingeschaltet ist, gibt es prä- und postganglionäre Fasern. Diese Verbindung stellt ein weißer und ein grauer Verbindungsast her: Ramus communicans albus (präganglionäres Neuron) und Ramus communicans griseus (postganglionäres Neuron). So können wir eine *zuleitende* (afferente) Bahn, welche über Spinalganglion und hintere Wurzel zur Seitensäule geht, von einer wegleitenden (efferenten) Bahn unterscheiden, welche ihren Weg über die vegetative Vorderwurzel durch die vordere Wurzel zum Organ nimmt.

Es gibt heute auch andere Auffassungen über das vegetative System. STÖHR nimmt ein *vegetatives Endnetz* — das Terminalretikulum — an, welches als Geflecht feinster vegetativer Nervenfasern von allen Zellen der Haut mit ihren Kapillaren bis zu den inneren Organen, ihren Parenchymzellen und kleinsten Gefäßen reicht. Mittels Vitalfärbung mit Acridinorange kann man dieses vegetative Endnetz zur Darstellung bringen, welches SIEGMUND als peripheres Gehirn bezeichnet.

Ähnliche Vorstellungen liegen der Annahme eines Neuroplasmatischen Zellkomplexes — Synzytium — zugrunde, welches eng den Körper durchwirkt und mit jeder Zelle des Körpers in Verbindung steht.

Doch weil in mancher Beziehung der rein nervale Weg zur Erklärung nicht ganz befriedigen kann, so mißt man auch der sogenannten *Stresswirkung* eine Bedeutung zu, wobei das allgemeine Adaptionssyndrom (Anpassungszeichen) besagt, daß alle Lebewesen auf eine Belastung (Stress) als Ganzes reagieren. Hierbei aber muß unter

Belastung nicht nur der Schaden, sondern das Wechselspiel zwischen gesetztem Schaden und Abwehr verstanden werden. Der Weg der Abwehr geht von der Haut über die Hypophyse und Nebenniere — also gleichsam ein *hormonaler* Weg durch Ausschüttung von Hormonen.

Welche Wirkungen von diesem Stress ausgehen, konnte SELYE dadurch zeigen, daß die künstlich gesetzte Formalinarthritis bei der Ratte durch zwei Dinge verhütet werden kann: Einmal durch direkte Gabe von ACTH und zum anderen durch Stress.

Am verständlichsten zur Erklärung der Hautreiztherapie erscheint schließlich der Weg über die Körpersäfte und Gewebe, der *humerale Weg*. Hierbei werden chemische Einwirkungen festgestellt. POULSON weist darauf hin, daß die Hautreizmethoden *Histamin* oder ähnliche Stoffe freimachen. Das gleiche konnte KATSCH für die Bürstenbäder nachweisen, indem infolge dieses Freiwerdens von Histamin der Salzsäuregehalt des Magensaftes anstieg. RUHMANN setzt den Gewebsreizstoff mit dem Azetylcholin gleich. Durch Histaminwirkung wird eine bessere Durchblutung und damit eine Schmerzstillung erreicht. Bei schlechter Durchblutung entsteht der Schmerz durch die Verminderung der Sauerstoffabgabe und einer Verschiebung der Kalium- und Natriumionen.

Erst neuerdings haben Forscher wie LUIGI, L. BARBIERI (Bologna), MARTINI und de la FUYE (Frankreich) darauf hingewiesen, daß die schmerzstillende, analgetische Wirkung von all den Dingen, wie Nervenpunktmassagen, elektrischen, mechanischen oder Wärmereizen oder auch subkutanen Injektionen von Wasser, Luft und ähnlichen darauf beruht, daß sie an dem betreffenden Segment Histamin freimachen.

Und mit diesen letzten Feststellungen kommen wir nun zur Frage der *praktischen Anwendung* dieser Lehre. Dabei ist diese Anwendung gar nicht so neu, wie es heute oft angenommen wird. Schon vor etwa 30 Jahren haben wir in der III. Med. Universitätsklinik in Berlin unter GOLDSCHEIDER bei Gallenkoliken Novocain in die entsprechende Hautzone injiziert und damit Schmerz und Anfall beheben können wie sonst durch eine Injektion von Morphium und Atropin.

Meist aber sind es alte Volksgebräuche oder Außenseitermethoden, welche heute vielfach von der Erfahrungsheilkunde übernommen worden sind.

Wenn wir nun die einzelnen Arten und Möglichkeiten besprechen wollen, wie wir von der Haut aus innere Organe beeinflussen können, muß zuerst die *Massage* erwähnt werden. Hier handelt es sich nicht um die klassische Massage, wobei vor allem der einzelne Muskel im Angriffspunkt stand — den atrophischen kräftigend, den spastisch kontrahierten entspannend. Bewußt werden bei dieser modernen Reflexzonenmassage vor allem die Maximalpunkte und die Zonen erfaßt. Da war es vor allem HARTMANN mit seiner Rollmassage (Graz 1930), welche er anatomische nannte und bewußt dabei den kutiviszeralen Reflex ausnutzte. Hierbei bestand die Technik im Lösen des Unterhautzellgewebes von der Unterlage (Muskeln). Gerade die Verspannungen lassen sich dadurch gut lösen.

Auch CORNELIUS (1909) suchte nach den schmerzenden, verhärteten Stellen, welche er Nervenpunkte nannte. Er suchte diese Punkte überall verteilt am ganzen Körper, eine strenge Lokalisation nach HEADschen Zonen kannte er dabei nicht.
Auch RUHMANN suchte durch sogenannte Flachtastung die schmerzhaften Resistenzen im Unterhautzellgewebe und Muskeln. Dabei erreichte er durch gezielte

Tastmassage eine bessere Kapillarisierung und Durchblutung und zugleich eine Lösung der Spasmen. Vorher war 1925 der Däne HELLWAG schon ähnlich vorgegangen.

Die *Periostmassage* nach VOGLER und BARCZEWSKI gehört ebenfalls hierher, denn wir wissen ja, daß nach MACKENZIE auch die tieferen Schichten, wie das Periost beim kutiviszeralen Reflex an der Veränderung teilnehmen. Auf dem gleichen Prinzip beruht auch die Massage von KIBLER, bei welcher gleichsam durch Kneten zwischen Daumen und Zeigefinger die Maximalpunkte zerdrückt werden, oder die Methode GLÄSER-DALICHOW. Erwähnt werden soll auch die Sympathikusmassage (Syma) nach E. WINKLER und BISCHOFF.

Im Prinzip sind alle diese Massagearten, deren gemeinsames Zeichen die Wirkung über den kutiviszeralen Reflex ist, gleichwertig. Aber die Eitelkeit mancher Entdecker läßt nur die seine als die einzig Wahre anpreisen, und ein Prinzip bekämpft das andere.

Nur die Bindegewebsmassage nach LEUBE-DICKE nimmt eine Sonderstellung ein. Zwar stellt auch sie eine Ableitungstherapie auf die Haut über den kutiviszeralen Reflex dar, wenn auch DICKE seiner Zeit keine Kenntnisse über die HEADschen Zonen hatte, sondern aus der Erfahrung an sich selbst diese Behandlungsart einführte. Gewiß nur ein Vorteil, wenn nicht die Theorie, sondern die Erfahrung am Anfang steht. Bei dieser Bindegewebsmassage ist ihr Angriffspunkt auch die Haut, Unterhautfaszie und das interstitielle Gewebe. Aber die Technik ist eine ganz andere, als wir sie von der klassischen Massage her kennen. Statt der bekannten Griffe wird hier eine Zugreiztechnik gewählt. Und während sonst die Maximalpunkte bevorzugt angegriffen werden, müssen dieselben hier im Gegenteil im Anfang ausgespart werden. Dabei wird besonders vom Rücken aus gearbeitet, weil derselbe vegetativ stärker stigmatisiert ist (vgl. Symabehandlung). Das geschieht in Form des sogenannten kleinen und großen Aufbaues — keine Ganzmassage nach DICKE! Dazu kommen nun für die einzelnen Krankheitsbilder noch verschiedene Ergänzungsstriche, was bei der Erlernung dieser Massagetechnik oft Schwierigkeiten bedeutet. Auch besteht die Gefahr der Auslösung von Schmerzanfällen, da bei der Behandlung mehrere Zonen überschnitten werden. Hierbei werden sogenannte Gegenstriche, Ausgleichstriche angewandt. Wichtig ist es auch auf die Veränderungen der Haut zu achten: Einziehungen, Einschnürungen, Quellungen und Verfärbungen. Eine weiche Schwellung finden wir bei akuten, eine derbe bei chronischen Krankheiten.

Außer diesen Massagearten gibt es aber noch andere Möglichkeiten, um von der Haut aus über den kutivisceralen Reflex Fernwirkungen zu erzielen. Der Arzt wendet gern Injektionen in die Segmente an, wobei es nach KIBLER nicht auf das *was*, sondern auf das *wo* ankommt. So werden die verschiedensten Mittel angewandt. Novocain, Impletol, 1,29%-Natr.-bicarbon.-Lösung, Segmentan, Plenosol, ja auch nur einfache Luftinjektionen. Auch wissen wir, daß heiße und kalte Kompressen nicht durch die Fortleitung der Wärme oder Kälte wirken, sondern über den kutiviszeralen Reflex.

Die alte, besonders bei den östlichen Völkern viel geübte *Schröpfkopfbehandlung* gehört ebenfalls hierher. Wir wenden sie gerne und mit Erfolg in der Klinik an, nur werden Sie jetzt verstehen, daß es auch hier darauf ankommt, die Schröpfköpfe nicht wahllos, sondern in den Maximalpunkten und Zonen zu setzen.

Andere *hautreizende* Mittel werden bei uns täglich angewandt. Sei es, daß sie nur eine starke Rötung der Haut hervorrufen (*Rötung erzeugende Mittel*), wie Finalgon, Mydalgan, Capsicum Pfaster oder Redskin, oder daß besonders durch kleinste Verletzungen der Oberhaut ein Pustelausschlag entsteht (*Pustelerzeugung auf der Haut*). Hier aber besteht nach ASCHNER doch ein Unterschied zwischen diesen Pusteln erzeugenden Mitteln und jenen nur hautrötenden und auch blasenziehenden Mitteln, da ihr schmerzstillender und zerteilender Effekt weit intensiver ist, als bei den rein hautreizenden Mitteln, obgleich ihre Anwendung weniger schmerzhaft ist. BAUNSCHEIDT stichelte die Haut mit seinem Apparat, welcher dem Bienenstich nachgeahmt wurde und ein eingeriebenes Öl brachte dann den Ausschlag zustande. Ohne Apparatur wird mittels eines Korkens die *Pasta Ottinger* eingerieben, bei welcher fein pulverisierter Bimsstein der Paste zugesetzt, die feine oberflächliche Einritzung der Haut besorgt. Ferner wird Brechweinsteinsalbe und einige Tropfen Crotonöl zur Erzeugung von Pustelausschlag auf der Haut benutzt. Gut eignet sich dazu auch die *Pilstl-Salbe* (Passau). Wer nun aber diese auf Erfahrung beruhenden Tatsachen ablehnen will, weil dieselben ihm zu mittelalterlich oder anderen Theorien widersprechend erscheinen, den möchte ich auch an die Worte von AUGUST BIER erinnern: „Ich fühle mich gerechtfertigt, daß ich jahrzehntelang seit dem Beginn meiner Dozentenzeit die lokalen Reizmittel ausführlich behandelt habe.“ Zwei Ärzte waren durch die Anwendung künstlicher Hautausschläge besonders bei der Behandlung der Ischias berühmt geworden: TANDLICH in Prag und MUNARI in Treviso.

Von *künstlichen Geschwüren* (sog. Fontanellen) machen wir heute kaum Gebrauch, aber *blasenziehende Pflaster* (Cantharoplast) wenden wir noch gerne und mit Erfolg besonders bei Kniearthrosen an.

Ebenfalls in das Gebiet der Neuraltherapie gehört die Anwendung der *Akupunktur*, der alten asiatischen Stechkunst, während wir heute auf unsere Hohlnadel stolz sind, welche ALEXANDER WOOD erst 1853 entdeckte. Im Gegensatz zur Ignipunktur, dem Brennen mit der Glühnadel — besonders noch in Frankreich geübt — wird bei der Akupunktur die kalte Vollnadel benutzt. Nur die *Moxabehandlung*, das alte chinesische Brennkrautverfahren, setzt bei der alten Originalanwendung noch Brennstellen durch Abbrennen von Moxen (Brennkrautkegeln aus einer Artemisia Art): eine Wirkung ähnlich der Cantharidenblase.

Daß nun auch diese *Akupunktur* zu jenen Methoden gehört, welche auf dem kutiviszeralen Reflex beruhen, ist sicher einleuchtend. Es handelt sich um eine jahrtausende alte Lehre mit den auf Erfahrung beruhenden dauernd gültigen Wahrheiten. Und doch oder gerade darum kann ich das ganze Glaubensbekenntnis — zugeschnitten auf eine alte, aber ganz anders geartete Kultur — als moderner Europäer nicht übernehmen. Ich kann nicht die alte Pulslehre übernehmen, auch nicht jene Vorstellung von Yin als dem negativen und Yang als dem positiven Prinzip trotz des Anklanges an Sympathikus und Parasympathikus, kann nicht glauben an die Vorstellung von Meridianen. Mir erscheinen dieselben nur als fiktive Linien, welche das Auffinden der betreffenden Punkte erleichtert — so wie wir die Sterne am Himmel besser finden, wenn wir uns der gedachten Sternbilder bedienen. Auch die Notwendigkeit von Gold oder Silber für meine Punktionsnadeln erkenne ich nicht. Wir benutzen Stahlnadeln. Alle diese Dinge waren gültig zu einer anderen Zeit, einer anderen Kulturepoche, wo ja auch die Frauen sich nicht dem Arzt entkleidet zeigen durften. So glaube ich nicht an die Akupunktur als geistiges Prinzip — aber ich glaube, daß jahrtausend alte Erfahrung hier richtige Punkte gefunden hat, von denen aus am besten ein Eingriff ins Vegetativum, eine Wirkung über die Segmente zu erreichen ist. Es sind keine Nervenpunkte, wie es auch bei CORNELIUS keine „Nervenpunkte" waren, sondern die optimalsten Stellen zur Wirkung ins Vegetativum. Warum sind es nun gerade diese Punkte, welche nicht anatomisch einem Nerven entsprechen. Nehmen wir die Erfahrung zu Hilfe. Nur beim Treffen eines kleinen Punktes in der Kniekehle spüre ich zum Beispiel einen Schlag ins Bein. Ähnlich aber liegt es bei der elektrischen Reizung eines Muskels. Auch hier kennen wir (TOBY COHN) genaue Punkte, bei deren Reizung der Muskel optimal reagiert. Kein organischer Nervenpunkt; denn bei der Entartungsreaktion sind ja diese Punkte distal verschoben. Das ist das gleiche: Nur von jenem Punkt der Schlag ins Bein — nur von diesem aus die Zuckung des Muskels. Denken wir zur Erklärung vielleicht an das Terminalretikulum.

Es war mir interessant, daß sich auch moderne Chinesen zu diesem Standpunkt bekennen. So lernte ich Dr. LEUNG auf seiner Vortragsreise in Deutschland kennen. Wenn er auch für die Akupunkturisten ein Außenseiter bleiben muß, so habe ich doch durch ihn die Akupunktur auch für die Vorstellung unseres modernen medizinischen Denkens verständlich gefunden. Mit diesen durch die Erfahrung gefundenen „Reflexpunkten" möchte ich sagen, haben wir doch verschiedene Krankheiten erfolgreich angehen können. Auf meinem Gebiet interessierte mich besonders die Behandlung von Lumbago und Ischias sowie das Zervikalsyndrom. Und während ich zuerst noch etwas Novocain in die Punkte injizierte, stellte ich bald fest, daß der Stich mit der Nadel allein den gleichen guten Erfolg brachte. Also auch hier, wie KIBLER betont, nicht auf das *was* — auf das *wo* kommt es an. Schließlich aber ist noch interessant, daß alte chinesische Meridiane ebenfalls den Rücken bevorzugen und auch die gleichen Linien — sogar eine Art Rhombus in der Kreuzbeingegend und am VII. Halswirbel — wie bei der Bindegewebsmassage nach DICKE. Also dieselben praktischen Erfahrungen trotz der dazwischen liegenden Jahrtausende.

Vielleicht werden Sie nun erstaunt sein, wenn ich hier bei der Besprechung des kutiviszeralen Reflexes auch auf die *Chiropraktik* zu sprechen komme. Die Geschichte der Osteopathen auf STILL zurückgehend (geb. 1828) und seine 1874 veröffentlichte Lehre von der Bedeutung der Wirbelverschiebungen möchte ich hier nicht eingehend schildern, genau so wenig wie jene der Chiropraktiker (1895) auf PALMER zurückgehend. Persönlich neige ich mehr zur Schule der *Osteopathen*, da dieselbe heute mehr ein Zweig der modernen Medizin geworden ist. Aber es muß betont werden, daß es solche Methoden nicht nur in Amerika, sondern in Volksgebräuchen auch bei uns und im Osten gegeben hat. Das sogenannte „Ausziehen" war bekannt nach lahmem Kreuz bei schwerer Arbeit auf dem Felde, genauso wie die Übung, bei welcher man kleinere Kinder auf der Wirbelsäule langsam laufen ließ.

Aber warum gehört nun diese Methode hierher? Bei diesen sogenannten Adjustierungen handelt es sich nicht nur um ein Zurechtrücken der Wirbel, sondern auch um eine Abart der Reflexzonenbehandlung und ich kann dafür einen unverdächtigen Kronzeugen, den Arzt Dr. ABRAMS, selbst Osteopath und Chiropraktiker, anführen, welcher in seinem Buch über Spondylotherapie schon 1910 selbst erklärt: Nicht die Läsion der Wirbelsäule — also das Zurechtrücken möchte ich sagen — spielt bei dieser Methode die alleinige Rolle, sondern es handelt sich um die Wirkung über die paravertebralen Reflexzonen. Heute glauben wir, daß auch noch höhere Zentren angesprochen werden und die Behandlung einen Eingriff ins Vegetativum darstellt. Von einer Beschreibung einzelner Griffe muß hier natürlich Abstand genommen werden. Doch haben wir durch Adjustierungen, das sind ruckartige Bewegungen, welche über die Schmerzgrenze gehen und mit hörbarem Krachen verbunden sind, besonders bei Halswirbelveränderungen, mit ihrer zervikalen Migräne, den Ausstrahlungen von Schmerzen in die Arme oder mit Ohrensausen verbunden doch recht gute Erfolge gesehen. Doch wenden wir auch diese Methode nicht nach der Lehre einseitig an. Stets wird die Muskulatur vorher gründlich aufgelockert, ja oft bedarf es danach gar keiner Adjustierung. Auch wenden wir nach dem Eingriff noch hautreizende Salben an. Ja wir machen ebenso gerne besonders bei der Lendenwirbelsäule von nicht ruckartigen Bewegungen, wie Dehnlagerungen, Gebrauch.

Viele Methoden habe ich beschrieben, welche alle zu der Segmentbehandlung von der Haut aus gehören. Aber jede Einseitigkeit lehne ich ab. Die Chiropraktiker und die Akupunkturisten werden diesen Standpunkt ablehnen. Aber es besteht die Gefahr, daß jene ehemaligen Außenseitermethoden wieder in einem Glaubensbekenntnis erstarren und eine Doktrin aufstellen und zugleich deren Anerkennung verlangen, eine Doktrin, die unserer Zeit und unserer Art zu denken so weit entfernt ist, wie es die vier Jahrtausende sind, welche zwischen dem Entstehen jener Methoden und dem Heute liegen. Auf diese Gefahr weist auch Prof. SCHÖNFELDER hin.

Unsere Aufgabe scheint es mir vielmehr zu sein, das Trennende zurückzustellen und das Gemeinsame hervorzuheben, jenes Gemeinsame, daß sie alle über die Hautreiztherapie über den kutiviszeralen Reflex zu verstehen sind. Besonders aber wollen wir nicht einseitig nur eine Methode als die allein seligmachende anwenden, sondern zu erforschen versuchen, bei welcher Erkrankung oder noch besser, bei welchem Stadium der Krankheit diese oder jene Methode am besten anzuwenden sei. Die beste Methode wird vielleicht jene sein, welche dem Kranken am wenigsten Schaden zufügt und welche Sie selbst am besten beherrschen.

Praktischer Teil

Bevor wir nun zum **praktischen Teil** und bald zu den Beschreibungen der einzelnen Handgriffe übergehen werden, sollen zunächst noch einige Worte über die Eignung als Massör, seine Pflege, über die zur Ausübung des Berufes notwendige Einrichtung usw. gesprochen werden.

Allgemeines

Eignung zum Massörberuf

Fälschlicherweise wird oft angenommen, daß für diesen Beruf große Muskelkraft notwendig sei. Nicht die Kraft ist es, sondern das Einfühlungsvermögen und die Ausdauer; und letztere wird im allgemeinen vom gesunden Menschen durch Übung erlangt. „Muskelkater" wird beim lernenden Massör meist die Folge schon geringer Tätigkeit sein, bis er gelernt hat, mit seiner Kraft hauszuhalten, worauf wir immer wieder achten werden.

Verlangt werden muß aber eine körperliche wie auch geistige Gesundheit.

Körperlich: Personen mit ansteckenden oder häufig wiederkehrenden Krankheitserscheinungen (Kreislaufstörungen z. B.) können nicht für diesen Beruf in Frage kommen. Wir werden auch sehen, welch große Anforderungen an die obere Extremität — Hände, Arme, Schultergürtel — des Massörs gestellt werden. Die untere Extremität — Beine, Füße — müssen längerem Stehen entsprechen können. Im allgemeinen müßte auch jeder Massör gewisse sportliche Fähigkeiten besitzen, um mit Patienten Bewegungsübungen ausführen und ihm diese auch zunächst vormachen zu können, ohne dabei eine lächerliche Figur abzugeben.

Geistig: Diese vorgenannten körperlichen Eigenschaften allein reichen jedoch noch nicht zum Massörberuf; auch nicht das Interesse, die von Vielen betonte „Liebe zum Beruf", genügt. Großen geistigen Anforderungen muß z. B. während der Ausbildung genügt werden. Über die charakterlichen Eigenschaften wird später noch eingehender gesprochen werden; auch sie gehören zu den Anforderungen, die an einen Massör gestellt werden (vgl. Helfer-Kaboth, Kleine Gesetzeskunde für Medizinalhilfspersonen, 9. Auflage, Walter de Gruyter).

Vorbereitende Übungen

Wie ein Klavierspieler muß auch ein Massör lockere, bewegliche Finger- und Handgelenke haben. Seine linke Hand muß genau so wie die übliche rechte Gebrauchshand voll arbeitsfähig sein. Besonders beim Erlernen der Massage macht beides den meisten Schülern Schwierigkeiten. Es ist daher wichtig, vor dem Üben der Massagegriffe das Ausmaß der Beweglichkeit und das Funktionieren, Gehorchen, beider Hände zu überprüfen und rechtzeitig alle Einschränkungen zu verbessern, die später die Ausführung der Massage ungünstig beeinflussen würden. Während der Übungszeit ist dies wichtig und auch noch bei Ausübung des Massageberufes, um die Geschmeidigkeit zu erhalten und eventuell zu erhöhen.

Nachstehend einige *Übungsbeispiele:*

Schüttelungen im Handgelenk: horizontal — vertikal,
Handkreisen ein- und auswärts,
Kreisen der einzelnen Finger,
Lockerung der einzelnen Finger in allen Gliedern,
Dorsalflexion der einzelnen Finger (vibrierend nachhelfen),
Dorsalflexion des Handgelenkes (vibrierend nachhelfen),
Volarflexion des Handgelenkes,
Kreisen der Zeigefinger und Daumen bei fixiertem Handgelenk,
Kreisen der Finger gemeinsam.

Diese Übungen sind nicht nur gleichlautend von der rechten und linken Hand, sondern auch im abwechselnden Rhythmus auszuführen.

Pflege des Massörs

Kleidung: Bei Dienstantritt legt der Massör seine Privatkleider ab. Die Unterwäsche der Raumtemperatur anpassen, um Schwitzen zu vermeiden. Ein weißer Kittel ist unsere Berufskleidung. Neue Stoffarten erleichtern uns die Reinigung, so daß auch ein tägliches Waschen keine große Mühe macht.

Körperliche Pflege: Der Massör muß gepflegt und vor allem sauber sein. Es ist oft von ausschlaggebender Bedeutung, wenn ein Massör auf seinen Patienten angenehm wirkt und auch dadurch ein innerer Kontakt und eine vertrauensvolle Bereitschaft entsteht.

Denn der Wirkung der Massage ist ein gewisses psychisches Moment nicht abzusprechen. Bei der körperlichen Pflege ist nicht Puder, Lippenstift und Parfüm gemeint. Das Für und Wider möchte ich nur kurz anschneiden: Der Gebrauch dieser Mittel steht wohl jeder Massörin frei, soll meines Erachtens aber den Rahmen des Gepflegtseins nicht überschreiten und nicht als Aufmachung wirken. Außerdem ist wohl auch hierbei das Empfinden des Patientenkreises ausschlaggebend und zu berücksichtigen.

Wichtig ist wohl auch noch zu erwähnen, daß für viele der *Schweißausbruch* sehr lästig ist. Wie schon gesagt, muß hier einmal auf die Kleidung geachtet werden, zum anderen ist besonders der Achsel- und Handschweiß energisch mit allen Mitteln zu bekämpfen.

Die Arbeitsinstrumente des Massörs jedoch sind seine *Hände* und müssen daher ständig einer ganz besonderen Pflege unterworfen werden. Vier Eigenschaften muß ihre Hautbeschaffenheit aufweisen: die Hände müssen sauber, warm, weich und geschmeidig sein, wenn sie mit der Haut des Patienten in Berührung kommen. Wer unter kalten Händen leidet, muß vorher durch Reiben, Bewegen usw. für Durchwärmung sorgen. Rauhe, rissige Haut ist unbedingt mit Ölen oder Cremen zu pflegen. Schwielen sind eine große Behinderung bei der Ausführung der Massage. Vorhandene müssen unbedingt entfernt werden; das Verhüten erfordert auch eine Überwachung aller sonst noch ausgeübten Beschäftigungsarten (Haus- und Gartenarbeit, Holzhacken z. B.).

Die Fingernägel müssen kurz und abgerundet gehalten werden, um Verletzungen des Patienten bei der Massage zu vermeiden; außerdem werden sie leicht zum Schmutzfänger. Auch sie verlangen eine ständige Pflege.

Die „Arbeitsinstrumente", die Hände, bedürfen außer einer gründlichen Fürsorge auch einer großen schützenden Vorsicht. Unbeachtete kleine Verletzungen können schon einen längeren Arbeitsausfall hervorrufen. Handschuhe verhüten Kälteschäden.

Jedes Tragen von Ringen hat zu unterbleiben, da sie Verletzungen des Patienten verursachen können, aber auch Schlupfwinkel für Schmutz, Puder, Öl usw. sind und so keine Sauberkeit gewährleistet ist. Auch Armbänder können Verletzungen bringen.

Vor und nach jeder ausgeführten Massage sind die Hände unbedingt — am besten vor den Augen des Patienten — gründlich zu waschen.

Charakterfestigkeit. Auch hierin muß sich der Massör „pflegen", d. h. sich ständig einer Kontrolle unterziehen. Eine einwandfreie Haltung ist zunächst einmal Bedingung. Der Massör ist berechtigt, Patienten beiderlei Geschlechts zu behandeln, wenn der Arzt sie ihm zuweist und der Patient dem nicht widerspricht. Eine moralische Festigkeit ist daher ebenfalls Grundbedingung, damit das Feingefühl der Patienten in keiner Weise verletzt wird. Grobe Verstöße im privaten Leben, aber vor allem Vergehen im Beruf, können zum Entzug der Anerkennung als Massör führen.

Unbeherrschte, sehr nervöse Menschen sollten sich diesen Beruf nicht wählen; denn der Patient wird — oft unbewußt — von der Stimmung des Behandlers beeinflußt. Ein guter Massör zeichnet sich nicht allein durch seine Massagetechnik aus, sondern auch, wie er seine Patienten individuell „anfaßt". Mit verzagten, klagenden Patienten ist kein Wehgeschrei anzustimmen. Der eine Patient wird froh sein, sich aussprechen zu können, einem anderen werden einige ermutigende Worte helfen, anderen wieder werden ein paar ehrliche, etwas härtere Worte besser tun. All das erfordert ein gewisses Über-den-Dingen-stehen. Er muß als Heilperson seine eigenen Interessen in persönlicher wie auch geldlicher Hinsicht vollkommen zurücktreten lassen können und sich ganz in den Dienst des Patienten stellen. Der Patient wird behandelt und nicht abgefertigt.

Auch Freundlichkeit und Geduld wird vom Massör gefordert, und auch dies wird für einen Erfolg oft mit entscheidend sein.

Berufsgefahren

Allgemein ist der Massör wie alle Heilpersonen einer Infektionsgefahr ausgesetzt. (Vorsicht bei Hautausschlägen am Patienten — eigene Hautverletzungen verhüten, entstandene „ernst nehmen"; besonders an den Händen.)

Die obere Extremität: Arme, Schultern und Rücken sind oft durch langes Massieren überanstrengt und schmerzen. Häufig sind aber auch falsche Haltung und Massagetechnik die Ursache, und jeder Massör sollte sich daraufhin überprüfen.

Die Füße sind durch langes Stehen stark überlastet. Geeignetes Schuhwerk tragen — bequem mit flachem Absatz. Zur Unterstützung des Fußgewölbes dienen eventuell rechtzeitig benutzte Einlagen. Es gibt auch Gesundheitssandalen, in denen die Zehen arbeiten können oder müssen. Beim Stehen nicht das Federn in den Kniegelenken vergessen.

Der Kreislauf ist durch ständige Bewegung und meist unregelmäßige, nicht genügende Durchatmung überlastet (Überanstrengung des linken Ventrikels und Behinderung des Rückstromes zum rechten Ventrikel). Die Kontrolle der Atmung sowie eine richtige Haltung verhüten Schäden. Gespräche während der Arbeit und einengende Kleidungsstücke sind auch aus diesem Grunde weitgehend zu vermeiden.

Ausgleichende **Eigengymnastik** sollte regelmäßig von jedem Massör vorbeugend und heilend durchgeführt werden.

Haltung des Massörs bei der Massage

Die Ausführung einer guten Massage ist abhängig von einer bequemen, nicht ermüdenden Stellung des Massörs, je nach Lagerung des Patienten sitzend oder stehend. Wird der Patient liegend massiert, ist die für den Massör passende Höhe der Massagebank anzustreben, d. h. die im Ellenbogen rechtwinklig abgebeugten Unterarme liegen dann genau über dem Patienten. Wenn möglich soll eine Massagebank so aufgestellt werden, daß der Behandler den Patienten von allen Seiten erreichen kann. Besondere Schwierigkeiten bereiten daher oft die Behandlungen im Hause des Patienten. Wenn sich der Massör auch voll in den Dienst des Patienten stellen soll, so spielt hierbei doch die Berücksichtigung seiner Gesundheit und Arbeitsfähigkeit eine Rolle. Meist wird es möglich sein, durch eine Matratze das Bett zu erhöhen oder den Patienten auf einen ausgezogenen Tisch zu legen. Andernfalls wird bei sehr niedrigen Betten ein Teil der Massage auch im Knien ausgeführt werden können.

Die richtige Höhe der Massagebank erst vermeidet die krumme Haltung, die meist Ursache von Rückenschmerzen ist und die vor allem auch eine genügende Atmung unmöglich macht. Die Haltung soll gerade sein, aber nicht verkrampft, was auch von allen Hand- und Armgelenken als „Mitarbeiter", aber auch vom Hüft- und Kniegelenk als unserer „Stütze" verlangt werden muß. Der ganze Körper, vor allem Rumpf und Beine, unterstützen einen großen Teil unserer Massagegriffe, indem von hier aus Druck und Rhythmus auf unsere Arme und Hände übertragen werden und wir so die schwächeren Armmuskeln entlasten.

Lagerung und Verhalten des Patienten

Der Patient muß bequem und für den Massör gut erreichbar gelagert werden. Bei sehr breiten Bänken wird der Massör den Patienten mehr an die Seite legen, an der er zur Behandlung steht, um ein unnötig weites Vornüberbeugen zu vermeiden.

Der ganze Körper des Patienten, besonders aber die jeweils behandelte Muskulatur muß entspannt sein. Bei Ganzmassagen wird der Patient völlig entkleidet. Ein kleiner Slip oder eine Badehose entsprechen dem Schamgefühl. Die übergelegte Decke gibt nur den jeweils zu behandelnden Körperteil frei, der anschließend sofort wieder zugedeckt wird. Bei Teilmassagen ist darauf zu achten, daß die den Blut- und

Lymphstrom und die Atmung beengenden Kleidungsstücke gelockert werden (Gürtel, Hüfthalter, Hosenbund usw.).

Jeder unnötige Lagewechsel des Patienten soll vermieden werden.

Sind als Begleiterscheinung einer Krankheit Stauungen in den Venen oder der Lymphe aufgetreten, so können wir zur Erleichterung des Rückflusses den betreffenden Körperteil zur Massage hochlagern. Hauptsächlich kommt dies für die untere Extremität in Frage, da sich bei ihr besonders das Gesetz der Schwere bemerkbar macht, dem auch unsere Körperflüssigkeit unterworfen ist. Hierdurch wird das Ansaugen zum Herzen von diesen abhängigen Teilen sehr erschwert.

Beobachten wir diesen Vorgang an unserem Arm: lassen wir ihn locker herunterhängen, so füllen sich die Venen. Bei einer Hochlagerung über die Horizontale leeren sie sich schnell. Halten wir den Arm allerdings steil nach oben, so wird unsere Hand bald kalt und weiß, da so die arterielle Versorgung erschwert ist.

Patienten stellen sich im allgemeinen auf eine gewisse Reihenfolge der Massage und besonders auch der Übungen, bei denen sie ja zum Teil mithelfen müssen, ein. Jeder Massör sollte hierauf Rücksicht nehmen. Auch die Benennung der Bewegungen, die der Patient ausführen soll, muß verständlich und möglichst gleichlautend sein, um dem Patienten die notwendige Mitarbeit zu erleichtern.

Auf eine ruhige, gleichmäßige Atmung muß auch beim Patienten geachtet werden. Manche Patienten verhalten den Atem während der Behandlung, was einmal die Wirkung der Massage beeinträchtigt, zum andern oft Ursache von ungenügender Muskelentspannung ist. Hierzu gehört auch das Problem der Unterhaltung während der Behandlung. Wie schon gesagt, beeinträchtigt dies negativ beide Parteien. Der Massör muß seine ganze Aufmerksamkeit der Massage widmen. Lediglich in einigen Fällen, in denen es ratsam erscheint, verkrampfte Patienten etwas abzulenken, kann man einige Worte einflechten, die den Patienten zu einer kleinen Erzählung führen. Der Massör muß verstehen, sich mit ein paar kurzen, freundlichen Worten Vertrauen zu erwerben, denn viele Patienten kommen auch etwas beklommen zur ersten ihnen noch fremden Behandlung.

Haut des Patienten

Sie ist das Organ des Menschen, auf welches direkt die Massage einwirkt und in welchem sich auch ein großer Teil der Massagewirkung abspielt und bedarf daher einer gewissen Beachtung.

Zunächst einmal muß vom Patienten auch in seinem eigenen Interesse gefordert werden, daß er *sauber* zur Behandlung kommt. Außer der allgemeinen Beeinträchtigung wird der Schmutz durch die Massage in die Hautöffnungen gerieben und Ekzeme sind die Folge, für welche dann der Patient womöglich den Massör verantwortlich macht. Empfehlenswert ist es — früher war es in manchen Gegenden auch obligatorisch — die Haut mit Spiritus (Franzbranntwein) abzureiben, ähnlich wie wir die Desinfektion der Haut bei einer Injektion vornehmen.

Geschmeidig, *trocken* und *warm* sind die nächsten Anfforderungen, die an die zu massierende Haut gestellt werden. Nach einem Bade oder Schwitzen muß daher die Haut zunächst gut trockengerieben werden, ehe man mit der Massage beginnt. Notfalls geben Gleitmittel die notwendige Geschmeidigkeit.

Die Wärme der Haut wird meist durch vorherige Verabreichung einer Wärmebehandlung durch Bestrahlungsapparate, Bäder oder Packungen erreicht werden.

Eine schwierige Frage ist die vorhandene *Behaarung* bei vielen Patienten. Bei einer geschickten Massagetechnik wird sie kaum eine Behinderung sein, besonders wenn man in den ersten Behandlungen etwas vorsichtiger vorgeht. Nach distal ausgeführte Griffe dürften bei Behaarung keine Schmerzen bereiten. Dabei kann man bei keinem sturen Schema bleiben.

Gleitmittel

Hier gehen die Meinungen besonders zwischen Puder und Öl stark auseinander. Die Massage soll ein Hautreiz sein und wirkt zu einem großen Teil als solcher. Entspricht die Haut des Patienten und die des Massörs den vorher genannten Anforderungen, so werden wir am besten sogar jedes sogenannte Gleitmittel vermeiden. Im allgemeinen wird man etwas *Talkumpuder* verwenden, um leichte Feuchtigkeit herabzusetzen. Seine Ablehnung stammt wohl aus einem falschen Gebrauch, denn in nur unbedingt notwendigen Mengen verwandt, wird es nie zu einer Verstopfung der Poren kommen, und mit etwas Vorsicht und Geschick angewandt, läßt sich auch jedes Stauben oder Beschmutzen vermeiden. Eine Einatmung von Puderstaub als Berufsgefahr des Massörs ist wohl eine sehr starke Übertreibung. Im allgemeinen wird es genügen, wenn der Massör ein wenig Puder in seinen eigenen Händen oder auf der Haut des Patienten verreibt und dann die Behandlung ausführt.

An *Öl* und *Fett* als Massagemittel müssen große Anforderungen gestellt werden. Geringe Mengen müssen genügen, um ein Gleiten zu ermöglichen; es darf nicht zu schnell und nicht zu langsam eintrocknen, nicht stumpf werden, und es muß von der Haut aufgenommen werden, ohne Rückstände zu hinterlassen. Außerdem dürfen keine die Haut reizenden Stoffe enthalten sein. Denken wir auch daran, daß es viele hautempfindliche oder allergische Patienten gibt, denen unsere Mittel schaden können. Ideal sind reine Öle, z. B. Olivenöl oder reine Vaseline. Wenn auch das Massagemittel den vorgenannten geforderten Eigenschaften entspricht, so wird doch einiges bei der Anwendung zu beachten sein. Massagen mit Fett ausgeführt verlieren einmal an Hautreiz, zum anderen wird es erschwert, die Massagegriffe auf einzelne Muskeln zu konzentrieren, da sie unter den Fingern weggleiten.

Angeraten wird die Verwendung von Ölen oder Fetten, wenn kein Hautreiz erwünscht ist. Ist die Haut eines Patienten sehr schuppig, spröde, trocken, so wird etwas Öl sogar nötig sein, um eine Massage überhaupt ausführen zu können. Auch bei Behandlung von Narben, Muskelhärten und längeren Friktionen, kann man nach einigen Minuten ein Zuviel an Hautreiz durch Fett ausschalten. Außerdem ist nach Einölung ein besseres Tasten in der Tiefe möglich.

Auch hier genügen geringe Mengen in der Hand des Massörs verrieben. Ein Zuviel ergibt ebenfalls wie bei Puder die Gefahr der Verstopfung der Poren und eine Verunreinigung der Wäsche.

Ungeeignet ist wohl die **Seifen**massage in der Heilbehandlung, da hierbei nur ein allgemeines Durchkneten möglich ist, nie aber infolge der vollkommen glatt gewordenen Haut eine muskelmäßige Behandlung erfolgen kann, ganz abgesehen davon, daß kein gezielter Hautreiz erreicht wird. Die Hände des Massörs werden dabei weich und gefühllos und verlieren ihre wichtige Eigenschaft: den Tastsinn.

Zeitpunkt der Massage

Für den **Massör:**

Kann es ein Massör sich einrichten, so erledige er möglichst am Vormittage seine Ganzmassagen und nach dem Mittagbrot seine Teilmassagen. Die immerhin anstrengende Ausführung einer Ganzmassage mit vollem Magen führt oft zu einem Übelsein, bringt auf alle Fälle aber eine zu starke Überlastung der Herztätigkeit. Lassen sich Ganzmassagen am Nachmittag nicht vermeiden oder ist die Tätigkeit durchweg sehr anstrengend, so ist es besser, öfter kleinere Bissen zu sich zu nehmen, als mit einer großen Mahlzeit eine Überlastung zu schaffen.

Für den **Patienten:**

Hier spielt der Zweck der Massage eine Rolle. Die Ausführung der Ganzmassage am Morgen liegt meist auch im Sinne des Patienten, da sie ihn einmal für den Tag erfrischt und eine aufgenommene Hauptmahlzeit oft Schuld daran ist, daß die Massage schlecht vertragen wird. In Fällen, in denen eine Beruhigung oder besserer Schlaf erzielt werden soll, wird eine entsprechende Ganzmassage abends am besten im Hause des Patienten oder sogar in seinem Bett ausgeführt. Auch hier ist der Patient anzuhalten, eine leichte Abendmahlzeit wenigstens eine Stunde vorher einzunehmen.

Bei Teilmassagen erfordert wohl lediglich die Bauchmassage eine besondere Beachtung sowie die Behandlung mit Atemgymnastik. Auch sie sollen vor jeder größeren Mahlzeit ausgeführt werden. Bei den beiden vorgenannten sowie auch bei Ganzmassagen muß man den Patienten zuvor aufmerksam machen, für Harn- und soweit wie möglich auch für eine gründliche Stuhlentleerung zu sorgen.

Zeitspanne und Dauer

Oft wird die Massagekur mit einer Heilung abgeschlossen werden können. Die Anzahl der Sitzungen (meist zwecks Kontrolle nur 5 bis 10 auf einmal) wird vom Arzt verordnet; nicht immer jedoch die Zeitspanne. Hier einige allgemeine Richtlinien. Bei Krankheitsfällen, in denen durch Ruhe und Massagepause eine Verschlechterung droht, ist wenigstens einmal täglich eine Behandlung vorzunehmen (z. B. Versteifungen, Ergüsse, Periarthritis, Lumbago, manche Fälle von Lähmungen in der ersten Zeit).

Das sind also Teilbehandlungen. Die Wochenendpause wird im allgemeinen günstig sein.

Bei Patienten in allgemein schwachem Kräftezustand (z. B. nach Lungenentzündung, Pleuritis u. a. m.) ist eine mehrmals am Tage ausgeführte kurze Behandlung günstiger als eine einmalige längere „Stoßwirkung", die sogar verschlechternd wirken könnte. Dies wird meist für eine Behandlung im Krankenhaus in Frage kommen.

Bei chronischen Erkrankungen, besonders wenn erhöhte Senkung vorliegt (es wird sich also um abklingende, noch leicht entzündliche Prozesse handeln, z. B. primär-chronischen Gelenkrheuma, Bechterew usw.), empfiehlt es sich, mit Behandlungen in Abständen (etwa zweimal wöchentlich) zu beginnen, um die Verträglichkeit festzustellen und dann die Folgezeit zu verkürzen.

Chronische Leiden ohne klinische Entzündungserscheinungen (z. B. Tendoperiostitis, Arthrosen u. a.) reagieren besser auf Behandlung mehrmals hintereinander; liegen Versteifungen, Schwellungen vor, sogar täglich, mit Wochenendpause.

Ganzmassage: Hier wird nur in besonderen Fällen vom Arzt verordnet eine tägliche Behandlung gewünscht werden. Ein- bis höchstens zweimal in der Woche wird hier ausreichend sein, da es sich meist um eine allgemeine Umstimmung oder Anregung handelt.

Nach einer gewissen Zeit, etwa 2 bis 3 Monaten, wird der Arzt in den meisten Fällen eine längere Pause (etwa 1 bis 2 Monate) einschieben. Wie am Anfang gesagt, werden vom Arzt jeweils 5 bis 10 Massagen verordnet, und das bedeutet meist, daß er den Patienten für diese Zeit völlig dem Massör übergibt, bei dem er alle erforderlichen Kenntnisse voraussetzt, welche dieses Vertrauen auch rechtfertigen. Der Massör muß zwischen einer Reaktion der Massage, die ganz normal eintreten kann, und einer Verschlimmerung des Krankheitsbildes auf Grund der Massage unterscheiden können.

Von vielen Seiten wurde oft gefordert, daß der Arzt selbst mindestens die ersten Massagen ausführen sollte. Doch jeder weiß, welche Zeit eine sachgemäße Massagesitzung erfordert. Welcher Arzt kann sich dem noch widmen? Es ist aber daher erforderlich, das Wissen der Massöre, die seine ausführenden Hände geworden sind, immer mehr zu erweitern. Der Massör muß sich seiner großen Verantwortung bewußt sein. Jeder Arzt wird wohl gerne einen Massör wie einen Mitarbeiter auf diesem Therapiegebiet betrachten, wenn er ernstes Bemühen auf guter Kenntnisgrundlage sieht, wenn der Massör es versteht, durch Erfahrungen und Weiterbildung sein Wissen immer mehr zu bereichern.

Zu einem Krankheitsbild, für das der Arzt Massage verordnete, können andere Erscheinungen hinzutreten (örtliche oder allgemeine Temperaturerhöhung, Ekzeme, Krampfaderentzündung usw.). Vom Massör muß dann zunächst sofort die Behandlung abgebrochen und der Patient dem Arzt vorgestellt werden. Welch Unheil kann angerichtet werden, wenn der Massör mechanisch, nur weil es auf dem Verordnungsschein steht, zunächst einmal alles „abarbeiten" würde, was vom Arzt — an einem früheren Tage unter ganz anderen Bedingungen — verordnet wurde. Nicht Geldinteresse, sondern ein großes Verantwortungsbewußtsein muß die Leitschnur sein.

Massageraum und Einrichtung

Selbstverständlich müßte es für jeden Massör sein, das Behandlungszimmer und alle Räume, welche Patienten betreten, sauber und in Ordnung zu halten. Der Massageraum selbst ist zweckmäßig einzurichten. Plüschmöbel, Teppiche, „Bildergalerien" gehören nicht hierhinein (Keim- und Staubfänger). Einfache Stühle, Schreibtisch, eventuell Regal und Schrank, sowie Waschgelegenheit und ein Spiegel. Zur Einrichtung gehören Massagebänke, -böcke, -stühle. Eine Kleiderablage ist notwendig. Die einzelnen Massagebänke sind möglichst durch Trennwände kabinenartig voneinander zu teilen. Bei Aufstellung der Massagebänke kann vermieden werden, daß der Patient ins Licht sehen muß, da vielen dann eine Entspannung schwerer fällt. Kleinere Lichtstärken verteilt sind günstiger als nur eine grelle Lampe.

Für Lüftung ist zu sorgen, jedoch ist jede Zugluft bei Anwesenheit von Patienten zu vermeiden. Die Temperatur soll etwa 20 Grad Celsius betragen.

Massagebänke

Sie müssen den Anforderungen des Patienten sowie des Massörs entsprechen, d. h. für beide eine angenehme Behandlung ermöglichen. Vorteilhaft ist es, wenn jede Behandlungsstelle von allen Seiten zugängig ist.

Größe der Platte etwa 1,85 × 45 cm. Höhe: wie schon gesagt so, daß der im Ellenbogen rechtwinklig gebeugte Unterarm genau über dem liegenden Patienten ruht (Durchschnitt etwa 75 cm). Die Blatte muß leicht gepolstert und kann mit abwaschbarem Tuch bespannt sein. Ein in verschiedenen Höhen schräg verstellbares Kopfteil (eventuell auch Fußteil) ist einzubauen.

Für die Behandlung wird ein weißes Laken aufgelegt. Ratsam ist es, daß jeder Patient sein eigenes Tuch mitbringt, welches eventuell für die Dauer der Behandlungszeit vom Massör aufbewahrt wird. Hygienisch gesehen ist es nicht angenehm, alle Patienten mit dem gleichen Tuch in Berührung kommen zu lassen.

Massageböcke

Runde oder viereckige Platte von etwa 30 cm Durchmesser, gepolstert und bezogen wie Massagebank. Sie wird verwandt bei Hand- und Armmassagen. Die Höhe — möglichst verstellbar — im Durchschnitt 70 cm.

Massagestühle, -hocker

Verwandt bei Teilmassagen als Sitzgelegenheit (Kopf, Gesicht, Arme, Schulter). Nicht günstig bei Massage des ganzen Rückens oder Beine, bei welcher auf der Massagebank eine bessere Arbeit möglich ist.

Fußbänkchen

Können als Übungsgerät in verschiedenen Höhen dem Patienten dienen oder auch das Aufsteigen auf die Bank erleichtern. Der Massör wird sich seiner bedienen, wenn die Massage auf der Bank (z. B. Vibrationen an Rücken oder Brust) ein höheres Aufsetzen der Hände erfordert.

Statt verstellbarer Kopfteile (eingebaute schräge behindern die Ausführung einiger Massagen) kann man auch auf eine flache Bank Keilkissen auflegen. Diese können ebenfalls als Stützunterlage dienen, für welche auch Rollen geeignet sind. Ein kleines, weiches Röllchen dient dem Patienten bei Rücken- und Nackenmassage als Kopfhalt. Beide sind der Größe der Massagebank anzupassen.

Ausführung der Massage

Allgemeines

Wie schon gesagt, sind unsere Hände die Arbeitsinstrumente, mit denen wir in engem Kontakt mit der Haut des Patienten stehen und durch sie hindurch auch in die Tiefe tasten.

Auf diese Weise erhalten wir — durch Zusammenarbeit von Gesichts- und Tastsinn — den Wegweiser für unsere manuelle Arbeit. Wer das begreift und anwendet, der wird auch verstehen, daß wir keine Handarbeiter sind, die durch gutkonstruierte Apparate ersetzt werden könnten (Vibrator, Punktroller, Massagehandschuh usw.). Zum Teil können sie vielleicht die Ausführung und Wirkung der Massage erreichen, aber jeder mechanischen Arbeit fehlt das individuelle Anpassungsvermögen, das gerade beim kranken Menschen von ausschlaggebender Bedeutung ist.

Die Massagegriffe werden (einige Krankheiten ausgenommen) *herzwärts* (Arme, Beine, Hals) und im Verlauf der Venen- und Lymphgefäße (Rücken, Brust, Bauch) ausgeführt.

Die Hände passen sich ganz dem Muskel- oder der Muskelgruppe an, bei welchem sein schmaler Beginn, sein meist breiterer Bauch und der sich verjüngende Ansatz unbedingt Berücksichtigung finden muß.

Unsere Griffe richten sich außerdem nach der *Faserrichtung* der Muskeln. Zwischen den einzelnen großen Muskelgruppen verlaufen stärkere Blutgefäße, daher müssen unsere Finger auch einen Muskel wirklich umspannen (besonders bei Streichungen), um diese Gefäße ebenfalls zu beeinflussen bzw. auch von hier aus die Abflußwege freizumachen oder gelockerte Stoffe zum Abtransport zu bringen. Jeder beschleunigte venöse Abstrom erleichtert den arteriellen Nachstrom.

Die Hand des Massörs soll in ständigem Kontakt mit der Haut des Patienten bleiben, so daß der Massagegriff mit Druck herzwärts ausgeführt wird; ohne Druck ganz leicht gleitend wird die Hand wieder zur Ausgangsstellung zurückgeführt. Wenn dieses Zurückgehen auch ohne jede eigentliche Wirkung ist, so gibt es der Massage als Ganzes doch das angenehme Empfinden und wirkt fließend und gleitend.

Muß, wie in einzelnen Fällen, distalwärts gearbeitet werden, so wird ohne Druck herzwärts zurückgegangen.

Zur Ausführung der Massage gehört ein gewisser Rhythmus. Derselbe darf nicht hastig und muß vor allem gleichmäßig sein. Das Zurückgehen auf den Ausgangspunkt muß für den Patienten unmerklich, ohne den Rhythmus zu beeinträchtigen, vor sich gehen. Bei Streichungen würde zählend z. B. *eins* (für die Streichung) — *und* — *zwei* (für das Zurückgehen) gezählt werden können; während die richtige Zweihandknetung z. B. — das Zugreifen der hinteren Hand von eins laufend weitergezählt — ohne Unterbrechung des Rhythmus auch beim Zurückgehen zum Ausgangspunkt ausgeführt wird. Eine Technik, deren Erlernen durch Übung dem Unterricht vorbehalten bleiben muß.

Die Massage muß angenehm empfunden werden; sie soll keine Schmerzen verursachen, jedenfalls darf der Patient nicht „alle Engel im Himmel singen hören". Vorsicht bei Patienten über 60 Jahren, bei denen die Elastizität der Gefäße schon nachgelassen hat. Diese zerreißen dann leicht (besonders bei starken Friktionen), und es kommt dann zu unangenehmen Hautblutungen (Sugillationen), die als eine Art Eigenblutbehandlung (in manchen Ländern sogar absichtlich angewandt) nicht gerade schädlich ist, im allgemeinen aber doch das Vertrauen der Patienten herabsetzt und die Massage oft für einige Zeit unterbindet.

Eine individuelle Anpassung ist unbedingt notwendig.

Die Hände müssen tasten lernen und so das Auge ergänzen, da z. B. Spannungen, Verhärtungen usw. nur auf diese Weise festzustellen sind. Das Auge des Massörs aber muß sich schulen, Atrophien, Schwellungen, Hautreaktionen usw. zu sehen und überhaupt die Hand zu führen.

Das hauptsächlichste Anwendungsgebiet der Massage sind die Haut, Muskeln und Sehnen. Wie schon vorher gesagt, wird die Massage nur am entspannten Muskel ausgeführt. Entspannung ist einmal abhängig vom Patienten selbst; und hier gehört oft viel Geduld und Geschick von seiten des Massörs dazu, da dies den meisten Kranken schwerfällt. Hinweise werden wir bei den entsprechenden Gebieten später geben. Zum anderen sei hier schon allgemein gesagt, daß ein Muskel in etwas verkürzter Lage besser entspannt ist, d. h. Ursprung und Ansatz werden einander leicht genähert.

Zur bequemen Lagerung bedient man sich zum Teil eines Kissens oder einer Rolle, die dem Patienten die völlige Entspannung erleichtert.

Wird ein Glied des Patienten in unserer Hand gelagert, so darf der Patient sich nicht „gefesselt" fühlen; auch hierbei werden wir darauf achten, den Patienten fest und doch ohne Umklammerung zu halten.

Zu unserer Haltung bei der Ausführung sei noch darauf hingewiesen, daß sie zwar elastisch mitgehend sein kann, jedoch ohne krummen Rücken! Der Ellenbogen darf nicht an den eigenen Körper angepreßt, aber auch nicht weit abstehend gehalten werden. Und vor allen Dingen nicht verkrampft.

Zunächst einmal wollen wir uns die hauptsächlichsten **Massagegriffe** ansehen, aus denen wir dann an jedem Körperteil die Massage aufbauen können. Auch an Hand der besten Beschreibung sind dieselben aber nicht zu erlernen; hierzu gehört die Anleitung unter geschulter Aufsicht, und jeder der schon Übung in der Massage hat, weiß, wie leicht die Griffe aussehen und wie ungeschickt viele doch die ersten Schritte auf diesem Gebiet machen.

Bilder sind daher auch nicht eingefügt, da auch das beste nicht die Technik erklären kann. Wir haben uns aber bemüht, die Erklärungen genauer zu geben, da Bilder nur einen augenblicklichen Zustand, aber nicht den ganzen Ablauf des Geschehens zur Anschauung bringen können.

Bei den einzelnen Massagegriffen wird versucht, die jeweilige Wirkung ebenfalls klarzumachen. Hierbei wird die *allgemeine Wirkung* der Massage vorausgesetzt und das Spezielle eines jeden Griffes nur betont werden.

Die Massagebehandlung setzt sich im wesentlichen aus folgenden Grundgriffen zusammen: *Streichen*, *Kneten*, *Reiben*. Physiologisch weniger wertvoll und nur begrenzt anwendbar sind die Eingriffe: *Klatschen*, *Hacken* (Stoßen, Pochen, Klopfen), *Erschütterungen* (Vibrationen).

Die obengenannten Griffe finden je nach Anwendungsgebiet und gewünschter Wirkung eine verschiedene Ausführung. Die nachstehenden Beschreibungen sollen nicht als vollständig gelten, jedoch die Hauptformen geben, aus denen jeder Massör nach längerem Üben der Grundform Kombinationen bilden kann. Denn jeder Massör wird im allgemeinen nach einiger Zeit eine gewisse persönliche Note entwickeln, bei welcher allerdings die Gefahr des Oberflächlichwerdens stets vermieden werden muß.

Streichen (Effleurage)

Anwendung:

Am Beginn jeder Massage wird der betreffende Körperteil zunächst gründlich ausgestrichen (sogenannte Einleitungsmassage).

Eingeschoben werden Streichungen nach Durcharbeitung einer Muskelgruppe mittels anderer Griffe.

Als Abschluß jeder Behandlung eines Körperteiles werden gleichfalls Streichungen vorgenommen.

Selten besteht eine Massagesitzung nur aus Streichungen.

Handstreichungen: bei faßbaren Muskeln und Muskelgruppen,

Finger-, Knöchelstreichungen: bei nicht faßbaren oder in der Tiefe liegenden Muskeln, Sehnen, Sehnenplatten.

Wirkung:

Leichte Streichung: leichter Hautreiz,

kräftigere Streichung: Übergang zur Reibung.

Am Beginn der Massage ausgeführte Streichungen haben die Aufgabe, Haut und Muskulatur an die massierende Hand zu gewöhnen, die Hautdurchblutung durch Öffnung der Kapillaren anzuregen (Zeichen: eine mehr oder weniger starke Erwärmung und Rötung = Hyperämie) und sie dadurch für die folgenden Massagegriffe vorzubereiten. Oberflächlich liegende Venen- und Lymphgefäße werden ausgestrichen (bei oberflächlichen Venen gut zu beobachten) und der Nachstrom erleichtert, wodurch auch die arterielle Durchblutung angeregt wird.

Wichtig hierbei ist es auch, daß wir durch Ausstreichungen die Abflußwege zunächst einmal freimachen. Durch andere Massagegriffe gelockerte Ablagerungen, Ermüdungsstoffe usw. werden schneller abtransportiert. Bei Ergüssen und Ödemen ist oft ein Zurückgehen der Schwellungen sichtbar. Außerdem kommt es rein mechanisch zu einer Abtragung der gelockerten Hornschichtzellen.

Schweißdrüsen werden angeregt, die Ernährung der Haut wird durch die bessere Durchblutung gesteigert.

Ausführung der Streichungen (allgemein):

Einzelne Muskeln oder Muskelgruppen werden im allgemeinen in ihrem Faserverlauf herzwärts ausgestrichen; auch der meist hiermit übereinstimmende Verlauf des Venen- und Lymphstromes findet Berücksichtigung. Die Haut wird leicht vor den Fingerspitzen vorgeschoben, so daß bei normaler Konstitution der Haut kleine wellenförmige Falten entstehen. Die massierende Hand paßt sich bei diesem Griff ganz besonders der Form des Muskels an, so beginnen wir an der meist schmalen Sehne, an welcher auch unsere Finger noch spitzer zufassen, sich dann aber mehr und mehr erweitern, um unter zunehmendem Druck den Muskelbauch fest zu umfassen. Hier aber nicht Schluß machen, sondern den Muskel so weit wie möglich bis an seinen Ursprungspunkt fassen, um ihn sozusagen dort mit etwas abnehmendem Druck letzthin auszupressen. Um die Streichungen fließend auszuführen, verlassen die behandelnden Hände auch beim Zurückgehen nicht die Haut (Ausnahme Hand-über-Handstreichungen). Ohne Druck gleiten sie unter lockerer Handgelenkführung in einem kleinen Bogen wieder zum Ausgangspunkt zurück.

Auf rhythmische Ausführung, jeder Strich in sich an- und abschwellend, wollen wir dabei achten. Zu empfehlen ist es auch, bei Beginn der Massagesitzung weicher zu beginnen und dann mit jeder Strichführung (mit welcher wir gleich Verschieblichkeit, Tonus usw. ertasten) den Druck etwas zu erhöhen bis zu der jeweils notwendigen Druckstärke.

Einhand-, Zweihandstreichungen

Finger auf der einen, Daumen auf der anderen Seite des Muskels. Hand oder Hände schmiegen sich besonders am Muskelbauch lückenlos an, dabei Daumen-Zeigefingerwinkel beachten; auch er muß voll anliegen. Meist wird auch Daumen- und Handballen sich anschmiegen. Beide Hände können gleichmäßig aber auch abwechselnd arbeiten.

Hand-über-Handstreichungen:

Beide Hände arbeiten fließend nacheinander — Daumen von den Fingern abgespreizt auf der anderen Muskelseite — unter völligem Anliegen.

Flache Hand:

Z. B. kreisförmig mit einer Hand oder mit beiden Händen ineinander übergehende abwechselnde Kreise. Daumen wird an die Finger angelegt (Rücken, Bauch).

Beschwerte Hand:

Die flach aufgelegte, z. B. rechte Hand wird von der linken „beschwert", d. h. diese liegt mit den Fingern quer auf den Fingergrundgelenken der rechten Hand oder legt sich von hier aus auf den Handrücken, Druck, Rhythmus und Haltung der rechten Hand mitbeeinflussend.

Daumenballenstreichung:

Die Außenkante des Daumens mit Daumenballen werden von den Fingern abgespreizt flach aufgelegt. Der Daumen wird gestreckt zu den Fingern hingezogen. Mit gebeugtem Endglied wird der Daumen wieder abduziert.

Fingerstreichung (einer oder mehrere):

Endglied des Fingers (Fingerkuppe) wird flach aufgelegt und in langen oder kürzeren, auch einander sich deckenden Strichen oder Kreisen über den behandelten Teil geführt. Die Finger beider Hände können hier gleichmäßig oder abwechselnd arbeiten.

Fingerstreichungen — Plättgriff:

Anwendung am Thorax. Handflächen werden, Finger leicht gespreizt, je an einer Körperseite flach angelegt und so zur Körpermitte geführt. Treffen sich die Handballen, so werden diese gehoben, die Finger ziehen bis zur Wirbelsäule nach. Dabei streben die Handgelenke auseinander, so daß die Fingerrücken schließlich aufliegen und mit den Handrücken wieder zurückstreichen, bis auch hier die Handgelenke immer weiter abstehen müssen und die Finger als letztes noch am Körper sind und wieder zur Beugeseite „kippen". Lockeres Handgelenk bei fester Fingerführung ist hier wichtig.

Andere Ausführung: Handrücken der einen Hand an der anliegenden, Handfläche der anderen Hand an der gegenüberliegenden Seite. In gleichmäßigem Zuge werden beide Hände aneinander vorbei zur jeweils anderen Körperseite geführt und dort gekippt.

Knöchelstreichungen (Ein-Zweihand), sogenannter **Kammgriff:**

Die Hand wird zur Faust geschlossen, so daß die Fingerknöchel einen „Kamm" bilden. Der Daumen wird leicht von den Fingern eingeschlossen, um eine Verletzung des Patienten zu vermeiden. In einer Richtung wird mit den Grund-, in der anderen mit den Mittelknöcheln gearbeitet. Arbeiten beide Hände in gleicher Richtung (z. B. seitlich der Wirbelsäule), so kann jeder Daumen von der anderen Hand umschlossen werden, um auch eine gleichmäßige Strichführung zu ermöglichen. Lockere Handgelenke, gleichmäßiger Druck.

Intermittierende Drückungen

Anwendung:

Besonders an den Extremitäten und am Nacken (sogenannter Hasengriff). Ebenfalls der Einleitung der Massage dienend. Günstig auch, wenn auf Grund der Hautbeschaffenheit andere Griffe nicht möglich sind, z. B. wenn die Haut nach längeren Verbänden gereizt ist, auch bei leichten Ekzemen der Haut. In diesen beiden Fällen oft der einzig mögliche, aber auch völlig ausreichende und wirksame Griff. Bei Ödemen: nach abgeklungenen Gelenkerkrankungen. An der Fußsohle zur Durcharbeitung der Aponeurose. Bei starkem Muskelspasmus, wenn andere Griffe noch kontraktionserhöhend wirken.

Wirkung:

Die Muskulatur und mit ihr die Venen und Lymphgefäße werden ausgedrückt und somit die Zirkulation angeregt. An den Gelenken Wirkung auf die Gelenkkapsel.

Ausführung:

An Extremitäten:

Beide Hände liegen parallel zueinander, Daumen weit abgespreizt mit dem Daumenballen auf der einen, Finger auf der anderen Seite der Gliedmaße. Von distal nach proximal werden die Finger mit weichem Druck fließend nacheinander aufgelegt, dann wird mit beiden eng anliegenden Handflächen die Muskulatur abgehoben und gleichmäßig ein kurzer, kräftiger Druck ausgeübt, und zwar in kurzen Abständen hintereinander herzwärts weitergehend. Es kann auch abwechselnd mit beiden Händen gearbeitet werden oder auch nur mit einer Hand. Die Finger werden dabei gestreckt gehalten. Zunächst wird die Hand fest aufgelegt, dann läßt man durch Verstärken des Druckes und flachem, zangenartigem Zufassen den Muskel in die Hand einquellen.

An Gelenken:

Eine Hand liegt oberhalb, die andere unterhalb des Gelenkes. Bei den Drückungen versuchen, die beiden Gelenkenden federnd aneinanderzustoßen.

An der Aponeurose des Fußes:

Die Hände umfassen den Fuß von beiden Seiten, Finger auf dem Fußrücken, Daumen auf der Fußsohle liegend. Die Daumen drücken, von der Mitte auseinanderstrahlend: innere Hand zur Ferse, äußere Hand zu den Zehenballen und wieder zusammengehend, kräftig das ganze Fußsohlenpolster.

Scherengriff:

Anwendung wohl ausschließlich bei der Wadenmassage aus der Rückenlage des Patienten.

Die Finger werden, herzwärts zeigend, gestreckt angelegt, Fingerspitzen berühren sich über der Wadenmitte, nur der Zeigefinger berührt den Muskel selbst. Die Daumen liegen am äußeren Wadenrand zu beiden Seiten. Der Muskel wird lediglich im Daumen-Zeigefingerwinkel ausgepreßt. Darauf achten, daß die Finger steif gehalten werden.

Kneten (Pétrissage)

Anwendung:

Wichtigster Massagegriff zur Behandlung aller faßbaren Muskeln.

Wirkung:

Durch Knetung des Muskels wird dessen Durchblutung angeregt, gelöste Stoffwechselschlacken kommen schneller zum Abtransport und seine Ernährung wird gesteigert. Wir erreichen dadurch außerdem eine Erhöhung des Muskeltonus und seine Kräftigung. Knetungen sind daher besonders immer wieder dort anzuwenden, wo Muskulatur schlaff oder atrophisch geworden ist. Jedoch sind Knetungen fehl am Platz, wo die Muskulatur spastisch, verkrampft, bereits in einem stark erhöhten Tonus ist.

Ausführung:

Haltung: locker in allen Armgelenken. Dieser so wichtige wie auch wirksame Massagegriff hat die verschiedensten Modifikationsmöglichkeiten. Wir erreichen dadurch eine Abstufung seiner Wirkung, auch können wir durch solche Modifikation die Massage flüssig und für den Patienten wie auch Massör abwechslungsreich und angenehm gestalten. Die Ausführungsart richtet sich auch nach der Größe der Muskeln. Die genaue Ausführung dieses Griffes muß dem Unterricht vorbehalten bleiben. Der Muskel wird quer zu seiner Faserrichtung gefaßt, so weit wie möglich vom Knochen abgehoben und ausgeknetet. Druck erfolgt zwischen den nur leicht gewölbt gehaltenen Fingern einerseits und dem Daumen und Handballen andererseits. Je kräftiger jeweils ein Griff sein soll, um so langsamer muß er ausgeführt werden. Dieser Griff darf nicht als unangenehm empfunden werden.

Parallele Zweihandknetung:

Anwendung bei einzelnen großbäuchigen Muskeln (z. B. M. quadriceps) oder breitflächigen Muskeln (z. B. M. latissimus dorsi). Beide Hände liegen parallel und arbeiten quer zur Faserrichtung. Sie müssen sich eng an den Muskel anschmiegen und ihn abheben. Beide Hände arbeiten in entgegengesetzter Richtung, so daß eine wellenförmige Fortbewegung und dabei auch Dehnung des Muskels entsteht.

Bei breitflächigen Muskeln ist besonders das Vorgehen von Fingern und Daumen seitlich weitgreifend auszuführen, um den Muskel in seiner ganzen Größe zu erfassen. Jedes Reiben muß jedoch vermieden werden.

Getrennte Zweihandknetung:

Anwendung bei zwei großbäuchigen, nebeneinander verlaufenden Muskeln (z. B. Beuger am Bein).

Jede Hand umspannt, lückenlos anliegend, einen Muskel, welcher zwischen den Daumen und Fingern ausgepreßt wird, dann greifen beide Hände herzwärts weiter. Bei der Ausführung ist jede Zerrung dadurch zu vermeiden, daß die Finger zu den mehr in die Tiefe dringenden Daumen arbeiten. Beim Druck nicht rückwärts ziehen, sondern herzwärts arbeiten.

Abwechselnde Zweihandknetung:

Gleiche Ausführung wie vorher, jedoch arbeiten beide Hände abwechselnd, dabei die Muskulatur leicht aus ihrer Lage zur Seite abhebend. Die Daumen arbeiten hier also sich ablösend jeweils nach außen. Durch Mitgehen beider Handgelenke wird die Muskulatur gleichzeitig um den Knochen gerollt.

Halbmondförmige Knetungen (besonders für die ganze Rückenfläche):

Die Hände werden getrennt in gleicher Höhe an je einer Außenseite angelegt. Der Daumen wird weit von den Fingern abgespreizt. Beide Hände beschreiben unter Drehung im Schultergürtel mit abgewinkeltem Ellenbogen halbmondförmige Linien (dabei abwechselnder Druck wie bei den vorgenannten Knetungen). Es muß darauf geachtet werden, daß kein Mitbewegen in den Finger- oder Handgelenken erfolgt.

Parallele Zweifinger-, Dreifingerknetung:

Anwendung: Schmale, faßbare Muskeln (z. B. M. tibialis ant.).

Ausführung wie parallele Zweihandknetung. Die Knetung erfolgt hier nur zwischen dem Zeige- (und Mittelfinger) und dem Daumen. Um den Griff fließend zu machen, müssen die Finger weich laufend, sich ablösend, arbeiten. Das Ellenbogengelenk wird ruhiggehalten.

Einhandknetung:

Anwendung bei einzelnen großbäuchigen Muskeln (z. B. Beuger, Strecker am Arm).

Die Muskulatur wird zwischen dem Daumen und den Fingern soweit wie möglich gefaßt und ausgepreßt, dann den Griff lockern und fließend ein Stück weiter, davon herzwärts wieder erneuter Zugriff. Auch hier muß der Daumen-Zeigefingerwinkel wieder völlig vom Muskel ausgefüllt sein.

Durch abwechselndes Vorgehen von Daumen und Fingern sowie geschmeidige Handgelenkarbeit lassen sich hier gute Abänderungsformen schaffen.

Zwei-Dreifingerknetung:

Kleine, gut faßbare Muskeln (Daumenballen, Fußaußenrand).

Muskulatur wird zwischen dem Daumen und Zeige-, eventuell auch Mittelfinger geknetet, sonst Ausführungen wie vor unter Einhandknetung beschrieben.

Oberflächliche Zweihandknetung:

Anwendung bei der Bauchdeckenmassage.

Abwechselndes Kneten der beiden Hände quer über den Leib. Lockeres Zufassen.

Walken — Rollen — Lockern

Anwendung:

Bei größeren Muskeln — besonders an den Extremitäten — mit erhöhtem Muskeltonus.

Wirkung:

Auflockerung der Muskulatur und Herabsetzung des Muskeltonus. Bei entsprechender Anwendung auch Dehnung.

Ausführung:

Walken:

Beide Hände werden wie zur Knetung, jedoch nicht fest am Muskel angelegt, der hier zwischen den locker und schnell arbeitenden Händen hin- und hergeworfen, gewalkt wird.

Rollen:

Die Muskulatur wird so weit wie möglich um den Knochen gerollt.
Anwendung z. B. am *Quadriceps* gleichmäßig mit beiden, bei den *Adduktoren* auch mit einer Hand. Handballen auf der einen, Finger auf der anderen Seite des Muskels (Daumen angelegt). Mit einer Hand oder beiden Händen ausgeführt. Der Muskel wird einmal mit dem Handballen geschoben, dann mit den Fingern zurückgezogen und dadurch so weit wie möglich hin- und hergerollt und leicht gedehnt.

Anwendung z. B. am *Oberarm* (entsprechend ganzer Oberschenkel).

Eine Hand faßt den M. biceps, die andere den M. triceps. Beide Muskelpakete werden (ähnlich dem Quirlen) um den Oberarmknochen gerollt. Die Hand halten wir hierzu stark gewölbt und verändern sie nicht während der Ausführung. Rhythmisch schwingend bewirkt dies eine Lockerung, langsam und an der Grenze nachfedernd eine Dehnung der Muskulatur.

Zur Dehnung schmaler Muskeln und ihrer Hüllen, wie es am Unterarm und den Streckern am Unterschenkel notwendig werden kann, arbeiten wir mit dem Daumen auf der einen, dem Zeigefinger auf der anderen Seite. Am besten werden diese Finger beider Hände in gleicher Druckrichtung angelegt. Der zu dehnende Muskel wird durch abwechselnden Druck seitlich verschoben. Zur Verstärkung der Wirkung können wir hierbei auch am gedehnt gelagerten Muskel arbeiten.

Lockern:

Anwendung z. B. *Wadenmuskulatur*, *Biceps brachii*, *Adduktoren*.

Der Daumen wird von den Fingern abgespreizt gehalten. In dieser Haltung wird die Hand locker an das Muskelpaket angelegt. Durch schnell aufeinanderfolgende, im Handgelenk ganz locker ausgeführte seitliche Schüttelungen wird der Muskel von dem Daumen und den Fingern abwechselnd hin- und hergeworfen. Ausführung nur mit einer Hand. Wir können auch bei voll aufliegender Hand mit gespreizten Fingern arbeiten.

Reibung, Zirkelung (Friktion)

Anwendung:

Nicht faßbare oder in der Tiefe liegende Muskeln: entweder zwischen Sehnen oder Knochen liegend (z. B. Interossei) oder von anderen Muskeln bedeckt (z. B. Glutaei), schließlich auch dünne, kleine Muskeln (z. B. Finger, Zehen). An Sehnen und Sehnenplatten, an Gelenken, Sehnenscheiden und Bändern. Auflockerung bei Ablagerungen, Schwellungen und Narbenverwachsungen, bei erwünschter Reizung zur besonders starken Hyperämisierung.

Wirkung:

Vermittelt die Wirkungen der Massage auch den in der Tiefe liegenden, anderen Griffen nicht zugängigen Muskeln im Sinne einer Knetung. Regt den Stoffwechsel auch in den Gelenken sowie Sehnen und Sehnenplatten an. Lockerung und Zerteilung von Ablagerungen. Auch schnelle, starke Hyperämisierung durch Reizung.

Ausführung:

Lockerhalten vor allem aller Gelenke der Finger, nicht unnütz den ganzen Arm dabei anspannen. Dies führt zu rascher Ermüdung des Massörs und macht die Ausführung hart und unruhig.

Kreisende Friktionen:

Mit einem oder mehreren Fingern:

Arbeitet der Daumen, so dienen die Finger als leichte, ruhende Stütze; arbeiten die Finger, so verwenden wir den Daumen als Stütze. Die Fingerkuppen aufsetzen und durch Abrollen im End- und Mittelglied in der Tiefe kleine Kreise beschreiben mit je nach dem Fall und der erwünschten Tiefenwirkung erforderlichem Druck. Die Haut selbst wird nur leicht beim spiralartigen Weitergehen gestrichen, sonst wird die Hautpartie, auf die die Finger aufgesetzt wurden, bei den Zirkelungen unverändert mit benutzt.

Mit Daumenballen, Handballen oder Knöcheln des II. bis V. Fingers:

Wenn große Muskelmassen überwunden werden müssen, um in die Tiefe zu gelangen, werden wie oben Kreise beschrieben. Hier erfolgt die Drehung im Handgelenk. Das Arbeiten mit dem Handballen vor allem ist ein Griff, den wir zum „Auspressen" besonders bei der Rücken- und Glutaealmuskulatur anwenden, da hier die zu- und abführenden Gefäße zu einem großen Teil aus der Tiefe kommen oder dorthin zurückgehen. Hierbei wird vorteilhaft die aufgelegte Hand von der anderen beschwert.

Verschiebende Friktionen:

Ausführung am besten mit einem oder beiden abwechselnd arbeitenden Daumen. Vorwärtsschreitend können kleine in die Tiefe gehende Kreise oder sich dachziegelartig deckende Reibungen ausgeführt werden (z. B. beim Kreuzband des Fußes, auch zur Auflockerung am Schwellungsrand).

Streichende Friktionen:

Auch kräftig ausgeführte Streichungen wie vorher erwähnt.

Daumenkuppen:

Gleiche oder abwechselnde Reibungen in längeren Linienführungen (Bänder der Hand und des Fußes z. B.).

Daumenballen:

Daumen mit -ballen führt kräftige flächenhafte Reibungen zu den Fingern hin aus (z. B. Sehnenplatte des Fußes).

Fingerknöchel-Kammgriff:

Der vorher beschriebene Kammgriff wird als Friktion besonders kräftig ausgeführt (Sehnenplatten des Rückens, Fußsohle).

Friktion als Reizgriff:

Kammgriff (wie schon beschrieben). Wird eine starke Reizung gewünscht, muß er besonders schnell und kräftig ausgeführt werden.

Blitzgriff: Finger gespreizt und steil aufsetzen. Sie gehen sehr schnell und kräftig in eng aneinanderfolgenden langen Strichen oder Zickzacklinien über den Körperteil. Anwendung besonders beim Rücken.

Kombination verschiedener Griffe

Bei genügender Technik in der Ausführung vorstehender Griffe wenden viele Massöre eine Kombinierung der verschiedensten Griffe an. Es besteht jedoch immer die Gefahr der Oberflächlichkeit, des Pfuschens, auch wenn die Ausführung manchmal ganz geschickt aussieht. Es ist jedem Massör überlassen, den erlernten Behandlungsarten seine „eigene Note“ zu geben, jedoch sollte dies bewußt erst nach gründlicher, jahrelanger Übung der Grundformen geschehen.

Eine nützliche Verbindung wollen wir jedoch schon jetzt erlernen, weil sie in der Krankenbehandlung gute Dienste leistet, und das ist das Vereinen von Friktionen mit Streichungen. Bei Schwellungen übernimmt z. B. die eine Hand, meist der Daumen der rechten, die Auflockerung des Schwellungsrandes mit herzwärts gehenden kreisenden Friktionen, während diese Hand die letzte Zirkelung ausführt, setzt die linke Hand an und streicht diese Partie herzwärts aus. Beides geht fließend ineinander über. Auflockerung und gleichzeitiger Abtransport sind hier günstig für die Behandlung vereinigt.

Vibrationen

Wirkung und Anwendung:

Lockerung der Muskulatur, Lösung von Muskelspasmus, Übertragung leichter Vibrationen auf innere Organe (z. B. Lunge, Baucheingeweide — auch bei Atemgymnastik), Lockerung festerer Knochenverbindungen (z. B. Wirbelsäule). Beruhigung erregter Nerven.

Ausführung:

Ein oder mehrere Finger werden steil auf die zu behandelnde Stelle aufgesetzt. Bei größeren Flächen, z. B. Brust oder Bauch, legen wir die ganze Hand flach auf. Die Arme werden steil und ruhig gehalten, jedoch die Muskulatur so angespannt, daß dadurch ein schnelles Vibrieren der Hände sich auf den Körperteil des Patienten überträgt.

Erschütterungen

Wirkung:

Stärkere örtliche und auch Tiefenwirkung als jene, welche durch Vibrationen erreicht wird. (Zur Lösung von Muskelspasmus jedoch oft um so wirksamer, je schwächer wir vorgehen.)

Ausführung:

Wie bei den Vibrationen legt man Finger oder Hand auf den betreffenden Körperteil auf. Die Erschütterungen erfolgen jedoch locker vom Ellenbogen- und Handgelenk aus und werden so auf das Handgelenk und die Finger übertragen. Je schneller und federnder diese Erschütterungen ausgeführt werden, um so besser sind Wirkung und Verträglichkeit.

Klopfen, Klatschen, Hacken

Aus den vorher beschriebenen Griffen läßt sich jede Behandlung in Form von Ganz- und Teilmassage zusammensetzen. Mit ihnen erzielen wir jede nur mögliche und erwünschte Massagewirkung.

Mit Hinsicht auf ihre spezielle Wirkung beschränken wir die Anwendung jetzt jedoch nur auf bestimmte Erkrankungen, bei denen sie wirklich angebracht sind, worauf wir anschließend bei den einzelnen Griffen näher eingehen werden.

Gegenanzeige: Besonders bei Kindern, alten oder geschwächten Leuten, sowie allgemein nervösen und leicht erregbaren Menschen (oft auch als Begleiterscheinung der eigentlichen Krankheit) wirken gerade Klatschen, Hacken und starkes Pochen sehr ungünstig reizend.

Klopfen (Tapotement)

Wirkung und Anwendung:

Als Kräftigung bei atrophischer Muskulatur oder Haut. Eventuell als Anregung bei Nervenschädigungen.

Ausführung:

Dieser Griff wird am besten mit beiden Händen abwechselnd ausgeführt, und zwar nur aus den Handgelenken. Finger oder Faust klopfen schnell und federnd auf die betreffende Körperpartie. Der Schlag muß senkrecht von oben auf die Muskulatur erfolgen.

F i n g e r s p i t z e n k l o p f u n g e n :

Der Daumen wird an die locker gebeugten Finger angelegt, kann aber auch mitarbeiten. Die Klopfungen werden bei gebeugtem Ellenbogen und parallel nebeneinandergestellten Händen von allen Fingerspitzen von außen nach innen abrollend ausgeführt, auch von einem oder zwei Fingern (Zeige-, Mittelfinger).

F i n g e r k n ö c h e l k l o p f u n g e n :

Die Finger werden im Mittelglied leicht gebeugt und klopfen mit diesen — beide sich gegenüberstehende Hände abwechselnd — den Muskel.

Faustklopfungen:

Beide Hände locker zur Faust schließen, die Daumen werden angelegt. Nur die Kleinfingerseite kommt jeweils mit der Haut in Berührung. Die Tiefenwirkung dieses Griffes nimmt einmal zu, je fester wir die Hände zur Faust machen, zum anderen, wenn wir diesen Griff nicht mehr aus dem Handgelenk, sondern aus dem Ellenbogen- oder gar Schultergelenk ausführen. Je kräftiger aber der Griff, um so unangenehmer wird er meist empfunden werden. (Die Härte des Griffes ist auch am Klang zu erkennen.)

Hacken

Anwendung:

Bei Muskelatrophie (Kräftigung kann gefahrloser durch Knetungen und Bewegungsübungen erreicht werden) sowie bei Menschen mit allgemein schlaffer und fettdurchsetzter Muskulatur.

Wirkung:

Kräftige, sich auf den ganzen Muskel fortpflanzende Kontraktionen. Dadurch gesteigerte Durchblutung und Ernährung des Muskels. Sehr starke Nervenerregung.

Ausführung:

Meist mit beiden Händen abwechselnd. Die Finger werden gespreizt über dem Muskel gehalten, so daß nur die Kleinfingerkante aufschlägt. Beim Aufprall klappen die anderen Finger unwillkürlich wie ein Fächer zusammen. Dieser Griff, der aus dem Hand und Ellenbogengelenk federnd auszuführen ist, wird dadurch elastischer und verliert an Härte. Hackungen mit geschlossenen Fingern und festem Handgelenk geben einen sehr starken Reiz.

Wir unterscheiden Hackungen quer und längs zur Faserrichtung. Einmal arbeiten die Hände parallel nebeneinander, zum anderen können die Handgelenke zu beiden Seiten gehalten werden, zu denen jeweils die Finger der anderen Hand hinzeigen, Dorsal- und Volarseite einander zugekehrt.

Klatschen

Anwendung:

Bei starker Fettablagerung in der Haut zur Anregung, Ableitung.

Wirkung:

Im Gegensatz zu Klopfen und Hacken (dort Wirkung auf die Muskulatur) wird hier besonders die Haut beeinflußt: Starke Durchblutung durch Erweiterung der Kapillaren im Unterhautzellgewebe (erwünscht bei fetten Menschen oder zur Entlastung des Herzens).

Lockerung von Schleimablagerungen in den unteren Luftwegen. Hierzu sind jedoch Erschütterungen meist günstiger und ungefährlicher (Lungengewebe oft sehr unelastisch geworden).

Ausführung

Beide Hände liegen parallel nebeneinander über dem Muskel, und zwar am besten quer zu seiner Faserrichtung. Die Finger werden leicht gebeugt, Daumen angelegt, so daß eine Hohlhandwölbung entsteht. Dadurch kommt bei lockerem Aufprall der Hände der Mittelteil der Hände kaum mit der Haut in Berührung. So wird der Griff im allgemeinen vom Patienten gut vertragen. Der Aufprall der Hände, der schnell wechselnd erfolgen muß, klingt dumpf. Je flacher sie auffallen, um so heller klingt er bis zum spitzen, schneidenden Ton. Der Hautreiz nimmt dabei immer mehr zu, ist im allgemeinen aber für die Patienten auch entsprechend weniger angenehm und erträglich.

An kleineren Partien können wir auch sehr leicht auszuführende Klatschungen mit den Fingerrücken vornehmen.

Aufbau der Massage

Allgemeines

Die Anwendung und Ausführung der einzelnen Griffe haben wir besprochen und sie an den einzelnen Körperteilen auch geübt, so daß wir nun imstande sind, sie zu einer flüssigen Massage zusammenzusetzen. Unter einer flüssigen Massage verstehen wir neben der Ausführung der Griffe an sich, daß unsere Hände immer am Körper des Patienten bleiben. Die Verbindung innerhalb der einzelnen Griffe bei der wiederholten Ausführung an einem Muskel, z. B. zu einem pausenlosen, rhythmischen Ganzen, haben wir gelernt. Nun heißt es, diese verschiedensten einzelnen Griffe wieder zu einem Ganzen zusammenzufügen. Hier im Buch können wir nur abgeteilt, numeriert, eine Aufzählung geben. In Wirklichkeit jedoch muß sich bei der Behandlung ein Ineinanderfließen, unmerkliches Übergehen von einem Griff in den anderen, ergeben. Der Patient darf nicht das Gefühl des örtlichen Klebenbleibens unserer Hände haben, nicht ein ruckweises, immer wieder von neuem Bearbeitetwerden, sondern sein Empfinden muß ihm einen ständigen, *rhythmischen Kontakt* vermitteln.

Es ist schwer, für einen Aufbau der Massage ein starres Schema anzugeben. Einmal ist dies zum Erlernen zwar erforderlich, in der Praxis wird man aber jedem Krankheitsfall eine individuelle Massage angedeihen lassen müssen, d. h. das eine Krankheitsbild wird mehr die Streichungen im Vordergrund stehen lassen, bei einem anderen werden es die Knetungen sein. Bei einer Erkrankung werden wir uns mittels Friktionen mehr auf einige Stellen konzentrieren, bei einer anderen werden lockernde Griffe zunächst einmal die Muskulatur für spätere kräftigere Manipulationen empfänglich machen müssen.

Es ist schließlich auch ein Unterschied, ob wir eine Ganzmassage auszuführen haben, bei welcher Feinheiten zurücktreten können und ebenfalls besondere Stellen oder Körperteile in den Vordergrund treten, oder eine Teilmassage, bei welcher, wie schon gesagt, einzelne notwendige Hauptgriffe, je nach gewünschter Wirkung, sich öfter wiederholen werden und manche Griffe dabei ganz ausfallen können.

Nachstehend wollen wir jedoch alle hauptsächlich möglichen Griffe in ungefährer Behandlungsreihenfolge geben und auch genügend Modifikationsmöglichkeiten zeigen, die wie schon früher gesagt, in ihrer Wirkung kaum einen Unterschied haben, jedoch für Patienten wie auch Massör die Massage angenehmer gestalten können.

Reihenfolge der Massagegriffe

Es gibt verschiedene Arten, eine Massage an und für sich aufzubauen. So wird z. B. oft — nehmen wir als Beispiel das Bein — zunächst der Oberschenkel, dann Unterschenkel und als Schluß der Fuß massiert. Es wird von dem Gesichtspunkt ausgegangen, daß zunächst die sogenannten Abflußwege freigemacht werden sollen, die jeweils herzwärts zu suchen sind. Ganz schematisch gesprochen, könnten wir vom Fuß nichts „abschieben", wenn am Unter- und Oberschenkel eine Stauung ein Weiterfließen hemmen würde.

Wir aber wollen die Massage von distal, also herzfern, beginnend beschreiben, besonders da wir in den Streichungen einen völlig ausreichenden Griff zur Vorbereitung der ganzen Körperpartie haben.

Wir werden im allgemeinen eine **Ganzmassage** wie folgt ausführen:

1. Patient liegt auf dem Rücken, Oberkörper leicht erhöht:
   a) ganzer Fuß, Streckseite des Unter- und Oberschenkels und bei aufgesetztem Fuß die Wade und Beuger am Oberschenkel. Zunächst am rechten, dann am linken Bein;
   b) Bauch — bei angezogenen Beinen. Wir können eine dickere Rolle unter die Oberschenkel legen;
   c) Brust — Beine gestreckt;
   d) Arme — rechter, dann linker (Patient kann sich eventuell aufsetzen).
2. Patient liegt auf dem Bauch, möglichst flach:
   a) Beugeseite des Unter- und Oberschenkels (der Unterschenkel wird erhöht gelagert);
   b) beide Glutaei;
   c) Rücken (Beine gestreckt und Arme locker seitlich am Rumpf liegend oder herabhängend).
3. Schultergürtel, Trapecius und Nacken:
   a) Liegend, die Stirn auf die Handrücken oder auf eine Rolle gelegt;
   b) im Sitzen, am besten die Unterarme locker auf einen Massagebock aufgelegt.

Bei den letzten beiden muß dem Patienten oft ein Kissen zum Ausgleich der Lendenlordose untergelegt werden.

Die Kopfmassage gehört nicht zur eigentlichen Ganzmassage.

Bei der Ganzmassage wird manchmal der Rücken, dessen Behandlung eine allgemeine Umstimmung oft am deutlichsten empfinden läßt, zu Beginn der Sitzung behandelt werden können.

Wir werden, um unnötigen Stellungswechsel zu vermeiden, manchmal von einer Seite (mit Ausnahme der Arme und Beine, bei denen wir uns neben die jeweils zu massierende Extremität stellen) massieren. Hier arbeiten wir dann am besten an der rechten Seite des auf dem Rücken liegenden Patienten, so daß wir hier von einer anliegenden (also rechten) und einer gegenüberliegenden (linken) Seite sprechen (umgekehrt bei Bauchlage).

Massage

Fuß

Patient liegt auf dem Rücken, Beine gestreckt, Ferse etwas über die Bank hängend. Massör am Fußende an der zu massierenden Beinseite.

Dorsalseite:

1. **Einleitend wird das ganze Bein ausgestrichen**
   Finger beginnen auf dem Fußrücken parallel nebeneinanderliegend, streichen beiderseits vom Schienbein, bis sie seitlich der Patella nach abwärts gehen. Die Daumenballen ziehen kräftig

seitlich des Knies nach. Aus dieser Bewegung gehen die Hände in die Oberschenkelstreichung über. Und zwar greift die äußere Hand kräftig den Quadriceps, über der Patella so ansetzend, daß der Daumen medial, die Finger lateral liegen. Die innere Hand übernimmt die Adduktorengruppe.

Es ist darauf zu achten, daß die innere Hand bis zur Leistenbeuge geht, die äußere jedoch weiter hinaus bis zur Höhe des unteren Darmbeinstachels streichen muß. Außerdem ist der Spalt zwischen Adduktoren und Quadriceps wichtig, da hier die Gefäße den Fingern gut zugängig sind. Die Daumen beider Hände legen sich in diesen Spalt, bei sehr schmalen Muskeln eventuell hintereinandergehend.

Zurückgegangen wird, sich leicht anschmiegend ohne Druck, an der Rückseite der Beine, um an den Knöcheln wieder auf den Fußrücken zu kommen.

Mehrmals ganzes Bein, Oberschenkel, Unterschenkel, ganzes Bein ausstreichen.

2. **Sodann wird der Fuß für sich auf verschiedene Art ausgestrichen**
   a) Äußerer Daumen- und Handballen auf dem Fußrücken, der andere — innere Hand — auf der Fußsohle. Von den Zehen aus wird so der **ganze Fuß** (Daumenballen arbeiten zu den Fingern) zur Ferse bzw. zum Kreuzband hin ausgestrichen. Wie ein schmales Oval vollendend wird ohne Druck am äußeren Fußrand zurückgegangen.
   b) Die Finger beider Hände liegen auf dem **Fußrücken** und gehen hier mit Druck herzwärts bis über das Fußgelenk. Die Daumen bleiben leicht auf dem Fußrücken liegen, als Halt gleichsam, während die Finger ohne Druck hinter den Knöcheln zum Ausgangspunkt zurückkommen.
   c) Gleiche Ausgangsstellung wie vor. Hier gehen die Finger umgekehrt mit Druck unter beiden **Knöcheln** seitlich der Achillessehne nach oben, um dann auf der Fußgelenkmitte zusammenzutreffen und ohne Druck den Kreis zu vollenden.
   d) Die Finger halten den Fuß seitlich an der Ferse. Die Daumenballen und Daumenkanten gehen unter den **Knöcheln** kräftig nach oben, um dann oberhalb derselben parallel laufend zurückzugehen.

Während bei den folgenden vier Manipulationen nur die rechte Hand arbeitet, hält die linke Hand den Fuß von der Sohle aus und gibt dort z. T. Gegendruck.

Plantarseite:

3. **Friktion der Zehenrücken**
   mit dem Daumen kreisend. Die Finger verlaufen (und halten dagegen) an den Zehenballen.

4. **Friktion der Zehenränder**
   Daumen und Zeigefinger gehen in kurzen sich deckenden Reibungen von der Zehenspitze zum Grundgelenk. (Reibungen eventuell auch zwischen den Zehen.) Ausstreichungen der Zehen.

5. **Friktion der Zehengrundgelenke**
   mit dem Daumen, querverlaufend von 1 bis 5 und zurück. Die Finger geben an den Zehenballen Halt.

6. **Friktion der einzelnen Interossei**
   mit dem Daumen oder Zeigefinger. Von den Grundgelenken aus werden, genau in den Zwischenräumen verlaufend, tiefgehende Zirkelungen ausgeführt, die jeweils mit einer Ausstreichung über das Fußgelenk enden. Man kann — z. B. bei einer Ganzmassage — auch jeden der vier Finger in eine Rinne legen und die Interossei so zeitlich kürzer, aber auch nicht so intensiv zusammen behandeln. Ausstreichungen der Interossei.

7. **Ausstreichungen des Fußes oder auch des ganzen Beines**
   werden jetzt eingeschoben.

8. **Ausstreichungen äußerer Fußrand**
   von der Kleinzehe zur Ferse zwischen Daumen und Zeigefinger.

9. **Ausstreichung innerer Fußrand**
   mit dem Daumenballen. Die Finger liegen dabei an der Ferse, der Daumen mit Ballen ziehen kräftig zu den Fingern hin.

10. **Knetung beider Fußränder**
zwischen Daumen und Zeigefingern und nochmaliges kurzes Ausstreichen.

11. **Friktion des Fußgelenk-Kreuzbandes**
Die Finger liegen seitlich unterhalb der Knöchel.
a) Beide Daumen beschreiben nebeneinander verlaufend **kreisende Friktionen** in etwa drei Abschnitten jeweils herzwärts gehend. Angenehm ist das abwechselnde Arbeiten beider Daumen, wobei ein leichtes seitliches Überschneiden des Behandlungsgebietes erfolgen kann.
b) Ausgangsstellung wie vor. Beide Daumen führen abwechselnd kurze **Reibungen herzwärts** aus, die sich dachziegelartig decken.

12. **Seitliches Ausstreichen des Kreuzbandes**
Ausgangsstellung wie vor. Jeder Daumen streicht von der Mitte aus zu den Knöcheln. Beide Hände arbeiten gleichmäßig.

13. **Friktion beider Knöchel**
Ausgangsstellung wie vor, doch nun geben die Daumen gleichsam Halt auf dem Fußrücken, während die Finger die Ausführenden sind. Kreisend gehen die Finger um beide Knöchel. Anschließend eventuell Knöchelausstreichungen.

14. Fuß an der Ferse leicht anheben.
Ausstreichen der Achillessehne
zwischen Daumen und Zeigefinger.

15. **Knetung — Reibung — der Achillessehne**
zwischen Daumen und Zeigefinger, anschließend Ausstreichen.

16. **Ausstreichung Bein — Fuß — Knöchel — Bein.**

Plantarseite

1. **Streichung und Reibung der Aponeurose**
a) **Daumenstreichung:** Finger liegen seitlich der Ferse, während die äußere Hand leicht den Fußrücken hält. Der Daumenballen beginnt mit ganzer Fläche an den Zehenballen und streicht kräftig zu den an der Ferse liegenden Fingern.
b) **Kammgriff** (bei empfindlichen Patienten nicht ausführbar) wird zwischen den Zehenballen und der Ferse sehr kräftig ausgeführt. Beim Handkippen nicht vom Fuß abgleiten.

2. **Friktion der Zehenbeugeseite**
mit dem Zeige- oder Mittelfinger; Daumen führt auf der Streckseite. Das Halten und Gegendruck kann auch von der anderen Hand übernommen werden.

3. **Friktion der Zehenballen**
aus gleicher Handstellung, besonders intensiv Großzehenballen.

4. **Friktion der Ferse**
mit dem Daumen stern- oder kreisförmig jeweils von der Mitte ausstrahlend. Die Finger halten seitlich der Ferse.

5. **Klatschen der Fußsohle.**

6. **Intermittierende Drückungen:**
Finger beider Hände auf dem Fußrücken, die Daumen auf der Fußsohle, und zwar liegt der Daumen der den Fuß an der Kleinzehenseite umspannenden Hand an der Ferse. Mit gleichmäßigen intermittierenden Drückungen gehen beide Daumen und Finger bis zur Fußmitte zueinander, dann wieder auseinanderstrebend. Die äußere Hand wölbt durch Herabziehung des äußeren Fußrandes gleichzeitig den Fuß.

7. **Ausstreichungen der Fußsohle und des ganzen Fußes.**

Bein (Streckseite)

Patient: Haltung wie vor. *Massör:* seitlich am Fußende stehend.

Unterschenkel

1. Wie am Anfang beschrieben, wird das ganze
   Bein — Streckseite — ausgestrichen.
   Wir können auch einige intermittierende Drückungen und Hand-über-Hand-Streichungen anwenden.

2. **Leichte reibende Streichungen neben der inneren Schienbeinfläche**
   Die Finger liegen locker an der Wade seitlich, der Daumen wird flach neben der Schienbeinkante angelegt und streicht hier zum Zeigefinger hin seitlich in die Wade. Der Kreis, den der Daumen, in beiden Gelenken beweglich arbeitend, dabei beschreibt, wird beim Zurückgehen ohne Druck vollendet.
   Das Bein wird in leichte Innenrotation gebracht:

3. **Parallele 3-Fingerknetung des Tibialis anterior.**

4. **Parallele 3-Fingerknetung der Mm. peronei.**

5. **Ausstreichen ganzes Bein.**

6. **Einhandknetung der seitlichen Muskelgruppe:**
   Die Finger müssen sich hierbei lateral der Schienbeinkante zwischen dem äußeren Knöchel und dem Wadenbeinköpfchen halten, da sonst in die Wadenmuskulatur übergegriffen wird. Der Daumen-Zeigefingerwinkel muß vom Muskel ausgefüllt sein.

7. **Ausstreichen: ganzes Bein Streckseite.**

Knie

8. **Ausstreichen:**
   a) Hand über Hand herzwärts.
   b) **Mit beiden Händen seitlich.**
   Beide Daumen liegen nebeneinander auf der Kniescheibe und gehen von hier aus gleichzeitig zu beiden Seiten, ziehen sich hier eng anschmiegend abwärts und ohne Druck mit leichter Daumenkreisung zurück. Die Finger liegen leicht am Rande der Kniekehle.
   c) **Daumenballenstreichung:**
   Fingerhaltung wie vor. Die Daumen mit Ballen ziehen seitlich der Patella mit ganzer Fläche nach oben und führen gemeinsam, die Kniescheibe nicht berührend, über sie zurück.

9. **Knetung unter- und oberhalb der Patella:**
   Zwischen den drei Knetfingern beider Hände wird die besonders oberhalb der Patella gut faßbare Muskelwulst halbkreisförmig geknetet, hierbei kann hin- und zurückgegangen werden. Unterhalb der Patella nicht bei allen Patienten ausführbar. Anschließend Ausstreichung.

10. **Leichte Friktionen um die Patella**
    mit Zeige- und Mittelfinger, Daumen unterhalb ruhend.

11. **Friktion der Epicondylen:**
    Beide Hände arbeiten, Daumen leicht unterhalb der Patella, die Finger führen tastend kreisende Friktionen aus.

12. **Friktionen an der Tuberositas tibiae und inneren Schienbeinrauhigkeit:**
    Handstellung wie vor, nur umgekehrt arbeitend: die Finger ruhen an den Epicondylen, während beide Daumen mit verschiebenden Reibungen an den Sehnenansatzstellen massieren.

Oberschenkel

13. **Ausstreichen Knie — ganze Bein — Oberschenkel.**

14. Von zunächst lockerem Kneten **(Walken)** in feste **parallele Zweihandknetung des Quadriceps** übergehen. Beide Hände müssen sich hier ganz fest und völlig ohne Zwischenraum (eventuell sogar weitausgreifend) dem Muskelpaket anschmiegen.
(In besonderen Fällen Rollen, Hacken oder Klatschen möglich.)

15. **Gleiche Bearbeitung der Adduktorengruppe:**
Der Oberschenkel wird hierfür ganz leicht mit dem ersten Griff abduziert, wodurch diese Gruppe leichter faßbar und vor allem völlig entspannt ist.

16. **Ausstreichen dieser beiden Muskelgruppen.**

17. Hand mit der Kleinfingerseite an die Adduktorengruppe am Becken anlegen und von lateral bis zum pes anserinus durchziehen.

18. **Friktion der Schenkelbinde**
mit dem Daumen lateral vom Kniegelenk beginnend bis zum vorderen oberen Darmbeinstachel. Die Finger der Hand führen seitlich. Dann Kammgriff.

19. Als Abschluß gründliche **Ausstreichung des ganzen Beines.** Oberschenkel — Unterschenkel — ganzes Bein — Fuß — ganzes Bein.

Bein (Beugeseite — Wade)

Eine völlige Entspannung und Lockerung erreichen wir, wenn der Patient auf dem Rücken liegend das Knie leicht anwinkelt und der Fuß aufgestellt wird. Um den Venenstrom nicht zu hemmen, darf der Winkel jedoch nicht zu spitz sein. Eventuell kann unter den Oberschenkel ein Keilkissen geschoben werden.

Bei den Beugern ist zu beachten, daß hier (wie von einer Strumpfnaht getrennt) die Muskulatur lateral und medial liegt, zwischen ihnen verlaufen die großen Blutadern und Lymphgefäße. Daher vermeiden wir jedes Übergreifen. Der Daumen oder die Finger führen jeweils in der Beinmitte.

1. **Ausstreichen der Wade:**
a) **Mit beiden Händen** — eine lateral, die andere medial — wird die Muskulatur eng umfaßt. Die Finger zeigen dabei herzwärts und berühren sich fast in der Mitte. Gemeinsam streichen sie seitlich der Achillessehne beginnend bis zur Kniekehle, die Finger und der Daumen streben hier nach der Form der Muskulatur spitz seitlich zusammen. Am vorderen Muskelrand ziehen beide Hände unter Drehung im Handgelenk zum Ausgangspunkt zurück. Einige Male kann auch über die Kniekehle hinaus in den Oberschenkel gestrichen werden.
b) Diese Ausstreichung wird noch von beiden Händen **abwechselnd** ausgeführt. Finger gehen jedoch nur jeweils bis zur Wadenmitte, hier die Gefäße mit beeinflussend. Hierbei kann die Wade leicht seitlich gerollt werden.
Bei beiden Arten ist auf den Winkel zwischen Daumen und Zeigefinger zu achten, in dem der Muskel lückenlos liegen muß. Auch das Anliegen des Daumens am vorderen Rande wird oft übersehen. Beide Arten lassen sich gut kombinieren und auch zwischendurch abwechselnd verwenden. Während die erste Art langsam zügig ausgeführt werden muß, ist jedoch darauf zu achten, daß die Wade nicht gezerrt wird. Bei falscher, zu sehr quer gestellter Fingerhaltung schneiden dieselben in der Mitte ein und verursachen Schmerzen.

2. **Knetungen an der Wade:**
(Mehrmals Ausstreichungen einschieben.)
a) **Scherengriff** (wie bei den Griffen unter intermittierenden Drückungen beschrieben wurde). Nochmals: Druck nur zwischen dem weich arbeitenden Daumen und dem steif gehaltenen Zeigefinger. Jedes Krümmen der Finger bewirkt ein schmerzhaftes Einschneiden.
b) **Abwechselnde Zweihandknetung:**
Beide Hände kneten abwechselnd je ein Muskelpaket. Auf den völligen Kontakt der Hände mit dem Muskel ist unbedingt zu achten; der Daumen-Zeigefingerwinkel muß völlig ausgefüllt, der Griff weich und elastisch sein. Jeder Muskelbauch wird von der zufassenden

Hand nach außen gezogen, so daß gleichzeitig ein wellenförmiges Rollen des Muskels um den Knochen erfolgt.

Das angestellte Bein von medial mit dem Mittelfinger am Wadenbeinköpfchen fassen. Von dort aus ziehen wir nach lateral bis zur Wadenmitte. Zügig nach distal arbeiten.

3. **Lockerung der Wadenmuskulatur:**
Auch wenn diese nicht krankhafte Beschwerden zeigt, so wird gerade bei der im täglichen Leben so stark beanspruchten Wadenmuskulatur dieser Griff als wohltuend empfunden werden:

Die rechte Hand wird zu einer offenen Zange geformt; der Daumen wird von den geschlossen leicht gewölbten Fingern abgespreizt. Die Hand wird nun locker im Handgelenk ulnar- und radialwärts geschüttelt. Dabei wird die ganze Wade aufsteigend zwischen dem Daumen und den Fingern und von diesen hin- und hergeworfen. Schüttelungen können auch von der flach mit gespreizten Fingern angelegten Hand vorgenommen werden.

Diese Schüttelung nicht im Ellenbogen ausführen, da sonst eine wirklich lockere Ausführung unmöglich ist.

Etwas stärker ist das dehnende Rollen der Wade mittels abwechselndem Handballen-Fingerdruck. Hierbei arbeiten wir aus dem Ellenbogen.

Bauch

Wie vorher liegt der Patient auf dem Rücken. Der Oberkörper bleibt leicht erhöht, die Beine sind jedoch unbedingt zur besseren Entspannung der Bauchmuskulatur etwas anzuziehen (Ausnahme sehr schlaffe, hängende Bauchmuskulatur). Eventuell ist als Halt ein Polster unter den Oberschenkel zu schieben. Auf ruhige, gleichmäßige Atmung, eventuell mit offenem Mund, achten, Sprechen vermeiden.

Wir unterscheiden hier zwischen der Bauchdecken-, d. h. der eigentlichen (und wichtigsten) Muskelmassage und der Eingeweide-, der sogenannten Kolonmassage. Wir wollen hier jedoch nur von der ersteren, der Bauchdeckenmassage, sprechen.

1. **Ausstreichungen:**

a) Das rechte Handgelenk wird seitlich des Bauchnabels aufgelegt, die Finger umstreichen nun glatt oder spiralartig leichte **Kreise** beschreibend den Bauchnabel. Diese Kreise werden immer größer, die Hand wird flach aufgelegt (eventuell noch von der linken beschwert, um ein weiches, völliges Anschmiegen zu erleichtern) und führt ruhige Kreiselungen über dem ganzen Bauch aus.

b) Zur ineinandergehenden kreisförmigen **Hand-Ausstreichung** nehmen wir zu der vorherigen Endausführung noch die linke Hand hinzu. Beide Hände arbeiten in sich entgegengesetzter Richtung.

c) **Plättgriff:**
Unterhalb des Brustbeins berühren sich die Fingerspitzen, die Streckseite der Finger dem unteren Rippenrand aufliegend. Nach außen ziehen über den unteren Rippenrand, Handkippen und zurückgehen mit der Handinnenfläche. Mit der Dorsalfläche über die Lendenmuskulatur (seitliche Bauchmuskulatur) und mit der Volarfläche zurück. Nun dorsal nach außen und volar nach innen ziehend über den Beckenkamm, diesen zwischen dem Zeige- und den übrigen drei Fingern fest umspannend. In Blasenhöhe Hände kippen und mit der Dorsalfläche über den Rectus nach oben ziehend, um, wie anfangs beschrieben, wieder über den unteren Rippenrand nach außen zu ziehen.

d) **Im Verlauf des Colon:**
Die rechte Hand wird flach aufgelegt und im Fingergrundgelenk von den Fingern der linken Hand leicht beschwert, um ein flaches Arbeiten zu garantieren und jedes gesonderte Einschneiden der Finger zu vermeiden.

In dieser Stellung legt sich die Hand auf die linke Bauchseite, das heißt über das absteigende Colon. Das Handgelenk führt nach unten, die Finger ziehend, entlang dem Colon, dann leicht über die Blase, zum aufsteigenden Colon. Hat das Handgelenk den

Übergangspunkt zum querliegenden Colon erreicht, in welchem wegen des Magens nur vorsichtiger Druck ausgeübt werden darf, so wenden wir die Hand, so daß das Handgelenk wieder richtungführend bleibt.

e) Beide Hände fassen zum Rücken durch, legen sich dort flach an und ziehen über den **Lendenteil** kräftig nach vorn und über den Beckenrand nach unten.

f) **Plättgriff:**
Rechte Hand an der gegenüberliegenden Seite mit der Hohlhand anschmiegen, an der nächstliegenden Seite linke Hand mit dem Handrücken. Beide Hände ziehen nun gleichmäßig in entgegengesetzter Richtung über den Bauch, wobei am Ende durch Handkippen eine entgegengesetzte Ausgangsstellung erreicht wird.

2. **Knetung des M. rectus:**
Beide Hände umfassen den Muskel oberhalb der Symphyse und kneten ihn parallel in beiden Richtungen auf und abwärts.

3. **Ausstreichung.**

4. **Bauchdeckenknetung:**
Wie unter Knetungen beschrieben, quer über den Bauch hin- und zurückgehend. Anschließend Ausstreichungen.

5. **Knetung der seitlichen Muskulatur:**
Die seitliche zwischen Beckenkamm und unterem Rippenbogen liegende Muskulatur wird an der gegenüberliegenden Seite von beiden Händen derart umfaßt, daß die Daumen oben, die Finger nach unten, d. h. rückenwärts, zeigen. Mit etwa je drei Griffen gehen wir kräftig knetend auf und abwärts, besonders der Daumen muß jedoch sehr weich arbeiten, um jedes Eindringen in den Leib zu vermeiden.
Die anliegende Muskelpartie wird derart geknetet, daß die Finger oberhalb und der Daumen auf der Rückenseite liegen. Nur bei tieferer Lagerung des Patienten kann die gleiche Handstellung wie anfangs besprochen angewandt werden. Die rechte Hand greift hierzu über die linke hinweg.

6. **Friktionen des Beckenkamms**
mit den Fingern von weit rückenwärts bis zum oberen Darmbeinstachel. Mit leichtem Handkippen zurückgehen.

7. **Friktionen des unteren Rippenrandes**
ebenfalls wie vor ausgeführt. Finger ziehen von rückenwärts bis zum Schwertfortsatz.

8. **Ausstreichungen:**
Eventuell sind Vibrationen einzufügen. Hierzu werden beide Hände seitlich des M. rectus und mit ihm parallel verlaufend angelegt.

Brust (beim Mann)

Patient in Rückenlage, Beine ausgestreckt.

1. **Ausstreichungen der gesamten Brust:**
Die Hände werden flach aufgelegt, Fingerspitzen zeigen in der Deltafurche liegend schlüsselbeinwärts, die Handballen liegen auf dem Brustbein. Die Handballen ziehen unter den Brustrand, drehen dort nach außen die Finger nachziehend, welche nach außen bei zunächst fixiertem Handballen um die Brust streichen (Brustwarze aussparen), dann Handballen anheben. Über dem Brustbein treffen sich die Hände wieder. Die Handballen führen nun zum gleichen Kreise unterhalb der Brust, über den unteren Rippen also. Dieser Kreis läuft nach Abschluß in der Mitte in eine langziehende Ausstreichung über den unteren Rippenbogen aus. Hierzu streben die Handgelenke nach außen, die Finger umfassen den unteren Rippenrand (Zeigefinger unter-, übrige Finger oberhalb, Daumen ohne Druck mitgehend) und ziehen so weit wie möglich anliegend nach außen. Dort Kippen der Hände und mit der Dorsalfläche über den Rippenbogen und Brustbein zur Ausgangsstellung zurück.
Diese Kreise müssen fließend und mit verstärktem Druck nach außen in Achselrichtung ausgeführt werden.

2. **Ausstreichungen des M. pectoralis:**
Hände so flach auflegen, daß die Daumen abgespreizt seitlich des Brustbeins, die Handballen auf dem unteren Rippenbogen liegen, die Finger am Rande des Pectoralis schräg zur Achselhöhle zeigend. Ausgestrichen wird zur Achselhöhle hin. Über der Brustwarze wird der Daumen-Zeigefinger-Winkel etwas angehoben, so daß dieselbe nicht berührt wird. Haben die Finger die Achselhöhle erreicht, wird der Daumen entlang der Deltoideus-Furche nach außen gezogen; hier die Ansatzsehne gegen die Finger kräftig ausdrücken. An den Brustkorbseiten werden die Hände geschlossen zurückgeführt, wo sich der Daumen sofort zum neuen Ausstreichen abspreizt.
Die Handführung kann gleichlaufend, aber auch abwechselnd vorgenommen werden.

3. **Parallele Zweihandknetung des M. pectoralis:**
Beide Hände umspannen das Muskelpaket der gegenüberliegenden Seite, Daumen auf demselben liegend, die Finger seitlich am Thorax, so daß der Pectoralisrand im Daumen-Zeigefinger-Winkel liegt. Die Knetung muß mit ganzer Handfläche ausgeführt werden; die Finger streichen leicht den Serratus ant. Der letzte Knetgriff wird mit der rechten Hand nachfassend in der Ansatzsehne ausgeführt, wobei die linke mit dem Daumen auf die Ausgangsstellung, bereit zum neuen Herzwärtsgehen, gerichtet ist.
An der anliegenden also rechten Seite des Patienten, gleiche Ausführung durch Übergreifen der rechten Hand. Bei hoher Massagebank können die Finger oben und die Daumen nach unten liegen.
Anschließend Ausstreichung.

4. **Abwechselnde Zweihandknetung des M. pectoralis:**
Die rechte und linke Hand fassen je einen Muskel und kneten abwechselnd. Der Daumen knetet mit Druck gegen die leicht gestreckt am Pectoralisrand gehaltenen Finger.

5. **Ausstreichungen des M. pectoralis**
wie unter 1. oder 2. beschrieben.

6. **Plättgriff über die Rippen:**
Druck nach innen und außen, am unteren Rippenrand beginnend und aufwärtssteigend. Die Finger ruhen möglichst in je einer Rippenfurche.

7. **Friktionen der Zwischenrippenräume:**
Mit allen Fingerspitzen suchen wir uns kreisend je einen Zwischenrippenraum, in welchem mit Friktionen von dorsal nach ventral vorgegangen wird. Die Finger werden im Mittelglied gebeugt krallenartig aufgesetzt.
In besonderen Fällen kann dies auch von nur je einem Finger an jeder Seite vorgenommen werden, um eine intensive Wirkung zu erzielen.

8. **Ausstreichung** der einzelnen Zwischenrippenräume vom Brustbein nach außen mit dem Daumen oder Mittelfinger.

9. **Friktionen Brustbein, Schulterhöhe:**
Im allgemeinen mit den beiden Daumen verschiebend und kreisend ausgeführt, die Finger ruhen dabei seitlich. Nur bei fleischigen Patienten besser mit den parallelgestellten Fingern beider Hände vorzunehmen.
Nach intensiven Friktionen auf dem Brustbein gehen wir leicht unter dem Schlüsselbeinrand entlang. Wurde dies mit dem Daumen ausgeführt, so greifen hier die Finger auf die Schulterhöhe über, um welche tastend ebenfalls Friktionen ausgeführt werden.

10. **Ausstreichungen**
    a) Die Finger beider Hände streichen halswärts über das Brustbein, gehen unterhalb des Schlüsselbeins weich nach außen, während die Daumen in der Mitte parallel nebeneinander liegen. Sobald die Finger abgespreizt sind, ziehen die Daumenballen nach außen zu den inzwischen an der Schulterhöhe festgelegten Fingern.
    b) Wie unter 1. im folgenden Abschnitt beschrieben.

11. **Ausstreichungen** wie vor beschrieben.

Brust (bei der Frau)

Infolge der ausgeprägteren Form der Brustdrüse erfordert die Massage der Frauenbrust eine zum Teil abgeänderte Form.

1. **Ausstreichung:**
Hände flach so auflegen, daß die Fingerspitzen auf der Schulterhöhe liegen, die Handballen zwischen den Brüsten auf dem Brustbein. Die Hände werden nun nach unten gezogen (kein Druck auf den Magen), bis die Finger seitlich am unteren Brustrand liegen. Hier gehen die Finger seitlich in Rippenrichtung nach außen. Die zunächst noch bis zur Abspreizung gehaltenen Daumen werden mit dem Ballen kräftig über den unteren Rippen nach außen nachgezogen. Seitlich werden die Hände gekippt und gehen mit der Dorsalfläche zur Ausgangsstellung zurück.

2. **Ausstreichung des M. pectoralis:**
Da die Brustdrüse über diesem Muskel liegt, nehmen wir nur die Ansatzsehne.
Oberhalb der Brüste umfassen wir den oberen Muskelteil: Die Finger liegen flach unter seinem Rand, mit dem Grundgelenk in die Achselhöhle zeigend, der Daumen streicht nun bis zur Ansatzsehne aus. Durch Nachgeben der Fingergelenke beim Ausstreichen und Strecken derselben beim Zurückgehen des Daumens wird bei gleichbleibender Handhaltung ein genügendes Arbeitsausmaß erreicht.
Diese Ausstreichung kann gleichmäßig und abwechselnd vorgenommen werden. In diesen Griff können wir auch von einer an den seitlichen Partien ausgeführten Handstreichung übergehen.

3. **Knetung parallel und abwechselnd:**
Wie beim Mann, jedoch nur den oberen Teil erfassend. Besonders die abwechselnde Zweihandknetung läßt sich gut ausführen.

Die übrigen Griffe — Plättgriff über die Rippen, deren Friktion, Friktionen und Ausstreichungen Brustbein bis Schulterhöhe — sind wie beim Mann auszuführen.

Einige spezielle Ausstreichungen für die Brust wollen wir noch üben, welche der Kräftigung oder Anregung dienen (die Brustwarze selbst wird nicht berührt):

1. **Abwechselndes Ausstreichen von außen her:**
An der gegenüberliegenden Seite legen wir die rechte Hand zunächst so an, daß der Handballen am äußeren Brustrande liegt, die Finger leicht gespreizt. Die Streichung erfolgt zur Brustwarze hin, die linke Hand zieht nach, sobald die Finger der anderen Hand vorgegangen sind. Auf diese Weise bis zum unteren Rande vorgehen.
An der anliegenden Seite kann die rechte Hand in gleicher Stellung vorgehen, die linke Hand wird mit abgespreiztem Daumen quergestellt und umfaßt leicht die Brust.

2. **Ausstreichung von unten her:**
Am unteren Rande werden die Finger vom Daumen abgespreizt voll angelegt. Abwechselnd erheben sich nun die Finger, sich streichend der Form der Brust anpassend, um sich zur Brustwarze hin zu schließen, ohne diese jedoch zu berühren. Zwischen Daumen und Zeigefinger bleibt eine Öffnung; ist diese erreicht, gehen die Hände nach oben ab.
Auf diese Weise kann bei einer Brustseite gearbeitet werden, wobei beide Hände abwechselnd — die eine von unten, die andere mehr von der Mitte aus — streichen; oder jede Hand arbeitet an einer Brust, mit dem Daumen etwas kräftiger über das Brustbein ziehend.

Arm

Bei der Ganzmassage läßt sich im Anschluß an die Brustmassage aus der Rückenlage die Armmassage anschließen.

Als Teilmassage kann sie im Sitzen ausgeführt werden, auf einem Lehnstuhl in Reitsitz (der Unterarm kann dann zur Massage des Oberarmes aufgelegt werden) oder der Unterarm wird auf einem Massagebock aufgelegt.

Als Beispiel nehmen wir den rechten Arm des Patienten:

1. **Ausstreichung Beuger:**
Der rechte völlig entspannte Arm des Patienten wird leicht angehoben, und zwar von der linken Hand an der Ulnarseite ohne Umklammerung gehalten. Der Daumen des Patienten zeigt also nach oben. Von unten her faßt die rechte Hand des Massörs die Beuger des Unterarms (Daumen voll auf der Volarseite), diese vom Handgelenk bis zum Ellenbogen ausstreichend; Daumen und Finger treffen hier am medialen Epicondylus zusammen. Dann neu am Bizeps voll ansetzend, diesen bis zur Achselhöhle ausstreichen. Der Daumen geht am vorderen Deltoideusrand entlang zu den in der Achselhöhle liegenden Fingern.

2. **Ausstreichung Strecker:**
Die Haltung des in gleicher Stellung belassenen Armes übernimmt nun die rechte Hand des Massörs. Die linke faßt die Strecker (die Finger voll die Dorsalseite deckend, Daumen am medialen Brachioradialis-Rand), in gleicher Form bis zum Ellenbogen, hier lateral endend. Der Daumen bleibt nun liegen, die Finger greifen nach hinten, den Trizeps umspannend. Dieser wird bis voll in die Achselhöhle ausgestrichen. Der Daumen geht nun am hinteren Deltoideusrand nach vorn, die Finger spreizen sich, umspannen den Deltoideus und streichen ihn bis über das Akromeon aus. Nach hinten schließen sich die Finger und gehen ohne Druck dort zurück.

3. **Ausstreichung des Handrückens:**
Die Hand wird auf den Massagebock aufgelegt oder der Massör legt sie auf die seine, das Handgelenk des Patienten zwischen dem Zeige- und Mittelfinger leicht fixierend. (Am besten die rechte des Patienten von der linken des Massörs und umgekehrt bei der linken.)
Die Fingerspitzen liegen weit abgespreizt am Daumengrundgelenk des Patienten, der Handballen auf dessen Fingerspitzen. Hand- und Daumenballen ziehen nun kräftig über den Handrücken und streichen zu den Fingern hin. Die Finger werden gebeugt und beim Zurückgehen wieder gestreckt.

4. **Friktionen der Finger mit dem Daumen:**
a) Fingerrücken — Von der Fingerspitze bis zum Grundgelenk in kleinen **Spiralen** gehend.
b) Fingerrücken — Zwischen Zeigefinger und Daumen wird jeder Finger mit kurzen **Reibungen,** die sich dachziegelartig decken, kräftig behandelt. Die Reibungen können auch von den beiden Fingern abwechselnd erfolgen.
c) **Seitenränder der Finger — Scherengriff:**
Die Hand wird vom Handgelenk nach unten abgebogen, der Zeige- und Mittelfinger werden leicht gespreizt und nehmen so je einen Finger in ihre Mitte. Zuvor wird der Patient gebeten, seine Finger zu spreizen, oder der Massör hält jeden Finger des Patienten an dessen Spitze fest. Zwischen Zeige- und Mittelfinger wird nun jeder Finger kräftig gerieben. Die Bewegungen erfolgen sehr schnell und locker. Mit diesem Griff kann auch der ganze Finger kräftig umrieben werden, jeweils von der Fingerspitze zum Grundgelenk.
Ausstreichungen der Finger.

5. **Friktion der Fingergrundgelenke:**
Am besten mit dem Zeige- oder Zeige- und Mittelfinger. In kleinen Zirkelungen wird um jedes einzelne Grundgelenk gegangen.

6. **Friktion der Interossei mit Daumen oder Zeigefinger:**
Der Finger wird seitlich der Fingergrundgelenke in eine Grube gelegt und führt in dieser verlaufend gut in die Tiefe gehende Friktionen bis zur Handwurzel aus, dann in einem kurzen Strich über diese hinausgehen.
Anschließend in jeder Furche eine lange **Ausstreichung.**

7. **Friktion des Handgelenkes — Streckseite:**
Die Finger beider Hände legen sich seitlich des Handgelenkes an, von hier aus den Patienten haltend. Die Daumen führen Friktionen wie am Fußgelenk aus:
a) Von einer Linie aus abwechselnd **seitlich führende Kreise.**
b) Parallel verlaufende **dachziegelartige Reibungen.**

8. **Friktion der Handknöchel:**
Die Daumen ruhen auf dem Handgelenk, während Zeige- und Mittelfinger in kleinen Spiralen um die Knöchel gehen. Die anderen beiden Finger halten die Hand an der Volarseite.

9. **Ausstreichungen des Handgelenkes — Streckseite:**
Finger bleiben seitlich liegen, die Daumen werden in der Handgelenkmitte parallel nebeneinandergelegt und streichen von hier aus flach liegend nach außen zu den jeweiligen Fingern.

10. **Ausstreichungen** des ganzen Handrückens, anschließend des Armes.

11. **Ausstreichung der Handinnenfläche:**
Die Hand des Patienten wenden. Ausgangsstellung wie beim Handrücken. Die Fingerspitzen ruhen an der Radialseite, während der Daumen mit Ballen von den Fingerspitzen bis zum Handgelenk kräftig streicht.

12. **Friktion der Finger-Beugeseite:**
Mit dem Daumen werden an der Beugeseite Friktionen ausgeführt. Beim Daumen und beim Kleinfinger gehen wir von diesem Griff gleich in die
Knetung des Daumen- und Kleinfingerballens über.

13. **Friktion der Fingerballen und Palmaraponeurose:**
Spiralartig vom Daumen um die einzelnen Fingerballen ausgeführt.

14. **Ausstreichungen Daumen- und Kleinfingerballen:**
Die Finger halten die Hand des Patienten, die Daumen legen sich flach am Grundgelenk des Daumens und Kleinfingers an und streichen in den Furchen zum Handgelenk.

15. **Ausstreichung des Handgelenks, Beugeseite:**
Wie an der Streckseite ziehen die flach angelegten Daumen von innen nach außen, während die Finger an den Seiten ruhen. Dann abwechselnde weiche Daumenstreichung.

16. **Ausstreichen der ganzen Handinnenfläche, auch Kammgriff.**
Ausstreichen des Handrückens.
Ausstreichen des Armes.

17. **Knetungen am Arm:**
a) Beuger.
b) Strecker.
Mit der bei den Streichungen angewandten Ausgangsstellung werden die Gruppen der Beuger und Strecker mittels Einhandknetung massiert.

18. **Ausstreichung** erfolgt wenigstens nach Abschluß der ganzen Knetung, kann aber auch mehrmals eingeschoben werden.

19. **Knetungen am Unterarm**
können auch als Zweihandknetung erfolgen. Im Liegen des Patienten wird der Arm etwas vom Körper entfernt auf die Bank gelegt. Im Sitzen wird derselbe entweder auf einen Massagebock oder auf unseren Oberschenkel gelegt.
Aus dieser Haltung werden von oben die Strecker, von unten die Beuger mit paralleler Zweihandknetung massiert.
Anschließend kann auch Hand- über Hand-Ausstreichung vorgenommen werden.

20. **Ausstreichungen Ellenbeuge:**
a) Bei leicht gebeugt gehaltenem Unterarm werden Streichungen der Beugeseite mit leichtem Kammgriff ausgeführt.
b) Beide Daumen werden zwischen Beuger und Strecker gelegt, Finger liegen am Olecranon.

21. **Friktionen des Ellenbogengelenks:**
Eine Hand hält den Unterarm, die Finger der anderen Hand führen kreisende Friktionen um die Epicondylen und das Olecranon aus.
Massör steht nun seitlich hinter dem Patienten, welcher den Unterarm aufgestützt hat.

22. **Ausstreichungen am Oberarm:**
Die beiden Hauptmuskeln: Bizeps und Trizeps, die in leichter Mittelstellung entspannt sind (Unterarm aufgelegt), werden jeweils von einer Hand umfaßt und
a) gleichmäßig zur Achselhöhle ausgestrichen;
b) abwechselnd wie vor ausgestrichen.
Die Daumen gehen dabei am Deltoideusrand entlang in die Achselhöhle und hinten ohne Druck zurück.

23. **Abwechselnde Zweihandknetung am Oberarm:**
Dabei wird die Muskulatur gleichzeitig durch lockeres Drehen in den Handgelenken um den Oberarm gerollt. Die innere Hand faßt am M. biceps die äußere am M. triceps.

24. **Rollen der Oberarmmuskulatur:**
Beide Muskeln werden durch abwechselnden Druck der Handballen und Zug der Finger um den Oberarmknochen gerollt.

25. **Lockerung des M. biceps, entsprechend auch evtl. Dehnung,**
wie bei der Wade, hier nur mit der jeweils den M. biceps von innen fassenden Hand.

Die Entspannung des M. deltoideus ist am schwersten zu erreichen, da er in fast allen Richtungen mitarbeitet. Der Arm muß vom Patienten seitlich abgewinkelt auf unseren Oberschenkel, auf die Stuhllehne oder auf einen Massagebock gelegt werden. Bei hängendem Arm ist der M. deltoideus durch völlige Dehnung ebenfalls einer Massage nicht zugängig.

26. **Ausstreichungen des M. deltoideus:**
Massör seitlich vom Patienten.
a) mit einer sich völlig anschmiegenden Hand, die Finger der Form sich anpassend leicht gespreizt;
b) mit beiden Händen, Daumen auf dem mittleren Muskelbauch, die Fingerspitzen am vorderen und hinteren Rande.

27. **Abwechselnde Zweihandknetung:**
Wir kneten mit der rechten und linken Hand abwechselnd. Die Daumen ziehen von der Mitte aus leicht abwechselnd zur Seite, die Hände gehen dabei mit, den Muskel gleichzeitig rollend. Der Knetdruck liegt besonders im Daumen-Zeigefinger-Winkel.

28. **Hand-über-Hand-Ausstreichungen des M. deltoideus:**
Massör hinter dem Patienten stehend.

29. **Parallele Zweihandknetungen des M. deltoideus:**
a) Die drei Muskelbäuche werden zusammen umspannt. Von einer lockeren Walkung gehen wir zu einer festen, intensiven Zweihandknetung über.
b) Dann erfolgt die Knetung der einzelnen Muskelbäuche. Selten wird es allerdings möglich oder nötig sein, die drei Pakete einzeln zu nehmen. Jedoch werden wir einmal den vorderen, zum Schlüsselbein ziehenden Teil kneten, und dann den mittleren mit dem meist schwächer ausgebildeten hinteren Teil zusammen.

30. **Ausstreichung des M. deltoideus:**
Ausstreichungen des ganzen Armes, der Hand, des ganzen Armes.

Bein (Beugeseite)

Der Patient wird dabei auf den Bauch gelagert. Fassen wir nun das ganze hintere Bein, die Beugemuskulatur, bei flacher Lagerung an: Sie ist hart gespannt. Zur Lockerung ist eine Erhöhung des Unterschenkels notwendig. Hierzu schieben wir eine Rolle oder ein festes Kissen unter denselben. Die Wadenmuskulatur ist nicht so locker wie vorher bei der Rückenlage. Wir massieren sie daher nur kürzer noch einmal. (Wollen wir nur die Wadenmuskulatur massieren, können wir auch den Unterschenkel von unten auf unseren Unterarm legen.)

1. **Ausstreichung Unter- und Oberschenkel — Beuger:**
Wieder beachten wir die beiden Muskelpakete, die medial und lateral liegen und in deren Mitte größere Gefäße gut zugängig sind.
   a) **Jede Hand umspannt ein Muskelpaket.** Seitlich der Achillessehne streichen die Finger beider Hände kräftig nach proximal, oberhalb der Achillessehne liegen beide Daumen nebeneinander, die Finger jeweils außen in der Faserrichtung herzwärts zeigend. Bis zur Kniekehle gehend (der Form gut anpassen) ziehen dort die Daumen seitlich zu den Fingern und setzen dann neu zur Ausstreichung des Oberschenkels in gleicher Form an, hier bis zum Sitzbein streichend. Außen gehen wir an jeder Seite bis zur Ferse ohne Druck zurück.
   b) **Ausstreichen Hand-über-Hand.**
   Mehrmals Oberschenkel — Unterschenkel — ganzes Bein.
2. **Ausstreichen der Achillessehne:**
Zwischen Daumen und Zeigefinger (aus dem Handgelenk arbeiten).
3. **Friktion der Achillessehne**
zwischen Daumen und Zeigefinger.
4. **Knetungen der Wade**
   a) **gleichmäßig** von beiden Händen ausgeführt. Dabei ziehen die Finger, um Zerrungsschmerz zu vermeiden, zur Mitte hin. Durch Drehung im Handgelenk gehen die Daumen weiter.
   b) Rechte und linke Hand **abwechselnd.** Die Daumen rollen dabei den Muskel leicht zur Seite, wo die Finger gegen den Daumen hin kneten.
5. **Ausstreichen Wade — ganzes Bein — Oberschenkel.**
6. **Ausstreichen Kniekehle:**
   a) weicher Kammgriff;
   b) zwischen den Ansatzsehnen herzwärts mit beiden Daumen.
7. **Friktion der Kondylen**
mit den Fingern beider Hände; die Daumen ruhen in der Kniekehle.
Auch die Beuger am Oberschenkel sind nur bei etwas erhöht gelagertem Unterschenkel gelockert.
8. **Ausstreichen des Oberschenkels.**
9. **Knetungen der Beuger am Oberschenkel:**
   a) die äußere Hand umfaßt den Biceps femoris, die innere Hand die Semi-Muskeln.
   Beide Hände kneten in **gleichmäßigem** Rhythmus. Während die Daumen in der Mitte sich leicht eindrücken, kneten die Finger die Muskulatur gegen sie aus; also von außen nach innen, ebenfalls um eine Zerrung zu vermeiden.
   b) Beide Hände arbeiten **abwechselnd** aus gleicher Ausgangsstellung. Wie bei der Knetung der Wade ziehen die Daumen leicht nach außen, die Muskulatur jeweils wellenförmig nach außen ziehend. Hier kann von den Daumen sogar eine kräftig in die Tiefe gehende Friktion ausgeführt werden.
Die gleichlaufenden Knetungen können auch am Unter- und Oberschenkel durchgehend ausgeführt werden.
10. **Ausstreichen Oberschenkel — ganzes Bein.**
Ein Hacken und Klatschen der Beuger ist kaum anzuraten, da der Tonus der Beuger dem der Strecker von Natur aus schon überwiegt.

Gesäßmuskulatur

Patient bleibt auf dem Bauch gelagert, Beine gestreckt. Auf Entspannung muß geachtet werden. Eine seitliche Eindellung zeigt schon die geringste Anspannung.

Ein leichter Druck mit flacher Hand erleichtert meist dem Patienten das Lockern oder auch die Forderung der vertieften Bauchatmung.

Zunächst werden beide Seiten gemeinsam massiert:

1. **Ausstreichungen:**
   a) Beide Hände streichen flach über das Kreuzbein, dann werden die Daumen leicht von den Fingern abgespreizt, welche etwas nach außen zeigen. Der Druck wird mit der ganzen Handfläche und auch dem Handballen ausgeübt, Daumenballen am Beckenkamm entlanggehend. Die Hände streichen nun kräftig den **oberen Muskelabschnitt** in Richtung großer Rollhügel und gehen von dort ohne Druck wie einen Kreis vollendend zum Ausgangspunkt zurück. Der Daumen wird dabei aus der abgespreizten Ausgangsstellung nachgezogen.

   Beim Auseinandergehen der Hände muß durch Druckverlagerung nach unten ein Auseinanderziehen der beiden Muskelpakete vermieden werden.

   b) Bei der Massage des **unteren Abschnittes** gehen wir im Verlauf des M. glut. max. vom Kreuzbein zum großen Rollhügel. Hier setzen wir beide Handflächen so auf den Muskel, daß die Finger zum großen Rollhügel zeigen, der Daumen abgespreizt am Kreuzbeinrande liegt. Der Daumen- und Handballen streichen nun nach schräg unten, wobei ein Auseinanderziehen dadurch vermieden wird, daß die Finger in der weichen Muskulatur von außen sich eingreifen und sie etwas zusammenhalten.

   Jeder der beiden Griffe kann auch abwechselnd von beiden Händen ausgeführt werden.

2. **Walken — Kneten:**
   Jede Seite für sich. Das ganze Muskelpaket wird zunächst in beiden Richtungen gewalkt, danach kräftig wie folgt geknetet:

   An der gegenüberliegenden Seite legen wir beide Hände zur parallelen Zweihandknetung beim großen Rollhügel an; hier aufsteigend die schwächere seitliche Gruppe bis zum Beckenkamm. Dort greifen wir zur Mitte über, das große Paket des M. glut. max. voll umspannend und abwärts knetend zum Trochanter major, der Ausgangsstellung, von der wir wieder erneut aufsteigen.

   An der anliegenden Seite nehmen wir für den aufsteigenden Teil der Knetung am besten die Finger nach oben. Daumen unten, um aus gerader Körperhaltung und einer Stellung arbeiten zu können.

3. **Ausstreichungen wie unter 1. beschrieben.**

4. **Friktionen:**
   Um hier die großen Muskeln zu beeinflussen und in der Tiefe zu wirken, wenden wir hier verschiedene Friktionen an. Wir stellen uns von etwa der Mitte ausgehend einen Stern vor. In dieser Form führen wir nachstehende Friktionen aus:
   a) (auf beiden Seiten auch gemeinsam ausführbar) mit den **Fingerspitzen;**
   b) mit den **Knöcheln** der Finger-Mittelgelenke (eventuell auch beschwert);
   c) nur einseitig ausführbar und von besonderer Tiefenwirkung:
   Die Fingerspitzen der rechten Hand arbeiten, die linke Hand **beschwert** dieselbe.
   d) **Auspressen** der Muskulatur mit flach aufgelegter und beschwerter Hand. Ohne Hautverschiebung wird die Muskulatur besonders mit dem Ballen kräftig ausgepreßt.

5. **Ausstreichungen wie unter 1.**

6. **Auflockerung der Muskulatur**
   mit beiden Händen zusammen. Dieselben werden flach aufgelegt, leicht gespreizt und rollen lockernd die Muskulatur;
   oder
   Hacken-Klatschen auf je einem Muskel.
   Nun beide Seiten gemeinsam.

7. Sehnenplatte: **Kammgriff:**
   Beide Hände werden nebeneinander auf dem Kreuzbein angelegt, streichen mehrmals über dieses und gehen dann an der Lenden-Sehnenplatte jeweils nach außen und wieder zusammen.

8. **Friktionen des Kreuzbeins:**
Die Finger liegen seitlich, die Daumen arbeiten kreisend oder verschiebend auf dem Kreuzbein und der Sehnenplatte.

9. **Ausstreichung reibend**
mit beiden Händen vom Kreuzbein über den Beckenkamm zu beiden Seiten nach außen. Der Daumenballen zieht kräftig nach.

10. **Friktion Beckenkamm:**
Mit den Daumen werden gleichmäßig oder abwechselnd arbeitend von innen nach außen gehend Friktionen der Beckenkämme ausgeführt. Die Finger werden seitlich gehalten.

11. **Friktion des großen Rollhügels:**
Während die Daumen am Sitzbein ruhen, führen die Finger spiralförmig Friktionen um den Trochanter major aus.

12. **Friktionen am Sitzbeinknochen:**
Die Finger bleiben am großen Rollhügel, die Daumen führen Friktionen von innen nach außen auf dem Sitzbeinknochen aus.

13. **Ausstreichungen:**
Plättgriff, Sehnenplatte sowie ganze Muskulatur wie unter 1. beschrieben.

Rücken

Patient liegt auf dem Bauch, Arme locker seitlich am Körper. (Jede andere Haltung gibt eine Anspannung oder Dehnung der Rückenmuskulatur.) Der Massör steht seitlich, hier an der linken Armseite als Beispiel, etwa in Glutaeushöhe. Unter die Stirn legen wir dem Patienten eine kleine Rolle.

1. **Ausstreichungen des ganzen Rückens:**
In drei Kreisen, deren einer über das Schulterblatt, der zweite unter demselben über die Rippen führt, und der dritte zwischen Rippen und Beckenkamm ausgeführt wird und nach Vollendung des letzten in einer langen Ausstreichung über dem Beckenkamm nach außen zieht. Hierzu legen wir die Hände je auf einer Seite flach auf: Fingerspitzen die Schulterhöhe berührend, Handballen sich über der Wirbelsäule durch Schrägstellung der Hände, treffend. Die Handgelenke ziehen dabei im Halbkreis nach außen, die Finger nachziehend; dann nach oben und nach innen den Kreis vollenden und die Finger zur tiefergelegenen Körperpartie ziehen. Ist der dritte Kreis vollendet, ziehen die Handgelenke am Beckenkamm, diesen fest zwischen Zeige- und Mittelfinger fassend, nach außen, hier Handkippen und mit Dorsalfläche nach oben gehend. Der Hauptdruck bei diesen Kreisen liegt beim Nachaußengehen, jedoch müssen sie fließend miteinander verbunden sein.

2. **Blitzgriff:**
Wie bei den Friktionen beschrieben.
Beginn an der Schulterhöhe über den ganzen Rücken verlaufend. (Beim Blitzgriff wird der Druck nach außen und oben verstärkt.) Die Ausführung muß, um eine Reizung hervorzurufen, sehr schnell ausgeführt werden (schnell auftretende Hyperämie). Am Beckenkamm wenden die Hände sofort und gehen mit der Rückseite der Finger ebenfalls schnell und reizend nach oben zurück.

3. **Parallele Zweihandknetung des Latissimus dorsi:**
An der gegenüberliegenden Seite werden beide Hände fest in die Flanken gelegt. Weit ausgreifend kneten wir bis zur Ansatzsehne am Achselhöhlenrand. Am Brustkorb streichen die Finger gleichzeitig den Serratus anterior.
An der anliegenden Seite wird ebenfalls möglichst der Daumen nach oben gelegt, bei hohen Bänken können die Finger diesen Platz einnehmen.

4. **Ausstreichung des Latissimus dorsi:**
Beide Hände streichen je eine Seite vom Beckenkamm bis in die Ansatzsehne in gleichverlaufenden Strichen. Im Beginn die Hände mit weit abgespreizten Daumen anlegen, zur Ansatzsehne hin verjüngen sich die Finger nach der Muskelform.

5. **Plättgriff:**
Druck in beiden Richtungen, Ausführung im Verlauf der Rippen, sowie am Lendenteil.

6. **Friktionen der Intercostal-Muskulatur:**
Von ventral nach dorsal ziehend arbeiten die Finger gemeinsam je in einer Furche liegend.
Nur bei Spezialbehandlung arbeiten Zeige- oder Mittelfinger in je einer Furche. Auf dem Rückwege nach ventral Daumenausstreichung.

7. **Kammgriff:**
a) *Sehnenplatte des Nackens*:
Über der Wirbelsäule werden beide Hände aufgelegt und gehen von hier fächerförmig auseinander, d. h. nur im unteren Teil ausstrahlend, jeweils die Halsmitte zum Ausgangspunkt nehmend. An der Schulterhöhe nach etwa 4 Strichen angekommen, wieder Zusammenführen der Hände in gleichen Etappen.
b) *Rautenmuskeln*:
Der mittlere Zug wird nun auf die Rautenmuskeln verlängert, d. h. Kammgriff zwischen den Schulterblättern verlaufend.
c) *Lange Rückenstrecker*:
Mehrmals langes Streichen seitlich der Wirbelsäule.
d) *Sehnenplatte oberhalb des Beckens*
und schließlich an der Sehnenplatte oberhalb des Beckens in gleichmäßigen Zügen auseinander- und wieder zusammengehend, in der Mitte etwas tiefer, auch über dem Kreuzbein.

8. **Friktionen:**
Die vorgenannten Abschnitte werden nun tiefgehend mit Friktionen behandelt, bei denen die Finger oder auch Daumen arbeiten können.
Und zwar: **Ansätze des Trapezius** (halbmondförmige Linien am Kopf), **Sehnenplatte im Nacken**
übergehend zur **Obergrätengrube, Untergrätengrube,** anschließend **Schulterhöhe,**
um das **Schulterblatt** verlaufend von medial oben bis zum lateralen Schulterblattrand.
Zwischen den Schulterblättern (Rhomboidei) auf jeder Seite eine Hand angelegt, kreisende Friktionen sowie verschiebende Reibungen der Daumen.
Entlang der **Wirbelsäule** am besten mit dem Mittelfinger arbeiten, der seitlich an den Dornfortsätzen entgegengesetzt der Uhrzeigerrichtung über die Querfortsätze (Bänder und **die langen Rückenstrecker**) kreisend geht. Dies kann an beiden Seiten im gleichen oder abwechselnden Rhythmus geschehen, sehr wirksam auch mit beschwerter Hand.
Auch vom Kreuzbein aus aufsteigend abwechselnde Daumenfriktionen seitlich der Wirbelsäule.

9. **Ausstreichen des M. trapezius:**
Die Hände werden flach in der Rückenmitte nebeneinandergelegt. Von hier aus gehen sie, sich spreizend, bis zum Schulterrand. Mit dem Daumenballen ziehen wir in der Obergrätengrube zu den Fingern hin nach. Das Zurückgehen geschieht ohne Druck.

10. **Knetungen des M. trapezius:**
a) **Trapeziusrand — parallele Zweihandknetung** von der Schulterhöhe bis zum Kopfansatz und zurück. Beide Hände arbeiten mit ganzer Fläche zupackend. Im Nacken lediglich hebt die kopfwärts gelegene Hand sich etwas ab und kann dort eventuell auch mit abgeknicktem Zeigefinger arbeiten.
b) **Trapeziusrand — abwechselnde Zweihandknetung** beider Seiten gemeinsam. Auf den Daumen-Zeigefinger-Winkel achten, der vom Muskel ausgefüllt sein muß. Weiches Arbeiten der Finger ist notwendig, um ein Verletzen oder Drücken des Plexus brachialis auszuschließen. Im Nacken arbeitet man am besten wieder mit abgeknicktem Zeigefinger.

c) **Parallele Zweifingerknetung des M. trapezius (quer)** bis zur Schulterblattgräte. Wir arbeiten zunächst in folgenden parallel zur Wirbelsäule gedachten Linien: vom unteren Winkel der anliegenden Seite neben der Wirbelsäule bis zum Nacken, in kleinem Bogen zur Schulterblattgräte und von hier aus abwärts bis zum seitlichen Rand, wieder nach lateral einen kleinen Bogen bis zur Schulterhöhe. Den gleichen Weg gehen wir nun zurück und nehmen von der unteren Spitze übergreifend die gegenüberliegende Muskelhälfte in gleicher Einteilung.

d) **Parallele Zweifingerknetung des M. trapezius (in Faserrichtung).** Mit nachstehender zickzackförmiger Einteilung massieren wir in Faserrichtung, und zwar wie folgt zunächst an der anliegenden Seite: Unterer Rand von der Spitze bis Achselhöhle (linke Hand führt), hier im leicht nach unten gerichteten Gang zur Wirbelsäule zurück (rechte Hand übernimmt die Führung), von hier nach außen in Richtung Schulterhöhe wieder aufsteigend (linke Hand führt), dann quer unter der Schulterblattgräte bis zur Wirbelsäule (rechte Hand führt). Im gleichen Verlauf gehen wir wieder zurück und unten auf die andere Seite über. Und zwar übernimmt die Führungshand (rechte) der anliegenden Seite auch gleich diese Aufgabe an der anderen Seite beim nach lateral zu knetenden unteren Rand.

Der Übergang kann auch an der Schulterblattgräte erfolgen.

Auch bei diesen beiden Arten der Knetung des M. trapezius müssen wir wirklich den Muskel selbst und nicht nur die Haut kneten; also tief und nicht zu spitz fassen.

Variationsmöglichkeiten

Abweichend von anatomischen Gesichtspunkten auf den Rücken als Ganzes zur Hyperämisierung, Muskel- und Hautverschiebung, aber auch zur allgemeinen Umstimmung des Patienten wirkend:

a) **Abwechselnde Kreise:**
Beide Hände arbeiten zugleich und streichen breitflächig und im Handgelenk mitgehend in sich abwechselnden Kreisen über den quer vor uns liegenden Rücken.

b) **Abwechselnder Plättgriff:**
Statt von beiden Rippenpartien zur Wirbelsäule und wieder auseinanderstrebend nach außen zu arbeiten, legen wir hierbei an der anliegenden Seite die linke Hand mit der Dorsalfläche am Brustkorb an, bei der gegenüberliegenden die rechte Hand mit der Volarfläche. Aneinander vorbeiziehend streichen die Hände so quer über den Rücken, daß nun die linke mit Volar-, die rechte mit Dorsalfläche am Thorax liegen.

Auf diese Weise können wir über den ganzen Rücken streichen.

c) **Schulterblattmuskulatur:**
Mit den Hand- und Daumenballen führen wir von innen zur Schulterhöhe gehend kräftige Streichungen in der Obergrätengrube, in etwa drei Abschnitten in der Untergrätengrube und einmal um das Schulterblatt aus. Letztere werden zur Achselhöhle hin vorgenommen.

d) **Auspressen:**
Besonders bei stärkerer Rückenmuskulatur legen wir — wie bei den Glutaen beschrieben — die beschwerte Hand auf, um diese in die Tiefe auszupressen.

e) **Halbmondförmige Knetungen:**
In gleicher Höhe liegen beide Hände je auf einer Seite des Rückens mit abgespreizten Daumen auf. Die Fingerballen werden ganz leicht gehoben; Kleinfingerkante, Handballen und Daumenkante bilden einen weiten Halbkreis. Durch halbmondförmiges Arbeiten — Ellenbogen mitgehend — wobei die anliegende Hand den Daumen-, die gegenüberliegende den Fingerdruck etwas verstärkt, erzielen wir eine starke Verschiebung der Muskulatur sowie eine Knetung.

f) **Seitliche Verschiebungen:**
Beide Hände werden leicht gebeugt mit anliegenden Daumen gehalten und so an die Seitenfläche des Thorax nebeneinandergelegt. Wir arbeiten mit entgegengesetzter Druckrichtung.

g) **Längsverschiebung:**
Mit zur Seite abgewinkelten Ellenbogen wird die eine Hand mit schulterwärts gerichteten Fingern an die Außenseite des Lendenteils angelegt, die andere Hand neben der Halswirbelsäule mit beckenwärts gerichteten Fingern. Beide Hände gehen aneinander vorbei mit betontem Ballendruck, zurück mit Fingerzug.

Vorstehende Streichungen können auch da angewandt werden, wo reizende Griffe oder stärkere Manipulationen, wie z. B. die Friktionen, nicht angezeigt sind. Sie eignen sich außerdem besonders bei Teilmassage, zwischen die einzelnen Griffe eingeschoben.

Nachstehend wollen wir noch einige Massagen aufführen, die besonders als Teilbehandlung in Frage kommen und am besten am sitzenden Patienten ausgeführt werden:

Nacken

Zur Nackenbehandlung gehört außer der eigentlichen Nackenmuskulatur noch der obere Teil des M. trapezius.

Der Patient sitzt auf einem Hocker oder rittlings auf einem Stuhl, die Unterarme abgewinkelt auf die Lehne gelegt. Kopf nur leicht nach vorne geneigt, da sonst Dehnung. Der Massör steht hinter dem Patienten.

1. **Ausstreichung:**
   a) Je eine Hand auf jeder Nackenseite angelegt, Fingerspitzen hinter dem Ohr, den Proc. mastoideus überragend. Mit Druck streichen wir nach unten aus und gehen dann mit den Handballen auseinander, um über den Trapeziusrand bis zur Schulterhöhe zu streichen. Mit leichtem Handkreisen gehen wir dann ohne Druck wieder nach oben.
   b) Die seitliche Ausstreichungslinie kann auch über den M. deltoideus ausgedehnt werden, indem die Hände ihn mit zwei großflächigen Streichungen umfassen und dann erst wie oben zurückgehen.
   c) Die Finger liegen quer unter dem Ohr und streichen die seitliche Halspartie zur Schulter aus.

2. **Knetung des Trapeziusrandes**
   (wie beim Rücken):
   a) Parallele Zweihandknetung.
   b) Abwechselnde Zweihandknetung.

3. **Kammgriff Sehnenplatte des Nackens**
   (wie beim Rücken).

4. **Friktionen der gleichen Partie**
   wie beim Rücken sowie der Muskelansätze an den rauhen (halbmondförmigen) Linien am Kopf.

5. **Parallele Zweihandknetung des Nackens:**
   Beide Hände legen sich parallel an den Nacken an, ihn als Ganzes umfassend und auch in beiden Richtungen so massierend. Von leichten, etwas schnelleren Walkungen gehen wir in festes Kneten über.

6. **Intermittierende Drückungen — (Kaninchengriff):**
   (Massör ebenfalls wie vor seitlich stehend):
   Die rechte Hand umfaßt die ganze Muskulatur, die Finger auf der einen, Handballen auf der anderen Seite. Mit kurzen Unterbrechungen wird die Muskulatur abgehoben und ausgedrückt.

7. **Ausstreichungen.**

Schulter

Sie wird am sitzenden Patienten ausgeführt, und zwar sitzt dieser rittlings auf einem Stuhl, die Unterarme abgewinkelt auf der Lehne. Besser ist es noch, wenn der Patient seine Unterarme seitlich etwas abgewinkelt auf je eine — am besten verstellbare — Armstütze auflegen kann. Die Entspannung des M. deltoideus ist so gewährleistet, jedoch muß mancher Patient oft zur Lockerung aufgefordert werden, wobei man durch lockeres Drücken von oben her auf den Muskel hilft. Den Patienten dabei auffordern, die Schultern hängen zu lassen.

Wir müssen uns bewußt sein, daß *alle zum Schultergürtel* gehörenden Muskeln massiert werden müssen, also auch der M. latissimus dorsi, der M. deltoideus, der M. pectoralis.

Massör steht hinter dem Patienten:

1. **Ausstreichungen:**
   a) In zwei Kreisen (ähnlich wie beim Rücken) über Schulterblatt und die Rippen.
   b) Wie bei der Nackenmassage beschrieben:
   Vom Nacken bis Schulterhöhe, auch einschließlich des M. deltoideus.

2. **Knetungen:**
   a) Trapeziusrand;
   in beiden Arten wie beim Rücken.
   b) Breiter Rückenmuskel vom Beckenkamm bis in die Ansatzsehne, anschließend Ausstreichung desselben.

3. **Kammgriff:**
   Sehnenplatte, Nacken, Rautenmuskeln, Wirbelsäule wie beim Rücken.

4. **Friktionen**
   dieses Gebietes wie beim Rücken: Nacken, Obergräten-, Untergrätengrube, Acromion, um Schulterblatt, Wirbelsäule, Rhomboidei.

5. **Ausstreichungen:**
   Obergräten-, Untergrätengrube, M. trapezius.

6. **Ausstreichungen des M. deltoideus**
   (Einhand und Hand-über-Hand).

7. **Knetungen des M. deltoideus**
   wie beim Arm:
   ganzes Paket, in zwei Abschnitten, abwechselnde Zweihandknetung.

8. **Ausstreichungen.**

9. **Ausstreichung des M. pectoralis:**
   Über die Schulter greifend wird je eine Hand voll aufgelegt und von seitlich des Brustbeins bis in die Ansatzsehne ausgestrichen. Durch Lockern im Handgelenk beim Zurückgehen wird ein fließendes Arbeiten erreicht. Diese Streichung kann auch abwechselnd erfolgen. Mit gleicher Handführung gehen wir dann auch in mehreren Abschnitten vom Brustbein aus in Richtung Achselhöhle.

10. **Knetung des M. pectoralis:**
    Um die rechte Seite des Patienten zu massieren, greift die linke Hand des Massörs über die linke Schulter des Patienten und Brust und führt eine parallele Zweihandknetung mit der über die rechte Schulter kommenden rechten Hand aus.
    An der linken Seite wird entsprechend umgekehrt gearbeitet.
    Besonders die nachgreifende Hand muß voll und flächig zugreifen; jedes spitzfingrige Arbeiten muß vermieden werden.

11. **Ausstreichungen:**
    a) M. pectoralis.
    b) Schulter vom Nacken bis einschließlich Deltoideus.
    c) Rücken.

Gesicht

Im Rahmen unserer Ausbildung im Heilberuf dürfen wir hier keinesfalls eine „Schönheits- oder kosmetische Massage“ vermuten. Als Heilmassage wird sie oft in

Verbindung mit Übungen oder elektrischen Behandlungen zusammen zur Anwendung kommen. Die Massage dient hier nur zur Anregung der Durchblutung, eventuell Kräftigung (z. B. nach Lähmungen) atrophierender Muskeln.

Diese Massage muß hier besonders weich, sehr gleichmäßig, anschmiegend und rhythmisch ausgeführt werden. Der Massör steht hinter dem auf dem Rücken liegenden oder auf einem Stuhl sitzenden Patienten, dessen Kopf er auch leicht an sich lehnen kann, wenn er keinen Stuhl mit Kopfstütze besitzt. Er muß sich in dem Gesicht der Patienten ohne Hinsehen „zurechtfinden" können, um ein Vornüberbeugen und damit eine verkrampfte Haltung zu vermeiden.

1. **Ausstreichungen:**
Beide Hände arbeiten zugleich von der Mitte nach den beiden Seiten hin, und zwar in folgenden Abschnitten:
   a) Stirnmitte bis zur Schläfe,
   b) vom Nasenbein über das Jochbein (zu Beginn Tiefstellung des Handgelenkes),
   c) Oberkiefer zum Ohr hin (eventuell unter Teilung der Finger, d. h. II. und III. am Oberkiefer, IV. und V. am Unterkiefer),
   d) Unterkiefer (diesen zwischen Zeige- und Mittelfinger fassend) bis hinter das Ohr.

   Durch flache, weiche Fingerkreisungen zu beiden Seiten können diese einzelnen Strichführungen untereinander zu einem Ganzen verbunden werden. Diese Kreise gehen entgegen der Uhrzeigerrichtung.

2. **Friktionen:**
   a) **Stirn:**
   Der linke Zeigefinger des Massörs kann sich als Schutz auf die rechte Augenbraue des Patienten legen, die anderen Finger abstehend, um das Auge nicht zu verdecken. Die rechte Hand führt von innen nach außen Friktionen in etwa drei Linien durch (mit Zeige- oder Mittelfinger). An der linken Seite wird entsprechend umgekehrt verfahren. Wir können auch zu einer kräftigen Durchblutung die Zeige- oder Mittelfinger nebeneinander aufsetzen und gemeinsam von innen nach außen abwechselnde Friktionen ausführen.
   Eine kräftigende Wirkung haben auch die senkrechten Reibungen, bei welchen der Zeige- und Mittelfinger der einen Hand an der Haargrenze ansetzen, die der anderen Hand über den Augenbrauen und so wechselnd aneinander vorbeistreichen.
   Als Abschluß einige abwechselnde Streichungen zur Schläfe hin, dann übergehend zur Nase:
   b) **Nasenrücken:**
   Beide Mittelfinger beginnen mit abwechselnden Friktionen an der Nasenspitze aufsteigend bis zur Nasenwurzel, dort leichter Druck, dann mit dem Zeigefinger zusammen über den oberen Augenhöhlenrand (Augenbrauen).
   c) **Seitenwände der Nase:**
   Beide Mittelfinger beginnen am Nasenrücken und gehen in abwechselnden Friktionen seitlich zum Jochbein und über dieses zum Ohr hin streichend im Verlauf des Jochbeins.
   Ausstreichungen der Nase nach beiden Seiten hin über das Jochbein, übergehen zum
   d) **Kinn:**
   Mit den beiden Daumen (die Finger halten den Unterkiefer) werden abwechselnde Friktionen ausgeführt; ebenfalls von der Mitte zu beiden Seiten gehend. Ausstreichungen des Unterkiefers gleichmäßig und abwechselnd von der Kinnmitte zum Ohr.

3. **Ausstreichungen**
wie unter 1. beschrieben.

4. **Knetungen:**
   a) **Jochbeinmuskulatur:**
   Von der Nase bis zum Ohr massieren wir in paralleler und abwechselnder Zweifingerknetung. Anschließend Ausstreichung.

b) **Unterkiefermuskulatur:**
Gleiche Knetungen wie am Jochbein.
Bei der Ausführung mit einer Hand — abwechselnde Zweihandknetung — wird hier der Zeigefinger am besten abgeknickt.
Eventuell auch Knetung der Stirnmuskulatur.

5. **Ausstreichungen**
wie anfangs beschrieben.
Leichte Fingerklopfungen können eventuell zur Anregung der Durchblutung ausgeführt werden.

Kopf

Stellung wie bei der Gesichtsmassage. Dieselbe dient der besseren Durchblutung und Lockerung der Kopfhaut.

1. **Verschiebung — Lockerung der Kopfhaut:**
a) Die Fingerspitzen werden gespreizt an beiden Schläfenbeinen angelegt und verschieben, gemeinsam arbeitend, die Kopfhaut zur Mitte zu. Die Hände nähern sich in etwa drei bis vier Griffen und gehen dann ineinander.
b) Handhaltung wie vor. Ausgangspunkt der linken Hand oberhalb der Stirn, der rechten am Hinterhaupt; von hier ebenfalls zueinander zur Mitte gehend.
c) Die Hände arbeiten in den beiden gleichen Ausgangsstellungen in großen abwechselnden Kreisen, die Kopfhaut nur verschiebend, nicht reibend.

2. **Friktionen:**
Bei speziellen Indikationen mit den beiden Daumen oder Mittelfingern in abwechselnden Kreisen von innen nach außen massieren.
Bei Allgemeinbehandlung wenden wir den sogenannten **Friseurgriff** an. Die gespreizt steil aufgesetzten Finger arbeiten in allen Gelenken mitgehend zueinander kreisend über die ganze Kopfplatte.

Hals

Hier müssen wir jeden Druck auf den Kehlkopf vermeiden sowie auf die Hörner des Zungenbeins, da wir Schmerz und Reizhusten verursachen können.

Der Patient soll ruhig atmen bei gerader Körper- und ebenfalls Kopfhaltung. Auf keinen Fall nach hinten absinken lassen, da sonst Dehnung die Massage unausführbar macht.

Die beste Ausführung ist wohl durch die Stellung des Massörs hinter dem sitzenden Patienten möglich. Bei der Ausführung ist besonders auf ruhigen, gleichmäßigen Rhythmus zu achten:

1. **Ausstreichungen der Zungenbeinmuskulatur:**
a) Der Massör legt seine Finger (Daumen arbeitet nicht mit) so an, daß der Zeigefinger auf dem Unterkieferknochen liegt, die übrigen drei sich weich an der oberen Halspartie anschmiegen können. In abwechselnden Streichungen gehen wir jeweils vom Kinn bis zum Ohr, wobei die Umfassung des Unterkiefers richtunggebend ist.
b) Weich legen sich die Daumenballen hinter den Ohren an und streichen mit den Fingern zur Schulterhöhe (nicht gegen das Schlüsselbein stoßen).

2. **Ausstreichung der Venae jugulares und der Mm. sternocleidomastoidei:**
Beide Handgelenke werden bei leicht erhobenem Ellenbogen so abgewinkelt, daß der Handrücken mit dem Zeigefinger eine Linie nach unten bildet. Der Zeigefinger wird vom Proc. mastoideus abwärts zeigend (leicht die drei anderen Finger anlehnen) vor dem M. sternocleidomastoideus angelegt. Oberhalb faßt der Daumen, im Mittelglied gebeugt, den Muskel.

Die Streichung erfolgt gleichmäßig bis zum Brustbeinansatz vor allem aus dem Handgelenk. Das Handgelenk wird, bevor der Zeigefinger das Brustbein erreicht hat, so gedreht, daß die Handrücken zueinander zeigen und die Streichung mit dem nach proximal „verlängerten Zeigefinger“ vollendet wird. Die Zeigefinger gehen dabei parallel nebeneinander vom Körper ab. Durch die gebeugte Stellung des Daumens wird ein Anstoßen am Schlüsselbein vermieden.

3. **Knetung des M. sternocleidomastoideus:**
   Bei gleicher Handhaltung wie unter 2. übernimmt hier der Zeigefinger mehr die Aufgabe des Gegendruckes, während der Daumen leicht von oben kreisend gegen ihn knetet.

4. **Friktionen**
   oberer Teil des Brustbeins, der unterhalb des Schlüsselbeins liegenden Rippen und der Schulterhöhe.

5. **Ausstreichungen:**
   Zungenbeinmuskulatur vom Unterkiefer zum Ohr wie unter 1.,
   obere Brustpartie zur Achselhöhle,
   seitliche Halspartie, Daumen hinter dem Ohr, Finger am Unterkiefer liegend, über den Trapeziusrand seitlich ausstreichen.

Diese Ausstreichungen werden auch im Anschluß an die Gesichtsmassage als Ableitung ausgeführt.

Je nach gewünschter Wirkung werden hier nicht alle Griffe aneinandergereiht Anwendung finden, sondern Ausstreichung oder Knetung im Vordergrund stehen.

Ausstreichungen z. B. zur Entstauung (bei Hypertonie) oder Ableitung (bei Erkrankungen des Ohres),

Knetungen wiederum zur Stärkung der Mm. sternocleidomastoidei (z. B. Schiefhals).

Gelenkmassage

Ein entzündetes Gelenk darf auf keinen Fall mit Massagegriffen berührt werden; hier kann lediglich in manchen Fällen die dazugehörige atrophierte Muskulatur durch Massage gekräftigt werden. Bestehen Schwellungen um das Gelenk, so gehen wir zunächst an die Freimachung und Anregung der Abflußwege und greifen vorsichtig nur auflockernd die Schwellungsränder an.

Als Nachbehandlung von Gelenkerkrankungen oder Verletzungen jedoch wird von dem Einfluß der Massage auf die das Gelenk umgebende Kapsel zur Wiedererlangung der Elastizität sowie auf das Gelenkinnere selbst oft Gebrauch gemacht werden müssen. Im Kapitel Wirkungen der Massage wurde von dem Einfluß der Massage auch auf diesem Gebiete schon gesprochen.

Im Gegensatz zum Muskel behandeln wir die Kapsel günstig bei leichter Anspannung, jedoch müssen auch hier die das Gelenk überdeckenden Muskeln und Sehnen beachtet werden.

Friktionen und Streichungen sind die beiden ineinanderfließenden Behandlungsgriffe, mit denen wir — intensiver als beim Aufbau der Massage beschrieben — uns auf die Gelenkbezirke konzentrieren.

Besonders an zwei Gelenken soll die Ausführung noch besprochen werden:

1. **Das Hüftgelenk**
   von ihm ist durch seine Lage, überdeckt von Muskelmassen, nur der große Rollhügel unseren Fingern zugängig.

2. **Das Schultergelenk:**

Hier zieht die Kapsel vom Rand der Gelenkpfanne über den Oberarmkopf zum anat. Hals, der vordere Teil schwachwandiger als der hintere.

Aus vier verschiedenen Stellungen des Armes erreichen wir hier am besten die Kapsel:

a) **oberer Kapselteil:**
Patient läßt seinen Arm locker an den Brustkorb angelehnt.
Massör seitlich der Schulterhöhe; am besten mit dem Daumen in die Tiefe gehen. (Vorsicht: Bursa).

b) **vorderer Kapselteil:**
Patient hält kranken Arm nach hinten, wenn möglich auf dem Rücken.
Massör, hinter dem Patienten stehend, führt Friktionen mit den Fingern am vorderen Kapselteil aus. Der Daumen ruht hinten.

c) **hinterer Kapselteil:**
Patient legt kranken Arm auf seine gesunde Schulter.
Massör erreicht so die hintere Kapselpartie vor dem Patienten stehend oder aus vorheriger Stellung nun mit dem Daumen arbeitend.

d) **unterer Kapselteil:**
Patient legt seinen kranken Arm auf die Schulter des seitlich neben ihm stehenden Massörs.
Massör führt mit einem oder beiden Daumen (abwechselnd) Friktionen aus.

Zusammenfassender Überblick

Sehen wir uns nun noch einmal die Ausführung der Massage an unter dem Gesichtspunkt der verschiedenen Wirkungen:

Streichungen
können wir langsam, sehr intensiv, aber auch leicht, mehr beruhigend ausführen. Eine schnelle Streichung kann einmal oberflächlich reizend, langsamer und mit einer gewissen Tiefenwirkung fast reibend wirken.

Knetungen
sind um so intensiver und durchgreifender, je langsamer wir sie ausführen (vgl. das Walken aus gleicher Handhaltung).

Hackungen — Klatschungen:
Hier sprachen wir schon bei den Griffen selbst genauer von der verschiedenen Wirkung je nach Fingerhaltung. Zum anderen ist der Reiz um so größer, je schneller und kräftiger sie ausgeführt werden.

Diese wenigen Beispiele sollen verständlich machen, daß die Massage nicht aus einer Unzahl von Griffen besteht, womöglich noch für die verschiedensten Krankheitsbilder spezialisiert. Die Kunst, eine individuelle Massage ausführen zu können, besteht aber in einer Variationsmöglichkeit der Griffe in Tempo und Stärke und in einer bewußten Auswahl der Griffe auf Grund ihrer besonderen Wirkung.

Einige Beispiele sollen auch das näher beschreiben: Sehen wir uns einmal an, welche Griffe zu einer

1. **beruhigenden Massage gehören.** Dies sind:

   Leichte ruhige Streichungen (intermittierende Drückungen, Plättgriff), Walkungen — Lockerungen, weiches, nicht zu schnelles Kneten.

2. **Griffe, die dem Hautreiz dienen:**

   Kräftigere, schnelle Streichungen, Blitzgriff — Kammgriff, Klatschen (Ausnahmen wie schon genannt), Reibungen (auch Bürstungen der Haut).

3. **Anregende Massage:**

   Mäßig schnelle und tiefgehende Streichungen und Knetungen, Reizgriffe (auch Hacken und Klatschen, wenn angezeigt), Friktionen.

4. **Intensive, tiefgehende Massage:**

   Streichungen und Knetungen werden neben allgemeinem Hautreiz langsamer ausgeführt, sowie Friktionen.

5. **Erhöhung des Muskeltonus:**

   Hierzu führen intensive Knetungen, Streichungen, Friktionen, Hacken (auch Hautreizgriffe zur Anregung der gleichfalls schlaffen Haut).

6. **Herabsetzung des Muskeltonus:**

   Mäßig kräftige, ruhige Streichungen nach distal (zarte, oberflächliche Streichungen unangenehm), wenn überhaupt vertragen. Ruhige, intermittierende Drückungen, Walkungen, Lockerungen, Vibrationen, Erschütterungen.

Zuvor steht also immer die Frage: was will ich erreichen? Bei einzelnen Erkrankungen wird hierauf noch näher eingegangen werden, doch auf eines möchte ich schon hier zu sprechen kommen, und das ist die weitverbreitete Meinung: Massage wäre das beste Entfettungsmittel.

Bei Fettsucht muß einmal die Ursache festgestellt werden. (Denken wir an die Funktionsstörungen der Drüsen — Hypophyse, Schilddrüse — Klimakterium.) Hier muß einmal das Übel an seiner Wurzel angegriffen werden, und die Massage kann unter anderen therapeutischen Maßnahmen vom Arzt verordnet, mithelfen. Aber viele sind auch der Meinung, sie könnten unter Beibehaltung ihrer übermäßigen kulinarischen Genüsse auf „schlanke Linie" kommen, indem die Massage für das Weitere schon sorge. Wenn vom Arzt verordnet, dann kommt auch hier eine Wirkung nur dann in Frage, wenn unter gleichzeitiger kontrollierter Diät usw. eine allgemeine Umstellung erreicht wird; eine kräftige und anregende Massage kann dann zu einem Abbau des Fettpolsters ohne Erschlaffung der Haut und Muskulatur sowie ohne Beeinträchtigung des Allgemeinbefindens führen.

Dem „Dünnerwerden" durch Massage steht nämlich auch die oft vergessene gute Wirkung bei einer sogenannten „Mastkur" gegenüber, wo wir durch eine ebenfalls angepaßte, je nach Zustand gesteigerte Massage eine Anregung des Appetits erreichen und die dabei gleichzeitig zugeführten größeren Nahrungsmengen durch die angeregte Durchblutung vom Körper besser aufgenommen werden.

Bei beiden ist aber neben der Massage auch eine angepaßte Übungsbehandlung notwendig.

Notwendige Entkleidung

Nun noch ein paar Worte zur **Teilmassage.** Wie schon vorher erwähnt, müssen hier alle Kleidungsstücke, welche die Atmung, aber auch die Zirkulation beengen, gelockert werden.

Ein weiterer, selten beachteter Punkt ist die Entkleidung. Wie weit ist dieselbe notwendig?

Gehen wir einmal vom **Bein** aus, um analog auch gleichzeitig den Arm zu verstehen. Wurde eine Massage des Knies verordnet, so werden wir oft finden, daß der Patient seine Strümpfe nur herunterrollt und seine Hose bis übers Knie aufkrempelt. Und der Massör behandelt laut Verordnungsschein: das Knie!

Immer müssen wir uns vor Augen halten, daß es eine rein örtliche Erkrankung gar nicht gibt, daß hier die ganze Extremität unser Applikationsgebiet sein muß. Oft wird das Knie noch gar keiner direkten Massage zugängig sein, und der Arzt verlangt von uns eine dem Krankheitszustand des Knies angepaßte Behandlung. Z. B. wird zunächst einmal vielleicht der M. quadriceps im atrophischen Zustand (durch die Knie-Erkrankung) gekräftigt werden müssen. Aber denken wir vor allem auch an die Abflußwege, die vorbereitet, immer wieder angeregt werden müssen. Und beim Bein heißt das bis in die Leistenbeuge und zum vorderen Darmbeinstachel massieren. Wenn es auch „nur" Streichungen sind, so muß uns die Bedeutung derselben doch immer bewußt sein. Also auch bei einer Teilverordnung, und sei es auch nur der Fuß, gilt es, das ganze Bein freizumachen und auch die Hose auszuziehen, um zumindest die Streichungen voll ausführen zu können.

Beim **Arm,** auch wenn nur Handmassage verordnet ist, da genügt kein aufgekrempelter Ärmel. Bis in die Achselhöhle hinein, bis zur Schulterhöhe geht hier unser Gebiet — also: ganzer Arm und Schulter müssen frei sein!

Aus der Beschreibung der **Nackenmassage** geht hervor, daß hier die Entkleidung beider Schultern und Oberarme notwendig ist und die Verordnung nicht nur den Körperteil umfaßt, der allgemein als Nacken bezeichnet wird.

Bei der **Gesichtsmassage** wird meist übersehen, daß ableitend eine Ausstreichung des Halses die Wirkung fördert. Hierzu ist selbstverständlich eine Entkleidung der oberen Brustpartie ebenfalls unerläßlich.

Auch zur **Halsmassage** gehört eine Entkleidung der oberen Brust- und Armpartie.

Zur Massage der **Schulter** gehören auch der M. latissimus dorsi, der M. pectoralis sowie der Deltoideus, d. h. der ganze Oberkörper muß entkleidet sein.

Die Freimachung bei den anderen Teilbehandlungen — **Bauch, Brust, Rücken** usw. — läßt wohl keine Zweifel aufkommen.

Bewegungsübungen

Allgemeines

Die Theorie und auch die praktische Ausführung der Massage sind uns nun geläufig. Doch damit können wir den heutigen Anforderungen, die an einen Massör gestellt werden, noch nicht gerecht werden. Nicht nur die Massage allein kann eine Behandlung ausfüllen, auch nicht die Heilgymnastik allein, sondern beides richtig kombiniert, gleichwertig zusammen verwertet, ergibt in den meisten Krankheitsfällen erst die gewünschten Erfolge. Während bei vielen inneren Erkrankungen der Patient sich der Wirkung der ihm verordneten Medikamente überlassen kann und höchstens allgemeine Anordnungen befolgt, wird bei Erkrankungen des Bewegungsapparates seine Mitarbeit erforderlich. Nur vorübergehend wird hier der Arzt in manchen Fällen eine Ruhigstellung in den Heilplan einschalten (Brüche, Gelenkentzündungen), dann aber muß die Bewegung wieder einsetzen, denn Ruhe ist hier die größte Gefahr. Nur die Bewegung erhält z. B. die Muskeln kräftig genug, um die Gelenke zu bewegen; doch die täglichen Bewegungen (unbewußte) reichen hier oft nicht aus. Erst das aktive (bewußte) Arbeiten durch festgesetzte Bewegungsübungen führt zum Ziele. Diese Arbeitsleistung kann noch verstärkt werden durch Widerstände, die, je nach Krafterhöhung gesteigert, höhere Anforderungen stellen.

Ist ein Gelenk in seiner Beweglichkeit eingeschränkt, wird einmal die dazugehörige Muskulatur gekräftigt, z. T. auch entspannt oder gedehnt, zum anderen aber auch das Gelenk wieder gelockert werden müssen.

Die Massage könnte als passivste Maßnahme angesehen werden, um einen Muskel zu kräftigen — wirksamer aktive und Widerstandsübungen — sie hat aber auf Gelenke im Sinne einer Behebung von Bewegungseinschränkungen kaum Einfluß. Hierzu dienen vor allem passive Übungen, bei völliger Inaktivität des Patienten vom Massör ausgeführt.

Vor den Übungen und als Abschluß muß wieder die Massage stehen, die durch ihre Wirkungen die Muskulatur auflockert und für die gesteigerte Leistung vorbereitet (erhöhte Durchblutung, Anregung der Herztätigkeit usw.), und als Abschluß die gelockerten Stoffe wieder zum Abtransport bringt. Meist wird auch eine Wärmeanwendung verordnet sein, welche zu Beginn der Behandlung ausgeführt wird. Ratsam ist es, wenn wir eine Kräftigung erreichen wollen, die Übungen nicht der Reihe nach, z. B. zehn Minuten hintereinander, auszuführen, sondern zwischendurch zumindest einige Ausstreichungen oder Lockerungsgriffe einzufügen, um einmal den Wechsel Spannung—Entspannung hervorzuheben, zum anderen dem Patienten eine Ruhepause zu geben.

Wie wir vorher sahen, führen wir Übungen aus als **passive, aktive** und **Widerstandsübungen.** Wir verstehen hierunter immer die Haltung des Patienten, wie wir bei der genauen Besprechung noch eingehender erläutern werden.

Während wir bei den aktiven Übungen und durch geleistete Widerstände ganz bestimmte Muskeln stärken (gezielte Übungen), verstehen wir unter Gymnastik mehr das Zusammenspiel der Muskeln. Durch gezielte Übungen wollen wir besonders eine qualitative Leistungssteigerung erzielen, während durch Gymnastik auch eine quantitative erreicht werden kann.

Haben wir z. B. nach einer Kniegelenkserkrankung eine starke Atrophie des M. quadriceps, so wird unsere Behandlung zunächst aus einer diesen Muskel wieder stärkenden Massage und aus auf diesen Muskel gezielten Übungen, die seiner Kräftigung dienen, bestehen, damit die Qualität der auf seiner Funktion beruhenden Bewegungen gesteigert wird. Durch Lockerungen wird der Tonus der Antagonisten oft herabgesetzt werden müssen. Ist dies erreicht, so wird durch allgemeine gymnastische Bein- und Hüftübungen das Zusammenspiel dieser ganzen Muskulatur ausgeglichen und nun auch die quantitative, mengenmäßige Leistung des ganzen Beines erhöht, damit es den Anforderungen des täglichen Lebens wieder gewachsen ist.

Nicht jeder Muskel ist unserer Massage zugängig (denken wir an den M. iliopsoas, die Außenrotatoren der Hüfte usw.). Massieren können wir ja nur faßbare Muskeln, wobei wir auch in gewissem Sinne in benachbarten Gebieten eine konsensuelle Hyperämie erreichen. Durch die Übungen erreichen wir aber eine Beeinflussung aller an der jeweiligen Funktion beteiligten Muskeln; daher haben wir auch die tiefen Schichten mit Lage, Funktion und Innervation lernen müssen — weniger zur Massage, sondern um auch sie für den ganzen Bewegungsablauf nutzbar zu machen, und zwar durch gezielte Übungen.

Wir wollen uns nun unseren Körper noch von einem anderen Gesichtspunkt aus ansehen, und das ist unser Körpergewicht, welches bei allen Bewegungen mit in Rechnung gestellt werden muß; denn unsere Muskeln haben ja die Aufgabe, es zu halten oder zu überwinden. Um unser aufrechtes Stehen zu ermöglichen, muß unsere Muskulatur den Körper im Gleichgewicht halten, wir sprechen von der Körperachse (Vertikale — Lotrechte). Diese verlagert sich, wenn andere Gewichtsverhältnisse eintreten; wenn wir z. B. einen schweren Rucksack auf dem Rücken tragen, legen wir unseren Oberkörper nach vorn (vgl. später auch die dabei mitspielende Druckkraft). Und umgekehrt legen wir unseren Oberkörper nach hinten wenn wir einen Korb vor uns halten.

An der aufrechten Haltung ist vor allem die Rumpfmuskulatur beteiligt. Sie verrichtet dabei eine hauptsächlich **statische** Funktion, während unsere Extremitäten mehr der Bewegung dienen, **dynamische** Funktion. Bei letzteren zeigt sich daher auch sehr schnell eine Ermüdung, wenn wir ihnen eine statische Aufgabe stellen (langes Stehen mit gleichmäßiger Belastung). Von der Bewegung, Dynamik, ist ja auch der Wechsel Spannung—Entspannung abhängig und damit auch die richtige Blutversorgung bzw. die Förderung des Rückstromes. Sehen wir uns unter diesem Gesichtspunkt auch die unterschiedliche Beschaffenheit der Extremitäten- und Rumpfmuskulatur an.

Unser Körper im ganzen übt auf unsere Unterlage eine Schwerkraft aus, die wir als Gewicht bezeichnen und je nach unserer Lage als Druck empfinden. Unser ganzes Körpergewicht wieder können wir uns zusammengefaßt denken in dem Körperschwerpunkt, der bei uns im kleinen Becken liegt. Jedes einzelne Körperglied hat für sich aber gleichfalls ein **Eigengewicht** und einen **Schwerpunkt.** Dieses Körpergewicht kann sich einmal als **Druck,** zum anderen als **Zug** auswirken. Im Stehen würde das Körpergewicht als Druck auf den Füßen gespürt werden, im Hängen spüren wir den Zug. Beobachten wir unseren Arm in seinem Teilgewicht: Hängt er herunter, so wirkt er sich als **Zuggewicht** aus. Heben wir den Arm jetzt gestreckt seitlich hoch — abduzieren ihn —, so spüren wir ein zunehmendes Gewicht, welches am deutlichsten wird, wenn der Arm in der Horizontalen ist, d. h. mit dem Körper einen rechten Winkel bildet: Auf diesem Wege ging unser Schwerpunkt von der Drehachse, hier dem Schultergelenk, immer mehr nach außen. Und so spüren wir, obgleich der Arm sein Eigengewicht nicht veränderte, mit der Verlagerung des Schwerpunktes von der Drehachse fort eine Zunahme des Gewichtes. Führen wir jetzt die Bewegung weiter kopfwärts aus, so könnten wir meinen, der Arm würde leichter: hierbei mindert der Druck immer mehr die Schwerkraft, bis der Arm nur noch als **Druckkraft** wirkt, wenn der Arm senkrecht nach oben gehalten wird.

Unter diesen Gesichtspunkten können wir jede aktive Bewegung ansehen; denn danach erfolgt auch die Dosierung der jeweiligen Übungen, indem wir einmal die eigene Schwere herabsetzen, um einem schwachen Muskel eine Arbeitsfähigkeit zu geben. Von dort ausgehend erhöhen wir nach und nach durch entsprechende Lagerung das eigene Körpergewicht immer mehr, um dem Muskel größere Aufgaben zu stellen.

Ein anderes Moment spielt bei den passiven Bewegungen eine Rolle, sowohl bei unserer manuellen Durchführung wie auch bei der Benutzung von Gewichten: das ist der richtige **Angriffswinkel**, von dem aus wir wirken müssen.

Bei manchen Bewegungen arbeiten wir unter Zug, dann muß unsere Kraftrichtung gleichverlaufend mit der Längsachse des Körpers sein; das gleiche gilt von einem gesetzten Druck.

Will ich aber eine Bewegung, eine Drehung, in einem Gelenk erhalten, so muß ich die Kraft, welche die Bewegung veranlassen soll, genau senkrecht zur Längsachse des betreffenden Körperteils aufsetzen, um sie voll auszunutzen und nicht dadurch zu vermindern, daß ein Teil als Zug- oder Druckkraft verlorengeht. Wir können bei der Beschreibung der Bewegungen nur eine Handhaltung angeben, wollen bei der praktischen Ausführung aber auf diesen Angriffswinkel achten, der sich also im Verlauf des Bewegungsausschlages ändern muß.

Als Beispiel nehmen wir einmal eine starke Beugekontraktur im Kniegelenk an, die wir mittels Rollenzug beseitigen wollen: Patient in Rückenlage. Im Beginn wird der Zug von schräg vorn kommen müssen, um bei weiterer Streckung des Beines immer mehr von oben und schließlich genau senkrecht von oben zu wirken.

Zum anderen wollen wir ein Beispiel für die Verwendung von Zuggewichten bei einer Beugekontraktur im Ellenbogen nehmen: Um das zur Korrektur angehängte Zuggewicht genau senkrecht zur Längsachse wirken zu lassen, müssen wir nun den Arm des Patienten so lagern, daß der Unterarm die Stütz- und Fixationsplatte des Oberarmes waagerecht überragt.

Sehen wir uns nun die hauptsächlichsten Bewegungsmöglichkeiten in einem Gelenk an und wie sie vom Massör an dem wie bisher völlig entspannten Patienten ausgeführt werden können. Auf das betreffende Gelenk darf vom Patienten in keiner Weise eine Muskelkraft wirken, nur der Massör führt die Bewegungen aus. Der Patient verhält sich also völlig *untätig, passiv,* und so sprechen wir auch von

passiven Bewegungsübungen

Bei diesen Übungen sehen wir, daß jedem Gelenk in seiner Beweglichkeit normalerweise eine Grenze gesetzt ist. Diese Grenze wird bei jedem Gesunden schon verschieden liegen, da durch Mangel an ausgiebiger Bewegung ein Nachlassen der Dehnfähigkeit, der Elastizität, eingetreten ist. (Vergleichen wir die Beweglichkeit eines Kindes mit der eines älteren Menschen). Erst bei einer krankhaften Verminderung des normalen Bewegungsausschlages sprechen wir von einer **Kontraktur.**

Die Ursachen können einmal **im Gelenk** selbst, arthrogene Kontraktur, liegen (Knorpelabnutzung oder „Verklebung“ nach Entzündung), **um das Gelenk,** desmogene Kontraktur (Schrumpfungsvorgänge der Gelenkkapsel oder der Bänder), durch Verkürzung über das Gelenk ziehender **Muskeln** (myogen), wobei es meist zu einer schwächenden Überdehnung der Gegenspieler kommt (Narbenzug, längere Fehllagerung, Ruhigstellung, Schmerzverkrampfung). Schließlich können sich auch **Faszien** verkürzen (entzündliche, narbige Schrumpfungen, z. B. die DUPUYTRENsche Fingerkontraktur).

Vor allem müssen wir fühlen können, ob es sich um einen elastischen Widerstand, z. B. bei verkürzter Muskulatur, handelt oder ob der Patient selbst anspannt.

Leichte Kontrakturen können wir durch Ausführung mit unserer Hand, wie sie nachstehend beschrieben ist, beseitigen. Bald werden wir dabei auch oft den Patienten anhalten, mit eigener Muskelkraft dagegen anzuarbeiten, d. h. wir müssen die Antagonisten durch Massagen und gezielte Übungen so kräftigen, daß sie zumindest die passiv erreichte Dehnung halten können. Bei stärkeren oder hartnäckigeren Kontrakturen allerdings wenden wir als bessere Maßnahme den Dauerzug an, von welchem im Anschluß an dieses Kapitel gesprochen werden wird.

Zur Ausführung der passiven Übungen noch einige allgemeine Richtlinien:

Der rumpfnahe liegende Knochen wird dabei, um ein Ausweichen zu vermeiden, von der einen Hand des Massörs fixiert (Gegendruck), die andere Hand führt die Bewegungen aus. Die Fixation darf nicht einer Umklammerung gleichen, den Patienten beengen, muß aber eine völlige Ruhigstellung bewirken. Die bewegende Hand muß so angelegt werden, daß sie ohne Griffwechsel die meisten Übungen ausführen kann.

Jedes Gelenk ist nur bis zu einem gewissen Ausmaß beweglich; krankhaft können Bewegungseinschränkungen diesen Radius verkleinern. Dieser Widerstand, der sich uns bei den Bewegungen entgegensetzt, wird nicht als plötzlicher Halt gewertet, es wird auch nicht durch starren Druck seine Überwindung versucht. Schon kurz vor der Bewegungsgrenze setzen leichte Vibrationen ein, und vibrierend verweilen wir, wie den Bewegungsrhythmus ausschwingen lassend, an diesem Grenzpunkt. Diese Übungen erfolgen also im allgemeinen langsam an- und abschwellend. Ruckartiges Vorgehen übt gerade einen Wachstumsreiz aus und ist nur angezeigt, wenn eine Kräftigung von Bändern und Sehnen erreicht werden soll (häufig z. B. am Fuß).

Gehen wir zunächst an die hauptsächlichsten Ausführungen und besprechen später die Wirkungen und Anwendungsgebiete.

Bewegungen in den Fußgelenken

1. **Zehen**

a) **Beugung und Streckung gemeinsam:**
Eine Hand fixiert die Mittelfußknochen, den Fuß von der Kleinzehenseite her fassend. Die Finger liegen auf dem Fußrücken.
Die Fingerspitzen der anderen Hand legen sich auf das Grundgelenk.
Beugung: Der Handballen legt sich auf die Zehen und drückt diese nach unten.
Streckung: Der Handballen drückt von unten die Zehen nach oben.

b) **Beugung und Streckung der einzelnen Zehen:**
Daumen und Zeigefinger der einen Hand fixieren den Mittelfußknochen. Zehe wird zwischen Zeigefinger und Daumen der anderen Hand gefaßt und bewegt.
Bei beiden Übungen kann auch das Grundglied fixiert werden, um das Nagelglied zu bewegen.

c) **Spreizung der Zehen:**
Je zwei nebeneinanderliegende Zehen werden zwischen Daumen und Zeigefinger gefaßt und gespreizt. Zur anderen Seite hin kreuzen wir die Zehen einmal oberhalb und einmal unterhalb.

d) **Rotation der Zehen:**
Haltung wie unter c) beschrieben. In allen Ebenen führen wir beide Zehen in entgegengesetzter Richtung.
Es kann auch jede Zehe einzeln rotiert werden, dabei den Mittelfußknochen fixieren. (Durch die Bewegung zweier Zehen gemeinsam in verschiedener Richtung wird ein Ausweichen vermieden; die Fixation erübrigt sich also).

2. **Mittelfußknochen**

a) **Spreizung:**
Beide Hände umfassen seitlich den Fuß, Finger auf dem Fußrücken, die Daumen liegen fest auf der Fußsohle. Von der Mitte aus ziehen beide Hände nach unten auseinander. An den Bewegungen der Zehen läßt sich die Wirkung des Griffes erkennen.

b) **Verschiebung** (auch Fußwurzelknochen):
Handhaltung wie vor, hier nur von einer Seite zur anderen querverlaufend, mit abwechselndem Daumen-Fingerdruck. Während der Daumen z. B. den Metatarsus I nach oben drückt, verfahren die Finger mit dem Metatarsus II vom Fußrücken aus umgekehrt, und so fort in beiden Richtungen. Hier gehen wir auch weiter dem Fußgelenk zu, um auch eine Bewegung in den Fußwurzelknochen zu erreichen.

3. **Fußgewölbe:**

a) Daumenballen dem inneren Fußgewölbe anschmiegen; Finger der anderen Hand legen sich über den Fußrücken. In gleichmäßiger Ausführung erfolgt Daumendruck und Herabziehen des äußeren Fußrandes. Anschließend locker lassen; Fuß fällt in Ausgangsstellung zurück. Es kann auch die zur Faust geschlossene Hand so eingelegt werden, daß die Knöchel der Grundgelenke die innere Fußwölbung formen.

b) **mittels intermittierenden Drückungen**
wie bereits bei der Massage des Fußes beschrieben.

c) **Fußformung — Dehnung:**
Beide Daumen legen sich auf der Fußsohle nebeneinander, Spitzen in der Zehenballenmitte. Die Finger umfassen, völlig längs angeschmiegt, die beiden Seitenränder. Während die Finger beide Seiten herabziehen, drücken die Daumen kräftig den Zehenballen dorsalwärts. Die Daumen werden dann übereinandergelegt, um die Wölbung zu verstärken.

4. **Fußgelenke:**

a) **Oberes Sprunggelenk (Dorsal- Plantarflexion):**
Eine Hand umfaßt den Fuß vom Kleinzehenrand aus (Finger oben), die andere faßt von hinten unten das Fersenbein, um die Hebelwirkung zu verstärken. (Die Dorsalflexion kann durch aktive Ausführung über die passive frühere Grenze erweitert werden.)

b) **Unteres Sprunggelenk (Supination, Pronation):**
Die hintere Hand greift nun fixierend zum Unterschenkel oberhalb der Achillessehne. Die andere Hand führt durch ein Daumen-Finger-Gegenspiel so weit wie möglich die Supination und Pronation aus.

Steht die Erreichung der *Supination* des Vorfußes im Vordergrund, so lagern wir den Rückfuß in Pronation und legen an den Innen- und Außenrand des Fußes unsere Handballen, welche im Gegendruck arbeiten. An der Innenseite können auch die Finger den Fuß nach oben heben, während außen der Ballen der anderen Hand nach unten drückt.

Zur Verstärkung der *Pronation* des Vorfußes wird der Rückfuß supiniert gelagert. Der Fußinnenrand wird vom Handballen nach unten gedrückt, der Außenrand von den Fingern gehoben.

c) **Innen- Außenrotation:**
Gleiche Ausführung wie vor, jedoch ohne Hebung der Fußränder.

d) **„Wringen“:**
Eine Hand umfaßt den Fuß von der Kleinzehenseite, die andere schmiegt sich mit Fingern und Daumenballen fest an die Ferse. Beide Hände arbeiten in entgegengesetzter Richtung, d. h. Fuß zur Pronation — Ferse nach innen: entsprechend Supination.

e) **Kreisende Rotation:**
Aus der zum Schluß beschriebenen Handhaltung verbinden wir nun alle Bewegungen miteinander.

a) zu einer Rotation bei Mittelstellung des Fußes,
b) mit gleichzeitiger Supination und Pronation während der Rotation,
c) eine Acht beschreibend.
Diese Bewegungen rechts- wie auch linksherum ausführen.

Bewegungen im Kniegelenk

1. **Beugung und Streckung:**
a) Patient liegt auf dem Rücken, Knie angewinkelt. Massör umfaßt mit einer Hand von innen den Oberschenkel, diesen fixierend.
Die andere Hand faßt von unten den Unterschenkel oberhalb der Achillessehne, von hier aus die **Streckung** durch Nachobenführen des Unterschenkels ausführend. (Dabei keine Hüftbewegungen). (Tafel I, 1,2.)
Eine extreme **Beugung** wird erreicht durch das Führen des Unterschenkels zur Beugeseite des Oberschenkels; hierzu wird der Oberschenkel noch etwas mehr angehoben.
b) Patient liegt auf dem Rücken, die Unterschenkel hängen herunter (auch im Sitzen ausführbar). Von hier aus besonders gut die **Streckung** zu erreichen, während zur Beugung hin ausgependelt werden kann.
Massör fixiert von oben fassend den Oberschenkel. Von unten, oberhalb der Achillessehne, wird der Unterschenkel gegriffen und mit der eigenen Schwere federnd bis zur Streckung geführt. (Tafel I/3.)
c) Patient liegt auf dem Bauch, die Beine gestreckt (Fuß die Bank überragend). Massör fixiert von oben her den Oberschenkel und faßt mit der anderen Hand den Unterschenkel an der Streckseite. Von hier aus läßt sich besonders die **Beugung** voll ausführen.
d) Patient liegt auf dem Bauch, die Unterschenkel überragen die Massagebank. Oberschenkel wird fixiert, der Unterschenkel von innen an der Streckseite gefaßt. Die Schwere des Unterschenkels nutzend, wird an der **Streckgrenze** gefedert. Als Aushängen bei Beugekontraktur.
Selbstverständlich kann aus dieser Lage ebenfalls die **Beugung** bis zur extremen Grenze erreicht werden.

2. **Innen- Außenrotation:**
Diese ist im Kniegelenk sehr begrenzt und nur bei gebeugtem Knie ausführbar, erfordert auch eine Elastizität von Kapsel und Bändern.
Der Massör hält wie unter 1 a) den Oberschenkel, ihn von innen fassend. Der Fuß wird von der Sohle aus umfaßt und zu einer Innen- und Außenrotation geführt. Diese Bewegungen können auch zu einer kleinen Kreisung verbunden werden.
Gleiche Übung auch aus der Bauchlage und im Sitzen.

3. **Lockerung der Patella:**
Patient hält das Bein gestreckt und völlig entspannt. Bei ungenügender Entspannung schieben wir eine kleine Rolle unter. Massör legt den Daumen an die eine, den Mittelfinger an die andere seitliche Kante, den Zeigefinger an den oberen Rand. Aus dieser Haltung lockeres Dehnen in allen Ebenen, rumpfwärts jedoch nur sehr schwach.

4. **Seitliche Lockerung der Patella:**
Beide Daumen auf der einen, beide Zeigefinger auf der anderen Seite.
Seitlicher abwechselnder Druck.

5. **Übungen bei Beugekontrakturen:**
Bei einer leichten Beugekontraktur legen wir eine Hand oberhalb und die andere unterhalb des Knies von oben auf das Bein. Es erfolgt federnder Druck nach unten.
Bei starker Beugekontraktur müssen wir mit Rücksicht auf geschrumpfte Kapsel und Bänder vorsichtiger vorgehen. Aus diesem Grunde legen wir den fußnahen Arm unter die Kniebeugung hindurch, so daß die Kniekehle auf unserem Unterarm ruht. Die Hand dieses Armes legt sich auf den Oberschenkel des anderen Beines.
Die Hand des rumpfnahen Armes faßt oberhalb des Knies den Oberschenkel und drückt federnd nach unten, während der andere Arm den Druck ausgleicht.

Bewegungen im Hüftgelenk

Hier muß das Becken — besonders bei Bewegungseinschränkungen — völlig fixiert werden, eventuell auch von einer zweiten Person. Man kann auch das Becken in zwei breite entgegengesetzt ziehende Schlingen legen, welche an je einer Seite der Massagebank befestigt werden.

Alle Bewegungen müssen, um das Kniegelenk zu schonen, besonders vom Oberschenkel aus auf das Hüftgelenk übertragen werden.

Besprechen wir zunächst die Ausführung der Übungen, wenn von einer zweiten Person die Fixation übernommen wird, der Massör also beide Hände für die Übung selbst frei hat.

A. **Patient liegt auf dem Rücken**

1. **Beugung:**

a) **bei gebeugtem Knie:**
Massör hebt zunächst den Oberschenkel mit der einen Hand an der Adduktorengruppe fassend an, greift dann mit der anderen Hand an die Streckseite des Unterschenkels und führt das Bein zur Beugung. Die an der Adduktorengruppe liegende Hand kann zum Nachfedern dann an die Tuberositas tibiae sich anlegen.

b) **bei gestrecktem Bein:**
Massör faßt den Unter- und Oberschenkel an der Beugeseite und hebt das Bein bei völliger Streckung.

2. **Außenrotation:**

a) **bei gebeugtem Knie:**
Massör faßt den Unterschenkel von außen an der Achillessehne, mit der anderen Hand den Oberschenkel an den Adduktoren. Während der Oberschenkel nach außen und unten geführt wird, richtet die andere Hand den Fuß zum anderen Bein.

b) **bei gestrecktem Bein:**
Das Bein wird am Ober- und Unterschenkel Streckseite gefaßt und nach außen gerollt (also auch die Fußspitze zeigt nach außen).

3. **Innenrotation:**

a) **bei gebeugtem Knie:**
Am Unterschenkel greift eine Hand an die Innenseite, am Oberschenkel die andere Hand an die Außenseite und drückt den Oberschenkel nach innen, während der Unterschenkel nach außen geführt wird.

b) **bei gestrecktem Bein:**
Das Bein wird an der Streckseite des Ober- und Unterschenkels etwas lateral gefaßt und nach innen gedreht (Fußspitze zeigt nach innen).

4. **Abduktion** (in verschiedenen Höhen):

a) **bei gebeugtem Knie:**
Eine Hand faßt an der Adduktorengruppe, die andere am Unterschenkel Innenseite. Das Bein wird leicht angehoben nach außen geführt.

b) **bei gestrecktem Bein:**
Bei gleicher Handhaltung wird das Bein gestreckt abduziert.

5. **Adduktion:**

a) **bei gebeugtem Knie:**
Ausgangsstellung: leichte Abduktion.
Der Unterschenkel wird von außen an der Achillessehne gefaßt, der Oberschenkel an den Beugern. Das Bein wird so zum anderen geführt.

b) **bei gestrecktem Bein:**
Der Unterschenkel wird an der Achillessehne gefaßt, der Oberschenkel von lateral an den Beugern.

6. **Rotation:**
   a) **bei gebeugtem Knie:**
   Die eine Hand faßt den Oberschenkel von oben an der Adduktorengruppe, die andere Hand von außen an der Achillessehne.
   b) **bei gestrecktem Bein:**
   Die eine Hand faßt den Oberschenkel von außen an den Beugern, die andere Hand von innen an der Achillessehne.

7. **Lockerung — Schüttelung** bei gestrecktem Bein:
   Die rechte Hand faßt an der Achillessehne und führt kreisend mit dem ganzen Bein lockere Schüttelungen im Hüftgelenk aus.
   Etwas ruhigere kleinere Kreise werden ausgeführt, wenn von der Ferse aus ein leichter Zug ausgeübt wird.

B. **Patient liegt auf dem Bauch**

8. **Streckung:**
   a) **bei gebeugtem Knie:**
   Der Unterschenkel wird von außen an der Streckseite gefaßt, der Oberschenkel von innen.
   b) **bei gestrecktem Bein:**
   Gleiche Handhaltung wie vor.
   Die Streckung ist auch normalerweise im Hüftgelenk nur bis auf etwa Schrittlänge ausführbar, dann geht das Becken mit.

9. **Abduktion, Adduktion und Rotationen**
   können wie aus der Rückenlage ausgeführt werden, hier mit abgeänderter Handhaltung.

C. **Patient liegt auf der gesunden Seite:**
   Massör steht hinter dem Patienten.

10. **Beugung, Streckung, Abduktion, leichte Adduktion** sowie **Rotationen**
    lassen sich aus dieser Lagerung bei gebeugtem wie auch gestrecktem Bein ausführen.

Besprechen wir nun die Ausführung dieser Hüftbewegungen, wenn vom *Massör gleichzeitig die Fixation übernommen werden* muß. Auch hier steht der Behandler an der zu bewegenden Seite. Als Beispiel nehmen wir das rechte Hüftgelenk.

A. **Patient liegt auf dem Rücken**

1. **Beugung:**
   a) **bei gebeugtem Knie:** (Tafel II/1)
   Die linke Hand des Massörs fixiert das rechte Hüftbein nach unten. Die rechte Hand greift von außen unter dem Unterschenkel hindurch, so daß er sich auf den Unterarm auflegt, und umspannt die Beuger des Oberschenkels, von hier aus die Hüfte beugend;
   b) **bei gestrecktem Bein:** (Tafel II/2)
   Gleiche Handhaltung wie vor. Der Arm des Massörs wird ebenfalls leicht gestreckt, so daß auf seinem Oberarm leicht der Unterschenkel des Patienten ruht.

2. **Außenrotation:**
   a) **bei gebeugtem Knie:** (Tafel II/3)
   Die linke Hand des Massörs legt sich auf die linke Beckenseite, Druck nach unten. Die rechte Hand faßt nun an die Adduktorengruppe. Während sie den Oberschenkel nach außen und unten führt, wird der Unterschenkel vom Ellenbogen leicht angehoben (Ellenbogen ruht möglichst am Fußgelenk des Patienten) und zum anderen Bein geführt.
   b) **bei gestrecktem Bein:**
   Linke Hand wie vor am Becken, rechte Hand faßt oberhalb des Knies an der Innenseite.

3. **Innenrotation:**
   a) **bei gebeugtem Knie:** (Tafel II/4)
   Die linke Hand des Massörs fixiert die rechte Beckenseite nach unten. Die rechte Hand greift von innen unter dem Unterschenkel des Patienten hindurch und legt sich an den lateralen Teil des Oberschenkels, ihn nach innen und unten über den anderen Oberschenkel führend, während der Unterschenkel vom Ellenbogen aus nach außen gefedert wird.
   b) **bei gestrecktem Bein:**
   Linke Hand wie vor am Becken, rechte Hand faßt oberhalb des Knies an der Außenseite.
4. **Abduktion:**
   a) **bei gebeugtem Knie:**
   Linke Hand flach an der Außenseite des Beckens mit Gegendruck nach innen. Rechte Hand Fassung wie zur Außenrotation, hier jedoch nur zur Führung des Beines nach außen.
   b) **bei gestrecktem Bein** in verschiedener Höhe: (Tafel II/5)
   Gleiche Fassung; der Unterschenkel des Patienten wird wieder leicht auf den Oberarm des Massörs gelegt. Bei zu starkem Mitgehen muß die andere Seite fixiert werden. Der Patient kann auch den Unterschenkel seines Beines über die Massagebank herunterhängen lassen.
5. **Adduktion:**
   a) **bei gebeugtem Knie:**
   Linke Hand führt Gegendruck an der gegenüberliegenden linken Beckenseite aus. Rechte Hand Fassung wie zur Innenrotation oder wie zur Beugung. Das Bein wird aus leichter Abduktion an das andere Bein und leicht über dasselbe geführt.
   b) **bei gestrecktem Bein:**
   Linke Hand wie vor, rechte und Beinlagerung wie zur Beugung der Hüfte.
6. **Rotation:**
   bei gebeugtem und gestrecktem Bein: wie bei der Beugung der Hüfte fassen.

B. **Patient liegt auf dem Bauch**

7. **Streckung:** (Tafel II/6)
   Massör steht an dem zu übenden rechten Bein, die rechte Hand flach von oben das Becken nach unten fixierend. Die linke Hand geht von außen unter dem Unterschenkel des Patienten hindurch, diesen über seine Ellenbeuge und Oberarm legend, und faßt von unten die Streckseite des Oberschenkels, von dort das Bein nach oben führend.

   Bei gleicher Haltung des Massörs kann das Bein des Patienten gestreckt auf seinem Arm ruhen oder durch Abwinkelung im Ellenbogen etwas gebeugt werden.

C. **Patient liegt auf gesunder Seite** (im Beispiel links)

Massör steht hinter dem Patienten. Durch die Seitlagerung ist die Fixation erleichtert, die hier die linke Hand entsprechend übernimmt.

a) Fassung bei **gestrecktem Bein**
zur **Beugung — Streckung — Abduktion und Rotation:** (Tafel II/7)

Rechte Hand greift von hinten unter dem Unterschenkel hindurch an die entsprechende Seite des Oberschenkels. Der Unterschenkel legt sich wie vor besprochen auf den Arm des Behandlers.

Gleiche Handhaltung auch zur **Außenrotation bei gebeugtem Knie:** Die Hand führt Oberschenkel von den Adduktoren aus nach außen, Unterschenkel wird vom Ellenbogen zum anderen Bein gehoben.

b) Fassung bei **gebeugtem Bein** zur
Beugung — Streckung — Abduktion und Rotation:

Der Unterarm des Massörs legt sich von vorn unter das Bein des Patienten, so daß sein Knie über den Unterarm des Behandlers hinausragt. Die Hand führt mit entsprechender Fassung vom Oberschenkel aus die Bewegung durch.

Gleiche Haltung auch zur **Innenrotation bei gebeugtem Knie:** Die rechte Hand führt, lateral am Oberschenkel liegend, diesen nach vorn, der Unterschenkel wird vom Ellenbogen aus nach hinten oben gehalten.

Bewegungen in den Fingergelenken

Der Unterarm wird bis zum Handgelenk aufgelegt.

1. **Beugung und Streckung:**
   a) **gemeinsam in allen Gelenken:**
   Wie bei den Zehen liegen die Finger des Massörs auf den Grundgelenken, mit dem Handballen werden die Finger des Patienten einmal von der Streckseite aus zur Beugung geformt, dann von der Beugeseite aus in die Streckung in allen Fingergelenken. Oder: Eine Hand fixiert die Mittelhandknochen, die andere faßt von der Kleinfingerseite die Hand des Patienten und führt die Finger zur Beugung und Streckung besonders im Grundgelenk.
   Steht die Erreichung des Faustschlusses im Vordergrund, so steht die Hand des Patienten in Supination. Der Massör legt seine Hand von unten an und federt mit den Fingern zur Beugung.
   b) **einzelne Finger in allen Gelenken:**
   Die Mittelhandknochen werden mit der einen Hand fixiert, die andere faßt zwischen Daumen und Zeigefinger das Fingerendglied. Der Finger wird nun in allen Gelenken „abgerollt", d. h. zunächst Grundgelenk stark gestreckt, die anderen beiden gebeugt. Nun werden nacheinander das End- und das Mittelgelenk gestreckt, das Grundgelenk gebeugt. Der gestreckte Finger wird hochgeführt und wieder wie vor abgerollt.
   c) **Finger in einzelnen Gelenken:**
   Der rumpfnahe Knochen wird fixiert, der Finger zwischen Daumen und Zeigefinger gefaßt und so die Beugung und Streckung ausgeführt (Grund-, Mittel-, Endglied).

2. **Adduktion — Abduktion:**
   Wie bei den Zehen werden zwei nebeneinanderliegende Finger zwischen Daumen und Zeigefinger beider Hände gefaßt, gespreizt und dann einmal ober-, dann unterhalb übereinander zur Adduktion geführt.

3. **Rotation:**
   Ein einzelner oder zwei nebeneinanderliegende Finger werden aus gleicher Haltung zur Rotation im Grundgelenk geführt.

4. **Opposition:**
   Der Daumen wird dem kleinen Finger gegenübergestellt. Hierzu spreizen wir mit den Mittelfingern die drei anderen Finger nach oben. Daumen und Kleinfinger werden zwischen unserem Daumen und Zeigefinger gefaßt, welche sie so weit wie möglich unten zusammenführen und wieder abspreizen.

5. **Spreizung gemeinsam:**
   Wie an den Zehen werden die Finger, von beiden Händen umfaßt, von den Grundgelenken aus gespreizt.

6. **Lockerung der Mittelhand- und Handwurzelknochen:**
   Daumen an der Hohlhand, Finger auf dem Handrücken. Wie am Fuß werden je zwei nebeneinanderliegende Mittelhandknochen durch abwechselnden Daumen-Fingerdruck in entgegengesetze Richtung bewegt. So wird querverlaufend gearbeitet, langsam zu den Handwurzelknochen aufsteigend.

7. **Dehnung — Lockerung:**
   Handhaltung wie vor. Von der Mitte ausgehend ziehen die Finger zu beiden Seiten. Während des Daumendruckes werden die Außenränder herabgedrückt, dann erfolgt Fingerdruck nach unten mit Hochziehen der Außenränder. Beides muß fließend miteinander verbunden werden.

Bewegungen im Handgelenk

1. **Beugung und Streckung:**
   Der Unterarm wird an der Streckseite fixiert, die Hand von der Kleinfingerseite umfaßt und zur Beugung und Streckung geführt.

a) Patient hält Finger gestreckt,
b) Patient macht die Finger zur Faust,
c) das gleiche einmal in Supinationsstellung, einmal in Pronationsstellung.

2. **Supination und Pronation:**
Aus der gleichen Haltung wird durch abwechselnden Daumen- und Fingerdruck eine leichte Supinations- und Pronationsbewegung ausgeführt.

3. **Radial- und Ulnarflexion:**
Ebenfalls gleiche Haltung. Aus horizontaler Lage wird die Hand zur Ulnar- und Radialseite gebeugt. Verschiedene Handhaltung wie unter 1a—c. Dann auch gleiche Übung in verschiedenen Ebenen der Beugung und Streckung.

4. **Rotation:**
Obige Bewegungen werden zu einer Rotation verbunden. Die Ausführung kann
a) linksherum,
b) rechtsherum,
c) mit gleichzeitiger Supination und Pronation,
d) eine Acht beschreibend
mit verschiedener Handhaltung ausgeführt werden.

Zur Beweglichmachung des Handgelenkes können wir auch mit unseren Fingern in die des Patienten eingreifen und die gewünschten Bewegungen im Handgelenk mit federndem Druck ausführen, während die andere Hand den Unterarm fixiert.

Bewegungen im Ellenbogengelenk

Der Massör steht vor dem Patienten.

1. **Beugung und Streckung:**
Die eine Hand fixiert hierzu den Oberarm von der Streckseite aus. Der Unterarm wird in supinierter Stellung am Handgelenk von ulnarwärts gefaßt. Der Zeigefinger liegt in der Hohlhand, um auch die Hand leicht zu halten. Die Finger können einmal gestreckt und auch zur Faust gehalten werden. — Gleiche Bewegung auch in Pronationsstellung der Hand.

2. **Supination und Pronation**
a) **bei gestrecktem Arm:**
Massör: Handhaltung wie vor. Die Hand des Patienten wird in Supinations- und Pronationsstellung gebracht.
b) **bei gebeugtem Unterarm:**
Durch die Armbeugung ist die Fixation des Oberarms zur Elle garantiert, während bei gestrecktem Arm die Ausführung der Bewegungen auch aus dem Schultergelenk vorgetäuscht werden kann. Der Massör stützt hierbei den Ellenbogen des Patienten.

3. **Rotation:**
In leichter Beugestellung werden mit dem Unterarm die vorigen Übungen zu einer Rotation verbunden.

Zur Behebung einer Bewegungseinschränkung empfiehlt sich für den Massör auch folgende Stellung:
Seitlich vom Patienten stehend greift die seiner Schulter nahe Hand fixierend den Oberarm von oben, während die andere Hand am Unterarm fassend die Bewegung ausführt.

Bewegungen im Schultergelenk

Wie bei der Hüfte muß auch hier der Hauptdruck gegen die Bewegungseinschränkung vom Oberarm aus erfolgen, um eine Schädigung des Ellenbogengelenkes zu vermeiden. Erst beim Erheben über die Horizontale darf beim Gesunden der untere Schulterblattwinkel mitgehen.

Um ein Ausweichen des Rumpfes zu vermeiden, kann die Ausführung zum Teil mit beiden Armen zugleich vorgenommen werden, auch wenn nur ein Arm erkrankt ist; jedoch erst dann, wenn die Bewegung bis über die Horizontale frei ist; wir können den Patienten aber auch mit der gesunden Seite an der Stuhllehne sitzen lassen oder dem Patienten mit unserem aufgesetzten Knie Halt geben, weil wir dann eine Hand zum Fixieren des Schultergelenkes frei haben.

Der Massör steht bei diesen Übungen hinter dem Patienten:

1. **Seitliches Erheben — Abduktion:**
   a) **bis zur Horizontalen** (Tafel III/1)
   üben wir zunächst mit einem eventuell gebeugten Arm. Eine Hand des Massörs fixiert die Schulterhöhe. Auf den anderen Unterarm legt er den gebeugten Arm des Patienten und hält leicht dessen Handgelenk. Mit seinem Unterarm gibt der Massör den Hauptdruck am Oberarm des Patienten.
   b) **über die Horizontale — Handrücken zeigt nach oben:** (Tafel III/2).
   Der Massör faßt das Handgelenk des Patienten von unten an der Beugeseite, Zeigefinger an der Handwurzel angelegt. Ziel der Bewegung: beide Arme sollen gestreckt seitlich bis an den Kopf gehoben werden. Durch Anlegen des Armes die Bewegung aus dem Oberarm ausführen, auch dann, wenn mit beiden Armen gleichzeitig diese Bewegung erzielt werden soll.
   Macht die genaue seitliche Ausführung noch Schwierigkeiten, kann man auch ein wenig weiter vorn beginnen und in jedem Höhenabschnitt nach hinten rotierend die Bewegung erweitern.
   c) **Handinnenflächen zeigen nach oben:**
   Die Handhaltung des Massörs wird entsprechend abgeändert.
   d) **bei gebeugtem Arm, Unterarm des Patienten nach vorn:** (Tafel III/3).
   Ziel: Ellenbogen bis an den Kopf zu bringen. Handhaltung wie unter 1a. Im letzten Abschnitt mit beiden Armen üben, dabei von den Ellenbogen aus zum Kopf federn.
   e) **Führen des Armes nach vorn und hinten:**
   Diese Übung wird bei gebeugtem und gestrecktem Arm des Patienten ausgeführt. Der Massör fixiert mit einer Hand die Schulterhöhe, den anderen Arm wie vor an den Arm des Patienten legen. Seitliches Anheben und Führen des Armes nach vorn und hinten in verschiedenen Höhenabschnitten, locker und leicht rotierend.
   Als Ziel die andere Schulter: Massör greift über die andere Schulter nach vorn zur Hand des Patienten. Am Oberarm Nachfedern zur Brust (Tafel III/4).

2. **Heben von vorn bis an den Kopf — Außenrotation:**
   Erstes Ziel: Freimachung des Handnackengriffes.
   Der Massör fixiert mit der einen Hand die Schulter und vermeidet das Ausweichen nach hinten. Der andere Arm wird voll angelegt und so der Arm des Patienten zum Kopf und schließlich weiter nach hinten nachgefedert.
   Bei der Übung mit beiden Armen stellt der Massör sein Knie an den Rücken des Patienten.
   Um den Handnackengriff freizumachen, fassen wir nun den gebeugten Arm des Patienten mit einer Hand am Handgelenk und führen die Hand des Patienten zum Nacken, die andere Hand des Massörs legt sich an den Ellenbogen und führt den Arm von hier aus nach hinten und rückenwärts (Tafel III/5).

3. **Heben von unten nach hinten zum Rücken — Innenrotation:**
   Erstes Ziel: Freimachung des Handrückengriffes.
   Der Arm des Patienten hängt seitlich am Rumpf, die Handinnenfläche nach hinten.
   Der Massör legt eine Hand auf die Schulter, die Finger verhüten ein Mitgehen nach vorn. Die andere Hand faßt von außen an der Streckseite des Handgelenkes. Der ganze Arm wird an den des Patienten gelegt und locker rotierend nach hinten geführt (Tafel III/6).
   Um dann den Handrückengriff freizumachen, fassen wir den gebeugten Arm des Patienten von oben an der Hand, um sie zur Rückenmitte zu führen, mit der anderen Hand den Ellenbogen des Patienten, um ihn gleichfalls nach hinten und rumpfwärts mitgehen zu lassen.

4. **Innen- und Außenrotation kombiniert:**
   a) **bei horizontal gestrecktem Arm:**
   Die der erkrankten Seite des Patienten entsprechende Hand des Massörs faßt das Handgelenk des Patienten an der Ulnarseite; der Ellenbogen des anderen Armes fixiert die Schulterhöhe, während die Hand dieses Armes gleichzeitig den Ellenbogen des Patienten von innen unten hält. Durch Supination und Pronation der Hand erreichen wir eine Innen- und Außenrotation im Schultergelenk.
   b) **bei gebeugtem Unterarm:**
   Handhaltung bleibt wie vor, der Unterarm des Patienten wird im rechten Winkel zum Oberarm gehalten.

   Innenrotation:
   Mit Daumen und Handballen des einen Armes wird leichter Druck am Handrücken des Patienten nach vorn und unten ausgeübt. Der Ellenbogen des anderen Armes liegt vorn am Schultergelenk, um ein starkes Ausweichen zu vermeiden. Die Finger des gleichen Armes heben den Oberarm an und führen ihn leicht nach vorn.

   Außenrotation:
   Die Hand des Patienten wird durch Fingerdruck des Massörs nach oben und hinten geführt. Der Ellenbogen des anderen Armes vermeidet am oberen Teil des Schulterblattes ein Ausweichen. Der Daumen des gleichen Armes liegt unter dem Oberarm und hebt ihn nach oben und vorn.

5. **Außenrotation — Handnackengriff:**
   Hier in großen Zügen die ungefähre Behandlungssteigerung:
   Am besten mit beiden Armen ausführbar. Der Massör stellt hierbei sein Knie an den Rücken des Patienten.
   a) Der Patient legt beide Hände in den Nacken. Der Massör federt mehrmals kurz mit den Fingerspitzen am Ellenbogen nach hinten und drückt dann von dort mit den Handballen nach vorn.
   b) Hände fassen und vom Kopf abziehen: nach hinten, nach oben.
   c) Der Patient hält beide Hände locker im Nacken. Der Massör drückt beide Ellenbogen an den Kopf, so daß die Hände des Patienten sich überkreuzen und zum anderen Ellenbogen fassen.
   Aus dieser Fassung dann vom Ellenbogen aus nach hinten nachfedern.
   d) Gleiche lockere Fassung des Patienten im Nacken wie vor. Die Hände sollen jetzt jedoch in der Rückenmitte nach unten gehen. Der Massör drückt vom Ellenbogen aus den Oberarm an den Kopf und nach hinten.

6. **Innenrotation — Handrückengriff:**
   Ebenfalls am besten mit beiden Armen zugleich wie vor auszuführen.
   a) Der Patient legt beide Hände von unten in Beckenhöhe an den Rücken. Die Hand der gesunden Seite kann die des kranken Armes umfassen.
   Der Massör vibriert abwechselnd mit den Fingerspitzen beide Ellenbogen des Patienten nach hinten und mit den Handballen nach vorn.
   b) Der Massör faßt beide geschlossenen Hände des Patienten von oben mit seiner rechten Hand und zieht sie kurz und locker vom Rücken ab. Die andere Hand legt sich flach zwischen die Schulterblätter, um den Patienten zu stützen.
   Federnd geschieht dies am besten, wenn er sein Handgelenk an den Rücken des Patienten lehnt und nur leicht mit den Fingern abstößt.
   c) Aus dieser Fassung läßt sich auch ein Abziehen bei gestrecktem Arm, ein abwechselndes Beugen und Strecken sowie ein Rotieren ausführen.
   d) Der Patient hält beide Hände locker übereinander. Der Massör drückt vom Ellenbogen aus den Oberarm an den Rumpf, so daß der Patient mit der Hand jeweils den Ellenbogen des anderen Armes fassen kann. Aus dieser Fassung dann Nachfedern nach hinten.
   e) Der Patient hält beide Hände locker nebeneinander, so daß die Fingerspitzen nach oben zeigen. Der Massör drückt wieder die Ellenbogen an den Rumpf, wobei die Hände des Patienten jetzt in der Rückenmitte nach oben gehen.

7. **Rotation — auch als allgemeine Armschüttelung:**
Der Massör steht seitlich neben dem Patienten und faßt die eine Hand des Patienten von unten, den Zeigefinger stützend über das Handgelenk legend.

Zunächst werden lockernd kleine Kreise beschrieben, die immer größer gezogen werden und dabei schüttelnd oder in Spiralen lockernd vorgenommen werden können.

Diese Kreise werden nach beiden Richtungen hin ausgeführt, abwechselnd auch Handinnenfläche nach oben oder auch als Acht.

Bewegungen in den Wirbelgelenken (Rumpf)

A. **Im Liegen auf dem Rücken:**
Massör steht am Fußende, die Füße des Patienten an sich angelehnt. Beide Hände des Patienten werden so von den Händen des Massörs gefaßt.

Zu den Übungen 1 bis 3: Der Patient kann auch auf der Bodenmatte liegen. Der Massör steht mit gespreizten Beinen über ihm, die Oberschenkel des Patienten zwischen den Füßen fixierend. Hierbei ist neben einer guten Bewegungsmöglichkeit auch ein Schütteln des Brustkorbes ausführbar.

1. Durch gleichmäßiges Anziehen wird eine **Rumpfbeugung nach vorn** erreicht. Langsam lockernd wird der Patient dann wieder auf die Unterlage zurückgelassen. Der Patient soll möglichst seine Knie durchdrücken (Tafel IV/1).
2. **Drehbeugung:** (Tafel IV/2).
Der rechte Arm wird angezogen und gleichzeitig zur linken Seite geführt, wodurch wir eine Rumpfdrehung erreichen. Umgekehrt drehen wir von links nach rechts.
3. **Rotation:**
Obige Bewegungen werden zu einer Rotation verbunden.
4. Ein **seitliches Beugen** wird im Liegen durch seitlichen Zug, d. h. nur an einem Arm, erreicht. Die Hand wird in Richtung lateraler Schienbeinknorren gezogen. Ausführung in verschiedenen Höhen.
5. Besonders auf das Lendenteil wirken wir auch durch Führen beider Beine (z. B. zur Beugung, zur Seite). Wir kyphosieren die Lendenlordose beim Anheben der Beine.

B. **Im Liegen auf dem Bauch:**
Massör bleibt in gleicher Stellung und faßt nun die auf dem Rücken liegenden Hände des Patienten.

1. Durch gleichmäßigen Zug an beiden Händen erreichen wir hier eine **Rumpfbeugung nach hinten** (Tafel IV/3).
2. **Seitliches Beugen.**
3. **Rumpfdrehen.**
4. **Rotation**
wie aus der Rückenlage.
5. Wie bei der Rückenlage beschrieben, können wir auch hier von beiden Beinen aus besonders auf die Lendenwirbelsäule wirken und erreichen beim Anheben der Beine eine Verstärkung der Lendenlordose.

C. **Im Sitzen:**
Auf einem Hocker. Füße eventuell hinter dem Stuhlbein. In dieser Lage ist das Becken gut fixiert.
Massör steht hinter dem Patienten.

1. **Rumpfdrehen:**
   a) **Patient: Hände in den Hüften:** (Tafel IV/4).
   Massör faßt an beiden Schultern und dreht den Rumpf durch abwechselnden Zug und Druck um seine eigene Achse. Eine Hand vorn am Schultergelenk (Zug), die andere am Schulterblatt (Druck).

b) **Patient: Hände im Nacken:** (Tafel IV/6).
Massör führt gleiche Bewegungen an den Ellenbogen fassend aus, oder er faßt an der nach vorn zu bewegenden Schulter am Schulterblatt drückend, während der andere Ellenbogen nach hinten geführt wird.

2. **Seitliches Rumpfbeugen:** (Tafel IV/5).
   a) **Patient: Hände in den Hüften (oder auf Oberschenkel):**
   Massör faßt die rechte Schulter, mit der anderen Hand an die linke Hüfte. Durch entgegengesetzten Druck wird eine Beugung nach links erreicht.
   Umgekehrte Handhaltung bei der Beugung nach rechts.
   b) **Patient hält Hände im Nacken:** (Tafel IV/7).
   Die vorher auf die Schulter gelegte Hand hebt nun den Ellenbogen; sonst Ausführung wie vor. Die andere Hand kann auch von der anderen Schulter oder dem Ellenbogen aus nach unten drücken.

3. **Rumpfdrehung mit Beugung nach vorn:**
Der Patient hält beide Hände im Nacken, der Massör faßt die Ellenbogen. Die linke Hand zieht den linken Ellenbogen nach hinten, die rechte führt den rechten Ellenbogen nach vorn, dann Umgreifen der rechten Hand an das Schulterblatt und Führen des rechten Ellenbogens zum linken Knie.
Umgekehrt an der anderen Seite.

4. **Rumpfkreisen:**
Aus den Stellungen wie unter 1a und b werden Rumpfkreisungen rechts- und linksherum ausgeführt.

5. **Strecken des Rumpfes nach hinten:**
Der Patient hält seine Arme locker am Rumpf, im Nacken oder in der Hüfte gefaßt. Der Massör kann seine Knie anstellen und von den Schultern oder den Ellenbogen ein Nachhintenbeugen bzw. -strecken ausführen. Dabei zeigt sich eine Verstärkung der Lendenlordose. Diese wird, falls sie vermieden werden soll, durch Hochstellen der Beine ausgeschaltet.
Soweit diese Rumpfübungen einen Einfluß auf das Hüftgelenk ausüben, können sie auch dort entsprechend verwandt werden.
Steht das Dehnen des Brustkorbes im Vordergrund, werden wir die Übungen im Sitzen z. B. mit gestreckten Armen ausführen. Wir können hierzu auch das Seitbeugen mit einem nach oben gestreckten Arm ausführen, eine Übung, die sich auch vom Kopfende der Massagebank ausführen läßt.

Bewegungen in den oberen Wirbelgelenken (Kopf)

Der Massör steht hinter dem sitzenden Patienten. Die Daumen des Massörs liegen hinter dem Ohr am Warzenfortsatz, der Zeigefinger auf dem Unterkiefer, die übrigen Finger unter dem Unterkiefer.

1. **Beugen nach vorn und hinten:**
Durch abwechselnden Daumen-Fingerdruck vorsichtiges Beugen des Kopfes nach vorn und hinten.

2. **Seitliches Beugen:**
Der Kopf wird jeweils zur Schulter seitlich gebeugt.

3. **Beugung über Kreuz:**
Von der Kopfmittelstellung einmal nach vorne rechts und hinten links, dann umgekehrt von vorne links nach hinten rechts zurückgehen.

4. **Seitliches Wenden — Drehen:**
Das Kinn wird einmal zur rechten, dann zur linken Schulter gewendet.

5. **Rotationen:**
   a) Rechts- und linksherum,
   b) in Achterform in beiden Richtungen.

6. **Streckungen:**
   a) In Mittelstellung wird der Kopf durch leichtes vibrierendes Heben nach oben gestreckt,
   b) nach vorne und hinten,
   c) zu beiden Schultern hin.

Bei starken Versteifungen empfiehlt es sich, den Patienten mit dem Rücken an der Stuhllehne sitzen zu lassen. Seine Ellenbogen umfassen dann die äußeren oberen Ecken, so daß der Rumpf und Schultergürtel nicht ausweichen können. Hier können dann die Hände direkt vom Kopf aus nachhelfen. Z. B. Drehen: Rechte Hand am Schläfenbein, mit den Fingern zur Stirn, linke Hand hinter dem Ohr, die Finger zum Hinterhaupt = Kopfwenden nach links.

Diese Übungen werden auch oft zu einer Dehnung der Halsmuskulatur (z. B. beim Schiefhals) notwendig. Beim seitlichen Beugen und Drehen muß dann die jeweilige Schulter nach unten fixiert werden.

Muskeldehnungen

Sehen wir uns nun noch die Möglichkeiten der Muskeldehnungen an. Bei der Massage hatten wir schon von Dehnungen gesprochen und zum Teil bei den vorher genannten passiven Bewegungsübungen. Das waren manuelle Maßnahmen, welche hier noch ergänzt werden sollen. Wollen wir einen Muskel dehnen, so müssen wir uns genau im klaren sein über seinen Verlauf; denn wir müssen Ursprung und Ansatz dieses Muskels so weit wie möglich voneinander entfernen. Schwieriger wird dies vor allem bei Muskeln, welche über zwei Gelenke ziehen, dann müssen zur völligen Dehnung beide Gelenke in die richtige Stellung gebracht werden.

Hier einige Beispiele, bei denen, wenn nicht anders erwähnt, die Handhaltung des Behandlers wie bei den passiven Bewegungsübungen ist.

M. triceps:

Einfache Dehnung:

Der Unterarm wird an den Oberarm fest angebeugt.

Völlige Dehnung:

Den Arm gestreckt bis zum Kopf vorhochführen, dann den Unterarm beugen, d. h. die Hand geht in Richtung Schulterblatt (Tafel V/1).

M. biceps brachii:

Einfache Dehnung:

Der Arm wird gestreckt.

Verstärkte Dehnung:

Den nur leicht gebeugten Unterarm so weit wie möglich pronieren, dann den Ellenbogen durchdrücken.

Völlige Dehnung: (Tafel V/2).

Den Arm in pronierter Stellung etwas unterhorizontal seitwärts und rückenwärts führen. Dort wechselnd Supination und Pronation der Hand. Die andere Hand des Behandlers gibt dem Patienten am Schulterblatt Gegendruck.

M. deltoideus:

Der Arm des Patienten kann im Ellenbogengelenk gebeugt sein, von welchem der Behandler dehnenden Zug ausübt.

Vorderer Teil: (Tafel V/3).

Der Arm des Patienten wird nach hinten zur Rückenmitte gezogen. Eine Dehnung erfolgt auch beim Handrückengriff mit Nachhintenfedern vom Ellenbogen aus.

Hinterer Teil: (Tafel V/4).

Patient greift mit der Hand auf seine andere Schulter. Behandler hält die Hand und dehnt vom Ellenbogen aus. Wir können auch den Unterarm des Patienten auf unseren Unterarm legen und mit der einen Hand den Ellenbogen zur anderen Schulter ziehen, während die andere Hand das Schulterblatt der zu dehnenden Seite nach dorsal fixiert.

M. trapecius — Rand: (Tafel V/5).

Im Sitzen: Patient legt den linken Arm auf den Rücken. Behandler steht an der rechten Seite des Patienten und fixiert mit seiner linken Hand die Schulter, die rechte Hand umfaßt, von vorn kommend, die linke Kopfpartie des Patienten. Führung des Kopfes nach rechts vorn. Leichte Drehungen dort erfassen alle Fasern.

Entsprechend umgekehrte Ausführung zur Dehnung des rechten Trapeciusrandes.

Handstrecker: (Tafel V/6).

Arm des Patienten leicht gestreckt, Unterarm proniert. Die Hand wird zur Volarflexion geführt.

Fingerstrecker:

Ausführung wie vor. Zur Dehnung der Fingerstrecker wird die Hand dabei gleichzeitig kräftig zur Faust geschlossen.

Hand- und Fingerbeuger:

Wie vor bei den Streckern beschrieben, nur umgekehrt: Der Unterarm ist supiniert, die Hand bzw. auch die Finger werden zur Dorsalflexion geführt.

M. quadriceps:

Einfache Dehnung: (Tafel V/7).

Den Unterschenkel an den Oberschenkel beugen.

Völlige Dehnung:

Patient in Bauchlage. Die eine Hand des Behandlers fixiert von oben das Becken. Von innen faßt die andere Hand unter das gebeugte Knie. Der Behandler hebt nun gleichzeitig das Knie an und drückt mit seinem Arm den Unterschenkel des Patienten an den Oberschenkel (Tafel V/8).

Entsprechende Ausführung auch aus der Seitenlage. Im Fersensitz erreichen wir eine völlige Dehnung des M. quadriceps, wenn wir den Oberkörper nach hinten sinken lassen (Tafel V/9).

Mm. Adduktores:

Patient in Rückenlage. Zur Fixation des Beckens läßt er das andere Bein über die Massagebank herunterhängen.

Lange Adduktoren: (Tafel VI/1, 2).

Das Bein wird gebeugt und etwas seitlich angestellt. Behandler fixiert den anderen Oberschenkel und drückt vom Knie aus den Oberschenkel nach außen unten.

Kurze Adduktoren: (Tafel VI/3).

Das Bein des Patienten liegt gestreckt auf der Bank und wird so vom Behandler abduziert.

Beuger des Unterschenkels:

Einfache Dehnung:

Das Knie auf die Unterlage durchdrücken.

Völlige Dehnung:

Patient in Rückenlage. Behandler hebt das Bein mit einer Hand an und drückt mit der anderen Hand vom Knie aus zur Streckung. In immer höheren Beinlagerungen versuchen. Der Massör kann auch das Bein auf seine Schulter legen und oberhalb des Knies beide Hände zum Durchdrücken anlegen (Tafel VI/4).

Noch stärker ist die Dehnung, wenn das andere Bein wie vor über die Bank hängt. Auch durch Beugung des Oberkörpers zu den gestreckten Beinen erreichen wir eine

Dehnung. Zum Beispiel: Ein Bein wird gestreckt über eine Bank gelegt. Oder: Beide Beine liegen gestreckt auf der Bank. Der Oberkörper wird vom Behandler, welcher an den Nacken greift, fußwärts gezogen (Hände des Patienten im Nacken). Im Stehen: Bei gestreckt gehaltenen Beinen die Hände flach vor die Füße zu legen versuchen. Es empfiehlt sich, bei diesen Bewegungen erst das Bein bei leicht gebeugtem Knie zur Hüftbeugung zu führen und dann erst das Knie mehrmals durchzudrücken.

Wadenmuskulatur:

Besonders M. gastrocnemius: (Tafel VI/5).

Bei gestrecktem Bein wird der Fuß in Dorsalflexion gebracht. Als besondere Handhaltung eignet sich folgende: Patient in Rückenlage. Behandler fixiert, seitlich stehend, mit einer Hand den Oberschenkel, mit der anderen Hand faßt er die Ferse und legt den ganzen Fuß an seinen Unterarm. Durch Zug an der Ferse und Druck vom Unterarm aus den Fuß zur Dorsalflexion führen. (Patient unterstützt diese Bewegung.)

Besonders M. soleus: (Tafel VI/6).

Der Fuß wird bei gebeugtem Bein zur Dorsalflexion geführt bzw. aus der Bauchlage heruntergedrückt.

Zehenstrecker:

Fuß des Patienten in lockerer Plantarflexion. Behandler umfaßt den Fuß, die Daumen auf dem Fußrücken. Während die Finger von der Fußsohle aus nach oben drücken, ziehen die Daumen beider Hände quer über den Fußrücken zehenwärts und bringen schließlich die Zehen zur Beugung.

Bei dieser manuellen Muskeldehnung wird oft eine größere Kraft in der Zeiteinheit wirken, um zu einem Erfolge zu kommen. Schonender und bei starken Kontrakturen zu einem schnelleren Erfolg führend sind die

Dehnlagerungen

welche noch öfter Erwähnung finden werden. Hierbei sollen angepaßte kleinere Kräfte längere Zeit einwirken. Auf die dem Druck oder Zug entgegenwirkende Fixation ist zu achten, außerdem auf die jeweilige Lagerung des Patienten und die Zugrichtung. Wie schon erwähnt, soll das wirkende Gewicht senkrecht zur Längsachse wirken.

Wir können zur Korrektur ein Gewicht (am besten länglicher Sandsack) als *Druck* von oben her wirken lassen. Den gleichen Zweck erfüllt ein *Zuggewicht*.

Später wird noch von der Anwendung des *Rollenzuges* zur Dehnung gesprochen werden.

Lockerungen

Bei Schüttelungen und Schwingungen muß der ganze Arm und Schultergürtel des Behandlers die gewünschte Bewegung locker mitmachen. Um eine gute Entspannung des Patienten zu gewährleisten, müssen besonders bei Schwingungen Bewegungsausmaß und Tempo manchmal gewechselt werden.

Arm:

1. **Seitliche Schüttelung:**
   a) Behandler faßt die Hand des Patienten so, daß der Zeige- und Mittelfinger über dessen Handgelenk gehen. Unter leichtem Zug können dabei kreisend die verschiedenen Bewegungen im Schultergelenk vorgenommen werden.
   Ausführung im Sitzen oder in Rückenlage.

b) Der Arm des Patienten wird am Ellenbogen so gefaßt, daß dessen Unterarm gebeugt auf dem Arm des Behandlers ruht. Ausführung wie vor.

Wirkung: Lockerung des Schultergürtels und der Oberarmmuskulatur.

2. **Schüttelung unter Längszug am gestreckten Arm:**
Patient liegt flach auf der Bank, Arm seitlich am Rumpf.
Wirkung: Lockerung des Schultergürtels und des Brustkorbes, in Verbindung mit der Atmung zur Ausatmungsverlängerung und Sekretlockerung.

3. **Seitliche Armführung mit Schüttelung:**
Patient in Rückenlage. Sein gestreckter Arm wird ruhig zur Seite geführt (Einatmung) und unter seitlicher Schüttelung an den Körper zurückgeführt (Ausatmung). Wirkung: Lockerung des Schultergürtels. In Verbindung mit der Atmung: zur Ausatmungsverlängerung; und mit leichtem Zug zur Unterstützung der Sekretlockerung.

4. **Senkrechte Schüttelung des gestreckten Armes:**
Patient in Rückenlage auf der Bank oder der Matte. Behandler faßt mit beiden Händen am Handgelenk des Patienten. Ruhig schüttelnd wird die Schulter abwechselnd leicht abgehoben.
Wirkung: Lockerung des Schultergürtels.

5. **Schüttelung beider Arme:**
Patient liegt auf der Matte, Behandler steht über ihm und greift über das Handgelenk seines gestreckten Armes. Leicht kreisend wird abwechselnd die rechte und linke Schulter abgehoben.
Wirkung: Lockerung und Schmeidigung des Schultergürtels. Bei gleichmäßiger Schüttelung beider Arme: Wirkung auf den Brustkorb.

6. **Direkte Schulterschüttelung:**
a) Patient sitzt mit herunterhängenden Armen, Behandler steht hinter ihm und greift in seine Achselhöhlen. Gleichmäßiges Kreisen beider Schultern in beiden Richtungen — Schulterführung nach oben und unten, dabei in einer Richtung schüttelnd — oder abwechselndes Kreisen in beiden Richtungen.
b) Patient in Bauchlage auf der Matte, beide Arme innenrotiert neben dem Rumpf. Gleiche Übungen wie vor.

7. **Schwingung eines Armes:**
Der Arm des liegenden Patienten ist rechtwinklig gebeugt. Behandler faßt in die Hand des Patienten, mit Zeige- und Mittelfinger über dessen Handgelenk greifend. Weiche Schwingungen zur Abduktion und Adduktion; der Oberarm des Patienten schwingt dicht über der Unterlage.
Wirkung: Schmeidigung des Schultergürtels.

8. **Schwingung beider Arme:**
Patient liegt auf dem Boden, Behandler steht über ihm und faßt mit supinierten Händen den Patienten. Wie vor schwingt der Oberarm dicht über der Matte.

Bein:

1. **Schüttelung bei gestrecktem Bein:**
   a) Behandler faßt mit beiden Händen am Fußgelenk des Patienten. Die Schüttelung wird senkrecht ausgeführt; kreisend werden die verschiedenen Hüftbewegungen miteinander kombiniert.
   Wirkung: auf gesamte Beinbeugemuskeln.
   b) Das gestreckte Bein wird leicht innenrotiert schräg über das andere Bein geführt. Schüttelung in der Diagonalen.
   Wirkung: Lockerung der kleinen Hüft- und schrägen Bauchmuskeln.

2. **Schüttelung bei angestellten Beinen:**
   a) Eine Hand fixiert das Fußgelenk des Patienten, die andere Hand legt sich auf das Knie und führt seitliche Schüttelungen aus.
   Wirkung: auf die gesamten Beinbeuger.
   b) Beide Beine des Patienten werden angestellt. Handhaltung für beide Beine wie vor. Oder die Füße werden durch eine Rolle oder unser angestelltes Knie fixiert. Beide Hände fassen zur Schüttelung an je einem Knie, die übergreifende Hand sichert dabei die gleichmäßige Ausführung.
   Wirkung: leichte Schüttelung = Lockerung aller Beinbeuger. Bei stärkerer Ausführung zusätzlich Lockerung der Bauchmuskulatur.

3. **Schüttelung in Bauchlage:**
   a) Ein Bein wird rechtwinklig gebeugt. Behandler faßt mit einer Hand am Fußgelenk und führt seitliche Schüttelung aus.
   Wirkung: Lockerung der Wadenmuskulatur.
   b) Wie vor faßt Behandler am Fußgelenk, der Oberschenkel wird ganz leicht abgehoben.
   Wirkung bei leichter seitlicher Schüttelung: Lockerung der Oberschenkelmuskulatur.

4. **Schwingung bei gestrecktem Bein:**
   Behandler umfaßt mit beiden Händen die Ferse des liegenden Patienten. Das Bein wird seitlich geschwungen.
   Wirkung: Lockerung und Schmeidigung der Hüftmuskulatur.

5. **Schwingung beider angestellter Beine:**
   Patient liegt mit angestellten Beinen. Behandler stellt sein Knie zur Fixation an die Füße des Patienten. Seitlich der Knie liegen seine Hände und führen weich durchgehend beide Knie zur Seite.
   Wirkung: Schmeidigung der Hüft- und schrägen Bauchmuskulatur.

6. **Rollungen bei gestrecktem Bein:**
   a) Zur Rollung eines Beines faßt je eine Hand des Behandlers am Oberschenkel und Fußgelenk des Patienten.
   Wirkung: Lockerung der Hüft- und Oberschenkelmuskulatur.
   b) Die Rollung beider Beine wird in einer Richtung ausgeführt. Hierzu legen wir beide Hände an die Fußgelenke des Patienten. Die übergreifende Hand dirigiert die gleichmäßige Ausführung.

Wirkung: wie vor. Bei stärkerer Ausführung, bei welcher die Stoßrichtung jeweils abgefangen wird, kommt es dabei auch zu einer Lockerung der Bauchmuskulatur bzw. Mitbewegung des ganzen Körpers.

Becken-Bauch-Thorax:

1. **Patient in Seitenlage:**
   mit leicht angebeugten Beinen. Behandler steht hinter ihm und legt beide Hände auf das Becken.
   Dosierung von weichen Schüttelungen bis zur schmeidigenden Durchbewegung, wobei dann die andere Hand sich an die unteren Rippen anlegt und so mit Unterstützung der Unterarme Brustkorb und Becken gegeneinander bewegt werden.
   Wirkung: Lockerung der Bauchmuskulatur, Schmeidigung der Muskulatur zwischen Beckenkamm und unterem Rippenbogen.

2. **Patient in Rückenlage auf der Matte:**
   Behandler umfaßt mit beiden Händen den Thorax des Patienten und führt ihn kreisend oder in der Senkrechten jeweils in einer Richtung schüttelnd.
   Entsprechend gleichlautende Thoraxführung kann auch aus dem Vierfüßlerstand ausgeführt werden.
   Wirkung: Schmeidigung des Brustkorbes und der Wirbelsäule.

3. **Schwingen des Oberkörpers als Bodenübung:**
   Behandler faßt beide Arme des Patienten.
   a) Halbkreisförmige Schwingungen,
   b) mit seitlichem Aufdrehen.
   Wirkung: Schmeidigung des Brustkorbes.

4. **Schüttelung des Thorax:**
   Am besten auszuführen als Bodenübung. Behandler faßt beide Hände des Patienten und federt in den Knien mit. Der Oberkörper wird wechselnd abgehoben. Jeweils in einer Richtung wird die Schüttelung ausgeführt. Es lassen sich auch Schüttelungen im kleinen Halbkreis ausführen.
   Wirkung: Lockerung des Brustkorbes und Sekretlockerung.

Anwendung der passiven Bewegungsübungen

Wir haben nun gesehen, daß die passiven Übungen

a) auf die **Gelenke** direkt wirken, hier gegen einen eventuell bestehenden Widerstand arbeitend, um das normale Bewegungsmaß wieder zu erreichen.

Wir werden also passive Übungen da anwenden, wo Bewegungseinschränkungen (Versteifungen, Kontrakturen) zu beseitigen sind.

b) Durch die Bewegungen in einem Gelenk erreichen wir außerdem einen Zug an der einen, eine Verkürzung an der anderen Muskelgruppe.

Z. B. beim Fußgelenk würde durch die Dorsalflexion eine Verkürzung der Strecker, ein starker Zug aber an den Beugern, der Wadenmuskulatur, eintreten. So werden wir passive Übungen auch da anwenden, wo die Muskulatur verkürzt ist. Auch z. B. nach Muskelverletzungen zur Wiederherstellung der Elastizität wenden wir zunächst passive Übungen an, sowie in der Sportmassage zur Leistungssteigerung durch Erweiterung des Bewegungsausmaßes.

Hier sprechen wir von **Dehnübungen.**

c) Nun sehen wir uns noch die Wirkung der passiven Übungen auf den Kreislauf an. Durch die Passivität des Patienten entfällt jede wesentliche arterielle Anregung. Durch die Bewegung der Muskulatur nämlich, ihre Zusammenpressung und Dehnung, wirken wir primär auf den **venösen Rückstrom** beschleunigend, desgleichen auf den Rückfluß der Lymphe.

   Auch die Umlagerung spielt eine Rolle: je größer die Durchbewegung und Umlagerung ist, um so wesentlicher ist auch diese Kreislaufwirkung (umgekehrt läßt sie sich verringern).

   Die Anwendung kann also auch überall da erfolgen, wo wir entstauend wirken wollen.

d) Das leichte Muskelspiel und die entstauenden Wirkungen machen wir uns durch passive Übungen auch da zunutze, wo wir — nach längerem Krankenlager z. B. — zunächst schonend den Körper wieder an Bewegungen gewöhnen und den Stoffwechsel anregen wollen.

e) Eine *Lockerung* verspannter Muskeln, was oft vor den Durchbewegungen geschehen muß, erreichen wir durch rhythmische Schüttelungen, Schwingungen, Rollungen.

   Entspannend wirken weiter locker kreisende Bewegungen, bei welchen in gleichem Rhythmus die Muskelansätze nur wenig verändert werden.

f) Zur „Einschleifung“ von Gelenken, besonders bei Knorpelschädigungen und „Verklebungen“ nach Entzündungen, arbeiten wir unter mäßigem Zug.

Beachtet werden muß jedoch unbedingt eine völlige Entspannung, da hiervon die Möglichkeit der Ausführung, aber auch ihre Wirkung abhängig ist. Im Fingerspitzengefühl eines jeden Einzelnen muß es liegen, jede kleine Anspannung zu spüren, aber auch zu überwinden bzw. zu vermeiden. Wir haben gemerkt, daß es uns selbst oft nicht leicht gefallen ist, uns zu entspannen. Schwerer wird es oft noch für die Patienten sein, die einmal mithelfen, uns mit ihrer Schwere nicht „belasten“ wollen, doch mehr noch da, wo Schmerz oder die Angst vor einem Schmerz (die „défense douloureux“) sie verkrampfen läßt. Hier spielt auch das Vertrauen eine Rolle, das zwischen Behandler und Behandeltem bestehen muß; denn nicht immer wird hier ein völlig schmerzloses Vorgehen möglich sein. Lockere Schüttelungen, aber auch während der Bewegung ausgeführte Vibrationen an der gespannten Muskulatur helfen zur Entspannung. Oft aber muß auch zunächst eine auflockernde, gut durchblutende Massage den Hauptteil der ersten Sitzungen einnehmen. Zu einer Spannungslösung führt auch der Antagonistenwiderstand. Manchmal läßt auch die Spannung nach vorangegangenen mehrmaligen kräftigen Anspannungen, eventuell gegen unseren Widerstand, nach.

Zur Regel muß es sich aber jeder Behandler machen, daß er nie eine Bewegung gegen einen verkrampften Muskel zu erzwingen versucht, da wir damit nur krampferhöhend wirken.

Aktive Bewegungsübungen

Bei diesen arbeitet nun der Patient selbsttätig, aktiv, er muß also Muskelkraft aufbringen. Er kann einmal auf Kommando des Massörs bestimmte Bewegungen ausführen, die meist der Kräftigung eines bestimmten Muskels oder einer Muskelgruppe als gezielte Übungen dienen werden. Übungen, die auf der Massagebank, einem Stuhl ausgeführt werden oder an einer Sprossenleiter; schließlich auch bestimmte Übungen im Stehen oder gymnastisch sich fortbewegend, bei denen verschiedene Muskeln im Zusammenspiel arbeiten.

Die Übungen setzen einmal eine gewisse Muskelkraft voraus, doch anfangs genügt schon der Wille, eine Bewegung auszuführen, um den Muskel zur Kontraktion zu bringen. Es kommt dabei noch nicht darauf an, daß die Bewegung selbst schon voll ausgeführt werden kann. Der Behandler kann dabei anfangs mithelfen. Die aufgelegte Hand und das Auge des Massörs müssen die Tätigkeit des Muskels erkennen. Besonders die Rumpf- und seitliche Bauchmuskulatur muß oftmals durch leichte Streichungen oder weiche Zirkelungen zur Funktion angeregt werden, da manche Patienten das Gefühl für diese Muskeln verloren haben.

Besteht eine Versteifung in einem Gelenk, so wird dieselbe erst soweit passiv behoben und der Muskel durch Massage gekräftigt werden müssen, bis auch die Muskelkraft ausreicht, gegen die Kontraktur zu wirken. In kleinen Gelenken (z. B. Finger) wird dies eher möglich sein als in den großen (Hüfte, Schulter z. B.). Mit jeder Zunahme der Beweglichkeit soll aber auch eine gleiche Kräftigung der entsprechenden Muskulatur Schritt halten, damit der Patient selbst in der Lage ist, die wiedererlangte Beweglichkeit zu erhalten.

Während bei den passiven Bewegungen direkt das Gelenk und nur indirekt die Muskulatur bewegt wird, arbeitet bei den aktiven Übungen direkt der Muskel und bewegt damit indirekt das Gelenk.

Wir wissen, daß jeder arbeitende Muskel Blut braucht, und mehr Blut braucht als in der Ruhe. Also wird bei aktiven Bewegungsübungen die arterielle Versorgung des Muskels und dadurch indirekt natürlich auch seine Kraft zunehmen. Zur Kräftigung eines Muskels führen aber nicht Daueranspannungen, sondern das Wechselspiel: Spannung und Entspannung. Ein lange angespannter Muskel reagiert mit schneller Ermüdung.

Durch das Bewegungsausmaß bei den aktiven Übungen kommt es gleichfalls zu einem Zusammenziehen und Dehnen des Muskels. Wir haben hier also zusätzlich die gleiche Wirkung wie bei den passiven Übungen: die Anregung des venösen Rückflusses.

Wir können aber auch den arteriellen Zustrom speziell anregen (verstärkte Kapillarisierung), ohne wesentlich den venösen Teil zu beeinflussen; und zwar sind dies die sogenannten

Spannungsübungen

Hier muß also jeder Bewegungsradius ausfallen, nur die Muskulatur wird vom Patienten langsam, anschwellend, angespannt und wieder entspannt. Wir sprechen auch von *isometrischer* Muskelarbeit.

Einige Beispiele (im Liegen):

Bein: (Fuß in Dorsalflexion): Knie auf die Unterlage durchdrücken;

Arm: a) ganzen Arm auf die Unterlage strecken;
b) die leicht und entspannt gebeugten Finger anspannen (aber nicht zur Faust zusammenschließen);

Rumpf: a) Rücken auf die Unterlage durchdrücken;
b) Schulterblätter auf die Unterlage drücken.

Diese Übungen bewirken besonders in Mittelstellung eine gleichmäßige Anspannung aller beteiligten Muskeln, der Agonisten wie auch der Antagonisten.

Diese Übungen lassen sich auch mit *Spannungswiderstand* ausführen, d. h. Patient hält den zu übenden Muskel in leichter Verkürzung und verharrt dort, während der Massör, sich der Kraft des Patienten anpassend, in entgegengesetzter Richtung zu wirken versucht, ohne daß es zur Ausführung der Bewegung kommt.

Beispiel am M. biceps brachii: Patient hält den Arm leicht gebeugt, Massör faßt am Unterarm und zieht zur Streckung. Durch die Muskelspannung und Anpassung der Kraft des Massörs kommt es jedoch nicht zur Ausführung einer Bewegung. Zug und Muskelspannung erfolgen langsam an- und abschwellend. (Bei Schwerkranken führen wir passiv eine Bewegung bis zur Grenze aus und lassen dort den Patienten diese Stellung kurz selbst halten und fassen ihn zur Lockerung.) Auf diese Weise erreichen wir, daß nur der sich in der Bewegungsrichtung kontrahierende Muskel anspannt, sein Gegenspieler locker ist, und dies um so deutlicher, je stärker der Widerstand gegeben wird (siehe Antagonistenwiderstand). Im Gegensatz zu dieser *isometrischen* Muskelarbeit, bei welcher die Bewegung ausfällt, jedoch die Muskelanspannung sich erhöht, sprechen wir von *isotonischer* Bewegung, wenn bei unveränderter Muskelspannung sich Ursprung und Ansatz einander nähern.

Kommen wir nun aber zu den eigentlichen *aktiven Bewegungen*, deren Anwendung und Ausführung sehr verschieden sein kann. Einmal führt das Tempo der Ausführung zu einer verschiedenen Wirkung, zum anderen die aufgewandte Muskelkraft.

Bei **Schwungübungen** können wir pendelnd mit geringer Muskelkraft die Schwere des jeweiligen Körperteils ausnutzen und erreichen bei Betonung des passiven Ausschwingenlassens ein weiches Zusammenspiel von Agonisten und Antagonisten sowie eine Herabsetzung der Muskelspannung. Kreisende Durchbewegungen erleichtern die Überwindung des Schwerpunktes. Je geringer hierbei die Muskelspannung ist, um so geringer ist auch im Gegensatz zur venösen Anregung der Einfluß auf den arteriellen Kreislauf.

Auch bei den **schmeidigenden** Bewegungen soll die Muskelspannung nur gering sein, die Bewegungen jedoch zügig zwischen Verkürzung und Dehnung eines Muskels wechseln. Sie finden ebenfalls Anwendung bei bestehender erhöhter Muskelspannung, da wir hierdurch eine Aufhebung der Bremsfunktion der Antagonisten weitgehendst zu erreichen suchen.

Starke Muskelspannung bei mittlerer bis voller Durchbewegung führt zur Kräftigung eines Muskels, bei fast gleicher Wirkung auf den arteriellen und venösen Kreislauf.

Eine Erhöhung des Stoffwechsels und eine Erhöhung der Muskelspannung erreichen wir besonders durch **schnelle** und **schnellkräftige** Bewegungen; und zwar führen wir diese, um eine schnelle Ermüdung und Überanstrengung zu vermeiden, nur an einzelnen Körperteilen aus, z. B. Hände, Füße oder nacheinander aufsteigend Unterarm, Oberarm, Unterschenkel usw. Je schneller und kraftvoller hier die Bewegungen sind, um so größer ist zusätzlich auch die Stoffwechselwirkung (wahrscheinlich durch Ausschwemmungen über den Kreislauf). Wir sprechen dabei von einer **Stoffwechselgymnastik.**

Schließlich können auch zur Muskelkräftigung langsame Bewegungen in nur geringem Bewegungsausmaß, jedoch unter starker Spannung des gesamten jeweiligen Muskelmantels ausgeführt werden.

Bei den aktiven Übungen spielt aber das eigene Körpergewicht auch eine Rolle, deren Überwindung ebenfalls eine Muskelkraft erfordert. Einmal wird das Körpergewicht durch den Muskel angehoben werden müssen, ein andermal muß durch Muskelkraft das eigene Körpergewicht gehalten oder langsam über den Schwerpunkt hinaus fallen gelassen werden (Halte-Bremsfunktion).

Diese also auch dem Gesetz der Schwere unterworfene Muskelarbeit ändert sich je nach Körperlagerung.

Wollen wir z. B. im Sitzen den M. quadriceps stärken, so können wir einmal den Unterschenkel strecken (der Muskel muß sich verkürzen, um die Schwere des Unterschenkels zu heben). Doch eine gehemmte, langsame Beugung aus dieser Streckhaltung erfordert auch eine Anspannung des Streckmuskels, die langsam nachläßt, um das plötzliche Abfallen des Gewichtes des Unterschenkels zu vermeiden (der Muskel dehnt sich). In Bauchlage würde die für das Gelenk gleiche Bewegung, d. h. die Beugung und Streckung im Kniegelenk, andere Muskelarbeit verlangen: bei Beugung muß in dieser Lage die Beugemuskulatur des Oberschenkels den Unterschenkel anheben, welche bei dem langsamen Wiederhinlegen, Strecken, eine Bremsfunktion übernimmt.

Unter diesen Gesichtspunkten können ebenfalls alle aktiven Übungen variiert werden, jedoch wird die Übung, die eine Verkürzung des Muskels erfordert, leichter fallen als eine gehemmte Entspannung, Dehnung, welche nie gleichmäßig wie bei der Verkürzung, sondern, wenn auch normalerweise oft unmerklich, ruckartig vor sich geht. Durch gesteuerte Nervenreize kommt es bei Muskelarbeit zur Faserverkürzung durch Kontraktionswellen, welche sich normalerweise sehr schnell ohne spürbare Pause folgen (*konzentrische* Bewegung). Setzt ein Muskel aber dem eigenen Körpergewicht Widerstand und verhindert dadurch bremsend ein plötzliches Abfallen, so kommt es zu dieser Bewegung durch eine Folge von Kontraktionen. Diese Arbeit in der Dehnung nennen wir *exzentrische* Bewegung.

Das Körpergewicht wird daher besonders bei den Bewegungen des Rumpfes (zur Stärkung der Rücken-, Hüft- und Bauchmuskulatur) anfangs oft nur schwer zu überwinden sein. Die Unterstützung des Behandlers bei der Bewegung bedeutet darum eine Herabsetzung des zu überwindenden Eigengewichtes, welches im gewissen Sinne auch einen Widerstand darstellt und je nach Lagerung des Patienten ebenfalls herabgesetzt oder erhöht werden kann. Zur Stärkung der Bauchmuskulatur im Liegen z.B. würden wir den Patienten zunächst mit erhöhtem Oberkörper lagern und ihn so sich aufsetzen lassen (Ausgangsstellung der Muskulatur leicht verkürzt, Schwere des Oberkörpers verringert). Nach und nach würde er tiefer gelagert werden, bis zur flachen Rückenlage als Ausgangsstellung. Und schließlich können wir das Gewicht des Oberkörpers für die Muskelarbeit noch erhöhen, indem wir den Oberkörper auf einer schiefen Ebene tiefer lagern.

Sehen wir uns nun zunächst die hauptsächlichsten Bewegungsmöglichkeiten an, die noch variiert und erweitert werden können, ohne jedoch bei den nachstehenden Übungsfolgen auf die Anwendung bei einzelnen Krankheitsbildern einzugehen.

Aktive Übungen für den Fuß

(Fuß- und Unterschenkelmuskulatur)

Die Ausführung aller unter den passiven Übungen für die Zehen angegebenen Bewegungen wird wohl aktiv nur wenigen Menschen möglich sein und kommen deshalb praktisch kaum zur Anwendung.

A. Im Liegen:

1. Zehen beugen und strecken — möglichst auch Großzehe allein.
2. Fuß dorsal und plantar flektieren.
3. Fuß supinieren und pronieren.
4. Fuß nach innen und außen wenden.
5. Rotationen kreis- und achterförmig.
6. Fuß supinieren und Zehen einwärts rollen.
7. Behandler fixiert den Vorfuß, Patient proniert oder supiniert den Rückfuß.

B. Im Sitzen:

Obige Übungen von 1 bis 5 mit herabhängenden Beinen, 6, 7 und nachstehende mit leicht aufgestellten Füßen:

1. Fußrücken heben, so daß nur Ferse und Zehen den Boden berühren, dann Zehen einrollen.
2. Bei aufgestellter Ferse Zehen heben.
3. Abwechselnd Ferse, Zehen heben.
4. Zwischen beiden Füßen einen Ball fassen und heben. Später auch loslassen und fangen.
5. Zwischen beiden Füßen einen Ball zunächst auf dem Boden, dann in der Luft rollen.
6. Bei feststehenden Zehen von der Ferse aus eine „Verkürzung" des Fußes versuchen.

C. Im Stehen:

Bei Belastung des äußeren Fußrandes darf es nie zu einem Überknicken (Klumpfuß) kommen, da wir damit eine schädliche Überdehnung der lateralen Bänder verursachen würden.

Dabei müssen wir darauf achten, daß die Kniescheibe nach außen zeigt und das Knie leicht gebeugt ist (kein Säbelbein!).

1. Auf der Ferse stehen.
2. Auf den Zehen stehen, Gewicht auf die Großzehe legen, Ferse nach innen.
3. Den äußeren Fußrand belasten, die Großzehe bleibt auf dem Boden.
4. Abwechselnd Ferse — Zehen heben und über den äußeren Fußrand abrollen.
5. Auf dem äußeren Fußrand und Ferse stehen und die Zehen einrollen.
6. Beine leicht geschlossen. Zur Kniebeuge gehen über den äußeren Fußrand und auf den Zehen während der Hocke bleiben. Beim Aufrichten lassen wir den Fuß über den äußeren Fußrand zum Fersenstand abrollen. Keinen Klumpfuß machen.
7. Mit den Zehen ein Tuch unter den Füßen zusammenraffen. Dabei können die beiden Füße gleichmäßig wie auch abwechselnd eingreifen. Auf den großen Zeh achten.

8. Mit den Zehen einen kleinen Stock oder Bleistift fassen.
9. Mit gefaßtem Bleistift das Bein gestreckt nach hinten und dann nach vorne hochschwingen.

Dehnung der Wadenmuskulatur:

10. Bein zurückstellen, Ferse aufgesetzt lassen und federnd Kniebeuge.
11. Auf der schrägen Ebene aufwärts gehen = Bergsteigergang bei Hohlfuß. (Abwärtsgehen bei Plattfuß.)

D. Im Gehen:

1. Äußeren Fußrand belasten und die Zehen so weit wie möglich beim Vorschreiten einrollen.
2. Leichtes Gehen (auch am Ort). Aufsetzen der Ferse und Abrollen zu den Zehen über den äußeren Fußrand.
3. Zehengang unter Abrollen des Fußes von außen nach innen; dabei federnd laufen. Später Hüpfen.

Aktive Übungen für das Knie

(besonders auf Oberschenkelmuskulatur wirkend)

A. Im Liegen auf dem Rücken (besonders Quadriceps):

1. Knie durchdrücken. Durch die Spannung des Quadriceps wird die Patella hochgezogen.
2. Beugung und Streckung
   a) aus der Strecklage anziehen, zunächst auf Unterlage schleifend, dann den Fuß möglichst angehoben lassen. Langsam wieder strecken.
   b) Bein angewinkelt, Streckung des Unterschenkels nach oben, langsam zurücksinken lassen zur Ausgangsstellung.
3. Radfahrbewegungen. Darauf achten, daß kein Hohlkreuz gemacht wird.

B. Im Liegen auf dem Bauch (besonders Beuger am Oberschenkel):

1. Unterschenkel aus der Beinstreckung an den Oberschenkel führen.
   Auch von beiden Beinen abwechselnd — dann mehrmals ohne Aufsetzen des Fußes auszuführen.
2. Ausgangsstellung wie vor. Drehung des Fußes nach innen und außen im Sinne einer Wackelbewegung im Knie.
3. Unterschenkel senkrecht nach oben abgewinkelt. Rotationen.

C. Im Sitzen — Unterschenkel hängen frei herab (Tafel VII/1):

1. Unterschenkel bis zur Horizontalen heben, dann
   a) langsames Senken des Unterschenkels;
   b) Unterschenkel frei nach unten ausschwingen lassen.
2. Pendelndes Beugen und Strecken — auch abwechselnd von beiden Beinen.
3. Seitliches Pendeln in gleicher Richtung oder entgegengesetzt.
4. Ein- und Auswärtsdrehung des Fußes.
5. Rotation des Unterschenkels — schwingend.

D. Im Stehen:

1. Oberschenkel anheben, Unterschenkel hängt frei herab:
   a) Unterschenkel bis zur Horizontalen heben.

b) Oberschenkel bauchwärts führen. Beide Hände umfassen den Unterschenkel am Knie oder Fußgelenk und drücken ihn an den Oberschenkel (Tafel VII/2, 3).

2. Ausgangsstellung wie vor, dann einen Unterschenkel nach oben strecken, beide Knie mehrmals federnd durchdrücken:
   a) mehrmals hintereinander ohne Aufsetzen des Fußes.
   b) langsam gestreckt aufsetzen.
   c) gestreckt nach unten auspendeln lassen.
3. Ausgangsstellung wie vor.
   a) Kreisen des Unterschenkels.
   b) Ein- und Auswärtsdrehung des Fußes.
4. Kniebeuge mit geschlossenen Beinen.
5. Aus der Kniebeuge strecken eines Unterschenkels nach vorne, Bein anheben und Knie durchdrücken (Tafel VII/4).
6. Hüpfen am Ort mit eingefügten Kniebeugen.
7. Treppen oder Leiter hinauf- und heruntersteigen.

Aktive Übungen für die Hüfte

A. Im Liegen auf dem Rücken:

Wie unter passiven Übungen 1 bis 6 beschrieben.

Radfahren, besonders Beugung und Streckung in der Hüfte voll ausführen. Zur Stärkung des M. iliopsoas zunächst nur eine Hüfte beugen, da bei Anheben beider Beine die Bauchmuskulatur die Hauptspannung zeigt.

B. Im Liegen auf der Seite:

Wie unter passiven Übungen.

C. Im Liegen auf dem Bauch:

1. Siehe unter passiven Übungen.
2. Besonders zur Stärkung der Glutaealmuskulatur: In Bauchlage, Beine gestreckt anheben, spreizen, schließen, senken. Anfangs fixiert Massör den Oberkörper, zwischen den Schulterblättern eine Hand auflegend, die andere kann, unter die Oberschenkel fassend, leicht helfen. Später verschiedene Armhaltung des Patienten verwenden (Tafel VII/5).
3. Gestreckt rechten Arm nach vorn oben, linkes Bein nach hinten gleichzeitig anheben, nachfedern, senken (Tafel VII/6).

   Dann umgekehrt linkes Bein mit rechtem Arm heben.

Erschwerung der Übungen auf der schrägen Ebene: die Beine werden tiefer gelagert. Bei den Übungen in Bauchlage können die Beine auch über die Bank herunterhängen. Patient hält sich mit den Händen an der Bank fest (Tafel VII/7).

D. Im Sitzen:

Auf einem Stuhl, besser noch auf der Massagebank (Übung 1 bis 4 mit durchgedrückten Knien erschwert).

Darauf achten, daß das Becken abgekippt wird.

1. Rumpf in Richtung Knie vorbeugen (Tafel VII/8).

2. Rumpf seitlich beugen.
3. Rumpf über Kreuz beugen (nach vorne rechts und hinten links und umgekehrt).
4. Rumpf kreisen.
5. Ein oder beide Beine geschlossen an den Rumpf ziehen, dann die Knie so weit wie möglich spreizen. Die Hände des Patienten können, innen am Knie fassend, diese Außenrotation noch erweitern.
6. Einen Fuß auf den Stuhl setzen, das gebeugte Knie mit den Händen an den Rumpf drücken. (Aufrecht sitzen bleiben) (Tafel VII/9).

E. Ein Bein gestreckt auf der Massagebank:

1. Krankes Bein mit durchgedrückten Knien auf der Kante der Massagebank, gesundes Bein etwas nach hinten aufstellen. Oberkörper gestreckt in Richtung Knie senken. (Auch quer über Massagebank Bein strecken) (Tafel VII/10).
2. Auspendeln des kranken Beines.
   Mit gesundem Bein auf der Bankkante sitzen. Krankes Bein frei schwingend. Dann auch versuchen, Knie durchgedrückt zu halten.

F. Im Stehen:

Patient kann sich besonders anfangs festhalten.

1. Beugen einer Hüfte mit gebeugtem und gestrecktem Bein.
2. Strecken einer Hüfte mit gebeugtem und gestrecktem Bein.
3. Außen- und Innenrotation bei gebeugtem und gestrecktem Bein. Mit beiden Beinen im Stehen und auch mit einem angehobenen Bein.
4. Beinheben seitwärts (Abduktion).
5. Krankes Bein einmal vor und einmal hinter Standbein aufsetzen.
6. Übung 1 und 2 zu einem Schwingen mit einem oder Hüpfen mit beiden Beinen verbinden.
7. Übung 4 und 5 zu einem Schwingen mit einem oder Hüpfen mit beiden Beinen verbinden.
8. Grätsche: Spreizen und Schließen der Beine;
   Spreizen und abwechselnd über Kreuz zurück.
9. Beinkreisen mit einem gestreckt angehobenen Bein.
10. Rumpfbeugen mit gespreizten und geschlossenen Beinen (Hände berühren möglichst den Boden).
11. Kniebeuge: mit geschlossenen Knien (Hüftbeugung);
    mit gespreizten Knien (Außenrotation).
12. Abwechselnd mit einem Bein Kniebeuge, das andere gestreckt nach vorne, zur Seite oder nach hinten (Tafel VII/11).
13. Auf einem Bein stehen. Der Fuß des anderen Beines wird gefaßt und gestreckt nach vorn und zur Seite geführt.
14. Schneidersitz und aufstehen.
15. Weite Seitgrätsche und Körperwippen nach beiden Seiten, dann rechter Fuß nach vorn, linke Fußspitze nach außen zeigend. Aufrecht den Körper nach links senken und nachfedern; dabei rechtes Bein strecken und im Knie durchdrücken. Heben des Körpers durch Strecken des linken Beines und nach rechts senken.

Verschiedene Armhaltung dabei verwenden.
Beinstellung wechseln.
Parallel gestellter Fuß = Abduktion.
Fußspitze und Knie nach außen = Außenrotation.

G. Fortbewegend:

1. Storchengang.
2. Zwergengang.
3. Hasenhüpfen (auch abwechselnd mit geschlossenen und gespreizten Knien).
4. Vorwärtsgehend abwechselnd ein Bein Kniebeuge, das andere nach hinten gestreckt, nachwippen.
5. Vorwärtshüpfen, dabei abwechselnd Beine spreizen und schließen.
6. Zehengang. Mit den Armen in entgegengesetzter Richtung nach oben und leicht hinten ziehen.

Aktive Übungen für die Finger

Die Beugung und Streckung in den einzelnen Gelenken läßt sich gut über die Tischkante ausführen. Die einzelnen Fingerübungen werden erleichtert durch gespreiztes Auflegen der übrigen Finger.

1. Beugen und Strecken in allen Gelenken.
2. Hand zur Faust und gespreizt oder gestreckt öffnen. Dabei abwechselnd auch den Daumen einschließen.
3. Spreizen und Zusammenziehen aller Finger bei gestrecktem und gebeugtem Grundgelenk.
4. Ab- und Anziehen der einzelnen Finger von den übrigen gestreckt gehaltenen.
5. Opponieren des Daumens zu den übrigen mit der Streckseite aufgelegten Fingern sowie Daumen und Kleinfinger unter Abspreizung der drei anderen.
6. Rotation der einzelnen Finger; das Mitgehen der anderen vermeiden durch gespreiztes Aufsetzen.
7. Jede Fingerspitze umschreibt einen vorgezeichneten Kreis.
8. Jeder Finger umschreibt eine Acht.
9. Finger spreizen und zur Hohlhandformung anspannen.
10. Drehen und Rollen verschieden großer Kugeln zwischen dem Daumen und den einzelnen Fingern.
11. „Laufen“ von jeweils zwei Fingern mit hochgestelltem oder aufgesetztem Handgelenk.
12. Umspannen eines kleinen Balles von allen Fingern.
13. Halten eines Papierblattes zwischen zwei Fingern.

Aktive Übungen für die Hand

Der Ellenbogen mit Unterarm wird aufgelegt. Die Übungen werden einmal mit gestreckten Fingern und dann mit zur Faust geschlossenen Fingern ausgeführt. Abwechselnd auch einmal Hohlhand, dann Handrücken nach oben.

Hier sind die gleichen Bewegungen, wie bei den passiven Übungen des Handgelenkes genannt, auszuführen.

Aktive Übungen im Ellenbogen

Der Ellenbogen kann leicht aufgestützt werden.

Siehe unter passiven Übungen. Dabei verschiedene Handhaltung wie vor. Zusätzlich: Unterarm vom Oberarm abstoßen nach oben, vorn, unten, außen und hinten.

Boxbewegung.
Sägebewegung.

Aktive Übungen der Schulter

1. Armheben gestreckt:
   a) nach vorn und bis zum Kopf führen;
   b) seitlich und bis zum Kopf führen;
   c) nach hinten (auch mit Rumpfbeuge nach vorn oder Rumpfstreckung nach hinten).
2. Armheben gebeugt wie vor:
   zu a) Ellenbogen neben dem Kopf, Hände am Rücken nach unten zeigend;
   zu b) Ellenbogen seitlich, Hände im Nacken überkreuzend, dann den anderen Ellenbogen fassen;
   zu c) Ellenbogen am Rumpf, Hände am Rücken nach oben zeigend oder den Ellenbogen der anderen Seite fassend.
3. Außen- und Innenrotation bei gebeugtem und gestrecktem Arm (wie bei passiven Übungen).
4. Armkreisen: Beide gleichmäßig oder abwechselnd. Mit kleinen Kreisen beginnen und größer werden.
5. Hände vorn zusammenfassen, dann gestreckt über den Kopf, nach hinten federn und gebeugt zum Nacken führen. Hier Ellenbogen nach hinten federn.
6. Hände in den Hüften, Ellenbogen vor- und zurückdrücken.
7. Hände im Nacken, Ellenbogen vor- und zurückdrücken.
8. Vor der Brust kreuzend den anderen Oberarm — die andere Schulter — fassen.

Im Stehen — Schwungübungen (eventuell 1 bis 6 verstärkt durch Keulen): Auf lockere Kniehaltung achten, Beine leicht gespreizt.

1. Beide Arme gestreckt seitlich, schwingend einmal vorn, einmal hinten überkreuzen (Tafel VIII/1).
2. Beide Arme gestreckt seitlich vor und zurück schwingen (Hände klatschen zusammen) (Tafel VIII/2).
3. Mit beiden Armen sich überkreuzende Kreise vor der Brust (auch abwechselnd). (Tafel VIII/3).
4. Mit beiden Armen gleiche oder abwechselnde Kreise seitlich.
5. Beide Hände vorn zusammenfassen und nach beiden Seiten schwingen. (Auch als ganzer Kreis ausführbar).
6. Das gleiche mit hinten gefaßten Händen.
7. Mähbewegung beider Arme.
8. Armstoßen wie vorher unter Ellenbogen beschrieben, hier kräftig in verschiedenen Ebenen aus der Schulter.

Lockerungs- und Dehnübungen

Beide Arme hängen locker seitlich am Rumpf. Die Bewegung darf nur aus der Schulter ausgeführt werden.

1. Gleichmäßiges Rollen beider Armkugeln in beiden Richtungen.
2. Abwechselndes Rollen beider Armkugeln in beiden Richtungen.
3. Schulter ziehen — Kopf in entgegengesetzter Richtung:
   a) nach vorn
   b) nach oben
   c) nach hinten
   d) nach unten

Medizinball für die Schulter

1. Ball möglichst hoch nach vorn werfen, Arme vorn oben gestreckt, Handrücken nach hinten (Tafel VIII/4).
2. Arme gestreckt nach oben, einige Male beugen, bis der Ball den Kopf berührt, und strecken, dann den Ball möglichst senkrecht nach oben werfen (Tafel VIII/5).
3. Ein Arm nach unten, den Ball nach vorn liegend mehrmals vor- und rückwärts schwingen, dann gestreckt nach vorn hochwerfen.
4. Arm unten, der Ball zeigt nach hinten. Ebenfalls mehrmals wie vor schwingen, dann — anfangs unter leichter Rumpfbeuge — von hinten über den Kopf werfen (Tafel VIII/6).
5. Ball wird wie vor gehalten und nun von seitlich hinter dem Rücken geschwungen und
   a) unter dem Arm der anderen Seite hindurch nach vorne geworfen;
   b) über die Schulter der anderen Seite, was anfangs wieder durch leichtes Rumpfbeugen unterstützt werden kann (Tafel VIII/7).
6. Beide Hände halten in der Rückenmitte den Ball, schwingen leicht mit gestreckten Armen vom Rücken ab, und dann Armbeugen und -strecken nach oben und unten sowie kreisend (Tafel VIII/8).
   Mit möglichst weit vom Rücken abgestoßenen Armen den Ball von hier aus über den Kopf nach vorne werfen.
7. Zusammenspiel beider gestreckten Arme in verschiedenen Höhen. Der Ball wird von einer Hand in die andere geworfen (zunächst vor der Brust, dann höhergehen), bis es gelingt, mit den seitlich horizontal gehobenen Armen den Ball über dem Kopf hin und her zu werfen.
8. Der Ball wird seitlich mit gestreckt erhobenem Arm über dem Kopf geworfen (Tafel VIII/9).
9. Ein springender, möglichst größerer Ball wird stark aufgeworfen und abwechselnd von linker und rechter Hand vorn aufgeschlagen, ebenfalls mit möglichst gestreckten Armen. Auch mit einem Arm seitlich auszuführen.

Aktive Übungen für die Bauch- und Beckenbodenmuskulatur

Bei allen Übungen ist ein Hohlkreuz unbedingt zu vermeiden. Bei vielen Patienten ist es notwendig, vor der Bewegung (z. B. Anheben der Beine) oder Anspannung

(z. B. der Glutaei) den Rücken — Lendenteil — auf die Unterlage drücken und die Bauchmuskulatur anspannen zu lassen.

A. Patient in Rückenlage (vorwiegend gerader Bauchmuskel)

1. Oberkörper anheben:

a) Patient hebt den Kopf, dann den Schultergürtel an. Zurück: Senken Schultergürtel, dann den Kopf.

b) Den Oberkörper aufrichten zum Sitzen. Massör fixiert anfangs die Oberschenkel und kann die Übung durch Fassen der Hände oder Nachhelfen im Nacken erleichtern. Abänderung und z. T. auch Erschwerung durch verschiedene Armhaltung: seitlich am Rumpf, die Hüfte fassend, vor der Brust verschränkt, im Nacken gefaßt, nach vorn — seitlich oder über dem Kopf gestreckt.

2. Beine anheben:

a) Beide Beine gebeugt anheben.

b) Ein Bein gestreckt anheben.

c) Beide Beine gestreckt anheben, auf halber Höhe etwas verweilen, dann senken.

d) Beide Beine bis zur Senkrechten anheben, dann das Becken so weit wie möglich kopfwärts ziehen, ohne dabei die Senkrechte zu verlieren.

e) Aus der Senkrechten Beugen der Knie bauchwärts, dann Strecken der Beine.

f) Aus der Senkrechten die Beine spreizen und schließen.

g) Aus der Senkrechten die Beine gemeinsam oder abwechselnd beugen und strecken.

3. Schaukel:

a) Abwechselndes Anheben von Oberkörper und beiden Beinen. Anfangs kann der Massör unter die Oberschenkel und am Rücken fassend unterstützen. Beide Bewegungen durch Schwung verbinden.

b) Beide Beine und Oberkörper zugleich anheben und senken (Tafel IX/1).

c) Beide Beine und Oberkörper wie vor zugleich anheben bis zum Winkelsitz. Die Knie beugen (eventuell Fassen der Knie mit den Händen), strecken nach oben und gleichmäßiges Senken von Oberkörper und Beinen. Abänderung durch verschiedene Armhaltung.

4. Becken heben:

a) Patient liegt flach mit angezogenen Beinen. Becken anheben, bis der Körper von den Knien bis zu den Schultern eine Schräge ergibt. Senken des Beckens wieder zur Mitte oder abwechselnd nach rechts und links (Tafel IX/2)

b) Zu voriger Übung ein Spreizen der Knie hinzufügen beim Beckenheben. Schließen der Knie beim Becken senken.

c) Bei erhobenem Becken zusätzlich einen Unterschenkel bis zur waagerechten Beinstreckung anheben (Tafel IX/3).

d) Bei leicht angehobenem Becken Radfahrbewegungen der Beine.

B. Patient in Rückenlage (vorwiegend schräge Bauchmuskeln)

Wechselnd Hereinziehen und Hinausschieben der Hüfte bei
a) aufliegendem (Tafel IX/4),
b) leicht angehobenem Becken.
Seitliches Hochziehen einer Hüfte bei festliegendem Oberkörper. (Die Beine sind zunächst geschlossen und werden dann immer mehr gespreizt.)
Seitliches Nähern der unteren Rippen an den Beckenkamm bei festliegendem Unterkörper (Tafel IX/5).

Beim Hochstrecken eines Beines leichtes Anheben und Einziehen der Hüfte dieser Seite.

Beim Hochstrecken eines Beines gleichzeitig Anheben der Schulter dieser Seite (Tafel IX/6).

Eine Brustkorbseite angehoben etwas nach unten drehen, die andere Beckenseite dabei seitlich rippenwärts ziehen (Tafel IX/7).

Einen Arm im Nacken:
a) Anheben und Vordrehen von Kopf und Nacken.
b) Beine gestreckt oder gespreizt — seitliches Hinunterschieben des Brustkorbes.
c) Rechte Hand im Nacken, linkes Bein angezogen. Vorhochheben des rechten Ellenbogens zum linken Knie und umgekehrt.
d) Gleichzeitiges Anheben des Beckens der anderen Seite.

C. Seitlicher Liegestütz

auf dem Ellenbogen — oder dem gestreckten Arm.
a) Lockeres Durchhängen und kraftvolles Hochdrücken der Hüfte (Tafel IX/9).
b) Leichtes Anheben des oberen Beines und Nähern von Hüfte und unteren Rippen dieser Seite (Tafel IX/8).

D. Im Sitzen (mit bewußter Bauchspannung) (Tafeln IX/10, 11, 12)

Becken kippen und aufrichten. Dabei Hände im Nacken oder bei gestreckten Armen an den hinteren Hockerkanten. Auch in Verbindung mit Armschwingen.

Beide Arme gestreckt, Hände fassen die hinteren Hockerkanten. Beide Beine abwechselnd gestreckt anheben. Ein Bein anheben und zur Seite führen. Diese Übung in Verbindung mit Armschwung und Beckenkippen.

Später die Arme im Nacken oder nach vorn gestreckt.

Wie vor — beide Beine gestreckt spreizen und schließen.

Beide Beine wie vor angehoben. Abwechselnd in der Schwebe beugen und strecken.

Bei ruhig gehaltenem Oberkörper seitliches Einziehen der Hüften. Anheben eines Beines und Einziehen der Hüfte dieser Seite.

Hände im Nacken. Linkes Knie und rechter Arm nähern sich.

Ein Bein vorgestreckt, leicht anheben und Becken aufrichten, Bein abspreizen und Becken kippen.

Rumpfkreisen.

E. Im Knien

Patient sitzt auf den Füßen, Oberkörper nach hinten strecken. Langsames Aufrichten vom Becken aus und langsames Wiederzurückgehen zum Sitz. Verschiedene Armhaltung wie vor (Tafel X/1).

Patient faßt die Fersen und spannt den Oberkörper nach oben.

Beine zum Schneidersitz gekreuzt. Aufrichten und Zurückgehen wie vor.

Langsames seitliches Rumpfbeugen und Aufrichten (nicht mit dem Schultergürtel ziehen).

Mit geschlossenen Beinen knien, dann neben das rechte Bein setzen, aufrichten und nach hinten strecken, dann neben das linke Bein setzen (Tafel X/2).

Auf einem Bein knien, das andere gestreckt vorstellen. Das gestreckte Bein anheben und zur Seite führen, dabei Senken des Oberkörpers nach hinten.

F. Im Stehen

Die geraden Bauchmuskeln treten erst hemmend in Funktion, wenn wir uns über unsere Mittelachse nach hinten sinken lassen, und kontrahieren sich dann beim Zurückziehen nach vorn. Beim Nachvornbeugen fällt durch die Schwere des Oberkörpers jede Anspannung der Bauchmuskeln fort, und die Rückenmuskulatur wirkt hemmend. Nur ein bewußtes Einziehen läßt sie in Funktion treten.

Wie bei den vorher beschriebenen Übungen können wir besonders die seitliche Bauchmuskulatur anspannen, wenn wir das Becken seitlich einziehen, das Becken kippen und aufrichten. Dabei kann ein leichtes Anheben des einen Beines erfolgen.

Hier eine etwas schwere Übung:

Aufrecht stehen, Arme hängen seitlich am Rumpf, Fersen leicht anheben, rechter Arm geht von hinten an die rechte Ferse. Die Knie werden hierzu nach vorn gebeugt. Der Oberschenkel und Bauch gehen schräg nach hinten; dann langsam wieder aufrichten.

Gleiche Übung mit beiden Armen zugleich. Die Beine werden leicht gespreizt.

Beide Übungen dienen zur Kräftigung der Bauchmuskulatur, stellen aber große Anforderungen an den M. quadriceps und setzen ein gesundes Kniegelenk voraus.

G. Beckenbodenmuskulatur im Liegen

Synergie der Beckenboden- und Gesäßmuskulatur, welche bei den nachstehenden Übungen zusammengezogen, angespannt, wird:

Bei angestellten Beinen.

Bei gestreckten Beinen.

Gleichzeitig leichtes Anheben des Beckens beim Anspannen.

Beine in Außenrotation. Während des kraftvollen Schließens leichtes Beckenanheben und Zusammenziehen der Gesäßmuskulatur.

Beine leicht angestellt. Das Becken etwas anheben und die Gesäßmuskeln anspannen. Dann lockern und Führen des Beckens nach unten, erneut Anspannen der Gesäßmuskeln.

Beine geschlossen angestellt. Anheben des Beckens mit Außenrotation der Hüfte und Anspannung der Beckenmuskulatur. Schließen der Beine und Becken senken.

Aktive Übungen für den Kopf und Nacken

Wie unter den passiven Übungen beschrieben vom Patienten auszuführen.

Aktive Übungen für den Rücken und Rumpf

Nachstehende Übungen sind vor allem zur Stärkung der Rückenmuskulatur und Durchbewegung der Wirbelsäule wie auch des Brustkorbes gedacht. Besondere Korrekturübungen werden im speziellen Teil zusammengestellt.

A. In Bauchlage

1. **Hochrichten — Strecken — des Oberkörpers:**
   a) Anheben des Kopfes und Schultergürtels. Zurück: Senken Schultergürtel, dann den Kopf.
   b) Hohes Aufrichten des Oberkörpers mit verschiedener Armhaltung: Am Rumpf, in der Hüfte, seitlich oder nach vorn gestreckt, am Rücken verschränkt.
   Der Massör kann anfangs die Übung durch Fixieren der Oberschenkel und Anheben am Brustbein erleichtern. Erschwert außerdem durch Tieflagerung des Oberkörpers auf der schiefen Ebene (Tafel X/3).
   c) Die Beine gestreckt auf der Bank bis zur Leistenbeuge, der Oberkörper hängt herunter. Patient richtet sich auf Kommando hoch. Später auch langsam den Oberkörper wieder sinken lassen (Tafel X/4).
   Der Massör kann die Unterschenkel fixieren.
   d) Die letzten beiden Übungen können auch mit einem gleichzeitigen kreisenden Armschwingen ausgeführt werden, wodurch die Muskulatur des ganzen Schultergürtels mitarbeiten muß.
   Leichte Übung: Schwingen der Arme nach vorn hoch mit Aufrichten.
   Schwerer: Umgekehrt, Schwingen der Arme nach hinten hoch mit Aufrichten.
   e) Bei den Übungen b) und c) kann auch von den vorgestreckten Armen ein größerer Ball gehalten und beim Aufrichten zu einer zweiten Person, stehend oder in gleicher Lage, geworfen werden. Dann ebenfalls Fangen des Balles beim Aufrichten (Tafel X/5).
   f) Anheben rechten Arm und linkes Bein, dann umgekehrt.
2. **Schaukel:**
   a) Oberkörper und gestreckte Beine werden abwechselnd gehoben. Verschiedene Armhaltung wie vor (Tafel X/6).
   b) Oberkörper und gestreckte Beine gleichzeitig anheben. Diese Übung ist leichter, wenn die Arme hinten hoch gestreckt sind, schwerer bei vorn hoch gehaltenen Armen (Tafel X/7).
   c) Die nach hinten hoch gestreckten Arme fassen von außen die Fußgelenke, dann den Körper spannen und durch abwechselnden Schwung schaukeln.
3. **Seitliches Beugen:**
   a) Beide Arme am Rumpf gestreckt. Ein Arm zieht seitlich und versucht, das Knie dieser Seite zu erreichen.

b) Bei dieser Übung kann der andere Arm auch im Nacken liegen oder nach vorn gestreckt werden.

4. **Seitliches Drehbeugen:**

a) Beide Arme am Rumpf. Der eine Arm versucht nach hinten die andere Wade zu erreichen.

b) Bei dieser Übung kann der andere Arm auch nach vorn gestreckt gehalten werden. Der Massör kann ihn halten und leicht anheben (Tafel X/8).

B. Im Stehen

1. **Oberkörper fällt nach vorn:**

a) Locker nach vorn fallen lassen mit verschiedener Armhaltung. Leicht die Knie beugen, Zehenstand und gestreckt hochrichten, Beine strecken, Ferse senken und lockern (Tafel XI/1).

b) Senken des Oberkörpers bis zur Waagerechten und dort zur Streckung anspannen. Die Hände werden am besten im Nacken gehalten, die Ellenbogen beim Strecken leicht nach hinten federn. Den Blick möglichst hoch, so daß dem Nacken von den Händen ein die Spannung erhöhender Widerstand gesetzt wird (Tafel XI/2).

c) Oberkörper bis zur Waagerechten senken, die Arme nach unten hängen und seitlich pendeln.

d) Die Arme gestreckt nach oben. Oberkörper nach vorn sinken lassen, der Kopf bleibt zwischen den Armen; Schwingen der Arme seitlich des linken Beines, vornhoch, zwischen den gespreizten Beinen, vornhoch, seitlich des rechten Beines und Körper strecken.

2. **Körperstrecken:**

Beide Arme hochstrecken. Die Hände greifen nach oben. Der Rumpf reckt sich abwechselnd rechts und links in der Hüfte mitgehend oder in entgegengesetzter Richtung ziehend.

3. **Rumpfbeugen und -drehen:**

a) Rumpfbeugen nach vorn und hinten, nach rechts und links. Die Arme im Nacken, seitlich oder nach oben gestreckt.

b) Rumpfbeugen und -drehen: Beide Arme seitlich gestreckt. Rumpf nach vorne beugen, dann so drehen, daß die rechte Hand den linken Fuß berührt — der linke Arm zeigt gerade nach oben und hinten ohne Veränderung der Arm-Schulter-Achse (Tafel XI/3).

c) Gleiche Übung mit im Nacken gefaßten Händen. Von der Geraden angefangen in verschiedenen Höhen seitliche Drehung vom Ellenbogen aus.

d) Axthauen.

e) Schnitterbewegung.

4. **Rumpfkreisen:**

a) Beide Hände im Nacken. Bei fixiert gehaltenem Becken, die Beine leicht gespreizt; die Hauptbewegung findet in den oberen Wirbelgelenken unter Mitgehen des Schultergürtels statt.

b) Die Beine leicht gespreizt, die Hände im Nacken oder in der Hüfte. Schultergürtel und Becken möglichst ruhig halten und die Hauptbewegung in den Brust- und oberen Lendenwirbeln ausführen.
c) Die Beine geschlossen. Die Hände gestreckt oder im Nacken. Becken und Schultergürtel nähern sich in allen Richtungen.
d) Die Beine geschlossen. Die Hände gestreckt oder im Nacken. Becken und Schultergürtel gehen bei den Kreisungen in entgegengesetzter Richtung.

C. Im Sitzen

Wie bei den passiven Übungen beschrieben, zum Teil auch abgeändert wie die Übungen im Stehen.

Verschiedene Wirkung beim Körperstrecken auf das Lendenteil:

Verstärkung der Lendenlordose:

In Bauchlage (Tafel XI/4).
Beim aufrechten Stehen (Tafel XI/5).
Im Sitzen mit hängenden Beinen (Tafel XI/7).
Im Knien (Tafel XI/6).

Abflachung der Lendenlordose:

Im Stehen mit gesenktem Oberkörper (Tafel XI/9).
Im Sitzen mit erhöht aufgestellten Füßen (Tafel XI/8).
Im Hocksitz (Tafel XI/10, 13).
Im Fersensitz (Tafel XI/12).
Im Vierfüßlerstand (Tafel XI/12).

Die Übungen aus dem **Vierfüßlerstand** werden später beschrieben.

Zusammenfassend wollen wir nun versuchen, unseren Blick für die Funktion der Muskulatur zu vervollkommnen. Buchmäßig läßt sich die Bewegung in diesem Rahmen ja nur als Marionettenspiel darlegen. In Wirklichkeit handelt es sich ja aber um ein Zusammenspiel vieler Muskeln. Aber auch jede einzelne Muskelarbeit hängt wieder von den verschiedensten Umständen ab, unter denen er arbeiten muß.

Sehen wir uns die Muskelleistung an mit ihrer Abhängigkeit von der jeweiligen Ausgangsstellung. Von ihr hängt es ab, ob ein Muskel sich dann zur Ausführung der Bewegung verkürzen oder verlängern muß. Wir sprachen schon von den konzentrischen und exzentrischen Bewegungen. Doch nach dem Gesetz der Schwere ändert sich auch dabei die jeweilige Leistung:

Nehmen wir wieder als Beispiel den M. quadriceps.

Verschiedene *konzentrische* Bewegungen:

a) Patient sitzt mit herunterhängenden Unterschenkeln und hebt sie langsam bis zur Waagerechten:

Wir haben hierbei eine **hebende** Leistung, bei welcher sich der Muskel verkürzt und die Muskelspannung zunimmt.

b) Patient richtet sich aus dem Hocksitz auf, auch die Treppe hochlaufen — für das vorgesetzte Bein — vom Stuhl aufstehen:

Eine **stemmende** Leistung, bei welcher der Muskel sich verkürzt, die Muskelspannung aber abnimmt.

Verschiedene *exzentrische* Bewegungen:

a) Patient sitzt auf der Bank mit gestreckten Beinen.
Langsam rückt er vor, so daß seine Beine die Bank gestreckt überragen: Der M. quadriceps hat eine **haltende** Leistung. Bei gleichbleibender Muskellänge mußte die Spannung zunehmen.
Da es hierbei zu keiner Gelenkbewegung kommt (siehe isometrische Muskelarbeit), so können wir eine haltende Leistung zur Kräftigung eines Muskels dort anwenden, wo auf Grund einer Erkrankung eine Gelenkbewegung noch nicht angezeigt ist.

b) Patient läßt den gestreckten Unterschenkel nun langsam nach unten gleiten:
Eine **führende** Bremsleistung, bei welcher der Muskel bei sich abnehmender Spannung dehnt.

c) Patient geht aus dem Stand in die Kniebeuge:
Eine **bremsende** Leistung. Der M. quadiceps dehnt sich, die Muskelspannung muß zunehmen. Gleiche Leistung, wenn wir uns in einen tiefen Sessel setzen oder die Treppen hinuntergehen — für das noch auf der höheren Stufe verharrende Bein —.

Außerdem wollen wir uns noch die verschiedenen Arten der Muskelübungen bzw. auch Beanspruchungen im täglichen Leben und ihre unterschiedliche Wirkung ansehen:

Eine **Kraftübung** (Belastung des Muskelquerschnitts): In wiederholt kürzerer Zeit wird vom Muskel die größtmögliche (maximale) Leistung vollbracht. Sie führt zu einer Kräftigung des ganzen Muskels. Es erfordert aber vom Behandler, um diese Wirkung zu erreichen, ein großes Einfühlungsvermögen, die Grenze der Belastungsfähigkeit zu erkennen. Einmal führt ein Zuwenig zu keinem Erfolg, zum anderen würde ein Zuviel einen Muskel durch Überanstrengung wieder schwächen. Um diesen Wachstumsreiz auszulösen, muß aber auch jede Bewegung mit vollem Bewußtsein ausgeführt werden und darf nicht unter Einsparung von Nervenkraft unbewußt, automatisch, vor sich gehen. Abwechslungsreiche, interessant gestaltete Übungsfolgen helfen, den Erfolg zu erreichen. Wir können dabei dem Patienten den schwachen Muskel durch weiches Eingreifen während der Bewegung zum Bewußtsein kommen lassen. Der Patient soll wissen, worum es bei der Behandlung geht, damit auch er außerhalb unserer Behandlungszeit sein Augenmerk auf diese Muskulatur zu richten weiß. Bei der Wirkung der Kraftübungen vgl. die Muskulatur eines Schwerathleten.

Bei **Dauerübungen** (vgl. die Muskulatur eines Langstreckenläufers) erhalten wir ganz besondere Stoffwechseländerungen. Bei gleichmäßiger, mittlerer Belastung der Muskulatur für längere Zeit erhalten wir lange, feste Muskeln (ohne betonte Verstärkung des Muskelbauches). Wenn auch die Wirkungsweise nicht ganz geklärt ist, so sehen wir auf Grund der Erfolge, daß es sich um stoffwechselumstimmende Vorgänge handeln muß. So finden sie auch Anwendung bei Gicht, Diabetes, Fettleibigkeit als Unterstützung anderer ärztlicher Maßnahmen. Es handelt sich hier also um eine minimale Belastung in der Zeiteinheit, bei welcher der Muskel- und Kohlehydratstoffwechsel angeregt wird. Eine langsame Steigerung unter genauer Beobachtung des Patienten ist aber auch hier erforderlich. (Auch Reiten, Rudern, Schwimmen, Radfahren sind bei geeigneten Fällen als Dauerübungen günstig). Von kleineren Bewegungsausmaßen, z. B. nur Hände und Füße, gehen wir zu größeren Durchbewegungen über, auch Rumpfbewegungen. Anfangs etwa 10 Minuten nach Verträglichkeit gesteigert bis zu etwa 1½ Stunden.

Widerstandsübungen

Allgemeines

Die Anforderungen an einen bestimmten Muskel oder eine Muskelgruppe werden noch erhöht durch einen Widerstand. Dieser kann einmal gesetzt werden durch die Hand des Massörs, die Eigenschwere des Körpers oder Gewichte (Sandsäcke z. B.). Der Widerstand darf aber die Kraft des betreffenden Muskels nicht übertreffen. Der Massör muß sich hier ganz dem Patienten anpassen, seine Kraft anfangs schwach nur entgegensetzen und mit zunehmender Stärkung erst erhöhen. Schon bei den aktiven Übungen werden viele Patienten Freude an ihrer spürbaren Kräftigung haben. Die Dosierung liegt dort vor allem in der gewählten Art und der gesteigerten Anzahl der Übungen. Auch bei den Widerstandsübungen soll der Patient Freude an seiner Kraftzunahme haben, nicht aber entmutigt werden durch die festgestellte Schwäche, die einen Widerstand nicht überwinden kann. Hier liegt die Leistungssteigerng in der langsam erhöhten Widerstandskraft.

Bei den Widerstandsübungen unterscheiden wir:

Aktiv-passive — konzentrische — Übungen

Der Patient überwindet aktiv einen Widerstand (aktiv gegen Widerstand). Wir sprechen auch von konzentrischen Übungen, denn der Muskel muß, um aktiv zu arbeiten, sich verkürzen, konzentrieren, ausgehend von der größtmöglichen Dehnung.

Passiv-aktive — exzentrische — Übungen

Der Patient hält den zu übenden Muskel in der Verkürzung angespannt. Der Massör zieht ihn langsam gegen den Widerstand des Patienten aus dieser Haltung in entgegengesetzter Richtung, zur Dehnung. Der Muskel arbeitet also exzentrisch, man kann auch sagen: mit Haltewiderstand.

Ausführung

Zur richtigen Kraftanwendung müssen wir noch über die Funktion des Muskels einiges erwähnen. Welche Kraft können wir jeweils vom Muskel erwarten?

Wie schon bei den aktiven Übungen gesagt, fällt die langsame Dehnung, das Nachlassen der Spannung aus der Verkürzung, schwerer als das Zusammenziehen, die Kontraktion. Außerdem fällt dem gedehnten Muskel jede Bewegung und Überwindung eines Widerstandes schwerer.

Das gleiche angewandt bei den Widerstandsübungen: In den ersten Sitzungen werden wir nur konzentrische Widerstandsübungen durchführen, dann erst nach und nach die exzentrischen.

Der Muskel kann in verkürztem Zustande leichter, als wenn er völlig gedehnt ist, einen Widerstand überwinden. Auf den M. biceps brachii angewandt als Beispiel: Hat der Patient den Unterarm an den Oberarm gebeugt, wird man etwas mehr Kraft anwenden können, um ihn gegen den Patientenwiderstand aus dieser Lage herauszubringen (passiv-aktiv). Im letzten Streckungsstadium wird aber die Zugkraft des Massörs wieder etwas abschwellen müssen.

Will der Patient aber den völlig gestreckten Unterarm gegen einen Widerstand beugen (konzentrisch), so wird die Widerstandskraft zunächst geringer sein müssen. Je mehr der Muskel sich hier aber verkürzt, um so mehr kann der Widerstand des Massörs auch zunehmen. Aber auch bei maximaler Verkürzung nimmt die Kraft des Muskels wieder ab.

Bei aktiv-passiven — konzentrischen — Übungen: anfangs die Widerstandskraft geringer und im mittleren Stadium zunehmend;

bei passiv-aktiven — exzentrischen — Übungen: die Zugkraft anfangs stärker und zur Dehnung hin abnehmend.

Nach und nach werden wir bei den exzentrischen Übungen auch zur Dehnung hin größere Kraft anwenden, bis wir schließlich unser Augenmerk bei der Übung immer mehr zur Dehnung hin verlegen.

Bei den konzentrischen Übungen werden wir immer früher vollkräftigen Widerstand setzen, bis wir uns schließlich besonders auf das Anspringen konzentrieren. Oft wird aber auch die völlige Verkürzungsfähigkeit unser Augenmerk verlangen, so bei Kontrakturen dann z. B., um gegen den verkürzten Gegenspieler anarbeiten zu können.

Von der Leistungssteigerung des Muskelbauches ausgehend verlegen wir unser Augenmerk also später erst auf die Hebe'arme des Muskels und die Sehnen.

Nun noch einige Hinweise, die wir dem Patienten geben müssen. Auch er soll sich nicht auf einen „Kampf" gefaßt machen und sich mit aller Kraft „zur Wehr setzen". Er soll langsam zur Verkürzung ansetzen (kein kurzer, plötzlicher Zug) und auch langsam den verkürzt gehaltenen Muskel zur Dehnung lockern.

Sehr viel hängt hier vom Einfühlungsvermögen des Massörs ab, einen nutzbringenden Kraftausgleich zu schaffen.

Beim Menschen überwiegt im allgemeinen der Muskeltonus der Beuger und Adduktoren dem der Strecker (Arme und Beine entspannt werden leicht gebeugt gehalten). So werden wir unser Augenmerk (Ausnahme bei Nervenschädigungen) zunächst besonders auf die Strecker und Abduktoren richten, die bei jeder Funktionseinschränkung zuerst mit einer Schwäche, dann auch sichtbar mit einer Atrophie antworten (Inaktivitätsatrophie — auch Überdehnung). Eine Ausnahme bilden wohl vor allem die Beugemuskeln der Zehen, da hier durch statische Überlastung häufig eine Überdehnung und dadurch auch so häufig eine Funktionsschwäche eintritt.

Die Lage und Funktion der Muskeln sind uns ja bekannt, so daß wir hier nur kurz die Ausführung der Widerstandsübungen an einigen Beispielen geben brauchen, die an Hand der vorher besprochenen Bewegungen auf alle Muskeln ausgedehnt werden können. Jede vorher besprochene aktive Muskelübung kann durch entsprechenden Widerstand verstärkt werden.

Widerstandsübungen für die Beinmuskulatur

Patient liegt auf dem Rücken oder sitzt:

Fuß — Strecker des Unterschenkels:

Massör umfaßt den Fuß von der Kleinzehenseite, Finger gestreckt auf dem Fußrücken, oder er legt seinen Handballen fest auf (vor dem Patienten stehend).

Konzentrisch: Bewegung: Fuß von Plantar- zur Dorsalflexion. Massör setzt Widerstand am Fußrücken (Tafel XII/1).

Exzentrisch: Ausgangsstellung: Fuß in Dorsalflexion. Massör zieht den Fuß in Plantarflexion.

Fuß — Beuger des Unterschenkels:

Massör umfaßt Fuß von der Kleinzehenseite aus, Finger auf der Fußsohle (seitlich vom Patienten stehend).

Konzentrisch: Bewegung: Fuß von Dorsal- zur Plantarflexion. Massör setzt Widerstand mit den Fingern (Tafel XII/2).

Exzentrisch: Ausgangsstellung: Fuß in Plantarflexion, Massör zieht den Fuß zur Dorsalflexion.

Entsprechend kürzer für gleiche Zehenübungen fassen.

Die Kräftigung der Zehenbeuger ist besonders wichtig zur Stärkung des Fußgewölbes.

M. quadriceps:

Der Patient hält sein Bein in der Hüfte gebeugt, am besten im Sitzen mit herunterhängenden Unterschenkeln, der Massör legt seine Hand oberhalb des Fußgelenkes an der Streckseite auf.

Konzentrisch: Bewegung: Gebeugter Unterschenkel wird bis zur Streckung gehoben.

Massör setzt mit einer Hand Widerstand, die andere Hand hält den Oberschenkel (Tafel XII/3).

Patellaspiel:

Patient liegt gestreckt auf der Massagebank, Bein völlig entspannt.

Massör setzt seine Finger der rechten Hand vor den oberen Rand der Patella.

Auf Kommando drückt Patient langsam sein Knie durch. Der M. quadriceps spannt sich und zieht damit normalerweise die Patella nach oben. Der Massör setzt diesem Zug durch etwas distalwärts gerichtetem Fingerdruck Widerstand entgegen. Hierbei besonders im Beginn sehr vorsichtig, da zu starker Druck sehr schmerzhaft ist. Patient soll langsam, nicht ruckartig das Knie durchdrücken.

Exzentrisch: Patient hält ein Bein nach oben, im Knie gestreckt (Tafel XII/4).

Massör hält mit der einen Hand den Oberschenkel und drückt mit der anderen Hand das Bein gegen den Widerstand des Patienten zur Beugung.

Wollen wir den medialen Teil besonders kräftigen, so lassen wir das Bein beugen und das Knie nach außen legen; die Ferse bleibt neben dem anderen Bein (Außenrotation in der Hüfte). Bei gleichbleibender Lage des Oberschenkels wird der Unterschenkel nach außen geführt (konzentrisch) bzw. die Ferse wieder zum anderen Unterschenkel gedrückt (exzentrisch).

Entsprechende Ausführung bei besonderer Kräftigung des lateralen Teiles. Das Knie wird auf oder leicht neben den anderen Oberschenkel gelegt, der Unterschenkel zeigt nach außen (Innenrotation in der Hüfte).

Widerstandsübungen für die Hüftmuskulatur

Strecker — M. glutaeus maximus:

Patient liegt auf dem Bauch und kann sich anfangs zur Fixierung des Oberkörpers mit beiden heruntergreifenden Armen an der Kante der Massagebank festhalten.

Konzentrisch: Bewegung: Bein wird völlig gestreckt angehoben. Mit einem oder — schwerer — beiden Beinen zugleich auszuführen (Tafel XIII/1).

Massör setzt Widerstand an der Achillessehne oder dem Oberschenkel.

Exzentrisch: Ausgangsstellung: Patient hält seine Beine gestreckt nach oben.

Massör drückt mit gleicher Handhaltung die Beine auf die Massagebank zurück.

Abduktoren — M. glutaeus medius und minimus:

In Bauch- oder Rückenlage des Patienten ausführbar.

Mit einem Bein: Massör steht an der gegenüberliegenden Seite; mit beiden Beinen: Massör steht am Fußende.

Mit einem Bein auch aus der Seitenlage, Massör hinter dem Patienten, um die Muskelarbeit zu kontrollieren, weshalb auch diese Übung besser aus der Bauch- als aus der Rückenlage vorgenommen wird.

Konzentrisch: Bewegung: Das angelegte Bein wird (eventuell leicht angehoben) zur Spreizung geführt.

Massör setzt am lateralen Teil des Oberschenkels oder der Wade Widerstand (Tafel XIII/2, 3).

Exzentrisch: Ausgangsstellung: Patient hält ein Bein abgespreizt.

Massör drückt oder zieht von der anderen Seite zur Adduktion.

Adduktion:

Entsprechend umgekehrte Beinführung. Widerstand und Zug werden hier medial mit den Fingern ausgeführt, und zwar steht der Massör bei Übung eines Beines an der gleichen Seite, bei gleichzeitiger Bewegung beider Beine am Fußende.

Widerstandsübungen für die Armmuskulatur

Am Oberarm wird eine Schwäche der Beuger sich eher nachteilig auswirken als die des M. triceps, welcher nur bei Bewegungen nach hinten und beim Durchdrücken des Ellenbogens voll in Tätigkeit tritt. Die häufigsten Bewegungen des täglichen Lebens werden von den Beugern ausgeführt, welche neben ihrer eigentlichen Beugefunktion auch die „Streckung" ausführen, indem sie hemmend — exzentrisch — die Schwere des Unterarmes halten.

So werden wir häufig auch neben einer Stärkung des Armstreckers und M. deltoideus auch die der Beuger vornehmen müssen.

Strecker Oberarm — M. triceps:

Beispiel rechter Arm (links umgekehrte Handhaltung).

Massör steht seitlich vom Patienten, linke Hand umfaßt den Oberarm, rechte Hand von radial den supinierten Unterarm des Patienten fassend.

Konzentrisch: Bewegung: gebeugter Arm wird gestreckt, Massör setzt mit den Fingern Widerstand (Tafel XII/5).

Exzentrisch: Ausgangsstellung: gestreckter Arm, jedoch nicht ganz durchgedrückt, Massör zieht mit den Fingern zur Beugung.

Beuger — Oberarm (Beispiel rechter Arm):

Massör steht vor dem Patienten, linke Hand faßt am Ellenbogen, rechte Hand umfaßt die supiniert gehaltene Hand oder Unterarm von der Ulnarseite, Finger können die Hohlhand unterstützen.

Konzentrisch: Bewegung: gestreckter Arm wird gebeugt, Massör setzt mit den Fingern Widerstand (Tafel XII/6).

Exzentrisch: Ausgangsstellung: Arm an den Oberarm gebeugt, Massör zieht mit den Fingern zur Streckung (Tafel XII/7).

Heber des Armes — M. deltoideus (Beispiel rechter Arm):

Dieser Muskel ist an fast allen Bewegungen des Armes und der Schulter mit beteiligt (wir sahen schon, wie schwer er zu entspannen ist) und seine Hauptfunktion läßt sich von keinem anderen Muskel ersetzen. Seine so häufige Atrophie, besonders bei Erkrankungen der Schulter, bringt also eine starke Behinderung bei der Bewegung des Armes.

Massör steht hinter dem Patienten, linke Hand auf der Schulterhöhe, rechte Hand auf den mit der Streckseite nach oben zeigenden Unterarm des Patienten gelegt. (Ausführung in verschiedenen Ebenen).

Konzentrisch: Bewegung: Arm wird gestreckt am Rumpf gehalten und bis zur Horizontalen gehoben. Massör setzt Widerstand mit den Fingern (Tafel XII/8).

Exzentrisch: Ausgangsstellung: horizontal gehobener Arm. Massör drückt mit den Fingern den Arm an den Rumpf.

Darauf achten, daß der Patient dabei nicht die Schultern anhebt.

Gleiche Übung bei gebeugtem Arm. Behandler legt seine Hand auf den Ellenbogen des Patienten.

Kombinierte Übungen an den Extremitäten:

Sollen Beuger und Strecker am Arm oder Bein gemeinsam gestärkt werden (auch bei schnellkräftigen Übungen), so führen wir dies aus einer Handhaltung ohne Umgreifen aus. Hier gilt die Fassung beim Arm die Ulnarseite, beim Bein die Kleinzehenseite.

Beispiel Beuger und Strecker beim Bein — Unterschenkel:

Konzentrisch: Strecker: Massör setzt mit den Fingern Widerstand.
Beuger: Massör setzt mit dem Daumen und -ballen Widerstand.

Exzentrisch: Strecker: Massör zieht mit den Fingern.
Beuger: Massör drückt mit dem Daumen und -ballen.

Widerstandsübungen für die Bauchmuskulatur

Die beiden auf den Bauch wirkenden Hebel sind die Schwere des Rumpfes und die der Beine.

Der Patient liegt auf dem Rücken, Massör an seiner rechten Seite.

Beispiel: M. rectus und M. iliopsoas:

A. Mit Rumpfbewegung:

Konzentrisch: Bewegung: Patient richtet aus gestreckter Lage seinen Oberkörper auf. Massör setzt mit flacher Hand am Sternum Widerstand (Tafel XII/9).

Exzentrisch: Ausgangsstellung: Patient sitzt mit gestreckten Beinen. Massör drückt den Oberkörper (Handhaltung wie vor) auf die Bank zurück.

Bei beiden Übungen eventuell Halt an den Oberschenkeln geben.

B. Mit Beinbewegung (beide Beine):

Konzentrisch: Bewegung: Patient hebt aus der Körperstrecklage seine Beine gestreckt an (beugt die Hüfte). Massör setzt Widerstand ober- und unterhalb der Knie mit aufgelegter Hand und Unterarm (Tafel XII/10).

Exzentrisch: Ausgangsstellung: Patient hält beide Beine in der Hüfte gebeugt. Massör streckt die Unterschenkel auf die Unterlage gegen den Widerstand des Patienten. Hierbei eventuell auch vom Brustbein aus mit der anderen Hand den Oberkörper fixieren.

Für die **seitlichen Bauchmuskeln** legt der Massör seine Hände seitlich an den Rumpf, welcher für diese Übungen beckenwärts bewegt wird oder beckennah verharrt.

Entsprechend beim seitlichen Hochziehen des Beckens bei festliegendem Oberkörper geben wir Widerstandszug am Fuß.

Widerstandsübungen für die Rückenmuskulatur

Patient liegt flach auf dem Bauch, Massör steht an seiner linken Seite und fixiert an den Knöcheln fassend (auch mit überhängendem Oberkörper).

Für die langen Rückenstrecker:

Konzentrisch: Bewegung: Patient streckt Oberkörper nach hinten hoch. Massör setzt zwischen den Schulterblättern Widerstand (Tafel XIII/4, 5).

Exzentrisch: Ausgangsstellung: Oberkörper nach hinten hochgestreckt. Massör drückt (Handhaltung wie vor) den Oberkörper auf die Unterlage oder bei überhängendem Oberkörper nach unten.

Übungen an der Sprossenleiter

Eine Sprossenleiter läßt sich wohl in jedem Behandlungsinstitut aufstellen und leistet große Dienste sowohl bei der Kräftigung der Muskulatur wie auch bei der Korrektur von Fehlstellungen, besonders in den großen Gelenken. Zumeist verwerten wir hier die Eigenschwere des Körpers als Widerstand oder Zugkraft.

Wir können Übungen im Langhang — hier hängt der Körper freischwebend an den Armen — mit dem Gesicht (brustwärts) oder mit dem Rücken zur Leiter zeigend (rückenwärts) ausführen oder auch zusätzlich die Beine aufstellen — Kurzhang. Vor der Sprossenleiter liegend und mit den Händen oder Füßen eine Sprosse fassend werden besonders Rücken- und Bauchübungen erleichtert. Hier kann statt einer flachen Matte auch die wiederholt erwähnte schiefe Ebene eingehängt werden.

Bei der **Handhaltung** ist darauf zu achten, daß der Daumen von den Fingern abgespreizt die Sprosse umgreift. Leichtes Nachfedern des Patienten hilft den Bewegungsradius erweitern. Auch hier kann der Massör nachhelfend eingreifen und den Patienten unterstützen.

Nachstehend einige Grundübungen:

Beinübungen an der Sprossenleiter:

1. **Kniestreckung — Hüftbeugung — Dehnung der Bein-Beugemuskulatur:**
Patient Gesicht zur Leiter, Arme und Beine an je einer Sprosse. Der Körper hängt nach unten an den gestreckten Armen, die Knie werden durchgedrückt; nach unten nachwippen (Hangbeugestand).
Abstand zwischen Armen und Beinen verringern (Tafel XIV/1, 2).

2. **Stärkung des M. quadriceps und M. iliopsoas:**
Patient mit dem Rücken zur Leiter. Arme greifen gestreckt die oberen Sprossen, anfangs mit aufgestellten Beinen.
Abwechselnd: a) Knie gebeugt anheben, Unterschenkel strecken.
b) Bein sofort gestreckt anheben.
Die gleiche Übung mit beiden Beinen läßt die Bauchmuskulatur stark mitarbeiten.

Hüftübungen an der Sprossenleiter:

1. *Beugung:* Siehe Beinübungen 1. Mit dem Becken kann dabei nach beiden Seiten geschwungen werden.
2. *Streckung:* (Tafel XIV/3)
a) Rücken zur Sprossenleiter, Langhang mit aufgesetzten Beinen. Rumpf nach vorne spannen, Beine bleiben gestreckt. Nach und nach Sprossenabstand verringern.
b) *Stärkung der Streckmuskulatur:*
Mit dem Gesicht zur Sprossenleiter im Langhang. Beide Beine abwechselnd, dann gemeinsam möglichst gestreckt nach hinten schwingen. Massör fixiert leicht die Hüfte zur Sprossenleiter und kann unter den Oberschenkel greifend nachhelfen.
3. *Abduktion:*
a) Ausgangsstellung wie bei 1. Beine immer mehr spreizen und Abstand zwischen Armen und Beinen verringern. Achten, daß die Knie durchgedrückt sind, Becken wippt nach hinten unten. (Ausführung rückwärts: gleichzeitige Streckung).
b) Krankes Bein und Arm dieser Seite auf je eine Sprosse. Durch Strecken von Arm und Bein und ein nach Außenbiegen des Rumpfes wird die Abduktion in der Hüfte erreicht. Später Abstand verringern (Tafel XIV/4).
Das Bein und der Arm der anderen Seite werden abgespreizt. Massör kann vom freien Bein aus die Spreizung erweitern helfen oder um die Hüfte greifend den Patienten abziehen.
c) Patient im Langhang. Bei möglichst passiv gehaltener Wirbelsäule gemeinsames Seitlichpendeln der Beine. Massör kann Hüfte fixieren oder nachhelfen.
d) An den Armen hängend werden die Beine seitlich etwas höher aufgesetzt. Abbiegen des Rumpfes zur anderen Seite, ohne von den Sprossen abzugehen.
Auch mit einem Bein auszuführen.

4. *Kombinationen zur Stärkung der Hüftmuskulatur,* auch 2b hierfür geeignet:
   a) Im Langhang rückenwärts. Die Beine gestreckt anheben, spreizen, schließen, senken. Anfangs mit einem Bein (Tafel XIV/5).
   b) Hängen wie vor. Die Beine gebeugt anheben, dann kraftvolle Außenrotation durch Spreizen der Knie. Eventuell Ansetzen der Füße.
   c) Gleicher Langhang. Spreizen der Beine im Schwung oder gespreizt einige Male nachfedern.
   d) Mit dem Gesicht zur Leiter im Langhang. Beide Beine nach hinten abstrecken, spreizen, schließen, senken.

Armübungen an der Sprossenleiter:

1. *Streckung* (aus Unter- und Oberarmgriff ausführen):
   a) Langhang: ganzes Körpergewicht wirkt auf die Streckung im Ellenbogen.
   b) bei horizontal gehaltenen Armen und aufgesetzten Beinen: Oberkörper wirkt als federnder Zug.
   c) Von unten rückenwärts eine Sprosse fassen, Körper sinkt nach vorn.

2. *Beugung (Stärkung des M. biceps).*
   a) Unterarmgriff, Füße aufgesetzt, Arme horizontal abgespreizt. Anziehen des gestreckten Körpers an die Leiter, bis die Ellenbogen seitlich am Rumpf anliegen.
   b) Aus der vorigen Haltung Körper sehr langsam zurücksinken lassen, bis die Arme gestreckt sind (Tafel XIV/6).
   c) Klimmzug.

Schulterübungen an der Sprossenleiter:

1. Im Langhang, anfangs Arme weit auseinander, nach und nach enger stellen, bis sie am Kopf anliegen. Füße schweben nach dem Fassen frei, um Körpergewicht als Zug auf das Gelenk wirken zu lassen (Tafel XIV/7).
   Mit dem Rücken und – leichter – mit dem Gesicht zur Sprossenleiter ausführbar.
2. Arme in Schulterhöhe, Füße aufgestellt.
   a) Gesicht zur Leiter: der Rücken wird durch Abstrecken von Armen und Beinen von der Leiter weggekrümmt, der Kopf nach hinten gebeugt (Tafel XIV/8).
   b) Rücken zur Leiter. Der Kopf wird zur Brust gesenkt, Beine gestreckt an der Leiter lassen, nur Oberkörper gestreckt senken bis zur Waagerechten. Ellenbogen seitlich hochspannen. Schulterblattspannung. Später die nächsthöhere Sprosse zu erreichen versuchen.
3. Rücken zur Leiter, Füße aufgestellt. Hände greifen von unten nach hinten die nächstmögliche Sprosse fassend. Der Körper hängt völlig gestreckt nach vorn. Hände greifen später höher. Zu Beginn Arme auseinanderstehend gestreckt, dann immer weiter nebeneinanderstellen (Tafel XIV/9).
4. Patient seitlich zur Sprossenleiter. Erkrankter Arm seitlich so weit wie möglich fassend, Fuß der gleichen Seite aufgesetzt (eventuell daneben auch den anderen Fuß), freier Arm später mithelfend. Der Körper biegt sich nun halbmondförmig, Kopf einmal zum kranken, einmal zum schwebenden Arm beugen. Hand faßt zwei bis drei Sprossen tiefer, so daß der vom Körper gebildete Bogen größer und der Zug stärker wird.

5. Gleiche Ausgangsstellung wie vor. Die Hand faßt die bei herunterhängendem Arm erreichbare Sprosse. Der Körper wird seitlich gestreckt fallen gelassen. Durch Zug der Schultermuskulatur der kranken Seite zieht sich der Patient an die Leiter heran.
6. Wechselnd kranken Arm in Schulterhöhe und seitlich der Hüfte fassen lassen. Der gesunde Arm dehnt Körper — schwingend mit dem Ellenbogen nach dorsal. Später kann die Kapsel- und Brustkorbdehnung auch mit in allen Ebenen dorsal federndem gesundem Arm geübt werden. Bis an die Schmerzgrenze dehnt sich der Brustkorb ventral.
7. Innenrotation, Außenrotation. Patient steht an der Sprossenleiter, den Arm horizontal seitlich abgewinkelt an der Sprosse fassend. Vom Ellenbogen aus nach hinten bzw. vorn abstoßen (Tafel XV/1).

Bauchmuskelübungen an der Sprossenleiter:

1. Patient mit dem Rücken zur Leiter im Langhang.
   a) Beide Beine werden am Knie gebeugt angezogen.
   b) Wie vor anheben, dann Beinstrecken.
   c) Beide Beine gestreckt anheben.
   d) Aus diesen Stellungen sehr langsam wieder zurückgehen zum Langhang.
2. Beine gestreckt anheben, spreizen, schließen, senken (auch bei gebeugtem Bein im Sinne einer Außenrotation der Hüfte).
3. Durch Zug der seitlichen Bauchmuskulatur ein Nähern des Beckens zu den unteren Rippen. Achten, daß dies ohne Hilfe der Beine geschieht; diese müssen locker herunterhängen (Tafel XV/2).
4. Im Langhang mit dem Rücken zur Leiter. Beide Beine gespreizt anheben und schließen, dann langsam senken.
5. Erschwerend können beide Beine, gespreizt angehoben, kleine Kreise ausführen.
6. Die Beine führen gestreckt eine gemeinsame Kreisung aus: Gestreckt vorn anheben, zur linken Seite führen, nach unten, zur rechten Seite, dort hoch bis zur Mitte, dann in anderer Richtung wieder zurück.
7. Patient liegt auf dem Rücken, mit dem Kopf zur Sprossenleiter ausgestreckt. Beide Hände fassen kurz hinter dem Kopf eine untere Sprosse. Beide Beine werden gestreckt bis zur Senkrechten gehoben und langsam wieder gesenkt (auch Spreizung, Rotation, gleichmäßiges und abwechselndes Bewegen beider Beine) (Tafel XV/3).
8. Aus gleicher Lage die Beine bis zur Sprossenleiter hochführen. Versuchen, eine immer höhere Sprosse zu erreichen, bis zur Kerze (Tafel XV/4).
9. Gleiche Lage. Hier mit den Füßen zur Sprossenleiter, welche, unter die Sprosse gestellt, den Beinen Halt geben. Aufrichten des Oberkörpers; Hände versuchen, bei gestreckt gehaltenen Beinen eine Sprosse zu erreichen, bis sie die gleiche Sprosse wie die Füße umfassen. Langsames Zurücksinkenlassen des Oberkörpers dient gleichfalls der Stärkung der Bauchmuskulatur (Tafel XV/5).

Rücken- und Rumpfübungen an der Sprossenleiter:

1. **Stärkung der Rückenmuskulatur:**
   a) Patient liegt auf dem Bauch vor der Sprossenleiter, die Füße in der untersten Sprosse eingehakt. Aufrichten des Oberkörpers nach hinten; dabei verschiedene Armhaltung (Tafel XV/6).

b) Aus der Bauchlage fassen beide Hände die unterste Sprosse. Durch Anheben beider Beine Wirkung auf die Mm. glutaeus maximus und lange Rückenstrecker (Tafel XV/7).

2. **Dehnung des Brustkorbes:**
Einseitig:
a) Ein Arm und beide Beine fassen seitlich die Sprossenleiter. Nach außen durchhängen lassen und nachfedern (Tafel XV/8).
Freier Arm schwingt seitlich über den Kopf.
Zusätzlich seitliches Vor- und Rückwärtsschwingen.
b) Die zu dehnende Seite an der Sprossenleiter wie vor. Durchhängen nach außen, dann kraftvoll dehnend den Brustkorb an die Leiter heranziehen (Tafel XV/9).
Beidseitig:
a) Mit beiden Händen rückenwärts nach oben eine Sprosse fassen. Beide Füße sind aufgestellt. Federnd den Oberkörper zur Dehnung nach vorn sinken lassen. Auch hierbei kann seitlich ausgeschwungen werden.
b) Übung wie vor. Beide Hände greifen nun von unten nach hinten hoch.
c) Patient faßt, mit dem Gesicht zur Sprossenleiter, etwa in Brusthöhe mit beiden Händen eine Sprosse. Die Arme werden gestreckt, die Füße stehen über Armlänge von der Sprossenleiter entfernt. Der Oberkörper wird zwischen beide Arme gesenkt und federt dehnend nach unten. Darauf achten, daß der Kopf gestreckt gehalten wird und die Knie durchgedrückt sind (Tafel XV/10).

Übungen mit dem Sandsack (Rollenzug)

So wie die Anbringung einer Sprossenleiter empfiehlt sich auch die Verwendung eines Sandsackes für die Praxis. Wenn auch kein Apparat die einfügsame Hand des Massörs, die manuelle Behandlung, ersetzen kann, so können diese Hilfsmittel doch in geeigneten Fällen zusätzlich angewandt werden. Der Patient kann einmal die Intensität der Übung je nach Kraft selbst abmessen, zum anderen wird sich oft auch die Dauer der Einwirkung bei Dehnlagerungen günstig auswirken. Diese Übungen können auch nach der manuellen Behandlung erfolgen, ohne den Massör erheblich zu beanspruchen.

Der Sandsack wird an das eine Ende eines Seiles angehängt, welches über eine an der Wand, Decke oder besser einem verstellbaren festen Stativ befestigte Rolle läuft. Recht praktisch durch ihre Variationsmöglichkeit sind Rollen mit Einhakvorrichtung für die Sprossenleiter. Je nach Behandlungsgebiet benötigen wir zum Auswechseln Sandsäcke in verschiedenen Größen zwischen 1 bis 20 Pfund. Am anderen Ende ist eine weiche Schlaufe zum Einhängen. Bei manchen Übungen muß das Seil allerdings über zwei Rollen in verschiedenen Höhen laufen. Wir wollen hier jedoch hauptsächlich die Übungen mit einer Gleitrolle besprechen, wie sie in der Praxis am leichtesten ausgeführt werden können.

Die Überwindung dieses Gewichtes können wir uns einmal zur **Muskelstärkung** zunutze machen. Bestimmte, vom Massör angegebene Übungen werden ausgeführt.

Der Zug des Sandsackes läßt sich auch in manchen Fällen von Bewegungseinschränkungen gleichzeitig zur Lockerung und Dehnung der Muskulatur und Gelenke verwenden. Wir lassen dann bei Entspannung der Muskulatur den Zug frei in Richtung der Bewegungseinschränkung wirken. **Aktive Muskelarbeit und passive Korrektur** können zusammen wirken.

Zum anderen werden wir die Schwere des Sandsackes auch als **Dauerzug** zur Korrektur verwerten können.

Einige Übungen nachstehend, welche entsprechend abgeändert für fast alle Muskeln Anwendung finden können:

Sandsack zur Stärkung der Muskulatur

Beispiel Bein:

Beugemuskulatur des Fußes (Plantarflexion):

a) Patient sitzt vor dem Rollenzug, Oberschenkel des zu übenden Beines etwas erhöht, Schlaufe um die Zehenballen. Aktive Plantarflexion nach unten. Der Unterschenkel kann eventuell am Stuhlbein festgebunden werden (Tafel XVI/1).

b) Das gleiche ausführbar mit dem Rücken zur Rolle. Das Seil geht über die Schulter zum Fuß (Tafel XVI/2).

Zehenbeuger:

Eventuell für Großzehe einzeln. Schlaufe um die Zehen legen. Entsprechender Zug wie vor.

Streckmuskulatur des Fußes (Dorsalflexion):

Am besten über zwei Rollen: eine höhere, über welche das Gewicht läuft, eine niedere vor dem Patienten, um welche von unten das Seil an den Fuß zieht; die Schlaufe über den Fußrücken legen.

Beugemuskulatur am Oberschenkel bei gebeugtem Bein (Tafel XVI/4, 5).

Streckmuskel der Hüfte, M. glutaeus maximus, bei gestrecktem Bein:

Patient liegt mit dem Rücken auf der Massagebank, mit dem Gesicht zur Rolle, um das Fußgelenk die Schlaufe des Seiles. Patient läßt mit oder ohne Widerstand seinen Unterschenkel bis zur Beinstreckung hochziehen. Der Unterschenkel wird an den Oberschenkel gebeugt oder gestreckt auf die Massagebank zurückgeführt (Tafel XVI/6).

Streckmuskel des Unterschenkels, M. quadriceps:

a) Patient liegt auf dem Bauch, Bein wie vor gestreckt. Widerstand gegen den Zug des Sandsackes (langsames Nachgeben des Unterschenkels) zur Beugung. Aus der Beugung aktive Streckung auf die Bank (Tafel XVI/7).

b) Patient liegt auf dem Rücken, die Rolle kopfwärts, so daß das Zugseil über ihn hinwegläuft zum Fuß. Passiver Zug zur Beugung, aktiv Streckung des Unterschenkels (Tafel XVI/8).

c) Im Sitzen mit hängendem Unterschenkel. Schlaufe kommt von der tieferen Rolle unter der Bank oder dem Hocker hindurch an den Unterschenkel. Der Zugwiderstand wird bei der Streckung des Unterschenkels überwunden (Tafel XVI/3).

Beuger der Hüfte — M. iliopsoas, mit einem gestreckten Bein.

Bauchmuskulatur arbeitet synergisch mit bei der Ausführung mit beiden Beinen:

a) Patient in Rückenlage auf der Massagebank, mit dem Gesicht zur tieferstehenden Rolle, die Schlaufe um das Fußgelenk. Das Gewicht hängt an dem über die zweite höhere Rolle laufenden Seilende. Patient hebt das Bein (die Beine) gebeugt oder gestreckt nach oben zur Hüftbeugung (Tafel XVI/9).

b) Aus gleicher Lagerung mit einem etwas höheren Rollenzug, die Schlaufe um das Knie. Das Bein bleibt in leichter Beugung, die Knie werden bauchwärts geführt.

Anzieher der Hüfte — Adduktorengruppe:

a) Mit einer hohen Rolle: Patient in Seitenlage, Fuß oder Knie des obenliegenden Beines in der Schlaufe. Das Gewicht zieht das Bein in die Abduktion und wird aktiv an das andere herangezogen (Tafel XVII/1).

b) Mit entsprechenden zwei Rollen: Patient steht, das zu übende Bein zur tieferen Rolle (Tafel XVII/2).

Abzieher der Hüfte — M. glutaeus medius, minimus:

a) Mit einer Rolle. Die Massagebank steht quer zum Rollenzug, ihr nahe das gesunde Bein, so daß das Seil über dieses hinweg zum Fußgelenk oder Knie des zu übenden Beines führt.

b) Mit entsprechenden zwei Rollen: Patient steht mit dem gesunden Bein zur tieferen Rolle; an diesem vorbei zieht das Seil zum kranken Bein.

Beispiel Arm:

Beuger am Oberarm:

Patient steht oder sitzt mit dem Gesicht zur Rolle. Seine Hand faßt die Schlaufe und zieht sie durch Beugen des Unterarmes an den Oberarm. Darauf achten, daß der Oberarm am Rumpf bleibt und diese Bewegung nicht vom Strecker ausgeführt oder erleichtert wird (Tafel XVII/3).

Strecker am Oberarm:

Patient steht oder sitzt mit dem Gesicht oder mit dem kranken Arm seitlich zur Rolle. Die Schlaufe wird von der Hand gefaßt. Den Arm passiv nach oben ziehen lassen, dann mit der Hohlhand nach oben am Rumpf vorbei gestreckt nach unten ziehen (Tafel XVII/4).

Entsprechend Hand- und Fingermuskulatur:

Beugung: Handrücken nach oben oder Hohlhand. Bei jeder Seilführung ausführbar. Streckung: Seilführung bei einer Rolle von hinten über die Schulter. zu welcher die Hohlhand zeigt.

Bei zwei Rollen: Hohlhand schräg über der unteren Rolle.

Beispiel Schulter:

M. deltoideus:

a) Vom Patienten allein auszuführen. Beispiel rechter Arm: Patient steht unter der hohen Rolle. Die linke Hand zieht an der Schlaufe, so daß der Sandsack auf der Hand des gestreckt seitlich gehaltenen rechten Armes liegt. Die linke Hand regelt die Funktion des rechten M. deltoideus (Tafel XVII/5).

b) Mit zwei verschieden hohen Rollen. Der Patient zieht mit seitlich gestrecktem Arm an der von der tiefen Rolle kommenden Seilschlaufe nach oben. Um alle Muskelfasern zu üben, in verschiedenen Richtungen ausführen (Tafel XVII/6).

Innen- und Außenrotatoren der Schulter:

a) Mit gebeugtem Arm:
Mit dem Gesicht zur Rolle, den Arm horizontal seitlich abgewinkelt, den Oberarm eventuell aufgelegt. Die Hand zieht an der Schlaufe von vorn über die Schulter hinweg nackenwärts (Außenrotation) und dann von vorn unten nach hinten rückenwärts (Innenrotation).

b) Mit gestrecktem Arm:
Patient hält den Arm nach vorn gestreckt, Handrücken nach oben die Schlaufe gefaßt. Der Arm wird gestreckt nach unten und hinten geführt; dabei Drehen der Hand, so daß nun die Hohlhand nach außen zeigt (Innenrotation).
Dann den Arm von vorn nach oben und hinten führen und dabei die Hand drehen, so daß die Hohlhand kopfwärts zeigt (Außenrotation).

Beispiel Nackenmuskulatur:

Patient sitzt mit dem Kopf zum Rollenzug, die Schlaufe im Nacken. Aktives Strecken des Nackens, der Rücken wird dabei etwas eingezogen. Darauf achten, daß nicht nur der Kopf nach hinten gesenkt wird. Patient hält im Rücken die Hände gefaßt und streckt die Arme bei der Nackenbewegung ab (Tafel XVII/7).

Beispiel Rumpfdehnung:

a) Einseitig:
Patient seitlich zum Rollenzug sitzend, die zu übende Seite nach außen. Eine große, breite Schlaufe legt sich über Brust und Rücken um den lateralen Teil des Brustkorbes, dessen Hand auch im Nacken liegen kann. Aktives Weitmachen (und Einatmung) des Brustkorbes nach außen ohne Ausweichen des Beckens oder des Schultergürtels (Tafel XVII/8).

b) Beidseitig:
Patient mit dem Rücken zum Rollenzug, die gleiche breite Schlaufe um den vorderen Brustkorb. Aktives Weitmachen des Brustkorbes gegen den Zugwiderstand und Einatmung. Armführung wie bei der Nackenmuskulatur (Tafel XVII/9).

Übungen am Sandsack (Rollenzug) zur Lockerung von Gelenken und zur Stärkung der Muskulatur

Kniegelenk:

Streckung:

Patient liegt auf dem Rücken, Knie angewinkelt, Fußgelenk in der Schlaufe. Nachgeben zur Streckung und Federn in der Strecklage.

Gleiches Zurückgehen, um Beuger, oder gestrecktes Zurückgehen, um M. glutaeus maximus zu stärken.

Beugung:

Patient liegt auf dem Bauch, Beine gestreckt, Schlaufe um Fußgelenk, Oberschenkel bleibt auf der Bank, das Gewicht am Unterschenkel zieht zur Beugung.

Das Heraufziehen des Sandsackes = Streckung des Unterschenkels geschieht als konzentrische Übung für den M. quadriceps.

Hüftgelenk:

Beugung:
Patient liegt mit gestrecktem Bein auf dem Rücken, Schlaufe um das Fußgelenk. Nachgeben der Muskulatur: Sandsack-Zug zur Beugung, dort Nachfedern.

Wird das Bein gestreckt auf die Unterlage zurückgeführt: Stärkung des M. glutaeus maximus.

Abduktion:
Patient liegt auf der gesunden Seite, Fußgelenk in der Schlaufe. Gewicht Sandsack zieht zur Abduktion. Beim Zurückgehen des Beines zur Adduktion beseitigt der Massör durch Anheben des Sackes den Widerstand, wenn die Adduktoren, wie bei Hüfterkrankungen meist der Fall, verkrampft sind.

Streckung:
Patient liegt mit gestrecktem Bein auf dem Bauch, Fußgelenk oder Oberschenkel in der Schlaufe. Ziehen des Sandsackes = Streckung in der Hüfte.

Streckung des Beines auf die Unterlage = Stärkung für den M. quadriceps.

Schultergelenk:

Seitliche Höhe:
Patient faßt mit seitlich gestrecktem Arm die Schlaufe. Gewicht zieht den Arm seitlich hoch. Später näher herantreten, bis Arm seitlich des Kopfes hochgezogen werden kann. Nachfedern.

Gestreckt an den Rumpf zurückziehen: Konzentrische Übung für den M. triceps.

Außenrotation:
Entsprechend auch von vorn mit dem Gesicht zum Seil den Arm nach oben ziehen lassen, bis schließlich Patient mit dem Rücken zum Seil steht und der Arm seitlich des Kopfes nach hinten gezogen wird.

Innenrotation:
Patient mit dem Rücken zum Seil. Der nach unten gestreckte Arm faßt nach hinten die Schlaufe und wird vom Gewicht nach hinten vom Körper abduziert. Auch hier kann der andere Arm mit anfassen.

Korrektur von Fehlstellungen mit dem Rollenzug

Beispiel Bein:

Spitzfußstellung — Dehnung der Wadenmuskulatur:
Patient in Rückenlage mit dem Kopf zum Rollenzug. Der Oberschenkel bzw. Unterschenkel wird nach unten fixiert. Der Dauerzug wirkt vom Fuß aus in die Dorsalflexion des Fußes.

Beugekontraktur des Kniegelenkes:
Patient in Rückenlage, der Oberschenkel ist nach unten fixiert. Der Rollenzug zieht den Unterschenkel nach oben (Tafel XVII/10).

Streckkontraktur des Kniegelenkes:
Patient in Bauchlage, Oberschenkel nach unten fixiert. Zunächst zieht der Rollenzug fußwärts den Unterschenkel nach oben, später näher unter die Rolle gehen, dann den Zug von der Kopfseite aus wirken lassen, wodurch der Unterschenkel weiter nach oben gezogen wird (Tafel XVI/7, 8; Tafel XVII/11).

Beispiel Hüfte:

Beugung der Hüfte:
Patient in Rückenlage, das Becken nach unten fixiert, Rollenzug vom Fußgelenk und Knie aus. Gesteigerte Wirkung des Gewichtes wie bei der Streckkontraktur des Knies (Tafel XVI/6).

Streckung der Hüfte:
Patient in Bauchlage. Becken nach unten fixiert. Gewicht wirkt von fußwärts nach oben ziehend. Schlaufen um das Knie und Unterschenkel (Tafel XVII/12).

Abduktion:
Patient in Seitenlage mit fixiertem Becken. Rollenzug von oben, Schlaufen an den Unterschenkel und oberhalb des Kniegelenkes angelegt (Tafel XVII/1).

Beispiel Arm:

Beugekontraktur Hand-Fingergelenke:
Patient sitzt, den Unterarm (bei Fingern auch Handgelenk) auf einem Massagebock fixiert. Handrücken nach oben. Der Rollenzug wirkt von oben oder hinten in die Streckung.

Streckkontraktur (Gelenke wie vor):
Patient gelagert wie vor. Rollenzug wirkt von unten. Gleicher Zug wie vor, wenn die Hohlhand nach oben gehalten wird.

Ellenbogen-Beugekontraktur:
Oberarm fixiert. Der Rollenzug wirkt von vorn oder unten.

Ellenbogen-Streckkontraktur:
Der Oberarm wird auf einem Massagebock nach unten oder an den Rumpf fixiert. Der Rollenzug wirkt von oben oder von hinten zur Beugung.

Beispiel Schulter:
Wie vor bei den Korrekturübungen mit gleichzeitiger Bewegung beschrieben (welche hierbei ausfällt). Die Schulter muß beim Dauerzug nach unten fixiert werden. Die Schlinge wird um die Schulter und den Fuß der anderen Seite gelegt und vom Fuß des Patienten entsprechend geführt.
Zur **Korrektur,** besonders bei Beugekontrakturen, können wir aber auch ein Gewicht verwenden, das an einem Gurt hängt, welches den Gegendruck ausübt.

Beispiele:

Streckkontraktur der Finger (entsprechend auch der **Zehen**):
Patient sitzt, Handrücken nach oben. Der Unterarm und das Handgelenk sind auf einem Massagebock fixiert. Um den in die Beugung zu dehnenden Finger wird eine Schlaufe gelegt, von welcher ein kleines Gewicht nach unten wirkt.

Beugekontraktur der Finger:
Hohlhand nach oben zeigend.
Gleiche Ausführung wie vor.

Beugekontraktur Ellenbogengelenk (Tafel XVIII/1, 2, 3):
Patient sitzt, den Oberarm fixiert. Die Schlaufe mit dem Gewicht zieht den Unterarm nach unten in die Streckung.

Beugekontraktur Kniegelenk (Tafel XVIII/4, 5):
Je eine Schlaufe ober- und unterhalb des Knies, an welcher ein Gewicht hängt, eventuell an jeder Seite des Gurtendes. Patient liegt hierbei in Rückenlage, den Fuß auf einem Tischchen oder einem Haltestativ aufgelegt. In Bauchlage lassen wir den Unterschenkel über die Bank hängen oder erhöhen den Oberschenkel. Vom Unterschenkel aus wirkt der Zug nach unten.

Beugekontraktur der Hüfte:
Entsprechend wie beim Knie. Das Becken wird dabei nach unten fixiert. Später hängt das zu dehnende Bein frei über die Massagebank. Das Zuggewicht wird an den Oberschenkel angelegt. Das andere Bein wird, zur Erreichung der völligen Dehnmöglichkeit, angewinkelt, besser noch durch an den Oberschenkel angelegten Gegenzug nach hinten gehalten.

Spezielle Anwendung bei verschiedenen Erkrankungen

Nachdem wir nun die Ausführungsweise der Massage und der Bewegungsübungen kennengelernt haben, wollen wir uns im Rahmen dieses Buches ihre kombinierte Anwendung bei einigen wichtigen und schwerer zu behandelnden Krankheiten ansehen.

Natürlich muß der Arzt die jeweilige Behandlung festlegen und anordnen, und der Massör hat dieselbe nur auszuführen. In der Praxis ist es jedoch oft so, daß der Arzt nur Massage mit Wärmeanwendung und eventuell Bewegungsübungen verordnet. Er setzt dabei voraus, daß der geschulte Massör aus der gelernten Anzahl von Massagegriffen und Bewegungsübungen die für den speziellen Fall notwendigen anzuwenden weiß.

Und so soll die Behandlung mit Massage und Bewegungsübungen einiger häufig vorkommender Krankheiten zusammengestellt werden. Dabei soll auch ein kurzer Hinweis auf die elektrophysikalische Behandlung stattfinden.

Zunächst sollen jene Krankheiten besprochen werden, welche wohl auch in der Praxis den weitesten Raum einnehmen, das sind die

Erkrankungen des Bewegungsapparates

Zum Verständnis der notwendigen Behandlungsweise sollen hier zunächst einige Bemerkungen über das Zusammenspiel der einzelnen Organe des Bewegungsapparates gegeben werden.

Das Gelenk, die seiner Bewegung dienenden Muskeln und das Bindegewebe wie auch der innervierende Nerv bilden eine *funktionelle Einheit*. Ist ein Teil erkrankt, entstehen daraus unbedingt Rückwirkungen auf den anderen Teil. Erkrankungen des Gelenkes bewirken eine Atrophie des Muskels; Störungen beim sensiblen Nerven können eine Erkrankung des Gelenkes hervorrufen, wie bei der Tabes; und schließlich kann ein erkrankter Muskel oder eine Sehne zu einer Kontraktur oder Ankylose des Gelenkes führen. So können wir auch bei der Behandlung oft die primäre Erkrankungsstelle, z. B. ein entzündetes Gelenk, nicht behandeln, dagegen ein anderes Glied der funktionellen Einheit: nämlich den geschwächten Muskel.

Diese funktionelle Einheit faßte Payr 1927 unter dem Begriff der *kinetischen Kette* mit einem aktiven und einem passiven Gliederanteil zusammen. Hierbei versteht er unter der kinetischen Kette „die Gesamtheit aller für die willkürlichen und unwillkürlichen Bewegungen sowohl für die Aufnahme des Betriebes, für die Meldung des jeweiligen Geschehens, die Regelung, also die Einstellung der Gelenkarbeit maßgeblichen Organe und Organsysteme. Die ihnen zugehörigen Leistungen bedeuten den Kettenbetrieb." Störungen können nun sowohl angreifen an den aktiven oder auch an den passiven Kettengliedern. Eine Reizung des aktiven Kettengliedes, der Muskulatur, führt über den Schmerz und den dadurch bedingten Hartspann ebenso zu einer Kontraktur wie Störungen am passiven Gliederanteil, d. h. bei einer primären Erkrankung im Gelenk.

Akute Gelenkerkrankungen

Hierzu kann gleich zum Anfang ein Leitsatz erwähnt werden, daß überhaupt die physikalische Behandlung bei den akuten Erkrankungen völlig zurücktritt gegenüber der medikamentösen und sie ihr Hauptanwendungsgebiet mehr bei den chronischen Erkrankungen findet.

Ganz besonders trifft dies auch bei den *akuten Gelenkerkrankungen* zu. Ein akut entzündetes Gelenk darf niemals bewegt, niemals auch massiert werden. Hier ist Ruhigstellung das oberste Gebot. Und der Arzt wird, je nach der Ursache der Erkrankung verschiedene Medikamente anwenden. Er wird bei einem gonorrhoischen Gelenk, welches so sehr zu einer Versteifung neigt, schon möglicherweise wenn die sehr heftigen Schmerzen nachgelassen haben, früher eine Bewegungstherapie anordnen, als bei einem tuberkulösen, bei welchem wir oft als Preis der Ausheilung eine Versteifung mit in Kauf nehmen müssen. Ein akut entzündetes Gelenk verträgt auch keine intensive Wärmebehandlung.

Bei den akuten Gelenkerkrankungen ist aber auf etwas anderes noch zu achten: das ist die *richtige Lagerung* der Gelenke, um einer Versteifung in einer Fehlstellung vorzubeugen.

Erst wenn die akuten Erscheinungen zurückgetreten sind, wird eine sehr langsam gesteigerte Muskelmassage und Bewegung am Platze sein. Die Art der Anwendung stimmt dann überein mit dem jetzt zu besprechenden

Primär chronischen Gelenkrheumatismus

Gewiß liegt auch hier im klinischen Sinne eine Entzündung vor mit erhöhter Senkung; doch im Gegensatz zu den vorher genannten gonorrhoischen und tuberkulösen Gelenken geht diese Erkrankung chronisch über Jahre hindurch, und viele Gelenke — oft nur mit Ausnahme der Wirbelsäule und meist auch der Hüftgelenke — sind befallen. Soweit es sich um einen akuten Schub mit starken Entzündungserscheinungen handelt, werden Ruhe und Schonung mehr im Vordergrund stehen. Aber Ruhe bedeutet für ein Gelenk — und gerade für ein entzündetes Gelenk — eine große Gefahr: die Versteifung, den Starretod.

Um diese Starre, aber auch möglichst jede Bewegungsbehinderung unmöglich zu machen, müssen wir die richtige Mitte finden zwischen Bewegung und Ruhe, d. h., unter größter Schonung der Gelenke und unter weitgehender Vermeidung von Schmerzen muß täglich wenigstens einmal jede Bewegungsmöglichkeit in allen Gelenken voll ausgeführt werden. Von Beginn der Krankheit an müßte täglich eine Kontrolle aller Gelenke erfolgen, damit nicht eine beginnende Einschränkung übersehen wird. Auch der Patient muß eine vernünftige schonende Bewegung lernen, damit er an behandlungsfreien Tagen selbst seine Gelenke durchbewegt; denn jeder dieser Kranken weiß selbst, wie steif er doch während einer Nachtruhe wird und morgens erst nach und nach die Beweglichkeit zurückgeholt werden muß. Darum darf auch an Tagen der Bettruhe die Bewegung aller Gelenke nicht vergessen werden, möglichst auch einige Male aufstehen lassen zu den notwendigsten Verrichtungen. Wie bei vielen Erkrankungen, so entstehen auch hier gerade im Bett die folgenschwersten Versteifungen, und wie viele Patienten haben, sich erst einmal fest hingelegt, nie mehr wieder das Aufstehenkönnen erlernt, andere sind in diesen Ruhewochen und oft -monaten zum Krüppel geworden. Langwierig ist dann unsere mühevolle Arbeit, und wir können nichts mehr erreichen, wenn bereits eine knöcherne Versteifung eingetreten ist. Bei dieser werden nur orthopädische oder gar operative Maßnahmen in Frage kommen, welche dann auch nur die für den täglichen Gebrauch notwendigste Bewegungsfreiheit erreichen können, meist aber nur eine völlige Versteifung in Gebrauchsstellung.

Daher muß besonders in Ruhestellung immer auf eine richtige Lagerung geachtet werden, auf welche später hingewiesen ist, damit Fehlstellungen vorgebeugt wird. Sind Schmerzen in einem Gelenk für den Patienten unerträglich geworden, so wird es manchmal vom Arzt durch absichtliche Versteifung zur Ruhe gebracht werden. Meist wird dabei durch eine Schienung die für jedes Gelenk verschiedene Gebrauchsstellung erreicht. Die Mehrzahl der Patienten nimmt jedoch lieber den Schmerz in Kauf, anstatt ihn zum Preise der völligen Versteifung zu verlieren.

Und nun die **Behandlung** selbst:

Zu starke **Wärme** in jeder Form müssen wir vermeiden. (Nur vom Arzt kann sie manchmal zwecks Fiebererzeugung therapeutisch, etwa in Form der Überwärmungsbäder, verwandt werden.)

Massage kann ebenfalls als Reizfolge Verschlimmerung zeigen. Niemals mit ihr mehrere größere Körperteile auf einmal behandeln. Wir werden deshalb anfangs keine Ganzmassage geben. Die Massage wird dann besser nach mehrmaligen Behandlungen eines Körperteiles zu einem anderen wechseln. Sie besteht vor allem in einer Muskelmassage, einmal zur Behebung der Atrophie, welche besonders die Streckmuskeln bedroht, zum anderen zur Auflockerung der zur Verkrampfung und Verkürzung neigenden Beuger und eventuell auch Adduktoren. Durch ruhige, mäßig tiefgehende Streichungen bewirken wir eine Kapillarisierung und regen herzwärts von Schwellungen die Abflußwege an. Jedes Gelenk selbst jedoch wird anfangs ausgespart und darf nicht massiert werden. Nach Verabreichung eines Ganzbades kann auch durch eine kräftigere Rückenmassage der Stoffwechsel angeregt werden. Dem meist nur geringen Stoffwechsel dienen auch **Atemübungen** in Verbindung mit unserer Massage und auch den Bewegungsübungen, sowie im Zusammenhang mit Körperstreckungen, leichten Rumpfübungen usw.

Das wichtigste jedoch ist die **Bewegungstherapie,** da nur durch sie der Fehlstellung und Versteifung vorgebeugt werden kann. Jede Bewegung wird dazu äußerst langsam, eventuell unter leichtem Zug, bis zur Grenze ausgeführt, an welcher wir länger mehrmals nachvibrierend verweilen und auch dort den Patienten auffordern, seine Muskeln jeweils in dieser Richtung kräftig mit anzuspannen. Alle oder zumindest die hauptsächlichen Gelenkfunktionen werden auf diese Weise in allen betroffenen Gelenken ausgeführt. Wir müssen auch bei starken Schmerzen versuchen, sehr langsam und schonend in dem betreffenden Gelenk einmal am Tage wenigstens die notwendigsten Bewegungsebenen auszuführen. Wenn der Patient eingesehen hat, um was es hier bei diesen Bewegungen geht, dann wird er auch für diese 1 bis 2 Minuten Geduld aufbringen.

Bei bereits eingetretenen *Kontrakturstellungen* durch Muskelverkürzung, Kapsel- und Bänderschrumpfung oder fibrinöse Verklebungen wird oft unser manueller Gegendruck nicht ausreichen, oder er müßte ebenfalls zu stark ausgeführt werden und würde damit als Reiz wieder schädigend wirken. Darum werden wir besser zu ihrer

Behebung den *Dauerzug* anwenden unter langsamer Steigerung in wirkendem Gewicht und Zeit je nach Verträglichkeit. Es sollen lieber kleinere Gewichte längere Zeit wirken, als daß durch zu großes Gewicht nach kurzer Zeit beim Patienten schon Schmerz und damit wieder ein Abwehrkrampf der Muskulatur auftritt.

Zur Korrektur wird außerdem noch die Ruhezeit ausgenutzt in Form leicht anlegbarer *Nachtschienen*. Niemals darf jedoch ein Druck oder Zug direkt auf das entzündete Gelenk gesetzt werden.

Eine Erleichterung mancher Bewegungen ist auch *unter Wasser* gegeben. Wurde ein Vollbad verordnet, so werden in ihm alle Gelenke, wie vorher beschrieben, bewegt. Besonders aber für die Hände können wir bei Unterwasserbewegung im Armbad, eventuell unter Zusatz von etwas Sole oder Schwefel, sehr gute Fortschritte erzielen. Auch gegen heftige Fußbeschwerden helfen oft Fußbäder unter leichter Bewegung.

Falls vom Patienten als angenehm empfunden, können bei akuten Entzündungserscheinungen auch kalte Aufschläge gemacht werden. Sehr bewährt hat sich auch die Anwendung der BIERschen Stauung.

Besprechen wir nun noch kurz die hauptsächlichsten Gelenke:

Fußgelenke:

Keine Mobilisierung der Verbindungen zwischen den Mittel- und Fußwurzelknochen.

Um die Fußgewölbe zu entlasten und dem Durchsinken derselben vorzubeugen, werden hier Stützeinlagen verabreicht. Entsprechende aktive Muskelstärkung ohne Belastung, desgleichen auch zur Verhinderung der Krallenzehen und des Hallux valgus, vor allem wenn wir rechtzeitig mit der Behandlung beginnen.

Ein Teil der üblichen Plattfußübungen müssen bei diesem Krankheitsbild jedoch wegfallen.

Sprunggelenke:

Im Liegen der Spitzfußstellung durch Anstellen eines ausgepolsterten Kastens oder einer zusammengerollten Decke vorbeugen. Üben vor allem die Dorsalflexion.

Kniegelenk:

Die größte Gefahr ist hier eine Beugekontraktur, welche durch Sitzen und vor allem im Liegen durch Unterlegen von Kissen oder Rollen noch so oft begünstigt wird. Zeitweise muß im Gegenteil auf den Ober- und Unterschenkel (nie auf das Knie selbst) z. B. ein Sandsack gelegt werden, um das Knie durchzudrücken. Eine Maßnahme, die auch zur Behandlung einer bestehenden Beugekontraktur angewandt wird. Auch der Dauerzug wird hier eine oft nicht zu umgehende Maßnahme sein.

Vor allem wichtig ist die vollkommene Streckung des Beines und Kräftigung des M. quadriceps. Eine Beugung bis zum rechten Winkel würde notfalls ausreichen.

Ausfallen müssen selbstverständlich die Dreh- und Wackelbewegungen, wie sie sonst bei gebeugtem Knie vorgenommen werden.

Hüftgelenk:

Nur selten ist es bei diesem Krankheitsbild mit befallen. Gefahr: Beuge- und Adduktionskontraktur, ebenfalls durch Sitzen und Liegen mit erhöhtem Oberkörper oder angezogenen Knien begünstigt. Als wichtigste Bewegungen Beugen, Strecken und Abduktion zu erhalten suchen.

Wie beim Kniegelenk, so ergibt auch eine Beugekontraktur in der Hüfte eine äußerst erschwerte Laufmöglichkeit und zieht starke statische Beschwerden und Schädigungen nach sich.

Fingergelenke:

Sie zeigen oft die stärksten, aber auch vielseitigsten Abweichungen von der Normalform.

Hand und Finger neigen immer zu einem **Abfallen nach ulnarwärts** mit Verkürzung der ulnaren Muskulatur. Später Abknicken der Finger im Grundgelenk nach dieser Seite. Eine Verhinderung und Behebung dieser Fehlstellung ist nur mit Nachtschiene möglich. Aktiv ist bei allen Patienten, auch wenn noch keine ulnare Neigung deutlich ist, die entgegengesetzte Bewegung zu stärken. So z. B.: die Finger auf den Tisch auflegen, Handgelenk leicht erhoben, Daumen abgespreitzt. Nacheinander jeden einzelnen Finger daumenwärts setzen.

Eine Fehlform, zu der der weitaus größte Teil der Patienten neigt, ist die **Behinderung des Faustschlusses**; die Finger drohen in der leichten Beugung zu versteifen. Der Faustschluß aus einem freien Greifradius ist aber für diese Patienten so wichtig, daß auf ihn größte Aufmerksamkeit verwandt werden muß. Eine Schwäche zeigt sich meist zunächst in den Endgliedern, welche wir bei fixiertem Mittelglied immer wieder einzeln beugen lassen. Eine Behinderung zeigt sich später auch im Mittelglied, meist durch bestehende Schwellungen begünstigt. Das Grundglied bietet erst in schweren Formen eine Behinderung des Faustschlusses. Bei aktivem Faustschluß ist darauf zu achten, daß der Daumen zunächst abduziert wird, da sonst der Zeigefinger nicht bis zur Handinnenfläche voll gebeugt wird. Der Daumen ist nur bei einem verhältnismäßig kleinem Teil der Patienten bewegungsbehindert. Erreichen wir aktiv nicht mehr den Faustschluß, kommen wir neben den Übungen mit einem zusätzlichen Einbinden der Hand schneller vorwärts. Dies darf nur so weit geschehen, daß es, ohne Schmerzen zu verursachen, vertragen wird. Im Verband die Muskeln zur Beugung öfter anspannen lassen. Später so weit einbinden, daß die Fingerkuppen wirklich möglichst kurz die Handinnenfläche berühren. Mehrmals am Tage diese Einbindung vornehmen oder auch über Nacht. Einige Bewegungen zur Streckung nach Abnahme ausführen lassen.

Ein kleinerer Teil der Patienten neigt zu einer **Überstreckung der Finger,** beginnend meist im Mittelgelenk, dann auch Endglied. Hierbei empfiehlt es sich, die Hand z. B. nachts über einen mit Zellstoff überzogenen Ball zu binden. Bei starker Überstreckung wird auch hier der Faustschluß erschwert oder unmöglich, und es müssen daher die gleichen Maßnahmen wie vor erfolgen. Bei starken Sehnenverkürzungen erfolgt die Dehnung zunächst durch immer kleinere zum Einbinden in die Hand gegebene Kugeln. Eventuell muß unter das Mittelgelenk gesondert noch eine kleine Rolle (etwa aus Zellstoff) gelegt werden, um dieses zu beugen.

Eine Behinderung in der **Fingerstreckung** bei möglichem Faustschluß kann durch Aufbinden auf ein ausgepolstertes nach der Handform zugeschnittenes Brettchen, auf welchem notfalls gleichzeitig die ulnare Abweichung korrigiert wird, gebessert oder behoben werden. Nach Abnahme mehrmals den Faustschluß ausführen.

Auch diese Maßnahme eignet sich besonders zu einer Korrektur über Nacht.

Mittelhand- und Handwurzelknochen:

bzw. ihre Verbindungen untereinander, werden nicht mobilisiert.

Handgelenk:

Besonders bei Erwachsenen neigt es nicht zu Fehlstellungen, wird aber leicht in der Bewegung behindert sein, welche jedoch gegebenenfalls bei starken Schmerzen auch ohne große Behinderung des Patienten entbehrt werden kann. Auf Ulnar- und Radialflexion wird bei unseren Übungen bei notwendiger Gelenkschonung zugunsten der wichtigeren Beugung und Streckung verzichtet werden.

Ellenbogengelenk:

Es neigt sehr schnell zu einer **Beugekontraktur,** welcher durch Schwäche des M. triceps vom Patienten schwer entgegengearbeitet werden kann. Dies ist ja auch normalerweise die tägliche Ruhe- und Gebrauchshaltung, welche bei Entzündung des Gelenkes zur Kapselschonung (Entspannung) immer wieder eingenommen wird. Nachts den Arm seitlich an den Rumpf legen, eventuell gestreckt binden. Am Tage eine Tasche z. B. tragen, welche die Streckung notwendig macht. Auch hier führen unsere passiven Streckmaßnahmen meist zu keinem Dauererfolg und bewirken leicht einen verstärkten Krampf des oft schnell sich verkürzenden M. biceps. Der Dauerzug ist daher geeigneter neben der passiven, vorsichtigen Streckung mit Anspannung des M. triceps, für welchen diese Patienten schnell das Bewegungsgefühl verloren haben.

Jedoch ist für den täglichen Gebrauch die Beugefähigkeit wichtiger als (im Gegensatz zum Kniegelenk) die Streckung, so daß wir notfalls auf die Streckung verzichten müssen, um den Beugegrad zu ermöglichen, mit welchem wir die Hand zum Gesicht, zum Hals, Nacken usw. führen können.

Die zweite wichtige Bewegungsebene im Ellenbogengelenk ist die Supination und Pronation, von welcher die Supination am schnellsten sich einzuschränken pflegt. Welche der beiden Bewegungen am notwendigsten ist, wird je nach ausgeübter Tätigkeit unterschiedlich sein. Immer soll es aber unser Bestreben sein, diese wichtige Bewegungsmöglichkeit zu erhalten, d. h. von Anfang an größte Beachtung der Supination zu schenken.

Schultergelenke:
sind ebenfalls sehr häufig im Verlauf der Krankheit mit befallen.

Wie bei der Periarthritis humeralis beschrieben, trotz eventuell bestehender Schmerzen versuchen, wenigstens einmal jeden Tag den Arm voll bis an den Kopf zu bewegen sowie die Supination und Pronation auszuführen, da es sonst leicht zu Bewegungseinschränkungen durch Verklebung und Kapselschrumpfung kommt. Bei schonender, sehr langsam passiv ausgeführter Bewegung wird uns das in den meisten Fällen gelingen.

Bei eingetretenen starken Veränderungen wenigstens das Vorhochheben, den Handnacken- und Handrückengriff wieder zu erreichen suchen.

Kiefergelenk:

Es bereitet zeitweise manchen Patienten starke Schmerzen und erschwert daher Sprechen und Essen. Dieses Gelenk neigt jedoch kaum zu Versteifungen. Unter Bestrahlung, am besten Infrarot, lassen die Beschwerden nach 8 bis 12 Tagen im allgemeinen nach.

Im Sommer soll der Körper bei geeignetem Wetter der Lufteinwirkung zugängig gemacht werden. Auch eine gewisse Abhärtung, wenn vertragen, kann geübt werden. Direkte Sonnenbestrahlung besonders der Gelenke ist zu vermeiden oder nur auf genaue Anweisung des Arztes vorzunehmen, wobei die Verträglichkeit beobachtet werden muß.

Im Winter müssen diese Kranken größte Sorgfalt auf die Warmhaltung des Körpers und ihrer Gelenke legen, um sie vor Kälteeinwirkungen zu schützen: Wollwäsche tragen, evtl. Wattepackungen anlegen.

Wir sehen also, daß gerade diese Krankheit größte Mühe, aber auch vorsichtiges Abtasten und Einfühlungsvermögen voraussetzt. Ist es doch hier so schwer, die richtige Dosierung zwischen Ruhe und Bewegung zu finden. Auch läßt es sich manchmal nicht voraussagen bei einem Gelenk, wie es auf die Behandlung reagiert. Immer wieder muß jedoch vor einem Zuviel gewarnt werden, sowohl vor allem in Massage, aber auch Bewegung. Letzteres kommt auch für „zu eifrige" Patienten in Frage, die gerne mithelfen wollen und meinen, durch ein Viel würde auch viel erreicht. Sie bewegen oft ihre Gelenke sehr schnell und nur in den sowieso noch freien Ebenen, dort also erneut einen unnötigen Reiz setzend. Die schonende, ruhige Bewegungsführung mit längerer, mehrmals ansetzender Anspannung der Muskulatur an der Funktionsgrenze müssen wir ihn lehren und sie besonders auf ihre jeweils wichtigen und bedrohten Bewegungen aufmerksam machen.

Auch eine allgemeine Beeinflussung ist oft notwendig. Die mit diesem Schicksalsschlag hadernden Patienten müssen wir aufzurichten versuchen, denn auch die sich ergebenden seelischen Konflikte wirken sich, wie bei den meisten Krankheiten, ungünstig auf den Krankheitsverlauf aus.

Viele dieser Patienten werden trotz des Leidens noch einer Tätigkeit, einem gelenkschonenden Beruf, nachgehen können, was sich meist vorteilhaft für Körper und Psyche auswirkt. Und oft sind diese daher, im Ausgang der Krankheit gesehen, besser daran, als Patienten, die ihre Heilung in Ruhe, im Rollstuhl oder Bett gar, wo sie oft regelrecht „anwachsen", abwarten, dabei bewegungsunfähig werden und völlig auf Hilfe anderer angewiesen sind.

Unsere Behandlung ist allein nicht ausschlaggebend für den Verlauf der Krankheit. Solange wir die Ursache selbst noch nicht kennen und den Kampf gegen sie aufnehmen können, wird der Arzt durch verschiedene innere Mittel den Abwehrkampf gegen die Krankheit zu stärken versuchen. Die so ausschlaggebende Kleinarbeit an den Gelenken wird ihm aber nicht möglich sein und ist daher als verantwortungsvolle Aufgabe in unsere Hand gelegt. Nicht von heute auf morgen ist hier ein dauernder Erfolg zu erreichen, wenn die Behandlung auch eine wesentliche Erleichterung der Beschwerden bringt. Was wir erreicht haben, das wird sich erst zeigen, wenn die Entzündungen abgeklungen sind — in manchen Gelenken erst nach Jahren. Der Erfolg ist dann aber die erhaltene Funktion und die Vermeidung von Fehlstellungen.

Arthrose

Wir sahen, daß die Nichtfunktion zerstörend auf das Gelenk wirkt, genau so aber bedeutet eine Überfunktion für dieses eine Schädigung. Mag diese Überfunktion hervorgerufen werden durch ein zu großes Körpergewicht oder durch eine Überbeanspruchung infolge einer Arbeitsleistung, welche die physiologische Leistungsfähigkeit des Gelenkes überschreitet. Bei dieser vorwiegenden Abnutzungskrankheit, der *Arthrose,* werden der physikalischen Therapie ganz andere Aufgaben gestellt als bei der vorher beschriebenen chronisch entzündlichen Form. Diese Gelenke sind nicht so empfindlich, die Gefahr der Kontraktur und der Versteifung ist viel geringer. Und vor allem wird der Schmerz nicht etwa hervorgerufen durch die im Röntgenbild sichtbaren Knochenwülste, sondern der Schmerz ist ein *Muskelschmerz* infolge der überanstrengten, spastisch kontrahierten Muskulatur. Das Gelenk selbst wird auch hier nicht massiert, dagegen müssen alle Muskeln und Sehnenansätze durch Massage behandelt werden, um besonders den Spasmus und die Atrophie zu bekämpfen. Die kräftigende und vor allem auflockernde Massage kann hier intensiver und besonders an der Sehnenplatte im Lendenteil und am Tensor kräftig durchblutend vorgenommen werden. Dabei ist eine *gute Wärmebehandkung* vorher notwendig.

Da diese Krankheit hervorgerufen ist durch einen Druck auf die Gelenkknorpel, müssen im täglichen Leben deshalb längere Belastungen und bei der Behandlung Übungen im Stehen ausgeschlossen werden. Vorwiegend tritt ja diese Krankheit in der unteren Extremität auf. Passive, einschleifende Lockerungen und hier auch die aktiven Bewegungsübungen, welche ja besonders auf die Muskulatur wirken, sind durchaus angezeigt. Auch der *faradische Strom* kann zur Pflege der atrophischen Streckmuskulatur mit herangezogen werden. *Widerstandsübungen* für die Strecker und Abduktoren sind hierbei sehr wichtig; bei Erkrankung des Beines meist Plattfußübungen. Gute Erfolge kann man bei allen Übungen durch eine manuelle intermittierende Extension erreichen. Bei Erkrankungen des Kniegelenkes oder der Hüfte kann der Fuß mit einem Gewicht belastet werden, etwa 2½ bis 7½ kg. Mit diesem *verstärkten Zug Pendelbewegungen* zur „Einschleifung des Gelenkes" ausführen lassen.

Bei Erkrankung einer unteren Extremität sollte auch rechtzeitig die überlastete andere Seite durch Massage aufgelockert werden.

Erkrankungen von Muskeln und Sehnen

Bei Erkrankungen des primären Teiles der kinetischen Kette, der Erkrankung von Muskeln und Sehnen, stand von altersher die Massagebehandlung im Vordergrund. Aber wir haben in den vorherigen Kapiteln gesehen, wie unterschiedlich gerade die einzelnen Auffassungen über den

Muskelrheumatismus

sind. Dort, wo man *Muskelhärten* als Ursache annimmt, wird eine kräftigende, zerteilend wirkende Massage vorgeschlagen. Ja, es wird ein Zerdrücken sogar der Muskelhärten empfohlen. Andere aber wieder sehen in dieser Muskelhärte nicht das primäre, sondern nehmen an, daß diese Muskelhärte erst durch einen Hypertonus, einen *Muskelkrampf*, infolge Fehlleistung und Dauerspannung, z. B. auch statisch, hervorgerufen werden kann. Auch hier wird nach Abstellung der statischen Fehlhaltung eine energische Behandlung der Muskelhärten mit kräftigen Ausstreichungen und Zirkelungen empfohlen, wenn zuvor nach guter Durchwärmung die Muskulatur kräftig durchblutet und aufgelockert wurde, sowie Schüttelungen, Dehnungen und Antagonistenwiderstand.

Wie wir gesehen haben, handelt es sich aber bei einer großen Anzahl von sogenanntem Muskelrheumatismus um eine rheumatische Erkrankung in den Sehnen und Sehnenansatzstellen. Diese

Tendoperiostitis

die vielfach mechanisch mit bedingt ist, stellt eine örtliche rheumatisch entzündliche Erkrankung dar und verträgt oft im Anfang keine Massagebehandlung. Im Vordergrund steht hier unbedingt eine *intensive Wärmebehandlung*, der sich vorsichtig vortastend dann eine *Massagebehandlung* anschließen kann; oberflächlicher, ableitender Hautreiz, verstärkt durch in die Tiefe gehende Vibrationen und Auflockerungen der Muskulatur, welche überlastet wurde. Spannungsübungen und Schüttelungen erhöhen die Durchblutung. Muskeldehnung und Stärkung der Antagonisten sind oft notwendig.

Periarthritis humeroscapularis

Während schon bei der Besprechung des extraartikulären Rheumatismus auf die Bedeutung der Wirbelsäule zur Erklärung vieler Schmerzzustände im Nacken und Kreuz mit ihren Ausstrahlungen in Arm und Bein hingewiesen wurde, soll hier etwas über die Behandlung derselben berichtet werden. Beim Schulterhandsyndrom steht die Bewegungseinschränkung der HWS im Vordergrund. Dabei treten Schmerzen besonders nachts auf, welche oft genau in das betroffene Segment der Hand ausstrahlen. Hier im Beginn keine Massage, sondern heiße Kompressen zur Auflockerung der verkrampften Muskulatur. Wir verwenden hier neben den Dampfkompressen zuerst täglich die Akupunktur und erreichen dabei ein rasches Nachlassen der krampfartigen in den Arm ausstrahlenden Schmerzen. Wichtig ist auch die Lagerung: Nackenrolle oder umgekehrtes Keilkissen bei Seitenlage des Patienten. Die Wirbelsäule soll gerade gehalten sein und nicht abknicken. Ist durch diese Behandlung bei gleichzeitiger Gabe von Schmerz- und entzündungshemmenden Mitteln durch den Arzt eine Linderung der Schmerzen eingetreten — meist in spätestens einer Woche — dann erst wird durch Massage die gespannte Rücken- und Nackenmuskulatur aufgelockert. Erst nach einer solchen Auflockerung kommt bei noch bestehender Einschränkung der Kopfbewegung die Anwendung eines kurzen chiropraktischen Griffes in Frage. Oft sind danach die Kopfschmerzen schlagartig behoben.

Ganz anders ist die Behandlung, wenn sich neben der Bewegungseinschränkung der Schulter ein typischer Druckpunkt an der Bursa findet. Hier ist meist der Schmerz ganz plötzlich nach Arbeiten mit erhobenen Armen aufgetreten. Wie schon erwähnt, fassen wir diese Erkrankung, wobei im Röntgenbild oft ein Kalkschatten zu sehen ist, als eine Schädigung der Supraspinatussehne auf. Hier wenden wir tägliche Bestrahlungen mit Infrarot und keine Massage an. Selten ist eine Abduktionsschiene für einige Tage erforderlich. Nach Abklingen der akuten Erscheinungen erst leichte passive Bewegungsübungen und erst später kommt die Massagebehandlung hinzu.

Wenn aber erst eine fibröse Versteifung der Schulter eingetreten ist, so muß dabei mit einer sehr langwierigen Behandlung gerechnet werden. Hier kann man etwa wie folgt vorgehen:

Vor Übernahme des Patienten sehen wir uns jeweils die aktive und passive Bewegungsmöglichkeit des Armes an, besonders die seitliche Höhe, den Handnacken- und Handrückengriff. Eine Lösung der Verklebungen ist erst dann erreicht, wenn das Schulterblatt bei Erhebung des Armes bis zur Horizontalen nicht mehr mitgeht. Zur Kontrolle der erreichten Fortschritte stellen wir am besten nach Abschluß der Behandlung die seitliche Armhöhe am Bandmaß fest.

Passive Übungen stehen hier zur Behebung der Bewegungseinschränkungen und Lösung der Verklebung zunächst im Vordergrund. Hand in Hand mit ihr muß jedoch immer eine Kräftigung der dazugehörigen Muskulatur gehen, besonders der Mm. deltoideus, supraspinatus, biceps und triceps, welche durch aktive Übungen, eventuell aus guter Arbeitslagerung (besonders für den M. deltoideus von der leichten Verkürzung, also dem erhoben aufgelegten Arm, ausgehen) und von Widerstandsübungen erreicht wird.

Um ein seitliches oder nach vorn Ausweichen des Patienten zu vermeiden, setzen wir den Patienten mit der gesunden Seite zur Stuhllehne oder lassen ihn vom Hocker aus unser aufgesetztes Knie umfassen. Später gewährleistet die Bewegung mit beiden Armen gemeinsam die Fixation.

Das Mitgehen des Schultergürtels besonders bis zur Horizontalen wird durch Druck einer aufgelegten Hand vermieden. Über die Schulter kann auch ein breiter Gurt verlaufen, welcher unter dem Stuhl zusammengeschnallt oder auch von dem Fuß der anderen Seite durch den Patienten gehalten wird.

Die bei den passiven Schulterübungen beschriebenen Bewegungen finden hier, je nach Schwere des Krankheitsbildes möglich, Anwendung.

Zur Lockerung und Anregung der Durchblutung nehmen wir an der Seite des Patienten stehend Schüttelungen unter leichtem Zug vor, beginnend von einem kleinen Bewegungsradius, welchen wir bis zur Bewegungsgrenze gehend erweitern.

Unter der beschriebenen Armhaltung hinter dem Patienten stehend lassen wir dann das Schultergelenk in der *freien Bewegungsebene* abrollen und zwar wird der Arm von unten vor hoch und oben nach außen und wieder unten geführt. Das Vorhochschwingen ist meist die im Verhältnis zur übrigen Bewegungseinschränkung am besten auszuführende Bewegung. Von dieser Armführung aus gehen wir nach und nach immer mehr mit kleineren Rotationen an die Bewegungsgrenze der seitlichen Höhe heran und erweitern auch den Weg des Unterarmes zum Handnackengriff.

Nach eingeschobenen Widerstandsübungen für die schon genannte Muskulatur führen wir sobald wie möglich den Arm zum *Handnackengriff*, lassen dort den Patienten selbst die Muskulatur mehrmals mit anspannen und vibrieren leicht vom Ellenbogen aus nach vor- und rückwärts. Die weiteren Übungen aus dieser Armhaltung und das Führen des Armes zur anderen Schulter ersehen wir aus der Beschreibung der passiven Übungen.

Nach einigen Lockerungen versuchen wir immer wieder, die *seitliche Höhe* selbst zu erweitern mit dem Ziel, den Arm bis zum Kopf und von dort aus auch weiter nach hinten zu führen.

Nach der Übung der *Außen- und Innenrotation* bei gestrecktem und vor allem gebeugtem Arm versuchen wir mehrmals den *Handrückengriff*, welcher besonders bei Erkrankung der Supraspinatussehne bis zuletzt oft sehr schwer fällt und schmerzhaft ist. Diese Beschwerden lassen aber meist auch erheblich nach, wenn wir zunächst unser Hauptaugenmerk auf die anderen Bewegungen legen. Sehr oft wird sie auch leichter durch Widerstandsführung wie folgt: Behandler leicht seitlich hinter dem Patienten stehend, seinen Arm und Hand an den gerade herunterhängenden Arm des Patienten angelegt. Während der Patient seine Muskulatur zu einer leicht nach außen gerichteten Vorhochbewegung mäßig anspannt und so gegen den Arm des Behandlers drückt, führt dieser mit Kraft den Arm nach hinten.

Diese Bewegung dann auch als konzentrische Widerstandsübung ausführen, bei welcher der seitlich stehende Behandler der Armführung nach hinten Widerstand setzt.

Die fixierende Hand hat bei allen Übungen noch die Aufgabe, jede *Muskelspannung*, welche besonders im Trapeciusrand auftritt, durch weiche Schüttelungen oder Vibrationen zu beheben. Der Patient selbst muß meist immer wieder dazu angehalten werden, seine Schultern nicht hochzuziehen.

Nach jeder Behandlung läßt man lockernd einige *aktive Schwungübungen* ausführen. Auch die angegebenen *aktiven Dehnübungen* eignen sich gut, da auch sie, richtig ausgeführt, zu einer Durchblutung führen. Durch sie lassen oft auch die bis zum Kopf ziehenden Schmerzen nach, welche ebenfalls durch passive dehnende Kopfübungen zu beeinflussen sind. Röntgenologisch nachweisbar finden wir oft eine Spondylarthrosis cervicalis mit Bandscheibenschaden, die als Ursache des Schulterschmerzes angesehen wird, so daß auch die Glissonschlinge viel Anwendung findet und auf die angegebenen passiven Übungen der Halswirbelsäule — auch unter Zug und Nachvibrieren an der Bewegungsgrenze, besonders an der eingeschränkten Seite — Wert gelegt werden muß.

Die früher beschriebenen Übungen an der *Sprossenleiter* und am *Rollenzug* können hier zusätzlich vom Patienten ausgeführt werden. Bei schweren Kapselschrumpfungen hilft der *Dauerzug* zur Dehnung. Einzeln oder auch als Gruppenübungen können neben Schwung-, Dehn- und allen Schulterübungen gut Bewegungen mit *Keulen*, einem *Stab* und einem *Hand*- oder *Medizinball* ausgeführt werden.

Zur Heilung dieses Krankheitsbildes ist die Bewegung also das Ausschlaggebende, welche auch nicht immer schmerzfrei sein kann, da wir die Bewegungs- und Schmerzgrenze etwas überschreiten müssen. *Massage* ist nur eine unterstützende Maßnahme, welche vorbereitend für eine gute Durchblutung und Auflockerung sorgen soll. Sie wird notwendig, wenn bereits Atrophien eingetreten sind. Zwischen die Übungen schalten wir immer wieder einige Massagegriffe ein für alle unter der Schulterbehandlung angegebenen Muskelgebiete sowie die Kapselmassage.

Vor einer solchen Behandlung ist eine gute *Durchwärmung* erwünscht. Günstig wirkt Rotlicht und besonders Infrarot mit seiner tiefgehenden Wärmewirkung. Bei

Anwendung eines Lichtbügels legen wir um den Schultergürtel und Oberarm ein heißes feuchtes Tuch. Manchen Patienten bringt aber auch ein Prießnitzumschlag Erleichterung.

Im allgemeinen pflegt mit Wiederherstellung der Bewegungsfreiheit auch der Schmerz nachzulassen. Eine recht günstige Beeinflussung vor allem der Restzustände zeigt oft der *faradische Strom*, welchen wir mit der Rolle oder der faradischen Hand unter leichtem Druck auf die Mm. deltoideus, triceps und auch biceps übertragen. Je nach Verträglichkeit nehmen wir die Stromstärke möglichst so, daß sich leichte Muskelkontraktionen dabei ergeben. Den Trapeciusrand wird man meist nicht damit behandeln, da er noch leicht zu Verspannungen neigt. Günstig können auch diese Restzustände oft durch *Höhensonnenreizbehandlung* beeinflußt werden.

Als *Eigenübungen* versuchen die Patienten zu Hause mit den Fingern des seitlich erhobenen Armes die Wand hochzulaufen. Außerdem können wir ihnen einige Schwungübungen aufgeben. Auch Stabübungen (Stab etwa 110 cm lang) lassen sich gut zu Hause durchführen.

Wie bei keiner anderen Erkrankung hilft der Stab Bewegungseinschränkungen der Schulter beheben. Leicht kann man dem Patienten aus der Fülle der Variationsmöglichkeiten die seinem Versteifungsgrad entsprechenden Übungen als Hausaufgabe mitgeben. Da der gesunde Arm mitarbeitet, kann er dem kranken helfen, ihn unterstützen.

Hier einige Beispiele:

1. **Stab mit gestreckten, locker fallenden Armen halten. Handrücken zeigt nach außen am Ende des Stabes.**
   a) Abwechselnd geht ein Arm seitlich nach oben. Im Schwung übernimmt die obere Hand den Rhythmus.
   b) Nach seitlichem Hochschwingen zieht die obere Hand über die Schulter. Kommando: „Seit-hoch — rück- und“ = zur anderen Seite schwingen.
   c) Später den Stab dabei hinter dem Ellenbogen rückenwärts führen.
   d) Beide Arme schwingen gestreckt vor dem Körper seitlich. Der obere Arm zieht an der Nase vorbei zur anderen Seite. Entsprechend geht der andere Arm zur Hüfte der anderen Seite.

2. **Stab wie vor. Handfassung: Daumen umfaßt das Stabende, Hohlhand nach ventral zeigend.**
   a) Beide Arme vorhoch schwingen.
   b) Ziel: immer höher bis über den Kopf zum Nacken.
   c) Wenn vorhergehende Übung möglich ist, den Stab im Nacken hin- und herziehen („den Kopf absägen“). Abwechselnd ist ein Arm gestreckt, der andere gebeugt.
   d) Aufbauend auf vorige Übungen den Stab über den Kopf am Rücken abwärts führen und wieder zurück.
   e) Lockeres seitliches Schwingen: ein Arm nach dorsal den Schwung übernehmend, der andere folgt nach ventral.

3. **Stab im Rücken haltend. Handfassung und Übungen entsprechend wie unter 1. und 2. modifiziert.**
4. **Stab im Rücken. Hohlhand zeigt zum Rücken.**
   a) Arme gestreckt abspreizen.
   b) Beginnen wie vor. Arme beugen und senken. Das gleiche in umgekehrter Reihenfolge.
   c) Den Stab am Rücken hochziehen. Beide Ellenbogen möglichst gleichmäßig gebeugt hinter den Stab drehen.
   d) Eine Hand führt kopf-, die andere beckenwärts. Es soll versucht werden, den Stab parallel der Wirbelsäule zu bringen.
5. **Lockerungen.**
   a) Beide Arme halten locker gestreckt den Stab vor dem Körper. Er wird leicht vorhochgeworfen und aufgefangen. Wir können einmal den Stab in die Hohlhand legen und abgeändert auch den Stab von oben fassen.
   b) Mit locker vor dem Körper abgestreckten Armen den Stab parallel zur Körperachse halten. Den Stab seitlich von einer Hand in die andere werfen.
6. **Allgemeines.**
   a) Bei allen Übungen soll der Patient seine Schmerz- und Bewegungsgrenze berühren. Nach dem morgendlichen Aufstehen ist es meistens am schwersten für ihn, ergibt aber bei täglichen eigenen Übungen den besten Erfolg.
   b) Achten wir darauf, daß die Bewegungen erst dann ausgeführt werden, wenn der Schultergürtel locker ist. Auch bei diesen Bewegungen den Trapeciusrand beobachten. Das Kinn soll angehoben sein. Die Schulterblätter werden mit dem Schultergelenk nach dorsal gespannt.
   c) Geben wir dem Patienten auch diesen Rat für seine Haltung: Die Handinnenfläche zeigt etwas nach ventral.

Liegt als Haupterkrankung ein **primär chronischer Gelenkrheumatismus** vor, so dürfen die Bewegungen nur zügig und ruhig vorgenommen werden, ohne auf das Gelenk selbst einen Reiz auszuüben. Steht der Schmerz im Vordergrund, versuchen wir in ruhiger und langsamer Armführung diesen zu überwinden und wenigstens einmal jede Schulterbewegung voll auszuführen, um Kontrakturen vorzubeugen.

Bei bereits eingetretener starker Einschränkung kommen wir bei diesen Patienten oft nur langsam vorwärts. Wir werden dann auch auf die genaue Ausführung der seitlichen Höhe zunächst verzichten, um vor allem die Gebrauchsbewegungen zu erreichen: das Vorhochheben, den Handnacken- und Handrückengriff.

Besondere Schonung verlangen dabei auch die Ellenbogen- und Handgelenke.

Für Durchwärmung und Ruhelagerung kommen die gleichen Richtlinien wie bei der Bursitis in Frage. Auch Massage nicht zu nahe am Gelenk applizieren. Hierbei ist nur eine weiche Durcharbeitung der Muskulatur angezeigt.

Ähnliche Gedankengänge wie beim Zervikalsyndrom leiten uns auch bei der Behandlung des *lumbovertebrogenen Syndromes mit dem akuten Ischiasanfall.* Dort der Schuß in den Arm — hier in das Bein. Im Beginn keine Massage! Dagegen täglich, falls möglich zweimal täglich, Akupunktur und heiße Dampfkompressen — neben den ärztlicherseits verordneten schmerz- und entzündunghemmenden Mitteln. Die Lagerung ist ebenfalls von großer Bedeutung. Die Wirbelsäule darf im Bett nicht durchliegen, sonst tritt der bekannte nächtliche Schmerz auf. Deshalb muß eine harte Unterlage gefordert werden. Auch bei der Behandlung muß die Lagerung eine solche sein, daß der Patient dabei schmerzfrei ist. Wir lagern denselben „über den Bogen", indem wir eine Rolle je nach der Skoliose unter die konvexe Seite der LWS in Seitenlage des Patienten schieben und durch Anziehen des einen und Ausstrecken des anderen Beines eine horizontale, gerade Lage der Wirbelsäule erreichen. Erst nach Abklingen des krampfartigen Schmerzes — meist spätestens in 1 Woche — kommt neben den Dampfkompressen eine Auflockerung der Rückenmuskulatur hinzu. Aber außer dem Tensorstrich wird eine Massage des Beines vermieden. Lagerungen in der Schlinge haben sich von Vorteil erwiesen: Immer aus der Vorstellung heraus angewandt, die Wirbelsäule gerade zu lagern. Später erst kommen gymnastische Übungen hinzu etwa in der Art, wie solche bei der Skoliosebehandlung beschrieben sind. Und eine Skoliosis ischialgica findet sich auch ja regelmäßig bei diesem Leiden.

Auch die **Sehnenscheiden** werden oft rheumatisch befallen. Im akuten Zustand kommt hier selbstverständlich nur eine **Ruhebehandlung** in Frage. Beim Abklingen der akuten Erscheinungen kann man die dazugehörige Muskulatur **walken** und herzwärtsgehende tiefe Muskel**ausstreichungen** ausführen, die später erst weich über die Sehnenscheiden selbst verlaufen. Um Verklebungen zu verhüten, beginnen wir mit lösenden und dehnenden passiven Übungen, dann Spannungs- und Widerstandsübungen auch für die Antagonisten hinzufügen.

Eine Sonderstellung nimmt bei den rheumatischen Erkrankungen noch der

M. Bechterew (Spondylarthritis ancylopoetica)

ein. Hier muß unsere Behandlung sehr individuell dem jeweiligen Krankheitsstadium angepaßt werden. Wie beim primär-chronischen Gelenkrheumatismus muß auch hier unser Augenmerk auf die drohende Versteifung gerichtet sein, und wir müssen versuchen, durch frühzeitige gymnastische Übungsbehandlung sie aufzuhalten und jede Fehlstellung zu vermeiden.

Unser Ziel muß es einmal sein, die *normalen physiologischen Krümmungen* zu erhalten und jedes Nachvornabsinken des Rumpfes zu vermeiden. Bei der meist vom Lendenteil aufsteigenden Entzündung und Versteifung kommt es leider meist als erstes zu einer Kyphosierung der Lendenlordose. Hierdurch wird schon der aufrechte Gang wesentlich ungünstig beeinflußt, der Oberkörper beginnt sich nach vorn zu neigen, und die Beine, die nun das Gleichgewicht ausgleichen müssen, werden überlastet, die Hüfte und Knie gebeugt gehalten. Diese Kyphosierung der Lendenlordose und des Nachvornabsinken des Brustkorbes erfolgt zum größten Teil in der Ruhestellung des Patienten: im Sitzen und im Liegen (Seiten- oder Rückenlage mit Kopfkissen). Seitenlage ist hier schädlich, weil sie eine völlige Rundung des Rückens ergibt. Zu empfehlen sind flache Rückenlage mit einem Kissen im Kreuz, wechselnd mit Bauchlage, bei welcher ein Kissen unter den Brustkorb und den Kopf gelegt werden kann.

Unser nächstes, aber auch wichtigstes Augenmerk muß der *Atmung* gewidmet sein, welche durch die Erkrankung der *Rippenwirbelgelenke* gefährdet ist, und bei Ausfall ihrer Beweglichkeit sich allgemeiner Sauerstoffmangel und Schädigung des Lungenkreislaufes einstellen. Der Patient führt von sich aus in den meisten Fällen nur die Bauchatmung aus, der Brustkorb sinkt ein. Wir müssen hier anfangs die Bauchatmung bei den Übungen ausschalten und die Zwerchfell- (untere Rippen-), Brust- und Schlüsselbeinatmung in den Vordergrund stellen, um über sie diese kleinen Gelenke beweglich zu erhalten und über die Vertiefung der Atmung auch das Allgemeinbefinden zu bessern. Dann erst den Brustkorb und oberen Bauchabschnitt gleichmäßig ausdehnen zur Einatmung und lockern zur Ausatmung, welche wir bei den Übungen durch weiche Schüttelungen unterstützen können. Kräftigung der Atemmuskulatur durch Atmen gegen Widerstand (z. B. gegen unsere Hände oder aufgelegten Sandsack). Nach Verbesserung der Einatmungsmöglichkeit (Bandmaßkontrolle) auch die Ausatmung fördern, da es sich hier um eine Versteifung in Mittelstellung handelt, d. h. beide Atemphasen bei dieser Form der Brustkorbsteife eingeschränkt sind.

Große Aufmerksamkeit ist außerdem den Gelenken der *Halswirbelsäule* zu widmen, welche bei dem aufsteigenden Typ als letztes der Versteifung anheimfallen. Eine Einschränkung erfolgt zuerst in dem seitlichen Senken des Kopfes auf die Schulter. Die Erhaltung des Kopfnickens und -drehens ist vor allem zu versuchen.

Je frühzeitiger hier der Patient behandelt wird und sich selbst auch auf seine Erkrankung einzustellen weiß, um so günstiger ist das Krankheitsbild zu beeinflussen; denn weitaus schwerer und oft unmöglich ist es, bestehende Verkürzungen der ventralen Bänder und Versteifungen zu mobilisieren. Während unsere Behandlung den Kranken kurmäßig erfaßt, muß er auch in der Zwischenzeit seine Atmung und die erwähnte richtige Lagerung beachten. Leichter Bewegungssport und Schwimmen können durchgeführt werden, Laufen und Streckübungen im Wasser, welches dem Betreffenden bis zur Schulter reicht.

Für unsere Behandlung können wir folgendes anwenden: Nach guter *Durchwärmung* kräftige *Muskelmassage* des Rückens, weiche Vibrationen entlang der Wirbelsäule, Verspannungen besonders im Lendenteil und Nacken auflockern, Schüttelungen der Arme und Beine unter leichtem Zug, passive Dehnung aller verkürzten Muskeln, *Faradisation* zur Stärkung der Rückenmuskulatur. Wenn möglich alle Rumpfübungen sowie Hockergymnastik mit Beckenkippen ausführen.

Nachstehend einige Übungsbeispiele, welche durch die bei der Kyphose angegebenen ergänzt werden können.

I. Übungen zur Durchbewegung der Wirbelsäule und Umkrümmung, Dehnung des Brustkorbes und Stärkung der Rückenmuskulatur.

1. *Aus der Bauchlage:*

Alle Streckungen des Rückens (hohlrund) besonders im Beginn noch möglich:

Mit Aufrichten des Oberkörpers aktiv mit Widerstand oder mit Armführung durch den Behandler, welcher mit der anderen Hand an der Brustwirbelsäule Gegendruck gibt (Tafel XIX/1, 2, 3).

Mit Anheben der Beine.

Fassen der Hände an den Fußgelenken.

Vom Behandler ausgeführt leichter Zug an den Armen des Patienten nach hinten.

Drehbeugen mit angehobenem Arm.

Becken kippen und aufrichten sowie Seitbeugen entlang des Rumpfes, auch in Rückenlage.

2. *Rückenstreckung:*

a) Patient im Kniestand.

Behandler hält beide Hände im Lendenteil des Patienten seitlich der Wirbelsäule nach vorn federnd. Patient läßt sich nach hinten überhängen. Dabei aktive Streckung, eventuell von einer zweiten Person, welche vor dem Patienten kniet, unterstützt. Diese Übung kombiniert mit Armbewegungen und Atmung (Tafel XIX/4).

b) Patient sitzt auf einem Hocker, die Füße sind, wenn Lordosierung des Lendenteils erforderlich ist, im rechten Winkel aufgestellt (bei erhöht aufgestellten Beinen wird die Lendenwirbelsäule kyphosiert). Aktive Streckung des Rückens mit Einziehung des Lendenteils.

Aus gleicher Haltung die im Kniestand beschriebene Übung.

Patient hält beide Hände an den hinteren Hockerkanten aufgestützt. Wechselnd aus der lockeren Körperhaltung nach vorn durchziehen, wenn möglich ausgiebig Beckenkippen.

Haltung wie vor. Mit gebeugtem Knie aufstehen, zum Zehenstand gehen und Körperstrecken mit Vorhochschwingen beider Arme, Fersen senken, Arme zurückschwingen und setzen (Tafel XIX/5).

Patient sitzt auf dem Hocker, beide Hände im Nacken. Behandler hinter ihm, ein Knie unterhalb der Schulterblätter an den Rücken gestellt. Patient streckt sich aus der lockeren Haltung und wird dabei vom Behandler unterstützt, welcher an den Ellenbogen oder den Schultern federnd nach hinten zieht (Tafel XIX/6).

Als Widerstandsübung zur Stärkung der Rückenmuskulatur: Patient sitzt wie vor auf dem Hocker, läßt sich aber nun möglichst weit locker nach vorne fallen. Behandler stellt ein Knie ohne Druck unterhalb der Schulterblätter. Auf Kommando Strecken gibt er mit der rechten Hand im ersten Bewegungsabschnitt Widerstand im Nacken, dann mit der linken zwischen den Schulterblättern. Im letzten Teil der Streckung bietet das Knie den Gegendruck im Rücken, während beide Hände leichten Widerstand an den Ellenbogen geben (Tafel XIX/7).

Widerstandsübungen beim Seitbeugen aus gleicher Haltung wie vor. Behandler gibt den Widerstand jeweils am Ellenbogen.

Schulterwiderstand: Patient sitzt auf dem Hocker, beide Arme seitlich herunterhängend.

Beide Schultern des Patienten sind leicht nach oben angezogen, der Behandler gibt Widerstand — von hinten unter die Achseln fassen und mit dem Daumen das Schulterblatt andrücken. Patient drückt Schultern nach unten und hinten. Beide Schultern hängen nach unten und leicht nach vorn. Behandler legt beide Hände flach auf den Oberarm und das Schulterblatt. Patient zieht gegen den Widerstand die Schultern nach hinten unten und streckt dabei den Rücken.

c) Patient im Vierfüßlerstand:
Alle durchbewegenden Übungen der Wirbelsäule, so weit möglich auch schonend symmetrisch fortbewegend, besonders durchhängen lassen und aktives Einziehen der Brustwirbelsäule im Horizontal-, Halbtief- und Tiefstand.

Rutschen.

Durchziehen.

3. *Dehnlagerungen:*

a) An der Sprossenleiter:

Durchhängen: Patient in Bauchlage mit gestreckten Armen vor der Sprossenleiter, die Hände fassen je nach Krankheitsbild eine der unteren Sprossen, von der niedrigsten beginnend. Die Arme bleiben durchgedrückt, der Kopf ist zwischen ihnen leicht angehoben. Den Oberkörper durchhängen lassen. Der Behandler kann von der Rückenkrümmung aus nach unten federn.

In Bauchlage vor der Sprossenleiter die Füße einhängen. Aktives Strekken der Beine und der Hüfte. Verschiedene Armhaltung oder Hände in den Nacken gelegt (Tafel XIX/8).

Becken und Bauch können auch auf einem gepolsterten Hocker liegen, so daß bei eingehängten Füßen aktive Streckung des Oberkörpers erfolgt.

Im Langhang: Bei leichten oder gebesserten Fällen rückenwärts mit leichtem Beinzug seitlich nach unten. Falls möglich, legen wir ein Polster unter den Scheitelpunkt der Kyphose als Gegendruck. Sonst bauchwärts. Beinzug spreizend, abwechselnd nach unten und möglichst nach hinten.

Behandler kann auch beide Beine fassen und nach hinten abheben.

b) Aushängen an der GLISSONschen Schlinge.

Im Anfang der Behandlung und bei bestehenden Verkrümmungen mit aufgestellten Füßen leichten Zug ausüben. Dauer etwa 10 bis 20 Minuten.

Bei noch gerader Wirbelsäule später langsam steigernd, auch freischwebend aushängen lassen.

c) Dehnung aus der Brust- oder Rückenlage mit zwei Behandlern: Je ein Behandler an den Unterschenkeln und unter den Armen und am Brustkorb fassend. Gleichmäßig an- und abschwellender Zug in entgegengesetzter Richtung.

d) Dehnlagerung hohlrund: über niedrig gestelltem Holm (oder mit festen Kissen belegter Hocker) von zwei Behandlern ausgeführt. Lendenteil des

Patienten wird aufgelegt. Oberkörper und Oberschenkel werden zunächst von den Behandlern leicht gehalten.

Bei noch beweglichem Oberkörper werden die Oberschenkel gefaßt und leicht nach unten gedrückt, so daß beide Füße auf dem Boden stehen. Der Oberkörper wird von dem zweiten Behandler an den Schulterblättern gehalten und unterstützt, während der Patient eine aktive Streckung und Hochziehen bis etwas über die Waagerechte ausführt. (Bei Behandlung durch einen Massör werden die Füße in einer Sprosse eingehängt).

Zur passiven Dehnung, wenn die Bewegung des Patienten ausfällt: Zweiter Behandler federt weich den Oberkörper nach unten. Seine Hände liegen lateral unterhalb der Schlüsselbeine.

4. *Stabübungen* lassen sich zur Abflachung der Brustwirbelsäule und gleichzeitiger Durchbewegung der Wirbelsäule bei diesem Krankheitsbild gut verwenden.
   Mit im Nacken gehaltenem Stab Seitwärtsgehen auf dem Querbaum. (Tafel XIX/9).

II. Kopfbewegungen:

insbesondere Strecken und Beugen sowie Drehen, so weit wie möglich aktiv vom Patienten. Bei Einschränkungen nachhelfen und an der Bewegungsgrenze mehrmals die Muskulatur anspannen lassen.

III. Atemübungen:

Die vorher genannten Übungen können zum Teil mit Brustkorbatmung verbunden werden. Im allgemeinen bei Körperstreckung einatmen lassen. Ist jedoch der Brustkorb schon stark in der Bewegung eingeschränkt und die Muskulatur verkürzt, so werden wir umgekehrt besser weiterkommen zu Beginn, d. h., der Patient atmet in entspannter Haltung ein und streckt sich bei der Ausatmung. Auf diese Weise kann die stark verkürzte Muskulatur leichter aktiv arbeiten als in gedehntem Zustand. Die Körperstreckung mit Ausatmung bringt dann eine Dehnung der Brustkorbmuskulatur.

Am leichtesten fällt dem Patienten die Atmung im Sitzen, schwerer im Liegen.

Eine Lockerung des Brustkorbes nehmen wir jedoch in Rückenlage vor. Über dem Patienten kniend fassen unsere Hände flach von beiden Seiten die unteren Rippen. Bei Ausatmung anschwellende Schüttelungen.

Wir können auch im Lendenteil zum Rücken flach durchgreifen und bei der Ausatmung den Patienten leicht anheben und federnd die Ausatmung unterstützen.

Kräftige Einatmung mit dem Bauch, kurz und kräftig den Bauch einziehen, so daß sich die unteren Rippen und von dort auch weiter schlüsselbeinwärts den Brustkorb ausdehnen, dann ausatmen.

Beide Beine zur Einatmung anziehen, um die Brustkorbatmung zu erleichtern, mit Ausatmung die Beine strecken.

IV. **Hüft- und Schultergelenke** sind bei dieser Erkrankung ebenfalls gefährdet und verlangen unsere Aufmerksamkeit. Vorbeugend leichte Schüttelungen unter Zug. Schonende Mitbewegung bei den übrigen Übungen.

Bei eingetretener Bewegungseinschränkung die Wiederherstellung der Funktion erstreben.

Jede Fehlstellung in den unteren Extremitäten — meist Beugekontrakturen — müssen vermieden werden, da sie einmal jede Fortbewegung erschweren, zum andern jedoch ein Nachvornsinken des Oberkörpers zur Folge haben.

Messungen der Größe des Patienten, Umfang des Brustkorbes in Ein- und Ausatmungsstellung (eventuell auch mit einem Spirometer das Fassungsvermögen der Lunge feststellen) geben uns Aufschluß über den Erfolg der Behandlung.

Schädigungen des Bewegungsapparates durch äußere Gewalt

Als leichteste Verletzung kommen hier **Quetschungen** (Kontusionen) und **Verstauchungen** (Distorsionen) in Frage.

Frühzeitige Behandlung:

Sofort nach Unfall: Völlige Ruhigstellung und Kühlung mit kaltem Wasser oder Eis. Etwa 24 Stunden nachher: Massage: besonders Streichungen und weiche Knetungen zur Krampflösung und Anregung der Abflußwege. Die Schwellung selbst sparen wir dabei noch aus und bearbeiten nur die herzwärts gelegene Muskulatur, nach und nach auch mit leichten Friktionen kombiniert mit Streichungen.

Ist die Schwellung zurückgegangen, können wir auch leichte Streichungen vom Schwellungsrand aus vornehmen und nach Abklingen über die verletzte Stelle direkt gehen, und erst später als Friktionen in die Tiefe gehend restliche Extravasate berücksichtigen.

Mit leichten aktiven Übungen für das verletzte Gelenk oder die der verletzten Stelle benachbarten Gelenke, welche keine Schmerzen bereiten sollen, beginnen wir; je nach Besserung werden dieselben gesteigert und mit Widerstandsübungen für die atrophiebedrohte Muskulatur kombiniert.

Schwellung, Schmerz lassen im allgemeinen von Sitzung zu Sitzung erheblich nach, Atrophien lassen sich meist ganz vermeiden. Die Elastizität der Kapsel wird weitgehendst erhalten.

Die Behandlung muß jedoch mindestens einmal täglich ausgeführt werden, kann aber auch bis zu etwa alle zwei Stunden am Tage gesteigert werden.

Spätere Behandlung:

Massage muß sich nach der Schmerzhaftigkeit richten. Vorhandene Spannungen sind zunächst aufzulockern, bevor wir kräftiger durchgreifen können. Die Schwellungen werden wie eben beschrieben behandelt, doch müssen hier die Auflockerungen intensiver vorgenommen werden, da meist eine Gerinnung des Ergusses stattgefunden hat, welche schwerer zu verteilen ist. Wie vorhergesagt, wird auch die Steigerung der Behandlungsart dem Fall angepaßt. Die durch die Inaktivität atrophisch gewordene Streckmuskulatur ist kräftig zu kneten sowie nach aktiven Bewegungen durch gezielte Widerstandsübungen baldmöglichst zu kräftigen, der Stoffwechsel anzuregen. Passive Übungen dienen hier nur der Behebung von eventuell eingetretenen Bewegungseinschränkungen, z. B. durch Verkürzung von Muskeln und Bändern. Auch benachbarte Gelenke hierauf kontrollieren, so z. B. müssen wir beim Ellenbogen auch die Hand- und Schultergelenke mit beachten.

Tägliche Behandlung ist auch hier für den Erfolg entscheidend. Von Anfang an kann eine *intensive Durchwärmung* erfolgen.

Verrenkung (Luxation)

Nach Einrenkung (Reposition) durch den Arzt kann dann nach seiner Anweisung mit einer vorsichtig gesteigerten Massagebehandlung begonnen werden, die zunächst nur der Aufsaugung der Extravasate dient. Vorsichtig bei der Steigerung der Übungen; Spannungsübungen schon zeitig, dann langsam aktive Übung der Strecker, anfangs mit Führung und Unterstützung, oft wird passiv eine Gelenksteife behoben werden müssen. Werden aktive Übungen schon einige Tage schmerzfrei ausgeführt, beginnen wir mit weicher Kapselmassage und stärken die Muskulatur mit Widerstandsübungen.

Auch hier ist tägliche Behandlung nach guter *Durchwärmung*, eventuell mit Lichtkasten, erforderlich.

Knochenbrüche (Frakturen)

Zeitige Behandlung (bei aufklappbaren Schienen und kleinerer Fixation der Bruchenden):

Jede Bewegung der Bruchenden muß dabei ausgeschlossen werden; sie müssen eventuell von einer zweiten Person fixiert werden.

Durch intermittierende Drückungen und Streichungen der atrophiegefährdeten Muskulatur (günstig ist hierbei auch die Verwendung des faradischen Stromes) ist mit einer täglich mindestens einmal ausgeführten etwa 10 Minuten dauernden Behandlung in geeigneten Fällen eine große Abkürzung der Wiederherstellung zu erlangen. Die Schmerzen lassen bald nach. Atrophien lassen sich oft ganz vermeiden, es erfolgt eine schnelle Verteilung der Extravasate, und eine Schädigung der Haut durch lange Verbände entfällt völlig.

Bruchferne Gelenke werden unter Kontrolle, ohne Schmerzen zu verursachen, zur Anregung des Stoffwechsels und Verhütung von Bewegungseinschränkungen vorsichtig aktiv vom Patienten bewegt. Von einer Durchwärmung wird in den ersten drei Tagen oft Abstand genommen, oder sie wird bei Nachlassen der Hitze des Körperteils nur leicht vorgenommen, dann langsam steigend zu intensiver Durchwärmung. Nach Freigabe durch den Arzt — Ablegen der Schiene — erfolgt gesteigerte Behandlung mit Massage.

Übungsbehandlung, wie nachstehend beschrieben, vorsichtig sich anpassend, anfangs aktiv mit Entlastung der Eigenschwere oder Führung durch den Behandler. Gegebenenfalls werden die Bruchenden noch unterstützt oder auch Spannungsübungen ausgeführt.

Spätere Behandlung:

Wurden die Bruchenden bis zur Wiederverbindung fixiert, so werden wir bei der Nachbehandlung unter folgenden Gesichtspunkten etwas schneller gesteigert vorgehen: Behebung der Atrophien mittels Knetungen, Auflockerungen und Friktionen mit Streichungen oder bei empfindlicher Haut nach Verbänden intermittierende Drückungen zur Resorption der Extravasate.

Aktiv werden vom Patienten selbst alle Bewegungen ausgeführt, vom Behandler eventuell geführt, welcher an der Bewegungsgrenze leicht nachfedert oder bei eingetretenen Einschränkungen die Erweiterung erstrebt. Vorsichtig dosierte weiche Widerstandsübungen dienen der Kräftigung atrophischer Muskulatur. Diese können später auch schnellkräftig vorgenommen werden, wobei wir anschwellend bis auf etwa halbem Wege Widerstand geben und dann loslassen, so daß die Bewegung schnellend zu Ende geführt wird.

Die Behandlung wird am besten bis zur Besserung täglich vorgenommen nach guter Durchwärmung.

Narbenbehandlung

Wir versuchen, nach Abschluß der Wundheilung durch vorsichtigen Zug in allen Ebenen ein Verwachsen der Narbe mit den tieferen Schichten zu vermeiden. Im allgemeinen werden je Daumen und Zeigefinger oder beide Daumen seitlich der Narbe gelegt. Anfangs wird gleichmäßig verschiebender Zug ohne Narbendehnung längs und quer der Narbe ausgeübt, dann auch schräges und kreisendes Verschieben. Abheben — Drücken — auch Rollen quer und längs der Naht. Während wir die ersten Behandlungen am entspannt gelagerten Muskel vornehmen, erreichen wir bei den darauffolgenden jedoch eine bessere Verschieblichkeit beim gespannten Muskel. Hierbei vermeiden wir auch am besten jedes Gleitmittel, wie Öle, Fett. Streichend dehnen wir zuweilen auch von beiden Seiten die Muskulatur zur Narbe hin mit fest anschmiegenden Händen. Sobald die Narbe völlig geschlossen ist, wird ein Finger, der Handballen oder die Kleinfingerseite direkt aufgesetzt und beschreibt anfangs sehr weiche Friktionen, bis später notfalls eine kräftige Auflockerung des ganzen Narbengebietes erfolgt. Auch die Hautpartie, welche die Narbe umschließt, wird mit Friktionen und eventuell leichten Fingerklopfungen zur kräftigeren Durchblutung angeregt. Hierbei können wir, besonders wenn keine Salbenverbände mehr aufgelegt wurden, mit etwas Öl oder Fett arbeiten. Knetungen, Rollungen, querziehende Manipulationen dienen der Elastizität und guten Durchblutung des Muskels. Die Narbe selbst wird nach Abschluß der Wundheilung von beiden Seiten fassend gedehnt.

Übungen werden aktiv und mit langsam gesteigertem Widerstand ausgeführt, um einmal die Atrophie zu beheben, zum anderen auch, um von den Antagonisten aus den verletzten Muskel wieder zu dehnen und voll elastisch zu machen. Später wechselnd spannende und schnellkräftige Übungen. Passive Übungen haben die Aufgabe, die oft durch Ruhigstellung oder Narbenbildung verkürzte Muskulatur zu dehnen. Selbstverständlich ist dann auch eine Kontrolle der benachbarten Gelenke notwendig.

Vorwiegend statisch bedingte Erkrankungen des Stützapparates

Knickfuß (Pes valgus abductus) — **Plattfuß** (Pes planus, Pes valgus)

Dieses so häufig auftretende Leiden kann angeboren oder erworben sein. Letzteres besonders bei Bänder- und Muskelschwäche, bei welcher ein Mißverhältnis zwischen Leistung und Beanspruchung besteht. In der Jugend trotz Schwäche zu frühes Laufen, später langes Stehen (schlechte Fußbekleidung) schädigt oft dieses mehr für die Bewegung eingerichtete Organ.

Als Vorstufe können wir hier den **Schwachfuß** (Insufficientia pedis) ansehen, der unter häufig bestehenden großen Belastungsbeschwerden schließlich zu Veränderungen führt, wenn nicht rechtzeitige Behandlung einsetzt.

Lockerer Plattfuß: Das Einsinken erfolgt besonders unter Belastung, jedoch kann der Fuß noch durch bewußte Muskelanspannung und passiv richtig geformt werden.

Zu dem **muskulär fixierten, kontrakten,** Plattfuß kommt es durch Muskelverkrampfung nach und nach zur Verkürzung, hauptsächlich in den Peronei und langen Zehenstreckern (dadurch Überdehnung der Antagonisten), unter deren Einwirkung jede Bewegung in den unteren Sprunggelenken eingeschränkt wird und es so auch zu dem **ligamentär kontrakten** Plattfuß kommt, d. h. einer Verkürzung der lateralen Bänder.

Unter dem Schutz dieser Weichteilkontrakturen kann es schließlich durch Gelenkverlagerungen zu Versteifungen kommen.

Statisch können auch Fehlstellungen der Beine oder Hüften zu diesem Krankheitsbild führen, aber auch Knochenerkrankungen, Verletzungen und Lähmungen können seine Entstehung verursachen.

Sehen wir uns zunächst in großen Zügen die Lageveränderungen der verschiedensten Fußknochen an, die zu der Entstehung führen: Das Fersenbein verschiebt sich schräg nach außen (Pronations- oder Valgusstellung). Die Unterschenkelknochen drehen sich einwärts, das Sprungbein gleitet am Fersenbein nach innen und sohlenwärts ab (der innere Knöchel springt vor). Dadurch ändert sich der Ansatz der Achillessehne, welche nun nach lateral zieht, wodurch die Wadenmuskulatur bei der Plantarflexion auch im Sinne der Pronation des Fußes wirkt.

Durch die Senkung und Drehung des vorderen Teiles des Fersenbeines werden Würfelbein sowie 4. und 5. Mittelfußknochen ebenfalls nach unten gezogen. Der Vorfuß bleibt jedoch in seiner Lage, ohne sich zu verdrehen, und kommt nun durch die Abweichung des Rückfußes in Supinations- oder Varusstellung. Wir sprechen auch daher von einem „Verwringen" des Fußes. Je weiter nun das Sprungbein am Fersenbein abgleitet, um so mehr findet auch eine Abduktion im Vorfuß statt und oft sogar eine Dorsalflexion **(Pes reflexus)**. Außer dem Umsinken der Längsgewölbe kann es auch zu einem Durchdrücken des Quergewölbes und damit Verbreiterung des Vorfußes kommen, dem **Spreizfuß** (Pes transverso-planus). Die Zehen überstrecken sich in den Grundgelenken, Mittel- und Nagelgelenke beugen sich sehr stark; wir sprechen dann von **Krallenzehen.**

Die durch diese Knochenverschiebungen bedingten hauptsächlichsten Muskel- und Bänderveränderungen können wir in zwei Gruppen einteilen:

Überdehnt: **Supinatoren** (M. tibialis anterior und posterior).
Kurze Fußmuskeln (Beuger spannen ebenfalls das Fußgewölbe).
Lange Großzehenbeuger und
Lange Wadenbeinmuskel, welche beide beim Laufen die Großzehe abstoßend auf den Boden pressen im Sinne der Beugung bzw. Pronation.
Mediale Bänder.

Verkürzt: **Kurzer Wadenbeinmuskel.**
Langer Zehenstrecker.
Später auch die **Wadenmuskulatur.**
Laterale Bänder.

Unsere Behandlung wird das jeweilige Stadium genau berücksichtigen: Stärkung aller Bewegungs- und Halteorgane des Fußes (Muskeln, Sehnen, Bänder) bei muskelschwachen Patienten und bei dem lockeren Knick-Plattfuß, während wir bei vorhandenen Kontrakturen eine Lockerung verkrampfter Muskeln oder eine eventuell auch zunächst passive Dehnung eingetretener Verkürzungen oder Schrumpfungen vornehmen müssen, kombiniert mit Muskelstärkung.

Während wir bei erheblicher Schwäche der Muskulatur, z. B. nach langem Krankenlager, anfangs zunächst die Bein- und Fußmuskeln ohne Belastung durch Massage und Übungen im Liegen und Sitzen stärken, werden wir im allgemeinen zeitig Übungen auch unter Belastung ausführen, bei welchen wir das Körpergewicht zur Korrektur mit verwerten und das Gefühl für das richtige Abrollen des Fußes bei der Fortbewegung wecken.

Nachstehend einige Grundübungen, welche zum Teil bereits bei den Fußübungen aufgeführt wurden, hier unter den speziellen Gesichtspunkten:

Zehenbeugung:

Die Zehen werden unter die Fußsohle eingerollt.

Fortbewegend als Raupengang: Plantarflexion der Zehen mit Nachziehen und Supinieren der Ferse, dann wieder die Zehen vorstrecken.

Greifen eines Stöckchens oder kleiner Gegenstände.

Einrollen eines Tuches unter den Fuß (auch durchschieben).

Gegen Rollenwiderstand: Im Sitzen wird von den gebeugten Zehen ein Hölzchen gehalten, von welchem nach oben oder besser nach hinten die Schnur zum Widerstand zieht (entsprechend auch nur für die Großzehe) (Tafel XX/1).

Von beiden Füßen können auf diese Weise Radfahrbewegungen ausgeführt werden, wenn beide Enden des Seiles zu den Zehen ziehen (Tafel XX/2).

An der Sprossenleiter hochklettern, indem nur die Zehen die jeweilige Sprosse umklammern.

Supination der Ferse:

Durch Anspannung der Mm. tibiales den Fußinnenrand anheben.

Bei fest aufgestelltem Vorfuß die Ferse kräftig supinieren (Tafel XX/3).

Im Zehenstand bei geschlossenen Beinen aktiv den Rückfuß supinieren.

Zusammengesetzte Übung: Hoher Zehenstand wie vor, die Ferse supinieren, locker auseinanderführen und kräftig wieder supinieren. Oder: unter leichter Kniebeuge die Füße wieder zusammenführen, Beinstrecken und Senken.

Diese Übung läßt sich auch gut an der Sprossenleiter ausführen: Die Zehen umfassen dann eine Sprosse.

Ballübungen im Sitzen auf einem Stuhl:

Stärkung der Supinatoren:

An einen größeren Ball legen sich die Fußsohlen fest an. Besonders auf den äußeren Fußrand achten. Die Beine möglichst gerade halten.

Anheben des Balles und hinlegen (Tafel XX/4).

Anheben und Rollen des Balles.

In der Luft den Ball loslassen und wieder auffangen.

Den Ball fassen, hochführen und einer zweiten Person zuwerfen.

Den gefaßten Ball (als Bodenübung) im Schwung mit gestreckt hochgehobenen Beinen über den Kopf werfen (Tafel XX/5).

Widerstandsübung des Patienten zur Fußgewölbestärkung:

Ausgangsstellung: Im Sitzen legt der Patient die Ferse des zu übenden Beines zu ihrer Fixation in Supinationsstellung auf das andere Knie. Der Arm der gleichen Seite legt sich vor das abgewinkelte Übungsbein, die Finger umfassen den Fußaußenrand.

Konzentrische Übung für den M. peroneus longus — **Pronation** (Tafel XX/6):

Der Fuß wird in Supinationsstellung gehalten. Bei aktiver Führung des Fußes nach außen und Pronation gibt die Hand am Fußaußenrand Widerstand.

Konzentrische Übung für die Mm. tibiales — **Supination:**

Haltung wie vor, der Fuß steht in Pronationsstellung nach außen. Die Handinnenfläche legt sich flach auf den Fußrücken, der Daumenballen drückt gegen das Großzehengrundgelenk. Der Fuß wird gegen den Handwiderstand nach innen und plantarwärts gedreht.

Abrollübungen des Fußes — Haltungsübungen:

Vorsetzen des Fußes auf die Ferse, Belasten des Fußaußenrandes bei Gewichtsvorverlagerung des Körpers, Ferse anheben und den Vorfuß von lateral nach medial abrollen, hauptsächlich von der flach aufliegenden Großzehe erfolgt dann das Abstoßen vom Boden.

Vorzeichnen einer schmalen Spur, auf welcher sich der Fuß zum sagittalen Aufsetzen übt.

Hoher Zehengang:

Der Vorfuß wird wie vor von außen nach innen abgerollt.

Abänderungen: Die Arme können dabei ziehend gestreckt nach oben gehalten werden.

Das freie Bein wird seitlich vor- und rückwärts geschwungen; das Standbein kann dabei rhythmisch kleine federnde Kniebeugen ausführen.

Das Standbein wird gerade gehalten, das Schwungbein kraftvoll an den Rumpf gezogen, welcher sich leicht nach vorn neigt.

Storchengang: Standbein wird wie vor abgerollt und bleibt im hohen Zehenstand, das andere Bein wird inzwischen im Knie angebeugt, und zwar werden die Zehen dabei gebeugt, die Ferse supiniert. Beim Senken sofort die Zehen strecken oder erst im letzten Drittel vor dem Aufsetzen.

Hüpfen auf den Zehen: Im gleichmäßigen Rhythmus oder eingefügt jedes dritte Mal einen hohen Sprung.

Auf der schiefen Ebene:

Nach vorn abwärts laufen und rückwärts hoch.

Die Arme können dabei im Nacken gehalten werden oder fassen gestreckt oder abgewinkelt einen Stab (Tafel XX/7).

Unter Einrollen der Zehen bei flach aufgesetztem Fuß tiefe Kniebeuge zur Dehnung der Wadenmuskulatur.

Gruppenübungen:

Besonders mit Kindern werden sich manchmal Gruppenübungen empfehlen, bei denen jedoch möglichst vorher einzeln jede Ausführung der Bewegung geübt wurde. Als Abschluß der Behandlung können kleine Wettspiele Freude machen, bei denen jedoch auch die korrekte Ausführung nicht vernachlässigt werden darf.

Im Kreis sitzen, mit dem Gesicht zur Mitte:

In der Mitte eine zum Kreis geschlossene große Schnur, welche durch Beugung der Zehen gefaßt und angezogen wird (Tafel XX/10).

Oder es werden zwei gleichgroße Gruppen gebildet, die sich in zwei Reihen gegenübersitzen, die Beine leicht gestreckt. Jede Gruppe versucht, die Schnur so weit wie möglich an sich zu ziehen.

Kleine Steinchen, Kugeln, Murmeln werden vor jeden Patienten oder in die Mitte gelegt: Mit den Zehen fassen, anheben, weiterrollen oder weitergeben.

Als Wettspiel: Jedes Kind muß mit gestreckten Beinen zu den Kugeln gelangen können. Es wird versucht, so oft wie möglich eine Kugel zu greifen und in der Mitte der Oberschenkel abzulegen.

Ballrollen: Die Kinder sitzen weiter auseinander mit angezogenen Beinen. Ein größerer Ball wird von einem etwas angehobenen Fuß unter Beugung der Zehen mit den Zehenballen zum nächsten Übenden gerollt. Einmal links- und einmal rechtsherum.

Hintereinandersitzen, eventuell ebenfalls im Kreis:

Mit ausgestreckten Beinen. Der Ball wird von einem Patienten, wie früher beschrieben, mit der Fußsohle gefaßt, angehoben und über den Kopf dem nächsten weitergegeben. Durch leichte Drehung des Balles kann der hinter ihm sitzende den Ball wieder fassen.

Eventuell mit zwei Bällen in zwei Riegen.

Laufübungen:

Alle Übungen im hohen Zehenstand (richtiges Abrollen des Fußes wird am besten einzeln korrigiert und beobachtet). Hier kann auch in die Mitte ein Ball hochgeworfen werden, welchen die Kinder durch Körperstreckung und hohen Zehenstand zu erreichen versuchen. (Gut auch mit einem in der Höheneinstellung dirigierbaren freischwebenden Ball) (Tafel XX/9).

Raupengang kann auch als Wettlaufen ausgeführt werden, wenn Korrektheit einzeln erreicht ist.

Außerhalb der Behandlung

muß die richtige Fußhaltung und das richtige Abrollen bei der Bewegung beobachtet werden. Außerdem empfehlen sich Wechselbäder, Barfußlaufen im Sand und über eine taufrische Wiese. Radfahren ist eine gute unterstützende Übung, wenn die Pedale mit den Zehenballen und den bei Druck gebeugten Zehen geführt werden mit ausgiebigen Fußgelenkbewegungen.

Der Hohlfuß (pes excavatus)

ist als eine dem vorher beschriebenen Bild des Plattfußes entgegengesetzte Fehlstellung anzusehen. Hier steht der Rückfuß in Supinations-, Varusstellung, der Vorfuß in Pronations-, Valgusstellung und Adduktion. Leichte Steilstellung des Fersenbeines, stärkere der kleinen Fußwurzel- und Mittelfußknochen. Krallenstellung der Zehen (besonders im Grundgelenk stark überstreckt). Auch hier haben wir häufig den Spreizfuß.

Einige der unter Plattfußbehandlung angegebenen Übungen sind daher entsprechend umgekehrt auszuführen.

Die Ferse muß proniert werden.

Dehnung der verkürzten Plantarsehnen und -muskeln.

Erweiterung der Dorsalflexion des Fußes.

Umformung der Krallenzehen.

Statt hoher Zehenstand oder -gang führen hier Übungen im flachen Zehenstand und -gang zu einer Korrektur durch Stauchwirkung.

Auf der schiefen Ebene aufwärts und rückwärts abwärts gehen (Tafel XX/8).

Beim Hackenhohlfuß (pes calcaneus excavatus) stehen Fersenbein und Mittelfußknochen steil.

Beim Hackenfuß (pes calcaneus) wird der Fuß in starker Dorsalflexion gehalten, meist in Pronationsstellung im Gegensatz zum

Spitzfuß (pes equinus), bei dem der Fuß in Plantarflexion und meist Supination steht.

Der in Verbindung mit Platt- und Hohlfuß oft auftretende Spreizfuß bringt meist auch eine Ballenbildung der Großzehe mit sich, den **Hallux valgus,** bei welchem das Köpfchen des Metatarsus I verdickt oder vorstehend sein kann. Die Großzehenglieder selbst gehen im Grundgelenk abgeknickt nach lateral. Besonders im Frühstadium kann unsere Behandlung hier noch Besserung erreichen in Verbindung mit den anderen entsprechenden Fußübungen. So werden wir hinter den vorspringenden Zehenballen ein weiches Polster zur Druckverhütung legen und aktive Durchbewegung der Großzehe wie folgt vornehmen:

1. Die Schlinge des Rollenzuges mit kleinem Gewicht wird so angelegt, daß sich eine Abduktion ergibt. Abwechselnd Dauerzugwirkung mit aktiver Dorsal- und Plantarflexion.
2. Beide Großzehen werden in eine Schlinge gelegt, welche beide leicht zusammenführt. Die Zehen überragen eine Kante, über welche die Zehen kräftig gebeugt und langsam gestreckt werden.
3. Bei mangelnder Beweglichkeit der Großzehe (besonders zur Beugung) können wir in dieser mittels eines nach unten wirkenden entsprechend kleinen Gewichtes diese Bewegung erweitern.

Klappsche Kriechübungen

Hier sollen kurz auch noch die KLAPPschen Kriechübungen angeführt werden, welche oftmals vom Arzt bei Skoliosen oder Kyphosen verordnet werden. Sie dienen auch bei einer allgemeinen Mobilisierung der Wirbelsäule der Kräftigung des Rückens und Erweiterung des Brustkorbes (Tafel XXI/1).

Ausgeführt werden dieselben im *Vierfüßlergang* im Paß- und Kreuzschritt, wobei zum Erlernen zunächst der Kreuzschritt angebracht ist. Die Übungen finden mit Auspolsterung von Knien, Füßen und Händen statt, die Fußrücken liegen dabei auf dem Boden auf, währen die Oberschenkel senkrecht gerade gehalten werden. Hände und Knie müssen gerade vorgeschoben werden, wobei der Kopf immer zur jeweiligen Standhand gewendet wird. Es werden ruhige, nicht zu große Schritte vorgenommen, darauf achten, daß das Becken nicht zur Seite abgekippt wird. Der Rücken muß locker gehalten werden. Dabei erfolgt eine Lordosierung im Brust- und eine Kyphosierung im Lendenteil.

Die Wirbelsäule spannt sich gleichsam zwischen zwei Achsen: dem Becken- und dem Schultergürtel, so daß sich je nach Änderung dieser beiden Achsen auch die Anspannungslinie der Wirbelsäule ändert.

Im Kreuzschritt beugt sich die Wirbelsäule im ganzen zur Seite; sie wird konkav — dort, wo Schulter- und Beckenachse sich nähern — Hauptumkrümmungspunkt je nach Höhenabschnitt wie nachfolgend beschrieben.

Im Paßschritt erhalten wir zwei sich entgegengesetzte Seitbiegungen (S-Form); so z. B. bei Vorstrecken des rechten Armes und Beines: Dorsal rechts konvex und lumbal links konvex (Tafel XXI/2, 3).

Beweglichkeitsübungen:

Vierfüßlergang als Grundübung:

Die rechte Hand und das linke Knie werden abwechselnd vorgeschoben, wobei Hand und Knie in gerader Richtung gleichmäßig gehen.

Hierbei erfolgt, also bei horizontaler Lagerung der Wirbelsäule, eine Umbiegung zwischen 8. bis 10. Brustwirbel.

Je nach Verlagerung, d. h. Höher- oder Tieferstellung des Schultergürtels, erfolgt eine Änderung des Scheitelpunktes wie folgt:

1. bis 4. Brustwirbel — Tiefkriechen;
5. bis 7. Brustwirbel — Halbtiefkriechen;
8. bis 10. Brustwirbel — Horizontalkriechen;
11. bis 12. Brustwirbel — Halbsteilkriechen;
1. bis 3. Lendenwirbel — Steilkriechen zur Seite;
4. bis 5. Lendenwirbel — Steilkriechen nach hinten.

Kniegang aus horizontaler Lage:

Ausgangsstellung horizontal.

Im Kniestand Arme frei seitlich angewinkelt (Tafel XXI/4).

Die Oberschenkel müssen senkrecht bleiben.

Linkes Knie geht schräg nach außen, Oberkörper mit Kopf werden nach links geschwungen.

Je nach gewünschter Umbiegung wird auch diese besonders zur Kräftigung der Rückenmuskulatur dienende Übung höher oder tiefer wie vor angegeben ausgeführt.

Nachstehend einige Übungsbeispiele:

Streckübungen :

Rutschen:

Ausgangsstellung Vierfüßlergang. Die Arme werden hier nach vorn ausgestreckt und gleichmäßig vorgeschoben, während in den Knien mit kleinen Schritten vorgegangen wird. Die Wirbelsäule federt in jedem Schritt mit (Tafel XXI/6).

Durchziehen:

Ausgangsstellung Vierfüßlerstand, nur mit zur Seite abgewinkeltem Ellenbogen. Der Kopf bleibt in Mittelstellung erhoben. Zunächst erfolgt ein Durchziehen nach hinten, wobei die Oberschenkel nur leicht schräg gestellt werden, dann ein Durchziehen so weit wie möglich nach vorn. Dann umgekehrt.

Ausgleichsübungen:

Tiefkriechen mit Armstrecken oder Armkreisen:

Scheitelpunkt: 1. bis 4. Brustwirbel.

Ausgangsstellung tiefer Vierfüßlergang.

Der rechte Arm wird nach vorn schräg außen gestreckt und das linke Knie gerade vorgesetzt. Der Kopf geht dabei nach links zu dem im rechten Winkel bleibenden Stützarm.

Tiefkriechen mit Arm- und Beinstrecken:

Scheitelpunkt: 1. bis 4. Brustwirbel.

Gleiche Ausgangsstellung wie vor. Arm und Bein der gleichen Seite werden hoch gestreckt, nur die Fußspitze berührt den Boden. Der Oberschenkel des Stützbeins muß dabei senkrecht bleiben.

Halbtiefkriechen mit Armschlagen und Beinstrecken: (Tafel XXI/5)
Scheitelpunkt 5. bis 7. Brustwirbel.
Ausgangsstellung halbtiefer Vierfüßlerstand.

Der linke Arm wird kurz über dem Fußboden von hinten nach vorn geführt, dabei geht das rechte Knie vorwärts zum rechtwinklig gebeugten rechten Arm, während das linke Bein gestreckt über das andere gestellt wird. Der Kopf dreht zur Schulter des rechten Armes.

Horizontalkriechen mit Armschlagen und Beinstrecken:

Scheitelpunkt 8. bis 10. Brustwirbel.

Ausgangsstellung horizontaler Vierfüßlerstand.

Der linke Arm wird von hinten nach vorn geführt und bleibt dort erhoben, das rechte Knie wird an die Standhand gesetzt, während das linke Bein gestreckt über das rechte gestellt und mit der Fußspitze aufgesetzt wird. Der Kopf wendet erhoben zum rechten Standarm.

Halbsteilkriechen mit Armschwingen und Beinstrecken:

Scheitelpunkt 11. bis 12. Brustwirbel.

Ausgangsstellung Vierfüßlerstand.

Der linke Arm wird über den Kopf von hinten nach vorn geschwungen und dort gestreckt, das rechte Knie wird zur rechten Hand gesetzt. Das linke Knie wird gestreckt über das andere mit der Fußspitze aufgesetzt. Der Kopf gewendet mit Blick auf die Stützhand.

Steilkriechen zur Seite:

Scheitelpunkt 1. bis 5. Lendenwirbel.

Bei Ausgangsstellung wie vor wird das linke Knie zur linken Hand vorgesetzt und der Körper auf dem linken Oberschenkel aufgerichtet. Die rechte Hand wird dabei in der Hüfte angelegt und das rechte Bein gestreckt. Der Kopf geht mit Blick zur linken Stützhand.

Steilkriechen nach hinten:

Scheitelpunkt 4. bis 5. Lendenwirbel. Das linke Fußgelenk wird neben die linke Hand gesetzt, die rechte Hand an der Hüfte und das rechte Bein strecken. Dabei richtet sich der Körper steil auf und beugt sich nach hinten.

Die vorgenannten Übungen werden zur allgemeinen Durcharbeitung und Mobilisierung in gleicher Weise für die rechte wie auch linke Seite ausgeführt. Wir sprechen dann von symmetrischen Übungen. Während es sich immer um asymmetrische Übungen handeln muß, wenn wir eine Korrektur und Rückdrehung vornehmen müssen. Vorwärtsbewegend werden diese Übungen dann am besten im Kreis ausgeführt, Patient mit der konvexen Seite zur Mitte, die äußere, konkave vor allem dadurch aktiv dehnend. Hier werden wir bei Totalskoliosen dem Scheitelpunkt der Abbiegung entsprechende Übungen auswählen und mit verwenden können. Bei S-förmigen Skoliosen wird jedoch auch im Paßschritt verfahren werden, um die Gegenkrümmung ebenfalls zu erfassen.

Rundrücken — Kyphose

Eine Erkrankung, in deren Verlauf es so häufig zur Bildung eines Rundrückens kommt, haben wir bereits kennengelernt: den Bechterew. Wir besprachen auch seine Behandlung; doch während wir bei dieser Erkrankung im allgemeinen gleichzeitig auf eine Erhaltung der Lendenlordose achten, besonders beim aufsteigenden Typ, muß bei den aus anderen Ursachen entstandenen Kyphosen gerade eine Formung der Lendenlordose vermieden werden, denn der Verstärkung der normalen kyphotischen Krümmung des Rückens steht auch die Verstärkung der Lendenlordose entgegen. Deutlich zutage tritt dies häufig bei aktiver Körperstreckung, besonders auch bei muskelschwachen Patienten — am häufigsten Kinder und Jugendliche — bei denen wir anfangs noch von einem Haltungsfehler sprechen. Außer dieser vorwiegend auf Muskelschwäche beruhenden und am günstigsten zu beeinflussenden Kyphose können auch erworbene (Wirbelerkrankungen oder -verletzungen, zu frühes Laufen oder Sitzen bei Rachitis usw.), oder angeborene Schäden (Keilwirbel, Wirbelverwachsungen usw.) zu Verkrümmungen führen.

Behandlung:

Mittels **Massage** kräftigen wir die schwache und überdehnte Muskulatur des Rückens und der Hüfte, gleichfalls die des Bauches und Oberschenkels, damit die Aufrichtung des Beckens ausgeführt werden kann.

Zur Verkürzung neigt vor allem die Brustmuskulatur (die Schultern fallen nach vorn — Flügelstellung der Schulterblätter), der Brustkorb steht in Ausatmungsstellung. Später kommt es auch zu entsprechenden Veränderungen an den Bändern der Wirbelsäule. Zur Korrektur verwenden wir einige passive Übungen, machen jedoch hauptsächlich von aktiven und Widerstandsübungen Gebrauch zur gleichzeitigen Stärkung der Rücken-, Schultergürtel- und Nackenmuskulatur.

Bei allen aktiven Streckübungen suchen wir möglichst eine Fixation oder gar Kyphosierung der Lendenlordose. Wir erhalten diese z. B. bei den vorgenannten **Kriechübungen,** welche sich hier symmetrisch ausführen lassen. So alle Übungen im Kniegang, Rutschen, Durchziehen. Je nach dem Scheitelpunkt (Krümmungsspitze) wählen wir die jeweilige Höhe. Jede Ausbildung der Lendenlordose kann hier vermieden werden, eventuell werden die Oberschenkel leicht bauchwärts schräg gestellt. Jedes starke Aufstützen (auch andere Stütz- und Stemmübungen) müssen weggelassen werden, wenn durch sie eine vermehrte Dehnung der für aktive Arbeit noch zu schwachen Rücken-Schultergürtelmuskulatur auftritt.

Bei allen aktiven Streckübungen des Körpers ist auf folgendes zu achten: Nicht die Schultern hochziehen lassen; diese müssen von unten nach hinten gezogen werden. Nicht nur den Kopf in den Nacken legen oder nur den ganzen Rücken nach hinten schieben, sondern die Rücken-Nackenmuskulatur arbeiten lassen.

Im Stehen, wo wir im Zusammenspiel der Muskulatur die Wirbelsäule abrollen lassen, führen wir gleichzeitig mit der kraftvollen Rückenstreckung eine leichte Kniebeuge aus. Ebenso eignen sich Rumpfübungen bei vorgeneigtem Oberkörper. Am besten ist ein Haltungsaufbau von den Füßen aus. Beobachten wir diesen Patienten, so fällt uns auf, daß seine Hände mit der Dorsalfläche nach ventral zeigen, die Daumen am Körper gehalten werden. Es fällt meistens leichter, wenn wir auch die Haltung des Schultergürtels und die Dehnung des Brustkorbes von der Haltung der Arme aufbauen. „Die Arme anders einschrauben“; d. h. die Hände leicht supinieren.

ohne die Arme abzuspreizen. „Däumchen etwas nach außen drehen.“ Auf diese Haltung soll auch die Umgebung des Patienten öfter aufmerksam machen.

Im Kniestand werden die Oberschenkel ein wenig fersenwärts geneigt, nie jedoch nach vorn. Außerdem können Rumpfübungen **im Sitzen** mit gestreckten Beinen auf dem Boden oder auch auf der Bank ausgeführt werden (Tafel XXI/7).

Bei Hockerübungen benötigen wir einen sehr niedrigen Schemel oder müssen die Füße erhöht stellen, so daß die Oberschenkel zum Knie hin etwas schräg nach oben gehen (Tafel XXI/8).

Zur Formung (Erweiterung) des Brustkorbes und Verbesserung der meist schlechten Brustatmung kombinieren wir geeignete Übungen mit der **Atmung**, auf deren Ausführung auch in eingeschobenen Ruhepausen geachtet werden muß. Zur Ruhepause empfiehlt sich die Bauchlage, eventuell auch mit aufgestützten Unterarmen. In Rückenlage beide Hände im Nacken, ein Kissen zwischen den Schulterblättern, die Ellenbogen dorsalwärts federn.

Nachstehend einige **Grundübungsformen:**

1. **Vorwiegend passive Korrektur:**

   Im **Langhang rückenwärts** an der Sprossenleiter mit weiter auseinandergreifenden Händen. Hierbei kann gegen die Krümmung ein Kissen, ein Ball oder ein verstellbarer Extensionswolm wirken (Tafel XXI/9).

   Dehnung des M. pectoralis: (Tafel XXII/1).

   Patient in Rückenlage, die Beine angezogen. Der Brustkorb wird fixiert, die Hände liegen im Nacken. Vom Oberarm ziehen angehängte Gewichte nach unten. Gleichzeitig kann dabei auch gegen den Rücken ein festes Kissen Gegendruck ausüben.

2. **Übungen zu gleichzeitiger Muskelkräftigung:**

   Auf der Massagebank in Bauchlage:

   Aufrichten, Strecken, aus der Bauchlage, besser aus dem Überhang, wie früher angegeben, jedoch nicht weit hochkommen lassen, was zu einer verstärkten Lendenlordose führen würde.

   Patient streckt beide Arme nach vorn. Der Behandler legt einen Arm darunter, die aktive Streckung etwas unterstützend, und übt Gegendruck am Krümmungswinkel aus mit der anderen Hand (Tafel XXII/2).

   Bei leicht überhängendem Oberkörper gibt der Behandler in der ersten Streckphase des Patienten von der Seite aus mit einer Hand Widerstand im Nacken, dann bei weiterer Streckung mit der anderen Hand zwischen den Schulterblättern.

   Der Patient legt seine Hände auf die Schulter des vor ihm stehenden Behandlers, welcher den Nacken des Patienten mit seinen Händen umspannt und seiner Aufrichtung Widerstand entgegensetzt (Tafel XXII/3).

   Einen Sandsack auf den Nacken des Patienten legen, welcher mit seitlich gestreckten Armen den Oberkörper anhebt.

   Im Stehen an der Wand:

   Aufrollen: Der Patient steht mit dem Rücken zur Wand, die Beine etwas gespreizt abgestellt, und läßt seinen Rumpf nach vorn fallen. Sehr langsam wird dann vom Lendenteil bis zum Nacken ein Wirbel nach dem anderen an die Wand gezogen. Hierbei müssen wir darauf achten, daß die Muskulatur des Schultergürtels bis zuletzt völlig entspannt gehalten wird. Dann lassen wir den Patienten versuchen, den Rücken ganz an die Wand anzudrücken. Zum Erlernen empfiehlt es sich, zunächst in einzelnen Abschnitten vorzugehen, wobei wir anfangs nur den Hals locker vorfallen lassen und langsam aufrollen, dann in zwei Abschnitten den Brustkorb nach vorn sinken lassen und zuletzt erst die vorbeschriebene ganze Übung.

Ein Medizinball wird vom Rücken an der Wand hin- und hergerollt. Die Beine sind etwas abgestellt und leicht gespreizt. Die Rückenmuskulatur soll hierbei kräftig arbeiten.

An der Sprossenleiter:

Patient steht mit dem Rücken vor der Sprossenleiter, beide Beine leicht gespreizt abgestellt. An die Sprossenleiter in Höhe der Krümmung einen großen Ball oder Extensionswolm, an welchen sich der Patient anlehnt. Beide Arme in Schulterhöhe angewinkelt bei lockerer Haltung. Dann Körperstrecken, Druck gegen den Ball oder Wolm und kräftiges Armstrecken seitlich und nach hinten. Hierbei Einatmung.

Patient steht brustwärts vor der Sprossenleiter, beide Füße gespreizt auf der untersten Sprosse, beide Arme etwa in Schulterhöhe gestreckt, Hände fassen eine Sprosse. Das Becken sinkt locker nach unten durch, der Oberkörper wird zur Streckung angespannt, die Brust mit Einatmung kräftig vorgewölbt.

Aus voriger Haltung den Oberkörper an die Sprossenleiter ziehen, bei gestreckt gehaltenem Oberkörper langsam die Knie sprossenwärts beugen, mit weiterem Anziehen des Schultergürtels und Vorwölben des Brustkorbes zur Sprossenleiter die Beine abstrecken (Tafel XXII/5, 6, 7).

Patient steht mit dem Rücken vor der Sprossenleiter, geht in leichte Kniebeuge und faßt mit nach oben gestreckten Armen eine Sprosse. Dann werden die Beine nach vorn gestreckt, so daß der Körper an den Armen hängt, die Füße werden fest aufgesetzt. Mit kräftiger Einatmung: das Becken vorhochschieben, den Brustkorb weit vorwölben, so daß von den Knien bis zu den Händen eine Schräge entsteht.

Wir beginnen mit der Fassung an einer höheren Sprosse und gehen dann zur kräftigen Dehnung der Brustmuskulatur tiefer.

Patient steht mit dem Rücken etwa zwei Fuß vor der Sprossenleiter. Die herunterhängenden Hände fassen die nächstgreifbare Sprosse. Während die Beine gestreckt bleiben, sinkt der Oberkörper locker nach vorn und hängt nun an den abgestreckten Armen. Mit Einatmung Rumpfstrecken und Vorwölben des Brustkorbes.

Erweiterung dieser Übung: Nach Vorwölben der Brust Zurückführen des Rumpfes über eine Kniebeuge zur Ausgangsstellung.

2. **Im Kniestand:**

Der Behandler kniet hinter dem Patienten, eine, notfalls beide Hände gegen die Krümmung stemmend. Der Patient läßt seinen Oberkörper unter Anspannung seiner Rückenmuskulatur schwer nach hinten fallen, so daß der Behandler lockernd einen mehrmals nachfedernden Gegendruck ausüben kann (Tafel XXII/4).

Patient im Fersensitz, Hände an den Fersen. Behandler vor dem Patienten kniend, beide Hände leicht gespreizt an den Brustkorb des Patienten angelegt. Patient richtet sich unter Körperstreckung auf und wölbt dabei mit Einatmung gegen den Widerstand den Brustkorb vor (Tafel XXII/8).

Patient im Fersensitz, die Arme vorhoch gestreckt. Der Oberkörper und die Arme werden in einer Linie bleibend nach vorn gesenkt, dann legen sich die Hände auf den Boden. Den Oberkörper locker durchsinken lassen, mit den Armen abwechselnd dehnend vorgreifen ohne Mitgehen des Beckens.

Rhythmisch mitfedernd kann der Behandler mit einer aufgelegten Hand am Rumpf die Übung unterstützen. Er kniet am besten an der linken Seite des Patienten auf dem rechten Bein, so daß sein rechter Arm gestreckt über dem Rücken des Patienten steht (Tafel XXII/9).

3. **Im Hockersitz:**

Die Körperstreckübung des Patienten wird vom Behandler durch Nachhelfen am Ellenbogen (Hände des Patienten im Nacken) unterstützt. Das Knie des Behandlers gibt am besten Gegendruck unterhalb der Schulterblätter (Tafel XXII/10).

Als schonende Übung bei stark verkürzter Brustmuskulatur: Die Arme des Patienten hängen locker seitlich am Rumpf. Behandler, Knie wie vor, greift mit gespreizten Fingern über die Schultern und legt sie flach an den Brustkorb. Bei der Einatmung und Streckung den Brustkorb dehnen, indem die Hände fest anliegend schräg nach außen zu den Schultern gehen.

Die gleichen Übungen wie beim Bechterew angegeben, hier mit leicht erhöht gestellten Beinen.

4. **Übungen mit dem Rollenzugwiderstand:**

Rollenzug in Höhe des Patienten:

Patient sitzt mit dem Rücken zum Rollenzug (größeres Gewicht), von dem eine breite Schlaufe um den Brustkorb zieht. Mit Einatmung Vorwölben des Brustkorbes gegen den Widerstand und Körperstreckung. Die Hände können sich bei gestreckten Armen am Rücken fassen und werden bei der Einatmung abgestreckt.

Zur Stärkung der Nackenmuskulatur faßt eine breite Schlaufe von vorn an den Nacken und Hinterkopf. Patient läßt im Sitz den Oberkörper locker nach vorn ziehen (Kopf gesenkt). Gegen den Widerstand wird der Kopf rückenwärts geführt, dann Rumpfstreckung. Armhaltung und -führung wie vor.

Mit hohem Rollenzug (Tafel XXIII/1, 2, 3, 4).

Von dem Hauptseil geht je ein Zuführungsseil zu den Händen. Patient sitzt vor dem Rollenzug und hält die Schlaufen mit gestreckten Armen. Die Rumpfstreckung erfolgt mit nachstehenden verschiedenen Armführungen gegen den Widerstand:

Arme gestreckt vorhoch führen. Körperstrecken und Einatmen. Dann Rumpfsenken, die in Höhe des Kopfes schräg seitlich gestreckten Arme führen das Seil nach unten, bis die Hände etwa den Boden berühren — Ausatmen.

Mit Einatmung werden die Arme in Schulterhöhe gestreckt zur Seite geführt, die Hände drehen zur Supination.

Mit Ausatmung die Arme nach vorn zurück und die Hände bei horizontal gebeugten Armen schulterwärts führen.

Beide Bewegungen können auch zunächst einzeln geübt werden.

Die Arme gestreckt locker vorhoch ziehen lassen. Mit Körperstreckung und Einatmung beide Arme seitlich nach unten am Rumpf vorbei so weit wie möglich rückenwärts führen.

Alle Rumpfstreckungen lassen sich gut unter **Stabführung** ausführen, besonders gut im Stehen und als Bodenübung im Sitzen und Knien. Ebenso Storchen-, Zwergengang und Hasenhüpfen, bei welchen der Stab im Nacken gehalten wird. (Tafel XXIII/5, 6, 7, 8.)

Bewußt aufrechter Gang mit einem **Sandsack** auf dem Kopf.

Falls Geräte vorhanden, lassen wir auf einem **Querbaum** (Laufstange) seitlich balancierend gehen.

Hangeln an **schrägen, queren Leitern** oder Stangen (Tafel XXIII/10).

An **Ringen** kräftiges Vorhochschwingen der Beine mit Körperstreckung, wenn möglich im Schwung über eine Bank oder Wolm (Tafel XXIII/9).

Der Behandler kann den Patienten in Höhe der Krümmung mit flacher Hand fassen und ihn lockernd nach vorn führen.

Beide Beine über einer Bank (besser Wolm) hängend, die Hände fassen seitlich gestreckt je einen Ring. Der Oberkörper wird nach hinten fallengelassen. Aktiv Vorwölben der Brust und Einatmung, wobei beide Hände bei gestreckten Armen versuchen, hinter dem Rücken zusammenzukommen.

Das gleiche entsprechend aus der Bauchlage mit überhängendem Oberkörper. Mit Rückenstreckung und Einatmung beide Hände am Rücken zusammenführen.

Lordose

Als Erkrankung verstehen wir hierunter die Verstärkung der normalen physiologischen Lendenkrümmung. Verschiedene erworbene oder angeborene Ursachen können auch sie hervorrufen, auftretend auch als Gegenkrümmung eines versteiften Rundrückens oder ebenfalls als Haltungsfehler.

Wir sehen hierbei eine verstärkte Vorwärtsneigung des Beckens (das Becken ist „gekippt").

An Veränderungen am Band- und Muskelapparat fällt uns vor allem auf:
Verkürzt: Besonders Mm. iliopsoas, quadriceps (Hüftbeuger).
Überdehnt: Besonders Bauchmuskulatur (Hängebauch) — Hüftstrecker.

Behandlung:

Stärkung besonders der Bauchmuskulatur und der Glutaei, Dehnung der Hüftbeuger.

Liegen als Ursache noch andere Erkrankungen vor (z. B. Kyphose, Beugekontraktur im Hüft- und Kniegelenk, Lähmungen), so werden auch sie ihre spezielle Behandlung erfahren. Bei allgemeiner Haltungsschwäche werden wir Lordose und Kyphoseübungen miteinander zur Behandlung kombinieren.

Spezielle Übungen zur Stärkung bzw. Dehnung der obengenannten Muskulatur sind im praktischen Teil beschrieben.

Ist die Lordose schon fixiert (kein Ausgleich mehr z. B. beim Vorbeugen), müssen wir ganz besonders auch auf die Lockerung achten, wie sie durch entsprechende

Kriechübungen, geeignete passive wie auch aktive Rumpf- und Beckenübungen erzielt werden kann.

Auch eine ganze Reihe unter der Kyphosebehandlung angegebener Übungen, die eine gleichzeitige gute Kyphosierung im Lendenteil bringen, können ebenfalls hierzu Verwendung finden.

Nachstehend noch einige Übungsbeispiele, bei welchen vor allem die Aufrichtung des Beckens, die Muskelstärkung und Lockerung kombiniert sind. Einige Hinweise zu Abänderungen und Verbindung mit der Atmung sind gegeben:

Wir bevorzugen vor allem **Bodenübungen,** wie:

1. Mit gestreckten Beinen und gerade gehaltenem Oberkörper sitzen (eventuell mit Stabhaltung). Hände im Nacken oder zur Seite. Die Füße anheben und so weit wie möglich anziehen (einatmen) — anheben und wieder strecken (ausatmen).
   Auch mit einem Bein abwechselnd üben.
   In gleicher Weise die gespreizten Beine zum Türkensitz führen.

2. Aus flacher Rückenlage den Oberkörper und die gestreckten Beine zugleich anheben (einatmen), mit Aufrichtung die Füße wie vor anziehen (Tafel XXIV/1).
   Den Oberkörper nach vorn nachfedern lassen,
   die gestreckten Arme bis zu den Füßen führen (Tafel XXIV/2)
   oder den Rücken zur Streckung spannen, die Arme zeigen nach oben.

3. Aus der Rückenlage die Arme seitlich des Kopfes hochgestreckt. Die gestreckten Beine kopfwärts führen unter hohem Anheben des Beckens. Die Knie werden dabei durchgedrückt (einatmen).
   Behandler kann das Bein an der Ferse führen und an den Knien Gegendruck geben.

4. Den wie vor kopfwärts erhobenen Beinen gibt der Behandler an den Fersen Widerstand bis zum halben Wege der Streckung.
   Statt die Beine anschließend gestreckt aufzulegen, setzt der Patient die Füße wie vor an.
   Aufrichten des Oberkörpers mit nach oben gestreckten Armen (die Beine sind angezogen). Behandler setzt unter die Unterarme greifend Widerstand dem Nachvornfedern des Patienten, wodurch der Rücken sich kräftig einzieht.
   Diese drei Bewegungen nach einzelner Übung auch kombinieren.

5. Mit den wie vor kopfwärts erhobenen Beinen und angehobenem Becken so weit wie möglich Spreizung — Schrittstellung — ausführen lassen.
   Aus gleicher Ausgangsstellung Knie bauchwärts beugen (einatmen) und dann kräftig die Beine kopfwärts strecken (ausatmen).

6. Kniestand, Hände im Nacken. Bei fixiert gehaltenen Unterschenkeln rechts neben die Beine setzen, aufrichten, links neben die Beine setzen.

7. Aus der Rückenlage beide Knie bauchwärts führen, dann bei fest aufliegendem Rücken Knie abwechselnd rechts und links neben den Körper legen.
   Diese Übungen lassen sich ebenfalls gut in Verbindung mit einer Sprossenleiter und einer schiefen Ebene ausführen (Tafel XXIV/3).

Auf eine Besprechung der

Skolioseübungen

ist im Rahmen dieses Buches verzichtet worden. Zum anderen erfordert gerade die Behandlung der Skoliosen eine sehr große Erfahrung, die im Verlauf der bisherigen kurzen Ausbildung der Massöre nicht erworben werden kann, so daß die Behebung dieser Verbildungen den speziell ausgebildeten Krankengymnastinnen oder der Behandlung durch die Krüppelfürsorge vorbehalten bleiben muß.

Doch heute gewinnen die

Rückenschmerzen

immer mehr an Bedeutung, zumal wir wissen, daß Ischias, Lumbago und vielleicht sogar die Hüftarthrose im Zusammenhang stehen mit einer Einengung der Zwischenwirbellöcher, welche ihre Ursache hat in einer Bandscheibendegeneration mit dadurch erfolgter Verschiebung der Wirbel, Drehgleiten, so daß schließlich der ganze Aufbau der Wirbelsäule in ihrer Statik gestört ist.

Und gerade bei diesen zu Ischias und Lumbago neigenden Patienten ist eine Behandlung vom Rücken aus unbedingt erforderlich.

In welchem Sinne hier beim Erwachsenen eine vorsichtig dosierte Stärkung der Rückenmuskulatur durchgeführt werden kann, zeigen nachstehend einige Beispiele.

Der Übungsaufbau wird dabei nach Schwere hintereinander angegeben, ist in einer Behandlungsserie aber natürlich erst langsam zu steigern. Bei allen Übungen ist unbedingt eine Hohlkreuzbildung zu vermeiden, gegebenenfalls muß man den Patienten zu einer vorherigen Anspannung von Bauch und Glutaealmuskulatur anhalten. Bei vorhandenen Skoliosen können die Bewegungen von Arm und Bein mehr als dehnend für die konkave oder mehr verengend wirkend auf die konvexe Seite abgeändert werden.

I. In Bauchlage

A. *Bauchlage — Arme am Rumpf gestreckt — Kopf auf der Stirn*

1. Abheben der Schultern und senken.
2. Abheben der Schultern, dann Kopf — senken Kopf, dann Schultern. (Der Kopf darf dabei nicht in den Nacken gehoben werden, sondern wir achten darauf, daß die Halswirbelsäule im Übergang zur Brustwirbelsäule die gleiche Haltung beibehält.)
3. Abheben der gestreckten Arme — nach hinten und unten dehnen — später wie vor mit Kopfbeteiligung.
4. Abheben von Schultern und Kopf gemeinsam — ebenso gemeinsames Senken.
5. Abheben der gestreckten Arme mit Innen- und Außenrotation.
6. Abheben der gestreckten Arme, dann die Arme nacheinander seitlich hochführen bis zur U-Halte (Schulter und Ellenbogen im re. Winkel zueinander). Später beide Arme gemeinsam.
7. Schultern abheben. Eine Hand versucht mit Rumpfseitbeuge zum Knie ihrer Seite zu gelangen.
8. Eine Schulter abheben, leichte Rumpfdrehbeuge. Den gestreckten Arm etwas rückwärts in Richtung Kniekehle der anderen Seite führen. (Hierbei Bauch- und Glutealmuskulatur vorher anspannen lassen, um ein Hohlkreuz zu vermeiden.)

B. *Bauchlage — Arme in U-Halte — Kopf auf der Stirn*

1. Als Übergang aus der vorherigen Ausgangsstellung in die obengenannte übergehen (Tafel XXIV/4).
2. Arm bleibt in U-Halte und wird mit Rückenspannung abgehoben. Gleichzeitig Anspannung der Glutaei.
   a) einzeln je Arm,
   b) beide Arme gemeinsam,
   c) jeweils mit Anheben des Kopfes, zunächst nacheinander, später zusammen mit den Armen.
3. Arme aus der U-Halte nach vorn strecken (Tafel XXIV/5).
   Auch diese Übungen bauen wir wie vor auf: zunächst jeder Arm einzeln ohne Kopf, dann mit Kopf anheben, schließlich beide Arme gemeinsam und dann auch diese Übung als schwerstes mit Kopf.
   a) ohne den Arm vorn abzulegen zur U-Halte zurück.
   b) Arme mit Entspannung vorn ablegen, dann zur U-Halte wieder zurück.
   c) Wechselnd rechter und linker Arm; darauf achten, daß der ruhende Arm nicht abstützt.
   d) Vorherige Übungen mehrmals hintereinander — in der Anzahl steigern — ohne die Arme abzulegen.

C. *Bauchlage — beide Arme nach vorn gestreckt — Kopf auf Stirn*

Steigerung wie vor.

1. Arme gestreckt anheben.
2. Arme abheben und zur Seite führen, ohne Ablegen zurück.
3. Mit bewußter Körperdehnung, evtl. nur Dehnung der konkaven Seite.
4. Seitführen der Arme und mit völliger Entspannung ablegen. Wieder anheben und zur Ausgangsstellung zurück (Tafel XXIV/6).
5. Mehrmals hintereinander mit nur angedeutetem Ablegen.
6. Durchziehen nach rechts und links ohne Ablegen, evtl. unter Betonung der Dehnung an der konkaven Seite (Tafel XXIV/7).
7. Arme von der Streckhalte zum Nackengriff führen, gesteigert auch Ellenbogen bei Nackengriff nachfedern, später mehrmals hintereinander ohne Ablegen (Tafel XXIV/8).

D. *Bauchlage — Übungen vom Bein aus und mit Armen kombiniert*

Zur Vermeidung des Hohlkreuzes arbeiten wir längere Zeit nur mit Anheben eines Beines (Tafel XXIV/9).

Das Anheben eines Beines, mit Abduktion, mit einziehen in die Hüfte usw., anfangs nur als Übung für sich, später mit vorgenannten Armübungen kombiniert. Auf vorhergehende Anspannung des Bauches und der Glutaei zur Fixierung der Lendenwirbelsäule muß hier besonders geachtet werden.

II. Rückenlage

Aus dieser Lage kommen alle die unter „aktive Übungen für die Bauch- und Beckenbodenmuskulatur" angegebenen Bewegungen vom Oberkörper und besonders von den Beinen aus in Frage.

A. *Mit angestellten Beinen*
1. Glutaei anspannen.
2. Bauchmuskulatur spannen.
3. Lendenwirbelsäule auf die Unterlage drücken. Unsere untergelegte Hand gibt Richtungswiderstand.
4. Nacheinander Glutaei, Bauch spannen und dabei die Lendenwirbelsäule auf die Unterlage oder gegen unsere Hand drücken.
5. Nach Anspannung — wie vor — ein Bein gebeugt abheben (Tafel XXIV/10).
6. Nach Anspannung ein Bein gebeugt abheben, strecken, beugen, absetzen.
7. Wie vor mehrmals hintereinander unter Spannung beugen und strecken.
8. Nach Spannung Schultern, Kopf abheben.
9. Nach Spannung die Arme abheben, seitlich oder zum Nacken führen, später schräg den Knien nähern (Tafel XXIV/11, 12).
10. Kombinierte Bewegungen Oberkörper und Beine zusammen.

B. *Mit gestreckten Beinen*
Erst wenn alle vorherigen Übungen einwandfrei ausgeführt werden können, langsam in vorher angegebener Steigerung auch zu Bewegungen bei gestreckten Beinen übergehen.

III. Dehnmaßnahmen

A. Hierzu kann die GLISSON-Schlinge Verwendung finden, wenn möglich mit Armhalte und Brustgurt, sowie die im Langhang angegebenen Übungen an der Sprossenleiter.

B. Bei Skoliose der Brustwirbelsäule außerdem Atemübungen. Durch richtunggebendes Anlegen unserer Hand die enge, konkave Seite erweiternd „wegatmen" lassen. Das Gefühl für die Dehnung kann auch durch entsprechende Armbewegungen unterstützt werden. Als Ausgangsstellung wählen wir die Bauch- und Rückenlage sowie das Sitzen.

C. Bei Skoliose der Lendenwirbelsäule:
Vor jeder zu starken aktiven Durchbewegung vom Becken aus muß bei Erwachsenen gewarnt werden. Durch Richtungswiderstand am Scheitelpunkt kann eine Erweiterung der konkaven Seite angeregt werden. Besser sind etwa ½stündige Lagerungen, die zu einer Dehnung der konkaven Seite führen. Während derselben muß Patient schmerzfrei sein, d. h. er muß die ihm bequemste Stellung suchen.

Erkrankungen des Nervensystems

Periphere Lähmungen

Wie wir im theoretischen Teil besprochen haben, handelt es sich hier um eine Schädigung eines Nerven oder gar nur einzelner seiner Äste als Folge traumatischer oder toxischer Einwirkung. Durch Ausfall der Funktion der vom gelähmten Nerven versorgten Muskulatur kommt es zu einem Übergewicht der Antagonisten und dadurch oft zu einer Kontraktur im Gelenk.

Im frischen Stadium einer Muskellähmung, d. h. in den ersten Wochen, wird der Arzt in manchen Krankheitsfällen leichte passive Bewegungen zur Verhütung von

Bewegungseinschränkungen verordnen. Da es sich ja hier im Anfang um entzündliche Prozesse handelt, sind *Ruhe* und *richtige Lagerung* in dieser Zeit das wichtigste Gebot. Dabei ist darauf Rücksicht zu nehmen, daß späteren Kontrakturen und Fehlstellungen (meist durch Schrumpfungsverkürzungen) entgegengearbeitet wird.

Im späteren Stadium kann eine intensivere physikalische Behandlung einsetzen. Neben *Wärme* (auf Sensibilitätsstörungen achten) kommt nun noch die wichtige *Übungsbehandlung* in Frage, die langsam nach Verträglichkeit gesteigert werden kann; denn nie darf eine Übung den Patienten überanstrengen. Im Anfang werden daher zwei- bis dreimal täglich 10 Minuten ausreichen müssen, während später je nach Angabe des Arztes die Übungen sogar bis zu einer Stunde ausgedehnt werden können mit eingeschobenen Ruhepausen, in welchen wir z. B. Atemübungen vornehmen lassen.

Am besten sind diese Übungen besonders anfangs *unter Wasser* auszuführen. Hierbei erlernt der Patient leichter das oft verlorene Bewegungsgefühl auch für erhaltene Muskeln. Bei der großen Herabsetzung der Eigenschwere kann der Patient hier oft schon Bewegungen ausführen, die ihm sonst noch nicht möglich sind, sei es bei der Auftriebskraft des Wassers, durch die wiederbeginnende Funktion des Nerven selbst, sei es auch, daß hier Hilfsmuskeln leichter zu einer Bewegung führen können. Bei der Unterwasserbewegung wie auch bei den gewöhnlichen gymnastischen Bewegungen haben wir einen sehr wichtigen Punkt zu beachten: das ist die *Bahnung der Willensimpulse* des Patienten. Wir müssen den Patienten auffordern, bei jeder passiven Bewegung schon mitzuhelfen, indem er selbst sein gelähmtes Glied bewegen *will*. Er wird also seinen Willensimpuls auf die Funktion des gelähmten Muskels konzentrieren. Welche Bewegungen er jeweils mit seinem Willen unterstützen muß, zeigen wir zuvor genau als passive Übung. Immer sind dabei ruhige, zügige Bewegungen notwendig, damit auch der Patient diesen Übungen mit seinem Willen folgen kann.

Arbeitet der Muskel selbst schon (Rückkehr der Motilität), so versuchen wir durch unsere Bewegungsführung das zu überwindende Eigengewicht herabzusetzen. Für jede aktive Tätigkeit geben wir dem Muskel auch eine günstige Funktionslage, d. h. wir wählen als Ausgangspunkt die leichte Verkürzung. Das gleiche gilt auch von dem zu setzenden Widerstand bei zurückgekehrter Funktion. Diesen Widerstand setzen wir besonders in der Mitte der Bewegung, während wir das Anspringen und auch das Ende der Muskelverkürzung zunächst noch führen müssen. In kurzer Übungszeit müssen wir jedoch die größtmögliche Leistung vom Muskel verlangen, um seine Kräftigung zu erreichen. Durch eingeschobene Pausen (ausgefüllt durch Atmung oder Massage) erreichen wir, daß jede Übung wieder als erneuter Reiz wirkt. Wir gehen also auch hier von der Zunahme des Muskelquerschnittes aus, um schließlich die Kräftigung der ganzen Bewegung zu erreichen.

Allmählich kommen dann je nach der gelähmten Muskulatur auch tägliche Gebrauchsübungen hinzu, wie Laufen, Zehenstand, allgemeine Fuß- und Knieübungen. Bei Befallensein des Armes: Greifen, Heben, Schulterübungen.

Welche Bedeutung der *elektrische Strom* bei dieser Lähmung hat, ist im Rahmen der Elektrotherapie erörtert worden. Dort ist auch genau angegeben, welche Stromarten und in welcher Form dieselben zu verwenden sind. Während des Stromflusses soll der Patient ebenfalls seinen Willen in die zu übende Bewegung hineinschicken.

Im frischen Stadium kann eine *Massage* meist gar nicht oder nur sehr vorsichtig ausgeführt werden, besonders bei noch bestehenden Schmerzen oder Hyperästhesien. Falls vom Arzt verordnet, müssen wir uns hier nur auf leichte Streichungen und intermittierende Drückungen unter Vermeidung der Nervenstämme beschränken. Später kommen Knetungen der atrophischen Muskulatur hinzu, Auflockerung der Antagonisten und allgemeiner Hautreiz zur besseren Durchblutung.

Besonders vorsichtig jedoch muß man noch lange mit Einwirkungen direkt auf den Nerven sein, der im Frühstadium, wie schon gesagt, nicht berührt werden darf. Höchstens kann man, wenn nach längerer Zeit Vibrationen gut vertragen werden, leichte Fingerklopfungen vornehmen.

Bei schweren Nervenlähmungen wird zuweilen eine fast tägliche Behandlung über Jahre hindurch erforderlich sein, wie z. B. bei der spinalen Kinderlähmung.

Ist es aber trotz aller Behandlung zu unheilbaren Resten bei einer Nervenlähmung gekommen, wird der Arzt manchmal versuchen, auch durch andere Methoden die ausgefallene Funktion der Muskeln zu kompensieren. Einmal wird der Chirurg versuchen, eine Verpflanzung von Sehnen vorzunehmen, welcher später eine entsprechende Übungsbehandlung folgen wird. Zum anderen kann hier durch orthopädische Apparate die ausgefallene Funktion des Muskels ersetzt werden. Massage kann dann für eine bessere Durchblutung sorgen.

Ganz kurz sollen einige Richtlinien angefügt werden für die in der Praxis am häufigsten vorkommenden Lähmungen.

Lähmung des N. femoralis:

Der Unterschenkel muß beim Gehen nach vorn geschleudert werden, außerdem besteht die Gefahr des Einknickens im Knie. Wichtig ist es, eine Kontraktur der Beuger zu vermeiden. Außerdem ist die Kniescheibe und -kapsel infolge Schwäche des M. quadriceps gelockert. Ist noch ein Muskelbauch, besonders ein seitlicher, in seiner Funktion erhalten, so besteht die Gefahr der Verrenkung der Patella bei unvorsichtiger Bewegung durch den erhaltenen Zug dieses Muskelbauches.

Bei der *Lähmung des N. glutaeus inferior* muß rechtzeitig auf eine beginnende Verbiegung der Wirbelsäule geachtet werden. Einer Beugekontraktur der Hüfte muß entgegengearbeitet werden.

Lähmung des N. peroneus:

Eine praktisch häufiger vorkommende Lähmung, welche sich durch Spitzfußstellung und Steppergang, wie früher beschrieben, äußert. Wichtig ist es, einer nachfolgenden Kontraktur im Fußgelenk in Spitzfußstellung vorzubeugen. Schon während des Liegens muß darauf geachtet werden, daß der Fuß in Dorsalflexion gehalten wird, durch Anbringung eines festen Brettes oder eines Kastens am Fußende, falls nicht vom Arzt eine Schienung vorgenommen wurde. Als Bewegungsübung für das Gelenk kann man das kranke Bein nach hinten stellen, so den Patienten in Kniebeuge gehen lassen, ohne die Ferse vom Boden zu erheben. Auch kann man mit geschlossenen und aufgesetzten Fersen beider Beine Kniebeuge vornehmen lassen sowie genannte Übungen zur Dehnung der eventuell verkürzten Wadenmuskulatur.

Es können auch nur einzelne Muskeln des Peroneusgebietes befallen sein. Bei Lähmung des N. peroneus superficialis, d. h. Ausfall der Wadenbeinmuskulatur, besteht Spitzklumpfußgefahr, bei Ausfall des M. tibialis Gefahr des Knickplattfußes.

Als Übung bei der *Lähmung des N. tibialis* kommt bei wiederkehrender Funktion vor allem das Fersenheben in Frage, wobei man zuerst die Füße parallel stellt, um das Gewicht des Körpers mehr auf den gesunden Fuß verlegen zu können. Erst nach und nach kann man durch weiteres Auseinanderstellen der Beine das Gewicht auch auf das kranke Bein übertragen und somit die Übung kraftvoller gestalten.

(Rechtzeitig entsprechende Fußübungen, um der Bildung eines Hacken-, Hohl- oder Hackenhohlfußes vorzubeugen.)

Eine Lähmung des *N. thoracalis longus* ist, wie wir früher sahen, nicht so selten. Bei der Übung gilt hier unser Augenmerk vor allem der ausgefallenen Funktion des M. serratus anterior, d. h. dem Armheben über die Horizontale. Diese Armhebung müssen wir üben mit passiver Unterstützung, durch Schwung- und Schleuderbewegungen, mit welchen es den Patienten oft gelingt, mit zurückgebeugtem Oberkörper den Arm zu erheben. Auch hierbei versuchen wir wieder den Aushilfsmuskel zu stärken, das ist der M. trapecius. Patient übt das Halten des Armes am Kopf.

Da andererseits der vordere Sägemuskel auch ein Atemhilfsmuskel ist, werden auch besonders für diese Seite Atemübungen am Platze sein.

Bei der *Lähmung des N. axillaris* fällt die Funktion des M. deltoideus und damit auch die Möglichkeit fort, den Arm seitlich zu heben. Zunächst kommen passive Übungen mit Emporheben des Armes in Frage. Aktive Übungen aus erhöhter Lagerung, wenn eigene Bewegung möglich ist. Bei Besserung auch Widerstandsübungen, z. B. mit Hanteln. Bei dieser Lähmung besteht außerdem eine Gefahr für das Schultergelenk infolge der fehlenden Kapselspannung, so daß es sogar zu einer Subluxation oder Luxation kommen kann. Ja, man wird bei irreparablen Lähmungen sogar das Schultergelenk versteifen lassen, da dann der Arm, fest mit dem Schulterblatt verlötet, mit Hilfe des vorderen Sägemuskels und des Trapeciusrandes doch noch etwas erhoben werden kann.

Die Übungen bei der *Radialislähmung*, der Fallhand, ergeben sich aus der Art des Leidens.

Sollte auch, was selten vorkommt, der dreiköpfige Armmuskel befallen sein, so ist dessen Ausfall nicht ganz so bedeutungsvoll, da seine Funktion durch die Schwere des Unterarmes weitgehend kompensiert werden kann. Da hierbei der M. biceps eine bremsende Funktion übernimmt, muß bei Ausbleiben der Tricepsfunktion unser Augenmerk weitgehend auf seine Kräftigung in der Dehnung gerichtet sein.

Auch bei der *Lähmung des N. ulnaris* sind keine besonderen Maßnahmen erforderlich außer der durch den Ausfall bedingten Übungsbehandlung. Ein bleibender Ausfall des Adductor pollicis kann weitgehendst durch Schulung des Opponens ersetzt werden.

Dasselbe gilt für die *Lähmung des N. medianus*, nur können wir hierbei noch beachten, daß wir die ausfallende Opponensfunktion durch den erhaltengebliebenen Anzieher des Daumens ausgleichen können.

Von den *Hirnnerven* kommen besonders zwei für unsere Behandlung in Frage: einmal der *N. facialis*.

Hier sind außer der üblichen Behandlung wieder Bewegungsübungen wichtig, die wir zuerst gewissermaßen passiv durch Mitbewegen mit unseren Fingern, später auch aktiv am besten vor einem Spiegel ausführen lassen. Die Stirn wird dabei gerunzelt oder hochgezogen werden, das Öffnen und vor allem das Schließen des Auges muß geübt werden. Bewegungen des Mundes sind durch Summen, Pfeifen oder auch einfaches Sprechen — Laute formen — zu üben, wobei die gesunde Seite mit der Hand oder auch mit einem Heftpflasterstreifen fixiert werden kann.

Der zweite für unsere Behandlung wichtige Gehirnnerv ist der *N. accessorius*. Entscheidend ist dabei der Ausfall des *M. trapecius*.

Da die Fasern des M. trapecius in verschiedenen Richtungen zum Schulterblatt streben, ist das Bild der Lähmung ein etwas verschiedenes, je nachdem, welche Partie besonders befallen ist. Bei Ausfall des oberen Teiles fällt das Achselzucken fort, da der M. levator scapulae allein zu schwach für diese Aufgabe ist. Meist aber ist die mittlere und untere Region befallen, so daß das Schulterblatt etwas gedreht und nach unten verschoben ist. Der untere Winkel ist dabei nach der Wirbelsäule hin und zugleich etwas nach oben gedreht und bildet oft einen Vorsprung unter der Haut, während der obere Winkel seitlich abrutscht und tiefer steht, zumal die Schulter nun dem Gewicht des Armes folgt.

Armschüttelungen dürfen hier nur sehr vorsichtig ausgeführt werden, da bei Erhebung des Armes die Verschiebung des Schulterblattes noch größer ist und dabei Schmerzen auftreten.

Durch denselben Nerv wird auch der *M. sternocleidomastoideus* versorgt, so daß sich das Kinn zur gesunden Seite und etwas nach oben dreht, der Hinterkopf zur gelähmten Seite geht. Bei längerer Dauer besteht an der gesunden Seite die Gefahr einer Kontraktur (Verkürzung). So müssen wir unser Augenmerk auch auf den gesunden Muskel richten und ihn ausgiebig dehnen, da er sonst beim Zurückgehen der Lähmung verkürzt sein kann.

Zentrale Lähmungen

Bei der Behandlung der zentralen Lähmungen steht die *starke Krampfbereitschaft* des gelähmten Muskels im Vordergrund. Die spastische Lähmung fällt uns zumeist vor allem an den Beugern und Adduktoren auf, seltener kommt es zu einer Streckkontraktur. Wenn uns der Spasmus in den Beugern auch zunächst augenscheinlich wird, so ist doch oft auch die Streckmuskulatur gleicherweise erkrankt, kommt nur nicht bei bestehendem Übergewicht der Beuger zur Auswirkung. Unter der Spannungshärte der Beugung besteht die Gefahr der Verkürzung für diese Muskeln. Besonders bei Jugendlichen (z. B. LITTLEsche Erkrankung) kommt es auch zu Gelenkfehlstellungen und Zurückbleiben im Wachstum.

Wir sahen schon, daß bei dieser Lähmung der *faradische Strom* vermieden werden muß, und genau so müssen wir hier den *Massagereiz* ebenfalls vermeiden und eventuell nur vorsichtig solche Griffe anwenden, die der Beruhigung dienen. Selbst diese müssen unterbleiben, sobald wir merken, daß der Muskel schon auf leiseste Berührung mit krampfartiger Kontraktion antwortet. In der Praxis ist es oft so, daß Streichungen nicht vertragen werden. Man kann sie in diesem Falle zentripedal ausführen, wenn dabei ein Reizen des Muskels nicht auftritt. Noch besser sind für diesen Zweck oft intermittierende Drückungen anzuwenden (wobei wir den Druck langsam an- und abschwellen lassen) und Vibrationen. Später, wenn die erhöhte Reizbarkeit etwas nachgelassen hat, kann man auch leichte Vibrationen mit seitlicher Schüttelung des Muskels anwenden, und schließlich auch lassen sich durch ruhige Walkungen Lockerungen der Muskulatur erreichen.

Krampferhöhend wirken alle sensiblen Reize; neben mechanischen Reizen auch Kälte und Gefühlserregungen, welche bei diesen Patienten vermieden werden müssen.

Wenn wir also den spastisch gelähmten Muskel fast ganz von der Massage ausschließen, so werden wir bei diesen Lähmungen unser Augenmerk aber mehr auf die *Übungsbehandlung* richten, um Kontrakturen zu vermeiden und das Bewegungsgefühl zu wecken und einzuschleifen. Im Anfang wird hier die Bewegung oft nur eine passive sein können, gemeinsam mit dem Willen des Patienten. Aber im Gegensatz zu einer schlaffen, peripheren, Lähmung müssen wir hierbei sehr vorsichtig vorgehen, niemals ruckweise, da wir sonst durch einen erneuten Reiz sofort eine Kontraktionserhöhung hervorrufen würden; ein Grund auch, warum wir diese Behandlung nie Apparaten überlassen können. Diese sehr schonend vorzunehmenden Übungen erfordern um so mehr Geduld und Ausdauer vom Patienten und Behandler, je mehr sich die Muskulatur im Spasmus befindet. Diesen Spasmus vorsichtig und langsam mit Ruhe und Einfühlungsvermögen zu überwinden, das ist die Kunst der Behandlung, die völlig falsch wäre, käme es zu einem Kampf zwischen Patient und Behandler. Die vorsichtige Streckung eines stark spastisch kontrahierten Muskels kann manchmal 10 bis 15 Minuten allein dauern.

Bei nicht zu starker Kontrakturstellung führen oft auch kleinste Bewegungen unter Zug mit weich an- und abschwellenden Vibrationen zu einer Krampflösung.

Leichter läßt sich dieser Krampfzustand im *warmen Bade* überwinden. Schon die Wärme wirkt beruhigend auf den Spasmus. Die Verminderung der Schwere infolge der Auftriebskraft des Wassers erleichtert die aktiven Bewegungen, so daß hier oft Bewegungen schon gut ausgeführt werden können, die außerhalb des Bades noch nicht möglich sind. Diese Hydrokinetotherapie (GOLDSCHEIDER) darf gerade bei spastischen Lähmungen nicht vergessen werden. Wir gehen hierbei unterstützend von einem kleinen freien Bewegungsradius im physiologischen Gelenkablauf aus und erweitern den Kreis dem Nachlassen der Spannung folgend, bis der Patient sich selbst frei und ungehemmt bewegen kann.

Zeitig muß der Wille des Patienten die Funktion der Bewegung unterstützen. Jedoch hilft hier die aktive Bewegung oft nicht, den Spasmus zu überwinden. Wie wir früher schon besprachen, verwenden wir zur Überwindung einer Muskelspannung den Antagonistenwiderstand. Bei den spastischen Lähmungen üben wir also die Muskeln beider Funktionsrichtungen, legen aber zunächst vor allem Wert darauf, die Kontrakturstellung zu beseitigen.

Auf einen wichtigen Punkt müssen wir jedoch bei allen unseren Maßnahmen achten, und das ist die Beachtung eines *Rhythmus*, unter dessen Gleichmäßigkeit sich eine Bewegungsgewohnheit einstellt. Anfangs noch langsam an- und abschwellend bei Massage, passiven wie auch Widerstandsübungen, können wir später auch taktmäßige Gebrauchsübungen vornehmen.

Mit den *Armen* z. B. Schieben und Ziehen eines Gegenstandes (auch Hand an Hand mit Behandler), Fangen und Werfen eines Balles, in Bewegungsetzen eines Pendels.

Bei Befallensein von Muskeln eines oder beider *Beine* kommt oft auch eine psychische Verkrampfung durch die bestehende Unsicherheit hinzu, welche wir zu überwinden haben. Das Bewegungsgefühl versuchen wir am besten zunächst im Sitzen zu gewinnen, so z. B. Pendeln der herunterhängenden Beine, Beugen und Strecken der

Beine mit Halten eines Gegenstandes (Kästchen, Kissen, Ball, Sandsack) zwischen den Füßen, Wegstoßen eines zugeworfenen Balles. Bei Laufübungen geben wir den Patienten zunächst Halt, der später nur unterstützend zu sein braucht. Zur Anwendung kommen verschiedene Gangarten, später mit Armbewegungen kombiniert, bei welchen wir den Rhythmus durch Händeklatschen, ein Tamburin oder auch Musik angeben können. Bei Adduktionsverkrampfung wählen wir Gangarten bei gespreizten Beinen, wie Seitwärtsgehen, schrittweises Heben eines Beines über aufgestellte Keulen, Gehen über einem Querbaum, Kniebeuge mit offenen Knien gemeinsam mit dem Behandler.

So vielfältig hier die Möglichkeiten angegeben wurden, sie sollen auch in der Praxis abwechslungsreich sein. Im Beginn der Behandlung versuchen wir zunächst durch gute Durchwärmung, am besten im Bad, den Krampf zu beseitigen (mit Unterwasserbewegungen). Andernfalls Lockerung durch Massage, wenn angezeigt. Passive rhythmische Bewegungen, wie erwähnt möglichst bis zur völligen Dehnung des kontrahierten Muskels oder bis zum freien Bewegungsspiel, unter Zug mit Vibrationen im kleinen Bewegungsradius, Widerstandsübungen, Gebrauchsübungen.

Auf die Behandlung der Erkrankungen des extrapyramidalen Systems wird nicht eingegangen, da sie in ihren verschiedenen Erscheinungsformen bei der augenblicklich noch zu kurzen Ausbildungszeit für Massöre keine Berücksichtigung finden können.

Übungsbehandlung der Tabes

Wie wir früher gelernt haben, besteht das Wesen der Tabes in einer *Störung der Tiefensensibilität.* Bei der Behandlung soll der Patient also lernen, trotz verlorener Tiefensensibilität zur Regulation der Bewegungen andere Sinne, besonders den Gesichtssinn, mit heranzuziehen (*Kompensationsbehandlung*) und vielleicht noch vorhandene Bahnen neu zu beleben.

So werden alle Ziel- und Bewegungsübungen aus guter Lagerung bei hellem, aber nicht blendendem Licht zunächst unter Augenführung vorgenommen, und erst wenn die Bewegung mit Augenkontrolle keine Schwierigkeit mehr bereitet, lassen wir sie dann auch mit geschlossenen Augen ausführen. Hier kommt es bei unserer Behandlung zunächst nicht auf eine Steigerung der Anzahl der Bewegungen an, sondern daß jede einzelne Bewegung auch exakt ausgeführt werden kann.

In der Mehrzahl finden wir Patienten mit Störungen an den *Beinen.*

Schon *im Bett* werden wir mit leichten Übungen beginnen: alle Knie- und Hüftübungen, abwechselnd mit einem, dann mit beiden Beinen, später auch gekreuzt. Zielstrebige Übungen werden wir dabei einschalten. So üben wir z. B. das Berühren der Kniescheibe mit der Ferse des anderen Beines, das Zusammenführen der gespreizten Beine in verschiedenen Höhen.

Auch *das Sitzen* müssen wir oft erst erlernen. Seitlich oder hinter dem Patienten stehend, halten wir ihn an den Schultern, um ein Umfallen zu vermeiden. Der Patient sieht dabei anfangs auf einen bestimmten Punkt geradeaus. Später werden die Augen geschlossen, damit sich das Schwanken verliert. Ist das Sitzen schon möglich, werden alle Beinübungen, vor allem aber wieder zielstrebige Übungen, ausgeführt: Setzen der Zehen und der Ferse auf vorgezeichnete Punkte, Stoßen mit den Füßen nach Bällen oder kleinen Kugeln. Zwei sich gegenübersitzende Patienten können zusammen mit einem Ball üben.

Das Aufstehen vom Stuhl und *das Stehen* muß, wie alle diese Übungen, zuerst mit Hilfe und dann erst allein ausgeführt werden. Beim Stehen tritt ebenfalls häufig starkes Schwanken auf, welches wir, wie beim Sitzen beschrieben, zu bessern suchen. Verschiedene Bein- und Armhaltungen helfen die Standsicherheit erhöhen.

Dann schließen sich *Gehübungen* an, welche eventuell zuerst im Gehstuhl, an Stöcken oder mit Unterstützung des Behandlers ausgeführt werden. Wir lassen den Patienten langsam gehen mit etwas nach außen gesetzten Füßen, zuerst ebenfalls wieder unter genauer Augenkontrolle. Dabei können wir die Stellung der Füße auf dem Fußboden mit Kreide vorzeichnen oder eine feste lange Papierrolle entsprechend vorbereiten. Später werden die Stellungen der Füße besonders in der verschiedenen Schrittlänge variiert, Laufen auf einem Strich, Seitlichgehen usw., wobei der Patient allmählich seine Augen von der Vorzeichnung abwenden und geradeaus sehen soll, schließlich sich auch bemüht, mit geschlossenen Augen geradeaus zu gehen. Bei Restzuständen auch auf richtiges Abrollen der Füße achten.

Aber immer wird der Behandler direkt hinter dem Patienten oder leicht seitlich mit griffbereiten Armen gehen, um ihn vor dem Fallen aufhalten zu können.

Das Kehrtmachen stellt eine für den Tabiker schwere Übung dar, wobei wir ihm notfalls wieder die genaue Stellung der Füße aufmalen müssen. Beim Wenden werden schrittweise abwechselnd Ferse an Ferse, Zehen an Zehen gesetzt.

Liegen auch ataktische Störungen im Bereich der *oberen Extremität* vor, so werden wir entsprechende Übungen mit den Armen und mit der Hand ausführen müssen. Wir werden dem Patienten verschiedene zielstrebige Fingerübungen aufgeben, so z. B. den Daumen nacheinander mit allen Fingerspitzen in Berührung zu bringen. Seitwärts erheben der Arme und versuchen lassen, die Hände, später einzelne bestimmte Finger gerade aneinanderzuführen. Wir lassen eine an einer Schnur ruhig hängende, später schwingende Kugel ergreifen, Finger nach verschiedenen Zielen, auch zum eigenen Gesicht führen, z. B. Nase, Ohr, Kinn, Führen eines Löffels zum Munde. Schließlich kann man auch Schreib- und Zeichenübungen ausführen lassen, Legen von Stäbchen, Steinchen usw.

Da beim Tabiker die Tiefensensibilität fehlt, hat er oft das beim Gesunden bei Überanstrengung rechtzeitig sich einstellende *Ermüdungsgefühl* verloren. Wir müssen deshalb die Behandlung selbst dosieren und dürfen uns nicht auf die Aussage des Patienten verlassen. Fühlt er sich jedoch bereits matt und müde, muß sofort die Behandlung abgebrochen werden. Auch an Tagen, an denen vielleicht im Verlauf der Erkrankung schmerzhafte Krisen aufgetreten sind, muß unsere Behandlung ausfallen.

Außerdem besteht bei dieser Krankheit leicht die *Gefahr der Frakturen*, weshalb auch eine besondere Vorsicht bei Bewegungsübungen, besonders beim Laufen, erforderlich ist.

Die Massage gegen die Entartung der Muskulatur wird ebenfalls mit Erfolg geübt. Ganzmassagen mit kräftiger Durchknetung der Muskulatur werden hier öfter verordnet. Starke Hackungen und Klopfungen sind als zu starker Nervenreiz zu vermeiden. Doch auch hier muß noch einmal vor jeder Übermüdung gewarnt werden.

Bei anderen Nervenerkrankungen, bei denen es ebenfalls zu ataktischen Störungen gekommen ist, werden in ähnlicher Weise diese Koordinationsübungen angewandt.

Während die Massagebehandlung und die gymnastischen Übungen bei den *Erkrankungen des Bewegungsapparates* eine große Bedeutung haben, engt sich der Aufgabenkreis unserer physikalischen Behandlung bei den *inneren Erkrankungen* doch erheblich ein. Hier steht trotz mancher gegenteiliger Anschauungen die medikamentöse Behandlung weit im Vordergrund, und nur bei einzelnen Erkrankungen kommt Massage und Gymnastik als unterstützende Behandlung in Frage. Auch in der Praxis des Massörs setzt sich die Hauptzahl seiner Patienten wohl aus solchen zusammen, die an einer Erkrankung des Bewegungsapparates leiden. Und so soll auch im Rahmen unseres Buches über die Behandlung der inneren Erkrankungen nur in kurzer Stichwortform berichtet werden. Wer sich mit diesen Krankheiten mehr beschäftigen will, muß ein spezielles Lehrbuch zu Rate ziehen, wie es z. B. das Buch von Kohlrausch-Leube „Lehrbuch der Krankengymnastik bei inneren Erkrankungen“ ist.

Erkrankungen des Gefäßsystems

Bei der Übungsbehandlung und Massage der

Herzkrankheiten

müssen wir folgende allgemeine Gesichtspunkte beachten: Eine *Entlastung des linken Herzens* können wir durch bessere Versorgung der Peripherie erreichen, indem der Widerstand im arteriellen Schenkel herabgesetzt wird. Hierzu dienen *kapillarisierende* Maßnahmen, wie Reiben, Streichen, Hautbürsten und alle Spannungsübungen der Muskeln mit nachfolgender Entspannung.

Auch Schüttelungen von Armen und Beinen dienen diesem Zweck. Jede Muskelspannung muß beseitigt werden.

Zur *Förderung des Rückstroms zum rechten Herzen,* also dem Freimachen des venösen Schenkels, dienen Ausstreichungen, Drückungen, passive Bewegungen der Gliedmaßen, wodurch ein Druck auf die Venen ausgeübt wird, ferner die Beseitigung von Muskelhärten durch Massage, die Hochlagerung der Gliedmaßen und außerdem tiefe Atemübungen zur Förderung des kräftigeren Ansaugens zum Herzen.

Zur Kräftigung des Herzmuskels stehen uns nur wenige Übungen zur Verfügung. Denn das schon stark beanspruchte Herz kann nicht durch Übungen neue Anforderungen erhalten. Nur ein von Natur aus schwaches Herz bei Asthenikern kann man mit Erfolg zu kräftigen versuchen, wozu kühle und wechselwarme Wasseranwendungen geeignet sind. Aber nur ein muskelkräftiges Herz ist für Hydrotherapie geeignet, ein geschädigtes verlangt Vorsicht bei der Anwendung derselben.

Kurz die Zusammenstellung bei den einzelnen Erkrankungen:

Mitralinsuffizienz:

Verbesserte arterielle Durchblutung
mittels entspannenden Übungen: Schüttelungen;
Spannungsübungen, Walkungen. Allgemeiner Hautreiz.

Förderung des venösen Rückstroms
durch Ausstreichungen, leichte Knetungen,
passive und später aktive Übungen.

Atemübungen

mit besonderer Betonung der Ausatmung,
Brustkorbschüttelung und Vibrationen.

Aorteninsuffizienz:

Hierbei ist die Entlastung der Peripherie das Wesentliche. Dazu kommt noch Förderung des Rückstroms im venösen Schenkel, wobei aber eine relative Mitralinsuffizienz zur Vorsicht bei Atemübungen mahnt. Auch muß jede vergrößerte Muskelarbeit vermieden werden, da die linke Herzkammer sowieso schon überlastet ist.

Mitralstenose:

Hier muß jede Förderung des Rückflusses und des Lungenkreislaufes vermieden werden.

Einmal also dürfen keine herzwärts gerichteten Streichungen oder Drückungen vorgenommen werden.

Die oberflächlich ausgeführten raschen Streichungen werden umgekehrt nach distal ausgeführt.

Zum andern darf hier auch die Atmung nicht vertieft werden, sonst würde durch vermehrtes Ansaugen ebenfalls das rechte Herz überlastet werden.

Durch die vorher beschriebenen oberflächlichen Reibungen und eventuellen Trockenbürstungen kann eine Kapillarisierung erreicht werden. Spannungsübungen, besonders der Extremitäten, werden vor allem ohne jede Bewegung ausgeführt.

Aortenstenose:

Die Hauptaufgabe besteht in einer Entlastung des arteriellen Schenkels. Eine Steigerung der Leistung des Herzens kann dadurch versucht werden.

Auch hier keine Atemübung, um auch den Lungenkreislauf nicht zu steigern.

Bei einer **Myocarditis**

steht wieder die entlastende Behandlung durch Kapillarisierung im Vordergrunde, an welche sich später passive und aktive Gliedmaßenübungen anschließen können. Doch ist hier Vorsicht geboten, da die Leistung des geschädigten Herzens nur in geringen Grenzen zu steigern ist.

Bei der **Hypertonie**

mit ihrer Enge der präkapillaren Strombahn steht wieder die *Kapillarisierung* im Vordergrund. Die Massage mit oberflächlichen Reibungen, die Trockenbürstung, ruhige langsame Striche. Dabei ist nicht erforderlich, diese Maßnahmen an allen Körperteilen auszuführen. Schon die Massage des Rückens oder auch eines oder beider Beine kann eine Besserung bringen. Hinzu kommen Muskelspannungsübungen, auch in Verbindung mit der Tiefatmung, d. h. Spannung und Einatmung, Entspannung und Ausatmung.

Auch örtlich *entspannende Übungen* sind angebracht, die auch mit Armschwingungen kombiniert werden können, d. h. Streckung mit Einatmung und allgemeine Körperentspannung mit Abwärtsschwingen der Arme bei der Ausatmung.

Auch Schüttelungen von Armen und Beinen können dem angeschlossen werden.

Die *Gymnastik* dient der Anregung des Stoffwechsels, jedoch soll sie keine großen Anstrengungen in kurzer Zeit erfordern. Besser ist hier eine Dauergymnastik, wie sie leichte Bewegungsspiele und Schwunggymnastik geben.

Periphere Durchblutungsstörungen

BÜRGERsche Erkrankung — Intermittierendes Hinken (Claudicatio intermittens)

Neben vom Arzt gegebenen inneren gefäßerweiternden Mitteln wird hier häufig unsere Behandlung in Anspruch genommen. Sie soll zum Ziel haben, die Gefäße zu erweitern und Spannungen in der Muskulatur herabzusetzen.

Mit Erfolg gehen wir oft vom Becken-Kreuzbein aus, hier die ganze Muskulatur kräftig und tiefgehend bis zu einer starken Hyperämie durcharbeitend. Desgleichen versuchen wir auch am Bein selbst eine anhaltende Blutfülle zu erreichen. Auch wird hier mit gutem Erfolg die Bindegewebsmassage angewandt.

Kräftige Widerstandsübungen für die Adduktoren mit guter Entspannung bei nur leicht angewinkelten Beinen können ausgeführt werden.

Dem Kapillartraining dienen auch folgende Maßnahmen:

Wechselbäder (bei leichten Erkrankungsfällen);
abwechselndes Hoch- und Tieflagern der Beine.

Bei gutem Luftabschluß zehn Minuten Durchwärmung unter dem Lichtkasten, dann zwei Minuten bei ausgeschaltetem Lichtkasten Einströmen von Kohlensäure, zehn Minuten Lichtkasten.

Massage bis zur guten Durchblutung, zwei bis fünf Minuten BIERsche Stauung (Erweiterung der Venen), Abnehmen der Staubinde und Hochlagerung des Beines etwa zwei Minuten. Diese Reihenfolge etwa drei- bis fünfmal hintereinander.

Kann das erkrankte Bein vom Arzt nicht zur direkten Behandlung freigegeben werden, erreichen wir oft auch bei Behandlung des ganzen Beckens und des gesunden Beines eine Besserung im kranken durch die konsensuelle Reaktion.

Krampfadern:

Hier steht die Anregung des venösen Rückstroms und die Entstauung im Vordergrund. Bei noch rückbildungsfähigen Gefäßwänden werden wir versuchen, ihre Elastizität zu erhöhen.

Wir beginnen mit passiven Übungen im Liegen, die dann immer mehr aktiv ausgeführt werden. In Frage kommen alle Fuß-, Knie- und Hüftübungen. Schließlich lassen wir auch Knie-Hüft-Beuge und Streckung mit dem Rollenzug ausführen. Außerdem Schüttelungen der Beine und der Hüfte unter Zug, Spannungsübungen für die Beinmuskulatur, Widerstandsübungen für die Hüftmuskulatur.

Alle Bewegungen können mit einzuschaltenden Tiefatemübungen kombiniert werden. Die Beine können zur Erleichterung des Rückflusses, z. B. bei Fuß- und Spannungsübungen, auch hochgelagert werden.

Nach Entstauung führen wir Massage aus, und zwar vor allem herzwärts gerichtete Drückungen, Streichungen, Walkungen und leichte Knetungen. Tiefgehend niemals im Bereich der erweiterten Venen selbst.

Niemals dürfen wir jedoch eine Behandlung bei einer aufgetretenen Entzündung vornehmen.

Erkrankungen des Atemsystems

Atemgymnastik

Auch hier kann ebenso wie bei den Herzkrankheiten der Unterrichtsstoff nur kurz zusammengefaßt werden, da eine genaue Beschreibung der Atemgymnastik den Rahmen dieses Buches überschreiten würde.

Da wir bei der Atemgymnastik den normalen Rhythmus der Atmung zu beachten haben, müssen wir *das Tempo* derselben kennenlernen: Etwa eine Zeiteinheit dient der Einatmung mit Verlangsamung auf der Höhe derselben, zwei Zeiteinheiten dauert die Ausatmung. Die Pause nach der Ausatmung beträgt wieder eine Zeiteinheit, welche nur bei körperlicher Anstrengung verkürzt ist oder fast ganz ausfallen kann. Bei der normalen Atmung soll möglichst die ganze Lunge gleichmäßig beatmet werden. Dabei beachten wir, daß bei der Einatmung eine leichte Anspannung, eine Entspannung des ganzen Körpers dagegen bei der Ausatmung erfolgt. Zu dieser Entspannung kann auch die Atempause hinzugenommen werden, bis ein neuer Atemreiz den Körper zur Einatmung und Streckung führt. Vor allem die Einatmung muß durch die Nase erfolgen aus den schon bekannten Gründen. Bei unserer Behandlung nehmen wir manchmal das Ausatmen durch den Mund zur besseren Atemkontrolle zu Hilfe.

Wir können *verschiedene Arten der Atmung* auch aus Gründen der Behandlung unterscheiden:

Brustatmung wird schlüsselbeinwärts ausgeführt.

Bei der *Flankenatmung* werden die seitlichen Flankenabschnitte erweitert,

während bei der *Bauchfell-Zwerchfellatmung* der obere Bauchabschnitt sich erweitert und bei der *Rückenatmung* schließlich sich dort die unteren Rippen erweitern.

Wir unterscheiden bei der Behandlung *Atemgymnastik* und *Atembrustkorbgymnastik.*

Atemgymnastik:

Hierbei steht die Regulierung der Atmung selbst und die Regulierung des Rhythmus im Vordergrund. Voraussetzung für die Ausführung sind: keine organischen Bildungsfehler, kräftige Muskulatur und noch vorhandene Beweglichkeit des Brustkorbes.

Durch die vertiefte Atmung erfolgt erhöhter Gasaustausch, im besonderen verstärkte Saugwirkung zum rechten Herzen, sowie eine Förderung des Umlaufes im kleinen Kreislauf. Von manchen Autoren wird dieser Wirkung auch ein entzündungswidriger Einfluß zugeschrieben.

Besonders bei vegetativ labilen Menschen sehen wir auch oft eine gute Wirkung auf die Psyche. Atembeklemmungen und Unruhe verschwinden, ein wohltätiger Schlaf stellt sich ein.

Bei der Ausführung können wir ein *Atmen auf Kommando* ausführen lassen, wobei diese Atmung einmal in gewohnter Weise — nur bewußt — vor sich gehen soll. Dann aber auch kann diese Atemübung sich besonders auf bisher vernachlässigte Lungenabschnitte konzentrieren.

Um die einzelnen Abschnitte dabei dem Patienten zum Bewußtsein kommen zu lassen, können wir, sozusagen richtunggebend, unsere Hände auf die betreffenden Stellen legen.

Schließlich aber müssen wir unser Augenmerk auch auf eine Regulierung des Atemrhythmus richten, wobei wir je nachdem mehr die Ein- oder Ausatmung bzw. die Atempause berücksichtigen müssen.

Oft empfiehlt es sich auch, die Atmung *mit* einer *Massageausführung* zu kombinieren, wobei wir zur Einatmung herzwärts gerichtete Streichung hinzugeben, während wir während der Ausatmung und Pause langsam zurückgehen. In der Art der anpassenden Handführung kann es liegen, den Patienten unbewußt nach und nach zu der gewünschten Atmung zu bringen. Die Ausatmung kann mit einer allgemeinen Lockerung, z. B. leichtes Beinrollen, einhergehen.

Die Kombination *mit passiven Bewegungsübungen* (z. B. zur Entstauung) sieht etwa folgende Ausführung vor:

passiv den Fuß in Dorsalflexion führen = Einatmung,
Zurückgehen in lockere Fußstellung = Ausatmung,

oder

Knie gebeugt brustwärts führen = Einatmung,
Bein auf Unterlage zurücklegen = Ausatmung.

Eine Verbindung mit *Muskelspannungsübungen* zur Vertiefung der arteriellen Durchblutung:

Muskelspannung = Einatmung,
Muskelentspannung = Ausatmung.

Atem-Brustkorbgymnastik:

Hier richten wir unser Augenmerk nicht allein auf die Atmung und ihren Rhythmus, sondern auch auf die Funktion der dazugehörigen Muskeln und die Beweglichkeit des Brustkorbes. Über die Gliedmaßen beeinflussen wir einmal die Atmung und ihren Rhythmus mit Erweiterung des Brustkorbes, wobei die Einatmung mit Körperstreckung, die Ausatmung mit allgemeiner Entspannung verbunden wird. Keine ruckweisen Bewegungen und Atemzüge sind dabei angebracht, sondern leicht an- und abschwellend müssen wir dem Rhythmus der natürlichen Atmung folgen.

Einige Grundbeispiele, die auch entsprechend abgeändert werden können, mögen angeführt sein:

Einatmung:	*Ausatmung:*
Körperstreckung und Außenrotation der Schultern mit Dehnung des Brustkorbes.	Lockeres Zurückfallen der Schultern und Körperentspannung.
Führen der gestreckten Arme bis seitlich an den Kopf und nach hinten federn. Der Kopf wird ebenfalls rückwärts gestreckt.	Arme locker abfallen und seitlich am Rumpf nachschwingen lassen bei allgemeiner lockerer Körperhaltung.
Arme seitlich bis zur Horizontalen führen und Hohlhand nach oben drehen, nachfedern nach hinten.	
Arme gestreckt vorwärts bis zur Waagerechten erheben, zur Seite bis zur Horizontalen führen unter Außenrotation der Schulter.	Arme nach vorn und unten zurücksinken lassen.

Bei der Grundstellung kann vom Stehen, Sitzen oder auch Liegen ausgegangen werden, wobei die Arme zunächst seitlich dem Rumpf anliegen.

Eine Erschütterung, sogenannte „Vibration der Lunge", läßt sich durch abwechselndes stoßweises Ein- und Ausatmen erzielen, wobei der Patient versuchen soll, möglichst viele stoßweise Unterbrechungen während eines Atemzuges zu erreichen. Ähnlich wirkt auch das langanhaltende Summen verschiedener Töne, wodurch auch eine Wirkung auf das Zwerchfell ausgeübt wird.

Als Widerstandsatmung zur Kräftigung des Zwerchfells kann auch vom Patienten der Mund sehr spitz verschlossen werden, so daß die Luft herausgepreßt werden muß.

Bei *erschwerter Ausatmung* unterstützen wir diese durch Erschütterungen, Vibrationen, welche unsere flach auf den unteren Rippen aufliegenden Hände ausführen. Hierdurch wirken wir auch gegen eine Brustkorbstarre in der Einatmungsstellung.

Neben einer Vertiefung der Ausatmung, welche durch diese Maßnahme erreicht wird, können auch vorhandene Sekretansammlungen gelockert werden.

Dieses letztere kann auch gut durch folgende Atemübung der Lunge erreicht werden:

Der Patient liegt flach auf dem Bauch, die Arme seitlich am Rumpf gehalten. Auf Kommando atmet der Patient tief ein und verhält sich mit offenem Mund ausatmungsbereit, ohne jedoch selbst die Luft auszuatmen. Der Behandler führt hierbei selbst die Ausatmung mittels nachfedernden Erschütterungen und gewissermaßen Ausdrücken der Lunge durch, indem er seine beiden Arme möglichst senkrecht über den Patienten kurz nacheinander in etwa 4 bis 5 Abschnitten nacheinander aufsetzt, beginnend zwischen den Schulterblättern bis zum unteren Rippenbogen. Die Ausatmung ist dabei in hohlklingenden, kurzen Atemstößen beim Patienten gut zu vernehmen.

Befindet sich der *Brustkorb in engem Zustand*, in Ausatmungsstellung, muß der Patient selbst mit Hilfe seiner Muskulatur die Einatmung versuchen. Auch hier weisen die aufgelegten Hände des Massörs den Patienten in die gewünschte Richtung. Um die Bauchatmung bei diesen Übungen auszuschalten, kann der Bauch anfangs durch Tücher eingebunden werden. Auch läßt sich ein kräftiges Einatmen mit eingezogenem Bauch vornehmen, wobei der Patient kurze Zeit in der Einatmungsstellung verharren kann. Letzteres erlernen die Patienten gut, wenn sie zunächst die gewohnte Bauchatmung (Einatmung) verstärkt ausführen, dann den Bauch einziehen und damit den Brustkorb erweitern; dann Ausatmung. Durch gleichzeitig durchgeführte dehnende Rumpf- und Armführungen kann ebenfalls eine verstärkte Erweiterung des Brustkorbes erreicht werden.

Bei stark verkürzter Brustmuskulatur können wir jedoch oft nicht die Einatmung bei Körperstreckung vornehmen, da dabei vom Rücken her wohl eine Aufrichtung, nicht aber durch die Atemmuskulatur die gewünschte Erweiterung des Brustkorbes erfolgen würde, denn diese ist zu einer aktiven Arbeit in gedehntem Zustande dann nicht fähig. Wir verfahren dann zunächst umgekehrt:

Im Sitzen lassen wir bei lockerer Körperhaltung kräftige Brusteinatmung ausführen. Der Massör steht hinter dem Patienten und legt, über die Schultern greifend, seine Hände leicht gespreizt auf den Brustkorb, die Atemrichtung weisend und die Funktion prüfend. Mit der Ausatmung (eventuell unterstützte) kräftige Körperstreckung und -dehnung.

Gleichfalls ist immer durch Wegatmenlassen der aufgelegten und Widerstand setzenden Hände eine Kräftigung der Atemmuskulatur anzustreben.

Bei einseitigen Verengerungen des Brustkorbes oder auch nur stellenweisen Einhaltungen werden die entsprechenden Übungen zunächst nur an dieser Brustkorbseite ausgeführt.

Durch Brustkorbgymnastik müssen wir oft erst die Vorbedingungen für die knöcherne Beweglichkeit bei einer Brustkorbstarre schaffen und eine ausreichende Muskelkraft erreichen. Hier kommt vor allen Dingen neben den allgemeinen, aber hier sehr wichtigen Beweglichkeitsübungen, welche am besten im Sitzen vorgenommen werden, das Atmen des Patienten gegen die aufgelegte Hand des Behandlers in Frage, welche auch hier richtungweisend sein muß und bald auch Widerstand setzt zur Kräftigung der Muskeln.

Atmung schlüsselbeinwärts:

Hier werden die Hände beiderseits im Verlauf des M. pectoralis minor aufgelegt. Patient in Rückenlage.

Flankenatmung:

Beidseitig: Patient in Rückenlage.

Massör legt beide Hände auf den unteren Rippenbogen, die Finger zeigen dabei nach außen.

Einseitig: muß oft zunächst geübt werden.

Patient liegt auf der nicht zu übenden Seite, diese bei der Einatmung eventuell leicht anhebend. Massör legt seine Hand wie eben beschrieben auf.

Bauchatmung:

Patient in Rückenlage, bei Einatmung eventuell etwas Hohlkreuz machend. Massör legt beide Hände seitlich des M. rectus an.

Zwerchfellatmung:

Patient in Rückenlage. Massör legt beide Hände am Oberbauch an, die Finger zeigen nach außen.

Rückenatmung:

Beide Hände, Finger nach außen zeigend, auf den unteren Rippenbogen auflegen.

Bei allen ungewohnten Atemübungen muß der Patient zunächst gründlich in gewohnter Weise durchatmen, was auch zwischendurch, etwa nach 3 bis 5 Atemzügen, auf Kommando wieder eingeschoben werden muß. Stellen sich bei vertiefter Atmung Beschwerden ein (Kopfschmerzen, Schwindelgefühl) schaffen wir durch schnellkräftige Bewegungen, z. B. der Hände und Füße, einen Verbrauch des überschüssigen Sauerstoffs. Wir können auch in geeigneten Fällen diesen Übungen einige die Atmung anregende Bewegungen vorausschicken.

Bei den einzelnen Erkrankungen sollen wieder nur kurze Hinweise gegeben werden.

Behandlung nach Lungenentzündung:

Hier wird uns der Arzt erst nach völligem Abklingen des Fiebers den Patienten zur Behandlung überweisen. Durch unsere Behandlung werden wir bei dieser Krankheit neben der Anregung des Stoffwechsels und der Förderung der allgemeinen Kräftigung das Abhusten bessern und dadurch auch das Rekonvaleszentenstadium abkürzen.

Unsere Anfangsbehandlung hat auch nur das Ziel, den Stoffwechsel wieder anzuregen und dem Patienten das Abhusten zu erleichtern. Es kommen nur Vibrationen und Erschütterungen des Brustkorbes in Frage. Etwa in den ersten drei Behandlungstagen mehrmals täglich etwa 3 bis 5 Minuten. Erst danach werden wir die Dauer unserer Behandlung auf 10 bis 15 Minuten steigern, besonders, wenn schleimiger Auswurf vorhanden ist. Alle Maßnahmen müssen sehr vorsichtig durchgeführt werden, da wir es hier mit einer geschädigten Lunge zu tun haben. Auch darf während der Behandlung kein Reizhusten auftreten. In solchem Fall muß die Dosierung abgeschwächt werden.

Eine Stoffwechselanregung bei stärker erschöpften Patienten werden wir durch Massage von Armen und Beinen, durch passive und später aktive Übungen erreichen, welche je nach Kräftezustand des Patienten nach und nach kräftiger und schneller gestaltet werden können.

Auch lassen sich hier Bauchmuskelübungen einschalten. Vorsichtig erfolgen jetzt auch Tiefatemübungen, die erst nach und nach in vertieftem Maße vorgenommen werden, wobei wir schließlich auch zu der etwas stoßweisen Ein- und Ausatmung sowie Atmung verbunden mit Summen übergehen. Als letztes kommt noch die Atembrustkorb-Gymnastik, zuerst im Sitzen, in Frage. Als *Bewegungstherapie* eignen sich später Medizinball- und Schwungübungen.

Behandlung nach Pleuritis:

Im Gegensatz zur Lungenentzündung besteht hier unsere Aufgabe darin, eine *Verschwartung* zu verhüten oder einzuschränken.

Wir beginnen lediglich mit einer bewußten Atmung, wobei wir im Anfang die erkrankte Seite noch nicht bevorzugen werden. Erst allmählich lassen wir den Patienten seine Aufmerksamkeit auf die erkrankte Seite legen, ohne eine Veränderung des Atemrhythmus vorzunehmen. Wir erziehen damit zuerst die kranke Seite zum Mitatmen. Erst später werden wir an der kranken Seite einen leichten Widerstand bei der Einatmung leisten. Erschütterungen und Massage des Brustkorbes sind im Anfang noch nicht angebracht. Allmählich bevorzugen wir nun die erkrankte Seite bei der nach und nach vertieften Atmung. Später schließen sich Dehnbewegungen des Brustkorbes mit langsamen Armschwingungen an, die wir durch Rumpfbewegungen verstärken und mit Atemübungen kombinieren können.

Wie bei allen Schwächezuständen nach längeren Krankheiten werden wir den Kreislauf durch Arm- und Beinmassage sowie langsam gesteigerte Bewegungsübungen anregen.

Bei Einengung der einen Brustkorbseite besteht auch die Gefahr einer seitlichen Verbiegung der Wirbelsäule, einer Skoliose.

Bei einer alten Pleuritis wird die Brustkorbgymnastik zunächst im Vordergrund stehen, bevor wir mit den Atemübungen beginnen können.

Bei der **chronischen Bronchitis** kann eine Atemgymnastik etwa nach folgendem Schema durchgeführt werden:

Ein- und Ausatmung abwechselnd in möglichst zahlreichen Stößen. Außerdem können wir vertiefte Einatmung veranlassen und die Ausatmung mit Vibrationen des Brustkorbes verbinden, auch Schüttelungen der Arme im Schultergelenk während der Ausatmung lassen sich verwenden.

Mit diesen Maßnahmen wird das Abhusten erleichtert; auch die beschriebene Beatmung der Lunge leistet hier oft gute Dienste.

Eine Lockerung der gespannten und daher oft schmerzhaften Brustmuskulatur erreichen wir durch Vibrationen des Brustkorbes, besonders auch der meist schmerzenden Zwischenrippenräume.

Emphysem

Infolge einer chronischen Bronchitis kann es zu einer übermäßigen Ausdehnung der Lungenalveolen kommen, zu einem Emphysem.

Unsere Aufgabe besteht in der Hauptsache zunächst darin, den Thorax so weit wie möglich beweglich zu gestalten, die *Atembewegungen* zu verstärken und tunlichst den normalen Atemrhythmus wieder herzustellen.

Massage kann hier nur etwas unterstützend wirken. Insbesondere werden wir die von den Gliedmaßen zum Thorax ziehende Muskulatur kräftigen müssen.

Bei der Brustkorb-Atemgymnastik muß zunächst meist passiv vorgegangen werden. Es kommen hier alle dehnenden, beugenden und drehenden sowie lockernden Rumpfübungen in Frage.

Nicht zu vergessen sind hier die Schüttelungen der Arme, wobei der Patient am besten auf dem Boden liegt und der Behandler über ihm in Grätschstellung steht. Diese Schüttelungen können durch Vermittelung der Arme auch auf den Brustkorb übertragen werden, so daß wir eine federnde Brustkorbschüttelung haben. Außerdem können wir hier durch seitlichen Zug an den Armen eine seitliche Rumpfschüttelung mit Dehnung und Drehung des Brustkorbes erreichen. Auch hilft ein seitliches Hin- und Herschieben des Brustkorbes bzw. seiner Muskulatur, wobei der Patient mit leicht gespreizten Beinen steht und die Arme im Nacken hält. Der Massör steht dabei seitlich vom Patienten und legt seine Hände etwas gespreizt an.

Der *Atemregulierung* sind insofern gewisse Grenzen gesetzt, als wir bei einem schon durch anatomische Verhältnisse erstarrten Brustkorb hierdurch keinen Erfolg erzielen können. Nur wenn es uns gelungen ist, durch die vorangegangenen Übungen den Brustkorb wieder etwas beweglich zu gestalten, wird die Atemübung von Nutzen sein. Hierbei wird vor allem die Ausatmung verlängert werden müssen. Hierzu sind die bekannten Atemübungen mit Armbewegungen erforderlich, beim Emphysem mit betonter Ausatmung. Eine Verkürzung der Einatmung und Verschieben der Atempause wird man erst dann zu erreichen suchen, wenn die Ausatmung bereits verlängert ausgeführt werden kann.

Die Ausatmung kann auch stoßweise oder tönend ausgeführt und auch durch Nachhelfen der Hände des Massörs mit Anlegen an den Brustkorb verstärkt werden.

In einzelnen Fällen kann der Starre und Erweiterung des Brustkorbes auch durch ein Einbinden von etwa halb- bis ganzstündiger Dauer entgegengearbeitet werden, aber nur dann, wenn diese Maßnahme vom Patienten nicht als zu große Spannung empfunden wird.

Schwangerschaftsgymnastik

Während der Schwangerschaft soll von jeder gesunden Frau gewohnte Bewegung und auch geeigneter Sport in dem Zustand angepaßter Form weiter ausgeführt werden.

Unsere Übungen müssen sich individuell der Veranlagung und Bewegungsgewohnheit der Schwangeren sowie dem Stadium der Schwangerschaft anpassen. Zu Beginn der Schwangerschaft bis Ende des 3. Monats ist besonders bei Erstgebärenden Vorsicht angeraten, während bei Frauen, die schon mehrere Schwangerschaften durchgemacht haben, mehr gegen Ende der Schwangerschaft (Ende des 6. Monats) die Übungen nur mit Vorsicht ausgeführt werden dürfen.

Durch unsere Gymnastik soll der Körper auf den Geburtsakt vorbereitet werden.

Bei muskelschwachen Frauen werden wir die **Kräftigung** und **Spannfähigkeit** der Muskeln zum Ziele haben, bei anderen wieder wird die **Dehnfähigkeit** gesteigert werden müssen und besonders auch die **Lockerung** der zum Geburtsakt notwendigen Muskeln.

Durch **Atmung** und **schnellkräftige Bewegungen** der Extremitäten (da der Rumpf immer mehr an Bewegungsfähigkeit verliert) regen wir den **Stoffwechsel** an, erhalten die Elastizität von Muskeln und Gefäßen und beseitigen damit auch Beschwerden statischer Natur, die durch Belastung besonders der unteren Extremität entstehen.

Bis zum Ende der Schwangerschaft muß die **Dehn- und Zusammenziehfähigkeit** besonders der überdehnten Muskeln (Bauch und Beckenboden) geübt werden. Die Funktionsfähigkeit (verschiedene Spannung) dieser Muskeln fühlen wir in den letzten Wochen durch Anlegen unserer Hände. Die Schwangere muß das Gefühl für diese Muskelarbeit erhalten, damit die Rückbildung dieser Muskeln nach der Geburt erleichtert wird.

Statisch überlastet wird durch die Schwangerschaft auch die **Rückenmuskulatur,** woraus sich starke Beschwerden und **Haltungsfehler** ergeben; vor allem im Lendenteil wird die Bewegung immer geringer. Durchbewegung der Wirbelsäule und des Beckens, Rumpfübungen, erhalten die Geschmeidigkeit und beseitigen die Überlastungsspannungen.

Die Übungen werden zur Vermeidung der Belastung, Dehnung und Spannung am besten im Sitzen oder auch zum Teil bei bequemem Liegen (Rücken- und Seitenlage) ausgeführt.

Frauen, die unter Anschwellen der Beine leiden, liegen zu Hause am besten mit erhöhten Beinen und vermeiden jedes Herunterhängen der Beine im Sitzen, was die Stauung ebenfalls begünstigt.

Täglich sollen von der Schwangeren ein- bis zweimal Übungen vorgenommen werden. Vom Arzt verordnet werden wir jedoch meist nur zwei- bis dreimal in der Woche eine Behandlung vornehmen, bei welcher wir jeweils geeignete Übungen für die andere Zeit angeben.

Unter Berücksichtigung der vorher beschriebenen Behandlungsziele für die ganze Schwangerschaft werden einige besondere Aufgaben dem jeweiligen Stadium angepaßt.

Nachstehend einige Richtlinien:

Während der ganzen Schwangerschaft:

Tiefatemübungen, bei welchen wir auf das Weit-Engmachen besonders der Bauchmuskulatur achten. Stoffwechselübungen, Beckenbodenübungen, Spannungsübungen.

Bis zum 6. Monat

dürfen die Haltungsübungen nicht vergessen werden, um das Hohlkreuz zu vermeiden. Die Patientin steht mit dem Rücken zur Wand, wobei die Beine etwas abgespreizt sind. Sie versucht dabei den Rücken gegen die Wand durchzudrücken. Auch können hierzu abwechselnd die Beine gebeugt angehoben und gestreckt werden. Der Beckenboden wird beim Beugen zugleich mit einer Einatmung angespannt, beim Strecken in Verbindung mit der Ausatmung entspannt.

Die Erhaltung der Rumpfbeweglichkeit üben wir am besten in Verbindung mit Arm- und Beinschwingen. Sie sollen einmal der Lockerung und Geschmeidigkeit dienen, zum anderen mit der Atmung kombiniert werden, wobei wir darauf achten, daß die Muskulatur bei der Einatmung gedehnt, bei der Ausatmung zusammengezogen wird.

Vom 3. bis 6. Monat

stehen besonders die Stärkung der Rücken- und Bauchmuskulatur im Vordergrund.

Abwechselndes Anheben der Beine mit verschiedener Fußführung. Mit Atmung kombiniert: z. B. Einatmung mit Vorwölben des Bauches und Lordosierung des Lendenteils, Ausatmung mit Einziehen des Bauches; Anheben eines Beines oder beider Beine und Kyphosierung des Lendenteils. Entsprechende Übung für die schrägen Bauchmuskeln.

Gleiche Ausführungsweise auch mit Anheben des Oberkörpers: Einatmung und Vorwölben des Bauches mit Lordosierung, Ausatmung und Anheben des Oberkörpers im ganzen oder einer Seite im Liegen, im Sitzen: Eine Hand im Nacken, mit Einatmung rechten Ellenbogen nach hinten führen, linke Bauchseite weitmachen, mit Ausatmung den Ellenbogen nach vorn drehen und Einziehen besonders der seitlichen Abschnitte.

Im Kniestand mit nach vorn, seitlich oder nach oben gestreckten Armen den aufgerichtet gehaltenen Oberkörper nach vorn und hinten sinken lassen.

Zur Stärkung der Beckenbodenmuskulatur führen wir Übungen auch gegen Widerstand aus. So besonders im Liegen und Sitzen bei der Adduktion. In Seitlage Widerstand gegen das obere oder auch gegen beide Beine bei der Beugung und Streckung. Nach guter Weitung der Bauchmuskeln erfolgt Bewegung mit Zusammenziehung.

Bei manchen Frauen werden mangelnde Dehnfähigkeit und zu starke Muskelspannung Beschwerden verursachen. Niemals dann durch erzwungene Atmung den Spannungsgrad noch erhöhen. Wir können bei diesen Frauen nicht ohne weiteres das Gefühl für den Wechsel Spannung—Entspannung, d. h. auch Dehnung und Verkürzung, voraussetzen. Die Übungen dann wie folgt zunächst ausführen: Einatmung gegen unsere angelegten Hände mit anschließender Lockerung. Oder bei der Ausatmung zur Bildung der Lendenkyphose angepaßten Widerstand im Lendenteil geben.

Dehnung der gespannten Muskulatur notfalls mit der Ausatmung kombinieren.

Zur Lockerung haben wir auch das Fallenlassen der Beine nach Einatmung mit Anspannung der Muskulatur. So z. B. die geschlossen angehobenen Beine in die fangbereiten Hände des Behandlers fallen lassen. In Rückenlage, Oberkörper eventuell leicht erhöht, die Beine angezogen. Mit Einatmung die Knie schließen, bei der Ausatmung die Knie locker auseinanderfallen lassen. Auch bei ausgestreckt liegenden Beinen mit der Einatmung Zusammenpressen der Beine mit leichter Innenrotation mit Ausatmung locker auseinanderfallen lassen, wobei sich eine Außenrotationsstellung der Füße zeigt. Manchen Frauen fällt die Lockerung auch leichter bei etwas erhöht aufgestellten Beinen.

6. bis 9. Monat:

Sehr häufig werden uns erst die Schwangeren ab 6. Monat zur Behandlung überwiesen. Bei diesen Frauen müssen wir nun neben der Anregung des Stoffwechsels vor allem die Fähigkeit der Dehnung und Zusammenziehung der Bauch- und Beckenbodenmuskulatur so bald wie möglich zu erzielen trachten. Je mehr die Bewegungsmöglichkeit selbst eingeschränkt ist, um so mehr stehen Spannungsübungen für diese Muskulatur im Vordergrund mit leichter Beckenbewegung.

Neben der zum Preßakt notwendigen Muskelkraft muß aber auch ihre Lockerung möglich sein, um Einrisse zu vermeiden. Das vorher beschriebene gemeinsame Auseinanderfallen der Beine macht meist zu starke Beschwerden. Wir lassen daher die Beine gemeinsam mit der Ausatmung abwechselnd nach jeder Seite fallen, eventuell wieder in die Hände des Behandlers. Diese Übung kann auch gut in Rückenlage mit leicht erhöhtem Oberkörper und mit auf einem Kissen etwas gespreizt erhöht gelagerten Beinen ausgeführt werden. Die gestreckten oder nur wenig angebeugten Beine werden bei der Einatmung leicht nach innen rotiert und bei der Ausatmung nach außen fallengelassen.

Massage während der Schwangerschaft

Sie ist nur auf Anordnung des Arztes vorzunehmen, kann aber in richtiger Weise ausgeführt als gute Unterstützung der Übungsbehandlung angesehen werden.

So wird eine oberflächliche Durcharbeitung der Bauchdecke ihre Spannkraft erhalten. Weiche ziehende Streichungen vom Rücken aus greifend über die seitliche Muskulatur nach vorn entlang des Darmbeinkammes und leichte Knetungen der Muskelpartie zwischen Darmbeinkamm und unteren Rippen beseitigen den oft unangenehmen Zug.

Unter guter Auflockerung und Durchblutung der Rücken-, Gesäß-, Oberschenkel- und Wadenmuskulatur verschwinden auch dort die statischen Beschwerden. Diese Massage wird in Rücken- bzw. Seitlage vorgenommen.

Wochenbettgymnastik

Wir beginnen mit ihr 24 bis 48 Stunden nach normal verlaufener Geburt. Sie dient der Rückbildung der gedehnten Muskulatur und verhütet Erschlaffung und Thrombosen.

1. bis 3. Tag:

Fuß-, Hand- und Armbewegungen zur Stoffwechselanregung.

Spannungsübungen der Hände, Arme und Beine.

Knie beugen und strecken. Dabei im Beginn den Fuß noch auf der Unterlage schleifen lassen.

Erst vom zweiten Tag an die Übungen mehr unter Anspannung der Muskulatur ausführen lassen und dann individuell steigern, jedoch nicht überanstrengen.

Mit den Bewegungen kombiniert, und in Ruhepausen werden Atemübungen durchgeführt unter Bevorzugung der Bauchatmung. Leichte Spannungsübungen der Beckenbodenmuskulatur.

4. bis 5. Tag:

Zusätzlich Aufrichten aus der Rückenlage mit Unterstützung des Behandlers oder mit Hilfe eines Seiles, welches am Bettende befestigt wurde.

Wie früher beschrieben, erfolgen Stärkung der Beckenbodenmuskulatur, geraden und schrägen Bauchmuskeln. Ist die Schwäche nur einiger Muskeln besonders groß, werden wir diese dann zunächst stärken.

Bei Rectus-Diastasen dürfen zunächst nur die schrägen Bauchmuskeln geübt werden.

Die Schulung der Zusammenziehfähigkeit der Muskeln wird durch Betonung der Ausatmung und ihrer Kombinierung mit Bewegung erreicht.

So z. B. aus Rückenlage Einatmung, dann mit Ausatmung Anheben des Kopfes und der Schultern (Einziehen des Bauches, besonders des M. rectus).

Mit Ausatmung Anheben eines Beines und Becken dieser Seite (Arbeit besonders des inneren schrägen Bauchmuskels dieser Seite). Mit Ausatmung Anheben des Ellenbogens (Hand im Nacken), eventuell zusätzlich auch den Kopf und Schultern anheben mit Vordrehen des Ellenbogens. (Verkürzung des äußeren schrägen Bauchmuskels.)

Vom 6. Tag an bis zum Aufstehen

zusätzlich nach normal verlaufener Entbindung:

Radfahrbewegungen der Beine,

Widerstandsübungen z. B. bei gebeugtem Knie bei der Innen- und Außenrotation, Zug am Fuß oder Druck am Ellenbogen zur Kräftigung der schrägen Bauchmuskeln usw.

Nach dem Aufstehen

können mit der Ausatmung leichte Kniebeugen mit aufrechtem Oberkörper ausgeführt werden, Körperstreckübungen, auch alle bei der Schwangerschaftsgymnastik beschriebenen Übungen. Zusätzlich auch allgemeine Rumpfübungen, jedoch bei stillenden Frauen noch alle Bewegungen mit nach vorn geneigtem Oberkörper vermeiden.

Bei Komplikationen

müssen vom Arzt jedesmal genaue Unterweisungen eingeholt werden. Z. B. bei Brustdrüsenentzündung (Mastitis) alle Armbewegungen unterlassen — beim Dammriß nur Stoffwechsel- und Bauchatmung, solange die Narbe noch nicht widerstandsfähig ist. Später Beckenbodenübungen, Hüftübungen zur Steigerung der Elastizität und besonders Dehnung der Vernarbungen. Fieber schließt unsere Behandlung auch hier aus.

Massage nach der Entbindung

Wenn auch in der Wochenbettzeit die Übungsbehandlung im Vordergrund steht, so kann auch hier die verordnete Massage unterstützend mit angewandt werden.

Jeder Druck in die Tiefe muß ausgeschlossen werden.

Wir gehen über die Bauchmitte daher nur mit flachen Handstreichungen, bearbeiten aber mehr die seitlichen Bauchabschnitte mit weichen, aber wirksamen Knetungen, von hier aus zum Lendenteil durchgreifend, welches wir auch von der Seitenlage aus nach und nach tiefergehend massieren können.

Zur allgemeinen Anregung können anfangs auch nur Bein- und Armmassagen vorgenommen werden.

Sportmassage

Bei der Sportmassage gibt es nicht etwa eine besondere Massageart oder Massagegriffe, vielmehr reichen die bisher erlernten völlig aus. Aber während wir bei der Heilmassage einen kranken Menschen vor uns haben, handelt es sich hier um einen gesunden Menschen, bei dem wir durch die Sportmassage vor allem eine *Leistungssteigerung* erzielen wollen. Viele Sportler legen Wert auf eine gute Massage, wenn es andererseits auch Größen im Sport gibt, welche sich nie massieren lassen. Das hängt von der Einstellung des Einzelnen ab, niemals soll man versuchen, einen solchen Sportler zu einer Massageanwendung zu überreden. Nicht jeder Heilmassör wird auch ein guter Sportmassör sein. Am besten ist es, wenn er mit dieser Sportart vertraut ist, ja am besten sie aktiv ausgeführt hat; das schon wird eine gute Verbundenheit mit seinem Sportler oder seiner Sportgruppe ergeben. Wenig würde sich für eine solche Aufgabe ein Heilmassör eignen, der diesem Sport fremd oder gar ablehnend gegenübersteht. Die Berufssportler sind in der Minderzahl. Meist wird der Massör die Aufgabe haben, seinen Sportler besonders nach der Einwirkung der Schädigungen seines sonstigen Berufes wieder in Form zu bringen, zumal die Ausübung des Sportes oft saisonmäßig gebunden ist.

Der Gipfelpunkt dabei ist die Hauptkampfzeit, der aber eine Zeit des Trainings vorausgehen muß.

Besprechen wir zunächst die

Trainingsmassage:

Sie soll zeitig beginnen, möglichst schon vor Aufnahme des eigentlichen Trainings, um dann, intensiver gestaltet den ganzen Körper durchzuarbeiten, sollen doch alle schädlichen Folgen der Ruhezeit wieder ausgeglichen werden. Dabei denken wir an Beseitigung der Stoffwechselschlacken, Fettablagerungen oder der Muskelhärten. Die Muskulatur soll gedehnt und geschmeidig gemacht werden. Hierzu dienen ausgiebige Muskeldehnungen und Widerstandsübungen zur Kräftigung der Muskulatur besonders beim Anspringen in gedehntem Zustand.

In dieser Vorbereitungszeit darf schon einmal eine stärkere Ermüdung, auch örtliche Schmerzen, die ja eine Herabsetzung der Leistung mit sich bringen, in Kauf genommen werden. Treten wir aber in die

Vorbereitungsmassage

ein, in der Zeit also, in der sich der Sportler auf Höchstleistungen in seiner Sportart vorbereitet, dann dürfen wir keine energischen Maßnahmen mehr vornehmen. Jetzt wird der Körper nur noch locker durchgearbeitet und die Durchblutung angeregt. Meist werden wir auch die Dehnfähigkeit der Muskeln beachten. Etwa noch schwächere oder besonders beanspruchte Muskeln werden dabei vor allem im Sinne des kraftvollen Anspringens geübt. Da Sportler oft zu Verkrampfungen der Muskulatur neigen, steht bei ihnen die Entspannung und Auflockerung im Vordergrund.

Andere Aufgaben wieder bieten sich dem Massör dann, wenn der ihm anvertraute Sportler im *Hauptkampf* steht.

Zwischenaktmassage:

Der Massör muß wissen, welche Muskeln bei der jeweiligen Sportart und auch gerade bei der ihm anvertrauten Person besonders in Mitleidenschaft gezogen werden.

Hier wird er sich deshalb bemühen, in der kurzen Kampfpause die überanstrengten Muskeln aufzulockern oder andererseits diejenigen anzuregen, welche bei der nächsten Kampfart besonders beansprucht werden. Bei der kurzen dabei zur Verfügung stehenden Zeit muß deshalb der Massör seinen Sportler, seine Schwächen und die Erfordernisse des Kampfes genau kennen.

Entmüdungsmassage:

Nach beendetem Wettkampf wird die Muskulatur noch einmal locker durchgearbeitet und ausgestrichen zum Abtransport der Ermüdungsstoffe.

Im *allgemeinen* sind Reizgriffe, besonders in Form von Hackungen und Klatschungen, bei Sportlern nicht angezeigt, da zum größten Teil die Muskulatur schon zu sehr angespannt und auch der Sportler selbst sich ja in angespanntem, erregtem Zustand befindet. So werden auch diese Griffe von den meisten Sportlern besonders in der Kampfzeit abgelehnt. Dagegen sind queres Ziehen, Abheben, Rollen zur Muskeldehnung angebracht.

Auch die Hautbeschaffenheit wird je nach der Kampfphase eine verschiedene sein. Zwischen den Wettkämpfen ist sie meist feucht-schweißig, dagegen nachher oft zusätzlich empfindlich gereizt. Wir arbeiten deshalb mit Ausnahme der Trainingszeit, in welcher wir uns nach dem Gefühl des Sportlers richten können, am besten mit Öl oder Fett. Benötigen wir doch hier nicht so den Hautreiz der Massagewirkung, während andererseits dieses Gleitmittel die Haut geschmeidig macht und auch einen Schutz gegen die Witterungseinflüsse bietet, denen der Sportler mit seinem bloßen Körper meist ausgesetzt ist.

Zum Schluß noch einige Hinweise zum *Muskelkater*. Bei ständiger Muskelpflege und sachgemäßem Training wird er allerdings selten eintreten, ist er doch ein Zeichen von Überladung mit Ermüdungsstoffen. Gegen diesen Muskelkater ist eine Massage nicht angezeigt. Hier führt ein heißes Bad zur Entspannung der Muskulatur, wobei alle schmerzenden Muskeln im Bade bewegt werden sollen. Eine leichte Massage kann im Bad oder möglichst hinterher angeschlossen werden mit weichen Streichungen und Lockerungsgriffen. Auch nach dem Bade soll sich der von einem Muskelkater Befallene warm angekleidet noch in Bewegung halten.

Nur wenn einmal ausnahmsweise die Schmerzen zu heftig sind, kann man Ruhe in einem tunlichst angewärmten Bett anraten.

Auf alle Fälle aber muß der Betreffende vor jeder Kälteeinwirkung geschützt bleiben.

Über die erste Hilfe

Zum Lehrplan der Massageschule gehört auch die Ausbildung in der *ersten Hilfe* einschließlich der *Verbandlehre*. Über dieses Gebiet sind genügend einschlägige und gute Bücher im Umlauf, so daß wir den Umfang dieses Buches nicht noch damit erweitern wollen. Nur kurz soll auf einiges hingewiesen werden. So taucht oft bei Massören die Frage auf, warum sie auch auf diesem Gebiet ausgebildet sein müssen. Einmal gehört ja doch die erste Hilfe zu den Pflichten jeder Heilperson, welche sich in Bedarfsfällen niemals der Hilfeleistung entziehen darf. Aber abgesehen von diesen Zufällen, die außerhalb des eigenen Tätigkeitsbereiches liegen, muß der Massör auch in seiner eigenen Praxis bei allen möglichen Vorkommnissen sachgemäß vorgehen können. Es soll nur daran erinnert werden, daß es bei der Bedienung der elektrischen Apparate oder der Wärmeanwendung anderer Art zu Verbrennungen kommen kann. Ja, auch durch den elektrischen Strom selbst können Unglücksfälle eintreten.

Die Technik der Verbände sollte jeder Massör unbedingt beherrschen. Viele Patienten wird er behandeln müssen, welche als Stütze oder Schutz einen Verband tragen. Zu der Massage muß derselbe entfernt und nach der Behandlung wieder kunstgerecht angelegt werden. Ein Verband, der vielleicht schon auf der Straße wieder durch Lockern oder Verrutschen seine Aufgabe gar nicht mehr erfüllt, wird sicher das Vertrauen des Patienten zu seinem Massör untergraben.

Schließlich ist aber doch jedem — besonders den älteren Massören — dringend zu raten, einen Kursus in erster Hilfe erneut abzulegen, wie ihn z. B. das Rote Kreuz gibt. Denn gerade auf diesem Gebiete haben sich grundlegende Neuerungen ergeben: so die Mund- zu Nasebeatmung oder die extrathorakale Herzmassage, beides Methoden, welche nur am Phantom geübt werden können und durch welche schon manches Menschenleben gerettet wurde.

Elektrophysikalische Behandlung

I. Allgemeine Begriffe

Zu der Massagebehandlung und Gymnastik gehört nun einmal auch die elektrophysikalische Behandlung. Sei es, daß wir den elektrischen Strom direkt anwenden oder die durch ihn erzeugte Wärme benutzen. Jeder Massage muß eine Durchwärmung vorausgehen, und es wäre ganz unphysiologisch, wollten wir diese einheitliche Behandlung eines Gelenkes z. B. in drei Gruppen zerlegen; sollte etwa der Patient zuerst zum Arzt gehen, um die Durchwärmung, vielleicht durch Lichtkasten oder durch Kurzwelle, zu erhalten, dann über die Straße zum Massör gehen, dort zum Massieren, und vielleicht zum Schluß noch an eine dritte Stelle zur krankengymnastischen Übungsbehandlung. Diese ganze Behandlung muß in einer Hand bleiben.

Die Anwendung der Elektrizität für die rheumatischen Beschwerden ist schon sehr alt, nur hatte man keine komplizierten elektrischen Apparate; man nahm die Elektrizität da her, wo man sie im Tierreich finden konnte. Der römische Arzt Scribonius Largus behandelte vor 2000 Jahren Kopfneuralgien mit schwachen elektrischen Schlägen, die er dem Zitterrochen entnahm. Erst Mitte des 18. Jahrhunderts finden wir einfach gebaute Elektrisiermaschinen. In seiner Arbeit: „Die rheumatische Schwiele", welche im Jahre 1843 erschien, gab Froriep eine einfache Elektrisiermaschine an zum Kurieren der rheumatischen Schwiele.

Heute hat uns die Technik moderne und zum Teil etwas komplizierte Apparate an die Hand gegeben zur Ausführung der elektrischen Behandlung beim Menschen. Und da wir genau wie bei der Massage nicht nur rein handwerksmäßig ohne jede Kenntnis der Wirkungen diese Apparate gebrauchen wollen, müssen wir uns doch einige Kenntnisse der Elektrizitätslehre aneignen. Gewiß, wir brauchen keine Techniker zu sein, aber in großen Zügen müssen wir ein Verständnis für die Vorgänge besitzen. Reparaturen überlassen wir dem Fachmann, aber andererseits glaube ich nicht, daß die Bedienung dieser Apparate einer besonderen Berufsgruppe, etwa den Ärzten allein, vorbehalten bleiben muß. Ist doch heute die moderne Technik und somit auch ihre Kenntnis in weite Volkskreise eingedrungen. Jeder kann heute einen auch noch so komplizierten Radio- oder Fernsehapparat bedienen.

In dieser ersten Stunde aber müssen wir uns zunächst einmal mit der Theorie auseinandersetzen. Wir wollen wissen: *Was ist der elektrische Strom* und in welcher Art kann er gemessen werden.

Und warum ist es so schwer, sich eine Vorstellung von dem Wesen des elektrischen Stromes zu machen? Weil er kein Stoff ist, den wir wiegen oder mit dem Metermaß messen können. Er ist unsichtbar, aber wir erkennen diese Kraft an seinen Wirkungen.

Natürlich hat es der Mensch versucht, auch hier Theorien aufzubauen, welche uns das Wesen dieser Kraft erklären können. Aber Sie wissen ja, Theorien sind immer nur Krücken, und so haben auch hier diese Theorien je nach dem Standpunkt unseres Wissens gewechselt. Früher glaubte man, daß eine feine, unsichtbare Substanz sich in den Körpern fortbewegt. Man sprach von einem Fluidum.

Wir wissen heute, daß die elektrischen Erscheinungen auf gewissen Eigenschaften der kleinsten Teilchen der Materie beruhen. Welches sind die kleinsten Teile der Materie? Teilen wir einen Stoff in immer kleinere Teilchen, bis es unmöglich wird, sie mechanisch noch kleiner zu gestalten, dann haben wir ein *Molekül* vor uns, welches nun mechanisch nicht weiter teilbar ist. Die Chemie aber hat uns gelehrt, daß solch ein Molekül chemisch noch weiter zu zerlegen ist, und diesen kleinsten Baustein nennen wir ein *Atom*, weil wir glaubten, wie es der Ausdruck besagt, daß dieses kleinste Teilchen nun nicht mehr zerlegt werden kann. Doch die fortschreitende Wissenschaft zeigte uns, daß der Aufbau eines solchen Atoms ein überaus komplizierter ist. Wir nehmen heute an, daß um den Kern des Atoms — die **Protonen** — die **Elektronen** mit riesiger Geschwindigkeit, gleich wie die Erde um die Sonne, kreisen. Und wie die Sonne die Erde anzieht, so besteht eine starke Anziehungskraft zwischen Protonen und Elektronen. Die Protonen sind elektrisch positiv, die Elektronen elektrisch negativ aufgeladen.

Wäre die Fliehkraft der Erde größer als die Anziehungskraft der Sonne, so würde die Erde nicht mehr um die Sonne kreisen, sondern frei im Weltenraum dahinfahren. Und so gibt es auch freie Elektronen, die sich aus der Bahn um das Proton gelöst haben, und diese freien Elektronen bestimmen den elektrischen Zustand des Körpers. Ein Überschuß an Elektronen bedeutet eine *negative Ladung*, ein Mangel an Elektronen eine *positive Ladung.*

Atome und Moleküle mit positiver und negativer Ladung bezeichnen wir als *Ionen.*

Ein mit Überschuß an Elektronen, also negativ, geladener Körper, und auf der anderen Seite ein Körper, bei welchem ein Elektronenmangel herrscht, der also positiv geladen ist, streben zu einem Ausgleich. Wir nennen das: Zwischen diesen beiden Körpern besteht eine *Spannung.* Gleich wie zwei Körper verschiedener Wärmegrade gleichsam eine Wärmespannung aufweisen, die durch Berührung ausgeglichen wird.

Eine Spannung kann nur bestehen zwischen zwei Körpern verschiedener Ladung. Erst wenn ich die beiden durch einen Leiter verbinde, kommt ein Spannungsausgleich durch Strömen der Elektronen im Leiter zustande. Die Elektronen wandern zum positiven Pol. In der Technik ist es aber gebräuchlich seit alters her, den Strom von Plus zu Minus fließen zu lassen.

Des besseren Verständnisses wegen wollen wir bei den elektrischen Begriffen auf Vergleiche mit dem Wasser zurückkommen. Sie sind gewiß physikalisch nicht ganz richtig, denn aus meiner Wasserleitung erhalte ich einen körperlichen Gegenstand, während ich die Elektronen nicht erhalte, sondern nur eine Kraft. Aber die Vergleiche sollen uns doch ein besseres Verständnis ermöglichen.

Wasser kann nur fließen, wenn ein Gefälle, eine Niveaudifferenz, vorhanden ist. Soll aus einem Irrigator Wasser herauskommen, so muß ich ihn höher halten als die Ausflußöffnung. Aber selbst wenn ich diese zuhalte, besteht ein Druck, eine Spannung. Erst dann, wenn ich diesem Wasser den Weg freigebe, findet ein Spannungs-, ein Druckausgleich statt. Das Wasser fließt von der Stelle höheren Druckes zu jener niedrigeren Druckes. Je höher ich den Irrigator halte, um so schneller wird das Wasser fließen, mit um so stärkerer Kraft wird es durch die Röhre gepreßt werden. Und genau so werden die Elektronen schneller fließen, je größer der Spannungsunterschied ist. Das also, was beim Wasser das Gefälle ist, verstehen wir beim Strom unter *Spannungsausgleich,* der hier durch fließende Elektronen zustande kommt.

Als Einheit der Spannung bezeichnen wir das **Volt**, abgekürzt: U oder früher E. Die Benennung stammt von dem Physiker VOLTA, der 1745 bis 1827 Professor in Pavia war.

Um uns eine Vorstellung von einem Volt zu machen, sollen ein paar Zahlen dienen: ein Trockenelement hat etwa 1,5 Volt Spannung, ein Akku 2 bis 4 Volt. Bis 60 Volt sprechen wir noch von *Schwachstrom*, darüber hinaus ist das Bereich des *Starkstroms;* bei seiner Berührung können schon lebensgefährliche Zustände auftreten. Leider ist das Wort „Strom" dabei nicht richtig. Es handelt sich um Spannung, und so bezeichnen wir auch Spannungen über 1000 Volt richtig wieder als *Hochspannung*. Betrachten wir zum Schluß noch die Steckdose in unserem Zimmer. In ihr ist eine *Spannung* vorhanden, aber wenn ich keinen Apparat anschließe, ist auch kein Strömen der Elektronen, kein Strom, vorhanden. Genau wie in meinem Wasserleitungshahn wohl eine Niveaudifferenz besteht, erzeugt durch das höher gelegene Wasserwerk, aber ein Strömen erst dann auftritt, wenn ich dem Wasser den Weg freigebe.

Wir sahen, daß das Fließen des Stromes durch wan dernde Elektronen mit dauerndem Nachfließen von Elektronen zustande kommt. Bleiben wir wieder bei unserem Vergleich mit dem Wasser. Auch hier kommt es nicht allein auf die Niveaudifferenz, sondern schließlich auch auf die *Menge* des Wassers an, welches meine Leitung durchfließt. Diese Wassermenge kann ich nach Kubikmeter messen. Die Elektronenmenge, die in einer Sekunde durch einen Leiter fließt, bezeichne ich als **Stromstärke** und ihre Einheit als ein **Ampere,** abgekürzt: A oder J. Auch hier ist der Name wieder von einem großen Physiker genommen, dem Franzosen AMPÈRE (1775 bis 1836).

Noch ein paar Vergleichszahlen für *Stromstärken:* eine Glühlampe hat 0,1 bis 1 A, die Straßenbahn dagegen 100 bis 200 A. In der Medizin aber wenden wir sehr kleine Stromstärken an, meist ein tausendstel Ampere, das wir Milliampere nennen.

Übrigens verstehen wir unter einem **Pol** die Abflußstelle des elektrischen Stromes.

Zwei Begriffe sind uns jetzt klar geworden: die Menge der Elektronen, die in einer Sekunde fließen, bezeichnen wir mit *Stromstärke* = *Ampere*, und zweitens wissen wir, daß zum Fließen ein Gefälle, eine *Spannung*, *Volt*, erforderlich ist.

Zum Fließen des Wassers benötige ich ein Rohr. Die Elektronen können nur fließen in bestimmten Metallen, die wir *Leiter* nennen. Außerdem muß ich die beiden Abflußstellen, die beiden Pole, mittels eines Leiters zu einem geschlossenen Stromkreis vereinen. Die Leitfähigkeit für den elektrischen Strom ist aber je nach der Art des Materials verschieden. Nun, auch beim Wasser hängt es von der Dicke des Rohres ab. Ein dünneres und ein längeres Rohr setzen dem Wasser einen größeren Widerstand entgegen. Und genau so ist es bei den Elektronen.

Der **Widerstand** in einem Leiter hängt also einmal ab von dem *Material* und zweitens von der *Länge*, aber umgekehrt vom *Querschnitt;* denn je größer der Querschnitt ist, um so kleiner ist der Widerstand.

Die Formel würde also heißen:

$$\text{R (Widerstand)} = l \text{ (Länge)} \times \text{m (Material)} : \text{q (Querschnitt)} \quad \text{R} = \frac{l \times \text{m}}{\text{q}}.$$

Ist der Querschnitt sehr klein, so könnte es gleichsam zu einer Reibung der einzelnen Elektronen kommen, wodurch Wärme entsteht und sogar der Draht zum Glühen kommen kann. Schließlich muß noch erwähnt werden, daß es auch Material gibt, welches den elektrischen Strom überhaupt nicht leiten kann, das sind die *Nichtleiter* oder **Isolatoren.**

Auch für den Widerstand gibt es eine Maßeinheit, wieder hergenommen von dem Namen eines berühmten Physikers: **Ohm.** Man benutzt hierfür den Buchstaben R (Reostat).

Spannung, Stromstärke und der Widerstand stehen nun in einer festen Beziehung zueinander. Ist der Widerstand sehr groß, wird die Stromstärke klein sein, genau wie es die Wassermenge in einem dünnen Rohr ist. Andererseits ist die Stromstärke größer, wenn die Spannung größer ist, genau so wie bei gleich starkem Rohr mehr Wasser durch dasselbe getrieben wird, wenn das Gefälle groß ist.

Also ist die Stromstärke um so größer, je höher die Spannung, und um so geringer der Widerstand ist. In eine Formel gebracht bedeutet das: Stromstärke gleich Spannung durch Widerstand $J = \frac{U}{R}$ — oder, wenn wir die alten Bezeichnungen, d. h. für Stromstärke I und für Spannung E nehmen: $I = \frac{E}{W}$.

Diese feste Beziehung, dieses Gesetz, hatte zuerst der schon oben genannte Ohm aufgestellt; nach ihm wird es als das **Ohmsche Gesetz** bezeichnet. Er lebte von 1787 bis 1854 und war Professor in München seit 1841.

Zum Schluß wollen wir noch die **Arbeitsleistung** des elektrischen Stromes bestimmen, und auch hier wollen wir das Wasser zum Vergleich heranziehen und wollen dessen Arbeitsleistung einmal an einem Mühlrad studieren und sehen, unter welchen Bedingungen die Arbeitsleistung größer ist.

Einmal hängt die Arbeitsleistung bestimmt von der Menge des Wassers ab, welches auf die Schaufelräder einwirkt. Ein dünner Strahl wird sie kaum bewegen. Zum andern aber wird diese Arbeitsleistung auch durch die Niveaudifferenz, das Gefälle, bedingt. Je größer das Gefälle ist, d. h., wenn das Wasser aus größerer Höhe mit mehr Wucht auf die Schaufelräder einwirkt, so wird die Arbeitsleistung eine größere sein. Und was beim Wasser die Menge, war ja beim Strom die Elektronenmenge, das Ampere. Und die Niveaudifferenz war die Spannung, Volt. Und genau so ist die Arbeitsleistung um so größer, je höher die Spannung (Volt) und je größer die Stromstärke, das Ampere, ist. In eine Formel gebracht: Arbeitsleistung = Volt × Ampere ($L = U \times J$); und technisch bezeichnen wir sie als **Watt.** James Watt, von dem dieser Name genommen ist, lebte 1736 bis 1819 in England, war zuerst Mechaniker, später Maschinenfabrikant (Erfinder der Dampfmaschine).

Die Arbeitsleistung unserer elektrischen Apparate wird in Watt gemessen. Wieviel die einzelnen Apparate beanspruchen, finden wir auf denselben gewöhnlich verzeichnet. Und das ist für uns wichtig; denn einmal müssen wir danach dem Elektrizitätswerk die Arbeitsleistung des Stromes bezahlen. Da es sich ja hierbei um größere Leistungen handelt, rechnen wir gleich in tausend Watt, wir sprechen von Kilowatt = kW.

Wenn wir eine Stunde lang die Leistung eines Kilowatts in Anspruch nehmen, haben wir eine *Kilowattstunde* verbraucht. Danach können wir den Verbrauch jeden Apparates berechnen. Eine Glühlampe verbraucht etwa 75 Watt, ein Bügeleisen 500 Watt und unsere Kochplatte beinahe 1000 Watt.

Aber noch in einer anderen Beziehung ist die Formel Watt = Ampere × Volt für uns wichtig, nämlich zur Berechnung der Stärke der benötigten Sicherungen.

Aus der Formel geht hervor, daß Ampere = Watt : Volt ist. Verbrauche ich also in meinem Betriebe 2000 Watt, so muß meine Sicherung 10 Ampere sein, denn die Spannung ist bekannt; sie beträgt bei uns z. B. 220 Volt.

In zwei Arten kann das Elektrizitätswerk uns den Strom liefern: als Gleich- oder heute meist als Wechselstrom. Bei einem **Gleichstrom** fließt der Strom kontinuierlich von einem Pol zum andern. In der Technik spricht man, daß der Strom von Plus zu Minus fließt, obgleich, wie wir sahen, die Elektronen in der umgekehrten Richtung wandern, nämlich vom negativen Pol, der Kathode, zum positiven Pol, der Anode.

Beim Wechselstrom findet eine dauernde Veränderung der Stromrichtung statt. Der Strom und die Spannung verlaufen hierbei meist nach der Form der sogenannten Sinuslinie; ihre Werte steigen von Null bis zu einem positiven Maximum, gehen auf Null zurück, kehren ihre Richtung um, dadurch ein negatives Maximum erreichend, das wieder auf den Wert Null sinkt. Den zeitlichen Verlauf dieses Auf- und Abschwellens von Null über das positive Maximum zum negativen Maximum und zurück zu Null nennt man eine Periode. Der technische Wechselstrom, wie er uns vom Elektrizitätswerk geliefert wird, durchläuft in einer Sekunde 50 solcher Perioden, d. h., er ändert in dieser Zeit hundertmal seine Richtung.

Bei der Benutzung der Apparate ist es wichtig zu wissen, für welche Stromart sie gebaut sind. Als Zeichen für den Gleichstrom dient ein Gleichheitszeichen: =, für den Wechselstrom eine Sinuslinie: ~, bei welcher das An- und Abschwellen in verschiedener Richtung deutlich graphisch zum Ausdruck kommt.

Wenn ein Wasser durch ein Rohr läuft, sagen wir ein Bleikabel, so darf dasselbe nicht schadhafte Stellen aufweisen, sonst würde das Wasser sich seine eigenen Wege suchen. Genau so muß der Leiter, in welchem ein Strom fließt, gegen Erde *isoliert* sein. Ist diese Isolierung schadhaft, so irrt der Strom ebenfalls ab und sucht seine Wege zur Erde, dem Potential Null. Je höher die Spannung, um so stärker muß auch die Isolierung sein. Bei einer Schädigung der Isolation entsteht erhebliche Gefahr. Denn kommen wir einer solchen Stelle zunahe, kann sich der Strom durch unseren Körper den Weg zur Erde suchen, was besonders dann der Fall ist, wenn wir auf nassem Grund eine gute Verbindung zur Erde haben.

Eine noch günstigere Verbindung mit der Erde haben wir natürlich, wenn wir in einer Badewanne liegen. Darum sind elektrische Steckkontakte und elektrische Geräte im Badezimmer verboten. Schon manch tödlicher Unfall ist dadurch vorgekommen, daß jemand, der im Bad lag, einen elektrischen Apparat berührt hat. Auch schon das gleichzeitige Berühren der Wasserleitung und eines stromzuführenden Kabels kann tödlich wirken. Überhaupt darf man nicht mit nassen Händen in die Nähe elektrischer Leitungen kommen. Damit Metallteile an Apparaten, wenn sie durch Kabelschädigungen Strom führen, uns nicht schädigen können, müssen die Metallteile eines Apparates geerdet werden, d. h. mit der Wasserleitung in Verbindung stehen, was auch mit Hilfe eines Schuko-Steckers geschehen kann.

Zum Schluß noch ein Wort über den Kurzschluß. Dabei haben sich die Kabel berührt, ohne daß der Strom durch den Widerstand des Apparates geht. Was geht hierbei vor? Denken wir an das Ohmsche Gesetz. Die Stromstärke ist um so größer, je höher die Spannung und je kleiner der Leitungswiderstand ist. Beim Kurzschluß ist der Leitungswiderstand praktisch Null, da sich die Pole der Leitungen direkt berühren. Die Stromstärke schwillt also theoretisch zu einem unendlich hohen Wert an, die Leitungen werden somit stark erwärmt, so daß die Gefahr eines Brandes entsteht.

Als Letztes: wozu dienen Sicherungen? Wir sahen schon, daß die Belastungsfähigkeit stromführender Leitungen außer vom Material (Kupfer, Aluminium) vom Querschnitt abhängt. Schaltet man nun in den Verlauf der Leitungen auswechselbare, dünne Drähte (Sicherungspatronen) ein, die bei Überschreitung einer gewissen Strombelastung durchschmelzen, so spricht man von einer ordnungsgemäßen Absicherung der Zuleitungen oder des eingeschalteten Apparates. So tritt der Schaden an jener Stelle ein, wo wir den Schaden leicht beheben können, und die Leitung, und vor allem der wertvolle Apparat, bleibt geschützt. Deshalb müssen nicht nur die Leitungen und Kontakte, sondern auch die Sicherungen in Ordnung sein, welche ich nie durch zu starke Drähte ersetzen darf.

Sehr oft kommt ein Kurzschluß dadurch zustande, daß wir beim Entfernen des Steckers, statt an diesem selbst, am Kabel ziehen, wodurch sich die Drähte lösen und aneinanderkommen.

Sind wir trotzdem einmal Zeuge eines elektrischen Unfalles, so muß zuerst für die Unterbrechung der elektrischen Stromzufuhr gesorgt werden. Niemals dürfen wir den Verletzten direkt berühren. Ist eine Unterbrechung aus irgendwelchen Gründen nicht möglich, so müssen wir bei der Hilfeleistung für unsere Isolation sorgen, d. h. ihn mit trockenen Holzstangen oder mit dicken Gummihandschuhen berühren. Sehr wichtig ist aber die Einleitung der künstlichen Atmung; denn manche Forscher nehmen an, daß der elektrische Tod nicht ein Herztod, Kammerflimmern, sondern eine Schockwirkung ist, so daß bei rechtzeitiger Einleitung der künstlichen Atmung der Verunglückte doch noch ins Leben wieder zurückgerufen werden kann. Besonders die sofort einsetzende Mund-zu-Nasebeatmung sowie die extrathorakale Herzmassage sind hier entscheidend. Wichtig dabei ist es aber, den Kopf des Verletzten hochzulagern, weil beim elektrischen Unfall Blutungen im Gehirn und Rückenmark leicht auftreten können.

Nachdem wir die Grundbegriffe der Elektrizitätslehre kennengelernt haben, wollen wir nun in den nächsten Stunden die Anwendung des elektrischen Stromes am Menschen besprechen. Dabei können wir den elektrischen Strom direkt dem menschlichen Körper zuführen, den Körper gewissermaßen in den Stromkreis einschalten. Diese Behandlung kann mit Gleichstrom geschehen, *Galvanisation*, oder mit Wechselströmen, *Faradisation*. Zum anderen können wir die elektrische Energie umwandeln in Wärme und Licht. Diese Wärme- und Lichttherapie soll als leichtestes Gebiet zuerst besprochen werden. Auch in rein mechanische Arbeit kann ich die elektrische Energie umwandeln, z. B. bei den Massageapparaten. Das dritte Gebiet der Elektrotherapie ist die Anwendung hochfrequenter Ströme, welches als schwierigstes Gebiet zum Schluß besprochen werden soll: die D'Arsonvalisation, die Diathermie und die Kurzwelle.

II. Umwandlung der elektrischen Energie in Wärme

Das Gesetz von der Erhaltung der Energie zeigt uns, daß keine Energie verlorengeht, sondern alles Naturgeschehen nur die Umwandlung einer *Energieform* in eine andere darstellt. Und so können wir auch die elektrische Energie direkt in **Wärme** umwandeln.

Täglich beobachten wir diesen Vorgang bei unserer Kochplatte; dabei haben wir schon beobachten können, wovon diese durch den Strom erzeugte Wärme — wir nennen dieselbe die **Joulesche Wärme** — abhängig ist. Einmal von der Zeit. Wir wissen, es dauert eine Weile, bis der Draht zum Glühen kommt. Zum andern von der Stärke des Stromes; und schließlich von dem Widerstand. Je dünner der Draht ist, um so mehr kommt er zum Glühen; ja, ist derselbe zu dünn, wird er durchschmelzen. Dabei ist es wichtig, daß die doppelte Steigerung des Stromes eine vierfache Wärme, die dreifache sogar eine neunfache Wärme ergibt. D. h. die Steigerung der Wärme erfolgt im Quadrat.

Die mathematische Formel lautet: $Q = I^2 \times R \times t \times 0{,}24$ gkl, wobei Q die Wärmemenge in Gramm-Kalorien, I die Stromstärke, R den Widerstand und t die Zeit in Sekunden, 0,24 einen Faktor bedeuten, wenn Q in Gramm-Kalorien gemessen wird.

Wir wollen nun kurz die medizinische Anwendung der Wärme besprechen, wenn wir dabei auch auf einzelne Behandlungsarten zurückkommen müssen, welche auch ohne elektrischen Strom möglich sind.

Will ich eine **allgemeine Wärmebehandlung** geben, so kommt — neben einer allgemeinen Hyperthermie durch Kurzwelle — vor allem die Bäderbehandlung in Frage, die einer extra Beschreibung vorbehalten bleibt.

Für uns ist die zweite Anwendung der Wärme, die **lokale Wärmebehandlung,** besonders wichtig. Sie stellt einen örtlichen Heilreiz dar, wobei die Hyperämisierung der Haut und von da aus eine Steigerung der biologischen Vorgänge eine Rolle spielt. Zwei Arten der lokalen Wärmeanwendung müssen wir unterscheiden: 1. die Anwendung der **feuchten Wärme**. Welche Arten der Behandlung dabei in Frage kommen, wird im Abschnitt Hydrotherapie besprochen werden.

Die zweite große Gruppe der Wärmeanwendung stellt die **trockene Wärme** dar.

Die einfachste Anwendung ist hier die Stauung der eigenen Körperwärme: die **gestaute Eigenwärme,** wie sie uns allen in der Form von Wattewickeln bekannt ist.

Gerade die tierische Faser, wie Schafwolle, hält dabei die Wärme besser zurück als die Baumwolle. Für Ischiaskranke wurden deshalb aus Angorawolle besondere Ischias-Unterbeinkleider angefertigt. Und für jeden Rheumatiker ist es empfehlenswert, was wir heute leider vergessen haben, wollene Unterwäsche zu tragen, mag sie auch noch so dünn sein. Ein Wärmehunger zeichnet alle Rheumatiker aus.

Die zweite Anwendungsart trockener Wärme ist der bei uns weniger bekannte **lokale Hitzestoß.** Im Volksgebrauch geschah die Anwendung durch Aufstreuen heißer Asche, oder man betropfte die krankhaften Stellen mit erhitztem, geschmolzenem Bienenwachs. In der modernen Therapie haben wir dafür geschmolzenes Paraffin, welches bei 65° durch Pinsel aufgetragen wird; während man früher auch Wattetupfer in heißes Olivenöl eintauchte und auf die schmerzhaften Stellen drückte. Diese Behandlung erinnert uns schon an die in China seit alters her und auch heute gebräuchliche Form der lokalen Hitzeanwendung, die Brennkrautbehandlung. Aus dem Johanniskraut (Artemisia vulgaris) wurden kleine Kügelchen gedreht und, ähnlich wie eine kleine Räucherkerze, auf der krankhaften Stelle abgebrannt; meist sogar auf Stellen, die den Hautsegmenten entsprachen und distal vom erkrankten Gelenk lagen, beim Schulterrheuma am Ellenbogen. Die Behandlung mit dem Feuer — schon HIPPOKRATES sagte: was das Eisen nicht heilt, heilt das Feuer — wurde auch neuerdings wieder von den Chirurgen angewandt, wobei man heute durch den Thermokauter Brennstellen, z. B. am Kniegelenk, gesetzt hat. AUGUST BIER hat das Glüheisen wieder in die Medizin eingeführt.

In Frankreich wird übrigens die Brennbehandlung in einer etwas anderen Form auch heute noch viel geübt. Man nimmt jetzt nicht mehr ein großes Brenneisen, sondern eine Glühnadel, und mit dieser Brennstichbehandlung, auf die Schmerzpunkte gesetzt, hat man bei rheumatischen Leiden gute Erfolge. Heute wird gerade die Elektronadel dabei angewandt.

Wir hingegen wenden die trockene Wärme als **flächenhaften Hitzereiz** an.

BIER hatte das *Heißluftbad* eingeführt, besonders zur lokalen Behandlung von Gelenken, und hier vor allem bei Ergüssen. Die Wärme wurde durch Spirituslampen erzeugt und in den Heißluftkasten geleitet. Diese Behandlung mit *geleiteter Heißluft* ist heute fast ganz durch eine andere Form, durch die *strahlende (ruhende) Wärme*, wie sie im elektrisch beheizten Kasten erzeugt wird, verdrängt.

In verschiedenster Form finden diese **Lichtkästen** heute Anwendung. Ja, die Industrie hat uns die verschiedensten Apparate geliefert, die der Form der einzelnen Gliedmaßen angepaßt sind, und hat besonders Apparate zur Schulterbehandlung, Kopfbehandlung usw. gebaut. Die Wärme wird in diesen Apparaten durch elektrische Glühlampen, und zwar Kohlenfadenlampen, erzeugt, da dieselben eine stärkere Wärmewirkung haben. Damit der Patient bei unwillkürlichen Bewegungen nicht mit den heißen Glühbirnen in Berührung kommt oder sie womöglich gar zerbrechen kann, ist es zweckmäßig, daß ein Dra htkorb als Schutz über den Birnen angebracht ist.

Es gibt auch Apparate, die allgemein dadurch erhitzt werden, daß sich Widerstände in Asbestschichten befinden und diese ganze Schicht warm wird.

Die Temperatur in den Lichtkästen wird ziemlich hoch — 60 bis 70 Grad —, und wir dürfen nicht übersehen, daß manche Gegenstände bei diesen Temperaturen in Brand geraten können. So ist es z. B. vorgekommen, daß bei einem Kopflichtbad Haarspangen aus Zelluloid in Flammen aufgegangen sind und dadurch schwere Brandwunden am Kopf hervorgerufen haben. Es ist deshalb unbedingt darauf zu achten, daß alle leicht brennbaren Gegenstände vor der Lichtkastenbehandlung abgelegt werden. Man denke auch an Brillen aus Zelluloid.

Die Behandlung bei einem *Lichtkasten* geschieht aber unter Luftabschluß. Oft ist jedoch gerade der Zutritt von Luft erwünscht, da die Haut dabei besser abdünsten kann. Zu diesem Zwecke benutzen wir die **Lampenbestrahlung.** Verschiedene Modelle solcher Bestrahlungslampen sind uns von der Industrie geliefert worden. Ein einfacher Handstrahler, eine Kohlenfadenlampe mit einem dahinterliegenden Hohlspiegel, war das Prinzip des von GOLDSCHEIDER und dem russischen Militärarzt MININ eingeführten *Minin-Strahlers.* Demselben Zweck, nur in größerer Ausführung, dient die *Sollux-Lampe*, die auch mit mehreren Birnen als Dreifachstrahler geliefert wird und dann auch einen großflächigen Hautreiz ausübt.

Als Anhang soll noch kurz auf den *Föhn* hingewiesen werden, welcher eine lokale Heißluftbehandlung darstellt, und auf die Durchwärmung mittels des elektrischen *Heizkissens.* Hier wird aber für gewöhnlich der Fehler begangen, daß die Patienten eine viel zu lange dauernde Durchwärmung, meist mit mittlerer Wärmestärke, vornehmen, so daß dabei ein stärkerer Hautreiz nicht mehr in Frage kommt.

GOLDSCHEIDER versuchte übrigens, die Wärmebehandlung mit der Massage zu kombinieren durch Einführung einer sogenannten *Thermomassage*. Er wandte zuerst Blechgefäße mit essigsaurem Natron an, die bei Zusatz von Wasser eine Erwärmung gaben. Später benutzte er eine Massagerolle, in welcher sich eine Glühbirne befand. Diese Methode hat sich nicht durchgesetzt; wir wenden heute erst die Durchwärmung und dann die Massage an.

Es ist bekannt, daß wir neben der strahlenden Wärme mit weißem Licht heute auch in der Praxis verschieden **farbiges Licht,** besonders das rote und das blaue Licht, verwenden.

Bei der wissenschaftlichen Begründung der Farbenlichttherapie stehen wir noch ziemlich in den Anfängen. Doch können wir sicher sagen, daß das Rotlicht, vor allen Dingen die Infrarotstrahlen, mehr in die Tiefe dringen, die Muskelspannung und die Schmerzerregbarkeit herabsetzen und die Durchblutung kräftig steigern. Man nimmt an, daß das rote Licht mehr den parasympathischen Tonus steigert, während blaue Strahlen das sympathische System tonisieren sollen. Wir glauben dieser letzten Strahlenart eine nervenberuhigende Wirkung zuschreiben zu können und wenden sie deshalb besonders bei Neuralgien an. Es ist im übrigen empfehlenswert, diese Bestrahlungen nicht über lange Zeit hin zu geben, da sich hierdurch der Reiz abschwächen würde. RUHMANN empfiehlt deshalb eine intervalläre Behandlung: d. h. etwa 12 Minuten den Strahlenreiz gegeben, 3 Minuten Pause, und dann erneuter Strahlenreiz.

Es soll hier nicht noch einmal auf die einzelnen Indikationen der Wärmebehandlung eingegangen werden. Vor allen Dingen in der Therapie der rheumatischen Erkrankungen hat sich die Wärmetherapie einen sicheren Platz erobert. Kurz soll noch darauf hingewiesen werden: daß alle akuten Erkrankungen dabei — auch die Nervenentzündungen — nicht mit intensiver Wärme behandelt werden dürfen. Der milde Wärmereiz ist hierbei wohltuender.

III. Umwandlung der elektrischen Energie in Licht

Bei den zuletzt besprochenen Apparaten war es nicht nur die Umwandlung des Stromes in *Wärme*, hier tritt auch schon die *Lichtwirkung* in Erscheinung, und wie schon AMPERE 1835 feststellte, sind beide der gleichen Art. Was als Wärmestrahl fühlbar, als Lichtstrahl sichtbar ist, bedeutet nur einen kleinen Ausschnitt aus der Skala der **elektromagnetischen Wellen.** Gewiß, für die Theorie des Lichtes reicht die Wellentheorie nicht aus, um alle Erscheinungen des Lichtes zu erklären, so daß daneben noch eine andere Theorie bestehen bleibt, die uns aber hier nicht interessieren soll. Wir wollen vielmehr jetzt uns etwas näher mit den elektromagnetischen Wellen befassen.

Die brandende Meereswelle oder das wogende Kornfeld geben uns eine anschauliche Vorstellung von der sich bewegenden Welle, die über das Meer oder das Kornfeld hinwegzulaufen scheint. Und doch, jedes Wasserteilchen und jede Kornähre bleibt an seinem Ort und schwingt nur auf und nieder. Auch ein Kork, der auf dem Wasser schwimmt, würde nur herauf und herunter tanzen; die einzelnen Teilchen also bewegen sich senkrecht zur Fortpflanzungsrichtung. Man spricht deshalb von einer *Querwelle*.

Schwingen die Teilchen in der Richtung der Welle, so spricht man von einer *Längswelle.* Die elektromagnetischen Wellen sind Querwellen. Ein Wellenberg und ein Wellental folgen einander, und den Abstand zwischen zwei Punkten des gleichen Schwingungszustandes nennen wir eine **Wellenlänge** (λ). Diese Wellenlänge kann verschieden groß sein. Wir können sie nach km, m, mm oder einem tausendstel mm messen $= 1\,\mu$ (Mikron). Außer der Wellenlänge ist aber noch wichtig die *Anzahl der Schwingungen in der Sekunde,* d. h., wie oft ein Teilchen in der Sekunde auf und nieder schwingt. Diese Anzahl der Schwingungen in der Sekunde, diese Schwingungszahl, bezeichnen wir mit **Frequenz.** Eine Schwingung in einer Sekunde bezeichnen wir als 1 Hertz (abgekürzt Hz). Tausend Schwingungen in einer Sekunde wären 1 Kilohertz (kHz). Die *Fortpflanzung* einer Wellenlänge hat nicht nur eine Richtung, sie hat auch eine Geschwindigkeit. Diejenige Strecke, die eine Welle in einer Sekunde zurücklegt, nennen wir die **Fortpflanzungsgeschwindigkeit.** Und diese Fortpflanzungsgeschwindigkeit (c) ist abhängig von der Schwingungszahl (n) pro Sekunde, d. h. der Frequenz und der Wellenlänge (λ): $c = n \times \lambda$. Wir wollen uns diese schwere Formel wieder etwas bildlich vorstellen. Die Wellenlänge soll die Länge meiner Schritte sein, und die Schwingungszahl soll der Zahl entsprechen, wie oft ich meine Füße auf den Boden setze. Wenn ich zwei Sekunden noch zur Abfahrt des Zuges habe, so ist die Geschwindigkeit, mit der ich mich weiterbewege, d. h. fortpflanze, abhängig von der Länge meiner Schritte und auch davon, wie oft ich meine Beine aufsetze.

Nachdem wir diese schweren Begriffe der Fortpflanzungsgeschwindigkeit, der Frequenz und der Wellenlänge geklärt haben, wollen wir noch fragen, warum wir diese Wellen *elektromagnetische Wellen* nennen. Nun, es gibt einfache *mechanische Wellen,* wie z. B. die Schallwellen, die elektromagnetischen Wellen dagegen sind Schwingungen von elektrischen Teilen, welche zugleich ein magnetisches Feld erzeugen. Über dieses magnetische Kraftfeld wird später noch gesprochen werden.

Und alle die elektromagnetischen Wellen, also auch das Licht, haben eine sehr große Fortpflanzungsgeschwindigkeit: 300000 km pro Sekunde, während die mechanischen Schallwellen sich in der Luft nur mit 333 m in der Sekunde fortpflanzen, im Wasser allerdings schneller, 1485 m, im Eisen sogar mit 5100 m in der Sekunde, was schon die Indianer wußten, denn sie legten ihr Ohr an den metallischen Schienenstrang, weil sie bemerkt hatten, daß sie dadurch das Herannahen eines Zuges früher hören konnten als bei der Übertragung durch die Luft.

Um Ihnen eine Vorstellung von der Lichtgeschwindigkeit zu geben: Bevor wir das Wort 21 aussprechen, was eine Sekunde in Anspruch nimmt, würde der Lichtstrahl 7½mal um die Erde gelaufen sein.

Den Weg vom Mond zur Erde legt das Licht in 1⅓ Sekunden zurück.

Unter einem Lichtjahr verstehen wir andererseits die Strecke, welche das Licht in einem Jahr zurücklegt. Ein Stern, der ein Lichtjahr entfernt ist, liegt 9½ Billionen km weit.

Wenn wir uns vorstellen, daß viele Sterne 100, ja 1000 Lichtjahre entfernt sind, so können wir uns denken, daß der Stern, der heute uns noch leuchtet, vielleicht selbst gar nicht mehr existiert, nur seine Strahlen, die er aussandte, sind noch auf dem Wege zu uns.

Doch nun genug von der Fortpflanzungsgeschwindigkeit der elektromagnetischen Wellen. Alle elektromagnetischen Wellen haben die gleiche Fortpflanzungsgeschwindigkeit: etwa 300000 km in der Sekunde. Teilen wir sie aber nach ihrer *Wellenlänge* ein, so erhalten wir Strahlen der verschiedensten Wirkung. Die längsten Wellen sind die elektrischen Wellen, welche den technischen Wechselstrom liefern. Daran schließen sich die Wärmestrahlen, etwa von 3000 bis 450 mμ. Bei einer Wellenlänge von 780 aber beginnen diese Strahlen für unser Auge sichtbar zu werden, erst als Rot, Orange, Gelb und Grün über das Blau bis zum Violett; das ist die Skala also von 780 bis 400 mμ. Nur für diesen kurzen Wellenbereich sind unsere Augen empfänglich. Die folgenden Strahlen, die jenseits des Violetts liegen, die ultravioletten Strahlen, sind zwar biologisch sehr aktiv, doch für uns nicht mehr sichtbar. Genau wie jene Strahlen, die kurz unterhalb des Rotlichts liegen, die infraroten Strahlen, wohl wirksam, aber unsichtbar sind. Noch kürzere Wellenlängen weisen die Röntgenstrahlen und schließlich die Radiumstrahlen auf.

Also aus der großen Familie der elektromagnetischen Wellen ist für uns nur ein ganz kleiner Teil als **Licht** sichtbar. Bevor wir über die Lichtbehandlung sprechen, aber zuerst noch ein paar Worte über jene Strahlen, welche nach ihrer Wellenlänge unterhalb der sichtbaren Strahlen des Rots liegen, die **infraroten Strahlen.** Diese Infrarotstrahlen zeigen eine gute Tiefenwirkung, gesteigerte Blutzufuhr, weshalb man allerdings bei Gefahr von Blutungen mit ihrer Anwendung zurückhaltend sein muß. Außerdem sind sie frei von der Beimengung aller solcher Strahlen, denen eine Reizwirkung zukommt. Deshalb werden sie bei rheumatischen Leiden und bei Neuralgien sehr gern angewandt. Erzeugt werden diese Strahlen in einer Spirale, welche mit Strom beschickt wird, so daß sie warm, jedoch nicht glühend wird. Wie überhaupt eine stärker spürbare Wärmewirkung bei der Anwendung dieser sogenannten *Langwellenstrahler* fehlt. Ein gutes Modell ist die *Hexamikron-Lampe*. Als Abstand wählt man 25 bis 30 cm, Behandlungsdauer beträgt etwa 15 bis 20 Minuten.

Übrigens auch das rotglühende Glas sendet Infrarotstrahlen aus und war dabei als Berufskrankheit die Ursache von Trübungen der Augenlinse (dem sogenannten *Feuerstar*).

Das **Licht als Heilfaktor** fand zuerst seine Anwendung in der Sonnenbehandlung. Schon lange als religiöser Kult geübt, ja, unser Wort heilen leitet sich wohl ab von dem Worte helios, die Sonne. Zuerst entstanden *Sonnenheilanstalten* im Gebirge. Vor etwa 80 Jahren war es ein Naturheilkundiger, A. Rikli in Veldes, Oberkrain, welcher die ersten Sonnenkuren durchführte. Bald hatte man aber auch erkannt, daß im Flachland, ja auf einem sonnenbeschienenen Balkon, erfolgreiche Sonnenbestrahlungen durchführbar waren. Das Sonnenlicht bietet außer den Lichtstrahlen uns auch die Wärmestrahlen. So umfaßt das Sonnenspektrum alle Strahlen von 3000 bis 230 mμ. Vor allen Dingen liefert uns das Sonnenlicht unter den ultravioletten Strahlen die Dorno-Strahlen von 320 bis 290 mμ, während in den künstlichen Strahlern nur die ultravioletten Strahlen C vorhanden sind mit einer Wellenlänge unter 290 mμ. Der Anteil der ultravioletten Strahlen wird naturgemäß um so größer, je geringer die Dunstschicht ist, also von der Höhenlage abhängig. Aber die Sonnenbestrahlung stellt eine starke Reizwirkung dar und muß deshalb besonders im Hochgebirge dosiert werden, so daß man am ersten Tage nur die Unterschenkel fünf Minuten dem Sonnenlicht aussetzen darf, am zweiten Tage verlängert man diese Bestrahlungszeit auf zehn Minuten und nimmt den Oberschenkel auf fünf Minuten hinzu und schleicht sich somit langsam in eine Ganzbehandlung ein. Im Tiefland kommt die ultraviolette Wirkung aber erst nach einer Stunde Dauer eines Sonnenbades zur Wirkung. Und da in einem nördlichen Klima die Sonne nicht oft zu scheinen pflegt, deshalb sah man sich nach einer *künstlichen Lichtquelle* für ultraviolette Strahlen um. Dem Spektrum der natürlichen Sonne am ähnlichsten ist die **Kohlenbogen-Lichtlampe,** welche Wärmestrahlen und auch ultraviolette Strahlen ergibt. FINSEN führte zuerst diese Behandlung ein. Bei diesen Kohlenlichtlampen entsteht ein Lichtbogen zwischen zwei Polen, wobei der positive Pol kraterförmig sich aushöhlt. FINSEN wandte zuerst diese Lampen an, doch wirkte die große Hitzeentwicklung störend, besonders weil er diese Lichtbehandlung bei der Hauttuberkulose anwenden wollte und die Lichtquelle dabei recht nahe an den Krankheitsherd gebracht werden sollte. Durch ein Kühlsystem aus Bergkristall konnte er den Nachteil der großen Hitzeentwicklung ausgleichen und zu schönen Heilerfolgen bei der Hauttuberkulose, dem Lupus, kommen.

Wenn auch diese Bogenlichtlampen in ihrer Strahlenlichtausbeute verbessert wurden, so finden sie doch heute nur noch in großen Instituten Anwendung, da wir inzwischen den Flammenlichtbogen durch einen glühenden *Quecksilberdampfbogen* in der *Quecksilberdampflampe* ersetzt haben. Eine Schwierigkeit war nur bei diesen Quecksilberdampflampen noch zu lösen: das gewöhnliche Glas läßt ultraviolette Strahlen nicht durch. Erst als man wußte, daß das Bergkristall für diese Strahlen durchlässig ist, konnte man solche Brenner aus Quarz oder Flußspat herstellen und dadurch auf weit bequemere Art ultraviolette Strahlen erzeugen als mit den Kohlenbogenlampen. In der Begeisterung nannte man diese Lampen „*künstliche Höhensonnen*", und doch ist ihr Licht weit verschieden von jenem der wirklichen Höhensonne. Einmal fehlen hier die Wärmestrahlen, nur ein kaltes Licht wird uns geliefert, und zum zweiten werden mehr ultraviolette Strahlen, aber von einer anderen Wellenlänge als von der richtigen Sonne ausgesandt. Den Nachteil der fehlenden Wärme können wir durch daneben aufgestellte Wärmelampen beheben.

Aber die reichliche Menge ultravioletter Strahlen erfordert besondere Vorsicht und Aufmerksamkeit. Wie beim Sonnenbrand ist hier die Gefahr einer *Hautentzündung*, eines zu starken Erythems, gegeben. Und wichtig ist es, daß genau wie bei der Sonneneinwirkung das Erythem nicht sofort, sondern nach einer Latenzzeit nach acht bis zehn Stunden auftritt, so daß wir leider eine Überdosierung erst zu spät bemerken.

Eine solche Ultraviolettbestrahlung ist eine starke Reizbestrahlung mit vermehrtem Eiweißumsatz. Sie ist deswegen bei frischer Lungentuberkulose wegen Gefahr der Aktivierung verboten, außerdem bei allen akuten, fieberhaften Prozessen und bei Blutungsneigung, ferner auch bei akuten Ekzemen. Zur Behandlung wird vor allen Dingen die *Ganzbestrahlung* durchgeführt. In zweifacher Weise können wir dabei vorgehen; denn zwei Dinge sind dabei veränderlich: einmal die Zeit und zum anderen der Abstand. Lassen wir den *Abstand* gleich, etwa 1,2 m, so beginnen wir von vier Seiten mit je einer Minute täglich, steigern um je 50% bis zu 15 Minuten je Seite. Oder aber wir lassen die *Zeit* konstant, 15 Minuten, und reduzieren die Distanz jedesmal um 10 cm bis zum Abstand von 60 bis 70 cm, im ganzen etwa 20 Bestrahlungen. Wir dürfen nicht vergessen, daß die Lichtstärke quadratisch mit zunehmender Entfernung steigt, d. h. halbieren wir den Abstand von der Lichtquelle, so vervierfachen wir ihre Intensität (Wirkung).

Noch ein paar andere wichtige *Vorsichtsmaßnahmen* sind erforderlich. Die Augen müssen durch eine Schutzbrille geschützt sein. Der Brenner soll sich nicht über dem Patienten befinden, um nicht bei eventuell vorkommendem Bruch für ihn eine Gefahr zu bedeuten. Ist es zu einem solchen Bruch gekommen, müssen die Quecksilberteilchen gut entfernt werden, da Quecksilber leicht verdampft und eine Gefahr bedeutet. Noch ein paar technische Angaben: Der Brenner darf nicht feucht abgewischt werden, höchstens mit etwas Alkohol. Und schließlich ist die volle Lichtstärke erst nach drei bis fünf Minuten erreicht, und die Wirkung hängt von dem Alter des Brenners ab, so daß besonders bei neuen Brennern Vorsicht in der Dosierung geboten ist.

Die älteren Höhensonnenapparate bestanden aus einem stabförmig gebogenen luftleeren Rohr aus Quarzglas, bei dem an beiden Seiten ein Metalldraht eingeschmolzen war. Dieses Rohr war mit Quecksilber gefüllt, und beim *Kippen* waren die beiden Metallpole durch das Quecksilber miteinander verbunden. Beim Zurückbiegen entstand durch Verdampfen des Quecksilbers ein Quecksilberdampf- und Lichtbogen. Die neuen Apparate sind so eingerichtet, daß das Kippen vermieden wird. Hier ist an einer Stelle ein Wolfram-Wendel mit etwas Quecksilber eingelassen, so daß hier nach Einschalten des Stromes das Quecksilber verdampfen kann. Außerdem enthalten diese Röhren eine Spur Edelgas.

Schließlich gibt es auch ganz kleine Quecksilberlampen, bei denen eine kleine Quecksilberbogenlampe mit einem gewöhnlichen Leuchtdraht umgeben ist. Sie paßt für jede Fassung: Ultra-Vita-Lux-Lampe.

Außer der allgemeinen Bestrahlung mit der Höhensonne kennen wir noch die Anwendung als **Reizfeldbestrahlung**, wo uns gerade das Auftreten des Erythems erwünscht ist. Besonders bei der Ischiasbehandlung hat sich diese lokale Erythembehandlung eingeführt. Nur ein Feld von etwa 15 × 15 cm wird durch Abdecken mittels Tüchern freigelassen und bestrahlt. Bei der Ischiasbehandlung haben wir vier Felder der gleichen Größe zu bestrahlen. Das erste Feld in der Lendengegend, das zweite im Gesäß, dann an der Rückenseite im Verlauf des Ischiadikus und schließlich auch an der Außenseite der Wade; abschließend eventuell auch noch an der Außenseite des Fußes. Um ein solches Erythem zu erzeugen, werden wir bei der großen Quarzlampe etwa fünf Minuten bei 50 cm Abstand nötig haben, wobei wir allerdings die individuelle Empfindlichkeit berücksichtigen müssen. Blonde Menschen sind empfindlicher als brünette. Auch müssen wir danach fragen, ob die Patienten vorher mit Medikamenten behandelt sind. Nach Einnahme von Arsen, auch schon in der Form der Dürckheimer Maxquelle, wird die Empfindlichkeit gegen ultraviolette Strahlen größer. Jeden Tag darf nur ein Feld bestrahlt werden, und die Wiederholung findet in einigen Tagen statt, wenn die Reaktion abgeklungen ist. Einpudern hilft gegen starke Reizerscheinungen; Wasser darf dagegen nicht angewandt werden.

Die Höhensonne ist in Laienkreisen sehr beliebt geworden. Und so sah sich die Krankenkasse genötigt, strenge *Richtlinien* aufzustellen, aus welchen hervorgeht, bei welchen Erkrankungen die Höhensonnenbehandlung als Heilmittel anzusehen ist; denn für ein Verschönerungsmittel ist die Sozialversicherung nicht zuständig. Auch die zur Zeit so beliebte „Braunomanie“ kann nicht auf Kosten der Allgemeinheit befriedigt werden. Die wichtigste Indikation ist die floride *Rachitis*. Wir wissen, daß hier durch die Ultraviolettbestrahlung die Vorstufe des Vitamin D, das Ergosterin, in der Haut frei wird. Auch die hartnäckigen Ekzeme an Mund, Nase, Auge und Ohren, sogenannte Skrofulose, erfordert die Anwendung der Höhensonne. Ebenso die Tuberkulose der Knochen, die sogenannte *chirurgische Tuberkulose*, und die Tuberkulose der äußeren Drüsen. Neuerdings kommt noch hinzu, daß man auch günstige Erfolge von Höhensonnenbestrahlung im abklingenden Stadium des Gelenkrheumatismus gesehen hat.

IV. Direkte Anwendung des elektrischen Stromes

Wie wir die umgewandelte elektrische Energie als Wärme und Licht in der Therapie verwenden, haben wir gesehen. Nun aber können wir auch den elektrischen Strom *direkt* dem Menschen zuführen, und zwar so, daß der Mensch oder ein Abschnitt desselben in den Stromkreis eingeschaltet, somit einen Teil dieses Stromkreises bildet und von Strom durchflossen wird. Wir wollen zuerst von jener Stromart sprechen, welche gleichmäßig in einer Richtung dauernd fließt: dem **konstanten Gleichstrom.**

Wie erhalte ich solch einen konstanten Gleichstrom? Wenn der Strom dauernd fließen soll, müssen von einer Dauerquelle fortlaufend neue Elektronen geliefert werden. Wir wollen hier von genauen physikalischen Erklärungen absehen, sondern uns vielmehr an jene Tatsache halten, daß, wenn wir zwei verschiedene Metalle, z. B. Kupfer und Zink, in ein Gefäß, welches mit verdünnter Schwefelsäure, welche den Strom nicht leitet, sondern einen sogenannten Halbleiter darstellt, tauchen, an der Grenze von Metall und Flüssigkeit eine elektrische Spannung entsteht. Eine solche Zusammensetzung nennen wir Element, und da GALVANI zuerst diesen Versuch ausgeführt hat, sprechen wir auch bei der Behandlung mit einem konstanten Gleichstrom von **Galvanisieren.** Ein solches Element liefert erstens einen sehr schwachen Strom, und zweitens erschöpft es sich rasch. Wir wenden deshalb heute ein solches Element nur noch selten an; nur dann, wenn wir unterwegs keine Möglichkeit haben, den Strom aus dem Lichtnetz zu beziehen, kennen wir diese Art der Anwendung in der Form einer Taschenlampenbatterie oder eines Trockenelementes. Trocken ist es allerdings nicht, nur ist hier kein flüssiger, sondern ein breiartiger Elektrolyt vorhanden. Zwei verschiedene Metalle, jetzt meist Kohle und Zink, müssen aber vorhanden sein. Es ist nicht gleichgültig, welche Metalle wir nehmen, und nach der Erfahrung haben wir eine sogenannte Spannungsreihe aufgestellt, die mit Zink, Blei, Zinn beginnt und mit Kohle und Braunstein endet. Je weiter die Metalle in dieser Spannungsreihe voneinander getrennt sind, um so größer ist die entstehende Stromspannung. Aber wie gesagt, wir wenden heute diese Elemente nur noch notfalls dort an, wo kein elektrischer Strom uns geliefert wird.

Der normale technische Strom, wie er uns vom Elektrizitätswerk geliefert wird, ist zur direkten Behandlung nicht zu gebrauchen. Wir müssen seine Spannung reduzieren, was bei Wechselstrom durch einen Transformator leicht zu bewerkstelligen ist; oder wir verwenden einen Motor-Generator, der den Wechselstrom in Gleichstrom umformt und durch Kondensatoren glättet, wie dies beispielsweise beim Multostat geschieht. Dieser Strom kann dann als reiner Gleichstrom für Galvanisation verwendet werden.

In beiden Fällen sind die Stromkreise völlig getrennt; der Patientenstromkreis steht in keiner leitenden Beziehung zu dem 220 Volt Spannung aufweisenden Stromkreis des Elektrizitätswerkes, so daß wir dadurch jede Gefahr für unsere Patienten ausgeschaltet haben.

Dieser konstante Gleichstrom fließt also dauernd in einer Richtung. Wie wir schon besprochen hatten, bleiben wir in der Medizin bei der alten Bezeichnung: er fließt von Plus zu Minus. Wenn ich nun einen Teil des Körpers in diesen Stromkreis mit einschließe, so nenne ich die Eintrittsstelle in den Körper, d. h. den *positiven Pol*, die *Anode*, die Austrittsstelle, den *negativen Pol*, die *Kathode*. Es kann manchmal notwendig und von Vorteil sein, die Richtung des Stromes zu ändern, ohne daß ich erst in umständlicher Weise die Zuleitungskabel umlegen muß. Dazu sind in modernen Apparaten sogenannte *Stromwender* vorgesehen. Sie weisen verschiedene Konstruktion auf, und es ist deshalb notwendig, sich genau mit der Einstellung dieses Stromwenders vertraut zu machen. Bei manchen großen Apparaten, wie dem Multostaten, findet man einen Schaltknopf mit der Bezeichnung „N“, d. h. Normal, dann ist die mit Positiv bezeichnete Polklemme auch wirklich die Anode. Schalte ich auf das Zeichen „W“ um, so habe ich den Strom gewechselt, d. h. die mit dem Pluszeichen versehene Anodenklemme ist jetzt zum negativen Pol, zur Kathode geworden.

Wie stark ist nun der elektrische Strom, welchen ich dem Körper zuführe? Stromstärke, wissen wir, wird nach Ampere gemessen; aber ein Ampere wäre viel zu stark. Wir messen daher nach tausendstel Ampere, nach *Milliampere*. Zum Ablesen der Stromstärke dient das *Milliamperemeter*. Damit ich bei größeren Apparaten auch einen größeren Meßbereich habe, kann dieses Milliamperemeter auf verschiedene Meßbereiche umgestellt werden, wozu für gewöhnlich ein kleiner Knopf, welcher oben an dem Meßapparat angebracht ist, dient. Habe ich diesen Knopf so gedreht, daß oben eine 1 erscheint, so ist auf meiner Skala 1 Milliampere auch wirklich 1 Milliampere. Stelle ich aber oben auf den Meßbereich 10 ein, so ist ein Teilstrich nicht 1, sondern 10 mA. Und stelle ich sogar den Meßbereich 100 ein, so ist ein Teilstrich 100 mA. Also bitte, bevor wir die Spannung an den Patienten legen, zuerst auf die Einstellung des Milliamperemeters achten. Hier besteht eine Gefahrenquelle. Aber bei den großen Apparaten ist eine solche mehrfache Einteilung deshalb erforderlich, weil ich bei solchen Apparaten zu bestimmten Zwecken, wie wir später sehen werden, z. B. bei elektrischen Bädern, höhere Stromstärken anwenden muß. Bei kleinen Apparaten finden wir eine solche Unterteilung nicht. Bei einem guten Milliamperemeter wird der Nullpunkt in der Mitte liegen und die Einteilung nach der Rechten sowohl wie nach der Linken eingezeichnet sein. Wende ich den Strom, so wird die Nadel des Instrumentes dabei nach der entgegengesetzten Seite ausschlagen.

Auf welche Art nun führe ich den elektrischen Strom dem Patienten zu? Verschieden große Metallplatten dienen zur Überleitung des Stromes. Wir nennen dieselben **Elektroden.** Die Zuführung vom Apparat zur Elektrode findet durch Kabel statt, welche natürlich isoliert sein müssen. Für gewöhnlich werden sie durch kleine Schraubkontakte befestigt. Um immer gleich einen Überblick zu haben, mit welchem Pol ich arbeite, empfiehlt es sich, nach altem Brauch das rotgewickelte Kabel für den negativen Pol, die Kathode, zu benutzen. Wie wir später sehen werden, ist es bei mancher Behandlungsart erforderlich, den Strom zu unterbrechen. Deshalb ist bei manchen Elektroden an den Elektrodenhaltern, die immer aus einem isolierenden Holzgriff bestehen, eine Unterbrechungsvorrichtung angebracht (Unterbrecherelektrode).

Für diese Elektroden sind noch einige Vorschriften streng zu beachten: Die Wirkung des elektrischen Stromes besteht in einer chemischen Zersetzung, wobei das Molekül in seine Atome zerlegt wird. An der Anode bildet sich Säure, an der Kathode Alkali. Diese chemische Umsetzung findet immer an der Grenzfläche zwischen dem Metall und dem darunterliegenden Flüssigkeitsleiter statt. Deshalb darf ich bei der Zuführung des galvanischen, d. h. konstanten Gleichstromes, niemals eine blanke Metallelektrode auf die Haut legen. Es würde sonst eine Verätzung — um eine solche handelt es sich nämlich bei dem elektrischen Schaden, nicht um eine Verbrennung — an der Haut auftreten. Alle Elektroden müssen deshalb mit einem *Baumwollstoff,* der mit warmem Wasser *angefeuchtet* werden muß, überzogen sein. Warum wir mit feuchten Elektroden arbeiten, hat aber noch einen zweiten Grund. Die trockene Haut setzt dem elektrischen Strom einen weit größeren Widerstand entgegen als die feuchte Haut. Deswegen sprachen wir ja auch von der Gefahr des Berührens elektrischer Apparate mit feuchten Händen. Etwa 6000 bis 4000 Ohm beträgt der *Widerstand der trockenen Haut,* welcher nach Anfeuchten der Haut auf etwa 2000 Ohm herabsinkt. So ist z. B. auch die feuchte Haut eines Basedowkranken leichter für Strom durchlässig als die trockene eines Myxödemkranken. Also der Hautwiderstand ist sehr groß. Immer ist doch die Haut ein Schutzorgan, selbst gegen den elektrischen Strom. Ist der Widerstand der Haut überwunden, so spielen die anderen Gewebe in bezug auf den Widerstand keine Rolle. Und darum ist es gleichgültig, ob wir die Elektroden nahe aneinanderlegen oder weiter voneinander entfernt. Übrigens geht der Strom im Körper nicht gradlinig, sondern er sucht sich den Weg, der ihm den geringsten Widerstand bietet, meist läuft er entlang den Blutgefäßen.

Jetzt wollen wir noch über die **Größe der Elektroden** sprechen, die zur Anwendung kommen. Daß ich zwei Elektroden brauche, um Teile des menschlichen Körpers in den Stromkreis einzubeziehen, ist wohl ohne weiteres klar. Aber die Wirkung auf den Körper hängt doch wesentlich von der Größe der Elektrode ab. Denn die Konzentration des Stromes ist auf einer kleinen Fläche, einer kleinen Elektrode, viel stärker als auf einer großen Elektrode. Nehmen wir wieder einen Vergleich vom Wasser her. Bei der gleichen mir zur Verfügung stehenden Wassermenge ist es für meinen Arm doch ein spürbarer Unterschied, ob ich diese Wassermenge aus einer großen Regendusche auf den Arm fallen lasse oder aus derselben Höhe in einem schmalen, konzentrierten Strahl. Der konzentrierte Strahl wird stärker auf die Haut einwirken. Nun wollen wir dasselbe etwas physikalischer ausdrücken. Diese Konzentration des Stromes auf der Elektrode nennen wir **Dichte.** Und diese Dichte ist um so größer, je größer die Stromstärke ist, also Milliampere, aber je kleiner die Elektrode. Als Formel ausgedrückt: Dichte (D) $= \frac{I}{F}$ wobei I die in Milliampere gemessene Stromstärke und F die Fläche meiner Elektrode darstellt.

Also sehen wir, daß die kleine Elektrode diejenige mit größerer Wirkung ist. Ich bezeichne sie als die **differente Elektrode.** Die weitaus größere benutze ich nur zur Zuführung des Stromes. An ihr darf ich keine elektrischen Erscheinungen spüren. Sie wird deshalb als **indifferente Elektrode** bezeichnet. Die indifferente Elektrode wähle ich groß, etwa 100 qcm, so daß sie keinerlei Reizwirkungen mehr geben darf. Äußert der Patient etwa Empfindungen an dieser Elektrode, dann könnte einmal die Stromstärke zu hoch sein, oder aber, was dann meist der Fall ist, dieselbe liegt nicht mit ihrer ganzen Fläche auf, sondern ist gekantet, so daß sie dann als kleine Elektrode wirkt. Wo ich diese indifferente Elektrode auflege, ist gleichgültig, da wir ja gesehen haben, daß nach Überwinden des Hautwiderstandes der Weg für den elektrischen Strom frei ist. Am Nacken legen wir sie besser nicht an, weil es dort Reizerscheinungen an den Hirnnerven geben kann. Wir können sie am Rücken anlegen oder auch am Oberschenkel. Oft geschieht das auch an der Brust, nur dürfen wir dabei eins nicht vergessen: Ist der Patient sehr abgemagert, so daß die einzelnen Rippen hervortreten, ist hier oft nicht eine völlige Berührung des Körpers mit der Elektrode gegeben. Zur Behandlung benutze ich als Arbeits- oder auch als Reizelektrode eine solche mit einer kleinen Fläche, weil eben dann die Stromdichte groß ist.

Man hat verschiedene *Größen* hier als *Arbeitselektrode* angewandt. 10 qcm Fläche ist die ERBsche Elektrode, die man als Normalelektrode bezeichnete. Doch erwies sich diese für manche Fälle in ihrer Reizwirkung nicht stark genug, so daß man heute eine Elektrode von 3 qcm Fläche, die STINTZINGsche Elektrode, vorzieht. Manche Elektroden weisen auch die Form eines Knopfes auf, aber 3 cm Durchmesser behagte den Menschen, die in einem Dezimalsystem zu denken gewohnt waren, nicht. Man versuchte deswegen eine Elektrode mit 1 cm Durchmesser zu benutzen. Doch hier war schon die Grenze erreicht. Diese Elektrode war durch zu starke Dichte oft unnötig schmerzhaft.

Würden wir noch kleinere Elektroden anwenden, vielleicht gar spitz in Form einer Nadel, vielleicht auch ohne feuchte Zwischenlage, dann würde die Verätzung da sein, ja, manchmal wollen wir dieselbe erreichen. Und damit sind wir bei der **Elektrolyse.** Diese Elektrolyse stellt eine chemische Zersetzung durch den elektrischen Strom dar. Nicht jeder Körper wird chemisch vom elektrischen Strom verändert. Durch einen **Leiter erster Ordnung,** wie durch Kupferdraht, fließt der Strom durch, ohne ihn zu verändern. Durchfließt der Strom aber einen **Leiter zweiter Ordnung,** einen sogenannten **Elektrolyten,** z. B. schwache Säuren, Basen- oder Salzlösungen, so tritt eine chemische Zersetzung, eine Elektrolyse auf. Und unser Körper ist ebenfalls nur ein Leiter zweiter Ordnung. Hänge ich in ein Gefäß mit schwach angesäuertem Wasser zwei Drähte und verbinde einen mit dem positiven, den anderen mit dem negativen Pol, so bildet sich an dem *positiven Pol* **Sauerstoff,** am *negativen* dagegen **Wasserstoff.** Und weil das Molekül Wasser aus zwei Atomen Wasserstoff und einem Atom Sauerstoff besteht, wird an dem negativen Pol die doppelte Menge Gasblasen aufsteigen als am positiven. Auf diese Weise kann ich übrigens auch erkennen, welches mein positives Kabel ist.

Nun, der Wasserstoff wirkt erweichend. Will ich also ein Haar oder eine Warze entfernen, so werde ich an die differente Arbeitselektrode, in diesem Fall meine Nadel, den negativen Pol, die Kathode, legen, und irgendwo am Rücken oder am Arm die große indifferente Elektrode mit dem positiven Pol verbinden. Habe ich mit der Nadel in die Haarpapille eingestochen, werde ich langsam den Strom bis etwa 8 mA ansteigend anschalten, wobei ich beobachten kann, wie längs der Nadel etwas Schaum aufsteigt. Leicht läßt sich dann das Haar nach dieser Aufweichung mit einer Pinzette herausziehen. Dieselbe Methode kann ich auch zur Entfernung kleiner Warzen anwenden. Die Einwirkung des Sauerstoffes dagegen führt zu einer Verkohlung, Verbrühung. Und bei Verschorfungen oder zur Blutstillung hat man auch früher den positiven Pol, die Anode, benutzt.

Zum Schluß müssen wir noch einige Worte über die **biologische Wirkung** des galvanischen Stromes sagen; denn wir wollen ja wissen, bei welchen Krankheiten wir ihn anwenden können.

Zwei Wirkungen stehen im Vordergrund: einmal die Auslösung von *Kontraktionen* am Muskel und zweitens vor allem die Beeinflussung der *Erregbarkeit* des Nerven. Wir können diese Erregbarkeit steigern, wir können sie aber auch herabsetzen. Herabsetzen wollen wir diese Erregbarkeit bei **Neuralgien.** Und wie wir das erreichen, das soll jetzt noch besprochen werden, während wir auf die Steigerung der Erregbarkeit, d. h. die Behandlung von Lähmungen, erst dann eingehen, wenn wir in der nächsten Stunde die zweite Stromart, den in seiner Richtung wechselnden Strom (faradischen Strom), kennengelernt haben.

Im Tierversuch hat es sich gezeigt, daß die von der Anode und der Kathode ausgehende Wirkung auf den Nerven eine verschiedene ist. Und man hat dasselbe auch beim Menschen angenommen. Wenn wir auch wissen, daß der stabile Strom überhaupt einen erregungsdämpfenden Einfluß auf die Nerven ausübt, so ist doch die **Herabsetzung der Nervenerregbarkeit an der Anode** größer, während wir an der **Kathode** mehr eine **Erhöhung der Erregbarkeit** finden. Bei erhöhter Nervenerregbarkeit, einer Neuralgie, wenden wir deswegen die beruhigende Wirkung der Anode an. Das ist das erste Gebot. Und zum zweiten dürfen wir nur kleine Stromstärken anwenden, höchstens 2 mA pro 10 qcm; denn auf die Dichte kommt es an. Manchmal können wir noch schwächer einschalten, wobei wir uns nach der Empfindlichkeit und der Art des Nerven richten. Wir müssen also dauernd das Milliamperemeter im Auge behalten. Nicht nur bei der Einstellung; denn unter der Einwirkung des elektrischen Stromes wird die Leitfähigkeit der Haut größer.

Nur der schwache galvanische Strom hat eine beruhigende Wirkung. Jede Unterbrechung, ja schon jede Schwankung in der Dichtigkeit, führt zu einer Erregung des Nerven. Und die soll selbstverständlich bei einer Neuralgie vermieden werden. Darum muß ich die Elektroden anlegen, bevor ich, und das nur langsam einschleichend, den Strom einschalte. Und genau so wäre es ein Fehler, wenn ich nach 5 oder 10 Minuten bei Beendigung der Behandlung den Strom plötzlich abschalten würde. Diese plötzliche Schwankung würde eine Erregung des Nerven bedeuten. Ich darf also nur allmählich zurückgehend die Behandlung beenden und nicht plötzlich den Strom schließen.

Und schließlich führt man am besten eine Querdurchströmung aus, da bei einer Längsdurchströmung oft Schmerzen auftreten können, weil die Stromdichte sich entlang der Nervenbahnen verdichtet.

Um diese *Quergalvanisation* zu ermöglichen, hat KOWARSCHIK zur Behandlung der Ischias eine besondere Quergalvanisation mit großen Elektroden angegeben. Zwei etwa 80 und 100 cm lange und 8 bis 10 cm breite streifenförmige Zinnfolien-Elektroden werden mit nassem Frotteestoff umgeben, und eine Elektrode wird hinten in die Gesäßgegend bis zur Ferse, die kürzere, etwa 80 cm lange, auf die Vorderseite des Beines gelegt, die hintere wird mit der Anode verbunden. Ganz langsam wird der Strom eingeschaltet, wobei bei diesen großen Elektroden naturgemäß die Stromstärke höher sein muß, etwa 50 bis 60 mA. Die Dauer der Behandlung beträgt 20 bis 25 Minuten und wird am besten jeden zweiten Tag durchgeführt, wobei gerade bei chronisch neuritischen Fällen in etwa zwei bis vier Wochen die Beschwerden, vor allem das lästige Taubheitsgefühl, schwinden.

Gern wird auch die elektrische Behandlung bei den Neuralgien im Bereiche des Kopfes, besonders der Trigeminus-Neuralgie, angewandt. Eine kleine, etwa 5 × 5 cm große in feuchten Mull gehüllte Stanniol-Elektrode, mit dem positiven Pol verbunden, wird mit Binden an der schmerzhaften Stelle festgebunden, während als Gegenelektrode der negative Pol mit einer größeren Elektrode gegen die Brust gehalten wird. Dieselbe Art der Anwendung ist auch bei der Okzipitalneuralgie gebräuchlich. Die Stromstärke muß auch hier wie bei allen Neuralgien verschieden sein, je nach der Plattengröße höchstens 5 mA.

V. Faradischer Strom

Nachdem wir den konstanten Gleichstrom, den galvanischen Strom, seine verschiedene Wirkung an der Anode und der Kathode, und auch sein Anwendungsgebiet, allerdings nur seine beruhigende Wirkung bei Neuralgien, besprochen hatten, wollen wir heute den Strom besprechen, welcher nicht gleichmäßig konstant in einer Richtung fließt, sondern wo ein dauernder Wechsel, eine Änderung in seiner Richtung vorhanden ist. Fast ist es unnötig zu sagen, daß wir bei einem solchen Strom nie von einer Anode oder einer Kathode sprechen können, weil einmal der eine Pol positiv, mal negativ ist, im dauernden Wechsel.

Wie können wir nun einen solchen Strom erzeugen? Wir wollen bei der Beantwortung dieser Frage gleich etwas auf die Entstehungsgeschichte eingehen. Dieser *Wechselstrom* ist eine Kombination des elektrischen Stromes mit dem *Magnetismus*. Schon die alten Griechen wußten, daß es Steine gibt, welche die Fähigkeit haben, Eisen anzuziehen und festzuhalten. Diese natürlichen Magneteisensteine erwähnt auch Plato und nannte sie, da sie in Magnesia vorkamen: Stein von Magnesia. Und dieses Wort für Magnet hat sich erhalten, obgleich Thales schon einen Stein von Herakla in Lydien erwähnt, welcher dieselben Kräfte besaß. Bei einem Stabmagneten haben die beiden Enden die stärkste magnetische Kraft. Wir nennen sie Pole. Wird ein Magnet frei aufgehängt, so stellt sich immer derselbe Pol nach Norden ein. Man nennt ihn deshalb Nordpol, und das andere Ende bezeichnet man als Südpol. Gleichnamige Pole stoßen sich ab, ungleichnamige ziehen sich an. Da auch die Erde einen großen Magneten darstellt und die eine Spitze der frei aufgehängten Nadel eines Magneten stets nach Norden zeigt, wurde diese Eigenschaft schon frühzeitig bei der Schiffahrt als Kompaß angewandt.

Um einen Magneten befindet sich ein **magnetisches Kraftfeld.** Schütten wir Eisenfeilspäne auf ein Kartenblatt und halten einen Magneten darunter, so erkennen wir die Reichweite des Kraftfeldes an den Kraftlinien, in welchen sich die Eisenteilchen ordnen. Wir erkennen dabei, daß diese Kraftlinien bogenförmig von einem Pol zum anderen ziehen. Soweit vom Magnetismus und der schon von alters her bekannten Magnetnadel.

Bei einer Seefahrt will Oerstedt während eines Gewitters eine **Ablenkung der Magnetnadel** durch den Blitz festgestellt haben. Ob diese Beobachtung richtig war, ist fraglich, denn der Blitz stellt keinen elektrischen Strom dar, für welchen ihn Oerstedt noch hielt. Aber durch diese Beobachtung wurde er angeregt, die Wirkung des elektrischen Stromes auf die Magnetnadel zu untersuchen. Und so entdeckte er 1820, daß der elektrische Strom die Magnetnadel ablenkte. Wir können den Versuch heute sehr leicht wiederholen, indem wir einen isolierten Draht über den Kompaß legen und durch denselben Strom schicken, dann bemerken wir sogleich, daß die Magnetnadel aus ihrer Richtung abgelenkt wird. Was geht daraus hervor? Der elektrische Strom in einem Draht wirkt wie ein Magnet. Und genau so ordnen sich die Eisenfeilspänchen in kreisförmigen Kraftlinien an, wenn ich senkrecht einen Draht durch eine Pappscheibe, welche mit diesen Eisenspänen bestreut ist, stecke und durch denselben Strom schicke. Statt eines einfachen Drahtes wickle ich nun isolierten Draht in Windungen auf, so daß ich eine Spule (Solenoid) erhalte. Je stärker nämlich der Strom und je größer die Anzahl der Windungen ist, die ich um den Magneten führe, um so größer ist die Ablenkung der Magnetnadel. Leite ich durch eine solche Spule den elektrischen Strom, so stellt sie einen Magneten, einen Elektromagneten dar. Die magnetische Wirkung kann ich noch dadurch verstärken, daß ich einen Eisenstab in die Mitte der Spule einführe. Man erklärt sich die erhöhte Wirkung dadurch, daß dann ein geringerer Widerstand für die Kraftlinien vorhanden sein soll.

Groß ist das Anwendungsgebiet des Elektromagneten in der Technik. Elektromotoren, Transformatoren, magnetische Schalter (Relais) usw. wären ohne den Elektromagnetismus nicht denkbar.

In der Medizin wenden wir starke Elektromagneten an, um z. B. eisenhaltige Fremdkörper, welche in der Hornhaut fest eingeklemmt sind, hieraus zu entfernen.

Einen anderen Apparat, welchen wir im Haushalt täglich anwenden, müssen wir uns näher betrachten, nämlich: die elektrische Klingel. Gegenüber den Polen eines U-förmigen Elektromagneten ist ein Eisenstück (Anker), der an einer Stahlfeder befestigt ist, angeordnet. Dabei ist das eine Ende der Spule mit einem Pol verbunden, während der andere Pol in dieser Stahlfeder endet. Führe ich jetzt den zweiten Pol etwa durch einen Bananenstecker an diese Stahlfeder, so ist der Stromkreis geschlossen, die Spule wird magnetisch und zieht den Anker an. Durch dieses Anziehen wird aber der Stromkreis unterbrochen, da der Bananenstecker feststehend ist. Jetzt ist kein Strom mehr in der Spule, also ist sie nicht mehr magnetisch. Die Feder wird nicht mehr angezogen und schnellt zurück und berührt wieder den zweiten Pol, den Bananenstecker. Der Stromkreis ist dadurch wieder geschlossen, die Spule wird zum Elektromagneten, zieht wieder an, der Kontakt wird wieder unterbrochen, wieder zurückschnellen, und so geht das Spiel der Unterbrechung dauernd weiter. Lötet man an diese Feder einen Klöppel an und befestigt ihm gegenüber eine metallene Glocke, so schlägt er mit Unterbrechungen dagegen: Die Klingel ist fertig. Doch nicht wegen dieser Klingel haben wir so genau diesen Vorgang beschrieben, sondern weil wir hier eine Unterbrechungseinrichtung für den elektrischen Strom, einen sogenannten **Wagnerschen Hammer,** kennengelernt haben. Und wir werden später noch auf ihn öfter zurückkommen müssen.

Wir haben also gesehen, daß der elektrische Strom Magnetismus erzeugt. Und es war nun die Frage brennend: da sich alle Gesetze in der Natur umkehren lassen, ist es nicht möglich, durch Magnetismus elektrischen Strom zu gewinnen? Etwa 10 Jahre lang hat Faraday, der es vom Buchbinderlehrling bis zum Physikprofessor gebracht hat, nach der Lösung dieser Frage gesucht. Und damit er dieses Problem nie vergessen sollte, erzählt man, daß er dauernd bei sich eine Drahtspule und einen Magneten in seiner Tasche getragen hat. Und dabei war die Lösung so einfach. Der Magnet und der Draht allein genügen nicht; Bewegung ist erforderlich.

Wollen wir uns also diesen Versuch wiederholen, mit welchem FARADAY 1831 diese Zusammenhänge geklärt hat. Zwischen den Polen eines hufeisenförmig gebogenen starken Magneten, d. h. im magnetischen Kraftfeld, bewege ich einen Draht, dessen Enden ich mit einem empfindlichen elektrischen Meßinstrument verbunden habe. Führe ich den Draht in der einen Richtung, so schlägt das Meßinstrument nach der einen Seite aus, es ist also ein elektrischer Strom entstanden. Bewege ich den Draht zurück, so entsteht ein Strom in der entgegengesetzten Richtung. Das Instrument schlägt nach der anderen Seite aus. Dieser Strom heißt **Induktionsstrom.** Je schneller wir den Draht bewegen und je stärker der Magnet ist, um so stärker wird der induzierte Strom. Da wir bereits wissen, daß eine vom Strom durchflossene Spule ein Magnet ist, können wir den Magneten durch eine stromdurchflossene Spule, eventuell mit Eisenkern, ersetzen und den einfachen Draht durch eine stromlose Spule, die Sekundärspule. Bewege ich nun die Spulen gegeneinander, durch Entfernen oder Nähern, so entsteht in der zweiten sekundären Spule ein Strom, welcher seine Richtung beim Entfernen und Nähern jedesmal ändert. Es wäre sehr umständlich, müßten wir uns den Induktionsstrom nur durch diese Bewegung erzeugen. Statt dieser Induktion durch Bewegung der Spulen können wir nun auch eine Induktion durch Änderung der Stromstärke erreichen, d. h., wir verändern damit das magnetische Feld, indem wir in der Primärspule den Strom öffnen und schließen.

Aber das Aus- und Abstellen des Stromes würde durch einen einfachen Schalter nicht nur unbequem sein, sondern auch viel zu langsam gehen. Deswegen benutzen wir zur Unterbrechung den vorher so genau beschriebenen WAGNERschen Hammer. Und somit ist unser kleiner Induktionsapparat fertig. Eine primäre vom Strom durchflossene Spule, bei welcher die Stromzufuhr durch den WAGNERschen Hammer rhythmisch unterbrochen wird, und eine zweite sekundäre Spule, getrennt von dem anderen Stromkreis, in welcher ein seine Richtung ständig ändernder Strom erzeugt (induziert) wird, der Induktionsstrom. Dieser Strom wird in der Medizin als der reine **faradische Induktionsstrom** bezeichnet.

Infolge der Induktion entsteht bei der Stromschließung und -öffnung nun aber nicht nur in der zweiten Spule ein Induktionsstrom, sondern auch in der stromdurchflossenen Spule entsteht eine Spannung, ein Induktionsstrom. Beim Schließen ist der sekundäre Strom dem primären entgegengesetzt und schwächt ihn dadurch ab, beim Öffnen ist er dem primären gleichgerichtet und verstärkt ihn. Deshalb entsteht bei der Öffnung ein **Öffnungsfunke** (was wir schon erkennen können, wenn wir unseren elektrischen Kocher durch Herausziehen des Kabels aus der Steckdose abstellen, entsteht ein Öffnungsfunke, während beim Hineinstecken des Kontaktes kein Funke entsteht).

Wir sprachen im Beginn davon, daß der faradische Strom ein Wechselstrom ist. Das ist nur beschränkt richtig, denn infolge der Selbstinduktion der Primärspule und der Tätigkeit des WAGNERschen Hammers haben die entgegengesetzt wirkenden Stromstöße beim faradischen Strom eine ungleiche Stärke und ungleiche Form. Wir können den faradischen Strom deshalb am besten als eine *Serie von Öffnungsströmen* bezeichnen. Es gibt aber einen Wechselstrom, der nicht wie dieser faradische in solchen bei der Schließung und Öffnung verschieden hohen und steilen Kurven verläuft, sondern welcher gleichmäßig wellenförmig von Null ansteigend bis zu einer gewissen Höhe, dann abfallend wieder bis Null und ebenso allmählich in umgekehrter Richtung verlaufend einen wellenförmigen, einer Sinuslinie gleichenden Verlauf zeigt, und deshalb als sinuidaler Wechselstrom (Sinus-Strom) bezeichnet wird. Hier haben wir wieder Wellenberg und -tal, wie wir es vorher bei der Schwingung besprochen haben. Auch hier bezeichnet die Zahl der Schwingungen die Frequenz, welche nach HERTZ gemessen wird. Unser technischer Wechselstrom hat eine Frequenz von 50 Hz.

Wenn wir also von einer faradischen Behandlung sprechen, so kann uns der reine faradische Strom nur durch einen Spulenapparat mit WAGNERschem Hammer geliefert werden. Nun zur **biologischen Wirkung** des faradischen Stromes. Infolge seiner starken unterbrochenen Stromstöße wird er eine ganz andere Wirkung auf die Nervenendigungen der Haut ausüben als der gleichmäßige galvanische Strom. Er wirkt *mehr erregend*, und es ist deshalb ein Fehler, wenn wir bei Neuralgien, vor allen Dingen bei spastischen Lähmungen, diesen erregenden faradischen Strom anwenden. Andererseits werden wir diesen Strom gern bei den fehlerhaften Gefühlsempfindungen, den Parästhesien, mit ihrem Taubheitsgefühl und Prickeln anwenden. Mit gutem Erfolg auch bei den heute so oft auftretenden Akroparästhesien in den Händen. Diese anregende Wirkung auf die Hautnerven kann durchaus mit einer ableitenden Hauttherapie verglichen werden. Über seine Wirkung auf die motorische Sphäre wird später zusammen mit dem galvanischen Strom bei den Lähmungen zu sprechen sein.

Zuerst aber noch einige technische Unterschiede in der Anwendung des galvanischen und faradischen Stromes. Infolge des dauernden Polwechsels haben wir hier beim faradischen Strom eine Verätzung an der Elektrode weniger zu fürchten und können deshalb auch eine *reine Metallelektrode* in Form eines Pinsels oder einer Bürste anwenden. Um hier eine Hautverletzung zu vermeiden, ist ein Betupfen besser als das Streichen. Bei dieser trockenen Elektrode haben wir eine bessere Wirkung auf die Haut, während sich die feuchte Elektrode durch eine bessere Tiefenwirkung auszeichnet. Zum andern fehlt uns bei diesem wechselnden Strom ein *Meßinstrument*. Wir sind deshalb auf das Gefühl des Patienten angewiesen bei der Einstellung des Apparates.

VI. Behandlung der Lähmungen mittels elektrischen Stromes

Nachdem wir nun den galvanischen und den faradischen Strom kennengelernt haben und auch seine Wirkungen auf die sensiblen Nerven, die Gefühlssphäre, d. h. die beruhigende Wirkung der stabilen Anoden-Galvanisation und die mehr erfrischendere Wirkung des faradischen Stromes, wollen wir nun sehen, welcher Art die Wirkung beider Stromarten auf die **motorische Sphäre** ist, um auch hieraus wieder Aufschlüsse für die Anwendung bei Schädigung dieser motorischen Sphäre, d. h. bei Lähmungen, kennenzulernen. Vorweg müssen wir bemerken, daß wir einen Muskel zur Kontraktion bringen können, einmal durch **direkte Reizung** vom Muskel aus, zum anderen **indirekt** vom Nerven aus. Bei beiden Stromarten besteht dieser Unterschied. Wir wollen am besten diese beiden Wirkungen demonstrieren, indem wir die Elektroden z. B. an den Bizeps legen und zunächst einmal mit dem faradischen Strom reizen und dann mit dem galvanischen, und wir sehen einen deutlichen Unterschied der Wirkung auf den Muskel. Bei der Reizung mit **faradischem Strom** tritt eine **krampfhafte Dauerkontrak-**

tion auf. Nehmen wir den **galvanischen** Strom, so tritt nur dann eine **Zuckung** auf, wenn wir den Strom unterbrechen. Und zwar ist diese *Zuckung kurz, blitzartig*, sowohl bei der direkten Reizung wie auch bei indirekter Reizung vom Nerven aus. Prüfen wir jetzt mit der Kathode und stellen fest, bei welcher Stromstärke, d. h. bei wieviel Milliampere, gerade noch eine Zuckung auftritt, wenn wir den Strom schließen. Wir sprechen dann von einer *Kathodenschließungszuckung*. Wende ich jetzt bei geöffneter Kette den Strom, so daß die Reizung mit dem positiven Pol, der Anode, stattfindet, so muß ich feststellen, daß noch keine Zuckung erfolgt. Und so hat man eine bestimmte *Reihenfolge* bei indirekter Reizung der einzelnen Zuckungen feststellen können. Zuerst tritt die Kathodenschließungszuckung (KaSZ) auf, erst später die Anodenöffnungszuckung (AnOZ) und mit ihr ziemlich zugleich die Anodenschließungszuckung (AnSZ) und dann erst die Kathodenöffnungszuckung (KaOZ), so daß eine Stromstärke, die eine Kathodenöffnungszuckung ergibt, bereits bei der Schließung eine dauerhafte Kontraktion ergibt, einen sogenannten Kathodenschließungstetanus (KaST). Schwächste Ströme also ergeben nur bei der Schließung und Anwendung der Kathode eine Zuckung, erst bei stärkeren Strömen findet man auch bei der Anode bei der Öffnung eine Zuckung.

Bei direkter Reizung vom Muskel treten hauptsächlich Schließungszuckungen auf, und die AnSZ rückt der AnOZ sehr nahe.

Nun interessieren uns aber die *krankhaften Veränderungen*. Zunächst einmal kann eine **einfache Steigerung** der Erregbarkeit, z. B. bei Tetanie oder nach Blitzschlag, vorkommen. Ebenso gibt es eine **einfache Herabsetzung** der Erregbarkeit, wie wir sie bei zerebralen Lähmungen mit Muskelatrophie finden. Im allgemeinen tritt eine Kathodenschließungszuckung bei oberflächlich gelegenen Nerven schon bei einer Stromstärke von 1 bis 3 mA auf.

Außer dieser einfachen quantitativen elektrischen Erregbarkeit gibt es nun noch eine **qualitative,** d. h. eine Veränderung der Art.

Und diese finden wir besonders bei **peripheren Lähmungen.** Bei einer Nervenverletzung, einer Degeneration des Nerven, nimmt seine elektrische Erregbarkeit rasch ab. Schon im Beginn der zweiten Woche ist sie ganz erloschen, sowohl für faradischen als auch für konstante galvanische Ströme. Also bei der Durchtrennung des Nerven keine indirekte Erregbarkeit, weder galvanisch noch faradisch.

Die Muskeln sind, wenn der Nerv degeneriert ist, gewissermaßen ohne Nerv, entnervt. Sie sind für den *faradischen Strom nicht mehr erregbar*. Für den galvanischen Strom dagegen noch wochenlang, im Anfang sogar gesteigert erregbar. Aber wir finden nicht mehr blitzartige, sondern träge, wurmartige Kontraktionen. Diese abgeänderte Reaktion nennen wir **Entartungsreaktion.** Und auch ein anderes Zeichen ist noch dafür typisch, wenn auch die träge Reaktion das Hauptmerkmal darstellt: nämlich die **Umkehrung der Zuckungsformel:** die Anodenschließungszuckung und auch die Anodenöffnungszuckung treten vor der Kathodenschließungszuckung auf. Wenn auch in den ersten Wochen die galvanische Erregbarkeit erhöht ist, so wird sie nach Monaten doch völlig erloschen sein. Das tritt aber nur bei den schweren Verletzungen des Nerven auf. Wir sprechen dann von einer kompletten Entartungsreaktion. Bei leichten Veränderungen tritt nur eine teilweise, sogenannte partielle Entartungsreaktion auf. Hierbei ist die Erregbarkeit vom Nerven aus herabgesetzt, aber noch erhalten, bei der direkten Reizung ist auch die faradische Muskelerregbarkeit noch erhalten. Die galvanische elektrische Reizung zeigt eine Übererregbarkeit. Eine Umkehrung der Zuckungsformel bei trägem Verlauf der Zuckung findet sich auch hier. Übrigens sind auch die Muskelreizpunkte bei den peripheren Lähmungen distalwärts verschoben.

Nachdem wir nun die Wirkung beider Stromarten auf die motorische Sphäre besprochen haben, verstehen wir jetzt, wie wir den *elektrischen Strom bei Lähmungen*

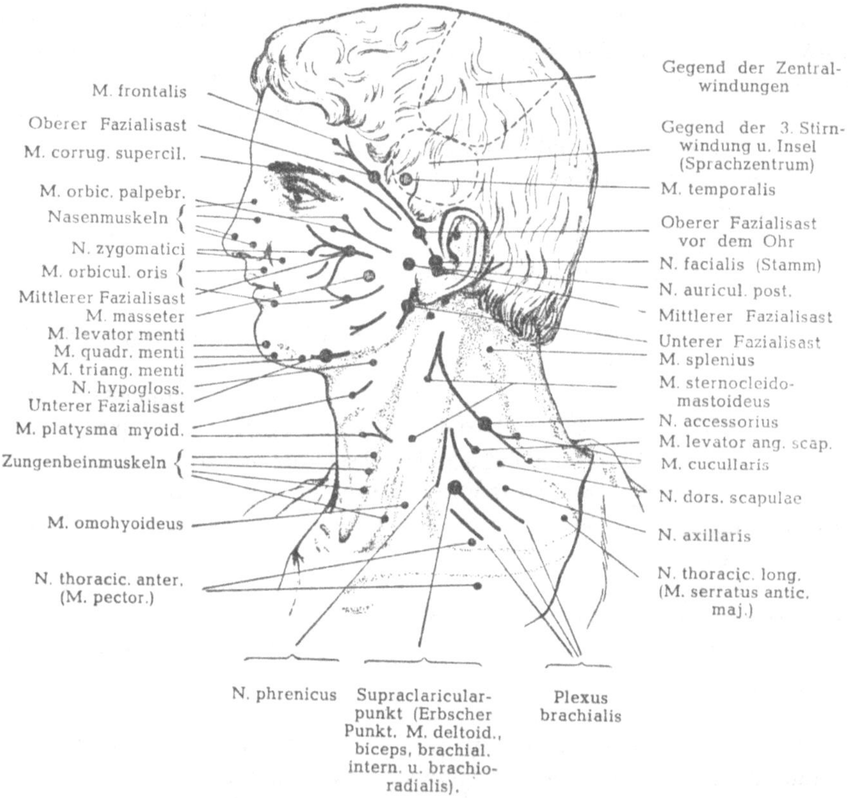

Motorische Punkte Kopf und Hals (nach Erb)
Quellenangabe: Th. Brugsch, Lehrbuch der inneren Medizin, 2. Band, S. 1377. Urban & Schwarzenberg, Berlin und München 1948

anwenden. Während noch bei der Behandlung der Neuralgien der Wärmbebehandlung eine große Rolle zukommt, ist bei Lähmungen die elektrische Behandlung allem überlegen, auch der Massage und Gymnastik.

Zuerst wollen wir die **faradische Behandlung** besprechen, denn gerade diese oft so beliebte Behandlung ist bei Lähmungen nur sehr selten anzuwenden. Denn wir haben ja gesehen, daß bei einer **peripheren Lähmung** der faradische Strom keine Kontraktion mehr bewirkt. Nur dort, wo eine solche bei leichten Lähmungen noch zu erhalten ist, kann überhaupt nur eine faradische Behandlung stattfinden, die dann auch bei ausgedehnten Gebieten mit der Rolle ausgeführt werden kann.

Bei **zentralen Lähmungen,** z. B. einem Schlaganfall, ist das Anwendungsgebiet des faradischen Stromes wieder dadurch eingeschränkt, daß bei einer erhöhten Erregbarkeit, einem Spasmus, die faradische Behandlung kontraindiziert ist. Es kann hier nur manchmal die antagonistische Muskelgruppe, welche sich nicht im spastischen Zu-

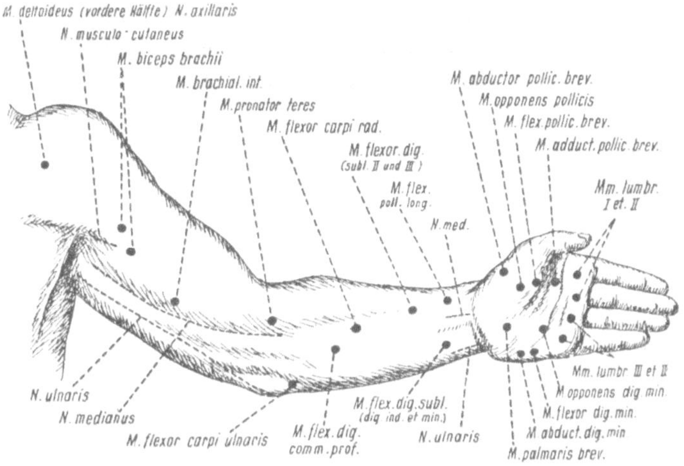

Motorische Punkte obere Extremität
Quellenangabe: Siehe bei Abb. 1 (aber S. 1378)

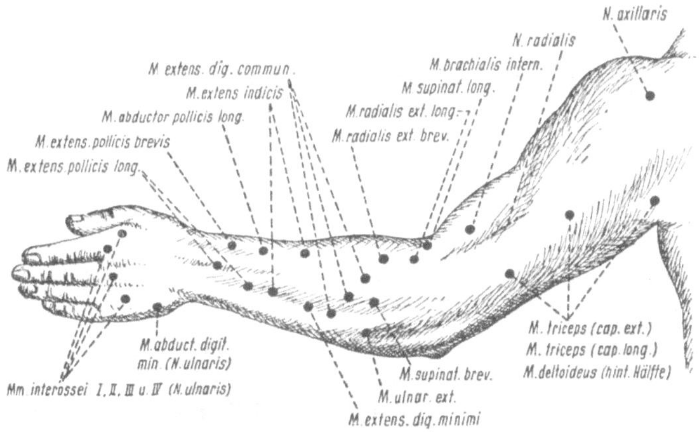

Motorische Punkte obere Extremität
(nach EULENBURG)

stande befindet, faradisch behandelt werden. Das Hauptanwendungsgebiet aber bildet der Muskelschwund nach Gelenkleiden, Verletzungen, die sogenannte Inaktivitätsatrophie. Hier kann die Herbeiführung von kräftigen Muskelzuckungen neben Anwendung der Massage günstig wirken.

Nach den vorhergehenden Darlegungen über die Wirkung des galvanischen Stromes auf den Muskel werden wir verstehen können, daß hier nur bei leichten Lähmungen eine *stabile Galvanisation* in Frage kommen kann, wobei man natürlich die Kathode als indifferente Elektrode nimmt. Bei einer Radialis-Parese könnte man am Oberarm eine Elektrode von etwa 20 bis 30 qcm Querschnitt mit etwa 4 bis 10 mA, d. h. 2 bis 5 mA pro qcm, mit dem negativen Pol verbinden und etwa 10 Minuten den Strom einwirken lassen. Als indifferente Elektrode muß natürlich eine größere, etwa 100 qcm, verwandt werden. Im allgemeinen muß aber bei jeder peripheren Lähmung eine **galvanische Reizung** ausgeführt werden (bei umgekehrter Zuckungsformel, d. h. bei einer Entartungsreaktion, auch mit der Anode). Es muß jeder Muskel einzeln zum

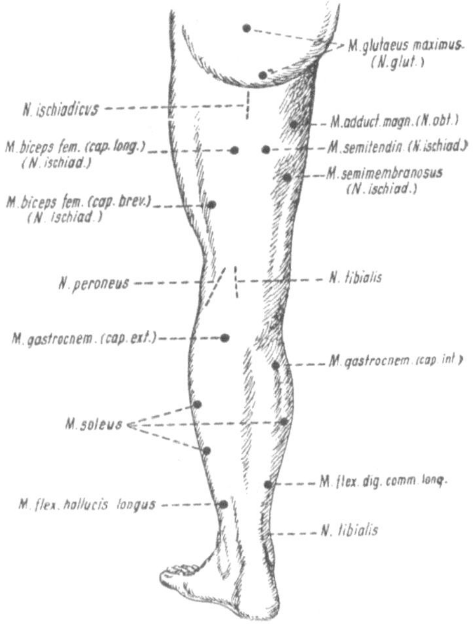

Motorische Punkte untere Extremität (nach Eulenburg)
Quellenangabe: Siehe bei Abb. 1 (aber S. 1380)

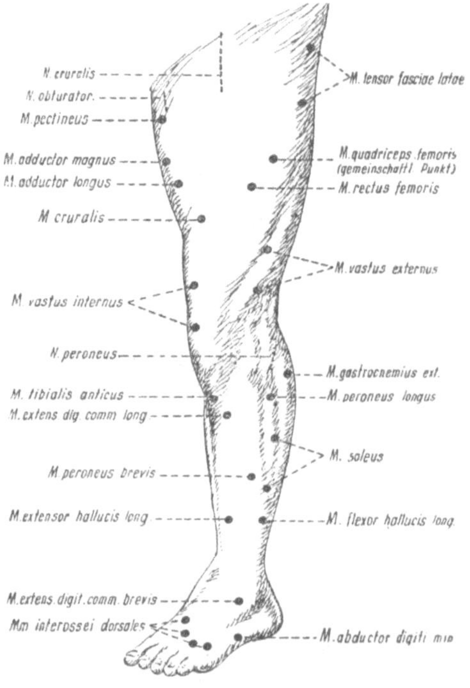

Motorische Punkte untere Extremität (nach Eulenburg)

Anspringen gebracht werden. Zwei Begriffe sollen noch geklärt werden. Diejenige Stromstärke, welche gerade zur Auslösung einer sichtbaren Muskelzuckung ausreicht, bezeichnet man als Grundwert oder Rheobase.

Der Nutzzeitwert, welcher gegeben ist, wenn der Strombedarf des Muskels den doppelten Grundschwellenwert (Rheobase) erreicht, führt die Bezeichnung Chronaxie — Zeitwert (Lapicque).

Zur Auffindung der Reizpunkte sollen die obigen Tabellen dienen.

Exponentialstrom — Reizstromtherapieapparat

Bei der herkömmlichen Behandlung mit galvanischen oder faradischen Strömen war eine gezielte Behandlung etwa eine Reizung allein nur des erkrankten Muskels schwer oder unmöglich, ohne daß die danebenliegenden gesunden Muskeln ebenfalls gereizt wurden. Doch kann ein quergestreifter Muskel ohne Miterregung der umliegenden gesunden Muskulatur deshalb selektiv — allein — gereizt werden, weil der atrophische Muskel nur auf schräg ansteigende Ströme reagiert, welche den normalen Muskel nicht erregen.

Bei einem Exponentialstrom (Reizstromtherapiegerät) können nun verändert werden: 1. Die Intensität (Milliampere), 2. die Anstiegszeit, 3. die Anzahl der Impulse.

Lähmungsbehandlung: Je atrophischer der Muskel ist, um so länger muß die Anstiegszeit bei kleinerer Impulszahl, aber höherer Intensität sein.

Als Beispiel eine Lähmungsbehandlung mit Auslösung von Zuckungen:

	Anstiegs-zeit	Impuls-zahl	Milli-ampere
Normaler Muskel	0,005	60	1—5
Leicht atrophischer Muskel	0,01—0,05	60—30	1—10
Schwer atrophischer Muskel	0,066—0,17	30—15	10—15

Bei dieser Stromart können auch vegetative Nerven selektiv gereizt werden, wobei der Parasympathikus einer kurzen Anstiegszeit bei hoher Impulszahl bedarf, während bei gleichbleibenden Milliamperewerten der Sympathikus lange Anstiegszeit und geringe Impulszahl verlangt.

Beispiel:

	Anstiegs-zeit	Impuls-zahl	Milli-ampere
Parasympathikus	0,011	120—350	1—0,5
Neuralgien (Trigeminus, Stumpf)	0,022	50—90	1—0,5
Sympathikus	0,1—0,5	30—10	1—0,5

Auch hier muß es bei der Lähmungsbehandlung zu einer sichtbaren Muskelzuckung kommen. Eine feine Einstellung von Impulsdauer und Stromstärke ist erforderlich, wobei die Verlängerung der Impulsdauer ein Zurückgehen der Stromstärke erfordert und umgekehrt.

Dabei aber kein Schematisieren. Nach kurzer Einarbeitung mit dem betreffenden Apparat — am besten nach Ablegung eines Kurses — wird die Bedienung des Apparates leicht zu erlernen sein.

VII. Allgemeinbehandlung mittels elektrischen Strömen

Wir sprachen bisher von der Anwendung des elektrischen Stroms auf einzelne Muskeln oder Muskelgruppen.

Wir können aber auch eine **Allgemeinbehandlung** mit elektrischem Strom durchführen. Bei einer *allgemeinen Faradisation* des Körpers werden mittlere, nicht schmerzhafte elektrische Ströme angewandt, wobei man mit einer Bürste streichend oder klopfend der Reihe nach über Arme, Brust, Leib und Rücken mehrere Minuten lang hinüberstreicht. Im ganzen nimmt die Behandlung etwa 15 bis 20 Minuten in Anspruch. Während die ersten Sitzungen manchmal noch als anstrengend empfunden werden, wirken sie später erfrischend auf die Tätigkeit des gesamten Zirkulations- und Nervensystems. Sie haben also eine *anregende Wirkung*.

Bei einer *allgemeinen Galvanisation*, bei welcher ich mit der Anode gleitend wieder eine Viertelstunde lang über die obengenannten Teile fahre, stellt sich eine beruhigende Wirkung ein. Wir beginnen mit schwachen, gerade fühlbaren Strömen, wieder von Sitzung zu Sitzung etwas steigernd.

Ein viel einfacheres Verfahren aber, um der gesamten Körperoberfläche den elektrischen Strom zu applizieren, stellen die **elektrischen Bäder** dar.

Allgemein muß hierbei beachtet werden, daß die Wanne natürlich nicht aus Metall, sondern aus Holz oder anderem nichtleitenden Material sein muß, da sonst der Strom entlang den Metallteilen der Wanne fließen würde. Außerdem dürfen nur erdschlußfreie Apparate benutzt werden.

Auch darf der im Bade sitzende Patient nicht mit Teilen der Wasserleitung in Berührung kommen. Auch darf bei eingeschaltetem Strom kein Wasser aus der Leitung zugelassen werden, da sonst eine leitende Verbindung mit der Erde bestehen würde.

Als Elektroden dienen zur Stromzufuhr solche aus Kohle oder Aluminium, welche aber durch Holzrippen vor der Berührung mit dem Patienten geschützt sein müssen.

Die Temperatur des Bades beträgt 34 bis 36°. Auch können Zusätze angewandt werden, wie Staßfurter Salz. In der Schweiz setzt man auch einen Pflanzenextrakt zu, wodurch ein chemischer Hautreiz entsteht, sogenannte Heller-Bäder.

Bei einem **galvanischen Vollbad** müssen wir hohe Stromstärken anwenden, da ja hier der ganze Körper als Applikationsort dient. 100 bis mehrere hundert mA sind hierfür erforderlich. Die beruhigende Wirkung dieses Bades kommt besonders bei spastischen Lähmungen zur Geltung; bei solcher der Beine wird man dabei die Anode an das Fußende der Wanne legen. Da wir eine beruhigende Wirkung erreichen wollen, müssen Stromschwankungen vermieden, vielmehr ein langsames Aus- und Einschleichen des Stromes beachtet werden. Auch bei rheumatischen Erkrankungen wirkt die schmerzstillende Wirkung solcher Bäder beruhigend. Da aber bei diesen Bädern der Körper nie vom ganzen Strom passiert wird, sondern immer nur Stromschleifen ihn treffen, hatte man früher auch eine Gummiwand quer um den Körper herumgelegt (Gummidiaphragma), damit der Strom gezwungen wurde, den ganzen Körper zu passieren.

Oder man hatte oberhalb der Wanne eine Metallstange befestigt, welche der Patient mit seinen Händen umfassen mußte. Bei dieser Applikationsart war aber die Stromdichte in den Armen und Händen eine zu große. Eine Abart dieser elektrischen Vollbäder ist auch das **Stangerbad.**

Das **faradische Vollbad** wenden wir infolge seiner kräftigenden Wirkung auf die Muskulatur besonders bei schlaffen Lähmungen, z. B. Kinderlähmung und Lähmungen nach Diphtherie, gerne an. Auch bei andersartigem Muskelschwund und bei Tabes mit ihren Krisen ist es erfolgreich. Liegen die Elektroden an Kopf- und Fußseite, so macht sich das Stromgefühl zuerst am Rücken und der Streckseite der Oberschenkel bemerkbar.

Wir sahen, daß bei diesen elektrischen Bädern immer Stromschleifen nur den Körper passieren. So kam der Karlsbader Arzt Schnee auf die Idee, die Hände und Füße des Patienten in je eine Porzellanwanne zu bringen, wo ebenfalls die Stromzufuhr durch Kohleelektroden stattfindet. Das Wasser stellt hier gleichsam die Elektrode dar, und bei dieser Anwendung — den **Vierzellenbädern** — muß wirklich der Strom im Gegensatz zu den elektrischen Vollbädern den ganzen Körper passieren. Auch hier werden wir das galvanische Vierzellenbad bei Reizzuständen, Neuralgien oder spastischer Lähmung anwenden und dabei die Anode an die erkrankte Stelle legen. Nur wenn eine Erregung gewünscht wäre, umgekehrt. Die Stromstärke beträgt etwa von wenigen mA bis zu 20 mA. Die Dauer beträgt etwa 5 bis 12 Minuten. Während bei dem galvanischen Vierzellenbad die beruhigende Wirkung im Vordergrund steht, kann man ein faradisches Vierzellenbad besonders bei Gefühlsstörungen, Akroparästhesien und intermittierendem Hinken anwenden. Ebenso bei schlaffen Paresen.

Schließlich soll hier noch die **Iontophorese** besprochen werden, ein Verfahren, bei welchem chemische Substanzen in die Haut und tieferen Gewebe durch den Fluß des galvanischen Stromes eingebracht werden können. Unzerlegte Moleküle der Lösungsflüssigkeit, elektrisch geladene Teilchen, Ionen, wandern dabei zum entgegengesetzten Pol. Entscheidend ist die Reinheit der Lösung und die Höhe der Stromstärke. Die Technik entspricht genau der stabilen Galvanisation, nur wird hier nicht mit Wasser, sondern mit der betreffenden Lösung angefeuchtet. Es gibt aber auch elektrolytisch leitende Salben, welche auf die Haut gestrichen werden, darüber kommt ein feuchter Mullappen und dann die Metallelektrode. Die inaktive Elektrode wird an der gegenüberliegenden Stelle aufgelegt.

Im allgemeinen wird als aktive Elektrode der positive Pol benutzt, also die Anode. Aber es richtet sich die Wahl des Poles nach dem Medikament. Bei Jod und Salizyl nimmt man den negativen Pol. Die Stromstärke beträgt 3 bis 5 mA pro qcm.

Sehr viel wird heute die *Histamin-Iontophorese* angewandt, die eine Gefäßreizung mit Rötung ergibt. Denn Histamin ist ein gefäßerweiternder Stoff, und durch ihn wird eine bessere Durchblutung bewirkt, was besonders bei Rheuma von Bedeutung ist. Als aktive Elektrode wird hier ebenfalls die Anode benutzt. 6 mA läßt man für etwa 2 bis 5 Minuten einwirken, wobei eine deutliche Rötung der Haut, manchmal mit Quaddelbildung entsteht.

VIII. Hochfrequenzbehandlung

Wir besprachen bisher die fließende Elektrizität, den elektrischen Strom. Im Gegensatz dazu steht die ruhende Elektrizität, die sich an der Oberfläche der Körper ausbreitet: die **statische Elektrizität.** Schon im Altertum war es bekannt, daß der geriebene Bernstein auf andere Körper eine Anziehungskraft ausüben kann. Das wußte schon Thales 585 v. Chr. Und von dem Bernstein, sprich Elektron, stammt der Name Elektrizität her. Auch der geriebene Glasstab zeigt ähnliche Eigenschaften. Aber man konnte erkennen, daß es sich beim Bernstein und beim Glas um zwei verschiedene Arten von Elektrizität handeln müsse. Unelektrische, neutrale Körper, ziehen sie beide an, und wie wir bei der Wirkung des Magneten von einem magnetischen Feld sprachen, so hier von dem *elektrischen Feld.* Aber ein geriebener Glasstab und ein geriebener Hartgummistab ziehen sich an, was man deutlich erkennen kann, wenn man den einen an einem Faden aufhängt, während zwei Hartgummistäbe sich abstoßen. Man nannte deshalb früher die eine Art Elektrizität Glas- und die andere Harzelektrizität. Erst etwa 1734 nannte man ziemlich willkürlich die Glaselektrizität positiv, die Harzelektrizität negativ.

Diese ruhende Elektrizität breitet sich vor allen Dingen an der *Oberfläche* von Metallen oder Leitern aus, ihre Dichte ist besonders an Spitzen stark. Durch die gegenseitige Abstoßung der einzelnen gleichgeladenen Elektrizitätsteilchen kann der Druck der Ladung dabei so groß werden, daß diese Teilchen aus dem Körper heraustreten, so daß dann die Elektrizität als Funken überspringt zu einem in der Nähe liegenden leitenden Körper oder an spitzen Stellen nur in Büschelform ausströmt.

Auch der Blitz stellt einen Ausgleich solcher Spannungen elektrisch ungleich geladener Wolken dar.

Zur Verstärkung der statischen Elektrizität dient nun ein *Kondensator*, ein Apparat, welcher es ermöglicht, daß sich elektrische Ladungen infolge gegenseitiger Anziehung ansammeln können. Ein solcher Kondensator besteht aus zwei gegenüberliegenden Metallflächen, welche durch Luft, Glas, Glimmer oder einen anderen nichtleitenden Stoff, ein sogenanntes Dielektrikum, getrennt sind.

Auf diesen Metallflächen kann man elektrische Ladungen ansammeln, gewissermaßen kondensieren.

Die Kapazität oder das Fassungsvermögen eines Kondensators ist abhängig von der Größe der Metallbelegungen, ihrem gegenseitigen Abstand und der verwendeten Zwischenschicht (Dielektrikum). Die älteste Form des Kondensators waren die FRANKLINschen Tafeln, eine einfache Glasplatte, die auf beiden Seiten Stanniolbelege aufweist. Noch eine andere Form des Kondensators war die *Leidener* Flasche. Durch die trennende Glasschicht können sich die entgegengesetzten Aufladungen nicht vereinen. Verbinde ich aber die beiden Kondensatorenplatten mit einem Draht, so wird schon in einer Entfernung, die je nach der Stärke der Aufladung verschieden sein kann, die Entladung in Form eines Funkens stattfinden.

Bei diesem Funken nun handelt es sich nicht um eine *Entladung* in einer Richtung, wie es unserem Auge scheinen will, vielmehr läßt sich dieser Funken in eine Reihe allmählich schwächer werdender Funken auflösen, die vom Plus- und Minus-Pol abwechselnd überspringen. Elektronen schwingen hin und her. Eine **elektrische Schwingung** von hoher Frequenz stellt also eine Entladung durch einen Funken dar. Schon 1858 erkannte FEDDERSEN diesen Schwingungscharakter des elektrischen Funken. Es gelang ihm, an einem rotierenden Spiegel den Funken in immer kleiner werdende Einzelfunken zu zerlegen. Lassen wir ein Kartenblatt von einem elektrischen Funken durchschlagen, so finden wir an beiden Seiten Erhebungen, was bei einer in einer Richtung gehenden Entladung nicht zu erklären wäre. Überall in der Natur findet ein Ausgleich von Spannungen in Form von Schwingungen statt. Ein aus seiner Gleichgewichtslage erhobenes Pendel wird infolge des Verharrungsvermögens noch über seine Ruhelage nach der anderen Seite ausschlagen, wird hin- und herschwingen, bis es zur Ruhe kommt.

All diese Schwingungen also werden durch Verluste, sei es infolge von Reibungen oder Widerständen, allmählich immer kleiner, bis sie dann zur Ruhe kommen und aufhören. Wir sprechen von **gedämpften Schwingungen.**

Würden wir ein Pendel immer wieder anstoßen, vielleicht durch ein Uhrwerk ihm neue Energie zuführen, so würde wie bei einem Uhrpendel die Schwingung immer dauernd gleichmäßig weitergehen; hier sprechen wir von **ungedämpfter Schwingung.**

Auch in der Medizin fand die statische Elektrizität Anwendung in Form der **Franklinisation;** als Stromquelle wurde einmal die Influenzmaschine angewandt, bei welcher die Elektrizität durch Reibung und Influenz erzeugt wurde. Auf die genauen physikalischen Dinge soll hier nicht näher eingegangen werden. Zum andern wurden aber auch Induktionsapparate benutzt, mit primärer und sekundärer Spule, wobei zur Verstärkung ein Kondensator diente. Angewandt auf den Menschen wurde diese Franklinisation entweder als Spitzenausstrahlung, oft auch als Kopfdusche, außerdem wurden auch Funkenentladungen angewandt. Praktisch benutzt man heute die reine Franklinisation kaum noch, da uns mit fortgeschrittener Technik bessere Apparate zur Verfügung stehen.
Heute benutzen wir in erster Linie die **Hochfrequenz.**

Zunächst ein paar Worte über die biologische Wirkung: Jede Durchströmung mit faradischem oder galvanischem Strom erzeugt, wie wir vorher gesehen haben, Wärme. Beim Menschen aber verbietet sich eine solche Anwendung, da bei höherer Stromstärke die Reizerscheinungen zu groß wären. Es würde eine Verätzung, eine Elektrolyse, an den Eintrittsstellen des Stromes auftreten. Nur wenn ein sehr schneller Wechsel von Plus und Minus auftritt, wie es im hochfrequenten Strom der Fall ist, kann es zu solchen Reizerscheinungen nicht mehr kommen, da ja die Wirkung des Stroms in der einen Richtung sofort von dem in der entgegengesetzten Richtung aufgehoben wird.

Die Körpersäfte können dabei nicht mehr zersetzt werden. Bei etwa 20000 Perioden in der Sekunde hört diese Reizwirkung auf. Der einfache technische Wechselstrom mit seiner Frequenz von 50 ist daher für solche Behandlungen unbrauchbar. Wir müssen vielmehr dem Körper einen hochfrequenten Strom von 50000 bis 100000 Schwingungen zuführen, um jede Empfindung auszuschalten und nun im Körper selbst Wärme erzeugen zu können.

Bei der Diathermie arbeiten wir mit einer Wellenlänge von 500 bis 300 m, d. h. mit einer entsprechenden Frequenz von 600000 bis 1000000. Bei der Kurzwelle mit sechs Metern würde die Frequenz bereits 50000000 betragen.

Zur Erzeugung solch hoher Frequenzen reicht der Funkeninduktor, wie wir ihn noch zur Franklinisation benutzen, natürlich nicht aus. Aber wir haben noch andere Möglichkeiten, Ströme mit hohen Frequenzen zu erzeugen.

Ein Kondensator und eine Spule liegen in einem Kreise zusammengeschaltet, der durch einen Schalter unterbrochen ist. Laden wir jetzt den Kondensator auf und schließen dann den Schalter, so wird sich der Kondensator entladen, wobei der Strom durch die Spule fließt.

Die Selbstinduktion in der Spule läßt den Strom weitergehen, so daß der Kondensator in umgekehrter Richtung wieder aufgeladen wird. Erneute Entladung, wobei jetzt die Spule den Strom in umgekehrter Richtung weiterleitet. Also haben wir hier ein rasches Wechselspiel vor uns, durch Entladen des Kondensators und Aufladen in umgekehrter Richtung. Diese Entladung ist also wie beim elektrischen Funken nicht eine einfache Bewegung von Elektrizität in einer Richtung, sondern ein Hin- und Herschwingen genau wie bei einer Flüssigkeit in einer U-Röhre, dem Pendel oder auch bei einer Berg- und Talbahn. Hier ist ein **elektrischer Schwingungskreis** entstanden.

Der Kondensator muß immer wieder aufgeladen werden und muß nach der Ladung wieder an die Spule geschaltet werden. Ein mechanischer Schalter wäre wegen der

Geschwindigkeit des Wechsels viel zu träge. Und auch der WAGNERsche Hammer könnte eine solche Unterbrechungszahl gar nicht leisten. Statt dessen wird diese Unterbrechung durch einen Funken geregelt: eine **Funkenstrecke.** Man wandte zunächst eine Kugelfunkenstrecke an. Aber dieselbe braucht Zeit zur Abkühlung, denn die erhitzte Luft ist gut leitend. Im besten Falle kann man hier etwa 100 Funken pro Sekunde erreichen, und es treten immer wieder Intervalle zwischen den einzelnen Funkenladungen auf. Es handelt sich dabei um gedämpfte Schwingungen mit langer Pause. Ja, das Verhältnis der schwingungserfüllten zur schwingungsfreien Zeit beträgt etwa 1:500.

Die Spannungen sind dabei sehr hoch, einige tausend Volt, die Stromstärke gering, bis zu einigen mA.

In dieser Form bestand die älteste Anwendung der Hochfrequenz, wie sie D'ARSONVAL eingeführt hat und die wir nach ihm *Arsonvalisation* nennen. Einmal wurde die Behandlung in Form eines Solenoids angewandt, wobei die in dieser Spirale treibenden Hochfrequenzschwingungen mittels Induktion in dem Körper einen Strom erzeugten. Außerdem wurde auch eine allgemeine Arsonvalisation mittels direkter Verbindung des Patienten mit beiden Polen eines kleinen Solenoids durchgeführt. Bei beiden Behandlungsarten verspürt der Patient nichts. Sie werden heute weniger angewandt als die örtliche Anwendung der Hochfrequenzströme mittels Glas- oder Graphitelektroden. Dabei handelt es sich um einen drastischen elektrischen Hautreiz, der sich nach RUHMANN praktisch bewährt hat.

Schließlich sei noch die Effluvienbehandlung erwähnt, wobei der Strom aus Metallstiften, z. B. in Form einer Kopfdusche, dem Körper zugeleitet wird.

Die Behandlung erfolgt dabei einpolig. Die Wirkung besteht einmal in einem mechanischen Hautreiz, vielleicht aber spielt außer dieser Hyperämie noch eine Eiweißkörperbehandlung eine Rolle, weil durch kleine punktförmige Verbrennungen Eiweißabbaustoffe freiwerden. D'ARSONVAL bemerkte schon bei der Anwendung der Hochfrequenzströme, daß, wie er sich ausdrückte, als lästige Nebenerscheinung eine Wärmewirkung auftrat. Um aber wirklich innerhalb des Körpers den elektrischen Strom in Wärme umsetzen zu können, reichte die bisher beschriebene Funkenstrecke nicht aus. Wir sahen schon, daß die Intervalle zu groß waren zwischen dem einzelnen Funkenübergang, weil die erwärmte Luft leitend wirkt, und so lag es nahe, eine *Kühlung der Funkenstrecke* zu erreichen, was durch Anbringen von Kühlrippen möglich war. Außerdem löste man den nur auf der Höhe der Ladung überschlagenden Einzelfunken in eine Reihe von einzelnen Funken auf, so daß man 10000 bis 20000 Funken in der Sekunde erreichen konnte. Denn bei dem geringeren Abstand der Elektroden und deren größerer Ausdehnung findet ein Funkenübergang nicht nur am Maximum der Spannungswelle, sondern schon beim Ansteigen der Spannung statt. Diesen Unterschied zwischen der Funkenstrecke, der alten D'ARSONVAL-Apparate und der modernen Diathermie-Apparate beschrieb SLABY sehr anschaulich: „statt des Donners einer Kanone, die nur in Pausen die Luft erschüttert, haben wir das ununterbrochene Knattern der Maschinengewehre."

Bei diesem Verfahren der Diathermie war es nun möglich, da infolge der höheren Frequenz jede Reizwirkung fehlte, mit höheren Stromstärken zu arbeiten bis zu 3000 mA, d. h. wir können dem Körper Ströme von 1 bis 3 Ampere Stärke zuführen, während wir nur eine Spannung von mehreren 100 Volt benötigen. Die Reizwirkung bleibt aus, nur die Wärmebildung ist geblieben. Sie allein beschränkt uns in dem weiteren Hinaufgehen der Stromstärke. Die hochfrequente Schwingung wird zunächst nicht direkt, sondern über einen zweiten, den Sekundär- oder Patientenstromkreis, auf den Patienten übertragen. In diesem zweiten ist der Körper des Patienten gleichsam als Widerstand eingeschaltet. Der primäre Stromkreis ist der Erregerstromkreis, in welchem die Schwingungen erregt werden. Der zweite, sekundäre Stromkreis ist mit dem ersten nicht in leitender Verbindung. Es besteht vielmehr eine sogenannte induktive Koppelung. Dieser sekundäre Kreis muß auf den primären Kreis abgestimmt sein, d. h. beide müssen die gleiche Eigenschwingung haben. Genau wie eine Stimmgabel von einer tönenden nur dann zum Mitklingen, zur Resonanz gebracht werden kann, wenn sie dieselbe Schwingung, die gleiche Eigenschwingung, hat. Das versteht man unter Abstimmen untereinander, daß zwei Körper durch Verändern der beiden ausschlaggebenden Größen dieselbe Eigenschwingung haben.

Beim elektrischen Kreis geschieht das Abstimmen durch Ändern der Kapazität oder der Selbstinduktion. Denn ein solcher Kreis schwingt mit einer bestimmten sekundlichen Schwingungszahl, die nur von der Größe des Kondensators und der Selbstinduktion abhängt, genau wie die Schwingungsdauer eines Pendels von seiner Länge bestimmt wird. Durch Verändern der Kondensatorkapazität oder der Selbstinduktion kann man die Eigenschwingungszahl in gewissen Grenzen verändern, d. h. man kann den Kreis auf verschiedene Schwingungen abstimmen, wie wir es auch bei der Anwendung des Radios kennen.

IX. Diathermie

Bei der **Diathermie** kommen Hochfrequenzströme mit einer Wellenlänge von 500 bis 300, d. h. einer Frequenz von 600000 bis 1000000 in Anwendung. Besser sprechen wir hier von Langwellenbehandlung. Denn eine „Diathermie“-Durchwärmung erzielen wir auch bei der Kurzwellenbehandlung. Dabei werden diese Ströme direkt dem Körper zugeführt, so daß also der Körper ein Stück des Leiters darstellt. Zur Übertragung des Stromes auf den Körper bedient man sich verzinnter Bleielektroden, deren Flächeninhalt man sich vorteilhafterweise vorher genau festlegt, d. h. solche von 100, 200 und 300 qcm vorrätig hält. Mit dem Kabel werden diese Bleielektroden mittels einer feststellbaren Klammer verbunden. Sie müssen mit ganzer Fläche aufliegen, da sonst infolge zu großer Stromdichte Verbrennungen auftreten können. Aus demselben Grunde dürfen sie nicht plötzlich aus ihrer Lage verändert werden. Eine Gefahr, die durch Bewegen des Patienten eintreten kann. Auch dürfen die Elektroden sich nicht berühren, da sonst die Randwirkung eine zu starke wäre. Für gewöhnlich wendet man eine gleiche Größe an, sonst wird die kleinere zur aktiven Elektrode. Die Querbehandlung, wie sie am Bauch und an den Gelenken üblich ist, ist der Längsdurchflutung vorzuziehen, weil hier viel Wärme im Verlauf von Gefäßen und Nerven auftritt, da hier der Strom die beste Leitung findet. Wir sehen deshalb bei der Längsdurchflutung öfter Diathermieschmerz auftreten. Wie schon gesagt, bestehen diese Elektroden aus Metall. Aber wegen der hohen Frequenz kann eine Elektrolyse nicht auftreten. Hier vielmehr handelt es sich bei Überdosierung um eine richtige Verbrennung durch Hitze, keinen chemischen, sondern thermischen Vorgang. Da die Haut den Hauptwiderstand bietet, ist das größte Wärmeempfinden auch an der Haut. Die maximale Stromstärke beträgt bei 100 qcm etwa 1 Ampere, die wir bei 200 auf 1,5 und bei 300 auf 2 Ampere steigern können. Die Dauer einer Behandlung beträgt 20 bis 30 Minuten. Die günstige Wirkung der Diathermie bei Spasmen und chronischen Gelenkprozessen beruht auf der in der Tiefe erzeugten Wärme, die schmerzstillend, krampfstillend und hyperämisierend wirkt. Gegenanzeigen sind deswegen Blutungen und akute Entzündungen, auch frische Neuritis und ebenso Eiterungen.

Auch eine allgemeine Erwärmung des Körpers kann durch Diathermie hervorgerufen werden, doch ist die Anwendung derselben dem Arzt vorbehalten, genau so wie die chirurgische Diathermie, wobei die differente Elektrode zu einer Spitze ausgebildet ist, so daß infolge der starken Wärmebildung es hier zu einer Elektrokoagulation kommt.

Kurz sollen nun noch ein paar Störungen beim Betrieb des Diathermieapparates besprochen werden.

Die Funkenstrecke weist nur einen sehr geringen Abstand auf, etwa 0,1 bis 0,5 mm sind die Platten voneinander getrennt. Falls sie nicht funktioniert, liegt hier meist eine Verschmutzung oder Abbrand vor.

Funktioniert das Amperemeter nicht, so muß der Sekundärkreis an einer Stelle unterbrochen sein, die Kabelverbindung wäre zu revidieren.

Hat der Patient das Gefühl des Prickelns, d. h. der Apparat „faradisiert", so werden niederfrequente Impulse im Patientenkreis die Ursache sein, hervorgerufen durch Defekt in diesem Kreis oder unregelmäßiges Arbeiten der Funkenstrecke. Ferner sollen jetzt nach den Angaben von Kowarschik die Hauptursachen von Verbrennungen und die zehn Gebote zur Diathermiebehandlung gegeben werden.

1. Hauptgefahr und die leichteste Ursache von Verbrennungen ist das Abgleiten der Klemme, welche sich durch den Gebrauch von festschraubbaren Klemmen weitgehend vermeiden läßt.
2. Die Elektrode darf weder aufgesetzt noch abgenommen werden, wenn der Apparat in Tätigkeit ist.
3. Kann eine Kabelschädigung gefährlich werden, ja, durch einen Kabeldefekt kann ein Kleiderbrand verursacht werden.

Wie schon besprochen, wird die Haut am wärmsten, weil sie den größten Widerstand gibt, nur bei der Längsdurchwärmung kann bei Hand- und Fußgelenken infolge der engen Stromlinien eine stärkere Erwärmung auftreten, die sich aber in der Tiefe, da wir dort kein Temperaturgefühl besitzen, zuerst in einem Schmerzgefühl äußern wird.

Schließlich kann es dann zu Verbrennungen kommen, wenn die Elektrode nicht ganz aufliegt, was z. B. bei Knochenvorsprüngen leicht der Fall sein kann.

Die zehn Gebote kann man nach Kowarschik kurz wie folgt zusammenfassen:

1. Belehren des Kranken über die möglichen Gefahren der Diathermie.
2. Die Elektroden nicht zerknittern, sondern gleichmäßig auflegen, Klemmen fest anlegen.
3. Haut anfeuchten. Elektroden gut festbinden.
4. Reguliervorrichtung muß auf Schwach stehen.
5. Nur langsam die Stromstärke steigern. Das Ausschalten dagegen kann plötzlich geschehen.
6. Falls das Amperemeter nicht ansteigt, sofort ausschalten, da Verdacht auf Kabeldefekt.
7. Keine zu starke Durchwärmung.
8. Falls Patient ein Brennen verspürt, erst ausschalten und dann nachsehen. Nie bei eingeschaltetem Strom die Elektroden verändern.
9. Beobachten und oft die Frage an den Patienten richten, ob es auch nicht zu heiß wird. Gefahr besteht besonders bei solchen Patienten, bei denen das Gefühl für Kälte und Wärme gestört ist.
10. Nochmals: erst Strom ausschalten, dann die Elektroden entfernen.

Schließlich soll hier wieder nach Kowarschik ein Überblick gegeben werden über die **Größe der Elektroden** und die **Stromstärke** bei verschiedener Anwendung der Diathermie.

Überblick über Elektrodengrößen und Stromstärke bei verschiedenen Anwendungen der Diathermie

Körperteil	Elektrodengröße in qcm	Stromstärke in Ampere
N. trigeminus oder *facialis* (alle 3 Äste)	Halbmaske auf die kranke Gesichtshälfte Platte (200) auf Rücken	0,5—0,7
N. trigeminus oder *facialis* (einzelne Äste)	Platte nach Maß auf den kranken Teil Platte (200) auf Rücken	0,3—0,5
Kehlkopf	Platte (50) über Kehlkopf Platte (200) auf Rücken	0,3—0,5
Lunge und Rippenfell (allgemein)	Zwei gleiche Platten (300 oder 400) auf Brust und Rücken	1,5—2,0
Magen, Gallenblase, Appendix u. a.	Platte (200) über krankes Organ, Platte (300) gegenüber auf dem Rücken	1,0—1,2
Niere	Zwei Platten (100) über beide Nieren (gleichpolig) Platte (400) gegenüber auf den Bauch	1,0—1,5
Harnblase	Platte (200) über die Symphyse Platte (300) unter dem Kreuzbein	1,0—1,5
Uterus und Adnexe	Platte (200) über die Symphyse Platte (300) unter dem Kreuzbein	1,0—1,3
Finger und Handgelenke	(Platte (200—300) im Wasserbad Platte (200) an die Streckseite des Unterarmes	0,3
Handgelenk allein	Zylindrische Handelektrode Platte (200) auf die Streckseite des Unterarmes	0,3
Ellenbogengelenk (quer)	Zwei gleiche Platten (100) auf die Streck- und Beugeseite des Gelenkes	0,8—1,0
Schultergelenk	Zwei gleiche ovale Platten (100) an Vorder- und Rückseite des Gelenkes oder ovales Stanniolblatt (100) über Schulterhöhe (Platte 300) auf die gegenüberliegende Brustwand	0,8—1,0
Ganzer Arm	Platte (200) auf die Streckseite des Unterarmes Platte (200) über das Schulterblatt	0,5—0,8
Sprung- und Zehengelenke	Platte (200) im Wasserbad Platte (200) auf Außenseite des Unterschenkels	0,5
Sprunggelenk (allein)	Fußsohlenplatte (300) Platte (200) auf Außenseite des Unterschenkels	0,5
Kniegelenk	Zwei gleiche Platten (100) auf Außen- und Innenseite des Gelenkes	0,8—1,0
Hüftgelenk	Zwei gleiche Platten (300) unter das Gesäß und über die Leistenbeuge	1,0—1,5
Ganzes Bein	Platte (200) an Außenseite des Unterschenkels und Platte (300) unter das Gesäß. Diese beiden gleichpolig Platte (400) für sich allein auf die Streckseite des Oberschenkels	1,5—2,0

X. Kurzwelle

Die Bemühungen der Technik, Apparate mit immer höherer Frequenz, d. h. kürzeren Wellenlängen herzustellen, führte zur **Kurzwellenbehandlung.** Zunächst wurden hier auch die üblichen Funkenstreckenapparate verwandt mit einer *Löschfunkenstrecke*, wobei Wellen von etwa 10 m Länge erreicht wurden. Zur Kühlung der Löschfunkenstrecke dient ein Ventilator, wodurch beim Betrieb eines solchen Apparates das bekannte surrende Geräusch entsteht.

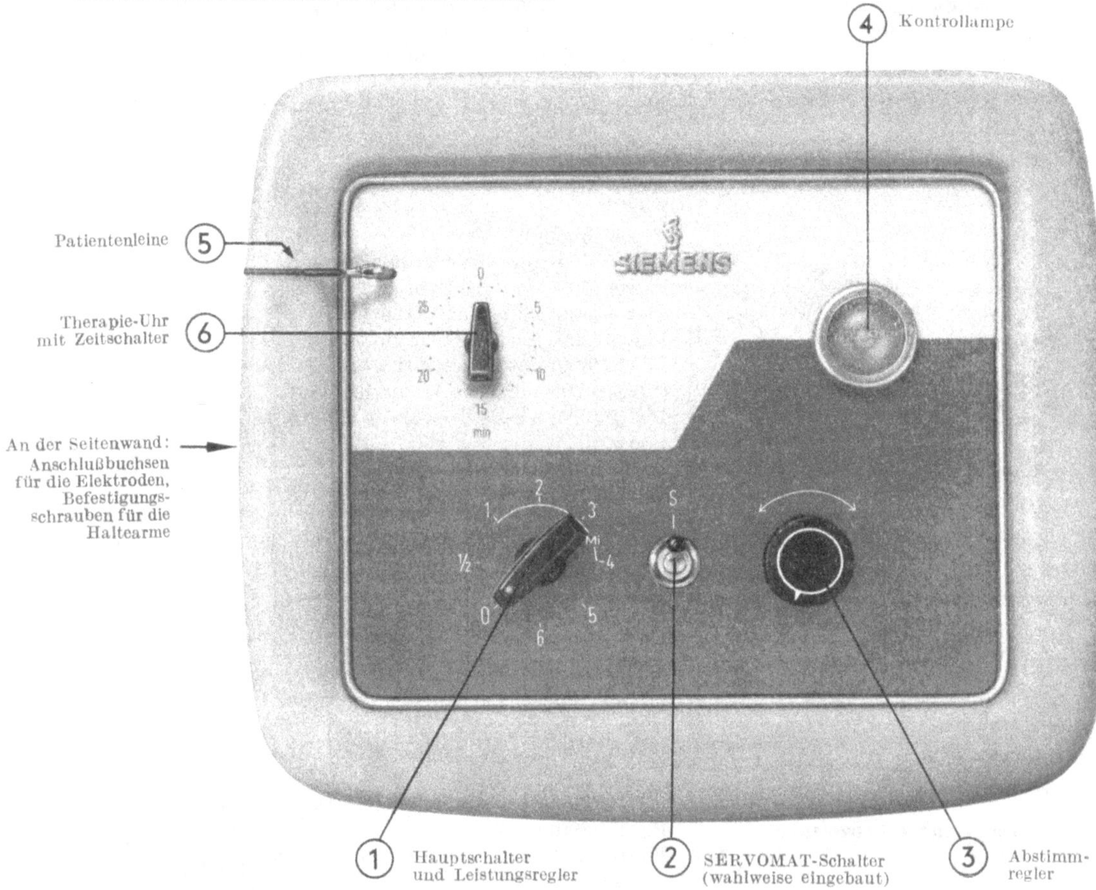

Werkfoto Siemens-Reiniger-Werke Aktiengesellschaft, Erlangen

Will man versuchen, mit noch kürzerer Wellenlänge zu arbeiten, so ist die Unterbrechung mit einer Funkenstrecke nicht mehr ausreichend. Die **Röhrenapparate** bedienen sich einer Elektronenröhre, wobei die zum Glühen gebrachte Kathode Elektronen ausstrahlt. Ein negativ aufgeladenes *Gitter* sperrt nun den Elektronenstrom, da ja auch die Elektronen negativ aufgeladen sind und sich gleichnamige Pole abstoßen. Infolge dieses Gitters können also sehr schnell Unterbrechungen des Stromes erzeugt werden.

Bei diesen Röhrenapparaten läßt sich eine Wellenlänge von 2 bis 6 Metern erreichen. Außerdem sind hier die Schwingungen nicht mehr gedämpft, sondern es handelt sich um ungedämpfte Schwingungen. Sonst werden wie bei der Diathermie zwei Schwingungskreise verwendet, wobei auch hier eine Abstimmung des sekundären Stromkreises auf den primären stattfinden muß. Bei den meisten Röhrenapparaten finden sich zwei Griffe. Der eine dient der Heizregulierung der Röhre, für die Kathodenheizung, der zweite dient der Abstimmung auf gleiche Schwingung. Die genaue Abstimmung ist dann erreicht, wenn entweder — je nach Apparatur — ein Milliamperemeter den höchsten Ausschlag zeigt oder eine Kontrollampe am hellsten aufleuchtet. Diese genaue Abstimmung muß aber dauernd kontrolliert werden, da sich dieselbe z. B. durch Bewegungen des Patienten ändern kann. Machen Sie selbst den Versuch: Bewegen Sie selbst einmal ihren Unterarm innerhalb des elektrischen Feldes und Sie werden bemerken — am Zeigerinstrument oder der Kontrollampe — wie sich die Abstimmung ändert. Es gibt deshalb bei modernen Apparaten eine automatische Abstimmung. Hierbei entfällt die dauernde Beaufsichtigung. Einen solchen Apparat der Fa. Siemens sehen Sie hier abgebildet. Es ist hier noch eine Zeituhr vorhanden, um die Zeit der Behandlung automatisch festzulegen.

Durch die höheren Frequenzen hat aber nun auch eine Änderung der *Eigenschaften* des Stromes stattgefunden.

Nicht durch direkten Strom wie bei der Langwelle findet die Übertragung der Diathermie bei der Kurzwelle auf den Menschen statt, sondern durch ein *elektrisches Feld*. Der alte Diathermiestrom ist also ein reiner Leitungsstrom, nur in Leitern, d. h. z. B. in Metallen, sind ja Elektronen frei und können wandern. In Nichtleitern sind diese Elektronen nicht frei, aber unter der Einwirkung eines äußeren elektrischen Feldes erfolgt eine Verschiebung der Elektronen **(Verschiebungsstrom)**, so daß das kleinste Teilchen, das Molekül, polarisiert wird, d. h. einen positiven und einen negativen Pol erhält. Solch eine Verschiebung findet in einem *Kondensatorfeld* statt. Diese kurzdauernde Verschiebung der molekulären Ladungen des Nichtleiters stellt einen nur kurze Zeit wirksamen Strom dar (MAXWELL). Also ist folgender wichtiger Unterschied zwischen der Diathermie und der Kurzwelle vorhanden:

Bei der alten *Diathermie* handelt es sich nur um *Leitungsstrom*, die Elektronen stehen in leitender Verbindung mit dem Körper. Der Knochen bildet einen Isolator. Die Haut als schlechter Leiter wird stark erwärmt. Das Knochenmark kann nicht erwärmt werden.

Anders bei der *Kurzwelle*. Ein Nichtleiter im Kondensatorfeld ergibt eine Verschiebung der Polaritäten, den sogenannten Verschiebungsstrom, d. h. der Nichtleiter wird übersprungen, wird von der Kurzwelle durchdrungen — aber nicht erwärmt. Der Knochen also wird nicht erwärmt, aber der Strom geht durch, so daß das Knochenmark erwärmt wird.

Deswegen wird auch die Haut viel weniger warm, und je höher die Frequenz, d. h. je kleiner die Wellenlänge ist, um so größer ist der Verschiebungsstrom.

Zwei Bilder sollen diese Vorgänge erklären:

Habe ich ein Gefäß mit destilliertem Wasser, in welchem sich Fische befinden, so würde der Diathermiestrom nicht durchgehen.

Der Verschiebungsstrom würde das destillierte Wasser als Nichtleiter übersprin-gen, aber nicht erwärmen. Die Fische aber würden an Überwärmung zugrunde gehen.

Noch deutlicher ein anderes Bild:

In einem Eisblock sei ein Stück Fleisch in der Mitte eingefroren. Der Verschiebungsstrom überspringt den Widerstand Eis, aber das Fleisch in der Mitte würde zu kochen beginnen.

Nun zur praktischen Anwendung. Der zu behandelnde Körperteil befindet sich hier im elektrischen Feld, welches mittels zweier durch Luft getrennter Metallplatten hergestellt wird. Solche Kondensatorelektroden bestehen aus Metallfolien, welche in Weichgummi einvulkanisiert und mit Filzplatten umgeben sind oder aus Glaskapselelektroden nach Schliephake, welche an Haltearmen befestigt sind. Je größer der Hautabstand, je größer die Tiefenwirkung. So werden wir zur Behandlung der Oberfläche einen Abstand von etwa 1 cm wählen. Während bei Muskulatur und Knochen der Abstand etwa 2—3 cm und bei Wirkung auf innere Organe derselbe etwa 5 cm betragen muß. Die Dosis läßt sich nicht genau messen. Wir sind vielmehr auf das Wärmegefühl des Patienten angewiesen. Bei der Dosis I (Schliephake) soll keine spürbare Wärme, bei Dosis II gerade eine spürbare Wärme empfunden werden. Dosis III ergibt schon eine merkliche, angenehme Wärme. Die stärkste Dosis IV dagegen eine gerade noch erträgliche Wärme. Zu beachten ist dabei, daß der Patient ein Gefühl für Wärme und Kälte besitzen muß, welches bei einer Krankheit (z. B. Syringomyelie) fehlen kann. Hier ist äußerste Vorsicht bei jeder Wärmebehandlung geboten.

Je akuter die Krankheit, um so schwächer muß die Dosis sein. Und im Gegensatz zur Diathermie kann die Kurzwelle auch bei Furunkeln angewandt werden.

Wichtig ist auch hier das Anlegen der Elektroden. Zu einer homogenen, gleichmäßigen Durchstrahlung sind gleichgroße Elektroden erforderlich. Wollen wir aber eine ungleiche Wärmeverteilung erzielen, wie etwa bei der Behandlung der Wirbelsäule, so erreichen wir das durch ungleich große Elektroden und verschieden großen Hautabstand.

Bei einer schrägen Stellung würde es am oberen Rande eine zu große Durchwärmung geben.

Aus dem Vorhergesagten geht hervor, daß hier die Elektroden nicht leitend mit der Haut verbunden werden. Sie können also auch ohne weiteres am bekleideten Körper angewandt werden. Nur ist darauf zu achten, daß kein Metall dazwischenliegt, denn dieser gute Leiter würde sich erwärmen und dadurch zu Verbrennungen führen. Um solche Metallteile, wie Schlüssel usw. nicht zu übersehen und auch wegen der durch Schwitzen feuchten Haut und dadurch bedingter feuchter Kleidungsstücke ist eine Entkleidung anzuraten.

Außer dieser Kondensatorfeldmethode gibt es auch noch die Spulenfeldmethode nach Kowarschik, wo für lokale Behandlung 5 cm breite Metallbänder in Gummilagen eingebettet von etwa ein bis zwei Meter Länge in mehreren Windungen um das zu behandelnde Glied gelegt werden.

Und zum Schluß noch einige Hinweise: Die Kabel müssen ohne sich zu kreuzen und ohne Metallteile zu berühren zu den Elektroden freihängend verlaufen. Stühle und Ruhebett sollen nicht aus Metall sein.

Applikationstechnik

Man erreicht:

Gleichmäßige Wärmeverteilung
in Rumpf und Kopf
bei Querdurchflutung mit
weit distanzierten Glaskapsel-Elektroden
in Extremitäten
bei Längsdurchflutung mit
Glaskapsel- oder Weichgummi-Elektroden
oder mit eng gewickeltem
Induktionskabel

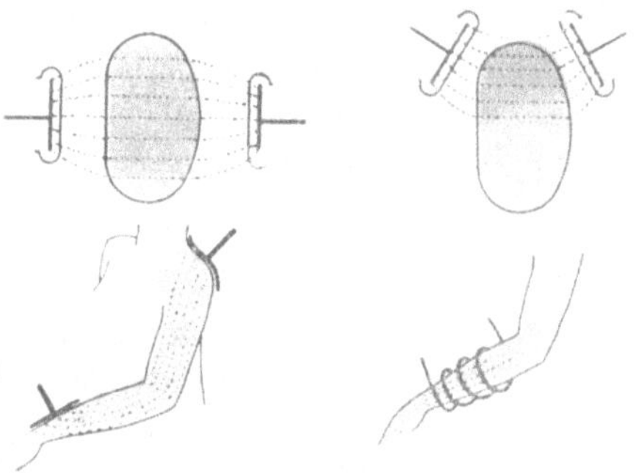

Ungleichmäßige Wärmeverteilung
in der Durchflutungsrichtung
bei ungleich distanzierten Elektroden
gleicher oder auch verschiedener Größe
quer zur Durchflutungsrichtung
bei starkem Schrägstellen der Elektroden
bei tangentialer Durchflutung
mit einseitig angelegten Elektroden

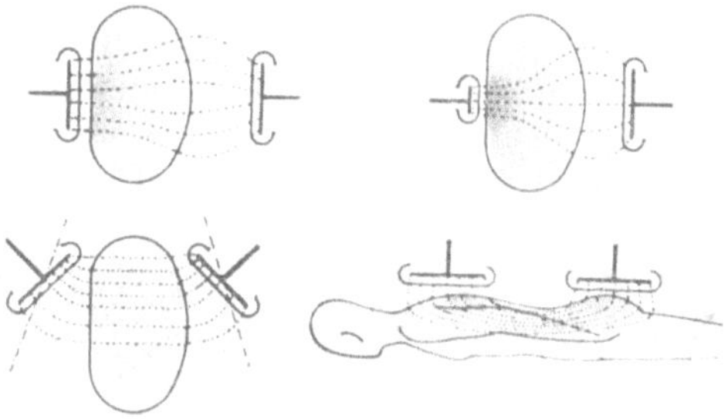

Selektive Erwärmung der Muskulatur
in größerem Gebiet lokalisiert
mit flacher Induktionskabelschleife
in mittelgroßem Gebiet lokalisiert
mit der MONODE
in kleinerem Gebiet lokalisiert
mit der MINODE

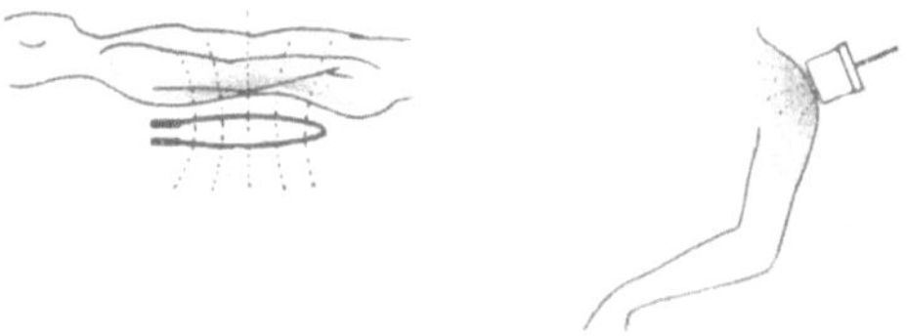

Falsch Richtig

Man vermeidet:

Relativ zu hohe Oberflächenerwärmung
infolge zu kleinen Elektroden-Haut-Abstandes durch Vergrößerung des Abstandes

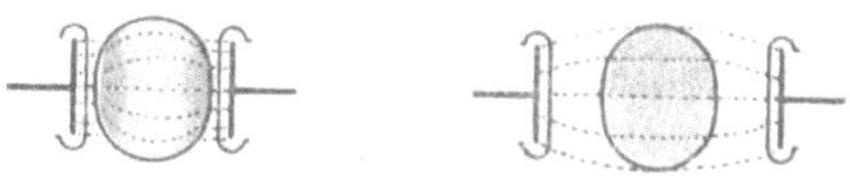

Örtliche Überhitzung
infolge Feldeinschnürung
durch Distanzierungszwischenlagen

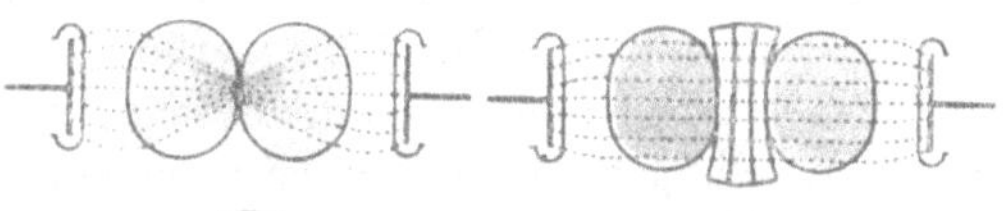

Örtliche Überhitzung
infolge Kantenwirkung
durch Parallelstellen der Elektrodenfläche zur Hautoberfläche

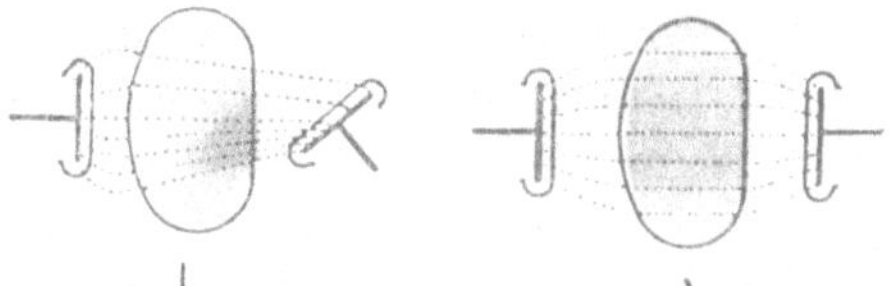

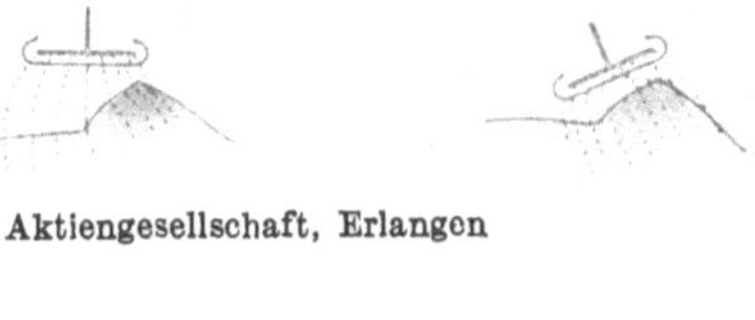

Werkfoto Siemens-Reiniger-Werke Aktiengesellschaft, Erlangen

Und wenn Sie ihren Apparat schonen wollen, bitte nicht im Leerlauf betätigen, d. h. ohne Elektroden oder ohne Patienten.

Einige Abbildungen als Beispiele sollen das Anlegen der Elektroden veranschaulichen. Besonders möchte ich dabei auf die oft falsch angelegten Elektroden bei der Behandlung beider Knie hinweisen.

XI. Geschichtlicher Überblick

In der letzten Stunde nun wollen wir einen zusammenfassenden Überblick über das vorher Gelernte geben. Hier wollen wir aber nicht die Einteilung verfolgen, die vorher für uns richtunggebend war, wo wir zuerst den elektrischen Strom und seine Umwandlungsmöglichkeit in andere Energien besprachen. Wir wollen in geschichtlicher Reihenfolge berichten, wie die Menschheit zuerst die Elektrizität kennenlernte und wie immer weitere Kenntnisse und Entdeckungen uns schließlich zu dem heutigen Stand brachten, wo wir in unserer Zivilisation uns die Hilfe der Elektrizität gar nicht mehr wegdenken können.

Seit alten Zeiten waren zwei Dinge bekannt: die **statische** Elektrizität des geriebenen Bernsteins und die Wirkung des **Magneten.**

Schon THALES VON MILET, 585 v. Chr., kannte die Wirkung des geriebenen Bernsteins. Auch schon früh wußte man, daß es zwei Arten von Elektrizität gab, die Bernstein- und die Glaselektrizität. Aber erst 1734 entdeckte DU FAY die **beiden Ladungsarten:** positive und negative Elektrizität. Diese schwachen Elektrizitätsmengen fanden beim Menschen keine Anwendung. FRANKLIN entdeckte dann den *Kondensator* in Form der nach ihm benannten FRANKLINschen Tafeln. Damit erst war es möglich, größere Ladungen zu erreichen, diese schwache Elektrizitätsmenge gewissermaßen anzusammeln. Doch müssen wohl schon alte Kulturen wie die ägyptische über diese Dinge Bescheid gewußt haben; denn was ist die Bundeslade des Moses — aus Akazienholz gefertigt, außen und innen mit feinem Golde überzogen — anders als ein Kondensator von ungeheuren Ausmaßen. FRANKLIN war es auch der 1749 zuerst erkannte, daß der *Blitz* eine elektrische Entladung war. Und 1752 machte er den berühmten Drachenversuch, indem er aus einer Hanfschnur eines Drachens, die durch Gewitterregen feucht geworden war, große Funken ziehen konnte. Dieser Versuch war nicht ungefährlich. 1753 wurde Prof. RICHMANN in Petersburg bei diesen Versuchen vom Blitz erschlagen. Aber als FRANKLIN die elektrische Natur des Blitzes erkannte, suchte er seine vernichtende Wirkung aufzuheben. Der **Blitzableiter** war seine Erfindung. FRANKLIN lebte von 1706 bis 1769, war das 16. Kind eines Seifensieders, lernte das Buchdruckgewerbe, wurde politischer Schriftsteller, Generalpostmeister in Nordamerika und beschäftigte sich erst in der zweiten Hälfte seines Lebens mit Physik. Dabei war er noch ein aufgeklärter liberaler Politiker, und auf seinem Grabstein sind die Worte eingemeißelt: Eripuit coelo fulmen ceptumque tyrannis. Frei übersetzt: Dem Himmel entwand er den Blitz, den Tyrannen das Zepter.

Dieses Zeitalter der statischen Elektrizität war gleichsam ihre aristokratische Epoche. Ein Spiel mit Papierkügelchen, der Gemeinschaft aber keinen weiteren Nutzen bringend. Die Franklinisation war das einzige, was in der Medizin hier angewandt werden konnte.

Bevor wir zur *zweiten Epoche der Elektrizität*, dem elektrischen Strom, kommen, wollen wir erst einmal vom **Magneten** sprechen, der für die Schiffahrt schon richtungweisend gewesen sein soll, bei den Chinesen längst vor Christi Geburt. Italienische und französische Seefahrer benutzen den Kompaß erst im 11. und 12. Jahrhundert. Der Name Magnet? PLATO spricht von einem Stein von Magnesia. Aber PLINIUS erzählt eine andere Fabel: von einem Hirten Magnes, der einen Stein gefunden haben soll, welcher das Eisen seines Stockes und die Nägel seiner Schuhe angezogen haben soll.

Diese große Bedeutung des Kompasses in der Schiffahrt geht aus der englischen Bezeichnung für Magnet hervor: Leadstone = Leitstein. Als 1600 sich WILLIAM GILBERT mit der wissenschaftlichen Begründung des Magnetismus befaßte und auch den ersten künstlichen Magneten schaffte, blieb es nun nicht aus, daß dieser Magneteisenstein auch seinen Einzug in die Heilbehandlung hielt. Es war ein Arzt in Wien, **FRANZ ANTON MESMER,** der 1774 die Beobachtung machte, daß eine auf der Durchreise befindliche Frau sich in der Schmiede einen Hufeisenmagneten zurechtbiegen ließ, um damit ihre Schmerzen aus dem Körper gleichsam herausziehen zu können. Und als der Arzt bemerken mußte, daß tatsächlich die Beschwerden gelindert wurden, ließ ihn dieser Gedanke an die Kraft des Magneten nicht mehr los. Er, ein feingeistiger Freund des jungen MOZART, stellte seine ganze freie Zeit, seinen schönen Park und seine schöne Villa, alles, nur in den Dienst des Magnetismus. Nicht nur die Patienten bestrich er mit dem Magneten, auch die Bäume und das Wasser, in welches dann die Kranken ihre Füße eintauchen mußten. Er war kein Scharlatan. Immer wieder suchte er eine Begründung für seine Heilerfolge zu finden. Ja, allmählich ließ er den Magneten weg, und in immer feierlicheren Sitzungen legte er nur noch die Hand auf die Kranken, um sie zu heilen. Es war eine Zeitmode geworden: der Magnetismus. Und besonders in Paris, am Hofe der Marie Antoinette, blühte in der hohen aristokratischen Gesellschaft dieses Handwerk. MESMER aber ließ es keine Ruhe, zu ergründen, woher die Wirkung kam. Er konnte sie sich allein vom Magneten aus nicht erklären. Und das ist auch richtig, das magnetische Kraftfeld wirkt nur auf Eisen und Nickel und nicht auf menschliche Körper.

Aber er sah ja Erfolge, und er war kein Betrüger. Um so tragischer erscheint es, daß er des Rätsels Lösung nicht gefunden hat. Erst nach ihm fand ein Größerer, auch wieder in Wien, diese Lösung. Die suggestive Kraft seiner Persönlichkeit, die *Hypnose*, war es, was den Heilerfolg gab. Nicht der Magnet in seiner Hand. Er selbst merkte ja schon, daß seine Hand allein das Wunder der Heilung bringen konnte.Wenn somit auch die Lehre des Magnetismus eine Irrlehre war, 1774 war dafür die Geburtsstunde der Psychotherapie, fortgeführt später von FREUD. Und auch ZEILEIS benutzte die hypnotische Wirkung, und die war es, nicht sein Wunderstab, der bei den dazu Veranlagten die Heilung förderte. Und jener andere Wundertäter im Elsaß, COUÉ (1857 bis 1926), auch er fußte auf den Lehren, die einst MESMER begründet hatte, ohne die Wirkung verstehen zu können. Wir haben keinen Grund, über jene Lehre zu lächeln. Wir finden in medizinischen Büchern auch weit später große Elektromagneten dargestellt, von deren magnetischem Feld Wirkungen auf den menschlichen Körper ausgehen sollten. Und in der medizinischen Unterwelt spielt heute noch die Lehre vom Magnetismus in diesem Sinne doch völlig unverstanden noch immer eine Rolle.

Doch nun zurück zur Elektrizität. Viel später erst als die *statische Elektrizität* wurde der **elektrische Strom** bekannt. Erst 1789 entdeckte **GALVANI,** daß die Froschschenkel, die er an einen kupfernen Haken an einem Eisengitter aufgehängt hatte, immer dann Zuckungen vollführten, wenn sie der Wind in Berührung mit dem Gitter brachte. Er suchte eine Erklärung für diesen Vorgang. War es eine tierische Elektrizität, wie er annahm? Oder hatte sein Kollege VOLTA recht, welcher eine Kontaktelektrizität durch das Berühren zweier Metalle annahm? Beide hatten sie nicht richtig geraten. Zwei Metalle waren nötig, aber auch eine Flüssigkeit — der feuchte Froschschenkel. Dadurch entstand Elektrizität, infolge eines chemischen Vorganges. Das galvanische Element war entdeckt.

Der nächste Schritt war nun eine *Verbindung zwischen dem elektrischen Strom und dem Magnetismus.* Sie fand **OERSTEDT** 1820, als er entdeckte, daß die Magnetnadel durch den elektrischen Strom abgelenkt wurde. Aber es brauchte immerhin noch zehn Jahre, bis 1831 es **FARADAY** gelang, aus einer Spule und einem Magneten dadurch, daß er die Bewegung mit einfügte, Strom zu erzeugen: den Induktionsstrom, den faradischen Strom. Mit diesen Entdeckungen trat die Elektrizität aus ihrer Frühzeit, der aristokratischen, in ihr bürgerliches Jahrhundert ein. Zuerst nur eine bescheidene Kraft, aber durch die Entdeckung **FARADAYS** konnte die Elektrizität einem ganzen Zeitalter ein anderes Gesicht geben. Die Dynamomaschine machte es möglich, Kraftwerke zu bauen, und der Motor konnte mit seiner gewaltigen Kraft die alten Pferdestraßenbahnen außer Kurs setzen, die Dampfmaschine war besiegt durch den Elektromotor. In der **Medizin** fand der galvanische und faradische Strom zuerst in Paris 1855 durch Duchenne Anwendung. Allmählich bildete sich die Kenntnis heraus, mit den genauen Vorschriften der differenten und indifferenten Elektrode, für die Anodenbehandlung mit ihrer Herabsetzung der Erregbarkeit und die Kathodenbehandlung mit der Steigerung derselben.

Und **ERB** erst lehrte uns die Entartungsreaktion kennen.

1892 aber erst konnte **D'ARSONVAL** Ströme von großer Spannung und hoher Frequenz in die medizinische Behandlung einführen, nachdem Teslar seine berühmten Experimente mit solchen Strömen angestellt hatte. Aber zur Begründung der elektrischen Schwingungslehre war es erst nötig, daß **FEDDERSEN** 1858 als erster den schwingenden Charakter einer Kondensatorentladung erkannte. Er starb 1918 in Leipzig. Auf seine Entdeckung hin konnte **HEINRICH HERTZ** die Schwingungslehre aufbauen. Er konnte 1888 das Vorhandensein elektrischer Wellen feststellen. 1857 geboren, war er mit 28 Jahren schon Professor in Karlsruhe. Schon mit 37 Jahren wurde uns leider dieser Forscher durch eine unheilbare Knochenkrankheit genommen. Ihm verdanken wir die Kenntnis des Schwingungskreises, der gebildet ist von Spule, Kondensator und unterbrochen wird von einer als Schalter dienenden Funkenstrecke, welche gedämpfte oder einer Gitterröhre, welche ungedämpfte Schwingung erzeugt. Nicht nur die Medizin verdankt diesen Forschungen den Diathermie- und Kurzwellenapparat. Wer kann sich heute noch die Welt ohne drahtlose Telegraphie und ohne Radio vorstellen?

Das war im großen der geschichtliche Entwicklungsgang der Elektrizität. Wie schnell war doch die Entwicklung in den letzten hundert Jahren im Vergleich mit der langsamen Entwicklung der tausend Jahre vorher.

Wir hatten aber auch die große Familie der **elektromagnetischen Wellen** kennengelernt und gesehen, daß Wärme und Licht nur einen kurzen Ausschnitt aus dieser

Skala bilden. Nur jene Wellen, die eine Länge von 780 bis 400 mμ haben, sind unserem Auge als Licht sichtbar. Nach der längeren Seite der Wellen wenden wir die infraroten Strahlen an, nach der kürzeren die ultravioletten, die wiederum unterschiedlich sind je nach ihrer Wellenlänge. Wir lernten die **Dornostrahlen** kennen, die natürliche Höhensonne, von 320 bis 290 mμ und darunter das ultraviolette Licht UVC, das in künstlichen Strahlern benutzt wird.

Wollen wir nun zum Schluß noch einen Blick in die Zukunft werfen, welchen Weg kann uns die Natur noch bieten, um elektrische Energie zu erhalten? Vielleicht kann sie uns direkt die Elektronen liefern. Beim Zerfall des Radiums, der Uranspaltung, treten drei verschiedene Arten Strahlen auf. Die Alpha-Strahlen, positiv geladene Teilchen, Beta-Strahlen, negativ geladene Elektrizitätsteilchen, die wir als Elektronen bereits kennengelernt haben, und schließlich Gamma-Strahlen, die durch kein elektrisches Feld beeinflußbar sind, somit keine Ladung besitzen. Sie sind elektromagnetische Schwingungen, wie die Röntgenstrahlen, nur mit viel höherer Frequenz d. h. kürzerer Wellenlänge. Also können uns natürliche radioaktive Stoffe reine Elektronen liefern. Wir könnten hohe Spannungen und kleine Stromstärken benutzen. Es schließt sich der Ring der Entwicklung, denn auch im Anfang bei der statischen Elektrizität fanden wir hohe Spannungen und kleine Stromstärken.

Die Frage eines Hochvoltmotors ist am Horizont aufgetaucht, dann brauchen wir den Magnetismus nicht mehr, wir könnten auf ihn verzichten. Nur durch die uns von der Schule schon bekannte Grundtatsache, daß positive und negative Elektrizität sich abstoßen, nur darauf würde dieser Motor beruhen.

Doch so schnell werden wir wohl den Weg, den Umweg über den Magnetismus, d. h. über die Dynamomaschine, nicht aufgeben. Aber die Zukunft? Wer weiß?

Doch von einer anderen Seite noch scheint, wenigstens auf medizinischem Gebiet, doch in gewissem Rahmen auch in der Technik, den elektromagnetischen Wellen eine Konkurrenz erwachsen zu sein: nämlich in den einfachen **mechanischen Wellen,** wie sie als Schall unserem Ohr vernehmbar sind, allerdings nur in einer Frequenz von 16 bis 16000. Nur? Das ist vielleicht nicht glücklich ausgedrückt, denn es ist doch ein weit breiterer Streifen als jener kurze der elektromagnetischen Wellen, der für unser Auge als Licht wahrnehmbar ist.

Mechanische Wellen von höherer Frequenz sind unserem, dem menschlichen Ohr, nicht mehr vernehmbar. Aber wir haben gelernt, daß die Fledermäuse und die Eulen nachts im Dunkeln durch Aussendung und Reflexion von **Ultraschallwellen** sicher ihren Weg finden. Im Kriege fanden die Ultraschallwellen im großen ihre Anwendung zur Bekämpfung der U-Boote. Durch sogenannte Sonorgeräte, das Schallauge gewissermaßen, ist es möglich, Hindernisse zu erkennen. Denn wie alle anderen Schallwellen werden auch sie durch Hindernisse zurückgeworfen und durch einen Empfangsapparat wieder aufgefangen.

Überall da, wo uns die elektromagnetischen Wellen als Lot im Stich lassen mußten, wie unter Wasser, wurde dieses Echolot angewandt. Hätte die „Titanic" bei der Ozeanüberquerung 1912 schon einen solchen Apparat besessen, sie wäre nicht an einem Eisberg zerschellt, es hätte nicht 1500 Tote gegeben. Auch beim Flugzeug spielt dieses Echolot eine Rolle. Es kann bei Nebel angeben, ob Berge als Hindernis eine Gefahr bilden können.

Die biologischen Eigenschaften dieser Ultraschallwellen sind noch nicht völlig erforscht. Ihre Wirkung hängt auch von der Frequenz ab. Bei einer solchen von 10000000 konnte man in einer Entfernung von 135 Metern bei Kaninchen in fünf Sekunden eine völlige Lähmung feststellen. Und die Fische starben beim Bombardement mit U-Schallwellen. Eine Ultraschallkanone würden wir wenigstens nicht mehr hören.

Doch es sind noch andere biologische Eigenschaften, welche den Ultraschallwellen allmählich einen Eingang in die Medizin verschaffen werden. Sie erzeugen Wärme in der Tiefe, und man kann auch von einer Mikromassage sprechen. Auch wirken sie durchblutungsfördernd.

Kurz noch ein paar Worte zur Ultraschallbehandlung. Die Überleitung der Wellen kann erfolgen durch Kontaktbehandlung mittels einer Koppelsubstanz (Öl, Paraffin) oder als Unterwasserbehandlung. Bei dieser Behandlungsart muß der Behandler trockene (!) Zwirn- und darüber Gummihandschuhe tragen.

Bei der Bedienung des Apparates ist zuerst die Abstimmung genau einzustellen. Dabei wird die beste Abstimmung durch verschiedene Apparate angezeigt, wie z. B. den maximalen Anschlag eines Amperemeters, das helle Aufglühen einer Signallampe oder andere technische Einrichtungen. Bei der Intensität ist es günstiger, eine Verlängerung der Behandlungsdauer vorzunehmen und nicht eine Steigerung der Intensität.

Noch einige Behandlungsbeispiele mit Angabe der Dosierung:

Halswirbelsäule: 0,5—1 Watt pro qcm 5 Min.
Brustwirbelsäule: 1,0—1,5 Watt qcm pro 10 Min.
Lendenwirbelsäule: 1,5—2,0 Watt pro qcm 10 Min.
} bewegter Schallkopf

Knie: 3 Felder: äußerer und innerer Gelenkspalt und Kniekehle. Statische Beschallung mit leicht rotierendem Schallkopf 0,2 Watt qcm und 2 Min. je Feld.

Hüfte: 3 Felder: Trochanter major, Tuber ossis ischii und zwei Querfinger unterhalb der Leistenbeuge 0,2 Watt qcm und 2 Min. je Feld.

Epicondylitis: 0,5 Watt qcm 5 Min. mit bewegtem Schallkopf.

Calcaneussporn: 0,5—1,0 Watt qcm ebenfalls 5 Min. mit bewegtem Schallkopf.

Tendovaginitis: 0,5—1,0 Watt qcm 5 Min.

Sudeck der kl. Gelenke: Beschallung unter Wasser mit bewegtem Schallkopf in 3—4 cm Abstand.

Ulcus cruris: mit Ölankopplung 0,5 Watt qcm 5 Min. mit bewegtem Schallkopf.

Nicht beschallt dürfen werden: Wachstumszonen, Keimdrüsen, schwangerer Uterus, Zentralnervensystem, Auge und Ohr.

Erzeugt werden diese Ultraschallwellen bei den neuen Apparaten durch einen Quarz, welcher durch elektromagnetische Wellen in Schwingung gebracht wird. Zur Überleitung der Wellen von dem Schallkopf bedient man sich Öl oder Glyzerin als Zwischenlage.

Aber wie gesagt, wir kennen noch nicht genau die Wirkung dieser Wellen auf die einzelnen Organe. Von besonders guten Erfolgen wird bei Bechterew und Versteifungen der Gelenke berichtet.

Hydrotherapie und Balneologie

Wenn jetzt ein Abschnitt dem Wasserheilverfahren und der Bäderkunde gewidmet wird, so kann dieses Kapitel selbstverständlich nur zum Nachlesen gedacht sein, zur Erinnerung und Auffrischung alles dessen, was in den Kursen praktisch gelehrt wurde.

Aber unseren Standpunkt dabei muß ich von vornherein klarstellen. Es soll keine reine Hydrotherapie gelehrt werden. Wir rücken ab von der Kampfstellung: Wasser *oder* Arznei. Wir bekennen uns nicht zu einem Entweder-Oder, sondern zu einem Sowohl-Als-auch. So soll für uns die Hydrotherapie und Balneologie nur ein im Rahmen der gesamten Heilkunde — wenn auch sehr wichtiges — Teilgebiet sein.

Uralt — wie die Massage — ist auch die Anwendung von Wasser und von Bädern. Wir wollen hier nicht die Geschichte dieser Verfahren beschreiben. Nur sei daran erinnert, daß schon im alten Rom neben 14 Thermen 356 Volksbäder bestanden haben (LAMPERT). Wir kennen auch den Verfall dieser Behandlungsart im Mittelalter, vielleicht infolge der Seuchen und auch der Lockerung der Moral. Erst allmählich kam es zu einer Renaissance dieser Behandlungsmethoden. Und hier waren es Laien, welche diese scheinbar längst vergessenen — oder wie man glaubte überholten — Methoden wieder zu neuem Leben erweckten. Nennen wir Namen wie PRIESSNITZ (1799—1851) oder Pastor KNEIPP (1821—1897). Bald aber bekannten sich auch Ärzte, wie SCHWENINGER oder HUFELAND zu der wiederentdeckten Lehre. Später kam von ärztlicher Seite der Versuch hinzu, diese Heilverfahren auch wissenschaftlich zu untermauern, so, um nur einige Namen zu nennen: WINTERNITZ, KATSCH, SCHAUDICK, HOFF.

Hydrotherapie — Wasserheilverfahren

Zunächst wollen wir Einblick nehmen in die bereits klinisch und experimentell bekannten Wirkungen der Hydrotherapie auf verschiedene Organe und Organsysteme. Zwei Arten Reize sind es, welche das Hautorgan treffen und von hier aus Fernwirkungen in anderen Organen auslösen. Einmal ist es der thermische Reiz — Wärme oder Kälte. Zum anderen üben wir aber auch einen mechanischen Reiz aus, sei es durch Bürstungen oder den Druck des Wassers im Bad oder auch den Druck des Wasserstrahles bei Duschen.

Am einfachsten zu verstehen ist naturgemäß die Wirkung unserer hydrotherapeutischen Maßnahmen auf den *Wärmehaushalt*. Hierbei können wir die Körpertemperatur herabsetzen, weniger durch die erfolgte Abkühlung während eines kalten Bades als mehr noch durch die nachfolgende gute Hautdurchblutung. Andererseits können wir die Körpertemperatur durch heiße Bäder oder auch andersgeartete Heißwasseranwendung erhöhen.

Sehr wichtig sind bei der Hydrotherapie ferner die Wirkungen auf den *Blutkreislauf*, welchen wir in stärkerem Maße beeinflussen können. Dabei betrachten wir zunächst einmal die *primäre Wirkung auf die Hautgefäße*. Bei Anwendung eines *Kältereizes* tritt nach anfänglicher Verengerung eine reaktive Erweiterung der Hautgefäße auf, wodurch die Haut einen hellroten Farbton infolge Öffnung und Freiwerden von Anastomosen annimmt. Diese Reaktion, diese Antwort auf den Kaltwasserreiz ist das Entscheidende: Wärme- und Behaglichkeitsgefühl müssen einer solchen Behandlung folgen. Bliebe diese Reaktion aus, so eignet sich der Patient nicht für Kaltwasserbehandlung. Falls er vorher fröstelt, muß eine Anwärmung vorausgehen. Auch dürfen Kaltwasseranwendungen dementsprechend immer nur kurzdauernd sein.

Anders liegt der Fall bei der *Wärmebehandlung.* Hier tritt statt anfänglicher Verengerung sofort eine Erweiterung der Hautgefäße ein, so daß hierbei die Haut tief sattrot erscheint. Nur bei Anwendung höherer Temperaturen tritt ebenfalls erst eine Verengerung ein.

Nun zum *Tonus*, der Spannung der *Gefäße.* Hier kann gesagt werden, daß er durch Kaltwasseranwendung erhöht und im Gegensatz dazu bei der Warmwasseranwendung herabgesetzt wird. Dem entspricht auch das Verhalten des Blutdruckes, welcher beim kalten Bad zuerst eine Erhöhung und später infolge der besseren Hautdurchblutung eine Senkung zeigt. Bleibt die anfängliche Erhöhung aus, so spricht dieses Verhalten für eine Insuffizienz des Herzens. Bei warmen Bädern dagegen sinkt der Blutdruck. Nur bei solchen über 40 Grad gibt es zuerst eine starke Steigerung mit nachfolgendem stärkeren Absinken. Deshalb geben wir bei Hypertonikern gerne aufsteigende Vollbäder. Die Pulsfrequenz ist bei der Kälteanwendung verlangsamt, bei der Wärmeanwendung dagegen erhöht.

Ähnliche Wirkungen finden wir auch auf den *Tonus der Muskulatur.* Bei länger dauernder Wärmeanwendung sinkt derselbe. Es wäre also z. B. falsch, bei Senkfüßen dauernd warme Fußbäder oder Packungen zu geben. Wechselbäder sind hier richtiger. Nur ein heißes Bad von ½—2 Minuten Dauer erhöht den Tonus, wie wir es beim japanischen Bad kennenlernen werden.

Nunmehr muß auf die Veränderung der *Blutverteilung*, einer gewissen Umschaltung nach Wärme- oder Kälteeinwirkung eingegangen werden.

Sehr wichtig ist hierbei die sogenannte *konsensuelle Reaktion* (OTTFRIED MÜLLER), worunter wir einen gleichsinnigen Ablauf in anderen Gebieten oder ein Überspringen auf andere Stellen verstehen, z. B. Schweißausbruch an der Stirn beim Armbad.

Des weiteren ist zum Verständnis jene Lehre wichtig von der *Zweiteilung des Kreislaufes* in Peripherie und das Körperinnere, wobei beide Gebiete in gegenteiliger Wechselbeziehung stehen (DASTRE-MORAT*sches Gesetz*). Besser noch ist die *Zweiteilung nach* HAUFFE mit einem inneren Kesselgebiet (Herz, Lunge, Leber und große Gefäße), welchem ein peripheres Kreislaufgebiet (Haut, Muskeln, Herzkranzgefäße und übrige innere Organe) gegenübersteht. Durch hydrotherapeutische Maßnahmen findet nun eine Umschaltung derart statt, daß Blut aus den Kesselgebieten in die Peripherie verlagert wird. Hierbei erfolgt die stärkste Umschaltung durch warme Prozeduren, besonders durch ansteigende Teil- oder Vollbäder. Deshalb dürfen solche Maßnahmen auch nicht nach Mahlzeiten vorgenommen werden, weil es sonst zu einem Kollaps kommen kann. Dabei wird durch Vermehrung der kreisenden Blutmenge eine erhöhte Anforderung an das Herz gestellt.

Über die Wirkung auf den *Stoffwechsel* sei nur kurz gesagt, daß kalte Prozeduren den Stoffwechsel erhöhen — heiße nur bei intensiver Anwendung. Warme indifferente Bäder dagegen tragen zu einer Beruhigung des gesteigerten Stoffwechsels bei. Auch die Gewichtsabnahme durch Wasserverlust infolge des Schwitzens gehört in dieses Gebiet.

Nun zur Wirkung auf das *Nervensystem.* Hier erhöhen kalte Anwendungen die Erregbarkeit und führen zu einer Steigerung der Leistungsfähigkeit und des Arbeitswillens. Warme Bäder dagegen wirken dämpfend und erschlaffend (Ausnahme japanisches Heißbad von 3—5 Minuten). Somit bewirken kalte Bäder eine Erregung des Sympathikus (sympathikotonisch), warme dagegen erregen den Vagus (vagotonisch).

Bei der Wirkung auf das *Hautorgan* muß dasjenige berücksichtigt werden, was an anderer Stelle über den Hautreiz und die Hautreiztherapie ausgeführt wurde. Von diesem Gesichtspunkt aus können wir die allgemeine, sich im gesamten Organismus abspielende Wirkung der Hydrotherapie am besten erklären. SCHAUDICK und HOFF konnten zeigen, daß bei intrakutaner Injektion von Serum der behandelten Person bei Massage eine 47 %ige Vergrößerung dieser Quaddel gegenüber Normalserum auftrat. Nach kalten Bädern erreicht diese Zunahme sogar 130%, während nach warmen Bädern eine Verminderung der Quaddelbildung festgestellt wurde. KATSCH konnte an der Erhöhung der Magensaftwerte das Freiwerden von Histamin in der Haut nach Anwendung von Bürstenbädern nachweisen. Und SELYE hat uns gezeigt, daß nicht der Reiz, sondern die Reizantwort — der Stress — die entscheidende Rolle spielt. Über die Haut führt der Reiz zu einer Anregung von Hypophyse und Nebennierenrinde.

Außerdem spielt schließlich auch die Beachtung des *Konstitutionstypes* wie bei allen allgemein umstimmenden Behandlungsarten eine sehr wichtige Rolle. Bevor wir nun über die praktische Anwendung der Hydrotherapie sprechen, müssen vorher noch einige allgemeine Fragen und Begriffe festgelegt werden: Eine Temperatur, welche der Hauttemperatur entspricht (körperwarm), wird vom Patienten weder als warm noch als kalt empfunden. Diese Temperatur von 34—35 Grad ist indifferent. Was darunter liegt, wird als kalt, und was darüber liegt als warm empfunden. Dabei ist die Hauttemperatur allerdings nicht an allen Stellen die gleiche. Wir empfinden Kälte an der linken Hand mehr als rechts (GOLDSCHEIDER).

Kalte Bäder liegen unter dem Indifferenzpunkt bis unter 30 Grad, laue Bäder = 34 Grad (35—30); warme Bäder = 34—35—37 Grad; heiße Bäder = 37—40 Grad; sehr heiße Bäder über 40 Grad.

Auch über die Wassermenge, welche für Bäder erforderlich ist, müssen wir Bescheid wissen. Vollbad 250—300 Liter, Sitzbad 40 Liter, Halbbad 140—160 Liter, Fußbad 15—20 Liter.

Und schließlich noch ein paar allgemeine Bemerkungen. Vor größeren hydrotherapeutischen Anwendungen muß auf Stuhlgang geachtet werden. Sonst tritt ein Völlegefühl, Kopfschmerzen oder sogar Ohnmacht auf. Und dann legen Sie bitte alles Erforderliche *vor* dem Beginn der Behandlung zurecht und suchen Sie nicht erst nach Tüchern oder Decken, wenn der Patient triefend der Badewanne entsteigt.

Und nun zu den praktischen Hinweisen bei der Anwendung des Wasserheilverfahrens.

Zuerst soll dabei die **Kaltwasserbehandlung** besprochen werden. Hierbei ist unbedingt zu beachten, daß der Patient sich vorher warm fühlt, was notfalls durch ein vorheriges warmes Fußbad erreicht wird. Geeignet sind für die Kaltwasseranwendung besonders vollblütige, kräftige Patienten, während der fröstelnde Astheniker eine Gegenanzeige darstellt.

Die mildeste Kaltwasseranwendung stellen *Packungen* und *Wickel* dar, wobei wir bei Einpackungen des ganzen Körpers von Packungen, einer solchen von einzelnen Körperteilen von Wickeln sprechen. Zur Technik ist dabei zu sagen, daß über ein feuchtes Leinentuch eine trockene Wolldecke oder dickes Flanelltuch geschlagen wird, wobei das Wolltuch stets größer sein muß, als das feuchte Leinentuch. Bei PRIESSNITZ sind es also 2 Schichten = feuchtes Leinen und Wolle, nach KNEIPP 3 Schichten = feucht und trockenes Leinen und Wolle. Ein wasserundurchlässiger Stoff gehört nicht dazwischen. Das Leinentuch in Wasser von 15 Grad getaucht, wird gut ausgewrungen und muß glatt ohne Falten anliegen. Das Wolltuch muß fest herumgeschlagen werden, wobei kein Kältegefühl auftreten darf. Die *Wirkung des Wickels* ist je nach der *Dauer* der Anwendung eine verschiedene. Zunächst tritt ein Wärmeentzug (wärmeentziehender Wickel) auf, bis der Wickel die gleiche Temperatur wie der Körper erreicht hat. Diese Dunstwärme ist in etwa 20—25 Minuten erreicht. Anwendung findet er besonders bei akuten fieberhaften Krankheiten. Bleibt der Wickel über die Dunstwärme hinaus liegen — etwa 1½—2 Stunden —, so haben wir es mit einem wärmebildenden Wickel zu tun. Er wird besonders bei chronischen Krankheiten, so auch bei Rheuma angewendet. Wird die Dauer des Wickels über das Trockenwerden hinaus verlängert, so handelt es sich um einen schweißtreibenden Wickel, weil es hier zu einer Wärmestauung kommt und der Patient zu schwitzen anfängt. Hierbei muß der Wickel länger liegenbleiben – etwa 1–3 Std. Zugleich ist die Behandlungsart anstrengender. Sie findet Anwendung besonders bei Erkältungskrankheiten und Fettsucht.

Und nun die kurze Erwähnung einzelner Arten von Packungen und Wickeln. Bei der Ganzpackung bleibt nur der Kopf frei, die Arme werden mit eingepackt. Da diese Prozedur für manche Patienten unangenehm, ja beängstigend sein kann, wird oft die Dreiviertelpackung bevorzugt, wobei die Arme frei bleiben und die Packung nur bis unter die Achseln reicht. Falls Schweißausbruch nicht erwünscht ist, erfolgt die Abnahme des Wickels nach 1—1½ Stunden. Bei Basedow, nervöser Erregbarkeit und Schlaflosigkeit wie auch zur Beruhigung beim Parkinson wird dieser Wickel gern angewandt. Beim Typhus dient er zur Temperaturherabsetzung, wobei kühle Packungen dreimal hintereinander alle 25 Minuten gewechselt werden.

Bei den Wickeln spielt außerdem noch die reflektorische Wirkung auf innere Organe eine wichtige Rolle. So eignet sich der Leibwickel gut zur Behebung spastischer Zustände im Bauch, so wie der Brustwickel zur Beruhigung der Atmung und leichteren Lösung bei Bronchitis dient. Dabei verstehen wir unter einem Brustwickel einen Umschlag von der Achselhöhle bis zum unteren Rippenrand, unter Stammwickel einen solchen, welcher von den Brustwarzen bis zur Mitte der Oberschenkel reicht. Ein Kreuzwickel wird als Kreuzbinde angelegt, wozu ein Leinentuch von 30—40 cm Breite und 150—200 cm Länge Verwendung findet. Hierbei wickelt man zuerst schräg von der Brust zur linken Schulter, dann über den Rücken zur rechten Achselhöhle, quer über die Brust zur linken Achselhöhle und schließlich wieder über den Rücken zur rechten Schulter. Dieser Wickel kann auch behelfsmäßig mit zwei Handtüchern ausgeführt werden. Sonderformen stellen noch besonders die Waden- und Unterarmwickel sowie der T-Wickel dar. Dauer dieser Wickel beträgt 1½ Std. mit anschließendem kräftigem Trockenreiben.

Bei den *kalten Aufschlägen* spielt der Wärmeentzug die Hauptrolle. Hier die Worte SCHWENINGERS: „Ein guter Arzt vermag mit einem nassen Handtuch mehr, als ein schlechter mit einer ganzen Apotheke."

Ein Leinentuch wird zusammengelegt in kaltes Wasser getaucht und gut ausgedrückt. Wechsel alle 10 Minuten. Zum Wärmeentzug kann auch ein spiraliger Metallschlauch dienen. Besonders zur Beruhigung der Herzaktion dient ein solcher *Herzkühlschlauch* ebenso wie kalte Nackenkompressen, welche auch bei Nasenbluten von Vorteil sind. Leinwandbinden, welche dauernd mit kaltem Wasser beträufelt werden, benutzt man bei entzündlichen Gelenken.

Bei den *kalten Abreibungen* finden wir eine kräftigere Hautreaktion, kommt doch hier zu dem Kaltwasserreiz noch der mechanische Reiz. Bei der Anwendung wird der betreffende Körperteil in ein feuchtes Tuch gehüllt und *auf* demselben Reibungen mit der flachen Hand ausgeführt.

Dies kann als Ganzabreibung erfolgen, wobei der Körper ähnlich wie bei der Schmierkur in 6 Teile eingeteilt wird: beide Arme, beide Beine, Brust und Rücken. Wichtiger ist die Teilabreibung, wobei nur der behandelte Teil entblößt werden darf. Der Patient muß dabei das Tuch auf der einen Seite halten, auf der anderen Seite faßt es der Bademeister mit seiner linken Hand. Der Patient hält das Tuch bei der Armabreibung körperfern, bei der Beinabreibung körpernah und faßt bei der Rückenabreibung zwei Schulterzipfel des Tuches. Bei dieser Behandlung muß eine helle Rötung der Haut auftreten, andernfalls die Behandlung nicht angezeigt ist. Infolge reflektorischer Wirkung tritt auch eine Atmungsvertiefung ein, welche bei Bronchitis und zur Behebung der Kreislaufschwäche günstig wirkt. Dabei stellen die Teilabreibungen eine milde, die Ganzabreibung eine anstrengende Maßnahme dar.

Bei den *Teilwaschungen* handelt es sich wieder um eine leichtere Behandlungsart ohne mechanische Reizwirkung, deren Wirkung besonders auf die Hautkapillaren geht. Diese Teilwaschungen wirken erfrischend und tonisierend, werden deshalb gern auch bei Schwerkranken zur Kreislaufbesserung angewandt. Die Technik ist dabei einfach: Aus einem Eimer voll Wasser von 15 Grad werden Gliedmaßen, Brust und Bauch (evtl. auch mit Schwamm) abgewaschen und sogleich mit einem Frottiertuch abgerieben. Mehr für Gesunde eignen sich die *Abklatschungen*, welche mit einem zusammengelegten Tuch, welches in Kaltwasser getaucht und ausgewrungen wurde, ausgeführt werden. Hier spielt wieder auch der mechanische Reiz eine besondere Rolle.

Einen sehr kräftigen Reiz stellen die *kalten Bäder* dar. Sie werden deshalb nur als Halbbad ausgeführt. Man beginnt mit 34 Grad und erniedrigt langsam auf 30 bis 22 Grad, wobei der Oberkörper begossen oder noch besser überbürstet wird = absteigendes Bürstenbad. Angewandt wird es unter anderem bei kompensierter Kreislaufschwäche oder nervösen Patienten, auch bei Fieber im Verlauf des Typhus. Dabei muß auf die unangenehme Wallung zum Kopf und Gesicht, die sogenannte *Rückstauungs-Kongestion,* geachtet werden, gegen welche kalte Abwaschungen des Kopfes oder eine kalte Kompresse helfen.

Als *kaltes Teilbad* wird besonders das Sitzbad von 20 Grad und einer Dauer von nur einigen Sekunden bei Hämorrhoiden angewandt. Kalte Armbäder dienen zur Behebung der Überanstrengung z. B. nach Maschineschreiben und auch zur Beruhigung der Herztätigkeit. Die Anwendung der *kalten Güsse* wurde zuerst von Kneipp in die Hydrotherapie eingeführt. Hierbei handelt es sich um einen Kältereiz ohne mechanischen Reiz. Die Anwendung kann selbstverständlich nicht aus einem Buch erlernt werden; darum sei nur kurz einiges besonders Wichtige herausgehoben. Rasches Arbeiten von etwa 1 Minute Dauer ist erforderlich, es wird peripherwärts begonnen und ohne Druck gearbeitet. Der Wasserstrahl soll handbreit aus der Öffnung fließen, so daß der betreffende Körperteil von einem Wassermantel umgeben ist. Beim Knieguß muß die Kniekehle freigelassen werden, auch bedarf das Schienbein besonderer Vorsicht. Beim Schenkelguß reicht der Schlauch bis zur Hüfte, während beim Oberguß der Patient sich in gebeugter Haltung auf einen Stuhl stützt. Dabei wird rechts begonnen: rechter Arm, dann linker Arm.

Das *Wassertreten* nach Kneipp wird am besten in bewegtem, kaltem Wasser — etwa in Laufrinnen — ausgeführt notfalls auch in einer Badewanne, deren Boden etwa 25 cm hoch mit kaltem Wasser angefüllt ist, worin der Kranke 1—3 Minuten geht. Im Freien eignet sich zum gleichen Zweck das Laufen auf taufrischer Wiese. Durch diese Prozeduren wird eine gute Ableitung vom Kopf erreicht; auch schwinden die Ermüdungserscheinungen der Füße besonders beim Senkfuß.

Wechselbehandlungen. Alle vorher angegebenen Prozeduren können auch im schnellen Wechsel von kalter und warmer Wasseranwendung erfolgen. Hierbei wird eine starke Hauthyperämie mit besserer Tiefenwirkung erreicht, wobei durch die Kälteeinwirkung die Gefahr der Erschlaffung fortfällt. Deshalb immer zuerst die warme Anwendung mit etwa 39—40 Grad, welcher nur kurz gegeben die kalte von etwa 18 Grad folgt.

Bei der Art der Anwendung kennen wir auch hier *wechselwarme Abwaschungen*, welche bei Bettlägrigen gern mit 1 Minute Wärme und 10 Sekunden Kälte gebraucht werden.

Wechselwarme Güsse dienen besonders der Zirkulationsverbesserung. Von den *wechselwarmen Teilbädern* werden praktisch besonders Fuß-, Hand- und Sitzbäder bevorzugt. Vor allem die *Fußbäder* bedeuten eine Hilfe bei der Behandlung des intermittierenden Hinkens. Dauer: Warm 2—3 Minuten, dann kalt 20—30 Sekunden.

Viel angewandt werden auch *wechselwarme Duschen.* Im Gegensatz zu den Güssen ohne Druck werden die Duschen unter hohem Druck verabreicht (1,5—2,0 atü). Hier erfolgt also ein starker mechanischer Reiz, und es besteht bei zu hohem Druck die Gefahr der Bildung von Hämatomen. Praktisch sind Duschkatheter, welche eine Misch- und Dosierungsvorrichtung mit Manometer und Thermometer besitzen. Die Wechseldusche wird auch schottische Dusche genannt.

Indifferente Wasserbehandlung. Ein *lauwarmes Vollbad* von 34—35 Grad stellt keine Reiztherapie dar, sondern dient vornehmlich der Beruhigung (auch bei Geisteskranken). Diese beruhigende Wirkung kann noch erhöht werden bei Anwendung eines Luftperlbades oder Sauerstoffperlbades.

Als *Unterwasserbad* bezeichnen wir ein indifferentes Bad zur Bewegungsbehandlung, welche deswegen besonders günstig im Wasser durchgeführt werden kann, weil der Auftrieb des Wassers die Schwerkraft der Glieder aufhebt und dadurch eine Erleichterung der Bewegungsmöglichkeit gegeben ist. Ein Unterwasserbad, bei welchem auch der Behandler sich im Bad aufhalten muß, hat etwa eine Größe von 3—8 m im Durchmesser und eine Tiefe von 1,25 m. Aus hygienischen Gründen muß für eine dauernde Zirkulation des Wassers gesorgt werden. Es können ein Behandlungstisch und auch Bänke im Unterwasserbad vorhanden sein. Diese sind aus schwerem Tiekholz hergestellt, aus welchem übrigens auch die Kegelkugeln bestehen. Statt eines solchen großen Unterwasserbades benutzt man auch große Wannen aus Holz (Brieger-sche Wanne). Doch lassen sich notfalls bei gutem Willen auch in der gewöhnlichen Badewanne Bewegungsübungen durchführen. Diese Behandlung ist besonders angezeigt bei spastischen und atonischen Lähmungen, auch die spastische Form der multiplen Sklerose spricht gut an, während der ataktisch paretische Typ nicht geeignet erscheint. Aber nicht nur bei spastischen Lähmungen werden die quälenden Verkrampfungen gelöst, es werden vielmehr auch der Muskelkrampf bei Gelenkkontrakturen sowie rheumatische Versteifungen gebessert.

Statt mit der Hand ausgeführten Unterwassermassagen können auch *Unterwasserstrahlmassagen* mit geeigneten Geräten ausgeführt werden. Hierbei wird durch einen Wasserstrahl der regulierbare Druck auf die Muskulatur ausgeübt. Die Druckleistung kann dabei 6—7 atü betragen, im allgemeinen 1,5—2,0 atü. Die Wärme des Wasserstrahles ist dabei ebenfalls regulierbar.

Heißwasserbehandlung. Hiermit erreichen wir eine stark vermehrte Hautdurchblutung, welche infolge ableitender Fernwirkung auch die Lösung von Spasmen bewirkt.

Heiße, feuchte Wickel. Die Technik entspricht hier genau der Anwendung von kalten Wickeln. Nur wird das Tuch in heißes Wasser eingetaucht und nach Abkühlung, wenn die Temperatur vertragen wird, angelegt. Bekannt sind besonders der heiße Brust- oder Leibwickel. Dauer 1—1½ Std. Verstärkt wird die Wärmewirkung noch infolge des chemischen Reizes beim *Senfwickel.* Hierzu wird 1 Pfd. Senfmehl in 1—1½ l Wasser von 45 Grad verrührt. Hierin wird nach einigen Minuten das Leinentuch eingetaucht und z. B. beim Brustwickel nach Auswringen um den Brustkorb gelegt, ein Flanelltuch darüber. Die Anwendung darf nur kurzfristig erfolgen: 5—10 Minuten. Gern wird dieser Senfwickel bei Bronchitis angewandt, während er bei Unterleibserkrankungen nicht angezeigt ist. Milder wirkt der Senfwadenwickel. Nach der Behandlung muß die Haut mit warmem Wasser abgewaschen werden.

Heiß-feuchte Aufschläge. Um die Hitze länger zu erhalten, kann hierbei evtl. ein Heißwasserschlauch Verwendung finden, notfalls auch ein Heizkissen, wenn es durch eine isolierende Gummihülle geschützt ist. Praktisch von großer Wichtigkeit ist die *Dampfkompresse.* Das heiße, nasse Leinentuch kann zwischen zwei Topfdeckeln ausgedrückt oder auf ein Tuch geschüttet werden, welches über einem Topf ausgespannt ist. Eingehüllt wird das heiße, feuchte Tuch am besten in ein trockenes Flanelltuch, da sich im porösen Flanell die Wärme besonders gut hält. Wir geben auch bei heißen, feuchten Packungen besonders des Rückens noch darüber einen Lichtbügel. Dabei wird eine gute krampflösende Wirkung erreicht. Sonst muß die Dampfkompresse alle 5 bis 10 Minuten erneuert werden.

Dampfbehandlung. Warum verbrennen wir uns die Finger, wenn wir einen zu heißen Metalltopf anfassen, aber nicht, falls wir einen Topflappen benutzen? Warum kann ich einen heißen Gegenstand anfassen, wenn ein Holzstiel daran ist? Ganz einfach: Die Wärmeleitfähigkeit, die Abgabe der Wärme ist geringer beim Tuch oder beim Holzstiel, als sie es beim Metall ist. Und so hat auch der Dampf eine geringere Leitfähigkeit als das Wasser. Deshalb können wir höhere Temperaturen (50—55 Grad) vertragen — nur darf kein Wassertropfen in dem Dampf enthalten sein. Bei der *Dampfdusche* muß deshalb zuerst das Kondenswasser unter Durchgabe des ganzen Dampfdruckes abgelassen werden, danach erst darf abgedrosselt werden. Der Abstand soll 1 m betragen, damit keine Wassertropfen den Körper erreichen. Bei 15 bis 20 Minuten Dauer erreichen wir eine gute Auflockerung. Im Haushalt kann zur Dampfentwicklung ein sogenannter Bronchitiskessel Anwendung finden, oder man benutzt einen großen Teekessel. Auch genügt für ein Kopfdampfbad eine Schüssel mit heißem Wasser, wobei der Dampf eingeatmet und der Kopf am besten mit einem Tuch abgedeckt wird. Nach allen Dampfbehandlungen wird kalt abgewaschen oder geduscht.

Heiße Bäder. Hierzu erst kurz eine Bemerkung über die Schlafwirkung bei warmen Bädern: Bäder von 36—37 Grad haben eine schlaffördernde Wirkung, bei solchen über 37 Grad stellt sich zwar Schläfrigkeit, jedoch kein Schlaf ein; zudem tritt meist eine innere Unruhe auf. Nun zu den *heißen* Bädern. Hier hängt die Wirkungsweise von der Dauer ab. Langdauernde heiße Bäder stellen Überhitzungsprozeduren dar, während kurzdauernde eine Reizwirkung ausüben. Zu diesem Zweck dient am besten ein Dreiviertelbad, welches mit 38 Grad begonnen und rasch auf 40—41 Grad erwärmt wird. Nach einer Dauer von 3 Minuten wird rasch kalt übergossen. Ein kurzdauerndes heißes Bad stellt auch das *japanische Heißbad* dar. Dieses Bad kann auch in 2 Wannen ausgeführt werden, wobei die erste Wanne nur handbreit mit Wasser von 40 Grad gefüllt ist, während die zweite Wanne ein Vollbad von 43 Grad darstellt. Zuerst steigt der Patient in die erste Wanne, wird dabei übergossen, geht dann für 2 Minuten in die Wanne mit heißem Wasser, wobei er still liegen muß, dann nochmals in erste Wanne — still liegen — und schließlich kurz nochmals in das sehr heiße Wasser. Dann schnell heraus und abtrocknen. Kein Nachschwitzen. Dieses japanische Heißbad bewirkt einen guten, kräftigen Reiz auf die Blutgefäße und stellt eine Ableitung auf die Haut dar. Zugleich tritt eine Beschleunigung der kreisenden Blutmenge auf.

Ansteigende warme Bäder. Bei plötzlich einsetzender starker Wärmeanwendung würde — wie im allgemeinen Teil besprochen — zunächst eine Zusammenziehung der Hautgefäße auftreten, welcher erst allmählich eine Erweiterung folgen würde. Um diese paradoxe Gefäßverengerung, welche auch die Herzkranzgefäße betreffen, zu vermeiden, bedienen wir uns einer langsameren gleichmäßigen Temperatursteigerung. Diese Bäder, bei welchen also die Temperatur langsam von warm nach heiß ansteigt, nennen wir aufsteigende Bäder. Hierbei findet eine sehr starke Umschaltung des Blutes aus dem Kesselgebiet nach der Peripherie statt. Besonders werden dabei Teilbäder angewandt, wie solche vor allem SCHWENINGER und HAUFFE eingeführt haben. Wichtig ist daran zu denken, daß infolge der konsensuellen Reaktion auch die übrigen Hautbezirke mit beteiligt werden.

Ansteigendes Armbad (HAUFFE). Hierbei wird der Arm bis zur Mitte des Oberarmes in ein Wasserbad von 35—36 Grad gegeben und dann die Temperatur innerhalb von 20—30 Minuten (!) auf 40—41—42 Grad gesteigert. Diese Temperatur wird konstant gehalten, bis es nach etwa 10—15 Minuten zu einem Schweißausbruch kommt. Jetzt wird das Bad abgebrochen, und es folgt eine Trockenpackung von ½—1 Std. Keine abkühlenden Duschen. Die Nahrungsaufnahme soll nicht früher als 1 Std. nach dem Bade erfolgen. Zunächst werden am besten 2—3 rechtsseitige Armbäder gegeben, dann erst linksseitig, evtl. auch beidseitig ausgeführt. Die Behandlung soll abgebrochen werden bei Auftreten von Atemnot oder falls es für den Patienten eine zu große Anstrengung bedeutet. Angewandt wird dieses Bad gern bei Stauungen im Kreislauf, wobei sich im Röntgenbild ein Nachlassen dieser Stauungserscheinungen im kleinen Kreislauf erkennen läßt. Gern auch angewandt bei Asthma, peripheren Durchblutungsstörungen oder Kopfschmerz, besonders im Klimakterium.

Entsprechend, doch seltener, wird das *ansteigende Fußbad* ausgeführt. Beim *ansteigenden Sitzbad* beginnt man mit 36 Grad. Hier soll besonders auf eine bequeme Lage geachtet werden, wobei die Füße erhöht gelagert werden. Dies kann geschehen auf einem Holzbrettchen oder Fußschemel. Die Unterlage kann evtl. durch eine Wärmflasche erwärmt werden. Der Oberkörper bleibt dabei in eine Decke gehüllt.

Wichtiger erscheint das *ansteigende Halbbad*. Wie auch beim Sitzbad soll die Wanne vorher erwärmt werden. Das Wasser ist zu Beginn nur handhoch und körperwarm. Langsam wird heißes Wasser zugelassen, es darf aber nur bis zur Nabelhöhe reichen, so daß der Oberkörper sich außerhalb des Wassers befindet. Nur die Hände werden eingetaucht. Von Vorteil ist es dabei, den Rücken trocken oder feucht zu bürsten. Hinterher kalt oder trocken abreiben. Bei Rheumatikern z. B. wird hierdurch eine gute umstimmende Wirkung erzielt.

Überwärmungsbäder. Hier sei erst ein Wort von PARMENIDES (5. Jahrhundert v. Chr.) vorangestellt: „Gib mir ein Mittel, Fieber zu erzeugen und ich heile jede Krankheit." Fieber bedeutet eine zentrale Schädigung des Wärmezentrums, welche wir durch Einspritzungen artfremden Eiweißes oder anderer chemischer Stoffe erreichen können (z. B. Echinacin). Hierbei stellt sich eine Steigerung der Wärmeproduktion ein, wobei der Körper selbst die Wärme bilden muß. Diese Art möchte ich deshalb als die aktive Fiebertherapie bezeichnen (Heilfieber). Bei den Überhitzungs- und Überwärmungsprozeduren dagegen bringen wir die Wärme von außen an den Körper heran, er wird mit Wärme geladen, es tritt eine Wärmestauung ein. Hier könnte man von einer passiven Wärmebehandlung sprechen. Dabei muß zweierlei unterschieden werden. Verhindere ich wie bei heißen Bädern den Schweißausbruch, so kommt es rasch zum Anstieg der Körpertemperatur. Das sind die Überwärmungsbäder, welche später beschrieben werden.

Steht die Schweißabgabe im Vordergrund, so handelt es sich um Schwitzbäder, wie z. B. beim Glühlicht- oder Heißluftbad.

Die Trockenpackung, wie sie besonders PRIESSNITZ einführte, stellt eine Überhitzung durch einfache Wärmestauung dar. Der Patient wird für die Dauer von 1—2 Std. fest in dicke, wollene Decken eingepackt. Diese Prozedur, bei welcher es zur Schweißerzeugung und nur geringer Erhöhung der Körpertemperatur kommt, ist doch ziemlich anstrengend. Auch wird der Patient leicht unruhig, da er sich nicht bewegen kann und sich beengt fühlt. Verstärkt werden kann die Wirkung durch vorherige körperliche Bewegung oder den Genuß heißer Getränke. Als alleinige Maßnahme wird sie heute weniger angewandt, vielmehr im Anschluß an andere Maßnahmen wird sie zum Nachschwitzen benutzt.

Ebenfalls nur eine geringe Erhöhung der Körpertemperatur, sondern mehr Schweißausbruch erreichen wir durch den Heißschaum bei Anwendung eines *Schaumbades.* Hierbei wird die Badewanne etwa 10 cm hoch mit heißem Wasser gefüllt, der Schaumextrakt — etwa 50 ccm — hinzugefügt und durch die vorher in die Badwanne gelegten Verteilerroste Luft mittels einer Elektrokolbenpumpe durchgeblasen. Der Schaum soll die ganze Wanne ausfüllen. Erst dann begibt sich der Patient ins Bad, welches bei guter Schweißabgabe wenig anstrengend ist. Dauer beträgt etwa ½ Std.

Mehr durch die Strahlung als durch die erhitzte Luft findet die Erwärmung des Körpers beim *Glühlichtbad* statt. Es kommt bald zum Schweißausbruch. Die Temperatur der Luft beträgt 35—40 Grad gegen Ende, bei einer Dauer von 10—25 Minuten. Im Anschluß daran wird ein lauwarmes Ganzbad oder eine absteigende Dusche gegeben. Vorsicht ist bei Kreislaufkranken besonders mit erhöhtem Blutdruck geboten. Zur Beachtung: Tücher dürfen nicht verwendet werden, der Körper muß völlig entblößt der Bestrahlung ausgesetzt sein.

Das *Volldampfbad* wird den Glühlichtbädern entsprechend als Dampfkastenbad selten angewandt. Meistens sind, zumal in größeren Badeanstalten, Dampfraumbäder eingerichtet, wobei von unten Dampf in diesen Raum geleitet wird. Die Temperatur beträgt 45 Grad, oben im Raum ist sie höher. Da durch den Dampf die Wärmeabgabe verhindert ist, wirkt diese Schwitzprozedur für den Kreislauf anstrengend. Die Dauer beträgt 5—25 Minuten. Ein reines Dampfbad bezeichnen wir als russisches Bad, während bei den Römern mehr das Heißluftbad bevorzugt wurde. Es nahm dann seinen Weg über die Türkei nach Irland, so daß wir ein Heißluftbad als römisch-irisches Bad bezeichnen. Eine Kombination von Dampf- und Heißluftbad stellt das russisch-römische Bad dar. Nach dem Dampfbad gibt man gern eine lauwarme absteigende Regendusche.

Wird der Dampf über einen Kessel mit gespaltenem Fichtenholz geleitet und dadurch ätherische Öle aus dem Holz herausdestilliert, so haben wir ein *Nadelholzbad* vor uns. Durch dieses Bad sind gute Erfolge bei Bronchitis zu erreichen infolge gleichzeitiger Einatmung von ätherischen Ölen.

Wie beim russisch-römischen Bad stellt auch die *Sauna* eine Kombination von trockener und feuchter Hitze dar, so daß wir zwei Phasen der Behandlung unterscheiden können. Die erste Phase ist ein reines Heißluftbad, wobei die Temperatur auf der obersten Pritsche 75—80 Grad erreichen kann. Als zweite Phase erfolgt ein kurzer Dampfstoß durch Übergießen der heißen Steine mit Wasser. Der Dampf wird dann durch die Holzwände wieder aufgesogen. Etwa 1—3mal findet eine Unterbrechung durch kalte Duschen statt. Das Schlagen mit Birkenreisern oder auch Bürsten ergibt noch einen zusätzlichen Hautreiz. Dauer etwa 15—30 Minuten. Für den Kreislauf ist dieses Bad anstrengend, während ein Gesunder es infolge der Bewegungsmöglichkeit angenehmer als ein Lichtkastenbad empfindet.

Um die Anwendung trockener Hitze handelt es sich beim *Sandbad*. Der Patient bleibt 30—50 Minuten in heißem Sand von 45—58 Grad bis zur Schulterhöhe eingegraben, wobei die Geschlechtsteile abgedeckt werden. Auch Teilbäder — Fuß oder Hand — sind angebracht. Obgleich hier eine Erhöhung der Körpertemperatur um 1—3 Grad auftritt, werden die Bäder im allgemeinen gut vertragen. Köstritz hat sich durch die kurmäßige Abgabe solcher Bäder einen Namen gemacht. Der Sand muß dabei jedesmal gewaschen, sterilisiert und getrocknet werden. Doch lassen sich solche Maßnahmen auch für den Hausgebrauch improvisieren.

Die stärkste Erhöhung der Körpertemperatur erreichen wir durch die *Überwärmungsbäder*. Hierbei handelt es sich nicht um einfache heiße Bäder, sondern um eine eingreifende Maßnahme, welche ärztlicher Betreuung vorbehalten bleiben muß. Darum sollen solche Bäder nicht in Badeanstalten, sondern zumeist in Kliniken durchgeführt werden. Hier soll nur kurz der Sinn und das Prinzip derselben und einzelne wichtige Anweisungen beschrieben werden. Zuerst wurden diese Bäder von Walinski beschrieben. In einem Vollbad von 37—38 Grad wird die Temperatur innerhalb 20 bis 30 Minuten auf 42—43 Grad erhöht, beim ersten Bad nur auf 39 Grad. Die Körpertemperatur wird dabei alle 5 Minuten in der Mundhöhle gemessen, sie steigt nach 20 bis 30 Minuten auf 39,5—40 Grad an. Der Puls wird an der Halsschlagader gemessen und die Zahl ebenfalls notiert. Bei der Modifikation nach Lampert wird das Bad lieber längere Zeit gegeben, dabei aber die Temperatur nicht so hoch gesteigert. Haben wir, wie beispielsweise gewünscht, eine Körpertemperatur von 39—40 Grad erreicht, so wird die Badetemperatur auf 39 Grad erniedrigt. Auch kann der Patient alle 5 Minuten kalt unter Wasser abgeduscht werden. Die Dauer dieses Bades wird je nach Verordnung bis 50, ja bis 180 Minuten ausgedehnt. Der Kopf ragt dabei — auf einen Gurt gestützt — aus dem Wasser und erhält kühle Kompressen oder einen

Kühlschlauch. Nach Schluß des Bades wird der Patient von zwei Pflegepersonen aus der Wanne gehoben und in die vorher bereitete Packung — Badelaken und 3 Wolldecken — gelagert, wo er etwa 2—3 Stunden liegen muß, je nach dem Wohlbefinden des Patienten und der Normalisierung der Temperatur. Puls und Temperatur wird dabei weiterhin gemessen. Zum Abschluß wird der Patient kühl abgewaschen und leicht trocken eingehüllt. Wichtig ist es, daß während des Umbettens aufrechtes Sitzen vermieden wird. Vor dem Bad muß Urin gelassen werden. Lippen werden mit Vaseline eingefettet. Bei rheumatischen Erkrankungen geht man mit der Temperatur am besten nicht über 38,5 Grad hinauf.

Eine Abart stellt das *Schlenzbad* dar, von MARIA SCHLENZ in Innsbruck angegeben. Hierbei kommt auch der behaarte Kopf ins Bad, so daß nur Nase, Mund und Augen heraussehen. Unterhalb des Nackens muß ein Gurt über die Wanne gespannt sein. Dauer des Bades 1 Std., später evtl. auch länger mit Nachschwitzen. Die Temperatur wie bei Überwärmungsbädern = ansteigend, absteigend und wieder ansteigend.

Nunmehr kommen wir zur Besprechung der

Bäderlehre — Balneologie

Schon seit alten Zeiten standen natürliche Quellen als Heilbäder in hohem Ansehen Seit langem auch war nun versucht worden, durch Zusätze zum Badewasser unabhängig von den natürlichen Heilquellen solche Bäder nachzubilden. Es soll jetzt also immer auf die natürliche Heilquelle eingegangen und dann beschrieben werden, ob und welche Möglichkeiten wir haben, ein solches Bad künstlich nachzubilden. Doch vorher muß noch auf die Frage eingegangen werden, welche Wirkungen solche natürlich vorhandenen oder künstlich zugesetzten chemischen Stoffe haben. Neben dem Auftrieb und dem Druck des Wassers auf den menschlichen Körper findet hier außer dem mechanischen und thermischen noch ein chemischer Reiz auf die Haut statt. Die Stärke dieses Flächenreizes konnte durch Setzen von Adrenalinquaddeln in der Haut und deren unterschiedliche Größe geprüft werden.

Zum anderen ist es auch experimentell gesichert, daß chemische Substanzen beim Bad durch die Haut in den Körper eindringen. So ließ sich die Aufnahme von Jod und Salizyl durch deren vermehrte Ausscheidung im Urin nachweisen. Und die Aufnahme von Schwefelwasserstoff in der Haut bewies MALIVA durch die Schwefeleisenreaktion. Mineralien in der Haut wurden von HARPUDER durch Legen einer Cantharidenblase festgestellt. GÖRDEL und WACHTER konnten die Aufnahme von Kohlensäure im Gasstoffwechsel nachweisen. Bei manchen Bäderarten wollen wir aber auch auf die oberste Hautschicht einwirken, sei es adstringierend durch Eichenrindenbäder oder reizmildernd durch Zugabe von Kleie oder Kamille.

Nun zu den einzelnen *Bäderarten:*

Eine Bäderart, welche sich nur am Ort der Quelle nehmen läßt und welche nicht durch Zusätze ersetzt werden kann, sind die *einfachen warmen Quellen* (Akratothermen) oder *Wildbäder.* Sie sind warme Quellen von über 20 Grad, zeigen aber keine höhere Beimischung von Mineralien und auch nicht von Kohlensäure. Schon im 15. Jahrhundert wurden sie erwähnt als Verjüngungsbäder. Sie zeigen eine starke Badereaktion. Daß es sich hierbei nicht um eine Klimawirkung handelt, geht daraus hervor, daß bei Süßwasser-Wannenbädern — am gleichen Ort genommen — diese Reaktion ausbleibt. Vielleicht spielen bei der Wirkung die Spurenelemente eine ausschlaggebende Rolle. Diese Bäder wirken beruhigend, schlaffördernd und bedingen eine tiefe Umstimmung des Allgemeinzustandes. Bekannt sind solche Quellen in Wildbad/Schwarzwald, Villach/Kärnten, ferner in Warmbrunn und Gastein.

Unter *Kochsalzquellen* verstehen wir solche, die 1 g Kochsalz im Liter Wasser enthalten. Bei *Solequellen* ist der Kochsalzgehalt dagegen weit höher, mehr als 15 g im Liter. In Deutschland gibt es viele Salzquellen, da weite Teile in früheren Zeiten der Erdepoche vom Meer bedeckt waren. Noch viele Namen erinnern an diese Salzquellen, so Salzbrunn, Salzhausen, Sooden, Sulza, Hall.

Das Solbad zeigt keine ausgesprochen spezifische Wirkung auf ein Organsystem, wie etwa das Kohlensäurebad auf den Kreislauf oder das Schwefelbad auf die Gelenke. Es hat mehr eine Allgemeinwirkung. Es wird besonders bei Kindern zur Hebung des Allgemeinzustandes angewandt und dient als mildes Umstimmungsmittel, z. B. auch zur Vorbeugung des Heufiebers. Sehr bedeutsam aber ist seine kinetotherapeutische Wirkung, auf welche schon LEYDEN und GOLDSCHEIDER hingewiesen haben. Lassen sich doch infolge der spezifischen Schwere des Kochsalzwassers die Gelenke leichter bewegen. Wir wissen ja, daß Schwimmen im Meerwasser oder gar im Toten Meer leichter auszuführen ist als im Süßwasser. Solquellen finden wir in Soden, Wiesbaden, Kreuznach. Die künstlichen Bäder werden durch Zusatz von Stabasa (3—5 kg) hergestellt. Temperatur 37—38 Grad. Dauer: 10—20 Minuten. Anschließend ist Ruhelagerung erforderlich. Die Sole darf nicht mit der Hand, sondern muß mit einem Holzlöffel aufbereitet werden. In der Wirkung den Kochsalzquellen nahe steht das *Meerwasser*. Es stellt gleichsam ein schwaches Solbad dar.

Um als *Kohlensäurequelle* bezeichnet zu werden, muß dieselbe wenigstens 1 g freie Kohlensäure in einem Liter enthalten. Dabei ist sie oft noch mit Mineralien, wie Kochsalz oder Eisen, vermischt. Elster, Pyrmont, Liebenstein sind eisenhaltige, Soden und Salzhausen kochsalzhaltige Kohlensäurequellen. Warme Quellen sind die Bäder Nauheim, und Oeynhausen, kalte Homburg und Kissingen.

Die Wirkung der kohlensauren Bäder (Säuerlinge) geht auf die peripheren Gefäße. Hierbei wird die Strömung in den Kapillaren beschleunigt und der periphere Widerstand herabgesetzt. Die Anforderung an das Herz ist erhöht, das Minutenvolumen bis zu 30% erhöht. Deshalb ist auch die Anwendung von kohlensauren Bädern bei dekompensiertem Herzen nicht angezeigt. Daneben wirkt die Kohlensäure auch auf die peripheren Nervenendigungen, wobei nach GOLLWITZER und MEIER Histamin und Azetylcholin frei wird.

Da der Gasmantel der Kohlensäurebläschen eine Wärmeisolierung darstellt, liegt der Indifferenzpunkt bei kohlensauren Bädern 1—2 Grad tiefer als bei Süßwasserbädern, also um 33 Grad. Wichtig ist es, daß kohlensaure Bäder unterhalb des Indifferenzpunktes, also kühle kohlensaure Bäder von 31—33 Grad Blutdruck steigernd wirken, während warme von 33—36 Grad zur Kreislaufentlastung dienen. So können wir auch in der verschiedensten Weise eine *Dosierung* der Bäder vornehmen. Einmal mittels der Badetemperatur (je kühler, um so anstrengender), ferner durch die Wassermenge (Halb-, Dreiviertel-, Vollbad) und schließlich durch die Zeitdauer (5—15 Minuten). Im Beginn also: warme Halbbäder. Am besten wird erst ein Wasserbad verordnet, um dadurch zunächst einmal die Reaktion des Kranken auf diese Wasseranwendung zu prüfen. Der Patient muß vorsichtig in die Wanne einsteigen und ruhig in der Wanne sitzen. Da die Kohlensäure schwerer als Luft ist, muß sich der Kopf oberhalb des Wannenrandes befinden, auch kann man das Kopfende der Wanne mit einem Gummituch abdecken. Bei Einatmung der Kohlensäure kommt es sonst zu Kopfschmerzen und Übelsein.

Nun zur Herstellung von künstlichen kohlensauren Bädern. Hierbei kommt es darauf an, daß die Kohlensäure an Wasser physikalisch gebunden ist, nur aus dem Wasser und nicht aus den Bläschen wird die Kohlensäure aufgenommen. So weist darum ein Kohlensäure-Perlbad eine geringere Wirkung auf. Am besten wird die Imprägnation von Kohlensäure mit Wasser durch hierzu geeignete Apparate erreicht. Hierbei wird Kohlensäure unter Druck von 1—1,5 atü in Zylinder geleitet, in welchen kaltes Wasser fein zerstäubt herunterrieselt. Hierdruch wird die Kohlensäure physikalisch an Wasser gebunden. In die Wanne wird erst warmes Wasser eingelassen und dann erst das imprägnierte Wasser dazugegeben, wodurch ein stärkeres Entweichen der Kohlensäure vermieden wird.

Für Badeanstalten abzulehnen sind Kohlensäurebäder, welche zubereitet werden mittels chemisch entwickelter Kohlensäure. Gibt man zu einem kohlensauren Salz (wie doppelkohlensaurem Natron) eine Säure (z. B. Essigsäure), so setzt sich Kohlensäure in Freiheit, wie wir es bei Brausepulvern kennen. Die stürmische Gasentwicklung ist aber unerwünscht, da ja nur die physikalisch gelöste Kohlensäure wirksam ist.

Kohlensäuregasbehandlung. Schon 1833 gab es in Pyrmont ein Gasbadekabinett zur Behandlung schmerzhafter und bösartiger Geschwüre. Aus Paris wird ein ähnliches schon 1860 von chirurgischer Seite erwähnt. Heute werden allgemeine kohlensaure Gasbäder (CO_2) in abgedeckter Wanne vorgenommen. Die Kohlensäure, welche von der Haut resorbiert wird, wirkt gefäßerweiternd. Gern werden diese Gasbäder angewandt bei Hautdefekten, offenen Wunden und Zirkulationsstörungen. In großen Badeanstalten benutzt man vorteilhaft Spezialtrockengasbäder, wobei erwärmte Kohlensäure von unten aus zugeführt wird und, da sie schwerer als Luft ist, langsam die Wanne bis zu einem Überlaufventil füllt. Auch hier muß der Kopf über die Wanne herausragen.

Sehr praktisch und erfolgreich, besonders beim intermittierenden Hinken, ist die Anwendung der Kohlensäure nach folgendem Schema: 10 Minuten Lichtkasten aufsetzen, ausschalten. Dann 1—2 Minuten Kohlensäure mittels Schlauch unter den Lichtkasten einströmen lassen, danach wieder 10 Minuten Lichtkasten. Bis zur Abkühlung bleibt das Bein in dieser Kohlensäureatmosphäre.

Schwefelbäder. Um als Schwefelquelle bezeichnet zu werden, muß die Quelle mindestens 1 mg Schwefel auf 1 l Wasser enthalten. Dabei findet sich dort der Schwefel teils als kolloidaler Schwefel, als Schwefelwasserstoff oder auch in anderen Schwefelverbindungen. Der Schwefel ist nicht giftig, sondern zeigt eingenommen eine abführende Wirkung. Zur Umstimmung bei Gelenkerkrankungen wird der Schwefel intramuskulär injiziert. Dagegen stellt Schwefelwasserstoff ein Gift dar, welches intravenös gegeben sogar den Tod zur Folge hat. Bei Kanalarbeitern kommen gelegentlich Vergiftungserscheinungen in Form von Schwindel, Zittern, Atemstörung und Krämpfen vor.

Zuerst soll noch etwas über die Wirkung der Schwefelbäder gesagt werden. Früher spielten sie als sogenannte Gichtwässer eine Rolle, da nach Schwefelkuren Harnstoff in großer Menge ausgeschieden wird. Wichtiger aber ist die Tatsache, daß bei Rheumatikern ein Mangel an Schwefel besteht, d. h. ein Schwefeldefizit bei vermehrter Ausscheidung. Daß durch Schwefelbäder der Gehalt des Körpers an Schwefel wieder normalisiert wird, zeigt sich daraus, daß der Zystingehalt der Fingernägel (Zystin ist der Hauptträger des Schwefels in Eiweißmolekülen) bei Rheumatikern nur 8 bis 9% beträgt, nach einer Schwefelbadekur aber wieder zur Norm von 16% ansteigt. Auch in den Oxydationsprozeß greift der Schwefel ein, da der bei Arthrotikern auf 31 mg% herabgesetzte Glutathiongehalt des Blutes durch Schwefelbäder wieder normalisiert wird (41 mg%).

Zur Herstellung von *künstlichen Schwefelbädern* wurde früher Schwefelleber (etwa 100 g) unter Umrühren dem Bade zugesetzt und dazu 15 g Schwefelsäure gegeben. Hierdurch trat eine starke Bildung von Schwefelwasserstoff auf, was eine Belästigung für den Kranken und die Umgebung bedeutete. Heute stellt man die Bäder allein durch Auflösung von Schwefelleber her, wobei man 20—25 g auf eine Wanne von 200 l rechnet. Schwefelleber ist chemisch Kalium sulfuratum und wird durch Schmelzen von Schwefel mit Pottasche — einem anderen Kaliumsalz (Kalium carbonicum crudum) — hergestellt. Wir bereiten eine Lösung von 1 Pfd. Schwefelleber auf 520 ccm Wasser und geben davon 50 ccm für ein Vollbad oder 5 ccm für ein Armbad. Man kann aber auch fertige Präparate benutzen. — Für die Verabreichung ist es sehr günstig, ein *aufsteigendes* Bad zu verordnen, wobei die Temperatur von 36 Grad innerhalb 20—30 Minuten auf 40 Grad ansteigt. Daran schließt sich eine Ganztrockenpackung von der Dauer einer Stunde an. — Anhangsweise sei erwähnt, daß es auf der Erde nur in Japan eine heiße Quelle gibt, welche neben schwefelsauren Salzen auch freie Schwefelsäure enthält: die Säure-Vitriol-Alaunquellen in Kusatsu. Hierdurch wird eine starke Reizwirkung auf die Haut bedingt, wobei es auch zu ausgedehnten Hautausschlägen kommen kann, welche danach durch Baden in alkalischen Quellen zur Abheilung gebracht werden. Vom Bademeister angefeuert und dirigiert gehen 30 Personen zugleich in das Becken mit einer Temperatur von 45—49 Grad für 5 Minuten. Die Kur dauert 6 Wochen, wobei anfangs täglich 1 Bad, dann 5 Bäder am Tage bis zu insgesamt 125—150 Bädern genommen werden.

Ebenfalls ein Bad mit großer Wärmewirkung und starkem Hautreiz, wobei es zugleich auch anstrengend ist, stellt das *Transkutanbad* dar. Dabei handelt es sich um ein rasch ansteigendes Vollbad, bei welchem die Temperatur innerhalb 10 Minuten von 36 Grad auf 40 Grad ansteigt. Dann wird der Inhalt der beiden Fläschchen aus der fertigen Packung zugesetzt. Das eine enthält konzentrierte Kreuznacher Mutterlauge (Sole) und das andere ätherische Öle. Die dadurch hervorgerufene starke Hautreizung erzeugt ein Brennen auf der Haut nach dem Bade. Empfindliche Stellen, wie Hals, Achselhöhlen wie auch die Gegend unter der Frauenbrust, müssen deshalb vorher mit Fett eingerieben werden. Notfalls gibt man eine kühle Kopfkompresse. Dauer 10 Minuten, danach ohne Abtrocknen erfolgt Nachschwitzen.

Erwähnt sollen noch zwei Quellenarten werden, welche als künstliche Bäder nur wenig Anwendung finden. Das sind einmal die *Jodquellen*, bei welchen wir den Gehalt von 1 mg Jod auf 1 l Wasser verlangen und deren bedeutendster Repräsentant die Bäder von Tölz und Wissee darstellen. Da Jod außerordentlich flüchtig ist, wird in der Umgebung auch reichlich Jod eingeatmet. Vorsicht ist deshalb geboten bei Kranken mit Überproduktion der Schilddrüse.

Eisenquellen enthalten 20 mg Eisen auf 1 l Wasser, nur wenn auch andere Mineralien in der Quelle vorhanden sind, genügen 10 mg. Das Eisen wird vom Körper aus diesen Bädern aufgenommen und wirkt fermentartig auf die Blutbildung.

Nun noch einige kurze Hinweise auf die *aromatischen Bäder*. Die betreffenden Kräuter (½—1 kg) werden in Säckchen mit einigen Litern Wasser überbrüht und dieser Aufguß dem Bade zugesetzt. Günstiger und einfacher ist die Herstellung solcher Bäder mittels fertigen Präparaten, welche aus Pflanzen gewonnene ätherische Öle enthalten, und gerade diese zeigen die gute hautreizende Wirkung.

Fichtennadelbäder. Die Herstellung mittels Tabletten ist ungeeignet, besser sind Extrakte — etwa 200 g auf ein Bad. Diese Extrakte sind gerbstoffhaltig und finden gern bei Rheuma Verwendung, während das Fichtennadelöl mehr nervenberuhigend bei Übererregbarkeit wirkt.

Lohtanninbad. Lohtannin stellt einen Extrakt aus der Gerblohe dar. 200—300 g pro Bad.

Von Nervösen und Erschöpften gern genommen wird das *Rosmarinbad.* Das *Wacholderbad* soll umstimmend wirken, während das *Kamillenbad* entzündungshemmende Eigenschaften zeigt.

Wichtiger dagegen ist das *Inhalationsbad*, bei welchem die ätherischen Öle im warmen Bade verdunsten und zugleich inhaliert werden und somit heilend auf Schleimhautentzündungen der oberen Luftwege wirken. Dabei wird der Sauerstoff mittels Verteilerroste in die Wanne geleitet, welche durch Drahtbügel und Gummituch abgedeckt wird, wobei durch Erhöhung der Decke zum Kopfende die Dämpfe intensiver eingeatmet werden können. Als *Asthmabad* wird ein innerhalb 15 Minuten von 37 auf 40 Grad ansteigendes Halbbad bezeichnet, bei welchem evtl. zum Abschluß nach 20 Minuten noch ein kalter Rückenguß gegeben wird.

Schließlich sollen kurz noch einige Bäder Erwähnung finden, welche vorwiegend auf die oberflächliche Hautschicht besonders bei Hauterkrankungen einwirken sollen. *Kleiebäder:* Eine Abkochung von 1—2 kg Weizenkleie auf 4—6 l Wasser wird durchgeseiht und dem Badewasser zugesetzt. Das fertige Präparat Furfursal enthält neben Weizen- und Mandelkleie auch noch Schwefel. *Teerbäder:* Fertige Präparate, wie Balnacid, Pixolil, werden (etwa 100 g) dem Vollbad zugesetzt. Adstringierend auf die oberen Hautschichten wirkt das *Eichenrindenbad*, wobei eine Abkochung von Eichenrinde (½—1 kg auf 6 l Wasser) dem Bade zugesetzt wird. Einfacher ist auch hier die Anwendung von fertigen tanninhaltigen Präparaten.

Wenn wir nun zur Behandlung mit *Mooren*, *Schlammen* und *Erden* kommen, müssen wir wohl zunächst einmal auf die Beschaffenheit und den Ursprung jener Materialien eingehen. Dabei müssen wir unterscheiden zwischen Unterwasserablagerungen, den *Heilsedimenten*, welche aus organischen — vorwiegend pflanzlichen — Stoffen bestehen, und den *Heilerden*. Letztere sind Gesteinsarten, welche durch Verwitterung ihre Gestalt erhalten haben.

Dagegen ist die Form der Veränderung von organischer, lebender Substanz davon abhängig, unter welchen Bedingungen sie verläuft. Ist reichlich Sauerstoff vorhanden, so gehen sie in Verwesung über, und als Rest bleiben einige Mineralstoffe. Mangelt es dagegen an Sauerstoff, so bleibt als Rückstand Moder, eine humusähnliche Masse, übrig. Bei völligem Fehlen von Sauerstoff schließlich tritt eine Vollfäulnis ein, wobei starker Schwefelwasserstoffgeruch auftritt. Wichtiger für uns ist die Teilfäulnis. Sie geht im Beginn noch unter Sauerstoffeinwirkung vor sich, der im Wasser enthalten ist.

Heilsedimente — Unterwasserablagerungen

Die *Vertorfung* stellt ein Zwischenglied zwischen Vermoderung und Fäulnis dar: zuerst Vermoderung bei behindertem Luftzutritt, dann Fäulnis bei Luftabschluß. Hierbei bilden sich Huminsäuren, weshalb die Torfprodukte eine saure Reaktion zeigen. Diese Torfe finden wir in großen Mooren gelagert. Wir verwenden also *Heiltorfe* zu unseren Bädern, nur sind wir gewohnt, nach der Stätte, wo der Torf sich findet, von *Moorbädern* zu sprechen.

Heilschlamme sind Produkte von Fäulnisvorgängen; hier keine Vertorfung, keine Humifizierung. Der eigentliche Faulschlamm weist eine schwarze Farbe auf und riecht nach Schwefelwasserstoff. Da seine Reaktion alkalisch ist, findet eine Erweichung, Quellung der Haut und nicht wie beim Moor eine Gerbung statt. In Bad Bentheim und am Schwarzen Meer findet sich solcher Schlamm.

Einen *Halbfaulschlamm*, welcher aus dem Plankton des Sees (Schollene) unter teilweiser Sauerstoffwirkung gebildet wird, stellt die *Pelose* dar. Sie weist einen geringeren Schwefelgehalt als der Faulschlamm auf. Zeigt die Pelose eine schwärzliche Färbung und einen Geruch nach Schwefelwasserstoff, so hat sie die Eigenschaften des Faulschlammes angenommen und stammt aus einer zu oberflächlichen Schicht des Sees. Übrigens enthält die Pelose ebenso wie das Moor neben organischen auch hormonale (östrogene) Stoffe.

Bei den Heilschlicken überwiegen die mineralischen Bestandteile (Ton oder Sand). Die Bildung erfolgt unter Wasser — also auch eine Unterwasserablagerung — an ruhigen Stellen des Meeres als Wattenschlick (Westerland, Cuxhaven, Wilhelmshaven) oder als Flußschlick (Donauschlick). Bekannt ist auch der Limanschlick (Odessa).

Eine andere Entstehungsart hat der *Quellenschlamm*. Hier werden die Sedimente, nachdem sie aus der Tiefe mit der Quelle herausgeschleudert wurden, in Becken oder Teichen von Organismen besiedelt. Hierzu gehört der *Pistyanschlamm* und die *Fangoteiche*.

Auch ein Produkt von niedrigsten Lebenwesen stellt die *Kreide* dar. Ein Gramm Kreide enthält die Schalen von 50000 Kreidetierchen (Wurzelfüßlern). Besonders auf Rügen wird die Kreide zu Bädern (1%) verwendet.

Von den unter Wasser entstandenen Erzen ist neben dem *Ocker* (Badezusatz in Val Sinestra/Schweiz) für uns das *Teufelsbad* in Blankenburg am Harz von Bedeutung, welches Schwefelerze (z. T. auch freie Schwefelsäure) enthält und eine starke Reizbildung aufweist.

Im Gegensatz zu den aus vorwiegend pflanzlicher organischer Substanz unter Wasser gebildeten Heilsedimenten stehen nun — wie schon erwähnt — die

Heilerden

Hier handelt es sich um Produkte, welche durch Verwitterung, d. h. atmosphärische Einflüsse, entstanden sind, wobei einmal Hitze, Kälte, auch Gefrieren, zum anderen auch chemische Wirkungen, wie der Sauerstoff der Luft oder die im Wasser gelöste Kohlensäure, von Bedeutung sind.

Ein Verwitterungsprodukt von vulkanischem Gestein stellt der *Eifelfango* dar. *Weißer Ton* (Porzellanerde) ist ein Zersetzungsprodukt des Feldspates. Mit *Löß* bezeichnen wir einen Staub, welcher in der Diluvialzeit der Erde durch Stürme herangetragen und sich dann aus der Atmosphäre niedergeschlagen hat. Eine große Menge dieses Löß finden wir außer in China bei uns im Rhein-Donautal. An Ort und Stelle wird dieses Material im Felke-Bad (Diez/Lahn) angewandt, während es bei uns große Anwendung als *Luvos-Heilerde* findet. Unter *Lehm* verstehen wir Ton gemischt mit Quarzsand, während sich *Mergel* durch einen großen Kalkgehalt auszeichnet.

Nun soll zum Schluß noch das Wichtigste über die *Anwendung* der Moore, Schlamme und Erden besprochen werden.

Moorbäder. Infolge der Druckwirkung auf den Körper sind Vollbäder sehr anstrengend, die Bewegungen sind infolge des Reibungswiderstandes behindert, besonders nach oben und seitlich. Die Wärmeleitung im Moor ist sehr gering, so daß auch der Wärmenachschub gering ist. Darum liegt einmal der Indifferenzpunkt (38 Grad) sehr hoch, auch darf sich der Patient infolge der Isolierschicht nicht bewegen, und schließlich kann der Badende die Verträglichkeit erst nach 5—8 Minuten feststellen. Darum muß auch das Thermometer bei der Messung bewegt werden, und die Ablesung darf erst nach 5 Minuten erfolgen.

Die sogenannten Moorextraktbäder enthalten Huminsäure, auch Franzensbader Mutterlauge, viele Präparate daneben Salizyl. Hier fehlt das Wärmehaltungsvermögen, das hohe spezifische Gewicht des Moores und die innere Reibung.

Pelose. Sie kann ebenfalls zu Bädern Verwendung finden (3 kg auf eine Wanne), wobei Abflußstörungen trotz der guten Auflösung der Pelose allerdings zu befürchten sind. Mehr Verwendung findet die Pelose zu Packungen. Hierbei ist zu beachten, daß dieselbe ohne Zwischenlage direkt auf den Körper gebracht wird. Deshalb darf auf keinen Fall die gleiche Pelose für verschiedene Patienten verwandt werden. Jedoch darf für den gleichen Patienten die Pelose mehrmals Verwendung finden. Das geschieht vorteilhaft in einzelnen kleinen Eimern, welche im Wasserbad erwärmt werden.

Ob die Pelose heiß, warm oder kalt zu Packungen benutzt wird, hängt von der Art der Erkrankung ab. Im allgemeinen wird sie bei frischen Entzündungen kalt angewandt, doch ist es Sache des behandelnden Arztes, die Temperaturangabe auf der Verordnung zu vermerken. Die Menge der Pelose richtet sich nach der Größe der Packung. Für eine Kleinstpackung: 2—3 kg, kleine Packung: 3—4 kg, II. Größenordnung: 4—6 kg, III. Größenordnung: 7—9 kg, Vollpackung 15 kg.

Eine *Fangopackung* (Eifelfango) etwa als Rückenpackung bei Spondylosis soll aus 10—15 kg Fango bestehen, welcher mittels 10—12 l Wasser zu Brei angerührt und im Wasserbad erwärmt wird. Der Fango wird auf ein Drillichtuch in einer Dicke von 9—10 cm aufgetragen, wobei die Temperatur vor dem Hinlegen des Patienten an mehreren Stellen gemessen werden soll. Dabei wird am Kreuzbein zuerst eine Stelle mit dünner Schicht Fango bestrichen, dann erst legt sich der Patient auf den Brei. Die Temperatur soll 46—48 Grad betragen und keinesfalls 50 Grad überschreiten. Dazu übliche Ganzpackung. Dauer 1 Std.

Zum Schluß sollen noch ein paar andere Packungsarten Erwähnung finden.

Paraffinpackungen (Parathermieverfahren). Hierbei finden keine Austauschvorgänge durch die Haut statt wie bei Mooren und Schlammen. Aber die Wärme wird lange gehalten, auch schmiegt sich die Masse gut der Körperform an. Das Paraffin wird im Wasserbad geschmolzen. Vorsicht: Paraffin fängt Feuer. Nach Abkühlung auf etwa 55 Grad — bei dieser Temperatur etwa bildet sich auf der Oberschicht ein Häutchen — sind die vorher eingelegten Kompressen gebrauchsfähig und können dem Patienten aufgelegt werden. Falls er sehr hitzeempfindlich ist, kann man zunächst die Hautpartie leicht mit Paraffin bestreichen, damit sich schon eine dünne Paraffinschicht bildet. Außer zu Kompressen läßt sich das Verfahren, besonders an den Extremitäten, auch derart anwenden, daß das heiße Paraffin in die vorher angelegten Papierhüllen gegossen wird.

Bei den *Turbathermpackungen* wird die Wärme durch die Wirkung thermophiler Bakterien erzeugt, welche Kohlehydrate unter Sauerstoffverbrauch und Wärmeabgabe abbauen, so daß sich das Präparat bei Zusatz warmen Wassers im Laufe von 12—40 Stunden um 60° erhitzt und die Wärme sogar bis 48 Stunden anhält.

Das *subaquale Darmbad* gehört nicht zu den Bädern, sondern ist eine Art von Einlauf, wobei große Wassermengen (dabei 30 g Kochsalz auf 20 l) in den Darm mittels eines Afterröhrchens und einer Ableitung zu- und abgeführt werden, wobei eine luftdichte Abschließung am Beckenboden mittels eines Sattels stattfindet. Bei diesen Darmbädern ist aber Vorsicht geboten, da Zerreißungen der Darmwand durch metallisches Darmrohr oder infolge der Dehnung beschrieben wurden. Diese Behandlungsart bleibt deshalb den Kliniken überlassen.

Noch ein paar Bemerkungen zur

Pflege der Wannen und Instandhaltung der Baderäume

Die *Wannen* sind nach jedem Bad zu reinigen. Kein Waschpulver. Man bereitet sich am besten selbst in einer Igelitschüssel eine Paste aus Seifenflocken und feinem Sand, welcher etwas Salmiak und ein Desinfektionsmittel (Creosol, Septogen usw.) zugesetzt wird. Besser als ein Lappen, dessen Fasern leicht zu einer Verstopfung des Abflußkanals führen kann, ist die Verwendung einer halben Scheuergurke (Luffa).

Die *Holzpantinen* sind täglich zu desinfizieren. Hierzu benutzen wir Formaldehyd, und zwar in Form einer 1%igen Formalinlösung (etwa 30 ccm des käuflichen 35—40% Formalins auf 1 l Wasser). Dabei sollen Roste zum Hochstellen dieser Pantinen vorhanden sein. Keine Lederpantinen!

Die *Roste* von den Wannen sind am besten unter der Brause ebenfalls mit oben angegebener Paste zu scheuern. Salzsäure darf zur Wannenreinigung nicht verwendet werden, nur falls *Wasserstein* sich am Abfluß gebildet hat, kann man etwas Salzsäure auf eine Untertasse geben und mit einem darein getauchten Lappen die Umgebung des Abflusses abwischen, wobei aber gut nachgespült werden muß.

Für guten *Abfluß* der Wannen muß gesorgt werden, notfalls ist dazu auch das Abschrauben an der Abflußleitung notwendig, um sie zu reinigen. Hier kann auch gelegentlich etwas Kohlensäure mit hohem Druck durchgejagt werden. Wer nicht einen Handwerker zur sofortigen Verfügung hat, sollte auch Bescheid wissen, wie er eine undichte Scheibe am Wasserhahn erneuert, besser noch sind Ersatzhähne fertig vorhanden. Auf jeden Fall aber muß der Bademeister Bescheid wissen, wo sich der nächste *Abstellhahn* für die Rohrleitung befindet. Zu allen solchen Arbeiten, wie auch zum Anschließen von Kohlesäureflaschen, muß auf der Abteilung ein verstellbarer Schraubenschlüssel (sog. Engländer) vorhanden sein.

Das Einfrieren der Kohlensäure läßt sich durch einen heißen Lappen verhindern.

Bei einem Rohrbruch kann die erste Hilfe in einer Packung aus Wasserglas bestehen.

Übrigens darf der Patient nie allein in den Baderäumen gelassen werden — auch wenn Frühstücks- oder Mittagspause herrscht!

Die Rohrleitungen weisen einen verschiedenen Anstrich auf, je nachdem, was sie führen. So zeigt die Dampfleitung rote Farbe, Wasser grün, Luft blau, Gas gelb, Säure orange, Lauge lila, Öl braun, Teer schwarz und Vakuum grau.

Schrifttumsverzeichnis

ADAM, HUGO, Elektrotherapie und Massage für den praktischen Arzt. Berlin 1933.

ASCHNER, BERNH., Technik der Konstitutionstherapie. Wiedmann & Co., Wien, Leipzig, Berlin 1936.

ASCHNER, BERNH., Behandlung des Gelenkrheumatismus und verwandter Zustände. Hippokrates Verlag Stuttgart 1949.

AUFDERMAUR, M., Die pathologische Anatomie der Spondylitis ankylopoetica. J. R. Geigy, Basel 1893.

BAAR, VIKTOR, Wetter und Krankheiten, „Ars Medici". Wien 1932.

BACHMANN, S., Die Akupunktur eine Ordnungstherapie. 1. und 2. Band. Karl F. Haug Verlag, Ulm (Donau) 1959.

BACHMANN, G., Der Schröpfkopf, seine Indikation und Anwendung. Hippokrates **1950**, 10.

BACHMANN, G., Die technischen Einzelheiten und Indikationen der Akupunktur. Hippokrates **1951**, 13.

BÄCKER, A., Zur Redressionsbehandlung der Wirbelsäule. Medizinische **1954**, 10.

BARTELS, K., Erfahrungen in der Praxis mit der perkutanen Hautreiz- und Rheumatherapie. Neue med. Welt **1950**, 47.

BAUMANN, W., und H. NECKERT, Headsche Zonen und Hauttemperatur. Aerztl. Praxis **1954**, 21.

BAUMANN, W., Durchblutungssteigernde Hautreize bei Leberleiden. Münch. med. Wschr. **1954**, 21.

BECK, O., Naturgemäße Behandlung akuter Krankheiten. Karl F. Hay 1945.

BECKER, H., Zur Elektrotherapie peripherer Lähmungen. Medizinische **1954**, 35.

BENADE, W., Moore, Schlamme, Erden. Steinkopff, Dresden 1938.

BENNINGHOFF, ALFRED, Lehrbuch der Anatomie des Menschen. Lehmanns Verlag, München, Berlin 1944.

BERGMANN, G., Das Spiel der Lebensnerven und ihrer Wirkstoffe. Ed. Stichnote, Potsdam 1944.

BIELING, RICH., Viruskrankheiten. Barth, Leipzig 1944.

BIER, A., Hyperämie als Heilmittel. F. C. W. Vogel, Leipzig 1907.

BIERSTEDT, F., Volksheilkundliche Wurzeln der Chiropraktik. Aerztl. Praxis **1953**, 35.

BIERSTEDT, F., Von der Akupunkturnadel zur Punktionskanüle. Aerztl. Praxis **1953**, 41.

BISCHOFF, K., Die Winklerkur. Marcus & Weber, Berlin 1948.

BISCHOFF, K., Die Winklermethode Ars Medici **1955**, 7.

BLENCKE, A., Orthopädische Sonderkurse. Enke, Stuttgart 1913.

BLOCH, J., und K. FISCHER, Probleme der Schultersteife. Documenta rheumatologica 15. J. R. Geigy, Basel 1958.

BOCK, Anatomisches Taschenbuch. Berlin 1864.

BÖHM, MAX, Leitfaden der Massage. Enke, Stuttgart 1946.

BÖNI, A., Diagnostik und Therapie der Lumbago rheumatica. Ärztl. Mh. f. berufl. Fortbl. II, 1946.

BÖNI, A., und C. TERRIER, Le problème de la „Periarthrite de la hanche". Révue Médicale de la suisse romande. Oktober 1946, 10.

BÖNI, A., und G. KAGANAS, Klinik und Therapie des Spondylarthritis ankylopoetica (M. Bechterew). J. R. Geigy Basel 1953.

BOTTENBERG, H., Biologische Therapie. Lehmann, München 1936.

BOTTENBERG, H., Die Blutegelbehandlung. Hippokrates 1948.

BROCHER, J. E. W., Die Wirbelverschiebung in der Lendengegend. VEB Georg Thieme, Leipzig 1951.

BRODDE, A., Ratschläge für den Akupunkteur. Pflaum, München.

BRUCK, MAX, Peripherer Rheumatismus und Lebensdauer. Zschr. Rheumaforsch. **4**, 3 (1941).

BRUCK, MAX, Einfluß der Arbeitsstätte auf die Morbidität an peripherem Rheumatismus bei dem Personal der Schweizer Bundesbahn. Huber, Bern-Zürich 1939.

BRUGSCH, THEODOR, Lehrbuch der inneren Medizin. Urban & Schwarzenberg, Berlin-München 1947.

BUSSE, E., Akupunktur-Fibel. R. Pflaum, München.

BÜCKER, J., Anatomie und Physiologie. Lehrbuch für ärztliches Hilfspersonal. Georg Thieme, Leipzig 1944.

BÜHLER, FRITZ, Taschenbuch der Differentialdiagnose innerer Krankheiten und der wichtigsten Nervenkrankheiten. Urban & Schwarzenberg, Berlin-Wien 1904.

BUM, ANTON, Lexikon der Physikalischen Therapie. Urban & Schwarzenberg, Berlin-Wien 1904.

COHN, TOBY, Leitfaden der Elektrodiagnostik und Elektrotherapie. Karger, Berlin 1902.

CORNELIUS, A., Die Nervenpunkte, ihre Bedeutung und Behandlung. Lehmann, München 1933.

CRAMER, A., Lehrbuch der Chiropraktik der Wirbelsäule. Haug, Ulm 1955.

CRAMER, A., Atlas, Statik und Chiropraktik. Hippokrates **1955**, 2.

CRAMER, A., Becken, Statik und Chiropraktik. Hippokrates **1955**, 3.

DEBRUNNER, HANS, Lehrbuch für orthopädische Hilfsarbeiterinnen. Berlin 1932.

DEVRIENT, W., Sauna. Das Bad der Bäder. De GruYter, Berlin 1950.

DEVRIENT, W., Überwärmungsbäder. Wege zur Wärmekultur. De Gruyter, Berlin 1950.

DICKE, E., Meine Bindegewebsmassage. Hippokrates, Stuttgart 1954.

DITTMAR, F., Hautreiztherapie zur Behandlung von Organ-Erkrankungen. Aerztl. Praxis **1951**, 6.

DITTMAR, F., Der kutiviszerale Reflex und seine Bedeutung für die Segmenttherapie. Medizinische **1954**, 7.

DIWOK, WILHELM, Körperbau und Lebensvorgänge des Menschen. Fröhlich, Leipzig 1945.

DUFOUR, R., Atlas d'Acupuncture topographique. Le François, 91, Boulevard Saint-Germain, Paris VIe, 1960.

DUGGELI, O., und F. TRENDELENBURG, Die Wirbelsäulentuberkulose. J. R. Geigy, Basel 1957.

DUMRESE, J., Rezepttaschenbuch für medizinische Bäder. H. Christians Verlag Hamburg 1955.

DUMRESE, J., Das medizinische Bad. H. Christians, Hamburg 1955.

DÜSING, K., Lehrbuch der Experimental-Physik. Jänecke, Leipzig 1938.

EDSTRÖM, GUNNAR, Prinzipien der Bewegungstherapie in der Rheumatologie. Steinkopff, Dresden-Leipzig 1943.

EDSTRÖM, G., Wiederherstellung der Arbeitskapazität der chronischen Arthritiker. J. R. Geigy, Basel 1954.

ERLSBACHER, O., Behandlung der Arthrosis deformans, chronischer Myalgien und Neuralgien. Wien. klin. Wschr. **40** (1939).

FALLET, G. H., und SARASIN, Radiologie des Handgelenkes bei rheumatischen Erkrankungen des Erwachsenen. J. R. Geigy, Basel 1953.

FENZ, EGON, Halswirbelspondylose, Symptomatik und Therapie. Zschr. Rheuma, Bd. IV, 12.

FENZ, EGON, Behandlung rheumatischer Erkrankungen durch Anästhesie. Th. Steinkopff, Dresden-Leipzig 1941.

FONIO, A., Chirurgie und rheumatische Krankheiten. Th. Steinkopff, Dresden-Leipzig 1939.

FRANCILLON, M. R., und H. U. DEBRUNNER, Orthopädie der Coxarthrose. J. R. Geigy, Basel 1957.

FRANCON, F., Coxarthrose. J. R. Geigy, Basel 1956.

FRIEDLÄNDER, R., Physikalische Therapie der Gelenkerkrankungen. In GOLDSCHEIDER-JACOB, Handbuch der physikalischen Therapie. Georg Thieme, Leipzig 1901.

FRIEDRICH, L. v., Histaminiontophorese bei Myalgien od. dgl., Münch. med. Wschr. **30** (1938).

FUCHS, H. K., Über den Kreuzschmerz. Aerztl. Wschr. 1/2, 57/58 (1947).

FUCHS, U., Die perkutane Beeinflussung der Rattenhyperergie. Medizinische **1953**, 5.

GEBHARDT, KARL, Übungsbehandlung. Jena 1934.

GIERKE, EDGAR v., Taschenbuch der pathologischen Anatomie. Georg Thieme, Leipzig 1948.

GILLERT, O., Galvanischer Strom, Faradischer Strom, Exponentialstrom. Richard Pflaum Verlag, München 1962.

GLASER, S., Zur Akupunktur. Naturarzt **1951**, 12.

GLÄSER, O., Segmentmassage. Georg Thieme, Leipzig 1952.

GOLDSCHEIDER, AD., Neuritis und peripherische Lähmungen. In GOLDSCHEIDER-JACOB, Handbuch der physikalischen Therapie. Georg Thieme, Leipzig 1901.

GOOD, G., Das Problem des Schmerzes, sein Hauptmechanismus und seine therapeutische Kontrolle. Med. Welt **1951**, 35/36.

GOOD, M. G., Die primäre Rolle der Muskulatur in der Pathogenese der Rheumatischen Krankheit und die therapeutische Lösung des Rheumaproblems. Medizinische **1957**, 13.

GOSSMANN, H., Zur Differentialdiagnose, Ätiologie und Therapie der Osteoporose. Medizinische **1957**, 13.

GROBER, Kutiviszerale Reflexe und physikalische Therapie. Dtsch. med. Wschr. **1950**, 40.

GROSS, A., Muskelrheumatismus und Muskelschmerz (Myalgie). Steinkopff, Dresden 1943.

GROSS, D., Neuraltherapie. Münch. med. Wschr. **1952**, 45.

GUDZENT, F., Der gichtisch-rheumatische Schmerz und seine Bekämpfung vom Hautorgan her. Med. Klin. **1952**, 23.

GUTTMANN, WALTER, Elektrizitätslehre für Mediziner. Georg Thieme, Leipzig 1904.

HEICKEN, Einige Hinweise für die Desinfektion bei Typhus, Ruhr und Tbc.-Erkrankungen. DeGeWe II/16/513.

HEINZE, F., Speransky und die Chiropraktik. Naturheilverfahren **1951**, 12.

HENCH, P. S., Cortison, Hydrocortison und Corticotropin in der Behandlung der primär-chronischen Polyarthritis. J. R. Geigy, Basel 1954.

HERMANN, SIGFRIED, Gewonnene Jahre. Drei Eichen, München 1953.

HIOCO, D., Physiopathologie und Therapie der Osteoporose. D. med. Wsch. 1966, 23.

HOCHREIN, M., Rheumatische Erkrankungen. Th. Steinkopff, Dresden 1942.

HÖGLER, F., Morbus Bechterew. Med. Klin. **17** (1941).

HOEPKE, HERMANN, Das Muskelspiel des Menschen. Fischer, Jena 1948.

HOFF, FERDINAND, Behandlung innerer Krankheiten. Georg Thieme, Leipzig 1948.

HOFFA, ALBERT, Technik der Massage. Ferd. Enke, Stuttgart 1907.

HOFFA, ALBERT, Physikalische Therapie der Rückgratsverkrümmungen. In GOLDSCHEIDER-JACOB, Handbuch der physikalischen Therapie. Georg Thieme, Leipzig 1901.

HOHMANN, G., Fuß und Bein. Bergmann, München 1948.

HOHMANN, G., und L. JEGEL-STUMPF, Orthopädische Gymnastik. Georg Thieme, Stuttgart 1949.

HUNEKE, W., Neuraltherapie mit und ohne Impletol. Hippokrates **1951**, 23.

ILLI, H., Chiropraktik, Locomotion. Statique vertébrale, Genf 1952.

ILLI, F., Kurzer Abriß der Chiropraktik. Haug-Verlag 1953.

JACOB, PAUL, Übungstherapie. In GOLDSCHEIDER, Handbuch der physikalischen Therapie. Georg Thieme, Leipzig 1901.

JACOB, PAUL, Spinale Erkrankungen. In GOLDSCHEIDER-JACOB, Handbuch der physikalischen Therapie. Georg Thieme, Leipzig 1901.

JELLINEK, S., Elektropathologie. Enke, Stuttgart 1903.

JESSERER, H., Osteomalazie. J. R. Geigy, Basel 1958.

JESSERER, H., und KIRCHMAYR, Die präsenile und die senile Involutionsosteoporose. J. R. Geigy, Basel 1955.

JOESTER, P., Bindegewebsmassage und hyperämisierende Pflaster. Aerzt. Praxis. **1952**, 35.

KAHLMETER, GUNNAR, Diagnose und Behandlung der „rheumatischen" Zustände der Schulterregion. Zschr. Rheuma 4/35.

KAISER, S., Der Knochenstoffwechsel unter besonderer Berücksichtigung des Kalzium-Phosphor-Stoffwechsels. Beiträge zur Orthopädie und Traumatologie 1966, 4.

KALBAK, K., Die überwiegend-extraartikulären rheumatischen Erkrankungen der Schulter-Arm-Region, mit besonderem Hinblick auf die diagnostischen Probleme. Dtsch. Med. J. **1958**, 3.

KALK, H., Untersuchungen zur perkutanen Wirkung des Histamins. Klin. Wschr. **1942**, 387.

KARLSON, PAUL, Du und die Natur. Ullstein, Berlin 1934.

KIBLER, M., und A. SCHIMMEL, Zur Behandlung der Arthrosis deformans des Hüftgelenkes. Dtsch. med. Wschr. **1954, 49**.

KIBLER, M., Segment-Therapie. Hippokrates Verlag 1950.

KIRCHBERG, FRANZ, Handbuch der Massage und Heilgymnastik. Leipzig 1926.

KIRCHBERG, FRANZ, Sportmassage. Berlin 1935.

KLEINSCHMIDT, TH., Rheumabehandlung und Chiropraktik. Hippokrates **1954**, 5.

KLEIBER-KARSTEN, Lehrbuch der Physik.

KLOSS, KARLFERDINAND, und WOLFGANG ROTTER, Spezifische Pathologie. Wolfenbütteler Verlagsanstalt 1948.

KÖNIG, W., Arthrose und Arthritis deformans. Fortschr. Therap. 8 (1938).

KOHLRAUSCH, W., Der Verlauf der reflektorischen Zonen in Haut, Unterhaut und Muskulatur. Arch. physik. Therap. **1953**, 3.

KOHLRAUSCH, W., Reflexzonenmassage in Muskulatur und Bindegewebe. Hippokrates, Stuttgart 1955.

KOHLRAUSCH-LEUBE, Lehrbuch der Krankengymnastik bei inneren Erkrankungen. Fischer, Jena 1948.

KOWARSCHIK, JOSEF, Die Diathermie. Springer, Wien-Berlin 1930.

KRAUSS, H., Die manuelle Periostbehandlung nach VOGLER. Arch. physik. Therap. **1951**,6.

KRAUSS, H., Hydrotherapie. Volk und Gesundheit, Berlin 1960.

KRAYENBÜHL, H., und E. ZANDER, Über lumbale und zervikale Diskushernien. J. R. Geigy, Basel 1953.

KRESTOWNIKOW, A. W., Physiologie der Körperübungen. Verlag Volk und Gesundheit, Berlin 1953.

KUHLMANN, F., Bechterew. Ther. Gegenw. M 9/1939.

KUZELL, W. C., und G. P. GAUDIN, Gicht. Documenta rheumatologica 10. J. R. Geigy, Basel 1956.

LAMPERT, H., Physikalische Therapie. Steinkopff, Dresden 1954.

LANG, F. J., Pathologie der chronischen Gelenkleiden. Steinkopff, Dresden 1943.

LANGE, FRITZ, Arthrosis deformans der Kniegelenke. Münch. med. Wschr. **51** (1937).

LAQEUR, AUGUST, und OTTO MÜLLER, Leitfaden der Elektromedizin. Marhold, Halle a. S., 1951.

LAVEZZARI, R., Die Osteopathie. Urban & Schwarzenberg 1957.

LEIBER, B., Altersbiologie des akuten Rheumatismus. Steinkopff, Dresden 1952.

LESCHKE, ERICH, Stoffwechselkrankheiten. Th. Steinkopff, Dresden-Leipzig 1930.

LEUBE, HEDE, und ELISABETH DICKE, Massage reflektorischer Zonen im Bindegewebe. Fischer, Jena 1948.

LEUNG, T., Akupunktur und Räucherung mit Noxa. Drei Eichen Verlag, München 1954.

LIESS, G., Die Insuffizienzschäden am gesunden und kranken Skelett. Dtsch. Gesd.wes. **1954, 40**.

LÜDEMANN, H., Beitrag zur Arthrosenfrage. Zschr. Rheumaforsch., I, 273.

MAX, LISA, Gymnastik der Frau in Schwangerschaft und Wochenbett. In Biolog. med. Taschenb. Hippokrates, Stuttgart 1938.

MATTHES, M., Lehrbuch der Differentialdiagnose innerer Krankheiten. Springer, Berlin 1922.

MEYER-STEINEG und SÜDHOFF, Geschichte der Medizin. Fischer, Jena 1928.

MICHAELIS, Kompendium der Entwicklungsgeschichte des Menschen. Georg Thieme Leipzig 1912.

MOEBIUS, G., Chinesische Medizin. Zum Thema „Akupunktur". Medizinische **1954**, 31/32.

MOLL, W., Kompendium der Rheumatologie. Medica-Verlag, Stuttgart 1964.

MÜLLER, A., Lehrbuch der Massage. Markus & Weber 1926.

NAEGELI, O., Nervenleiden und Nervenschmerzen. Neu herausgegeben von F. BIEDERMANN. Haug 1954.

NAEGELI, TH., Über den Schmerz, insbesondere seine Bekämpfung. Neue med. Welt **1950, 21**.

NEERGAARD, K. v., Die Katarrh-Infektion als chronische Allgemeinerkrankung. Steinkopff, Dresden-Leipzig 1939.

NEERGAARD, K. v., Über die Stellung der physikalischen Therapie zur Gesamtmedizin und die Aufgaben physikalisch-therapeutischer Forschung. Schweiz. med. Wschr. **65**, 35 (1935).

NEERGAARD, K. v., Zur Differentialdiagnose der Herdinfektion. Zschr. Fortb. **37**, 13 (1940).

NEERGAARD, K. v., Der Rheumatismus in der ärztl. Praxis, Schweiz. med. Jb. 1940. Schwabe & Co., Basel.

NEERGAARD, K. v., Die Tendoperiostitis rheumatica. Zschr. Rheumaforsch. 1, 461.

NEERGAARD, K. v., Zur Kasuistik der Herdinfektion. Schweiz. med. Wschr. 77, 25/26 (1947).

NEUMANN-NEURODE, DETTLEFF, Säuglingsgymnastik. Berlin 1923.

NEUMANN-NEURODE, DETTLEFF, Kindersport, Körperübungen für das frühe Kindesalter. Berlin 1924.

NEUMANN-NEURODE, RUTH, Fröhliches Kinderturnen. Leipzig-Berlin 1934.

NEUWIRTH, E., Chronische Polyarthritis. Prager med. Zschr., H. 11, (1938).

NIEDERHÖFFER, L. v., Behandlung von Rückgratsverkrümmungen, Skoliosen. Staude, Berlin 1942.

NONNENBRUCH, W., Das Sekundenphänomen. Med. Welt. 1951, 35/36.

OLDENBURG, M., Methoden der physikalischen Therapie und Diagnostik. De Gruyter, Berlin 1948.

ORTNER, NORBERT, Differentialdiagnostik innerer Krankheiten. Urban & Schwarzenberg, Berlin-Wien 1928.

PALOS, STEPHAN, Chinesische Heilkunst. Rückbesinnung auf eine große Tradition. Delpsche Verlagsbuchhandlung, München 1963.

PAP, L. v., Die Differentialdiagnose und Therapie der Myalgien. Zschr. Rheumaforsch. 3, 137.

PAYR, E., Arthrose. Münch. med. Wschr. 41 (1939).

PAYR, E., Kinetische Kette, Tonuspathologie und Gelenkerkrankungen. Rheumaproblem. Münch. med. Wschr. 41 (1939).

PAYR, E., Altes und Neues über Arthrosis deformans und Infektarthritis, die kinetische Kette. Arch. klin. Chir. 196, 677 (1939).

PEPER, W., Technik der Chiropraktik. Haug-Verlag 1953.

PINTZEN, PETER, Kurzgefaßtes Lehrbuch der Ortopädischen Krankheiten. Urban & Schwarzenberg, Berlin-München-Wien1947.

PLEUGER, R., Individualpathologie. Haug-Verlag 1945.

POHL-SCHIPPENKÖTTER, WEYERS, Physik für höhere Lehranstalten. Dümmler, Berlin-Bonn, 1935.

PUTTKAMER, J., Organbeeinflussung durch Massage. Haug-Saulgau 1950.

RATHKE, F. W., und W. HEIPERTZ, Ergebnisse konservativer und operativer Behandlung beim lumbalen Bandscheibensyndrom. Zschr. Orthop. 87, 4. Enke, Stuttgart.

RATSCHOW, M., Grundlagen zur Therapie der peripheren Durchblutungsstörungen. Dtsch. Gesd.wes. 1950, 49.

REIBMAYR, ALBERT, Die Technik der Massage. Toeplitz & Deuticke, Wien 1886.

REICHEL, H., Bäder- und Klimabehandlung rheumatischer Erkrankungen. Th. Steinkopff, Dresden-Leipzig 1940.

REICHERT, F., Häufigkeit und Ursache der vorzeitigen Invalidität. Georg Thieme, Leipzig 1942.

REISCHAUER, F., Untersuchungen über den lumbalen und zervikalen Wirbelbandscheibenvorfall. Georg Thieme, Stuttgart 1949.

RHEIN, EDUARD, Du und die Elektrizität. Deutscher Verlag, Berlin 1940.

Rheumatismus. Das ABC des Rheumatismus. Byk-Gulden-Lomberg G.m.b.H., Konstanz.

RICKER, GUSTAV, Das Zentralnervensystem und die rheumatisch genannte akute Polyarthritis mit ihrem Zubehör. Th. Steinkopff, Dresden-Leipzig 1938.

RIES, JULIUS, Fokalinfekt, Rheumatismus und Kurzwellentherapie. Schweiz. med. Wschr. 34, 989 (1938).

RIESS, O., Die Periost-Massage nach VOGLER. Dtsch. Badebetr. 1952, 7.

ROHRBACH, Die Ordnung der Massagemethoden. Dtsch. Badebetr. 1952, 7.

ROHRMANN, A., Erfahrungen über 3 Jahre Chiropraktik. Aerzt. Praxis 1955, 42.

v. ROQUES, R., Neuralpathologie und Neuraltherapie 1940—1953. Fortschr. Med. 1953, 23/24.

ROSENTHAL, KARL, Die Massage und ihre wissenschaftliche Begründung. Hirschwald, Berlin 1910.

RÖSSLER, H., Vertebrale Irritationssyndrome in der Sprechstunde. Medizinische 1956, 24.

ROTHMANN, M., Sonderdruck über die Elektrodiagnostik und Elektrotherapie. Urban & Schwarzenberg, Berlin-Wien 1904.

ROTTENPIELER, H., Die Diagnostische Bedeutung der bei Ischiasnervenerkrankung vorkommenden Ausgleichsverbiegungen der Wirbelsäule. Zschr. Rheumaforsch. 2, 177.

RUHMANN, WALTER, Rheuma und Hautreiz. Nemayr, Mittenwald 1937.

RUHMANN, WALTER, Drastische Hautreizbehandlung. Krüger & Co., Leipzig 1938.

RUHMANN, WALTER, Das Rheumabuch des Doctor Ballonius. Theophrastus-Verlag. Mittenwald 1938.

RUHMANN, WALTER, Wesen und Wirkung der Tastmassage. Münch. med. Wschr. **1929**, 7.

RUHMANN, WALTER, Wesen und Wirkung der Tastmassage. Zschr. physik. diät. Therap. **1931**, 40/31.

SACHSSE, H., Über Akupunktur. Aerztl. Praxis **1953**, 48.

SALLER, Praxis und Problematik der Akupunktur. Heilkunst **1951**, 7.

SAXE, A., Arthralgien durch statische Bänderzerrungen. Wien. klin. Wschr. **2** (1938).

SELYS, Das allgemeine Adaptions-Syndrom und die Adaptionskrankheiten. Med. Welt **1951**, 1—3.

DE SÈZE, G., und A. DJIAN, Röntgendiagnostik der Wirbelsäule. Georg Thieme Verlag, Stuttgart **1963**.

SIEBURG, HERBERT, Massage. Fröhlich, Leipzig 1944.

SLAUCK, A., Anleitung zur klinischen Analyse des infektiösen Rheumatismus. Steinkopff, Dresden 1947.

SLAUCK, A., „Rheumatische" Schmerzen und ihre Behandlung. Dtsch. med. Wschr. **44** (1938).

SOREI YANAGIYA, Familiengeheime Ein-Stich-Akupunktur. Haug, Ulm 1956.

SPALTEHOLZ, WERNER, Handatlas der Anatomie des Menschen. Hirzel, Leipzig 1918.

SCHALDACH, H., u. a., Grundlagen der Medizin für Heilberufe. Verlag Volk und Gesundheit, Berlin 1962.

SCHARFBILLIG, CH., Schmerzfreiheit durch Reizumleitung. Hippokrates **1950**, 10.

SCHARFBILLIG, CH., Die Haut und der Katarrh. Hippokrates, Stuttgart-Leipzig 1935.

SCHAUDIG, EMIL, Untersuchungen über die Wirkung von Hautreizen und Massage auf den Gesamtorganismus. Zschr. physik. diät. Therap. **40**, 129 (1931).

SCHEDE, FRANZ, Grundlagen der körperlichen Erziehung. Enke, Stuttgart 1935.

SCHEDE, FRANZ, Hygiene des Fußes. Leipzig 1946.

SCHENK-GÜRBLER, Leitfaden der Physiologie des Menschen. Enke, Stuttgart 1946.

SCHLENZKA, Die Wirkung der Bindegewebsmassage auf die periphere Durchblutung nach lumbaler Grenzstrangresektion. Zschr. Orthop. **1952**, 83.

SCHLIEPHAKE, Kurzwellentherapie des Rheumatismus. Verh. Dtsch. Ges. inn. Med., 49. Kongreß. P 33—36.

SCHLIEPHAKE, E., Kurzwellentherapie. Gustav Fischer, Jena 1949.

SCHLIEPHAKE, E., Rheumatismus. Klinik und Therapie. Steinkopff, Darmstadt 1952.

SCHÜTZ, G., Exanthematische Segmenttherapie. Aerztl. Praxis **1951**, **33**.

SCHÜTZ, G., Exanthematische Stressor-Therapie innerer Erkrankungen unter besonderer Berücksichtigung des neurovegetativen und endokrinen Systems. Hippokrates **1952**, 20.

SCHMIDT, H., Technik, Indikation, Erfolge der Akupunktur. Medizinische **1952**, 50.

SCHMITT, J. M., F. J. HABERICH und N. DETTMER, Über neue Wege zur frühzeitigen Diagnose der Osteopathien in der Klinik. Klin. Wschr. **34**, 11/12 (1956).

SCHNABERTH, K., Schulterkontraktur. Zbl. Chir. **8** (1940).

SCHNEIDER, U., Zur Genese pathologischer Sicht- und Tastbefunde in Haut und Muskulatur. Arch. physik. Therap. **1951**, 3.

SCHNEIDERBAUER, A., Lehrbuch der inneren Medizin für Schwestern. Springer 1958.

SCHOBER, P., Die funktionelle Diagnose des chronischen Gelenkrheumatismus. Zschr. Rheumaforsch. **3**, 538.

SCHOBER, PAUL, Klinik des chronischen Rheumatismus. Enke, Stuttgart 1933.

SCHOELER, H., Möglichkeiten und Grenzen der Segmenttherapie. Medizinische **1953**, 20.

SCHOELER, H., Die WEIHEschen Druckpunkte ihre Beziehung zur Akupunktur, Neuraltherapie und Homöopathie. Haug 1952.

SCHOEN, A., Die Verkennung des Ischias-Syndroms infolge mangelnder Röntgenuntersuchung. Med. Klin. **17**, 389 (1916).

SCHOLTZ, H. G., Exponentialströme. Die neue Entwicklung in der Elektrotherapie. Aerztl. Praxis **1951**, 49.

SCHOLTZ, H., Die Behandlung der Thrombophlebitis. Aerztl. Fortbild. **1939**, 20.

SCHOLTZ, HANS-GEORG, Die Ischias. Th. Steinkopff, Dresden-Leipzig 1944.

SCHOLTZ, HANS-GEORG, Physikalisch-Diätetische Therapie. Georg Thieme, Leipzig 1945.

SPERANSKY, A. D., Grundlagen der Theorie der Medizin. Verlag Dr. Werner Saenger, Berlin 1950.

SCHRENK, M., Über Segment-Therapie und ihre theoretischen Grundlagen bei schmerzhaften Erkrankungen. Dtsch. med. Wschr. 1953, 78.

SCHULTE, W., Die Behandlung der Brachialgia paraesthetica nocturna. Dtsch. Gesd.wes. 8, 243 (1947).

SCHULZ, GERTRUD, Das KLAPPsche Kriechverfahren. Teubner, Berlin 1927.

SCHWALB, H., Nebenschilddrüse-Niere-Knochen. Aerztl. Praxis **1956**, 27.

STAUNIG, K., Theorie der Arthritis deformans. Wagners Universitäts-Buchhandlung, Innsbruck 1935.

STICKER, GEORG, Erkältungskrankheiten und Kälteschäden. Springer, Berlin 1916.

STIEFVATER, W., Die Akupunktur des Ten Rhyne. Haug, Ulm 1955.

STIEFVATER, W., Arbeitsbogen zur Akupunktur. Haug, Ulm

STIEFVATER, W., Grundlagen und Methodik der Akupunktur. Medizinische **1954, 33/34.**

STUHLMANN, W., Die gleitende Saugmassage Aerztl. Praxis **1954**, 25.

STURM, A., Grundbegriffe der Inneren Medizin. Gustav Fischer, Jena 1955.

STORCK, HANS, Orthopädie und Rheumatismus. Steinkopff, Dresden-Leipzig 1944.

STRAUSS, EDUARD, Vitamine. Fröhlich, Leipzig 1944.

STRAUSS, EDUARD, Hormone. Fröhlich, Leipzig 1944.

STUMPF, PLEIKART, Medizinische Strahlenkunde. Müller & Steinicke, München 1947.

TEGNER, W., Verhütung dauernder Invalidität bei primär-chronischer Polyarthritis. J. R. Geigy, Basel 1953.

TERRIER, C., Manipulativmassage im Rahmen der physikalischen Therapie. Hippokrates, Stuttgart 1958.

THOENIES, H., Klinische Erfahrungen mit der Ultraschalltherapie. Therap. Gegenw. **1952**, 9.

THOM, H., Der Exponentialstrom bei schlaffen Lähmungen. Schweiz. med. Wschr. **1955**, 3.

THOMSEN, W., Lehrbuch der Massage und manuellen Gymnastik. Georg Thieme, Stuttgart 1949.

THULCKE, E., Zur Behandlung des primärchronischen Gelenkrheumatismus. Hippokrates **22**, 419 (1942).

THULCKE, E., Theorie des Rheuma. Vortrag medizinische Gesellschaft., Referat Dtsch. Gesd.wes. 1, 18, 561.

THULCKE, E., Beziehungen zwischen Hüftarthrose und Spondylsosis lumbalis. Dtsch. Gesd.wes. **1952**, 21.

THULCKE, E., Wirbelerkrankungen als Ursache von Rücken- und Schulterschmerzen. Berliner Gesd.bl. **4**, 10.

THULCKE, E., Rheumatische Gelenkerkrankungen. Berliner Gesd.bl. **5**, 3.

THURE-BRANDT, Massage bei Frauenleiden. Hippokrates 1937.

TICHY, H., Beurteilung der Leistungsfähigkeit von Rheumatikern. Zschr. Rheumaforsch. **3**, 48, 1.

TICHY, H., Rheumatismus und seine Bekämpfung. Aufbau-Verlag, Berlin 1954.

TICHY, H., Lehrbuch der Rheumatologie. Verlag Volk und Gesundheit, Berlin 1962.

TICHY, H., Beiträge zur Rheumatologie VII. Verlag Volk und Gesundheit, Berlin 1963.

TIEGEL, W., Massageprobleme. Hippokrates **1950**, 7.

TIGGES, Histamin-Iontophorese in der Rheumabehandlung. Aerztl. Praxis **1955**, 22.

TRUMMER, W., Erfahrungen mit der Segmenttherapie mit Rubefacientien. Therap. Gegenw. **1952**, 9.

TURK, HANS, Ein Beitrag zur physikalischen Therapie bei rheumatischen Erkrankungen. Zschr. Rheuma **5**, 341 (1942).

UMLAUF, R., Unsere Erfahrungen bei der Behandlung der späten posttraumatischen Gelenkschmerzen durch Akupunktur. Dtsch. Zschr. Akup. XIV, 4 (1965).

VAUBEL, E., Die Arthoskopie (Endoskopie des Kniegelenks). Steinkopff, Dresden 1938.

VEIL, Der Rheumatismus und die streptomykotische Symbiose. 1939.

VOGT, HEINRICH, Einführung in die Balneologie und medizinische Klimatologie. Springer, Berlin 1945.

VOGLER, P., Der Rheumatische Formenkreis und seine physikalische Therapie. Urban & Schwarzenberg. München 1956.

VOGLER, P., Physiotherapie. Georg Thieme Verlag, Stuttgart 1964.

VOIT, K., und A. GAMP, Der Rheumatismus Enke, Stuttgart 1958.

VOLHARD, E., Zur Entstehung und Verhütung des Morbus Bechterew. Zschr. Rheumaforsch. 1, 481.

VOSS und HERRLINGER, Taschenbuch der Anatomie. Fischer, Jena 1947.

WACHTER, R., Zur Bedeutung von Konstitutions- und Reaktionstypen für eine gezielte Balneotherapie. Medizinische **1952**, 33/34.

WALDEYER, A. Anatomie des Menschen. Walter de Gruyter & Co., Berlin, Band I, 1956, Band II, 1950.

WEBER, W., Schemata der Leitungsbahnen des Menschen. Lehmann, München.

WEISZ, EDUARD, Die physikalische Therapie der Gelenkkrankheiten. Urban & Schwarzenberg, Berlin-Wien 1912.

WERNER, KARL, Die Massage und Heilgymnastik. Steinitz, Berlin 1911.

WILDE, H., Der osteopathische und chiropraktische Heilkultus in den Vereinigten Staaten von Amerika. Dtsch. med. Wschr. **1955**, 27/28.

WITTENSTEIN, J., Osteopathie und Chiropraktik — Entstehung, Verbreitung und Bedeutung in den USA. Med. Welt. **1951**. 47.

WOLFF, A., Bindegewebsmassage, Beeinflussung der Headschen Zonen im Rahmen der Krankengymnastik am Kinde. Dietrich Wolff-Hohberg, Marburg a. d. Lahn 1950.

WUNDERLICH, HEINZ, Fußschäden und Kriegstauglichkeit. Barth, Leipzig 1940.

ZABLUDOWSKI, I., Technik der Massage. In GOLDSCHEIDER-JACOB, Handb. d. phys. Therapie. Thieme, Leipzig 1901.

ZANDER, EMIL, Schwedische Heilgymnastik. In GOLDSCHEIDER-JACOB, Handb. d. phys. Therapie. Thieme, Leipzig 1901.

ZEISS-RODENWALDT, Einführung in die Hygiene und Seuchenlehre. Enke, Stuttgart 1942.

ZETT, N., Segmentzonentherapie ohne Novocain und Coffein. Hippokrates 1951, 24.

ZIEGLER, E., Die chiropraktische Behandlung des Schulter-Arm-Syndroms. Münch. med. Wschr. **1955**, 23.

ZUCKSCHWERDT, B., Chiropraktik. Hippokrates **1951**, 20.

ZUCKSCHWERDT, B., Chiropraktik und Schulmedizin. Aerztl. Praxis **1953**, 40.

ZUCKSCHWERDT, L. u. Mitarb., Wirbelgelenk und Bandscheibe. Hippokrates 1955.

ZWEIG, STEFAN, Die Heilung durch den Geist Insel-Verlag 1931.

Sachverzeichnis

Waldeyer

Anatomie des Menschen

Für Studierende und Ärzte

dargestellt nach systematischen, topographischen und praktischen Gesichtspunkten

Unter Mitarbeit von Ursula Waldeyer

2 Teile. Groß-Oktav. Ganzleinen

Teil I

Allgemeine Anatomie — Rücken — Bauch — Becken — Bein

5., neubearbeitete Auflage
Mit 335, meist farbigen Abbildungen. XX, 447 Seiten. 1967
Ganzleinen DM 48,—

Teil II

Kopf und Hals. Auge — Ohr — Gehirn — Arm — Brust

4. und 5., überarbeitete Auflage
Mit 447, z. Teil farbigen Abbildungen. XVI, 602 Seiten. 1967
Ganzleinen DM 62,—

Das Waldeyersche Buch unterscheidet sich von ähnlichen Werken dadurch, daß alle wichtigen Verhältnisse nicht nur im Text, sondern auch im Bilde erscheinen und zwar in guten Schemata, systematischen und topographischen Abbildungen, die meisten mehrfarbig.
Das Waldeyersche Buch gehört zu den didaktisch besten anatomischen Lehrbüchern. Es eignet sich auch für den eiligen Praktiker zum schnellen Nachlesen, weil das ganze Buch eine lebendige, anwendbare Anatomie vermittelt.

A. von Kügelgen in Medizinische Klinik

Zusammenfassend muß man sagen, daß durch die leichtverständliche Schreibweise sowie durch das gute Bildmaterial das Werk für den Studenten ein willkommenes Lehrbuch, für den Arzt ein übersichtliches, in seiner Form prägnantes Nachschlagewerk darstellt.

Klinische Medizin

Walter de Gruyter & Co · Berlin 30

Scholtz

Physikalisch-diätetische Therapie

nach klinischen Gesichtspunkten

Von Hans-Georg Scholtz
Dirigierender Arzt der Physikalisch-Therapeutischen Abteilung des Rudolf-Virchow-Krankenhauses, Berlin

5., vollständig neu bearbeitete Auflage. Groß-Oktav. 420 Seiten. Mit 87 Abbildungen. 1963
Ganzleinen DM 36,—

Dieses aus der Praxis geborene Werk ist von hohem klinischem Niveau und vermittelt eine Fülle von Hilfsmitteln aus dem großen Gebiet der physikalisch-diätetischen Therapieform, die — klug und zielbewußt eingesetzt — eine wertvolle Kombination bzw. eine notwendige Ergänzung der medikamentösen Therapie sein müssen. Alle Ausführungen sind von einer erstaunlichen, den ganzen Komplex ausschöpfenden Gründlichkeit getragen, die uns in Anbetracht der Größe der Materie überrascht. Dabei ist das Buch flüssig und spannend-interessant geschrieben und bringt dem Leser auf jeder Seite wertvolle Erkenntnisse und wichtige Fingerzeige für die tägliche Praxis. Diese Vorzüge werden dem Buch zu einer weitgehenden Verbreitung verhelfen, die es verdient und die man nur wünschen muß. Die hervorragende Ausstattung läßt es zu einem Schmuckstück für jede Bibliothek werden. *Subsidia Medica*

Das Buch zeichnet sich durch seine klare Gliederung, anschaulich-einprägsame Darstellungsweise und hervorragende Sachkenntnis aus. Es ist für den Studenten, der sich mit der physikalischen Therapie vertraut machen will, ebenso geeignet wie für den praktizierenden bzw. klinisch tätigen Arzt, der physikalisch-therapeutisch arbeitet. Für den erfahrenen physikalischen Therapeuten stellt es ein wertvolles Nachschlagewerk dar.

Zeitschrift für Therapie

Walter de Gruyter & Co · Berlin 30

Lehrbuch für Krankenpflegeschulen

Von Dr. med. Claire Dietrich, Fachärztin für Innere Medizin, früher Oberärztin an der Inneren Abteilung des Westend-Krankenhauses, Berlin

---

Band I

Physiologie — Pathologische Physiologie — Pharmakologie

Mit einem Geleitwort von Prof. Dr. H. Frhr. von Kress
6., durchgesehene und verbesserte Auflage
Mit 15 Abbildungen im Text und 22, meist farbigen Bildern auf 12 Tafeln. XII, 225 Seiten. 1966
Plastikeinband DM 16,—

Band II

Histologie — Anatomie — Allgemeine chirurgische Krankheitslehre Ausgewählte Kapitel aus der speziellen Chirurgie

4., durchgesehene und verbesserte Auflage
Mit 115, meist mehrfarbigen Abbildungen (93 aus Waldeyer, Anatomie). XXVII, 256 Seiten. 1966
Plastikeinband DM 22,—

Band III

Erkrankungen des Nervensystems und Geisteskrankheiten — Erkrankungen des Auges — Erkrankungen des Ohres und des Nasen-Rachenraumes — Erkrankungen der weiblichen Unterleibsorgane und Geburtshilfe — Erkrankungen der Niere und der ableitenden Harnwege — Erkrankungen des Bewegungsapparates

Unter Mitarbeit namhafter Fachärzte herausgegeben von Claire Dietrich
3., neubearbeitete und erweiterte Auflage
Mit 310, z. T. farbigen Abbildungen. XVI, 355 Seiten. 1967
Plastikeinband DM 28,—

„. . . mit hervorragendem didaktischem Geschick versteht es die Verfasserin, dem Leser das gewiß trockene Gebiet lebendig zu machen und mit prägnanten Bildern den Lehrstoff noch einprägsamer zu gestalten.
. . . Das Lehrbuch der Wahl für die Krankenpflegeschulen!"

Medizinischer Literaturanzeiger

Walter de Gruyter & Co · Berlin 30

ERICH THULCKE
LEHRBUCH FÜR MASSÖRE

24 TAFELN MIT TRICKZEICHNUNGEN

3. AUFLAGE 1967 WALTER DE GRUYTER & CO.

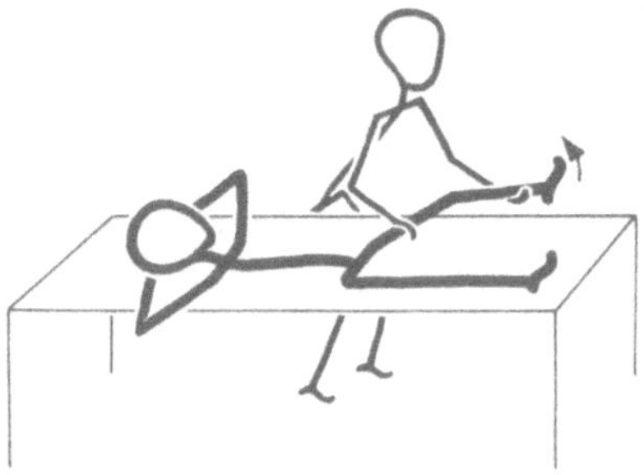

Bild 1 (zu S. 319, 1 a)
Passive Kniestreckung in Rückenlage

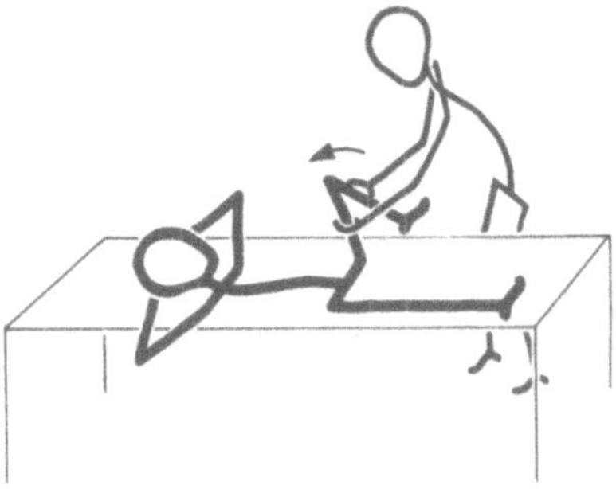

Bild 2 (zu S. 319, 1 a)
Passive Kniebeugung

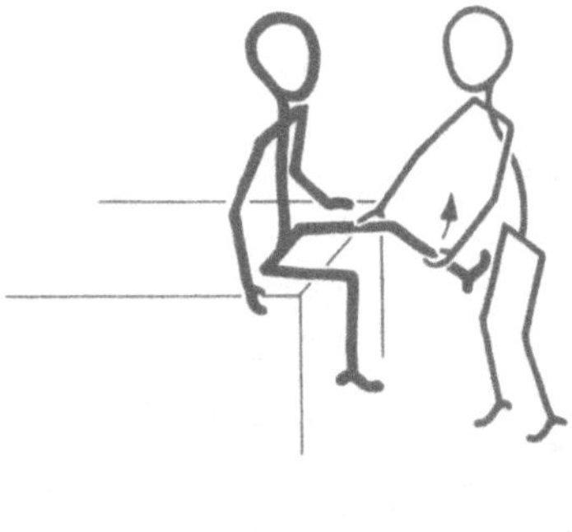

Bild 3 (zu S. 319, 1 b)
Passive Kniestreckung im Sitzen

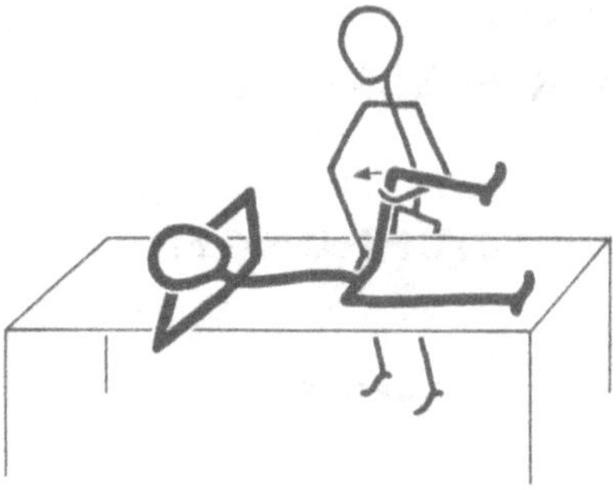

Bild 1 (zu S. 321, A 1 a)
Beugung der Hüfte bei gebeugtem Knie

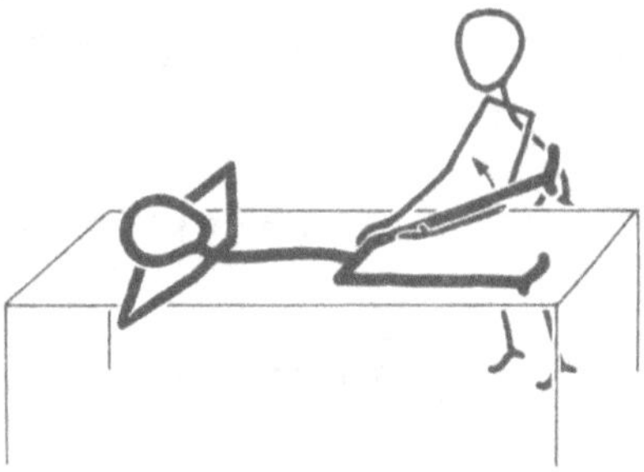

Bild 2 (zu S. 321, A 1 b)
Beugung der Hüfte bei gestrecktem Bein

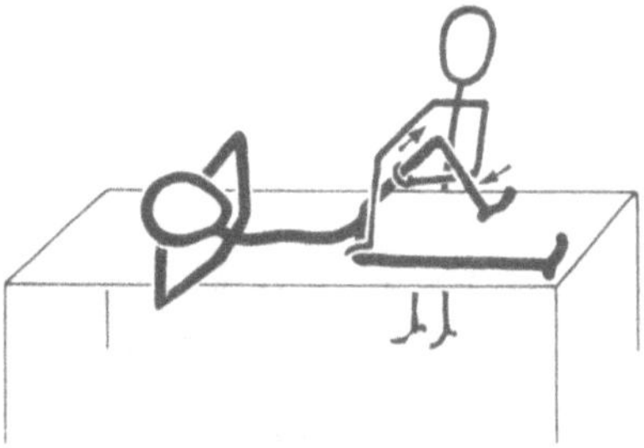

Bild 3 (zu S. 321, A 2 a)
Außenrotation der Hüfte bei gebeugtem Knie

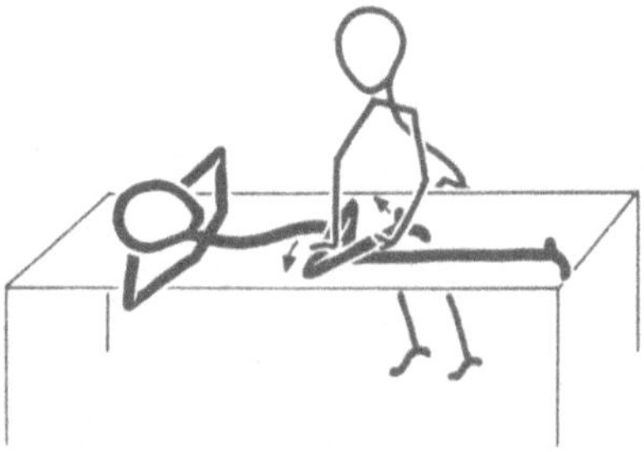

Bild 4 (zu S. 322, A 3 a)
Innenrotation der Hüfte bei gebeugtem Knie

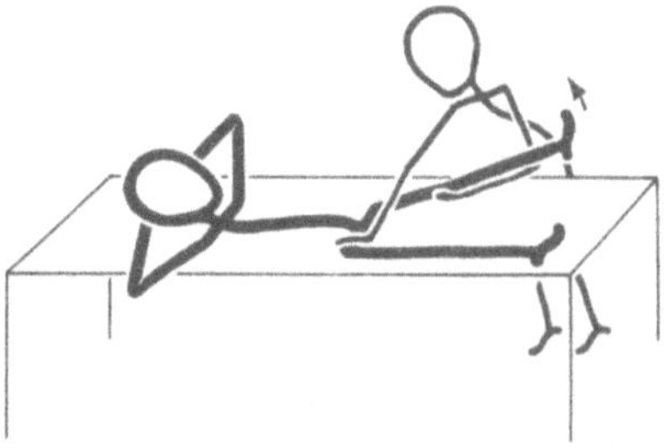

Bild 5 (zu S. 322, A 4 b)
Abduktion der Hüfte bei gestrecktem Bein

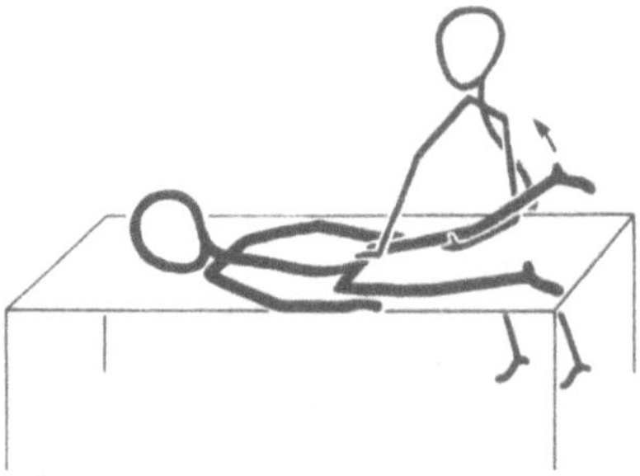

Bild 6 (zu S. 322, B 7)
Streckung der Hüfte in Bauchlage

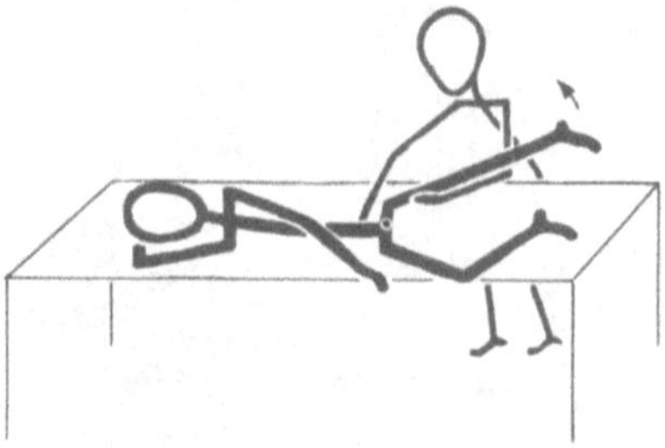

Bild 7 (zu S. 322, C a)
Streckung der Hüfte in Seitlage

Bild 1 (zu S. 325, 1 a)
Seitliches Armheben bis zur Horizontalen

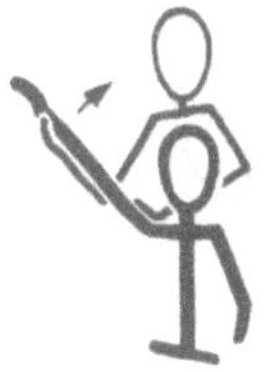

Bild 2 (zu S. 325, 1 b)
Seitliches Armheben über die Horizontale

Bild 3 (zu S. 325, 1 d)
Seitliches Armheben bis zum Kopf

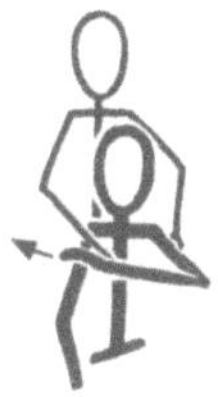

Bild 4 (zu S. 325, 1 e)
Führen des Armes zur anderen Schulter

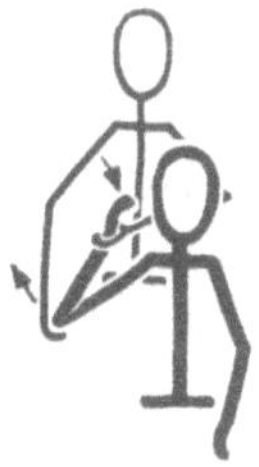

Bild 5 (zu S. 325, 2)
Einseitiges Armführen zum Handnackengriff

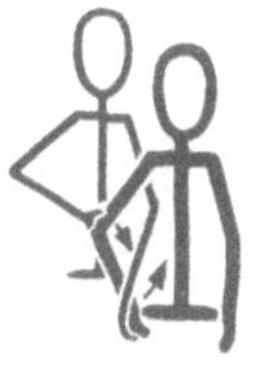

Bild 6 (zu S. 325, 3)
Einseitiges Armführen zum Handrückengriff

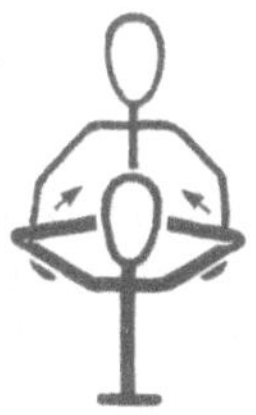

Bild 7 (zu S. 326, 5 a)
Beidseitiger Handnackengriff mit Nachfedern

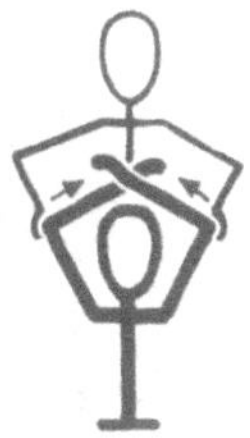

Bild 8 (zu S. 326, 5 c)
Führen der Hände zum anderen Ellenbogen

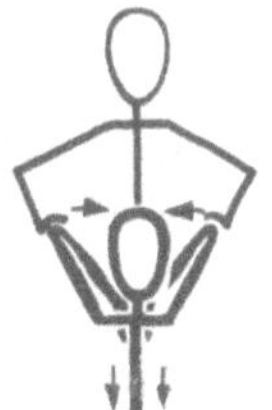

Bild 9 (zu S. 326, 5 d)
Führen der Ellenbogen zum Kopf. Hände in Rückenmitte abwärts

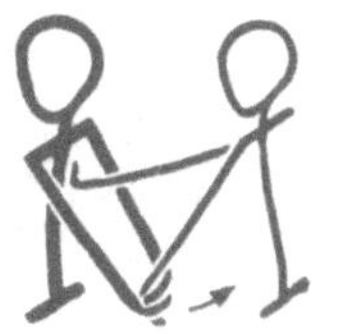

Bild 10 (zu S. 326, 6 c)
Abziehen der Arme vom Rücken

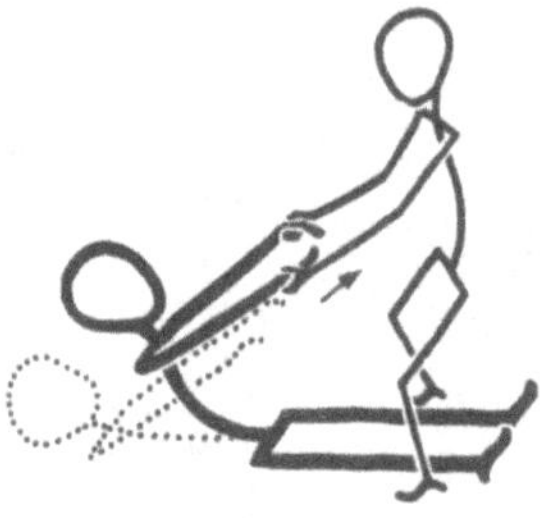

Bild 1 (zu S. 327, A 1)
Rumpfbewegungen
nach vorn

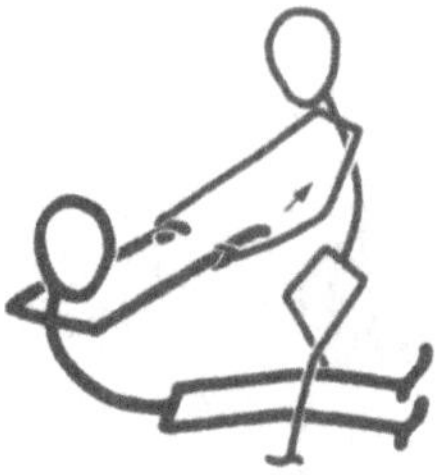

Bild 2 (zu S. 327, A 2)
Rumpfdrehbeuge

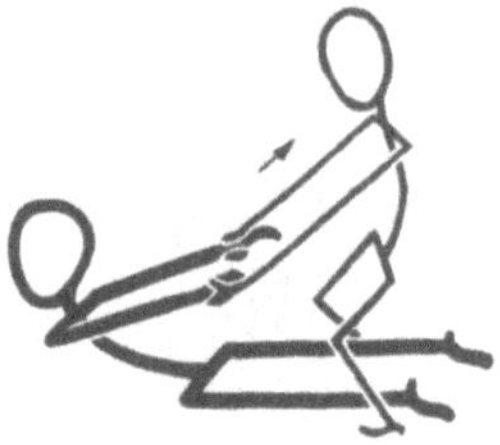

Bild 3 (zu S. 327, B 1)
Rumpfbeuge nach hinten

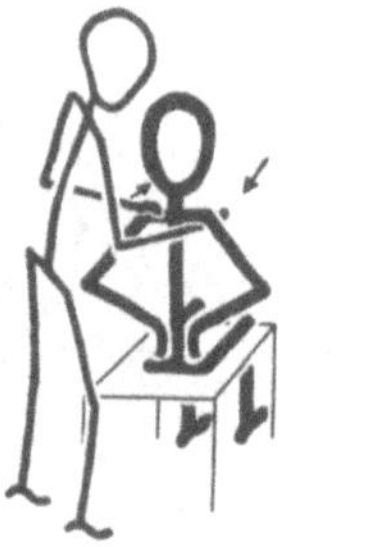

Bild 4 (zu S. 327, C 1a)
Rumpfdrehen

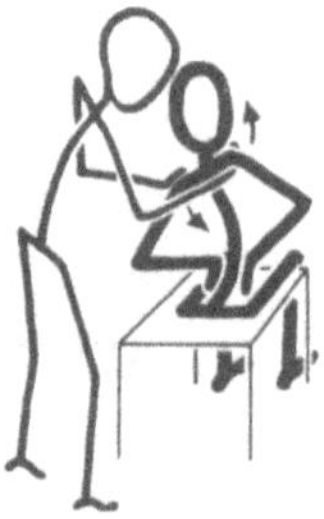

Bild 5 (zu S. 328, C 2a)
Leichte Drehbeuge

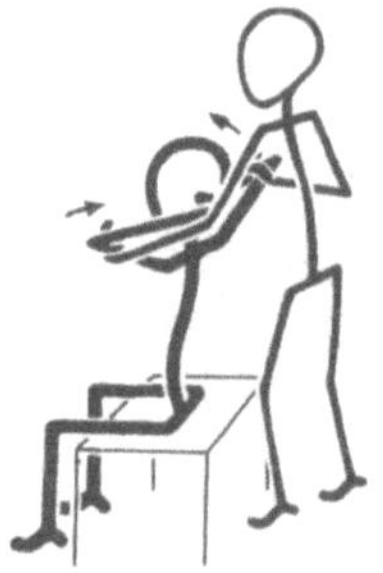

Bild 6 (zu S. 328, C 1b)
Rumpfdrehung

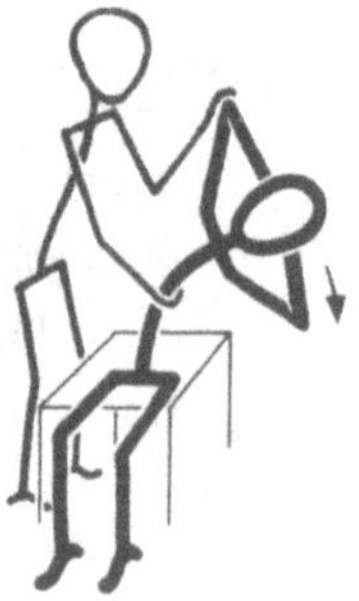

Bild 7 (zu S. 328, C 2b)
Seitliches Rumpfbeugen

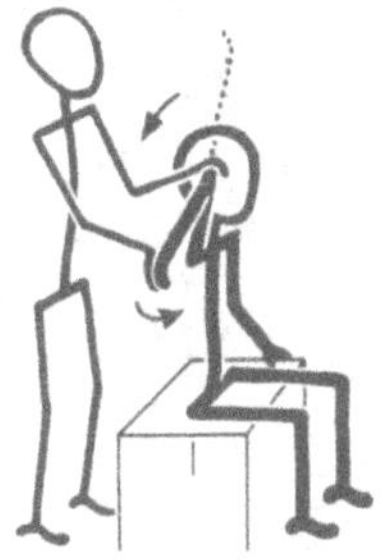

Bild 1 (zu S. 329)
Völlige Dehnung
des M. triceps

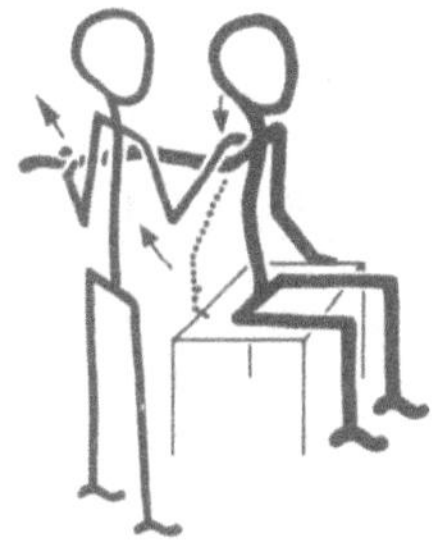

Bild 2 (zu S. 329)
Völlige Dehnung
des M. biceps brachii

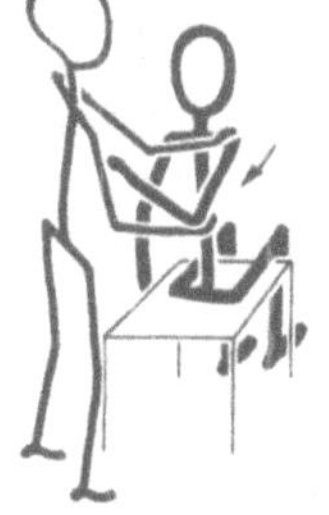

Bild 3 (zu S. 330)
Dehnung des M. deltoideus
vorderer Teil

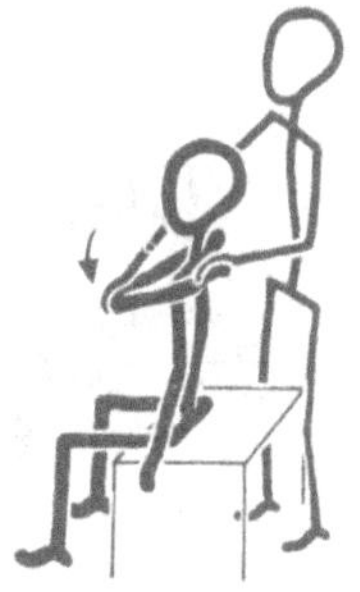

Bild 4 (zu S. 330)
Dehnung des M. deltoideus
hinterer Teil (hier re. Seite)

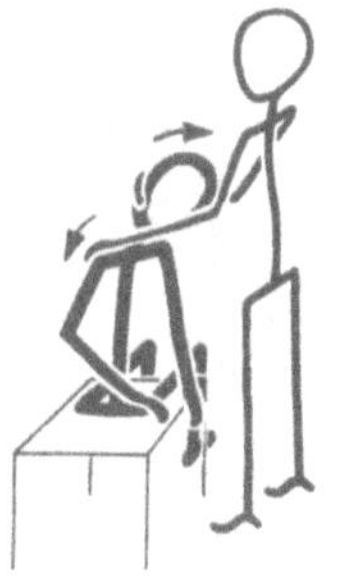

Bild 5 (zu S. 330)
Dehnung
des Trapeciusrandes

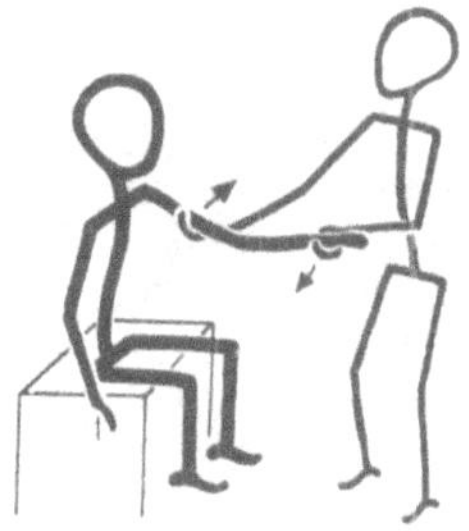

Bild 6 (zu S. 330)
Dehnung der Handstrecker

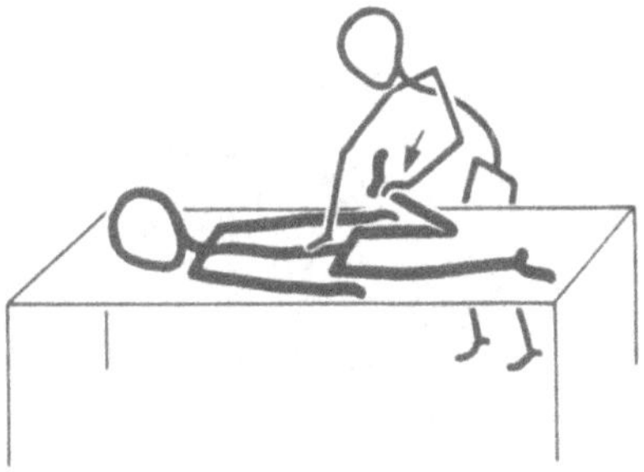

Bild 7 (zu S. 330)
Einfache Dehnung des M. quadriceps

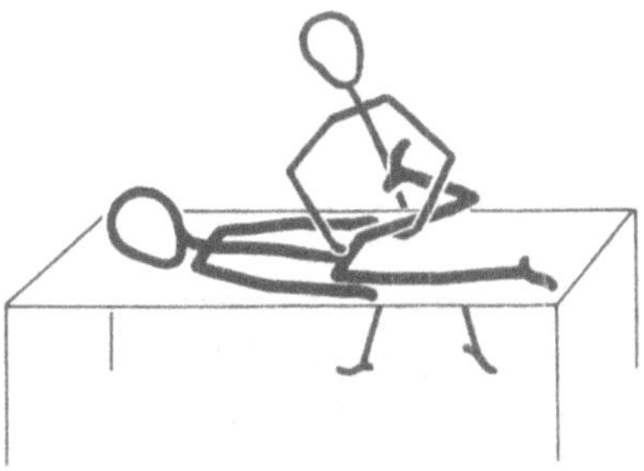

Bild 8 (zu S. 330)
Völlige Dehnung des M. quadriceps (Bauchlage)

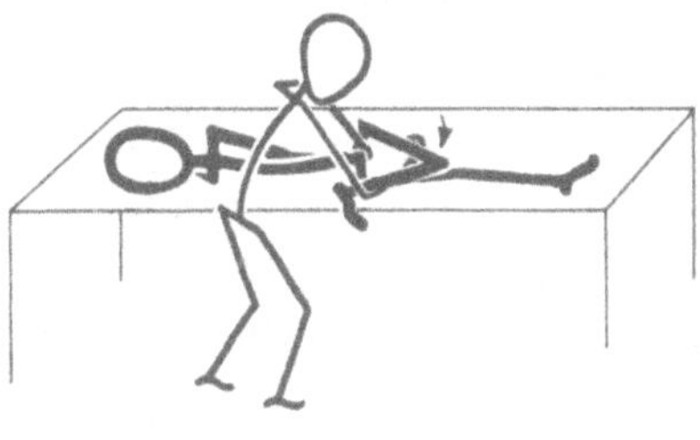

Bild 9 (zu S. 330)
Völlige Dehnung des M. quadriceps
(am oberen Bein. In Seitlage);
Behandler hinter dem Patienten

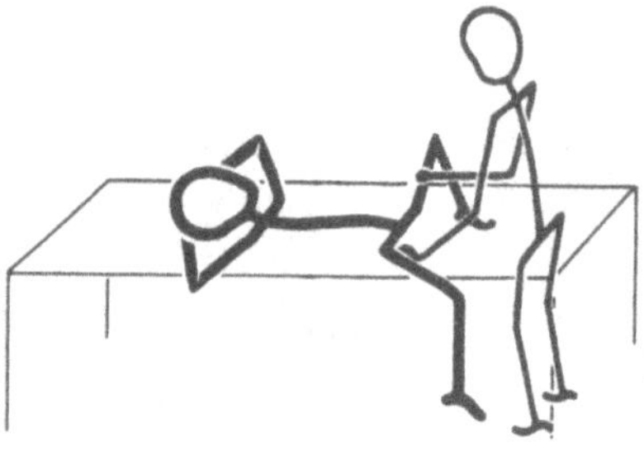

Bild 1 (zu S. 330)
Dehnung der langen Adduktoren;
Behandler an der gegenüberliegenden Seite

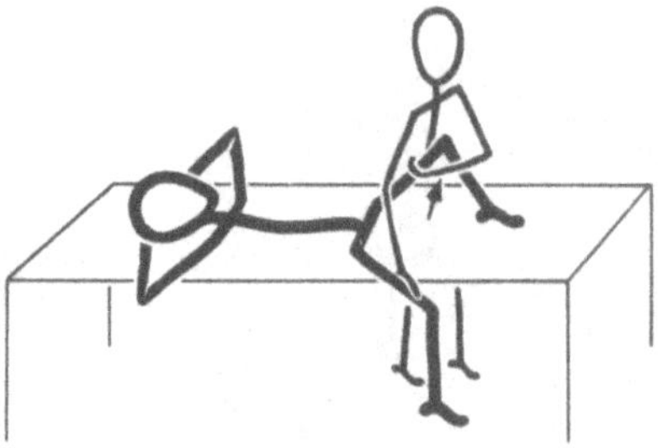

Bild 2 (zu S. 330)
Dehnung der langen Adduktoren;
Behandler an der zu dehnenden Seite

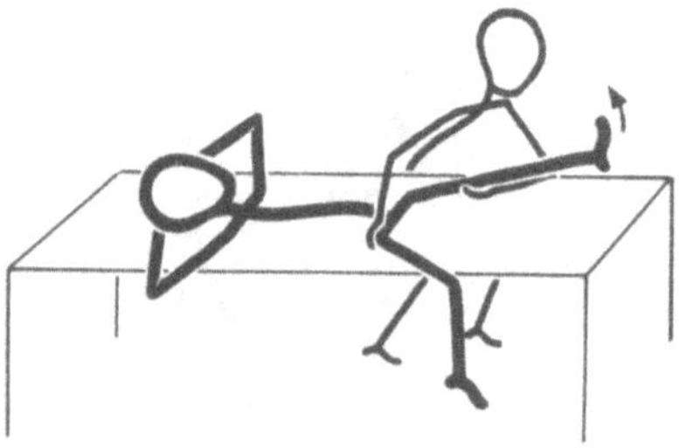

Bild 3 (zu S. 330)
Dehnung der kurzen Adduktoren

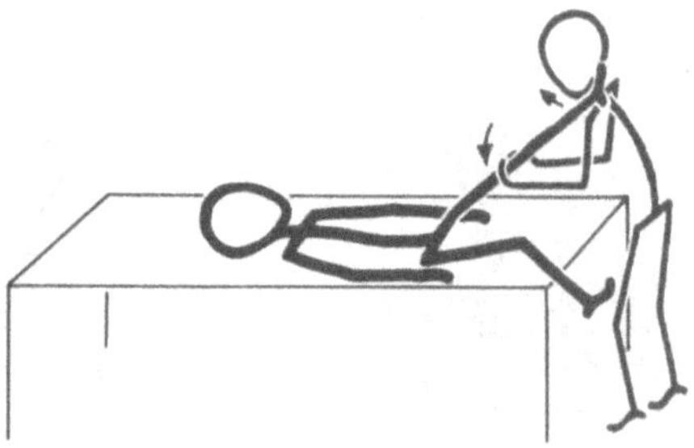

Bild 4 (zu S. 330)
Dehnung der Beugemuskulatur

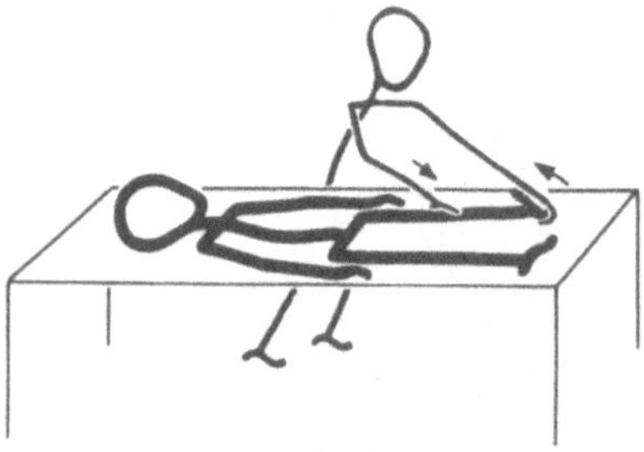

Bild 5 (zu S. 331)
Dehnung der Wadenmuskulatur
bes. der Gastrocnemii

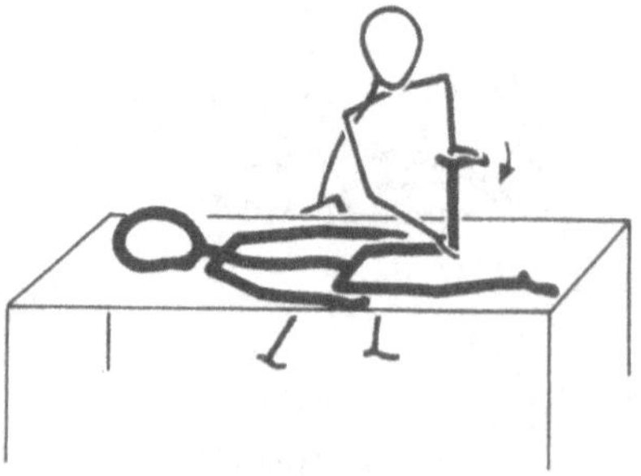

Bild 6 (zu S. 331)
Dehnung der Wadenmuskulatur, bes. M. Soleus

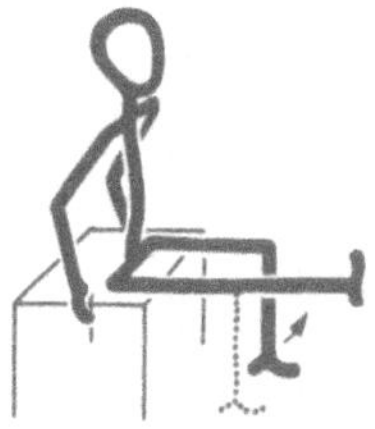

Bild 1 (zu S. 340, C 1)
Knie-Quadriceps-Übung

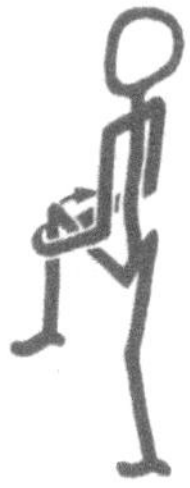

Bild 2 (zu S. 341, D 1 b)
Kniebeugung im Stehen
Fassung: Knie

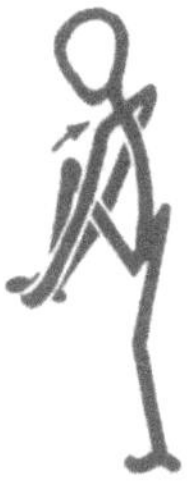

Bild 3 (zu S. 341, D 1 b)
Kniebeugung im Stehen
Fassung: Fußgewölbe

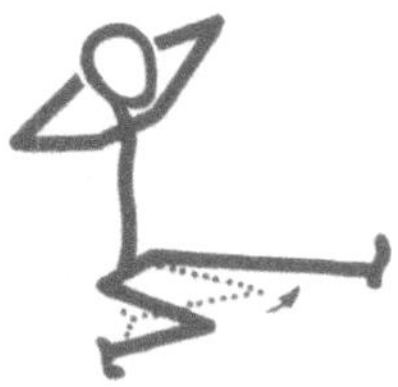

Bild 4 (zu S. 341, D 5)
Knie:
Beugung und Streckung

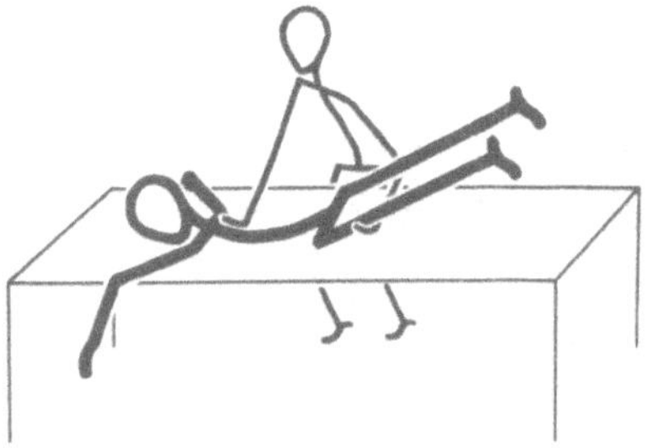

Bild 5 (zu S. 341, C 2)
Stärkung der Glutaealmuskulatur im Liegen

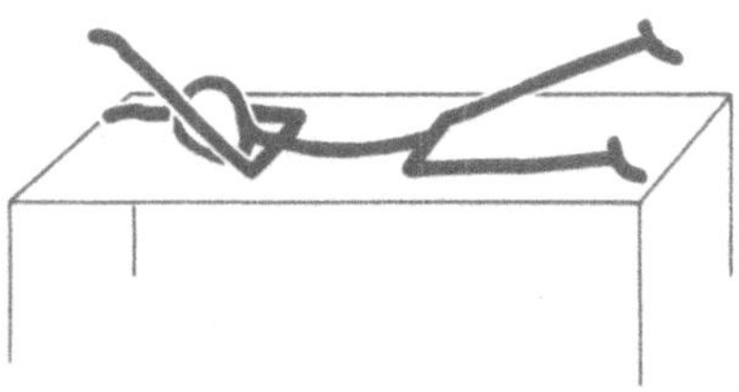

Bild 6 (zu S. 341, C 3)
Stärkung der Glutaealmuskulatur im Liegen:
Anheben linker Arm und rechtes Bein
(und umgekehrt)

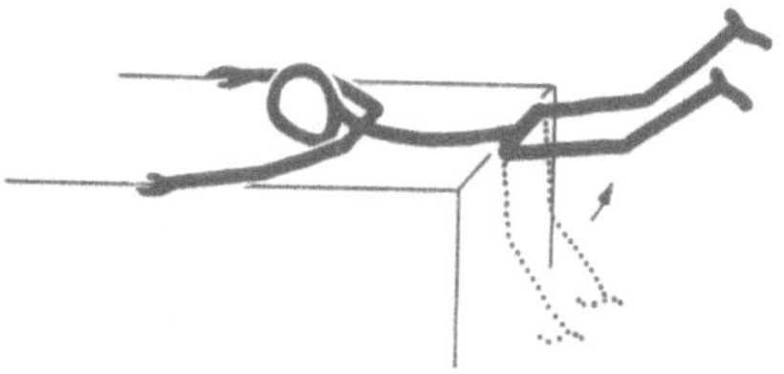

Bild 7 (zu S. 341, C 3)
Stärkung der Glutaealmuskulatur
bei überhängendem Unterkörper

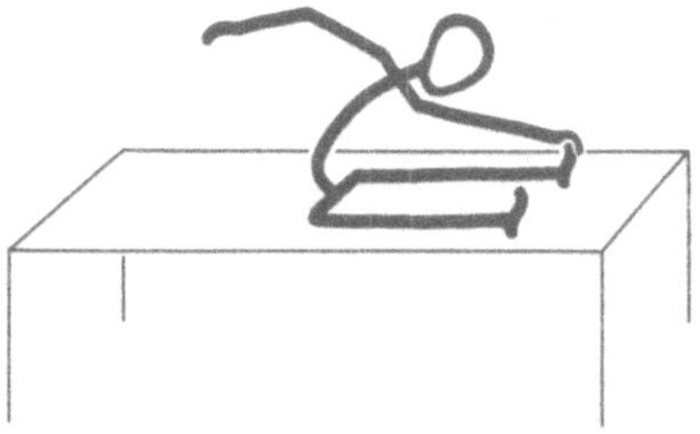

Bild 8 (zu S. 341, D 1)
Hüftbeugeübung mit Rumpfbeuge

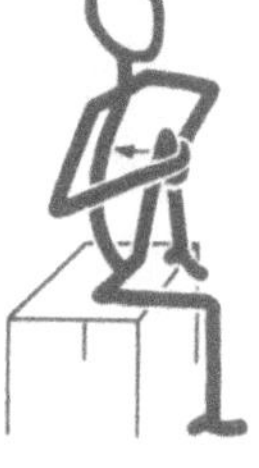

Bild 9 (zu S. 342, D 6)
Hüftbeugeübung im Sitzen

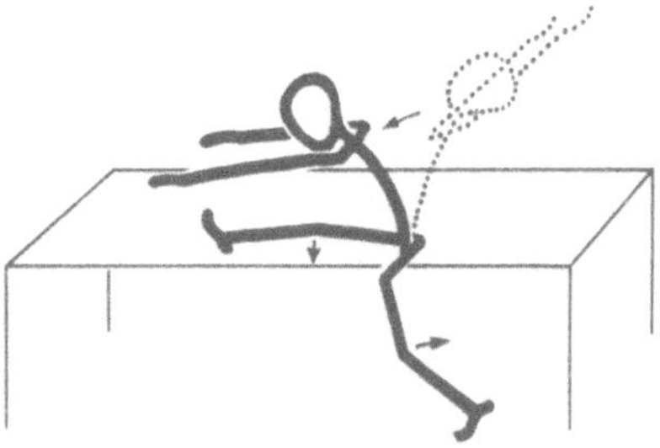

Bild 10 (zu S. 342, E 1)
Hüftbeugung bei (hier) rechts auf der
Massagebank liegendem Bein

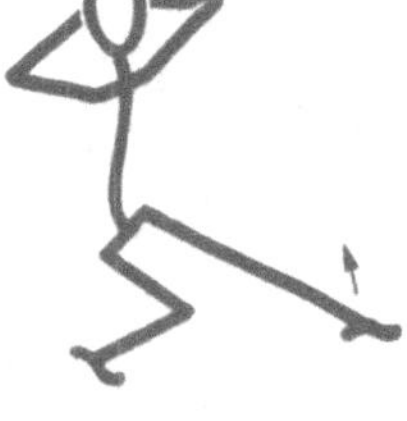

Bild 11 (zu S. 342, F 12)
Hüftbeugung aus dem Stehen

TAFEL VIII

Schulterübungen mit Ball und Keulen (zu S. 344—345)

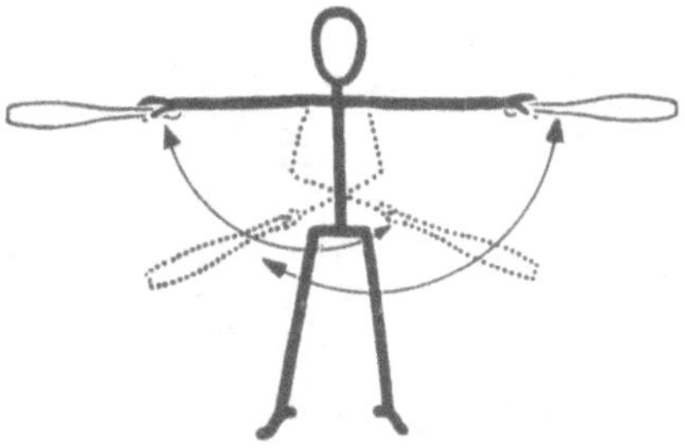

Bild 1 (zu S. 344, 1)
Keulenschwung über Kreuz
(bauch- und rückenwärts ausführbar)

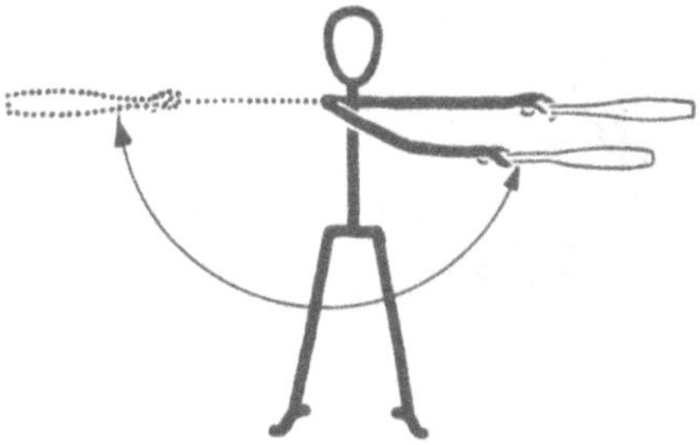

Bild 2 (zu S. 344, 2)
Abwechselnder Armschwung zur anderen
(jeweils gegenüberliegenden) Seite

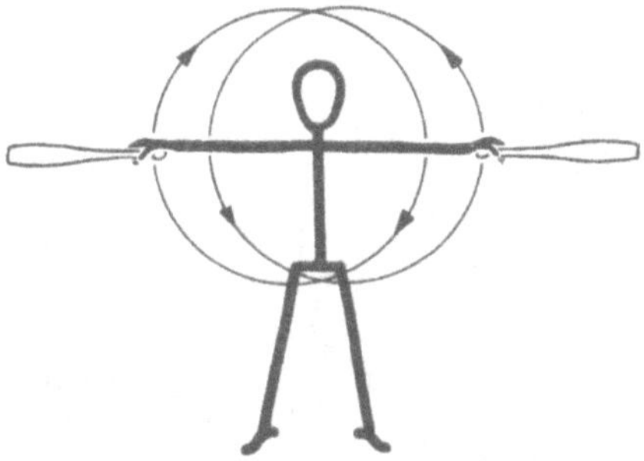

Bild 3 (zu S. 344, 3)
Mit beiden Armen sich überkreuzende Kreise

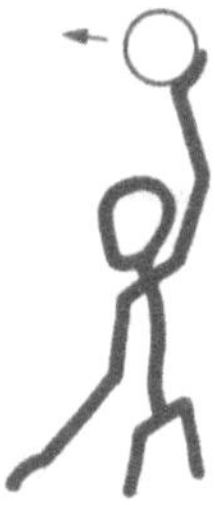

Bild 4 (zu S. 345, 1)
Mit vor hochgestrecktem Arm den Ball
nach vorn werfen

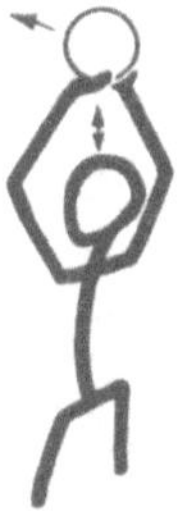

Bild 5 (zu S. 345, 2)
Nach Beugen und Strecken der erhobenen
Arme den Ball nach vorn hochstoßen

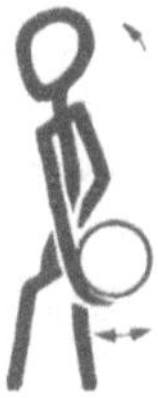

Bild 6 (zu S. 345, 4)
Nach seitlichem Schwingen wird der Ball
über den Kopf nach vorn geworfen

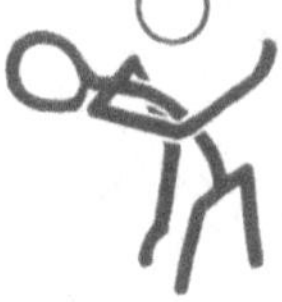

Bild 7 (zu S. 345, 5b)
Den Ball schräg über den Rücken und
Schulter der anderen Seite werfen

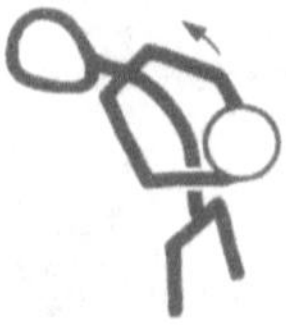

Bild 8 (zu S. 345, 6)
Ball vom Rücken über den Kopf werfen

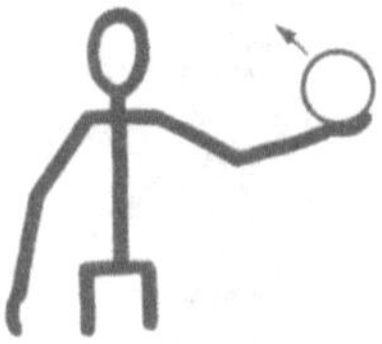

Bild 9 (zu S. 345, 8)
Den Ball seitlich über den Kopf werfen

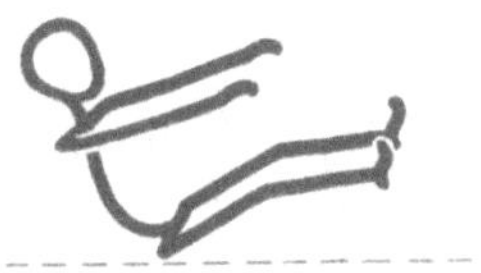

Bild 1 (zu S. 346, A 3b)
Beide Beine und Oberkörper zugleich anheben

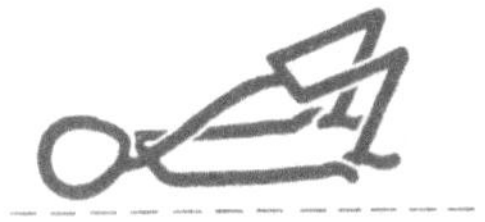

Bild 2 (zu S. 346, A 4a)
Aus der Rückenlage Anheben des Beckens

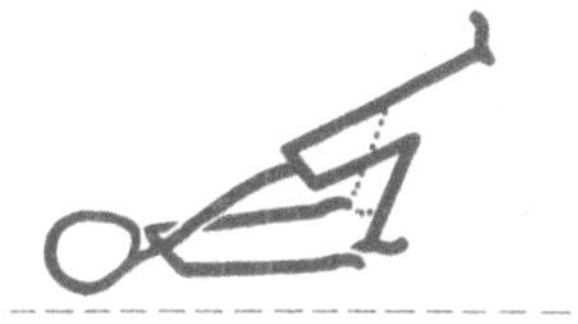

Bild 3 (zu S. 346, A 4c)
Bei angehobenem Becken Strecken eines Unterschenkels

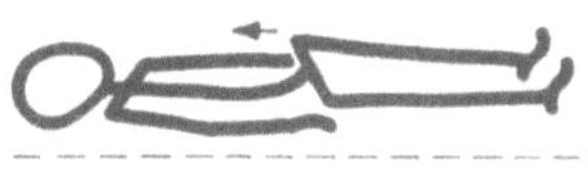

Bild 4 (zu S. 347, B)
Bei festliegendem Oberkörper Hochziehen einer Beckenseite (Bein „kurz" machen)

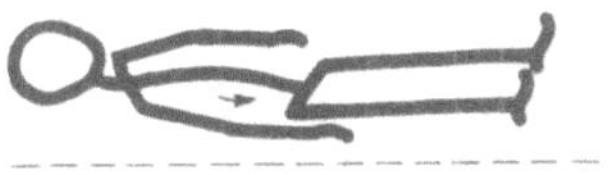

Bild 5 (zu S. 347, B)
Bei festliegendem Beckengürtel Abwärtsziehen einer Brustkorbseite

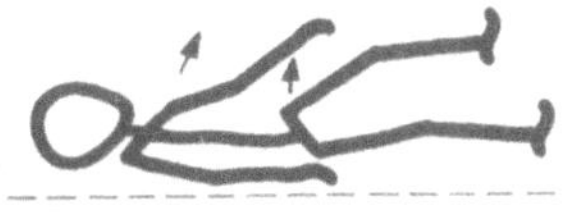

Bild 6 (zu S. 347, B)
Hochstrecken eines Beines. Gleichzeitig Anheben der gleichseitigen Schulter

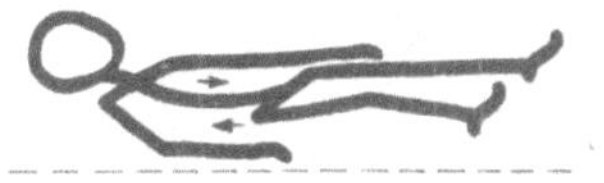

Bild 7 (zu S. 347, B)
Eine Seite Becken kopfwärts, andere Seite Rippen beckenwärts spannen

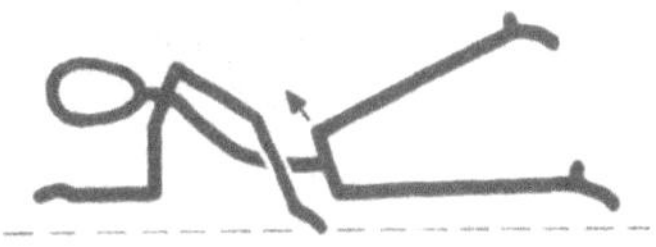

Bild 8 (zu S. 347, C b)
Seitlicher Liegestütz. Einziehen des obenliegenden Beckens mit Anheben des gestreckten Beines

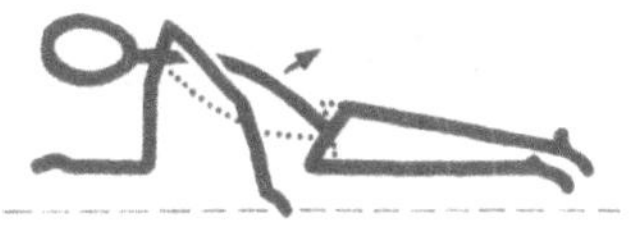

Bild 9 (zu S. 347, C a)
Aus lockerem Liegestütz Spannung der oberen Hüfte

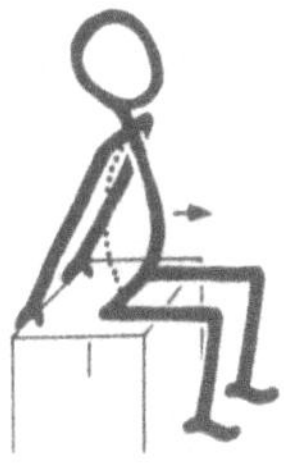

Bild 10 (zu S. 347, D)
Becken kippen und aufrichten

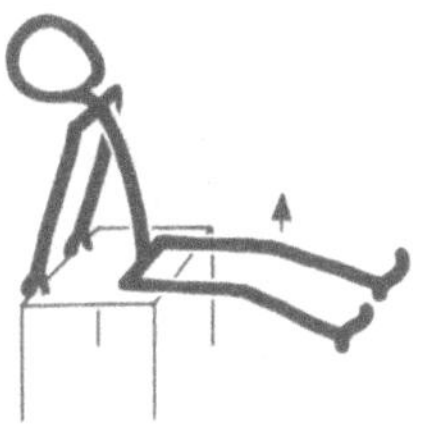

Bild 11 (zu S. 347, D)
Beide Beine (anfangs nur ein Bein) gestreckt anheben — spreizen — schließen

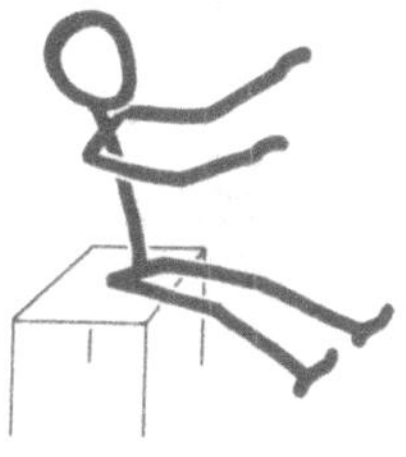

Bild 12 (zu S. 347, D)
Ohne Handfassung beide Beine anheben

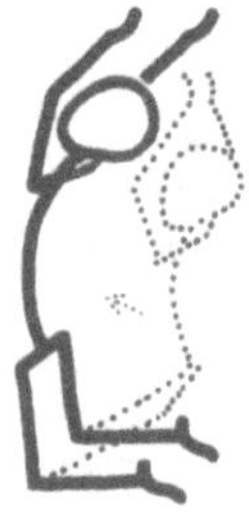

Bild 1 (zu S. 348, E)
Aus dem Fersensitz langsames Aufrichten

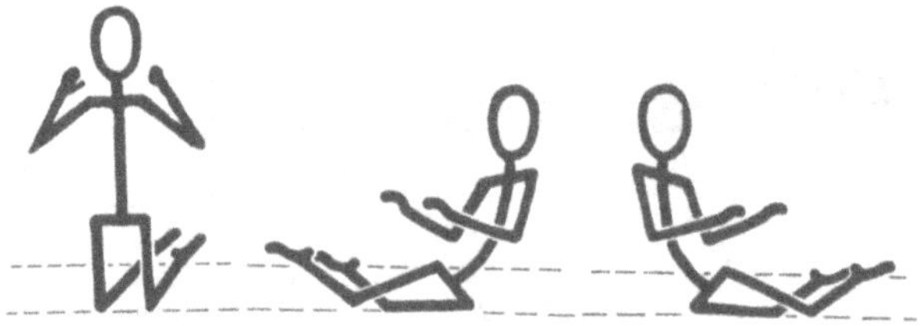

Bild 2 (zu S. 348, E)
Aus dem Kniestand abwechselnd seitlich hinsetzen

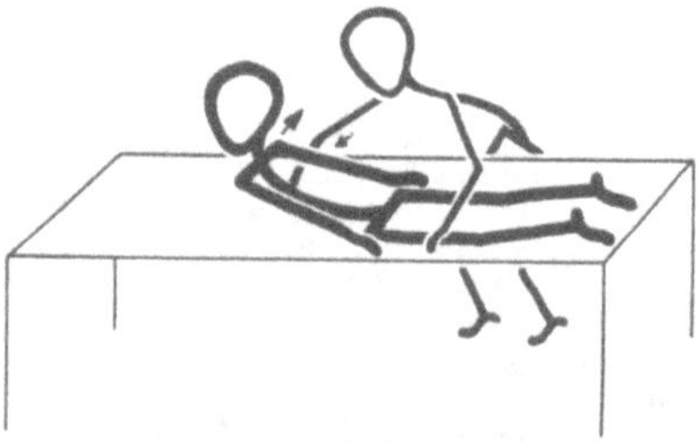

Bild 3 (zu S. 349, A 1 b)
Aktive Rückenstreckung mit Unterstützung

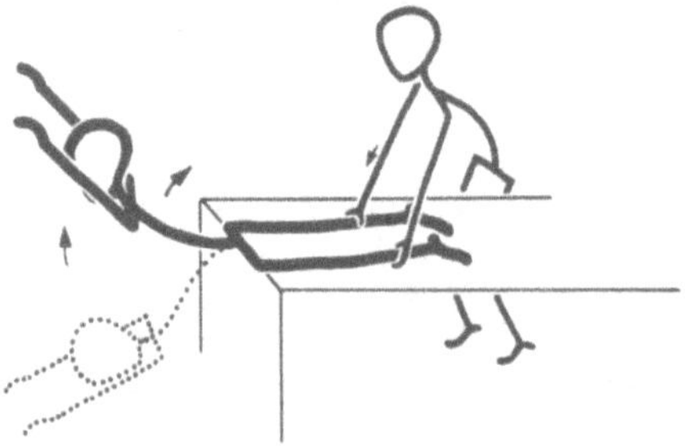

Bild 4 (zu 349, A 1 c)
Aktive Rückenstreckung mit überhängendem Oberkörper

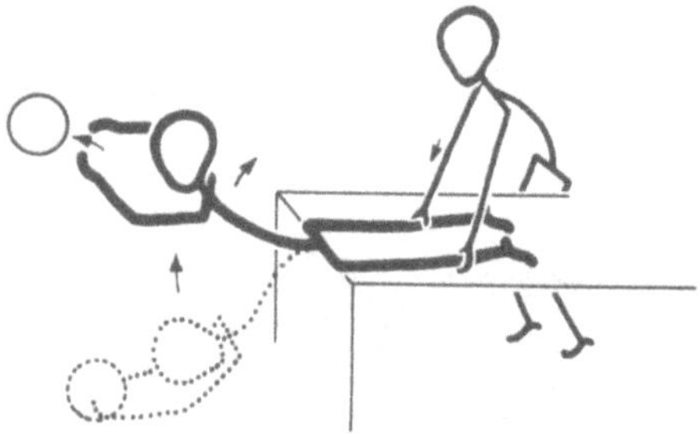

Bild 5 (zu S. 349, A 1 e)
Aktive Rückenstreckung mit Ballwerfen

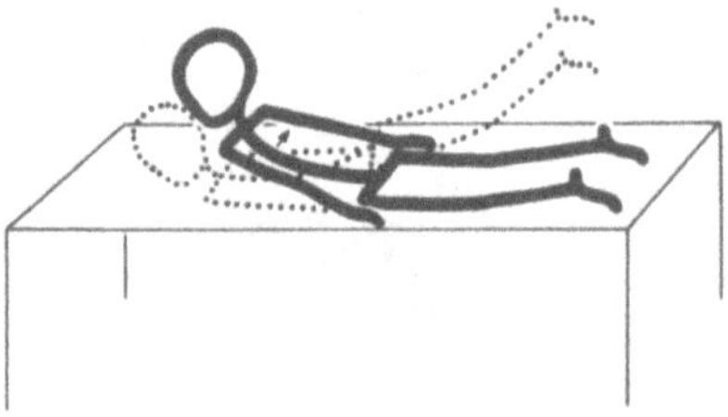

Bild 6 (zu S. 349, A 2 a)
Wechselndes Abheben von Rücken und beiden Beinen

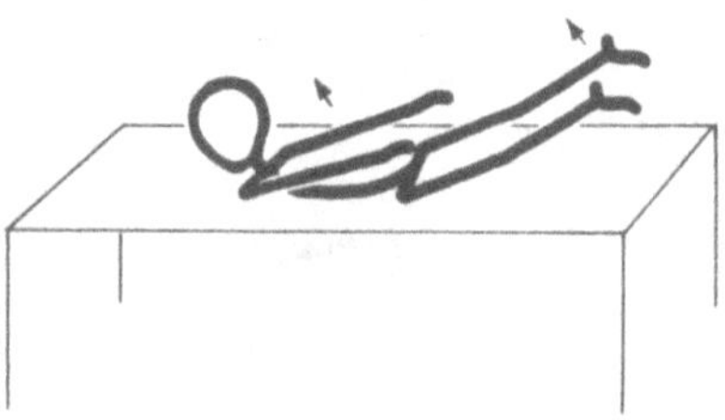

Bild 7 (zu S. 349, A 2 b)
Gleichzeitiges Abheben von Rücken und beiden Beinen

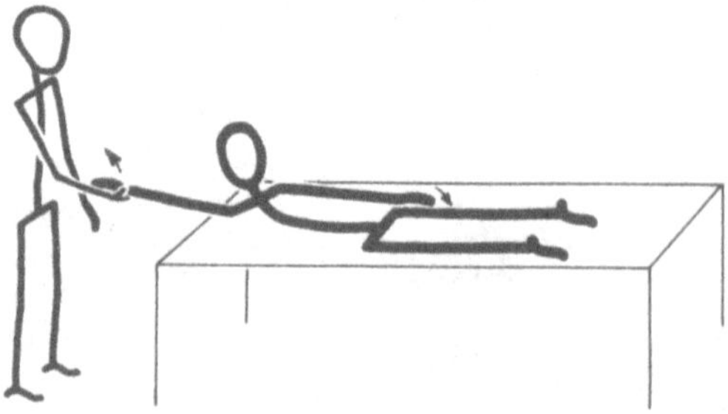

Bild 8 (zu S. 350, A 4 b)
Seitliches Drehbeugen

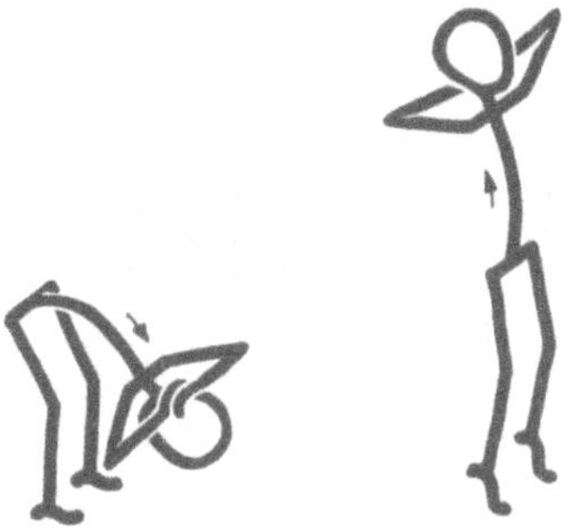

Bild 1 (zu S. 350, B 1 a)
Rumpf locker senken und unter Bauchspannung
zum hohen Zehenstand aufrichten

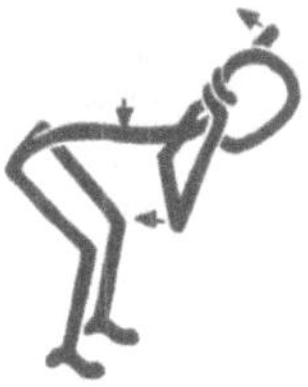

Bild 2 (zu S. 350, B 1 b)
In der Waagerechten den Rücken anspannen.
Ellenbogen federn rückenwärts

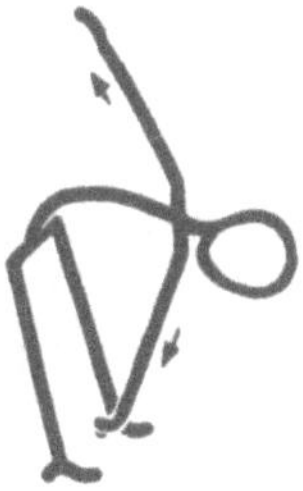

Bild 3 (zu S. 350, B 3 b)
Rumpfbeugung und -Drehung

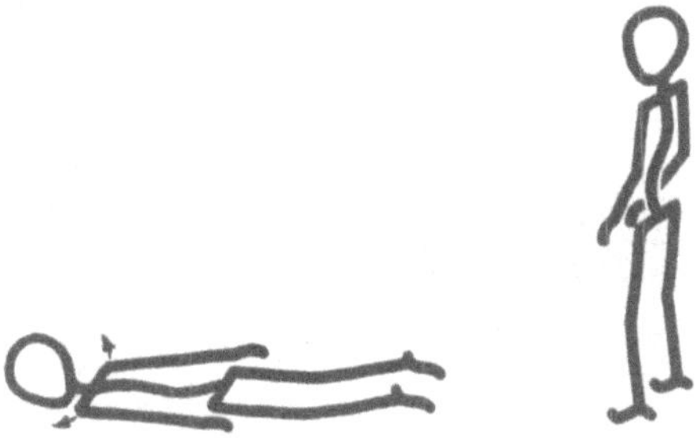

Bild 4 und 5 (zu S. 351, B 3 b)
Verstärkung der Lendenlordose
in Bauchlage im Stehen

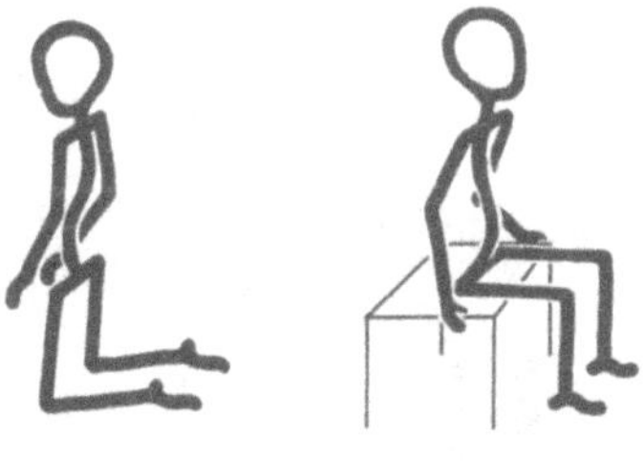

Bild 6 und 7 (zu S. 351, B 3 b)
Verstärkung der Lendenlordose
im Kniestand im Sitzen auf hohem Hocker

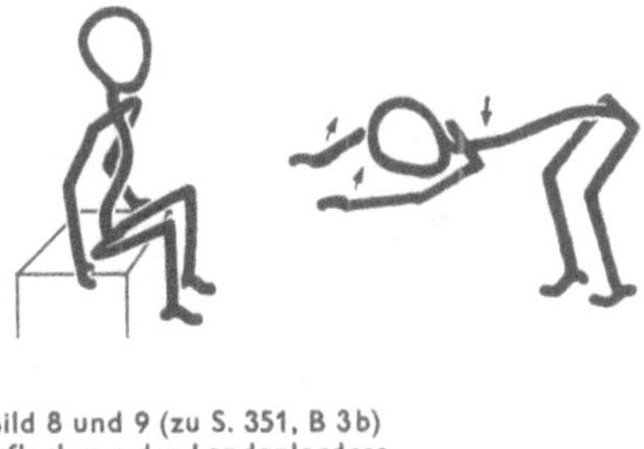

Bild 8 und 9 (zu S. 351, B 3 b)
Abflachung der Lendenlordose
im Sitzen auf niedrigem Hocker im Stehen mit gesenktem Oberkörper

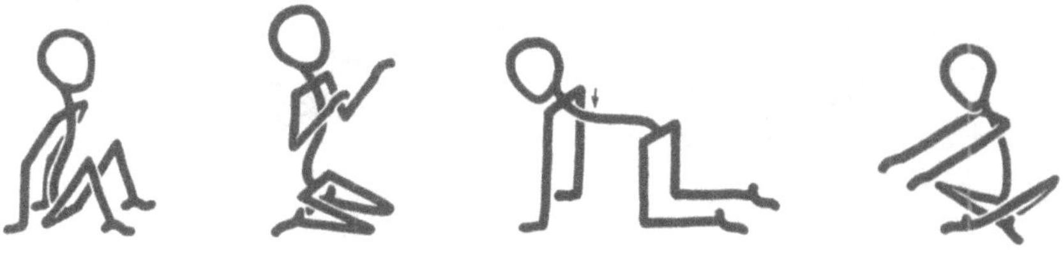

Bild 10 bis 13 (zu S. 351, B 3 b)
Abflachung der Lendenlordose
im Hocksitz im Fersensitz im Vierfüßlerstand im Schneidersitz

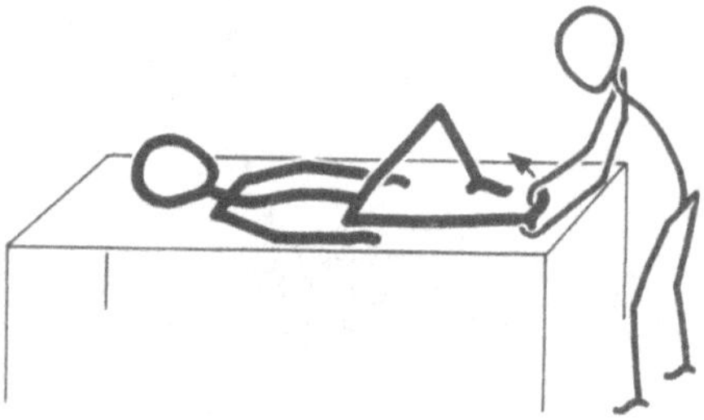

Bild 1 (zu S. 355)
Konzentrische Widerstandsübung
für die Fußstreckmuskulatur

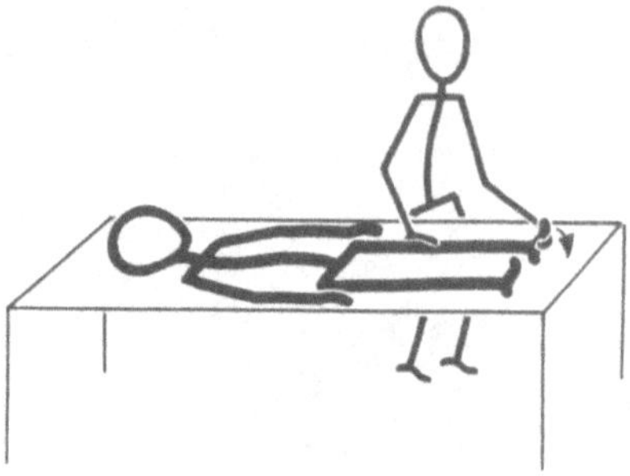

Bild 2 (zu S. 355)
Konzentrische Widerstandsübung
für die Fußbeugemuskulatur

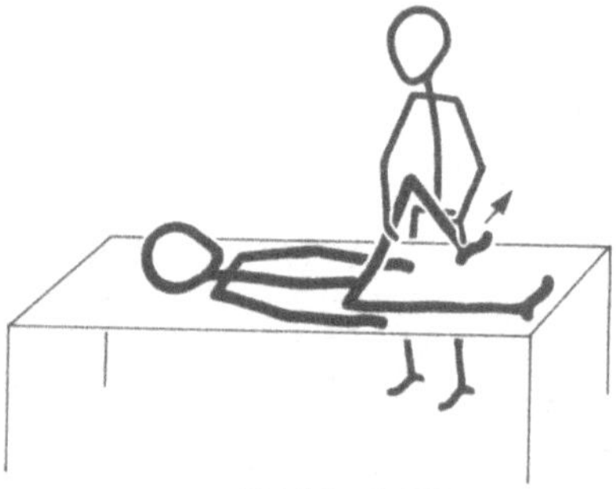

Bild 3 (zu S. 355)
Konzentrische Widerstandsübung für den M. quadriceps
in Rückenlage

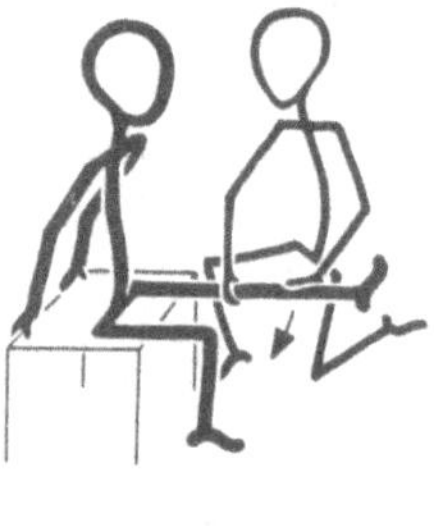

Bild 4 (zu S. 355)
Exzentrische Widerstandsübung
für den M. quadriceps — im Sitzen

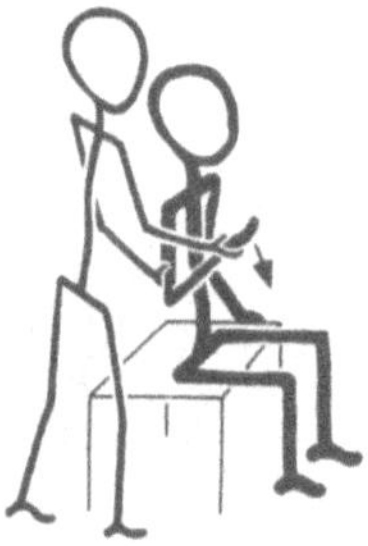

Bild 5 (zu S. 356)
Konzentrische Widerstandsübung
für den M. triceps

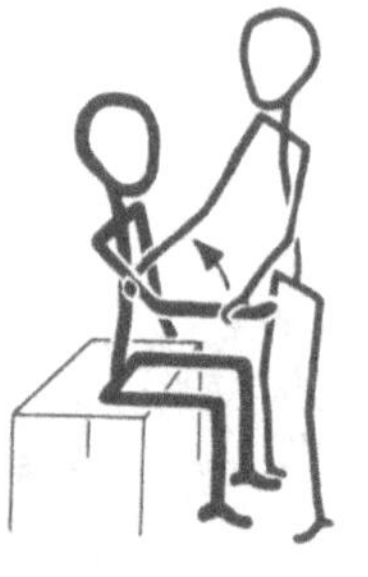

Bild 6 (zu S. 357)
Konzentrische Widerstandsübung
für den M. biceps brachii

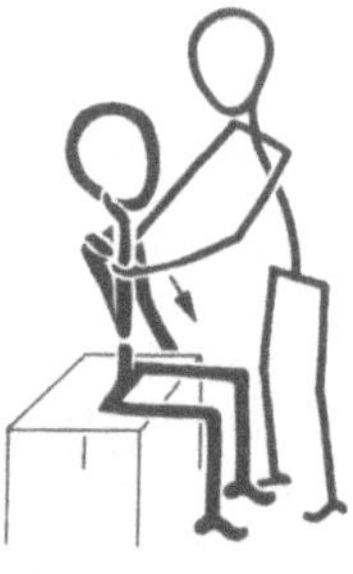

Bild 7 (zu S. 357)
Exzentrische Widerstandsübung
für den M. biceps brachii

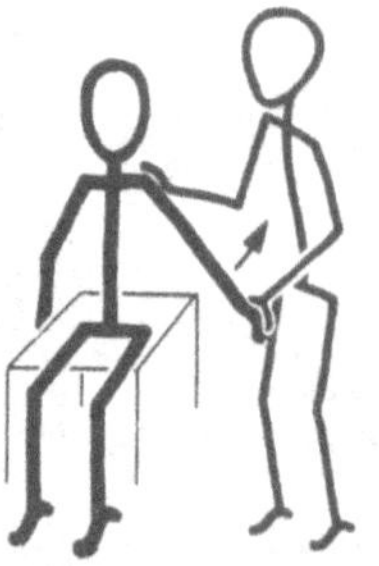

Bild 8 (zu S. 357)
Konzentrische Widerstandsübung
für den M. deltoideus

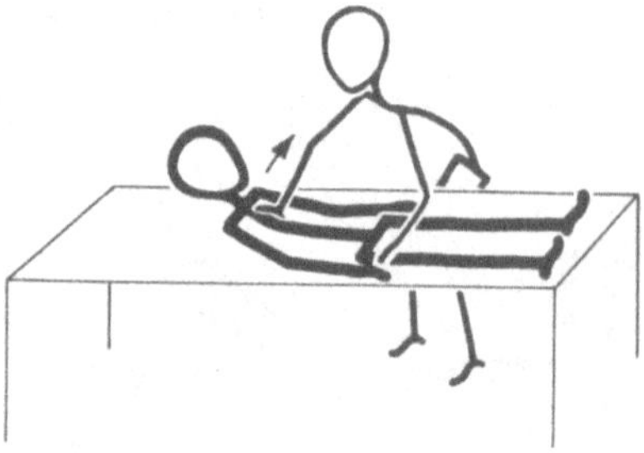

Bild 9 (zu S. 358)
Konzentrische Widerstandsübung
für die Bauchmuskulatur — vom Oberkörper aus

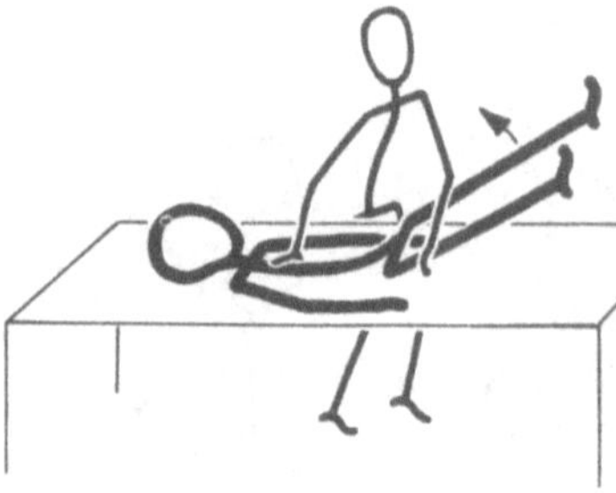

Bild 10 (zu S. 358)
Konzentrische Widerstandsübung für die Bauchmuskulatur
mit Anheben der Beine

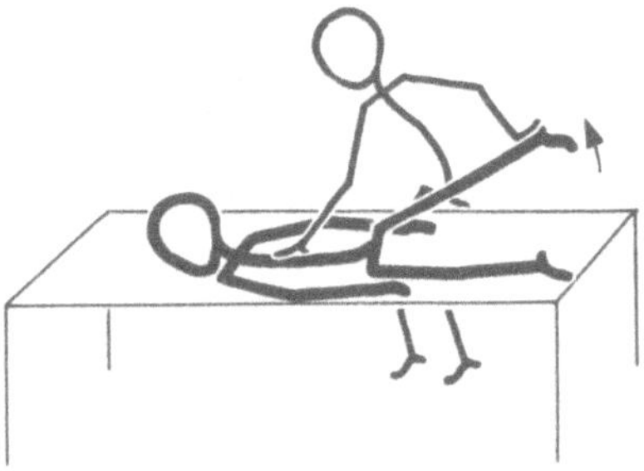

Bild 1 (zu S. 356)
Konzentrische Widerstandsübung
für den M. glutaeus maximus

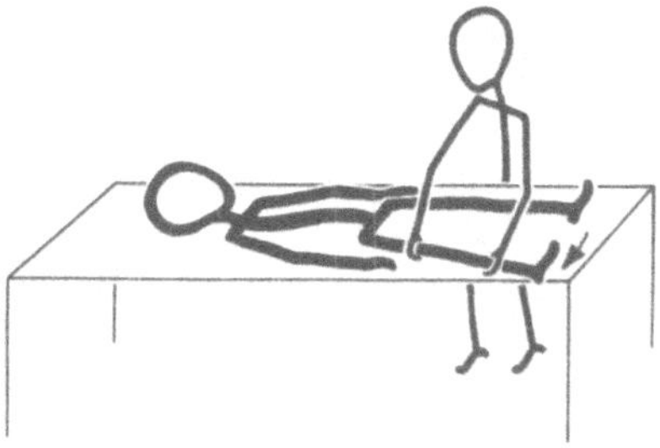

Bild 2 (zu S. 356)
Konzentrische Widerstandsübung
für die Abduktoren — Rückenlage

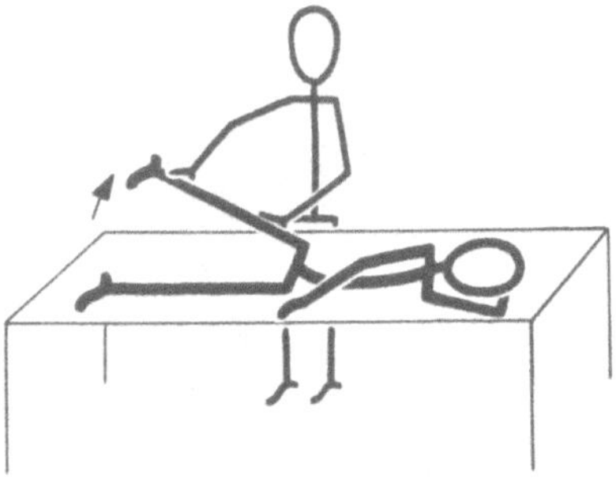

Bild 3 (zu S. 356)
Konzentrische Widerstandsübung
für die Abduktoren — Seitlage

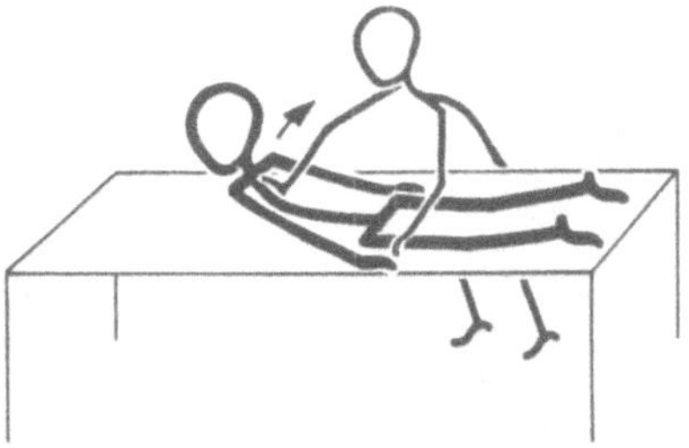

Bild 4 (zu S. 358)
Konzentrische Widerstandsübung für die langen
Rückenstrecker — Bauchlage

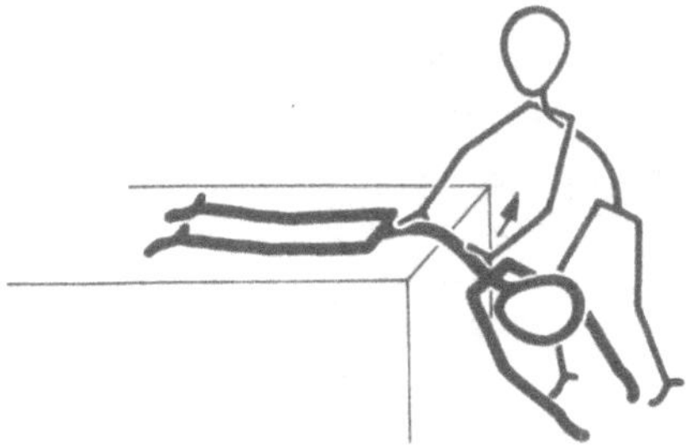

Bild 5 (zu S. 358)
Konzentrische Widerstandsübung für die langen
Rückenstrecker — mit überhängendem Oberkörper

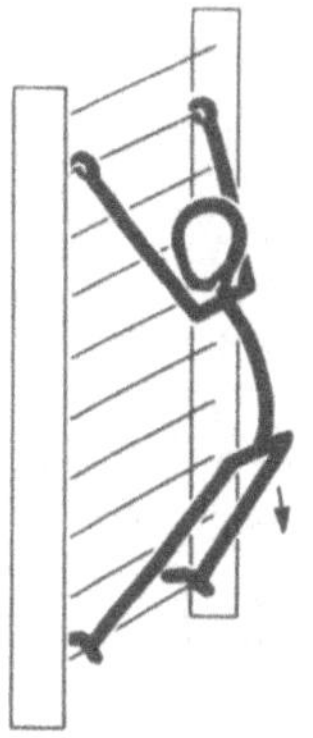
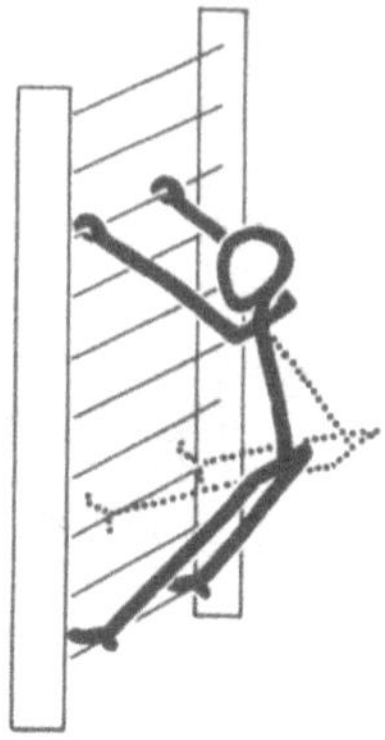

Bild 1 und 2 (zu S. 359, 1)
Hangbeugestand. Hüftbeugung — Dehnung der Beinbeugemuskulatur

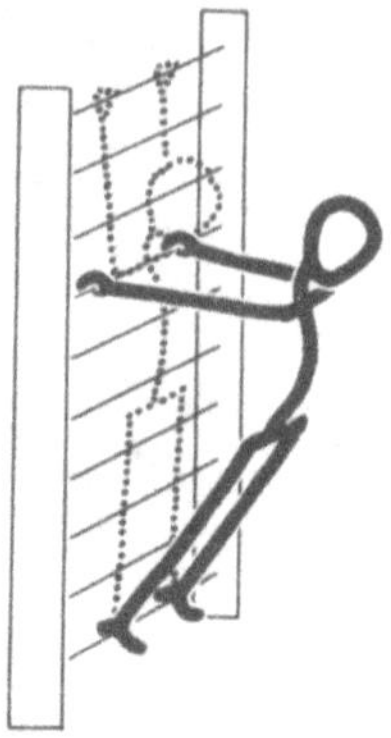

Bild 3 (zu S. 359, 2a)
Hüftstreckung
Dehnung des M. iliopsoas

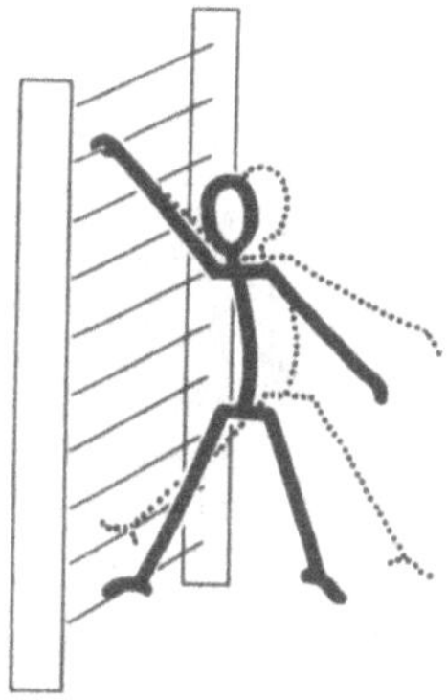

Bild 4 (zu S. 359, 3b)
Abduktion der Hüfte (auch Schulter)

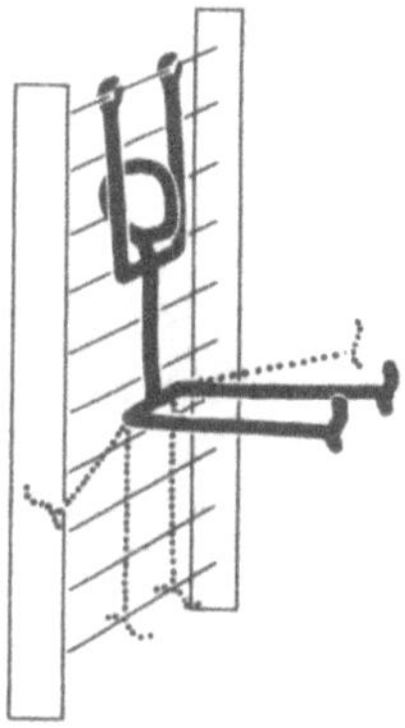

Bild 5 (zu S. 360, 4a)
Stärkung der Bauch-, Hüft- und Beinmuskulatur

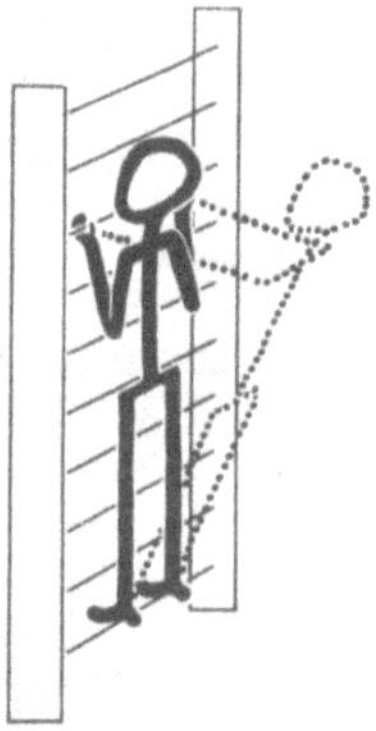

Bild 6 (zu S. 360, 2b)
Stärkung der Armbeuger

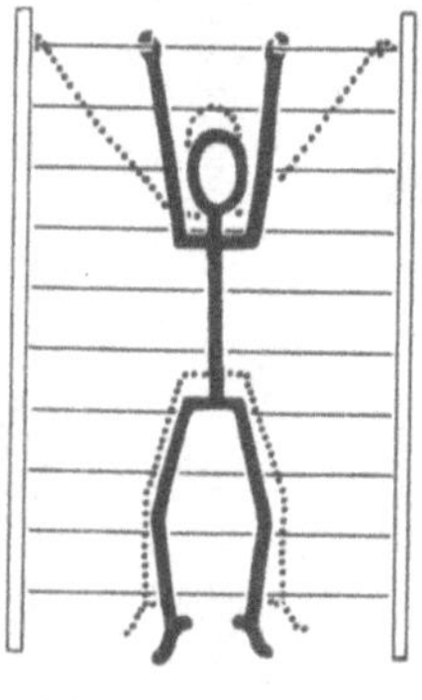

Bild 7 (zu S. 360, 1)
Dehnung des Schultergelenkes

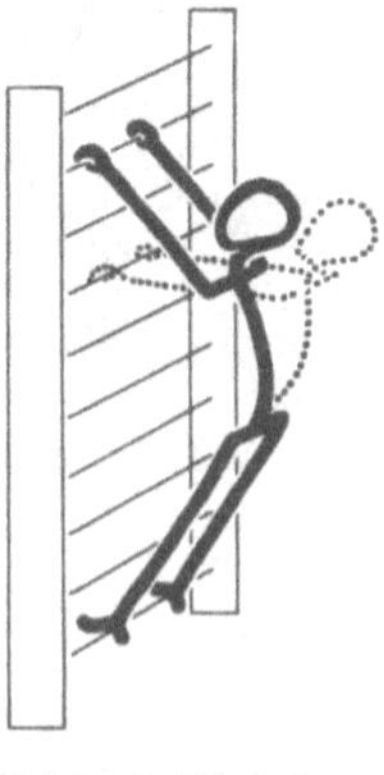

Bild 8 (zu S. 360, 2a)
Dehnung des Schultergelenkes

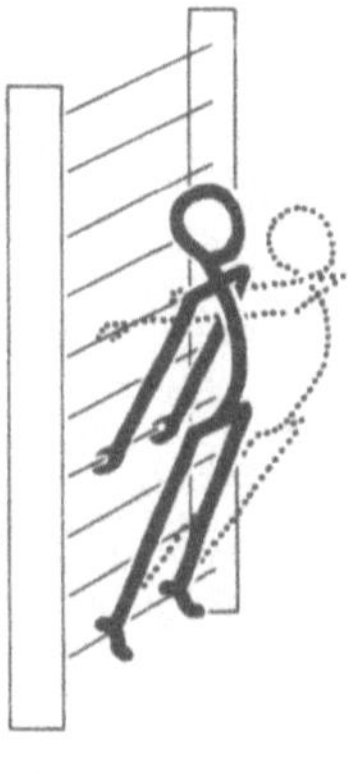

Bild 9 (zu S. 360, 3)
Dehnung des Schultergelenkes

Übungen an der Sprossenleiter (zu S. 361–362) **TAFEL XV**

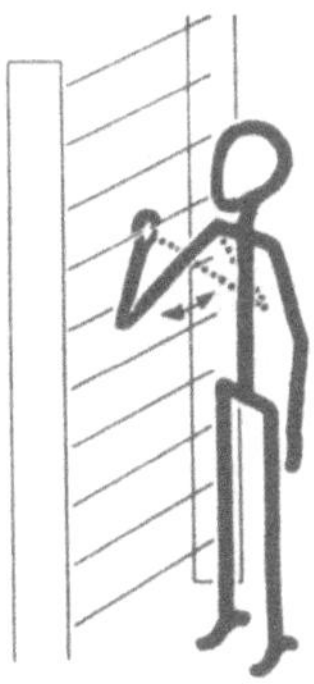

Bild 1 (zu S. 361, 6)
Innen- und Außenrotation der Schulter

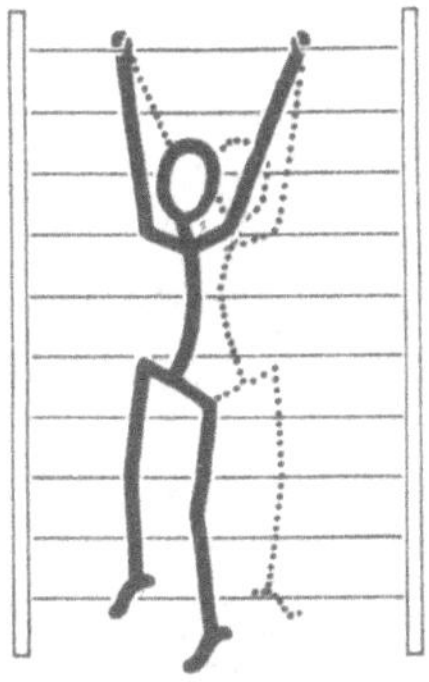

Bild 2 (zu S. 361, 3)
Stärkung der seitlichen
und schrägen Bauchmuskulatur

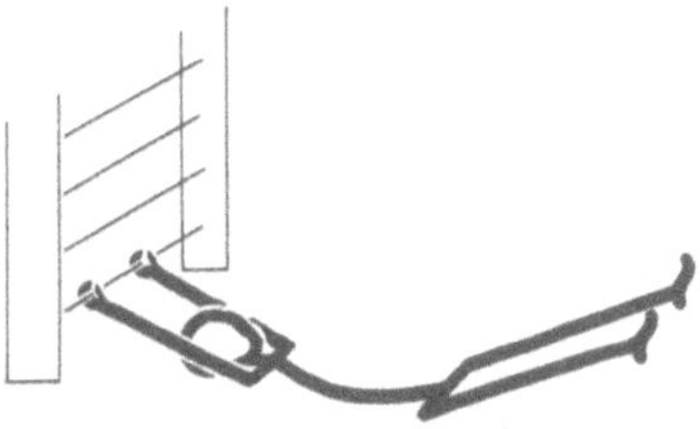

Bild 3 (zu S. 361, 7)
Stärkung der geraden Bauchmuskulatur

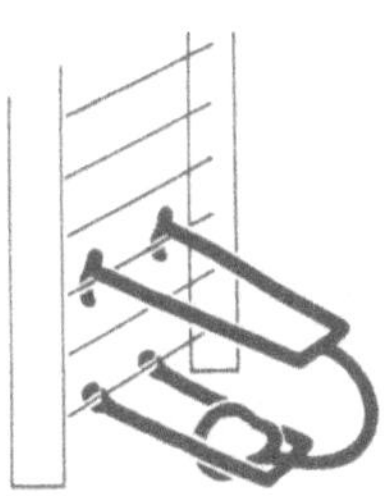

Bild 4 (zu S. 361, 8)
Stärkung der geraden Bauchmuskulatur

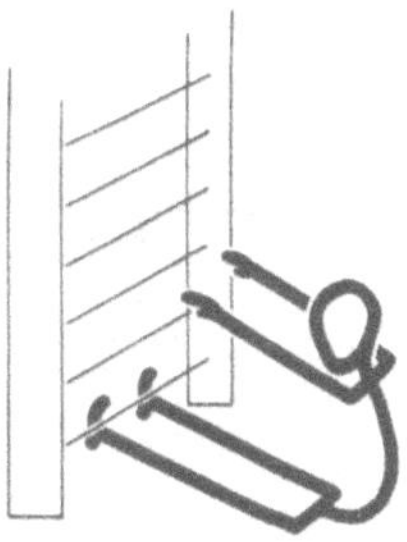

Bild 5 (zu S. 361, 9)
Stärkung der geraden Bauchmuskulatur

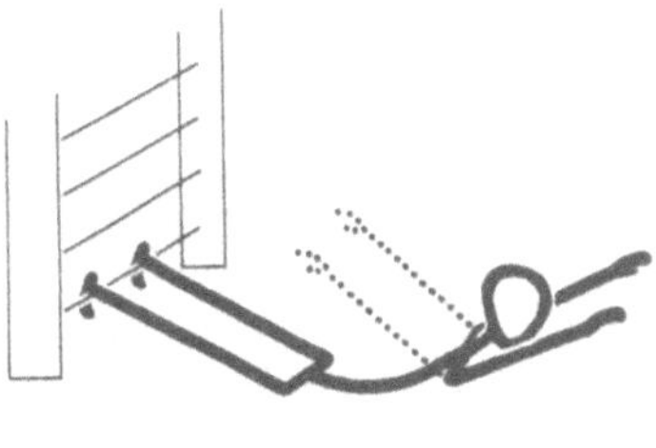

Bild 6 (zu S. 361, 1 a)
Stärkung der Rückenstrecker

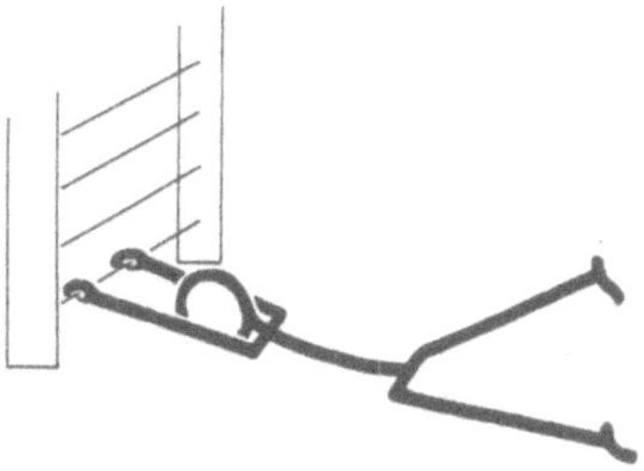

Bild 7 (zu S. 362, 1 b)
Stärkung der Rücken- und Hüftstrecker

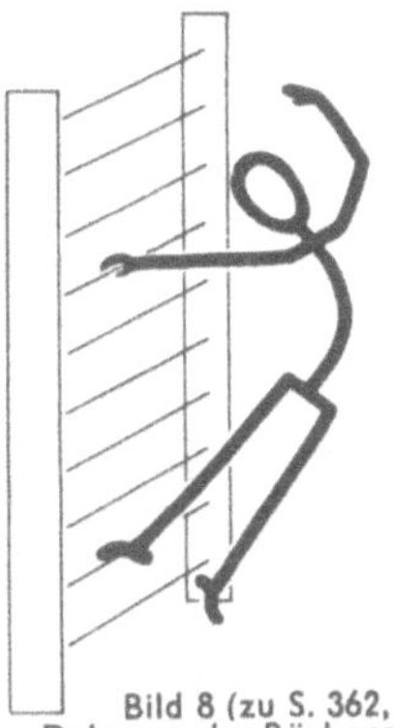

Bild 8 (zu S. 362, 2 a)
Dehnung der Rückenmuskulatur
(zu dehnende Seite außen)

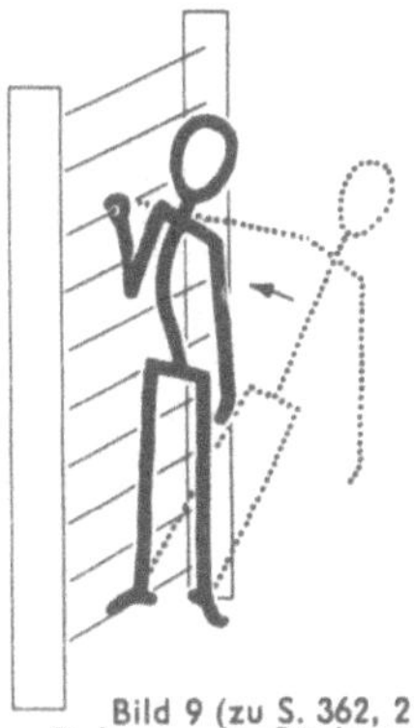

Bild 9 (zu S. 362, 2 b)
Dehnung der Rückenmuskulatur
(zu dehnende Seite innen)

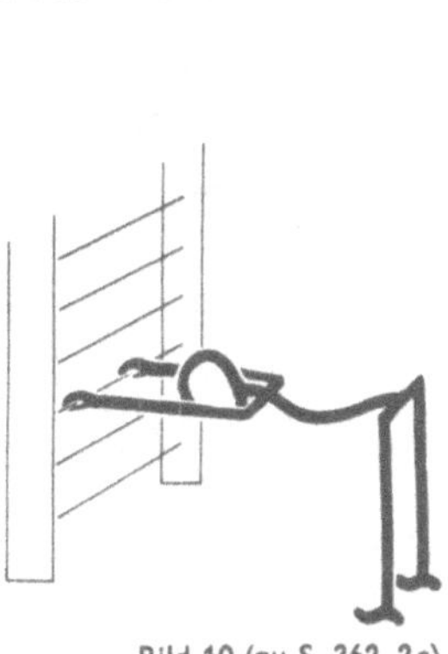

Bild 10 (zu S. 362, 2 c)
Rückenstreckung — beidseitig —
bes. gegen Kyphose

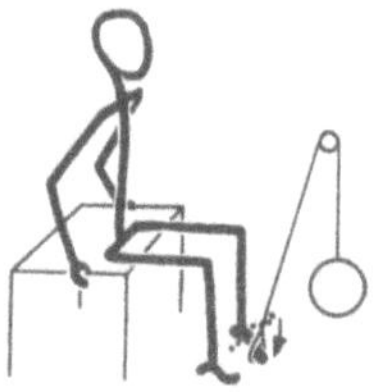

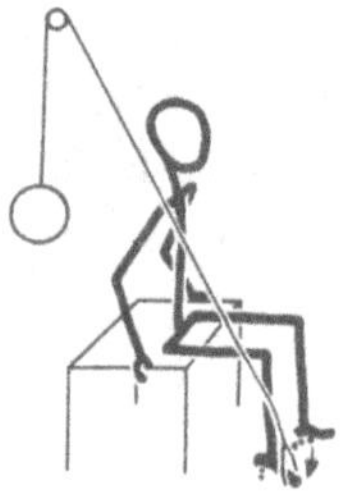

Bild 1 (zu S. 363, a) Bild 2 (zu S. 363, b)

Plantarflexion des Fußes — passive Dorsalflexion

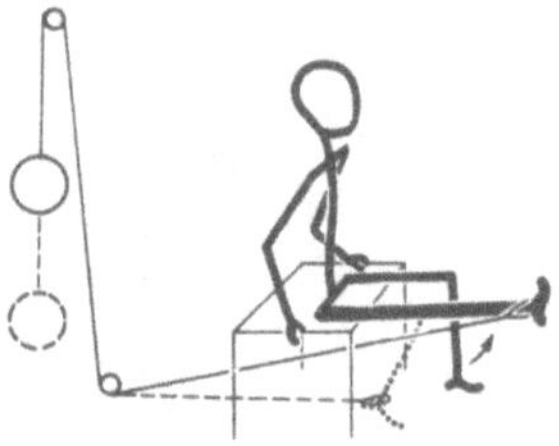

Bild 3 (zu S. 363)

Strecker des Beines — passive Kniebeugung

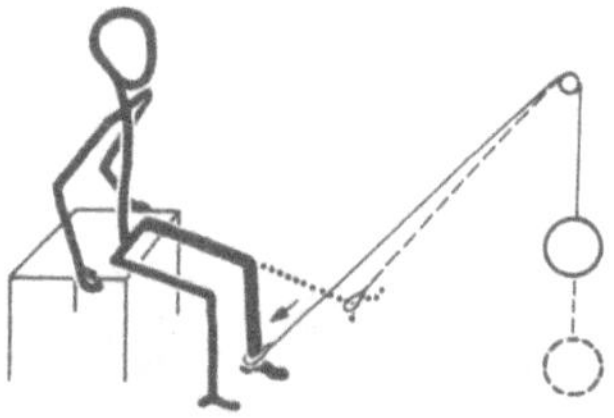

Bild 4 (zu S. 363)
Beuger des Beines — passive Kniestreckung

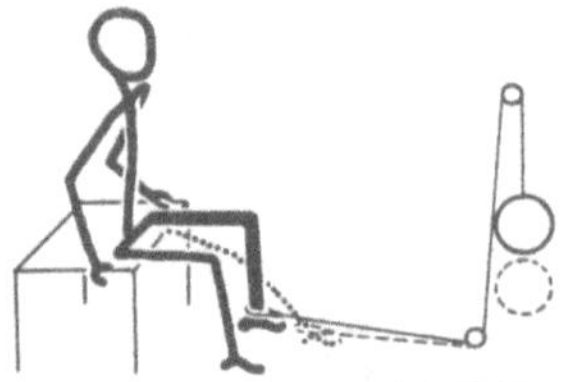

Bild 5 (zu S. 363)
Knie- und Hüftbeuger

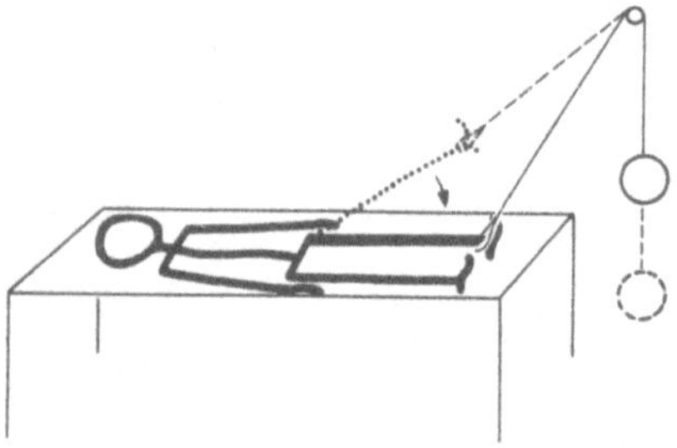

Bild 6 (zu S. 363 und 367)
Hüftstrecker — passive Hüftbeugung

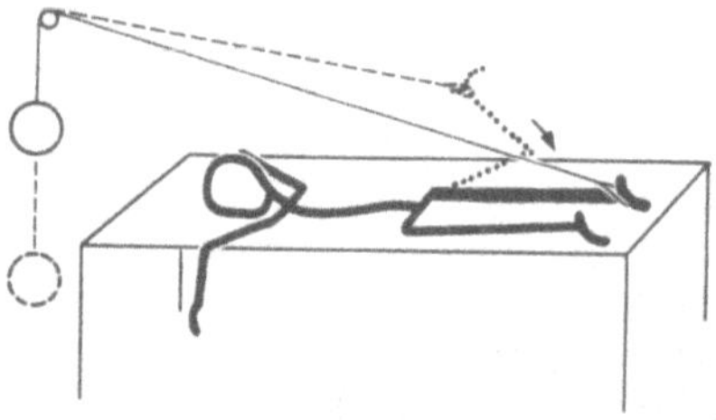

Bild 7 (zu S. 363 a und 367)
Beinstrecker — passive Kniebeugung

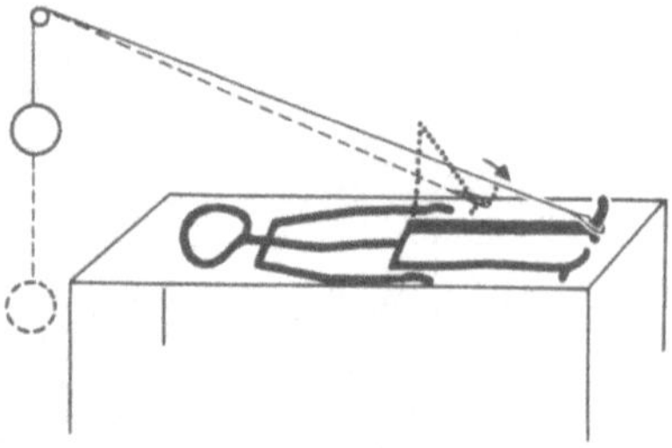

Bild 8 (zu S. 363, b und 367)
Beinstrecker — passive Hüftbeugung

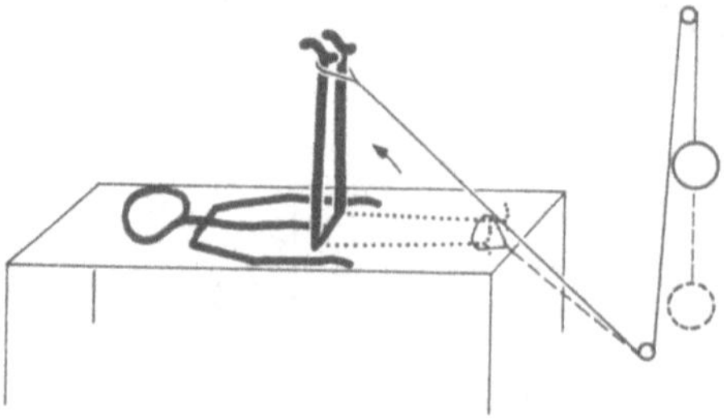

Bild 9 (zu S. 364, a)
Bauchmuskulatur

Übungen mit dem Rollenzug (zu S. 364—367)

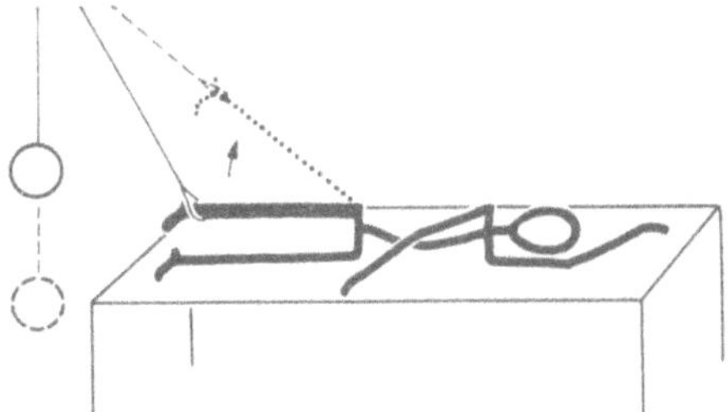

Bild 1 (zu S. 364, a und 367)
Adduktorengruppe —
passive Abduktion

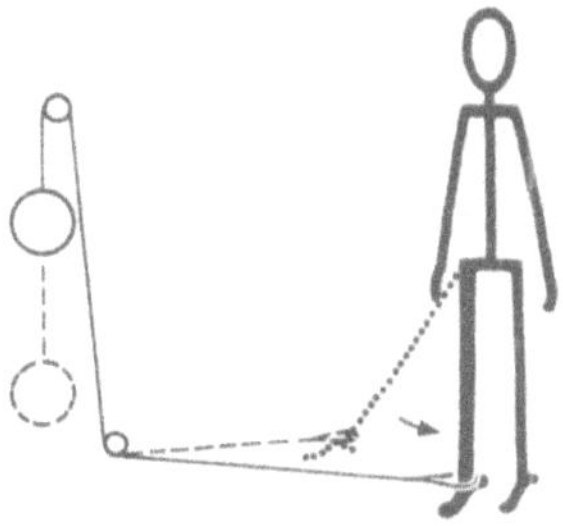

Bild 2 (zu S. 364, b)
Adduktorengruppe —
passive Abduktion

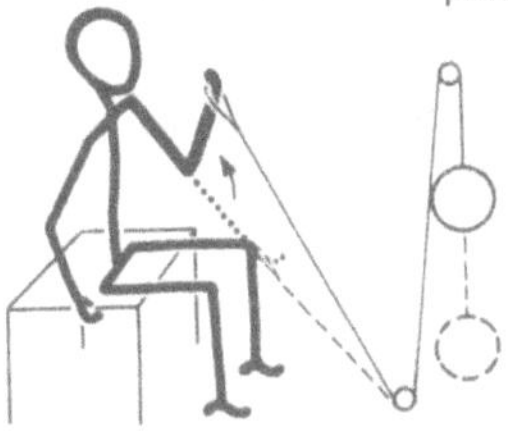

Bild 3 (zu S. 364)
Armbeuger — passive Armstreckung

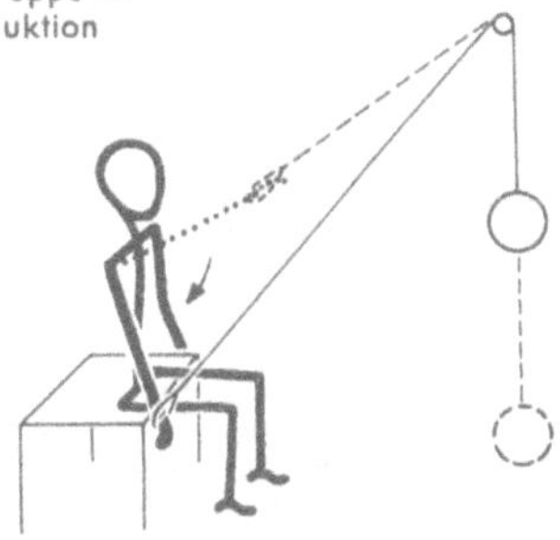

Bild 4 (zu S. 364)
Armstrecker — pass. Vorhochheben

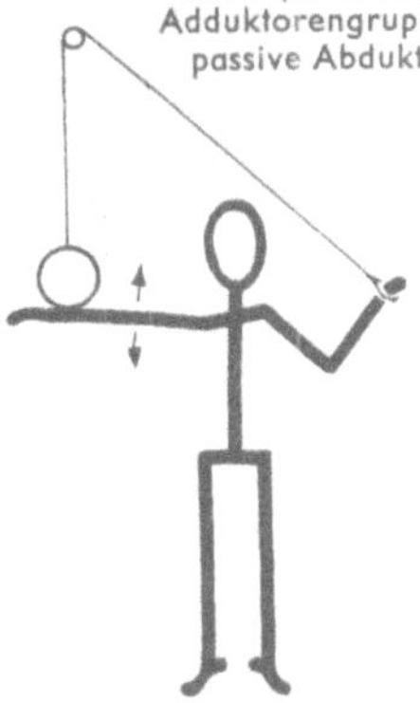

Bild 5 (zu S. 364, a)
M. deltoideus

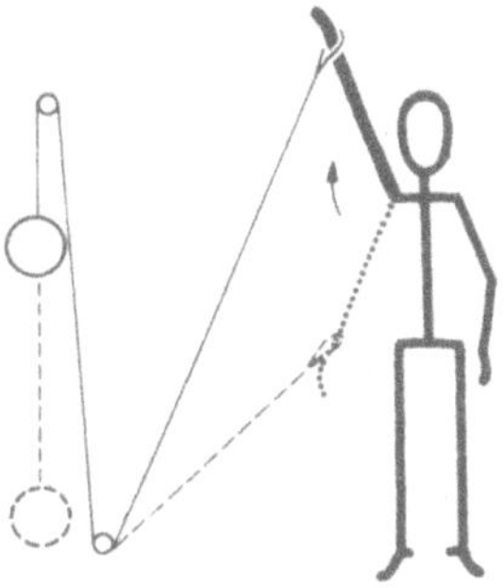

Bild 6 (zu S. 364, b)
M. deltoideus

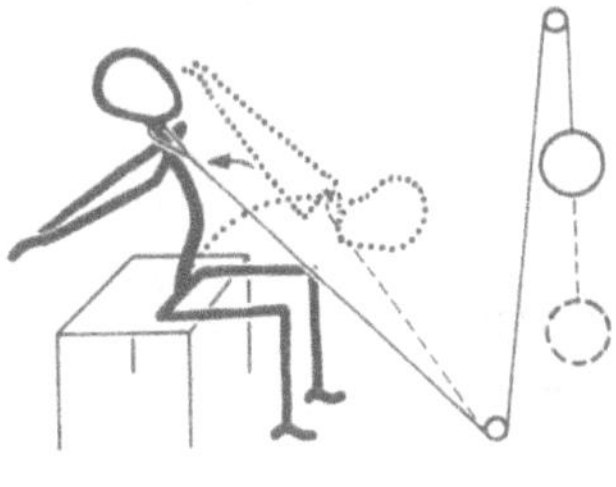

Bild 7 (zu S. 365)
Nacken-Rückenstrecker

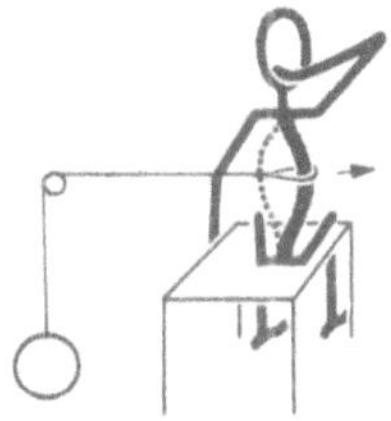

Bild 8 (zu S. 365, a)
Einseitige Rumpfdehnung
aktiv und passiv

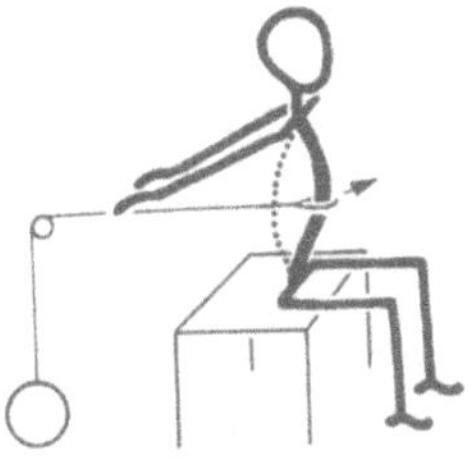

Bild 9 (zu S. 365)
Beidseitige Brustkorbdehnung

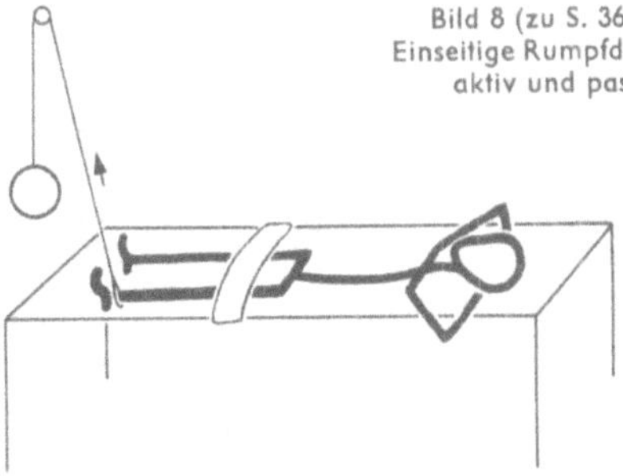

Bild 10 (zu S. 366)
Passive Kniestreckung

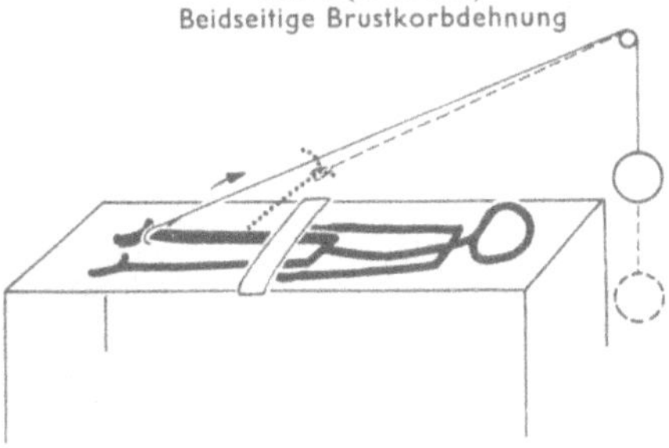

Bild 11 (zu S. 367)
Passive Kniebeugung

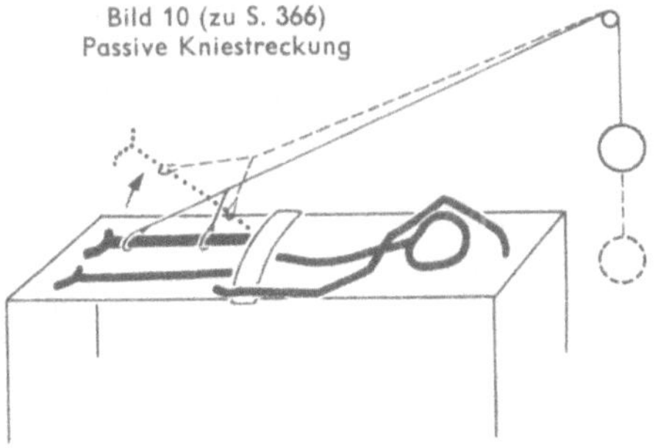

Bild 12 (zu S. 367)
Passive Hüftstreckung

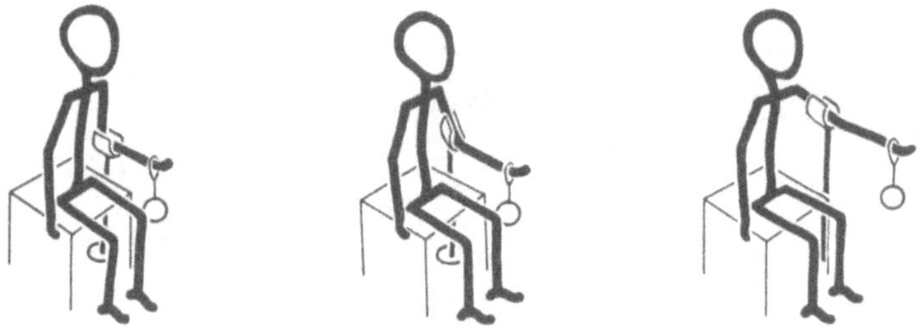

Bild 1 bis 3 (zu S. 368)
Verschiedener Angriffswinkel des Zuggewichtes;
je nach Stärke der Ellenbogen-Beugekontraktur

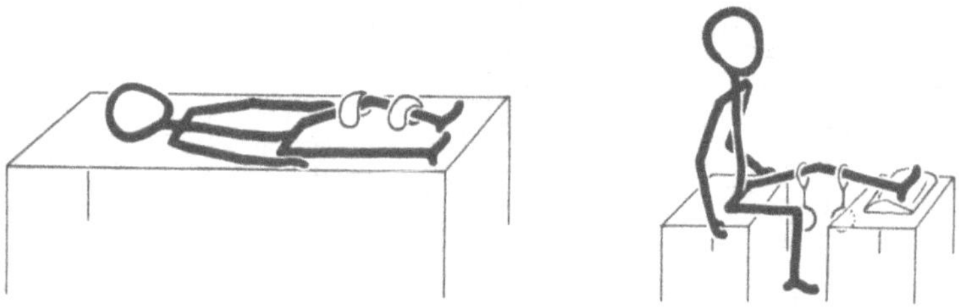

Bild 4 und 5 (zu S. 368)
Beugekontraktur im Kniegelenk

Sandsack als Druckgewicht in Rückenlage   Zuggewicht — im Sitzen

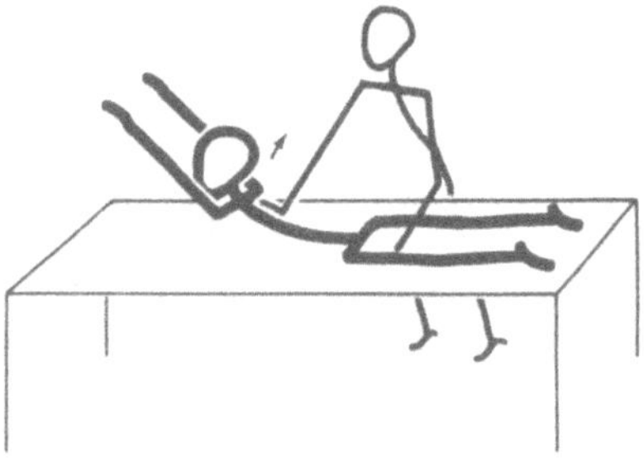

Bild 1 (zu S. 385, 1)
Rückenstrecker gegen Widerstand

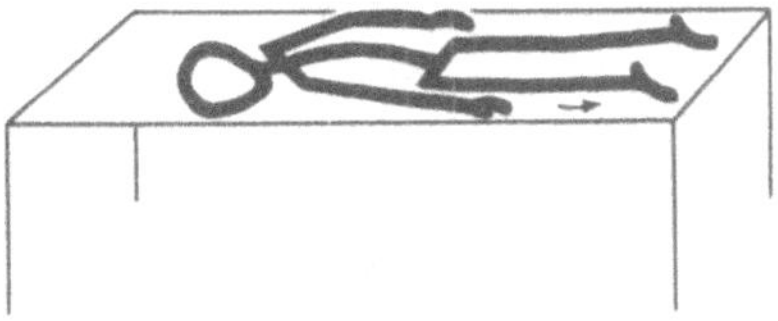

Bild 2 (zu S. 385, 1)
Rumpfseitbeuge

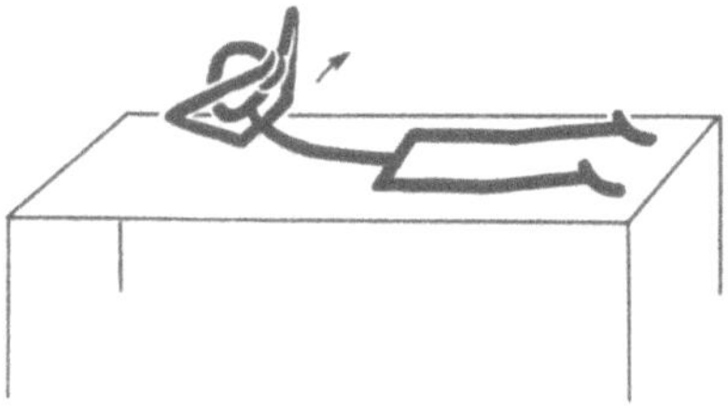

Bild 3 (zu S. 385, 1)
Rückenstreckung aus der Bauchlage

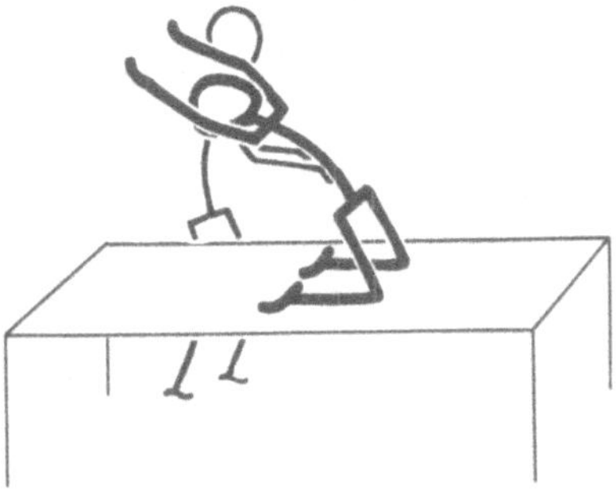

Bild 4 (zu S. 385, 2a)
Rückenstreckung mit Gegendruck

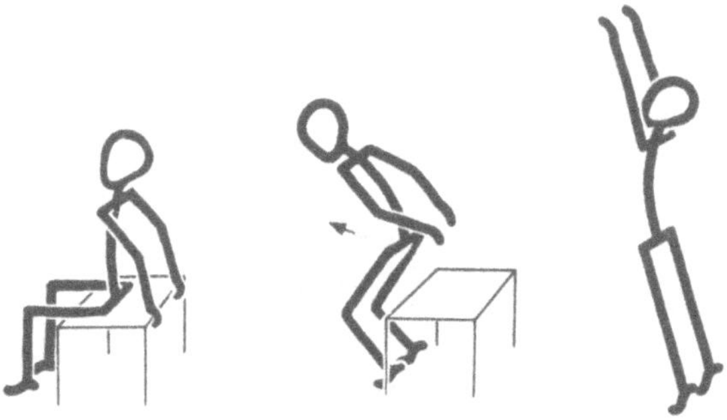

Bild 5 (zu S. 385, 2b)
Durchbewegung der Wirbelsäule zur Streckung

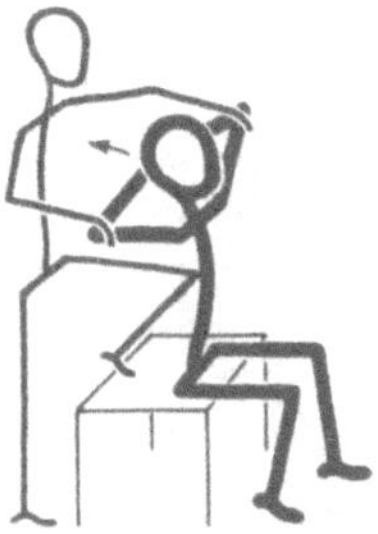

Bild 6 (zu S. 385)
Rückenstreckung mit passivem Nachfedern

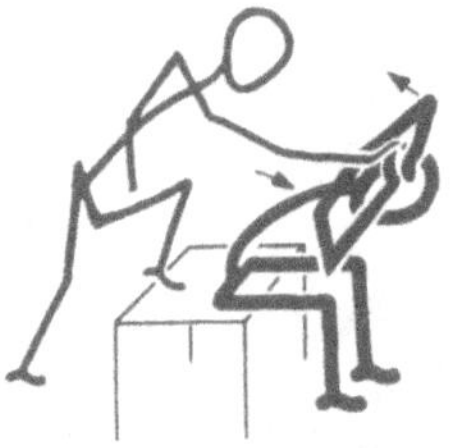

Bild 7 (zu S. 385)
Rückenstreckung gegen Widerstand

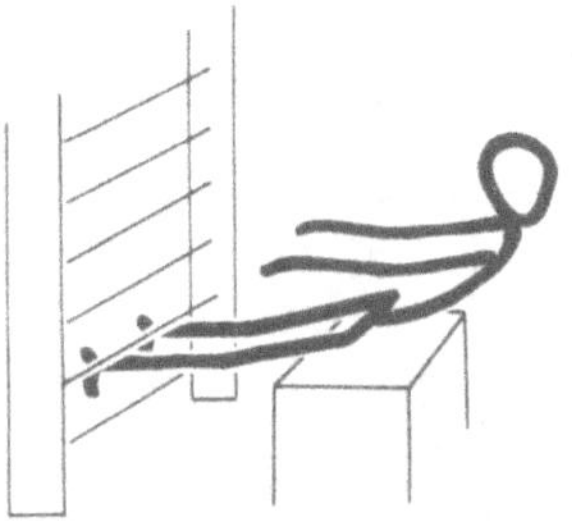

Bild 8 (zu S. 386, 3a)
Rückenstreckung und Brustkorbdehnung

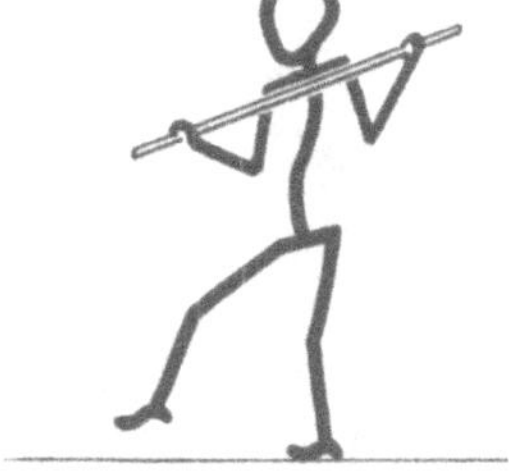

Bild 9 (zu S. 387, 4)
Stabübung

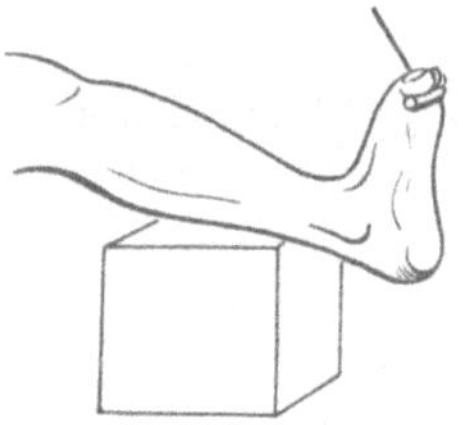

Bild 1 (zu S. 392)
Zehenbeugung
gegen Rollenwiderstand

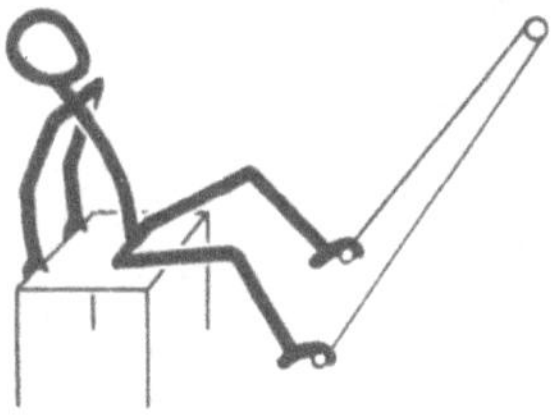

Bild 2 (zu S. 392)
Radfahrbewegungen

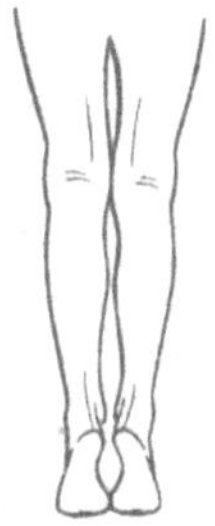

Bild 3 (zu S. 392)
Supination des Rückfußes

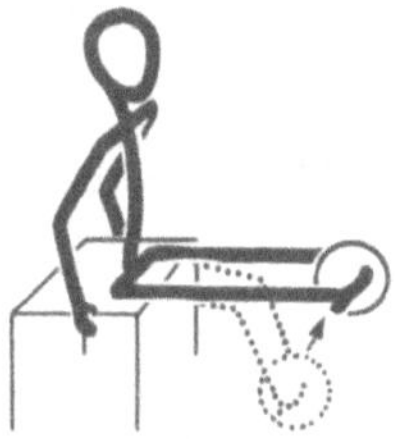

Bild 4 (zu S. 392)
Anheben und Rollen eines Balles

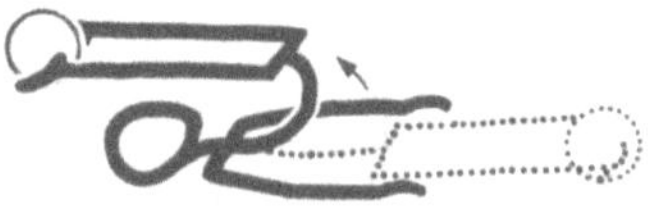

Bild 5 (zu S. 393)
Führen eines Balles über den Kopf

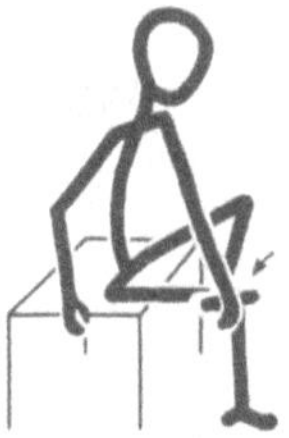

Bild 6 (zu S. 393)
Widerstandsübung
zur Pronation des Vorfußes

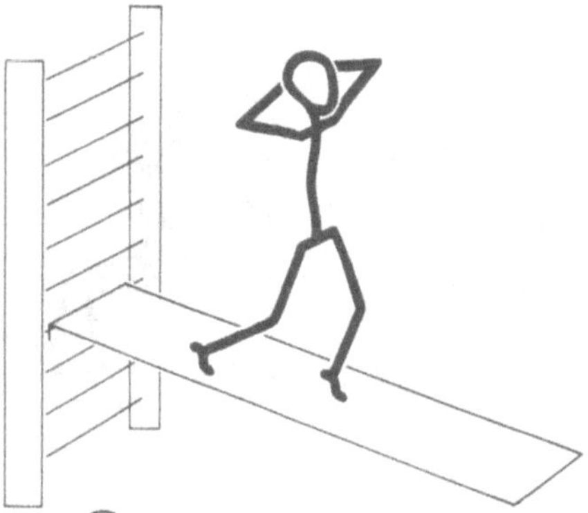

Bild 7 (zu S. 393)
Plattfußübung auf der schiefen Ebene

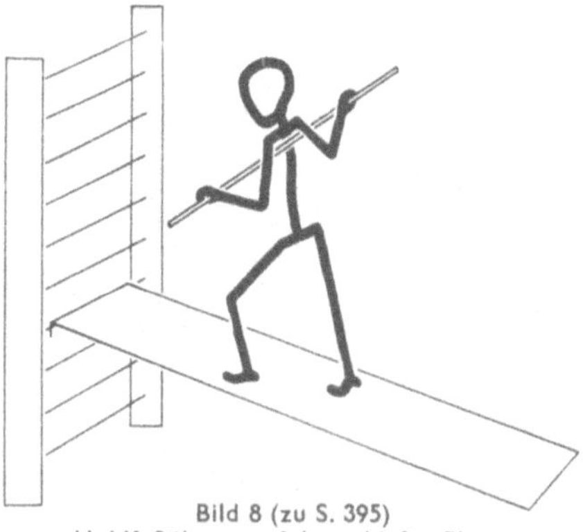

Bild 8 (zu S. 395)
Hohlfußübung auf der schiefen Ebene

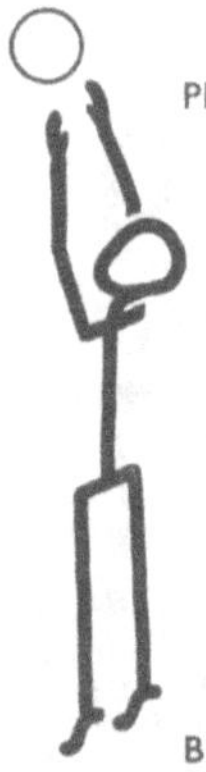

Bild 9 (zu S. 394)
Körperstreckung
und hoher Zehenstand

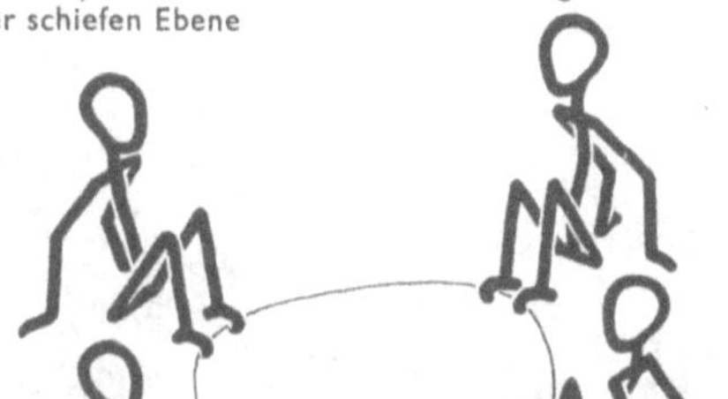

Bild 10 (zu S. 394)
Gruppenübung mit einer Schnur

Klapp'sche Kriechübungen

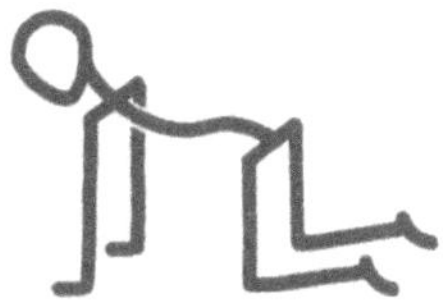

Bild 1(zu S. 395)
Ausgangsstellung zum Vierfüßlerstand — Horizontalkriechen

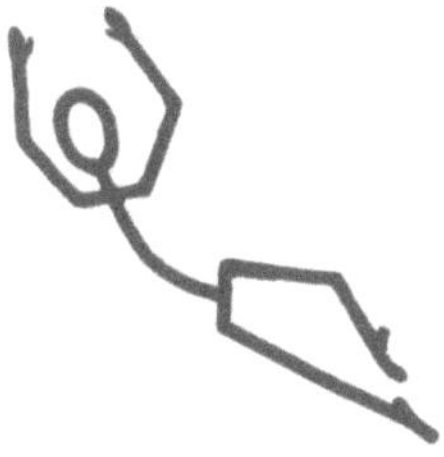

Bild 2 (zu S. 395)
Wirbelsäulenumkrümmung beim Kreuzschritt

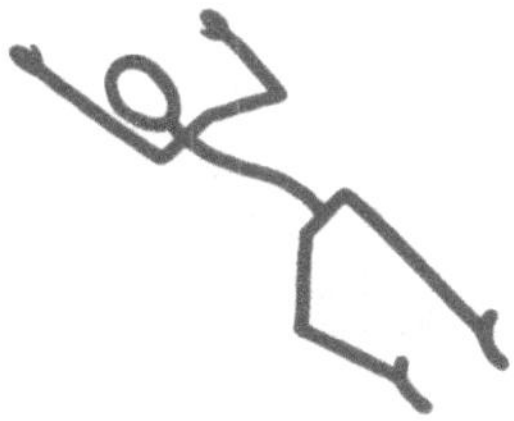

Bild 3 (zu S. 395)
Wirbelsäulenumkrümmung beim Paßschritt

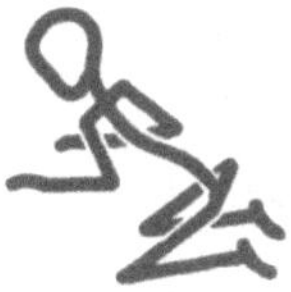

Bild 4 (zu S. 396)
Ausgangsstellung zum Kniegang

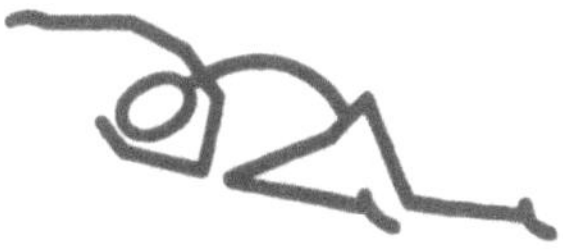

Bild 5 (zu S. 397)
Halbtiefkriechen mit Beinstreckung und Armschwung

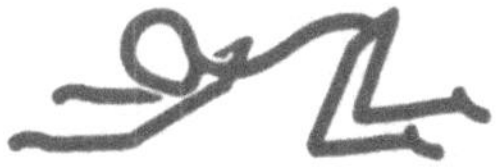

Bild 6 (zu S. 396)
Ausgangsstellung zum Rutschen

Kyphose

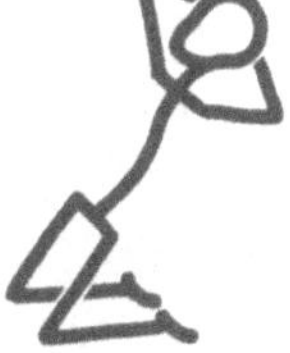

Bild 7 (zu S. 399)
Ausgangsstellung für Übungen im Kniestand

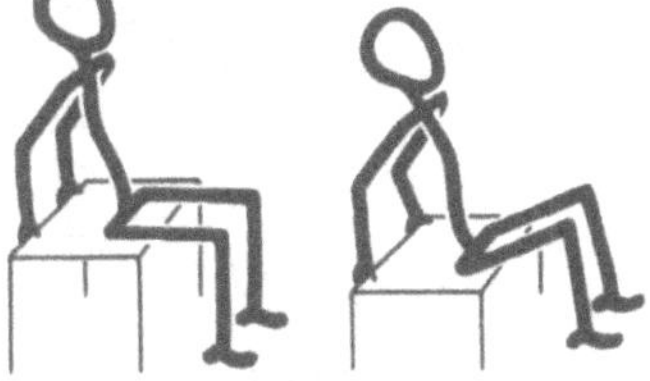

Bild 8 (zu S. 399)
Ausgangsstellung für Hockerübungen
a) hoher Sitz = Lordose begünstigend
b) tiefer Sitz = Lordose abflachend

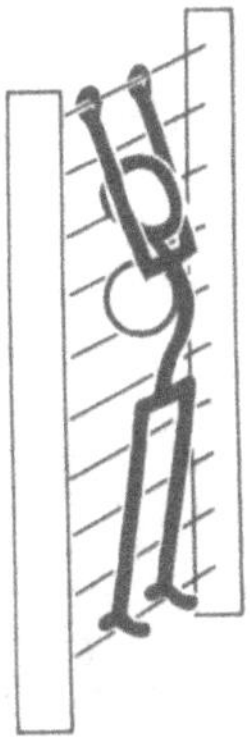

Bild 9 (zu S. 399, 1)
Langhang mit Gegendruck (Ball)

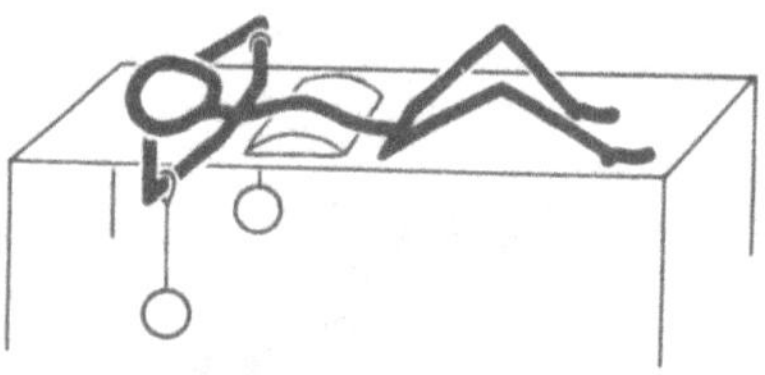

Bild 1 (zu S. 399, 1)
Passive Pectoralisdehnung

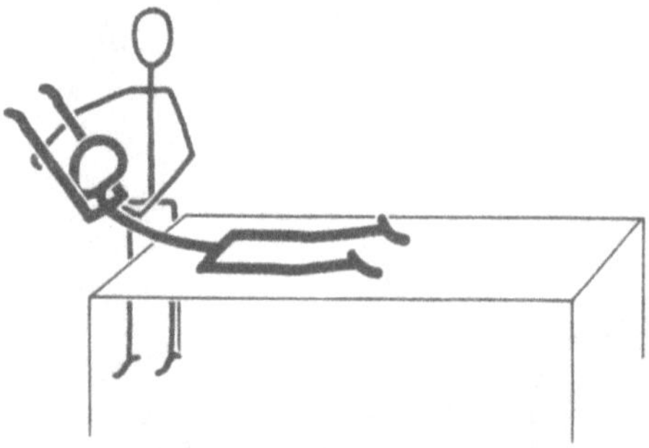

Bild 2 (zu S. 399, 2)
Aktive Rückenstreckung mit Armführung und Gegendruck

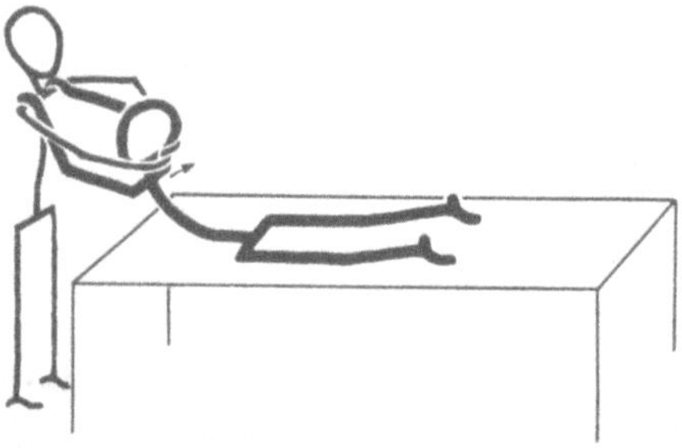

Bild 3 (zu S. 399, 2)
Rückenstreckung mit Nackenwiderstand

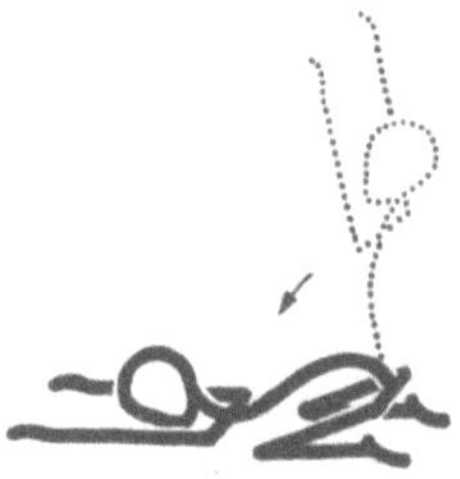

Bild 4 (zu S. 395, 2)
Rumpfdehnung aus dem Kniestand

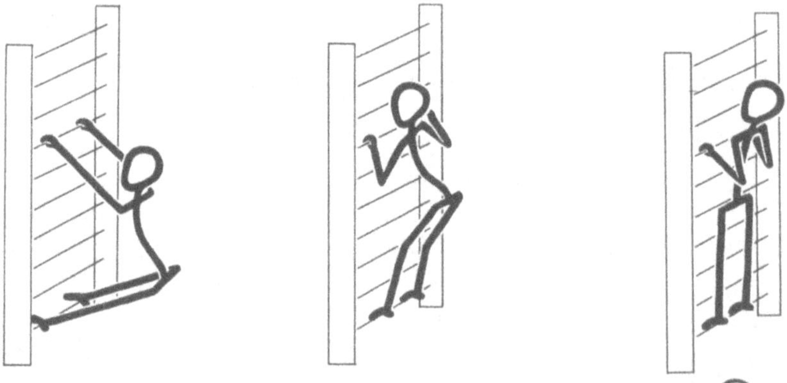

Bild 5 bis 7 (zu S. 400)
Rückenstreckung mit Flankenatmung
(einzeln und als zusammenhängende Übung ausführbar)

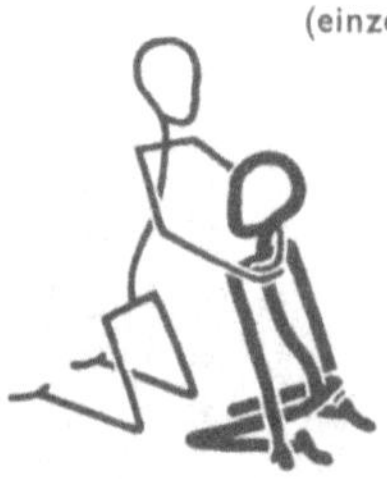

Bild 8 (zu S. 401)
Körperstreckung aus dem Fersensitz
(gegen Widerstand)

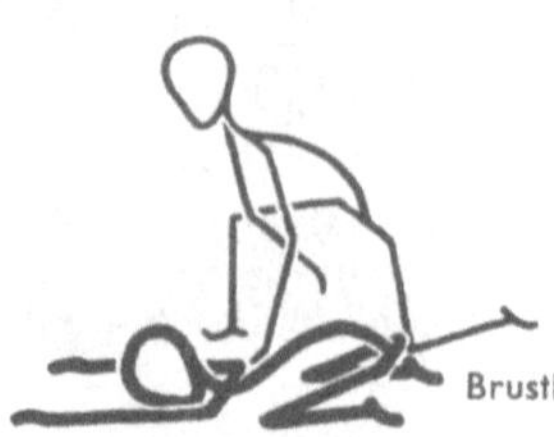

Bild 9 (zu S. 401)
Brustkorbstreckung mit passivem Nachfedern

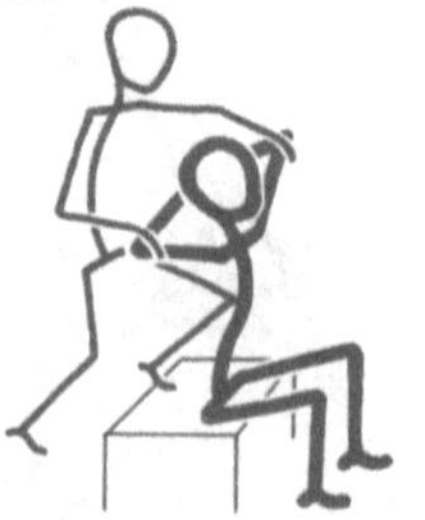

Bild 10 (zu S. 401)
Brustkorbstreckung mit passivem Nachfedern

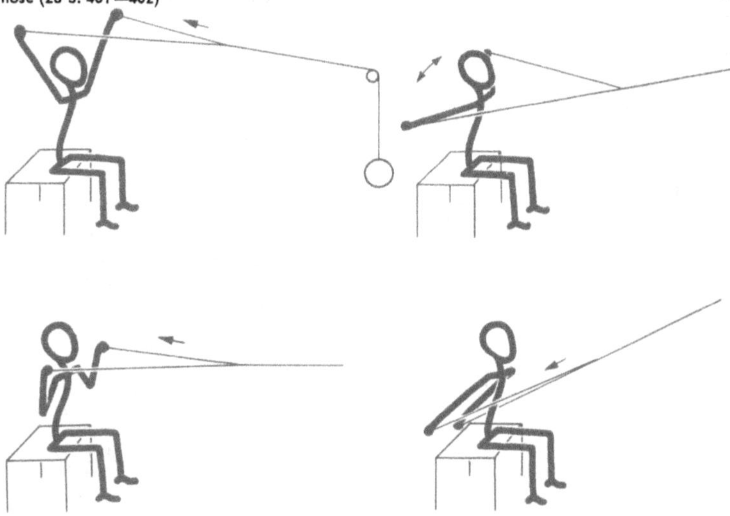

Bild 1 bis 4 (zu S. 401)
Körperstreckung und Brustkorbdehnung am Rollenzug (auch in Verbindung mit Atmung)

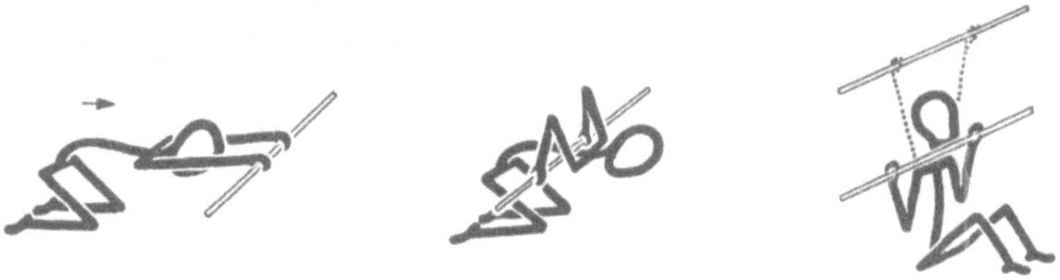

Bild 5 bis 7 (zu S. 402)
Brustkorbdehnung aus dem Kniestand mit Stabführung

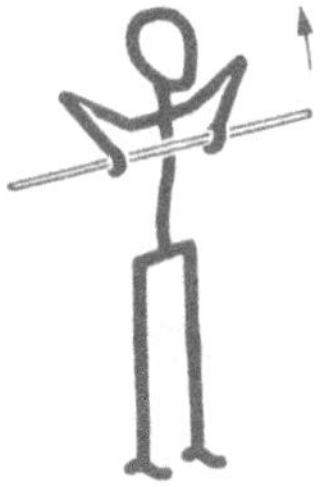

Bild 8 (zu S. 402)
Brustkorbdehnung aus dem Stand mit Stabführung

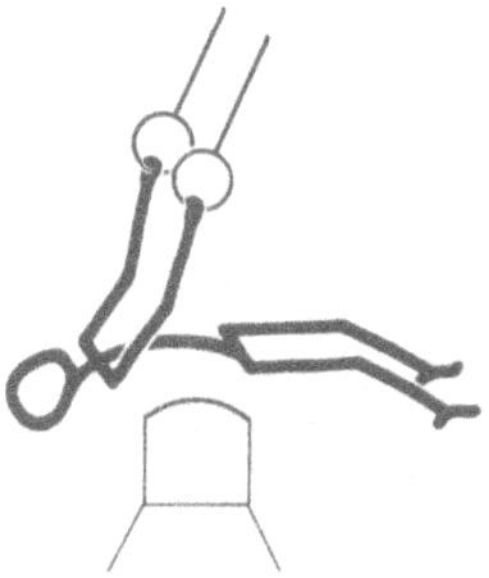

Bild 9 (zu S. 402)
Brustkorbdehnung an den Ringen beim Schwung über den Wolm

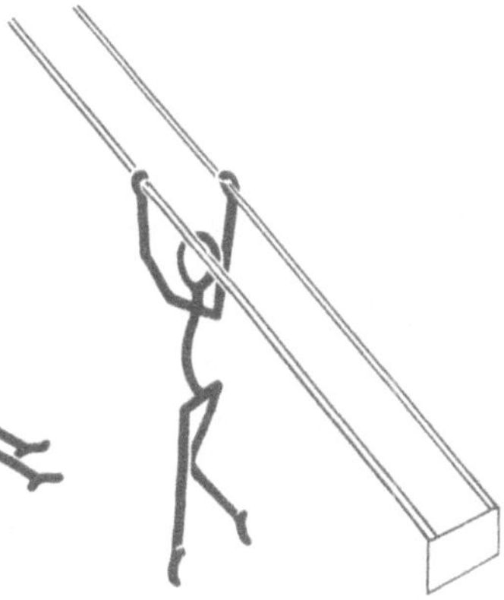

Bild 10 (zu S. 402)
Hangeln an schrägen Stangen

Lordose

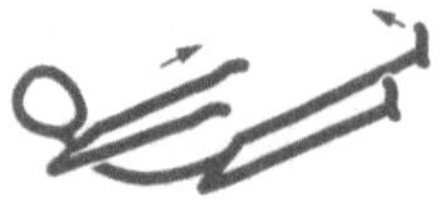

Bild 1 (zu S. 403, 2)
Aus der Rückenlage Anheben von Armen und Beinen

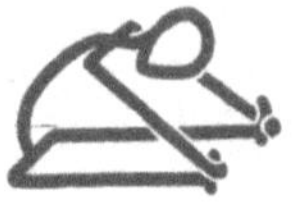

Bild 2 (zu S. 403, 2)
Führen der Arme fußwärts

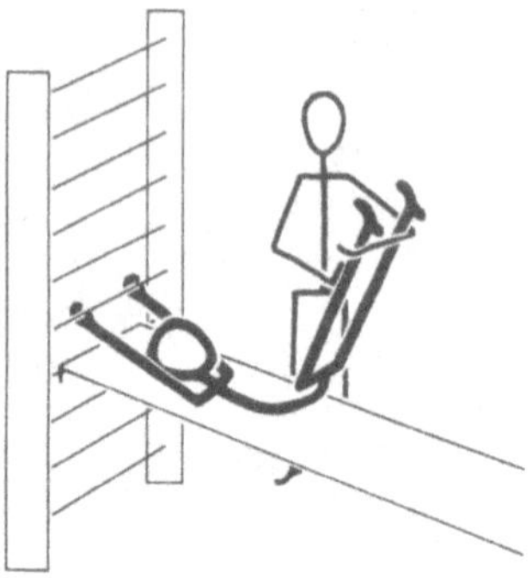

Bild 3 (zu S. 403, 7)
Rumpf- und Bauchübung mit Führung und Widerstand

Rückenschmerzen

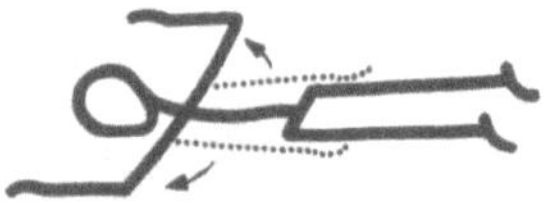

Bild 4 (zu S. 405, I B 1)
Übergang zur U-Halte

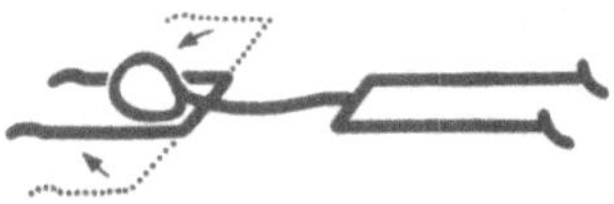

Bild 5 (zu S. 405, I B 3)
Aus der U-Halte Arme nach vorn strecken

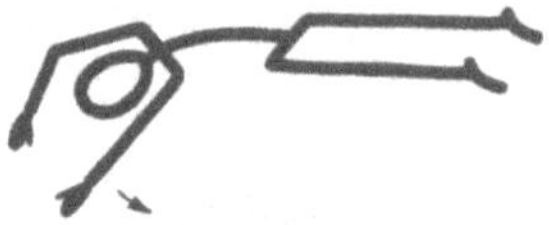

Bild 6 (zu S. 405, I C 4)
Seitführen der Arme

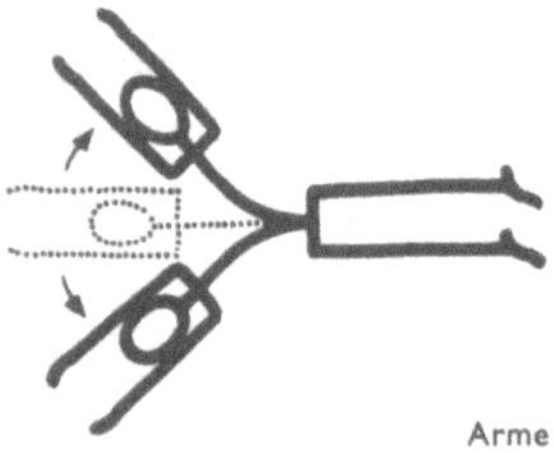

Bild 7 (zu S. 405, I C 6)
Seitliches Durchziehen der gestreckten Arme

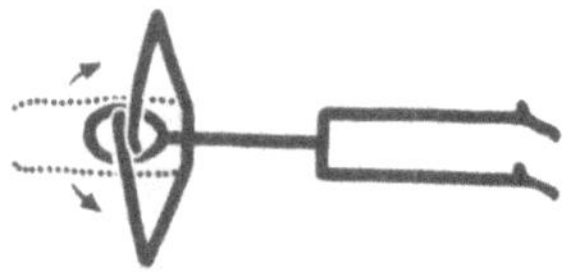

Bild 8 (zu S. 405, I C 7)
Arme aus der Streckhalte zum Nackengriff führen

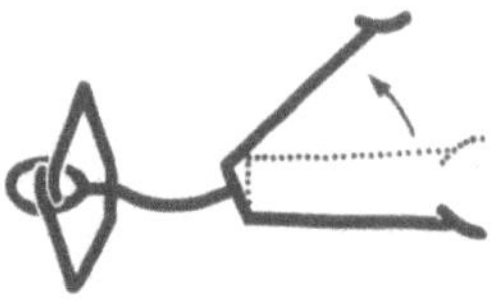

Bild 9 (zu S. 405, I D)
Rückenspannung vom Bein aus

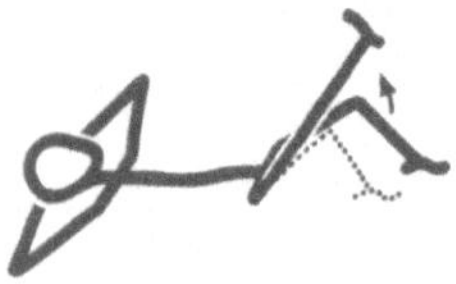

Bild 10 (zu S. 406, II A 5)
Aus der Rückenlage ein Bein gebeugt und später gestreckt anheben

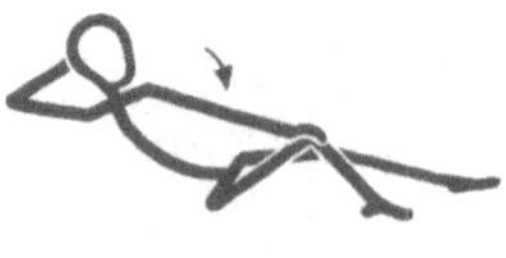

Bild 11 (zu S. 406, II A 9)
Kombinierte Bewegung von Oberkörper und Beinen

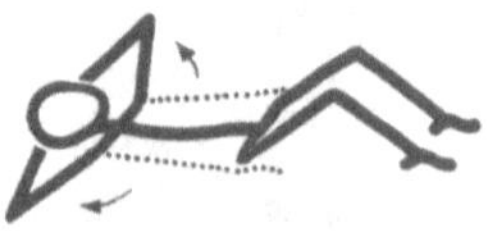

Bild 12 (zu S. 406, II A 9)
Führen der Arme zum Nackengriff

FSC
www.fsc.org
MIX
Papier | Fördert gute Waldnutzung
FSC® C083411

Kolibri 360 GmbH
Ferdinand-Jühlke-Straße 7
99095 Erfurt, Deutschland
produktsicherheit@kolibri360.de